SEVENTH EDITION

응급간호학

Emergency Nursing CORE CURRICULUM

김은정 · 김선희 · 문성미
송희영 · 이현심 · 채현주 외 편역

메디컬사이언스
MEDICAL SCIENCE

ELSEVIER

ENA
EMERGENCY NURSES ASSOCIATION

ELSEVIER

EMERGENCY NURSING CORE CURRICULUM

ISBN: 978-0-323-44374-6

This translated and adapted edition of Emergency Nursing Core Curriculum, seventh edition by Emergency Nurse Association is published by arrangement with Elsevier Inc. through Agency-One, Seoul.

응급간호학, 김은정 외

Korean ISBN 979-11-89487-52-2

Printed in Korea

Emergency Nursing
CORE CURRICULUM

SEVENTH EDITION

Edited by

Vicki Sweet, MSN, RN, MICN, CEN, FAEN
ALS/CQI Coordinator
Orange County Emergency Medical Services
Santa Ana, California
Associate Faculty, Health Sciences & Human Services
Saddleback College
Mission Viejo, California

메디컬사이언스
MEDICAL SCIENCE

ELSEVIER

ENA
EMERGENCY NURSES ASSOCIATION

Seventh Edition

응급간호학

Emergency Nursing Core Curriculum

2019년 3월 4일 인쇄
2019년 3월 8일 발행

저 자 Vicki Sweet
역 자 김은정·김선희·문성미·송희영·이현심·채현주 외 편역
발행처 메디컬사이언스
발행인 하재용 외 1명
등 록 제 2016-000295 호
주 소 서울시 마포구 성암로 28 (성산동 134-2) 상가 201호
이메일 mspub@mspub.co.kr
홈페이지 http://www.mspub.co.kr/
전 화 Tel. 02-6748-3300 Fax. 02-6003-1977

ISBN 979-11-89487-52-2
정 가 28,000원

TRANSLATORS

역자진

대표역자

김은정 한림대학교

편집위원

(가나다순)

김선희	서울여자간호대학교	송희영	연세대학교(원주)	채현주	중부대학교
문성미	울산대학교	이현심	연세의료원		

공역자

(가나다순)

강기노	마산대학교	송미숙	경북과학대학교	장은희	인천가톨릭대학교
강세원	동서대학교	송희영	연세대학교(원주)	장인실	울산대학교
고진희	춘해보건대학교	안미향	문경대학교	전혜진	나사렛대학교
김금순	문경대학교	안지연	경인여자대학교	정미영	목포과학대학교
김선희	서울여자간호대학교	양은옥	광양보건대학교	정은경	제주한라대학교
김송이	동의과학대학교	엄지연	경일대학교	조혜영	군산대학교
김순옥	신한대학교	오지현	대전대학교	채현주	중부대학교
김은정	한림대학교	윤수지	제주한라대학교	최영순	강원대학교(도계)
김현정	대원대학교	이민주	동아대학교	최영희	계명문화대학교
문성미	울산대학교	이연희	동의대학교	최은진	울산과학대학교
문숙자	세한대학교	이현심	연세의료원	최희정	가야대학교
배선형	아주대학교	임은주	중앙대학교	한미라	울산과학대학교
성지현	고신대학교	임정희	호산대학교	한상미	경남도립거창대학교

저자서문

PREFACE

본 응급 간호학(제 7 판)은 응급 간호 전문 분야의 지식체를 보여주고 있다. 응급 간호 실무는 지난 40 년 동안 크게 바뀌었고, 이와 함께 지식과 술기도 변화하고 있다. 오늘날의 응급 간호사는 다양한 분야에서 활동하며 역동적이고 급변하는 의료 환경에 직면 할 준비가 되어 있어야한다.

응급 간호학(제 7판)은 응급 간호사에게 현재의 근거 기반 정보를 간결한 형식으로 제공하는 것을 목적으로 하였다. 최신 정보를 제공하기 위해 각 챕터를 개정하고 업데이트 하였다. 일부 챕터를 합치고 다른 챕터를 추가하였다.

일곱 번째 판은 오늘날의 응급 간호사들에게 매일 관련이 있는 것들 뿐만 아니라 임상의 일반적인 주제들을 다루고 있다. 여기에는 신생 질환, 개인 보호구 절차, 혈역학적 감시의 개념, 보완 대체 요법 및 법의학 증거 수집이 포함된다. 본 개정판의 목표는 현재의 임상 실무와 연구의 최신 동향을 제공하는 것이다.

응급 간호학(제 7 판)은 각 분야 전문가의 기여와 검토가 있어 가능하였기에 깊이 감사하고 있다.또한 Emergency Nurses Association과 Elsevier 사의 지원에 감사드린다.

Vicki Sweet, MSN, RN, MICN, CEN, FAEN

PREFACE

역자서문

응급 실무가 빠르게 변화하고 있는 가운데 최신 근거가 필요한 시점이다. 이 책의 원서인 Emergency Nurses Association의 응급 간호학 제 7판은 응급 간호의 기본 개념부터 실무에 요구되는 최신의 지식과 술기를 간결하면서도 일목요연하게 다루고 있다. 응급실에 환자가 들어오면서부터 얻어야 할 정보, 신체검진, 진단적 검사부터 의학적 중재와 간호, 그리고 주의 깊게 감시해야 할 항목까지 구체적으로 제시하고 있어 응급상황 및 환자에게 무엇을 어떻게 해야 하는지를 잘 보여주고 있다.

이에 본 서의 역자들은 원서의 장점을 최대한 살리기 위해 이를 충실히 번역한 후 용어를 통일하여 정리하였으며 역서이지만 읽는데 어색함이 없도록 최대한 내용을 다듬는 과정을 거쳤다. 추후 학교와 임상에서의 피드백을 통해 부족한 부분을 수정 및 보완함으로써 보다 질 높은 교재가 되도록 노력할 것이다.

간호학생뿐만 아니라 응급 간호사들도 응급상황에 대처할 수 있는 역량을 키우는데 본 역서가 도움이 되길 바라며 조금이라도 임상 실무에 활용이 될 수 있기를 고대한다.

바쁜 가운데 이 책의 번역과 교정에 애써주신 여러 역자교수님들과 편집위원님들께 진심으로 감사드린다. 또한, 기획에서부터 출판까지 아낌없는 지원과 수고를 해주신 메디컬사이언스 하재용 사장님 이하 관계자 분들께도 진심으로 감사드린다.

간편목차

CONTENTS

CONTENTS

세부목차

17장

정형외과 응급 323

18장

독성학 응급 335

19장

정신/심리사회 응급 375

1장

간호사정과 소생술

Nursing Assessment and Resuscitation

Nancy J. Denke, DNP, ACNP-BC, FNP-BC, CEN, CCRN, FAEN

안전한 간호, 안전한 실무

환자가 응급실에 내원한 이유와 관계없이 의료팀의 책임은 환자를 보호하고 자신을 보호할 수 있도록 준비되어 있어야 한다는 것이다. 이는 의료팀이 손위생과 보호장구 착용을 포함하는 표준주의지침을 준수해야 함을 의미한다.

I. 일차 사정 Primary Assessment

응급실 내원 이유는 다양할 수 있지만 환자의 전반적 인상(예 통증의 정도, 중증도)을 확인하는 것이 중요하다. 일차 사정의 목표는 신속하고 체계적으로 필수적인 주관적, 객관적 정보를 수집하고 잠재적으로 생명을 위협하는 상태를 확인하며, 필요 시 즉각적으로 중재를 하는 것이다. 체계적인 접근을 위해 ABCDE 과정을 따른다. 이 과정에서 잠재적인 생명의 위협이 나타나면 바로 사정을 멈추고 중재를 시작하여 우선적인 치료가 이루어질 수 있어야 한다. 환자가 응급실에 도착했을 때 출혈이 조절되지 않으면 사정의 순서를 C-ABCDE로 재구성해야 한다. 외출혈이 있는 경우 출혈을 먼저 조절하기 위해 우선 순위를 재구성해야 한다는 근거가 제시되고 있다.

A. 주요 요소 개요 (OVERVIEW OF MAJOR COMPONENTS)

1. 주관적 자료 수집

a. 간단한 진술
  1) 주호소
  2) 유발인자/증상 발현
  3) 손상 기전

b. 첫 증상 또는 손상 이후 상태 변화
  1) 현병력(질병, 손상, 주호소)
    a) 문제 부위
    b) 증상 기간
    c) 특성
    d) 악화 요인
    e) 완화요인
    f) 도착 전 처치

2. 객관적 자료 수집

a. 기도 개방과 경추 보호(모든 외상환자 또는 외상이 의심되는 경우)

b. 호흡의 효과성

c. 순환의 효과성

d. 장애(간단한 신경학적 사정)
e. 노출/환경 통제

B. 일차사정의 개별적 요소 (INDIVIDUAL COMPONENTS OF PRIMARY ASSESSMENT)

1. 기도사정(필요하면 경추 보호를 동시에 수행)

a. 주관적 자료 수집
1) 기도 문제와 관련된 과거력 없음
2) 호흡곤란, 연하곤란, 구음장애 없음

b. 객관적 자료 수집
1) 입을 벌릴 수 있으며 입 안이 깨끗함
2) 나이에 맞게 말을 할 수 있으며 발성 장애 없음
3) 이물질 없고 침을 흘리지 않으며 상기도 폐쇄(혈액, 구토물, 빠진 치아, 이물질, 파편, 혈관부종) 없음
4) 흉곽 운동 대칭적임
5) 상기도 우발음 없음(예 협착음[stridor], 그렁거림[grunting])
6) 기도에 문제 없으면 AVPU를 이용하여 간단히 의식 사정
a) A = alert (명료)
b) V = responds to verbal stimuli (언어자극에 반응함)
c) P = responds only to painful stimuli (통증자극에만 반응함)
d) U = unresponsive (반응없음)

c. 활동/중재
1) 손상기전과 증상 등으로 척수손상이 의심되면 경추 선열을 바로 하고 보호
a) 단단한 경추 칼라를 착용할 때까지 손을 이용하여 보호
2) 기도가 개방되어 있고 깨끗한지, 그리고 개방성이 유지되고 있는지 확인
3) 기도개방성을 지속시킬 수 있는 자세 유지
4) 지속적인 감시

d. 부분폐색 또는 폐색/즉각적인 중재가 필요한 비정상적인 소견 사정
1) 주관적 자료 수집
a) 얼굴, 입, 인두, 목, 또는 가슴 외상
b) 문제가 발생했을 때 음식물을 섭취함
c) 최근 구토 경험
d) 알레르기원과의 접촉
e) 입에 이물질을 집어넣은 채 발견됨
2) 객관적 자료 수집
a) 무호흡
b) 공황 상태, 손을 목에 대고 있는 모습, 옷을 움켜쥐는 모습
c) 말하거나 소리 내기 어려운 환자
d) 흉골하, 늑간 퇴축
e) 침 흘림
f) 코 벌렁거림(특히, 영아)
g) 안면 약화 또는 마비
h) 얼굴 부종: 붉은/밝은 보랏빛 피부색
i) 눈물을 흘리면서 기침을 심하게 함
j) 앞으로 기대어 앉은 자세: 삼각대 자세(tripod position)
k) 의식 수준 저하
l) 흡기/호기 시 협착음
m) 창백, 청색증이 있는, 잿빛 피부, 특히 점막과 손톱
n) 그을린 코털 또는 얼굴 털
o) 탄소 섞인 가래

e. 완전 기도폐색의 원인
1) 현재 또는 기저 질환
2) 외상: 둔상 또는 관통상(혈종의 위험이 있는 목의 자상), 흡입 손상(그을린 코털/얼굴 털, 탄소 섞인 가래)
3) 무의식 환자의 혀로 인한 상기도 폐쇄
4) 침/가래
5) 구토물
6) 출혈
7) 빠진 치아/ 틀니
8) 음식(예 고기, 생선, 핫도그, 사탕, 마시멜로, 땅콩)
9) 입 또는 코로 들어갈 정도의 작은 물건(예 옷핀, 작은 장난감, 동전, 풍선조각, 비닐주머니)
10) 알레르기 반응에 의한 기도 부종

f. 분석: 간호진단/협력적 문제 구분
1) 비효과적 기도 청결
2) 가스교환 장애
3) 기도개방성 장애
4) 불안/두려움

g. 계획과 수행/중재(비효과적 기도청결에 대한 중재는 초기 사정 전에 이루어져야 한다)

h. 평가와 지속적 감시
1) 기도개방성

2. 경추

a. 사정(기도 사정과 동시에 이루어져야 한다)
1) 안정적인 경우
a) 주관적 자료 수집
(1) 손상을 의심할만한 상황이 없음
(2) 퇴행성 뼈질환 없음(예 강직성 척추염, 골다공증)
(3) 움직임(굴곡/신전 또는 측굴곡) 또는 목 촉진 시 통증 호소 없음

b) 객관적 자료 수집
(1) 사지의 움직임 제한, 허약, 감각변화 등 없음
(2) 호흡 적절: 늑간 퇴축 없고 복식 호흡 하지 않음
(3) 손상 위험이 있는 손상 기전인 경우 대상자의 경추를 안정화 또는 고정

2) 즉각적 중재가 필요하거나 불안정한 경우
a) 주관적 자료 수집
(1) 경추 손상의 위험이 있는 손상 기전(예 직접적인 두경부 손상, 자동차 충돌 또는 낙상과 같은 갑작스런 감속 사고; 고전압의 전기적 충격)

3) 증상: 사지 움직임 불가능, 경추 부위 통증 또는 압통, 기형 촉진 또는 감각 소실
a) 객관적 자료 수집: 경추의 비전위 골절은 신경계 손상을 일으키지 않을 수도 있으므로 객관적인 소견이 없을 가능성이 있음
(1) 마비, 감각이상, 또는 감각과민
(2) 복식 호흡은 횡격막 마비 의미
(3) 손상 수준 아래로 감각/움직임 저하 또는 소실
(4) 허약
(5) 장 또는 방광의 실금 또는 정체
(6) 교감신경계 반응 소실: 저혈압, 서맥
(7) 이완성 마비
(8) 괄약근 긴장도 소실
(9) 지속발기증
(10) 따뜻하고 건조한 피부
(11) 말초 맥박 강도 증가
(12) 저체온; 체온조절 기전 손상
(13) 떨림 또는 발한 능력 소실

b. 경추 손상 원인
1) 현병력 또는 기저 질환
2) 외상: 둔상 또는 관통상
3) 굴곡 또는 굴곡/회전 손상
4) 압박 손상
5) 두부 또는 안면 손상

c. 분석: 간호진단/협력적 문제 구분
1) 비효과적 기도청결
2) 비효과적 호흡 양상
3) 가스교환 장애
4) 비효과적 조직관류: 신장, 뇌, 심폐, 척수, 위장관, 말초
5) 손상의 위험
6) 비효과적 체온조절

d. 계획과 수행/중재 (일차 사정을 진행하기 전에 경추 안정과 보호를 위한 중재가 이루어져야 한다)

e. 평가와 지속적 감시
1) 경추 안정과 보호

3. 호흡

a. 사정(가슴을 노출시킨다)
1) 효과적/적절한 경우
a) 주관적 자료 수집
(1) 통증 없음
(2) 머리, 가슴 또는 복부 손상력 없음
(3) 평상시 호흡양상과 다르지 않음
b) 객관적 자료 수집
(1) 흉곽의 자연스러운 움직임
(2) 코나 입을 통해 날숨이 느껴짐
(3) 호흡이 부드럽고 균일함
(4) 흉곽 팽창이 대칭적임
(5) 약간의 빈호흡, 천명음 및 부속근 사용
(6) SpO_2 94~98% 또는 환자의 정상 기준치

2) 즉각적인 중재를 필요로 하는 호흡 손상 또는 무호흡/받아들일 수 없는 소견이 있는 경우
a) 주관적 자료 수집
(1) 목, 가슴, 등 또는 복부의 둔상 또는 관통상
(2) 심한 천식, 폐기종, 심혈관 질환
(3) 호흡곤란
(4) 호흡정지
b) 객관적 자료 수집
(1) 무호흡 또는 심정지 호흡(agonal breathing; 분당 10회 미만 호흡)
(2) 호흡일(work of breathing): 부속근 사용, 복식 호흡, 코 벌렁거림, 그렁그렁한 호흡(아동)
(3) 현저한 빈호흡
(4) 얕고, 약한, 가쁜 호흡
(5) 창백, 잿빛, 청색증의 피부
(6) 호흡노력의 현저한 증가
(7) 쿠스마울 호흡(Kussmaul respirations): 규칙적이며 빠르고 깊은 노력성 호흡
(8) 체인-스토크 호흡(Cheyne-Stokes respirations): 과환기와 무호흡 주기가 되풀이되는 호흡
(9) 일측성 또는 양측성 호흡음 감소/소실
(10) 구절 또는 완전한 문장으로 말할 수 없음
(11) 호흡근의 심한 퇴축
(12) 가슴의 개방성 또는 흡인성(sucking) 상처
(13) 흉곽 역리 운동(Paradoxical chest wall movement)
(14) SpO_2 94% 미만
(15) 비정상적/보상되지 않은 동맥혈 가스분석결과
(16) 호흡수 감소
(17) 흉곽의 타박상/찰과상 또는 기형

⑱ 경정맥 확장 또는 기관 편위
⑲ 흡입 손상의 징후: 그을린 코털, 얼굴 화상
⑳ 똑바로 누워있기 어려움
㉑ 의식수준 저하
㉒ 기관 편위

b. 원인
1) 현재 또는 기저 질환
2) 외상: 둔상 또는 관통상, 뇌손상, 경추손상 또는 화상
3) 흡인
4) 화학/약물 노출
5) 알레르기원 또는 먼지에 노출

c. 분석: 감별 간호진단/협력적 문제
1) 비효과적 호흡양상
2) 가스교환 장애
3) 불안/두려움

d. 계획과 수행/중재(일차 사정을 진행하기 전에 호흡손상 또는 무호흡에 대한 중재가 이루어져야 한다)

e. 평가와 지속적 모니터
1) 호흡수와 호흡 노력
2) 산소 포화도
3) 의식 수준

4. 순환

a. 맥박
1) 사정
a) 적절한 경우
(1) 주관적 자료 수집
(a) 도착 전 심정지 보고가 없음
(b) 생명을 위협하는 부정맥 보고가 없음
(c) 심각한 출혈의 의심 또는 보고가 없음
(2) 객관적 자료 수집
(a) 중심맥박과 말초맥박이 촉지됨
(b) 심박수: 성인에서 분당 60~100회
(c) 심박수: 영아에서 분당 100~180회, 아동에서 분당 80~120회
(d) 규칙적 리듬
(e) 피부색, 온도, 습기: 분홍빛, 따뜻하고 건조함
b) 즉각적인 중재를 필요로 하는 맥박 손상 또는 맥박 소실/받아들일 수 없는 소견이 있는 경우
(1) 주관적 자료 수집
(a) 무의식 또는 의식수준 저하
(b) 심정지
(c) 심각한 출혈(위험)
(d) 말초 또는 중심 맥박의 약화 또는 소실
(e) 피부색: 창백, 회색빛, 청색증
(f) 피부온도와 습도: 차고 축축함
(2) 객관적 자료 수집
(a) 심박수: 성인에서 분당 60회 미만 또는 100회 이상이면서 약한 맥박
(b) 심박수: 영아에서 분당 100회 미만 또는 220회 이상, 아동에서 분당 80회 미만 또는 180회 이상
(c) 무의식 또는 의식수준 저하
(d) 중심맥박(경동맥 또는 대퇴동맥) 또는 말초맥박 촉지되지 않음
(e) 조절되지 않는 출혈
2) 비정상적 맥박의 원인
a) 현재 또는 기저 질환
b) 외상: 둔상 또는 관통상 – 사지 부종, 복부 경직
c) 화학/약물 노출
d) 저체온/고체온
e) 조절되지 않는 출혈
f) 부정맥
3) 분석: 감별 간호진단/협력적 문제
a) 심박출량 감소
b) 비효과적 조직관류: 신장, 뇌, 심폐, 위장관, 말초
4) 중재(일차사정을 진행하기 전에 부적절한 순환에 대한 중재가 이루어져야 한다)
5) 평가와 지속적 모니터
a) 중심 또는 말초 맥박: 질, 횟수
b) 출혈 조절
c) 의식수준
d) 피부색, 온도, 습도

b. 출혈
1) 사정
a) 안정적인 경우
(1) 주관적 자료 수집
(a) 심각한 출혈을 야기하는 질환 또는 손상력 없음
(b) 도착 전 조절된 외출혈
(2) 객관적 자료 수집
(a) 눈에 띄는 출혈 없음
(b) 눈에 띄는 소량, 삼출성, 어두운 색의 출혈
b) 즉각적인 중재를 필요로 하는 받아들일 수 없는 소견이 있는 경우
(1) 주관적 자료 수집
(a) 도착 전 과다 출혈(의심)
(b) 조절되지 않는 외출혈

(2) 객관적 자료 수집
(a) 조절되지 않는 출혈
(b) 피부 및 손톱의 창백감 뚜렷
(c) 다량의 토혈, 혈변, 질출혈
(d) 손상된 사지의 심한 부종(예 대퇴부)
(e) 복부 경직과 팽만
(f) 성인에서 수축기압 90 mmHg 미만, 약하고 빠른 맥박

2) 원인
a) 현재 또는 기저 질환
b) 외상: 둔상 또는 관통상

3) 분석: 감별 간호진단/협력적 문제
a) 가스교환 장애
b) 체액 부족
c) 심박출량 저하
d) 비효과적 조직관류: 신장, 뇌, 심폐, 위장관, 말초
e) 불안/두려움

4) 계획과 수행/중재(일차 사정을 진행하기 전에 출혈에 대한 중재가 이루어져야 한다)

5) 평가와 지속적 모니터
a) 출혈조절

c. 관류

1) 사정
a) 적절한 경우
(1) 주관적 자료 수집
(a) 관류 저하를 야기하는 손상력 또는 질환력 없음
(2) 객관적 자료 수집
(a) 각성된 의식수준, 사람, 장소, 시간에 대한 지남력 있음
(b) 피부 따뜻하고 건조함
(c) 모세혈관 재충혈은 2~3초 이내임(아동에게는 의미있는 지표임)
(d) 맥박수 정상 범위, 사지 맥박 촉지됨
(e) 혈압은 연령 및 체중에 적절한 정상 범위임
b) 즉각적인 중재가 필요한 경우
(1) 주관적 자료 수집
(a) 허약, 가벼운 두통, 오심, 흐릿한 시력
(b) 죽을 것 같은 느낌
(c) 숨참
(d) 급성의 부적절한 조직관류를 나타내는 징후(예 갑작스런 시력 소실[망막동맥 폐색], 갑작스런 고환의 통증[고환 염전])
(2) 객관적 자료 수집
(a) 의식수준 저하, 불안정함, 불안, 혼돈, 지남력 상실, 둔함
(b) 호흡의 어려움과 노력성 호흡의 증가
(c) 피부 습도/온도: 발한, 차고 축축
(d) 피부색: 창백, 회색빛, 청색증
(e) 손톱과 입술의 창백 또는 청색증
(f) 중심 또는 말초맥박: 약한, 가냘픈, 빠른
(g) 오심, 구토
(h) 모세혈관 재충혈 2초 이상 지연(아동에게는 의미있는 지표임)
(i) 저혈압(성인에서 수축기압<90 mmHg)
(j) 맥박 소실된 사지 손상
(k) 기타 급성의 부적절한 조직관류를 나타내는 지표(망막동맥폐색 또는 고환염전-이차 초점 사정에서 확인될 수도 있음)

2) 원인
a) 현재 또는 기저 질환
b) 외상: 둔상 또는 관통상

3) 분석: 감별 간호진단/협력적 문제
a) 체액부족
b) 심박출량 저하
c) 비효과적 조직관류: 심폐, 신장, 위장관, 말초
d) 불안/두려움

4) 계획과 수행/중재(일차 사정을 진행하기 전에 부적절한 관류에 대한 중재가 이루어져야 한다)

5) 평가와 지속적 모니터
a) 말초/신체장기로의 조직관류

5. 장애(간단한 신경학적 사정)

a. 사정

1) 적절한 경우
a) 주관적 자료 수집
(1) 의식이 소실된 병력 없음
(2) 신경학적 외상병력 없음
(3) 갑작스럽게 심한 두통의 발현 없음
b) 객관적 자료 수집
(1) 전반적인 의식수준 결정: AVPU 척도 이용
(2) 동공 사정: 대칭성/반응-동공은 양쪽 크기가 같고 둥글고 빛에 빠르게 반응하며 조절력 있음
(3) 글라스고우 혼수척도(Glasgow Coma Scale) 또는 아동 혼수척도(Pediatric Coma Scale) 15점

(4) 운동/움직임
(a) 지시에 따른 움직임 가능
(b) 사지의 움직임 자유로움
(5) 감각: 통증과 미세한 촉각
2) 즉각적인 중재가 필요한 경우
a) 주관적 자료 수집
(1) 의식소실 또는 무의식/혼수 병력
(2) 머리 손상
(3) 갑작스런 심한 두통 발현
(4) 당뇨 또는 알코올 남용 병력
b) 객관적 자료 수집
(1) 의식수준 변화: 불안정함, 혼미(stupor), 혼수(coma)
(2) 동공 사정: 대칭성/반응: 양쪽 크기가 다르며 빛에 느리게 반응하거나 반응하지 않음
(3) 비정상적인 굴곡/신전 자세
(4) 저혈당
(5) 혈액내 알코올 또는 약물 반응 양성
(6) 미세한 촉각 소실

b. 원인
1) 현재 또는 기저 질환
2) 외상: 둔상 또는 관통상
3) 물질 또는 알코올 남용
4) 약물 중독
5) 독성 환경에의 노출
6) 고체온/저체온
7) 전해질과 산염기 불균형

c. 분석: 감별 간호진단/협력적 문제
1) 비효과적 기도청결 위험
2) 비효과적 호흡양상
3) 가스교환 장애
4) 비효과적 조직관류: 뇌조직
5) 흡인 위험
6) 손상 위험
7) 비효과적 체온조절

d. 계획과 수행/중재(일차 사정이 진행되기 전에 급성 신경학적 장애에 대한 중재가 이루어져야 한다)

e. 평가와 지속적 모니터
1) 의식수준

6. 노출/환경 조절

a. 사정
1) 안정적인 경우
a) 주관적 자료 수집
(1) 특별한 손상 병력 없음
(2) 장기간 환경적 요소에 노출된 병력 없음
(3) 체온조절 질병 없음
(4) 심각한 감염질환에 노출된 병력 없음
(5) 머리 외상력 없음
(6) 척수손상 병력 없음
b) 객관적 자료 수집
(1) 손상 없음
(2) 점상출혈/자반증 없음
2) 즉각적 중재가 필요한 경우/불안정적인 경우
a) 주관적 자료 수집
(1) 가슴, 복부, 사지, 척추, 머리 손상 또는 통증 호소
(2) 최근 심각한 감염질환에 노출
(3) 장기간 환경적 요소에 노출
b) 객관적 자료 수집
(1) 머리, 척추, 가슴, 복부, 사지 손상
(2) 점상출혈
(3) 빈맥/서맥
(4) 비정상적인 체온 상승

b. 원인
1) 현재 또는 기저 질환
2) 외상: 둔상 또는 관통상
3) 물질 또는 알코올 남용
4) 약물 중독
5) 환경 노출

c. 분석: 감별 간호진단/협력적 문제
1) 손상의 위험
2) 비효과적 체온조절: 고체온 또는 저체온

d. 계획과 수행/중재 (일차 사정이 진행되기 전에 숨겨진 손상, 점상출혈, 자반증 등에 대한 중재와 체온유지를 위한 중재가 이루어져야 한다)

e. 평가와 지속적 감시
1) 체온
2) 손상 변화 또는 발진

II. 소생술 Resuscitation

일차 사정에서 소생술의 목표는 생명을 위협하는 문제를 교정하는 것이다. 소생술은 일차 사정과 동시에 이루어져야 하기 때문에 ABCDE의 순서를 따른다.

A. 기도/경추 보호 (AIRWAY/CERVICAL SPINE PROTECTION)

1. 기도 확보

a. 기본적인 기도 관리
1) 환자의 의식이 명료하고 언어자극에 반응을 보이면 입을 벌리라고 한다.
2) 턱 밀어올리기(Jaw-thrust) 또는 턱 들어올리기(chin lift) 방법: 머리를 젖히지 않고 수행한다.
a) 경추 손상이 의심되면 경추 칼라를 적용할 때까지 두 손으로 머리와 목을 잡고 일직선으로 유지하며 안정화 시킨다.
3) 시진과 청진
a) 제거 가능한 이물질: 눈에 보이는 이물질만 손가락으로 꺼내 제거
b) 혀
c) 혈액, 구토물, 분비물
d) 부종
e) 흡입 손상의 증거: 화상, 그을음
f) 비정상인 소리: 코고는 소리(snoring), 구룩구룩거리는 소리(gurgling), 협착음(stridor)
4) 기도 청결
a) 부드럽게 흡인을 시행한다. 깊은 흡인은 구토반사 또는 미주신경을 자극하여 서맥을 유발할 수 있다.
b) 흉부 또는 복부 밀치기(thrust): 기도를 막고 있는 이물질을 제거하기 위해
c) 이물질이 보이면 겸자를 이용하여 조심스럽게 제거
5) 기도 개방성 유지
a) 기도 보조기구
(1) 구인두 기도유지기(Oropharyngeal air-way)
(a) 오직 무의식 환자에게만 적용
(b) 의식이 있는 환자에게 삽입하면 구개반사를 자극하고 구토, 흡인, 후두경련을 유발할 수 있다.
(c) 혀의 뒤쪽 구강으로 삽입한다.
(2) 비인두 기도유지기(Nasopharyngeal airway)
(a) 의식이 있거나 반혼수 환자에게 적용
(b) 구인두 기도유지기를 사용할 수 없는 경우에 유용하다(예 입벌림 장애, 심한 외상)
(c) 한 쪽 비강으로 삽입하여 구인두 뒤쪽으로 부드럽게 밀어넣는다: 윤활제 사용
(d) 심한 머리 또는 얼굴 외상이 있으면 삽입하지 않는다.

b. 기도 유지의 어려움이 예상되는 경우
1) 기관내삽관을 시도하기 전에 기도 사정이 중요하다.
2) 기도 유지의 어려움이 예상되는 경우
a) 경추 손상
b) 상악 또는 하악 외상
c) 입 벌리기 제한
d) 해부학적 변이: 짧고 굵은 목, 들어간 턱

2. 경추 보호

a. 보호유지/부동 제공
1) 환자가 척추고정판에 부동/안정화 된 상태로 도착한 경우: 일차 및 이차 사정이 완료되고 기도, 호흡, 순환에 대한 소생술 조치가 시작될 때까지 척추고정판을 그대로 둔다.
2) 환자가 경추 손상의 위험이 있고 부동/안정화 되어 있지 않으면: (손 또는 헬멧으로) 머리를 중립된 자세로 유지하고 반강성(semirigid) 경추 칼라를 목 주위에 적용하고 침대를 편평하게 유지한다. 심한 구토가 있거나 후면을 관찰할 때에는 환자를 통나무 굴리듯이 돌린다.

b. 피부손상을 방지하기 위해 가능하면 빨리 척추고정판을 치운다; 하지만 경추 손상이 없다고 할 때까지 기관의 지침을 따른다(예 반강성 경추 칼라, 머리의 중립적 자세 유지, 통나무 굴리듯이 체위변경, 편평한 침대).

c. 기도 개방성과 적절한 호흡을 유지하고 모니터한다.

d. 유의사항: 경추는 다음과 같은 경우에만 안정적인 것으로 판단한다.
1) 후 정중선 경추 압통이 없다.
2) 환자 의식은 깨어있고 사람, 장소, 시간, 사건에 대한 지남력이 있으며 지시에 잘 따른다.
3) 국소적 신경학적 손상이 없다.
4) 판단이 모호한 다른 손상이 없다.

B. 호흡 (BREATHING)

1. 자세

a. 고파울러씨 체위 (high Fowler's position)

b. 기좌호흡 (orthopneic position)

2. 산소: 호흡노력이 적절한 환자에게 산소를 투여하기 위한 산소전달기구

a. 저유량 체계
1) 비강캐뉼라

2) 단순 안면마스크
3) 부분 재호흡마스크

b. 고유량 체계
1) 벤튜리 마스크(venturi mask)
2) 에어로졸 마스크(aerosol mask)
3) 기관 칼라(tracheal collar)
4) 저장백이 있는 비재호흡마스크(nonrebreather mask with reservoir bag)

3. 비침습적 환기(Noninvasive ventilation, NIV)

a. 급성 호흡부전 환자에서 침습적 기관내삽관을 보류하거나 예방하기 위해 양압으로 산소를 전달하는 방법

b. 주로 폐부종, 심부전 또는 만성 폐쇄성 폐질환 환자에게 기관내삽관을 하지 않고 호흡부전에 대한 단기 환기 지원를 위해 얼굴에 밀착된 또는 비강 마스크를 통한 환기 제공; 의식이 있고 협조가 되는 환자에 적용

c. 사용되는 NIV 모드에 관계없이 25 cmH_2O를 초과하지 않는다.

d. 두 가지 기본 양식
1) 지속기도양압환기(Continuous positive airway pressure, CPAP)
   a) 전체 호흡주기 동안 일정한 양압 제공
   b) 10 cm H_2O에서 시작
   c) PCO_2, PaO_2, SpO_2에 따라 조정
2) 기도이중양압환기(Bilevel positive airway pressure, BiPAP)
   a) 인공호흡기가 흡기(IPAP)와 호기(EPAP) 동안 다른 수준의 압력을 전달할 때
   b) 12~15 cm H_2O의 흡기 양압(IPAP) 및 4~7 cm H_2O의 호기 양압(EPAP)으로 시작한다.
   c) 임상적 효과 및 환자의 편안함에 따라 적절하게 조설한다.

e. 절대적 금기
1) 긴급 기관내삽관의 필요
2) 의식수준의 저하
3) 과도한 호흡기 분비물과 구토 및 흡인의 위험
4) 마스크 밀착이 어려운 얼굴 수술의 병력

f. 상대적 금기
1) 혈역학적 불안정
2) 심한 저산소증 및 고탄산혈증, PaO_2/FiO_2 비율 < 200 mm Hg, $PaCO_2 > 60$ mm Hg

4. 양압환기(Positive pressure ventilation)

a. 구강 대 마스크 환기: 백-마스크(bag-mask) 환기장치를 사용할 수 없거나 유효하지 않은 무호흡 환자에 사용

b. 백-마스크 환기: 무호흡 또는 부적절한 호흡 환자에게 산소공급과 환기 제공

c. 기계적 환기: 호흡 피로, 호흡 정지, 빈호흡/서호흡, 임상적 악화로 인해 무호흡 또는 부적절한 호흡을 하는 삽관 환자에게 산소공급 및 환기 제공

5. 전문적 기도 관리

a. 기관내삽관
1) 비강 또는 구강 기관내삽관
   a) 기도 개방성을 확보하고 유지, 흡인의 위험 감소, 고농도의 산소를 공급하기 위해
      (1) 비강 기관내삽관(Nasal tracheal intubation, NTI)은 기도가 보이지 않는 채로 찾아들어가며 삽관해야 하므로 실패율이 높으므로 환자는 스스로 호흡을 해야 한다.
      (2) 비강 기관내삽관의 절대 금기
         (a) 무호흡 환자
         (b) 얼굴 골절: LeFort II 또는 III
         (c) 기저골(basal skull) 골절
         (d) 사골판(cribriform plate) 또는 전두동(frontal sinus) 골절
         (e) 임신 중 외상(비강점막이 연약해져 있음)
   b) 마취유도(rapid-sequence induction) 프로토콜에 따른 기관내삽관
      (1) 7 Ps
         (a) 준비(preparation): 필요한 약물/장비와 흡인 장비 준비
         (b) 사전 산소투여(preoxygenation): 100% 산소
         (c) 처치전(pretreatment) 약물
            (i) LOAD (lidocaine, opioids, atropine, defasciculating agent)
            (ii) 진정제 투여: ketamine, midazolam, 또는 etomidate
         (d) 마비(paralysis): 근이완제로 succinylcholine 또는 vecuronium/rocuronium 투여
         (e) 보호와 체위(protection & positioning)
         (f) 기도 내에 확실하게 관이 자리잡도록 함(placement with proof): 식도삽관 감지기구 사용, 호흡음 확인, 호기말 이산화탄소 분압측정
         (g) 삽관 후 관리(postintubation management): 진정 및 마취 시행

c) 직접 후두경으로 성대가 보이지 않으면 잇몸에 탄력부지(gum elastic bougie)를 이용할 수 있다.
   (1) 부지의 끝을 후두개 뒤로 삽입하여
   (2) 기관의 고리가 느껴지거나 "딸각" 소리가 들리면 기관에 위치된 것이다.
   (3) 부지를 기관에 위치시킨 후 튜브를 밀어넣으면 삽관이 된다.
d) 유연한 광섬유 후두경(flexible fiberoptic laryngoscope) 사용은 기술적으로 까다롭지만 삽관이 어려운 환자에게 가장 안전하고 효과적인 방법으로 고려된다.
   (1) 삽관 과정을 직접 보면서 통제할 수 있다.
e) 역행기관내삽관(retrograde intubation)
   (1) 호흡은 있으나 해부학적인 문제가 있어 구강 기관내삽관이 불가능하거나 광섬유 후두경을 사용할 수 없을 때 사용
   (2) 수행하는데 최대 4분이 걸릴 수 있으므로 위급한 상황에서는 유용하지 않을 수 있다.
   (3) 깨어있는 환자에게 산소화를 유지하기 위해 백-밸브 마스크(bag-valve mask, BVM)를 사용하는 중에 사용
   (4) 국소마취 하에 수행; 캐뉼라를 윤상연골 막을 통해 기관으로 삽입한 후 가이드와이어를 성대를 통해 인두와 구강쪽으로 위치시킨다.

b. 성문외 기도기(Supraglottic airways)

1) 후두마스크 기도기(laryngeal mask airway, LMA)는 최종 기도유지기는 아니다.
   a) 말단부의 타원형 마스크가 있는 부위를 후인두에 삽입한다.
   b) 마스크를 부풀리면 후두 위를 막아준다.
   c) 비응급환자에서 일반적으로 사용되지 않으나 기관내삽관이 실패하면 기도유지기(airway)로 구조할 수 있다. 그러나 흡인의 위험을 완전히 막을 수 없다.
2) 콤비튜브 기도유지기(Combitube airway): 응급상황과 기도개방이 어려울 때 사용
   a) 이중으로 된 튜브를 후두 뒤쪽으로 삽입하면 보통 식도에 위치한다.
   b) 원위부의 작은 풍선과 구인두 및 비인두를 막는 근위부의 큰 풍선이 있다.
   c) 튜브가 기관 또는 식도 어디에 삽입되어도 내강을 통해 흉부를 상승시키며 환기를 수행한다.
   d) 기관삽관 기술이 없거나 기도개방이 어려울 경우 사용할 수 있다.
   e) 인후통, 연하곤란, 상부기도 혈종의 발생 가능성이 있다.
   f) 절대 금기: 의식이 있는 환자, 구토반사가 있는 환자, 아동(16세 미만), 부식성 물질 섭취, 라텍스에 민감한 자
3) 킹 후두 튜브(King laryngeal tube)
   a) 원위와 근위 풍선이 있는 단일 내강 튜브를 삽입하여 식도와 구인두를 막아 신속하게 안전한 기도를 확보하는 방법
   b) 라텍스 소재 아님
   c) 위팽창과 흡인 방지
   d) 구토반사가 있으면 사용할 수 없다.
   e) 식도 질환 또는 부식성 물질을 섭취한 환자에게는 사용할 수 없다.

c. 외과적 기도(Surgical airway)

1) 침습적 윤상갑상막절개술(Needle cricothyroidotomy) 또는 경피적 경기관 제트 통기법(percutaneous transtracheal jet insufflation, transtracheal needle ventilation)
   a) 삽관이 실패하고 다른 기도 유지 방법이 적절하지 않거나 사용할 수 없을 때
   b) 바늘 또는 바늘을 통한 카테터를 윤상연골막을 통해 기관으로 삽입한다.
      (1) 합병증
         (a) 혈액 흡인
         (b) 식도 열상
         (c) 혈종
         (d) 피하기종
   c) 제트 통기법(Jet insufflation)
      (1) 일시적인 방법으로 윤상갑상막을 통해 12-14 G (성인) 및 16-18 G (어린이)의 구경이 큰 캐뉼라를 폐색부위 아래 기관으로 삽입한다.
      (2) 고압 산소 전달기구를 연결한다.
      (3) 압력손상을 유발할 수 있다(예 기흉, 폐파열)
      (4) 영아와 12세 미만의 아동에 적용; 윤상갑상막이 작고 깔때기 모양이며 후두의 순응성이 좋기 때문에
      (5) 약 40분 동안 사용할 수 있으며 그 시간이 지나면 이산화탄소가 축적되어 두부외상 환자에 치명적일 수 있다.
2) 윤상갑상막절개술(Cricothyroidotomy)
   a) 부종, 외상 또는 골절로 인해 삽관 튜브가 성문을 통과할 수 없을 때 적용한다.
   b) 작은 기관내관 또는 기관절개관을 윤상갑상막을 절개하여 삽입한다.
   c) 외과적 또는 경피적으로 수행 할 수 있다.
   d) 12세 미만 아동에는 외과적 윤상갑상막절개술은 절대금기이다.

e) 24시간 이내에 영구적인 기관절개술을 시행해야 한다.

f) 합병증

(1) 흡인

(2) 조직으로 잘못 통과

(3) 식도 열상

(4) 기관 열상

(5) 종격동 기종

3) 기관절개술(Tracheostomy)

a) 목 하부에 외과적 기도 위치

b) 응급상황에서 시행하면 어려울 수 있고 합병증 위험이 수술실 밖에서는 가능한 한 시행하지 않는다.

6. 에피네프린(epinephrine): 알레르기 반응으로 기도/호흡이 위태로울 때 투여한다.

a. 보통 투여경로는 피하주사이며 심한 저혈압 또는 심정지 환자에게는 정맥주사로 투여한다.

7. 흉강천자술(Needle thoracentesis)

a. 긴장성기흉의 즉각적 감압을 위해 일시적으로 시행한다.

b. 중앙쇄골선과 두번째 늑간이 만나는 지점

8. 흉관삽입술(Chest tube insertion)

a. 10% 이상의 기흉 또는 혈흉일 때

9. 이동성 흉부 배액(Mobile chest drain)

a. 자발적 호흡이 있고 폐의 재팽창을 위한 흡인이 필요 없는 흉관이 필요한 환자에게 사용한다.

10. 정량식 흡입기(Metered-dose inhaler, MDI) 또는 네뷸라이저(nebulizer): 기관지경축이 있을 때 약물 흡입 요법

C. 순환/출혈 (CIRCULATION/BLEEDING)

1. 맥박이 비정상이거나 없을 때의 중재

a. 기본심폐소생술(BLS) 표준에 따른 흉부압박을 시작하거나 유지한다.

1) 무맥성 환자

2) 8세 미만의 아동이 맥박수 60 이하이면 흉부압박 시작

b. 심장모니터 부착하고 산소맥박측정기와 호기말 이산화탄소 측정기를 연결한다.

c. 심실세동/무맥성 심실빈맥에는 전문소생술(ALS) 프로토콜에 따른 제세동(defibrillation)을 시행한다.

d. 혈역학적으로 불안정한 빈맥(영아>220, 아동>180)에는 전문소생술에 따른 심장율동전환술(cardioversion)을 시행한다.

e. 혈역학적으로 불안정한 방실차단이면 경피 심장박동조율을 적용한다.

f. 전문소생술 프로토콜에 따른 약물을 투여한다.

g. 심장막천자술(pericardiocentesis): 심장눌림증(pericardial tamponade) 완화를 위해

1) Beck triad: 심음 감소, 경정맥 확장, 저혈압

h. 심장눌림증(pericardial tamponade) 확인을 위해 초음파검사(focused assessment with sonography for trauma, FAST)를 한다.

i. 적응증(둔상에만 해당)이 되면 응급 개흉술을 준비 및 지원한다.

2. 심한 출혈 조절

a. 외출혈 부위에 직접 압박을 적용한다.

b. 가능하면, 출혈이 있는 사지를 상승시킨다.

c. 출혈 혈관을 클램프 또는 결찰한다(의사가 시행).

d. 지혈대(tourniquet) 사용을 고려한다.

e. 골절 부목

1) 불안정한 골반 골절이면 골반 바인더/시트 또는 안정장치를 적용한다.

2) 대퇴골 중간부 골절이면 견인 부목을 고려한다.

f. 심한 코피를 조절하기 위한 중재(7장, 26장 참조), 위장관 출혈(5장 참조), 질출혈(16장, 27장 참조), 응고장애(12장, 23장 참조)

3. 관류 증진을 위한 중재

a. 고유량 산소를 투여한다.

b. 정맥로를 확보한다.

1) 구경이 큰 정맥카테터(어른은 14-16 G, 아동은 18-20 G)로 2개의 정맥로를 확보한다.

a) 중환자 또는 손상환자에서 혈관 확보가 어려우면 골내(intraosseous) 통로를 확보한다(아동과 성인).

2) 혈관 통로를 확보하면

a) 혈액 검사물을 채집한다.

(1) 혈액형과 교차시험(type and crossmatch)

(2) 혈색소(hemoglobin)와 적혈구용적률(hematocrit)

(3) 젖산(lactate)/염기 과다(base excess)

(4) 동맥혈가스검사(arterial blood gas, ABGs)

(5) 임상 상황에 적절한 기타 검사물

b) 관류 회복을 위해 수액을 공급한다.

(1) 따뜻한 생리식염수 1~2 L 또는 아동인 경우 20 mL/kg

(2) 저자극성 교질액/혈장증량제

(3) 혈액제제: 신선동결혈장(fresh frozen plasma, FFP), 혈소판, 동결침전제제(cryoprecipitate), 농축적혈구

(a) 아동은 10 mL/kg

(b) 수혈세트 사용

(4) Tranexamic acid (TXA)

c. 뇌관류 증진을 위한 자세를 취해준다.

1) 기관의 프로토콜에 따라 침대 머리를 편평하거나 높게 한다.

2) 가능하면 다리를 올린다 .

a) Trendelenburg's position (머리를 몸보다 낮추는 자세)은 하지 않는다. 다리를 올리는 것보다 더 좋다는 근거가 없으며 오히려 호흡 부전과 뇌압상승을 유발할 수 있기 때문이다.

d. 제한적 치료

1) 손상 조절 소생술: 저혈압 허용(permissive hypotension), 응고병 조절(환자를 따뜻하게 유지; VII factor 또는 복합 단백질 보충제[protein complex concentrate, PCC] 투여)

2) 손상 조절 수술

3) 색전술/혈관색전술

e. 쇼크방지용 하의(Pneumatic antishock garment, PASG / medical antishock trousers, MAST)

1) 효과성에 대한 근거가 없기 때문에 더 이상 전신적 관류 증진을 목적으로 사용하지 않는다.

D. 장애(신경학적 상태) (DISABILITY (NEUROLOGIC STATUS))

1. 의식수준 저하의 가능한 원인을 확인한다.

a. 약물, 물질 남용, 알코올 중독 또는 금단

b. 현재 또는 기저 질환

c. 외상: 둔상 또는 관통상

d. 심리적 장애

2. 신경학적 상태 변화에 대한 중재

a. 산소화와 관류의 적절성을 확인한다.

b. 머리를 중립으로 유지시키고 기관의 정책에 따라 침대 머리를 편평히 또는 상승시킨다; 머리를 몸보다 낮게 하면 두개내압이 상승될 수 있다.

c. 처방대로 약물을 투여한다.

1) 마약 또는 벤조디아제핀 과량투여

a) 날록손(Narcan ™)

b) 플루마제닐(Romazicon ™)

2) 저혈당

a) 침상 옆 혈당검사

b) 만성 알코올 중독이 있는 심한 영양부족 환자에게 비타민 B, 티아민(thiamine)을 같이 투여한다.

3) 두부 외상

a) 글라스고우 혼수 척도(Glasgow Coma Scale, GCS)와 동공반응

(1) GCS < 8 이면 기관내삽관 고려

b) 만니톨(Osmitrol ™)

c) 신경근육 차단제

d) 진정제/바비튜레이트

e) 항경련제

f) 두부 컴퓨터 단층 촬영 고려

E. 노출/환경 통제 (EXPOSURE/ENVIRONMENTAL CONTROLS)

1. 노출: 충분한 검사를 위해 환자의 의복을 모두 벗긴다.

a. 더 이상의 부상이나 통증을 예방하기 위해 필요 시 의복을 자른다.

b. 주머니에 날카로운 물건(예 바늘) 또는 무기가 있는지 주의한다.

2. 환경 조절: 열손실과 응고병증 진행을 예방한다.

a. 증발에 의한 열손실을 예방하기 위해 환자의 신체가 젖어 있으면 닦아준다.

b. 프라이버시와 보온을 위해 덮어준다. 따뜻한 담요 또는 공기 보온기구를 사용한다.

c. 산소와 수액, 혈액을 투여한다.

1) 환자의 머리를 따뜻하고 건조하게 유지한다.

d. 온열등을 사용하거나 주변 온도를 올린다.

e. 아동, 노인, 전신적 관류저하가 있는 환자는 의원성 저체온증의 위험이 있다.

III. 이차 사정 Secondary Assessment

이차 사정은 간단하며 일차 사정 및 소생술 후 수행되는 초점사정이다. 이차 사정의 목표는 생명을 위협하지 않는 다른 모든 이상이나 손상을 발견하는 것이다. 좋지 않거나 명확하지 않은 병력을 가진 환자의 잠재적 문제를 발견하는데 유용하다. 추가적인 손상이나 이상이 발견되면 좀 더 집중적이고 상세한 사정을 실시한다. 이차 사정을 하는데 도움이 되는 약어는 다음과 같다.

F = 전체 활력징후/가족 참여 촉진(full set of vital signs/facilitate family presence)

G = 소생술 지원(get resuscitation adjuncts)

H = 병력 및 전신 사정(history and head-to-toe assessment)

I = 후면 시진(inspect posterior surfaces/remove spine board)

A. 전체 활력징후/가족 참여 촉진 (FULL SET OF VITAL SIGNS/FACILITATE FAMILY PRESENCE)

1. 활력징후(부록 B 연령별 활력징후 정상범위 참조)

a. 혈압
1) 아동은 중증이 될 때까지 "정상적인" 혈압을 유지할 수 있기 때문에 신뢰할만한 지표는 아니다.
2) 노인은 나이가 들수록 수축기압이 상승하여 저혈압이 명백하지 않기 때문에 신뢰할만한 지표는 아니다.
3) 자주 여러차례 측정한다.
4) 평균동맥압(mean arterial pressure, MAP): 모니터에 자동적으로 계산된 값이 제시되어 있다 (MAP = [(2 × 이완기압) + 수축기압]/3).

b. 맥박: 맥박수, 리듬, 질
1) 중심맥박: 말초맥박보다 정확하다.
 a) 심첨
 b) 경동맥
 c) 대퇴동맥
2) 말초맥박
 a) 요골동맥
 b) 상완동맥
 c) 후경골동맥
 d) 족배동맥

c. 체온
1) 구강
2) 직장
3) 액와
4) 방광: 서미스터 탐침이 있는 카테터로 측정
5) 고막: 측정자의 술기능력에 따라 정확도가 다름
6) 측두동맥 스캔 검사

2. 가족 참여 촉진

a. 가족이 같이 있으면 불안이 감소될 수 있다.

b. 가족이 환자와 같이 있고 싶어하는지 사정한다.

c. 가족을 도울 수 있는 직원을 배치한다.
1) 정확하고 세심하게 돌보며 절차와 상황을 설명한다.
2) 가족이 방에 있기 어려울 때는 보호하며 같이 있어준다.

B. 소생술 지원(LMNOP 약자 이용) (GET RESUSCITATION ADJUNCTS (LMNOP MNEMONIC))

1. L: 임상병리 검사(Laboratory studies)

a. 혈액형과 교차시험(type and crossmatch)

b. 동맥혈가스검사(arterial blood gas , ABGs)

c. 젖산(lactate)

2. M: 심장 모니터(Monitor cardiac rate and rhythm)

a. 부정맥 감시

b. 무맥성 전기적 활동(Pulseless electrical activity, PEA): 심장눌림증, 긴장성 기흉, 또는 심한 저혈량증 고려

3. N: 구토와 흡인 방지, 위감압 위해 코 또는 입으로 위관 삽입 (Nasogastric tube placement)

4. O: 산소와 환기(Oxygenation and ventilation)

a. 맥박산소측정기: 정상범위 92~98%

b. $ETCO_2$ 감시(호기말 이산화탄소 분압 측정술): 정상범위 35~45 mmHg

5. P: 통증 사정(Assess pain)

a. PQRST
1) 유발/촉진 요인(provocation/precipitating factors)
2) 질과 특성(auality and character)
3) 부위/방사통(region/radiation)
4) 강도(severity): 연령에 맞는 도구 사용
5) 시간(time) 요소들: 발병 시간, 지속적인지 간헐적인지

b. 적절한 통증 사정 도구를 이용한 통증 사정
1) FACES 통증 척도(얼굴표정 통증척도): 약 3세 이상
2) FLACC (Faces, Legs, Arms, Cry, Consolability) 척도: 영아
3) 시각 상사 척도(Visual analog scale): 학령기, 청소년기
4) 숫자 평가 척도(Numeric rating scale): 학령기 이상의 연령

c. 통증 관리
1) 비약물적 관리
 a) 금기가 아니면 체위 변경
 b) 손상된 사지에 부목, 상승, 냉찜질
 c) 연령에 맞는 전환요법
 d) 뼈 돌출부위에 패드 적용
2) 처방에 따른 약물 투여
 a) 비마약성 진통제
 b) 비스테로이드성 항염제(NSAIDs)

c) 마약성 진통제

C. 병력과 전신 사정 (HISTORY AND HEAD-TO-TOE ASSESSMENT)

1. 현병력/주호소

a. 병원 전 사정 : MIST 약자 이용
1) M = 손상기전(mechanism of injury, MOI)
2) I = 지속되는 손상/질병(injuries/illness sustained)
3) S = 병원 전 증상과 징후(signs and symptoms)
4) T = 병원 전 처치(treatment in the field)

b. 주호소; 예방접종, 알레르기; 약물; 과거력; 부모/돌봄제공자의 인상; 당시 상황; 식사력, 기저귀; 증상: 아동의 병력 요소들

c. 환자 자신의 병력 : SAMPLE 약자 이용
1) S = 손상과 관련된 증상들(symptoms)
2) A = 알레르기와 파상풍 상태(allergies)
3) M = 일반판매약과 항응고제를 포함하여 현재 복용중인 약물들(medications)
4) P = 입원력과 수술력을 포함한 과거력(past medical history, PMH)
5) L = 마지막 음식물 섭취(last oral intake)
6) E = 손상과 관련된 사건 및 환경적 요인(events)

d. CLIENT OUTCOMES 약자 – 민족 문화적 고려사항 포함
1) C = 증상의 특성(character of the symptoms)
2) L = 부위(location)
3) I = 증상/질병이 환자의 일상생활 및 삶의 질에 미치는 영향(impact)
4) E = 돌봄 과정에서 기대하는 것(expectations)
5) N = 환자의 상태에 영향을 미칠 수 있는 신체적, 정서적 무시 또는 학대의 징후; 기전과 일치하는지(neglect or abuse).
6) T = 시간; 증상의 발현, 기간, 빈도(timing)
7) O = 현 증상과 연관된 기타 증상들(other symptoms)
8) U = 질환의 가능한 원인에 대한 이해/믿음(understanding/beliefs)
9) T = 처치(treatment): 약물, 증상완화를 위해 시도한 처치
10) C = 보완 대체 의학(complementary alternative medicine, CAM)
11) O = 환자에게 중요한 치료 조건(options for care): 사전연명의료의향서(advance directives)
12) M = 증상을 촉진, 악화, 또는 완화시키는 요인(modulating factors)
13) E = 감염원, 독성물질 등에 노출(exposure)
14) S = 영적 신념, 가치, 욕구(spirituality)

e. 가장 최근에 먹은 음식, 알코올, 약물 내용 및 시간

f. 동반요인들
1) 임신 > 20주
2) 비만
3) 노인

g. 증상 완화를 위한 노력
1) 민간요법
2) 보완 대체 요법
3) 약물: 처방약물, 일반판매약

h. 병원 전 구급대원에 의한 처치

i. 손상/질병 기전
1) MIVT
a) M = 질병을 유발하는 손상/사건의 기전(mechanism of injury/events leading up to illness)
b) I = 지속적인 손상/증상(injuries sustained /symptoms)
c) V = 구급대원 도착 전 활력징후/도착 시 활력징후(vital signs prior to arrival/presentation on arrival of EMS)
d) T = 구급대원 도착 전 처치/첫 구조활동/처방(treatment prior to arrival/first aid/remedy started)

j. 자료 수집원
1) 환자
2) 가족
3) 간병인
4) 구급대원
5) 행인
6) 통역자 이용

2. 과거력

a. 지갑 속에 의료정보, 의료용 경고장치, 의료기록 등이 있는지 확인

b. 전반적 건강상태
1) 환자가 생각하는 자신의 건강 상태
2) 현재 또는 기저 질환/질병/손상/수술
3) 최근 외상: 둔상 또는 관통상
4) 물질/알코올 남용—과거, 현재
5) 중독과 해독 과거력
6) 흡연력
7) 성생활
a) 마지막 월경기간: 가임기 여성
b) 피임
c) 자녀 수, 임신횟수, 출산횟수

8) 환경적 노출
9) 비만, 영양불량, 섭식장애 과거력

c. 현재 문제와 관련된
1) 과거 에피소드: 횟수, 기간, 날짜, 치료
2) 과거와 같은 부위 손상
3) 과거 치료

d. 현재 약물: 처방약, 비처방약

e. 보완대체 요법

f. 알레르기: 약물, 음식, 음료, 라텍스, 요오드, 환경 요인

g. 예방접종 상태: 파상풍, 아동기 질환, 폐렴구균, 인플루엔자

3. **심리사회적/환경적 요인들:** 심리사회력을 완전히 사정하는데 제한이 있을 수 있다.

a. 위험요인
1) 가정 내 흡연
2) 가정 내 물질, 알코올 남용
3) 안전
a) 폭행, 학대, 친밀한 파트너 폭력
b) 안전벨트 착용
c) 운전 중 문자 메시지 또는 음료마시기

b. 발달단계에 적절한 행동들

c. 직업

d. 취미

e. 질병, 손상의 의미

f. 환자 및 가족의 처치에 대한 기대

g. 지지체계: 가족 구성, 중요한 사람, 종교, 사회단체, 돌봄제공자

h. 책임: 자신, 가족, 회사, 지역사회

i. 문화적 신념과 행위

j. 영성

k. 생활 편의 시설: 집, 아파트, 접근성(예 계단), 노숙자, 보호시설

l. 의료 접근성과 경제성: 사회경제적 상태

4. **전신 사정:** 모든 중환자 또는 손상환자에게 완전하면서 포괄적인 머리부터 발끝까지의 사정이 필요하다. 신체 일부에 국한된 경미한 손상일 때 더욱 집중적인 전신 사정이 완료될 수 있다.

a. 외양
1) 행동, 정서, 의식 수준, 얼굴 표정, 눈맞춤
2) 냄새
a) 에탄올
b) 케톤증을 의미하는 아세톤
c) 연료 유출을 의미하는 가솔린
d) 소변
e) 대변
f) 출혈을 의미하는 색깔
g) 화학 물질
h) 기타
3) 보행/이동성/자세
4) 언어 양상 / 청력
5) 위생: 흐트러진 외모, 의복의 적절성
6) 고통/불편감의 정도
7) 체중 감소 또는 증가
8) 식욕의 변화

b. 기술적 순서
1) 시진, 촉진, 청진(보고, 듣고, 느끼기)의 순서. 복부는 촉진보다 청진을 먼저 한다. 촉진을 먼저 할 경우 연동운동을 자극하여 장음이 달라질 수 있기 때문이다.
2) 타진은 응급 상황에서 거의 하지 않지만 환자가 안정화되면 수행 할 수 있다.

c. 피부/점막/손발톱
1) 시진
a) 통합성: 열상, 반상 출혈, 찰과상, 궤양, 관통, 화상, 이물질
b) 색깔
(1) 분홍빛
(2) 창백
(3) 홍반, 홍조
(4) 황달
(5) 청색증
c) 발진/병변
d) 농양 형성
e) 봉와직염, 림프관염
2) 촉진
a) 습도/긴장도
(1) 건조한
(2) 촉촉한
(3) 발한
(4) 부종
(5) 오목(pitting)
b) 체온
(1) 서늘한
(2) 차가운
(3) 따뜻한
(4) 뜨거운

d. 머리와 얼굴

1) 시진

a) 피부 통합성: 열상, 찰과상, 박리, 병변, 관통, 화상, 이물질, 색깔

b) 반상 출혈: 양측 안와 주위 출혈(너구리 눈) 또는 "검은 색 눈"은 기저 두개골 골절(basilar skull fracture)을 의미할 수있다.

c) 부종

d) 분홍색 또는 회색 조직이 보임(뇌 조직이 있을 수 있음)

e) 얼굴 대칭 – 특징 및 구조

(1) 일측성 안면 마비-벨마비(Bell's palsy) vs 뇌졸중

f) 치아의 부정 교합

g) 개구장애(Trismus)

h) 눈썹 높이기, 미소 짓기 능력

2) 촉진

a) 뼈의 기형, 함몰, 압통

b) 각형성(angulation)

c) 개방 골절

d) 치아 흔들림

e) 이마와 얼굴의 감각

e. 눈

1) 시진

a) 안검의 피부통합성: 열상, 반상 출혈, 찰과상, 박리, 관통 상처, 화상, 이물질

b) 시야/시력-시력표 이용

c) 동공 크기, 대칭성, 빛에 대한 반응: PERRLA, 축동

(1) 신속한(brisk) vs 느린(sluggish)

(2) 둥근 vs 불규칙한 모양

(3) 비대칭: 동공부동증(인구의 약 20 %에서는 생리적 현상임)

(4) 흐린 각막: 녹내장

(5) 광 공포증/과도한 눈물/통증: 이물질을 의미할 수 있음

d) 홍채/공막/결막

(1) 색

(2) 출혈 (결막하 출혈)

(3) 과도한 눈물

(4) 분비물

(5) 이물질

(6) 궤양

(7) 전방출혈(hyphema): 전방에 적혈구 축적

e) 안구 통합성

f) 안검 부종/병변: 상안검을 뒤집어 이물질에 대한 평가

g) 안검하수증(ptosis): 눈꺼풀 처짐

h) 과도한 눈 깜박임 또는 눈을 뜨지 못함(안검연축 [blepharospasm])

i) 안구진탕증(nystagmus)

j) 외안근 운동: 모든 방향으로 눈을 움직이는 능력: 움직임의 부드러움

k) 안구 돌출증/안구 돌출: 안와의 앞쪽으로 안구 돌출

l) 콘택트 렌즈(있는 경우 제거), 시력 교정용 안경

2) 촉진

a) 압통은 골절을 의미할 수 있다.

(1) 안와상/안와하 능선

(2) 광대뼈

f. 귀

1) 시진

a) 피부 통합성: 열상, 반상 출혈, 찰과상, 박리, 관통상처, 화상, 이물질

b) 혈액

(1) 귓바퀴 또는 외이도

(2) 고막 뒤(hemotympanium)

c) 투명한 액체: 뇌척수액일 수 있으며, 개방성 두개골 골절을 의미; 귀를 막지 않는다.

d) 귀 뒤 유양돌기 부위의 반상 출혈(Battle sign); 기저 두개골 골절을 나타낼 수 있다(상해 직후에는 분명하지 않지만 6~8 시간 후에 나타남)

e) 연골의 노출

f) 화농성 배액/ 딱지: 외이도 감염 또는 고막 천공을 동반한 중이염의 지표일 수 있다.

g) 외부 혈종

h) 대칭성

2) 촉진

a) 귀의 앞뒤 림프절

b) 외이

g. 코

1) 시진

a) 피부 통합성: 열상, 반상 출혈, 찰과상, 박리, 관통상처, 화상, 이물질(특히, 아동에서)

b) 출혈/ 분비물

c) 기형, 부종

d) 중격 혈종

e) 콧물(rhinorrhea): 뇌척수액은 개방성 두개골 골절을 의미; 코를 막지 않는다.

f) 대칭성

2) 촉진

a) 뼈의 압통: 콧등(bridge)과 연조직

b) 기형

h. 입

1) 시진

a) 피부 통합성: 열상, 반상 출혈, 찰과상, 박리, 관통상처, 화상, 이물질

b) 대칭성

c) 치아의 수

d) 점막/잇몸의 색깔, 궤양, 병변, 외상 시진

e) 혀의 색깔과 움직임/편위

f) 침흘림

g) 냄새

(1) 과일 맛, 단 냄새-케톤: 당뇨병 케톤산증

(2) 분변 냄새: 장 폐쇄

(3) 구취: 편도선염, 호흡기 감염, 치은염

(4) 에탄올: 알코올 중독

i. 목

1) 시진

a) 피부 통합성: 열상, 반상 출혈, 찰과상, 박리, 관통상처, 화상, 이물질

b) 부종

2) 청진

a) 경동맥 잡음(bruits): 청진기의 벨형으로 가볍게 눌러 청진

(1) 바람부는 소리(blowing), 휙소리(swish)는 격한 혈류를 나타낸다.

3) 촉진

a) 기관 위치

(1) 편위: 긴장성 기흉을 나타낼 수 있음

(a) 흉부 방사선 사진이 아니면 쉽게 구별되지 않음

(b) 흉골의 절흔 위에서 만져질 수도 있음

b) 목 정맥

(1) 경정맥 확장((jugular venous distention, JVD): 심부전, 긴장성 기흉 또는 심장눌림증을 의미할 수 있다.

(2) 경정맥 편평(flat): 저혈량 가능성 의미

c) 피하 기종

(1) 기관 또는 기관지의 파괴를 나타낼 수 있음

d) 경추의 기형

(1) 목 뒤를 촉진하는 동안 손으로 머리 고정/안정화 유지

(2) 압통 또는 근육 경련

4) 노인

a) 퇴행성 변화로 인하여 운동 범위 제한

j. 흉부

1) 시진- 흉벽의 대칭성과 통합성

a) 자발적 호흡과 부속근 사용

(1) 호흡수, 깊이, 노력- 환기 중 팽창

(a) 노인에서 흉부 팽창 감소

(2) 부속근 또는 복근 사용

(3) 흉곽 역리 운동(Paradoxical chest wall movement)이나 호흡 양상

(4) 빨리 피로해짐-특히 노인 대상자

b) 골 기형

(1) 흉곽 역리 운동(Paradoxical chest wall movement)은 연가양흉곽(flail chest)을 의미한다.

(a) 연가양흉곽 아래 부위 폐 타박상 존재

(2) 술통형 흉곽: 만성폐쇄성폐질환(COPD)

(3) 특히 노인 인구에서 후만증

c) 피부 통합성: 전면부, 후면부, 액와

(1) 열상, 찰과상, 박리, 관통상처, 화상, 이물질, 색, 흉터

(2) 화상은 에어백이 펴지면서 발생할 수도 있음

(3) 노인 대상자에서 피하 조직 소실

d) 반상 출혈

(1) 둥근 찰과상은 핸들 충격으로 생길 수 있음

(2) 가슴/목을 대각선으로 가로 지르는 반상 출혈은 안전 벨트 손상을 의미함

e) 가래: 색, 급성/만성

2) 촉진

a) 압통, 염발음

b) 피하기종(부드러운 거품 같은 느낌)

(1) 기관 또는 기관지의 파열 의미

(2) 항상 주의해야 함

3) 청진: 옷 위에서 하지 말고 흉부를 노출시키고 청진할 것

a) 호흡음: 고저, 질, 흡기와 호기 기간

(1) 대칭성

(2) 우발음

(a) 천명음(wheeze): 쌕쌕거리는 고음 (천식)

(b) 수포음(crackle): 흡기 시 들리는 거품 같은 소리로 기침으로 제거되지 않음; 불연속 소리

(c) 건성 수포음(rhonchi): 거칠게 끓는 소리

(3) 깊이와 대칭성

(4) 기침-마른/젖은; 발작성

(5) 협착음

(6) 코골이/구룩구룩거리는 소리

(7) 협착음 또는 천명음의 갑작스런 발생: 이물질이 있는지 고려
(8) 영아와 아동에서 그렁거림(grunting)
b) 심음
(1) S_1, S_2
(a) 심첨부에서는 S_1이 잘 들림
(b) 심저부에서는 S_2가 잘 들림
(c) S_2 분리음은 좌각차단(left bundle branch block) 의미
(2) S_3, S_4 : 저음이라 청진기의 벨형으로 잘 들림
(a) S_3가 들리면 좌심실 기능 장애; 심부전 의미
(b) 아동 또는 청소년에서 S_3가 정상적으로 들릴 수 있음
(c) S_4가 들리면 심실의 순응 저하로 인한 이완기 기능 장애; 고혈압 의미
(d) 노인에서 S_4이 흔히 들림
(3) 심음 감소: 심장눌림증 의미
(4) 심잡음(murmur)
(a) 난류 혈류의 결과로 수축기 또는 이완기 동안 발생하는 소리
(b) 승모판 역류를 나타낼 수 있음
(c) 마찰음(friction rub)
(i) 삐걱거리는 소리
(ii) 염증 때문에 발생
(iii) 심근 경색 후 또는 심낭염으로 발생할 수 있음
4) 타진
a) 공명음(resonance); 정상적인 폐조직
b) 과공명음(hyperresonance): 과팽창된 폐조직(폐기종 또는 천식) 또는 공기가 찬 흉강(기흉)
c) 둔탁음(dullness)/편평음(flatness): 액체가 차있거나 경화된 폐조직(폐렴, 기흉) 또는 액체가 찬 흉강(혈흉)
5) 신생아에서 아프가(apgar score) 점수
6) 아동
a) 호흡 노력
b) 호흡일: 코 벌렁거림, 그렁거림, 늑간/복부 근육 사용(검상돌기 또는 흉골상 절흔의 퇴축)

k. 복부/옆구리

1) 시진
a) 사분원으로 구분
b) 환자의 움직임
(1) 복막염: 꼼짝않고 누워있으려 함
(2) 신산통, 담석산통–편안한 자세를 찾지 못하고 몸을 구부리는 자세
(3) 무릎을 구부리고 있음
c) 피부 통합성: 열상, 찰과상, 박리, 관통상처, 화상, 이물질, 내장 탈출, 흉터, 선조, 거미혈관종, 색깔, 분비물
d) 윤곽
(1) 편평
(2) 팽창
(a) 외상, 급성 팽창은 대부분 복강내 공기 또는 혈액 축적에 의해 발생
(b) 어린이: 구강 호흡
(c) 복부 둘레
(3) 임신: 태아의 윤곽(양막 파열)
(4) 비만
(5) 탈장 (배꼽)
(6) 연동운동/복벽의 움직임
(7) 신생아: 탯줄 그루터기(색, 배액)
e) 반상 출혈
(1) 옆구리(Grey Turner sign): 후복막 출혈을 암시
(a) 허리 부위 변색
(2) 제대주변(Cullen sign): 복강내 출혈을 암시
(a) 배꼽이 파랗게 변색
(3) Gray Turner 또는 Cullen sign의 다른 가능한 원인
(a) 파열된 자궁외 임신
(b) 응고장애
2) 청진
a) 사분원 모두 장음 청진
(1) 장음이 있는지 확인
(2) 없으면 마비성 장폐색이나 관류 저하를 의미, 각 분원마다 최소 1분 동안 청진
(3) 장음 저하: 관류 저하
(4) 장음 증가(고음): 장폐색
b) 혈관 잡음(bruit): 동맥 혈류의 난류를 의미
(1) 혈관 잡음은 심잡음과 유사
(2) 신협착증에서도 들릴 수 있음
c) 마찰음: 혈관 질환
(1) 간 또는 비장 장애: 상복부에서 들림
d) 가슴에서 들리면 횡격막 손상 의미
3) 촉진–따뜻한 손으로 실시
a) 사분원 모두: 환자가 통증 부위를 짚게 하여 통증 부위는 가장 나중에 촉진
(1) 가벼운 촉진과 심부촉진
b) 부드러운
c) 압통, 근방어(guarding)
(1) McBurney 지점의 압통: 충수돌기염(appendicitis)

(2) 요근 징후(Psoas sign): 저항에 대한 우측 고관절 굴곡
(3) 머피 징후(Murphy sign): 심호흡하게 하면서 우측 늑골아래 촉진시 통증; 급성 담낭염, 간염 또는 간비대증
(4) 로브싱 징후(Rovsing sign): 좌하복부 촉진 시 우하복부 통증이 있으면 충수돌기염

d) 경직되고 보드판 같은 복부는 복막 자극을 의미
e) 덩어리
(1) 박동성: 대동맥류 또는 대동맥박리의 가능성
(2) 단단한 덩어리: 종양 또는 대변의 가능성
f) 연관통: 복강내 혈액 또는 다른 자극물이 있으면 왼쪽 어깨에 통증

4) 타진
a) 고장음(tympany)은 공기 또는 가스의 존재를 의미
b) 둔탁음(dullness)은 액체(예 혈액) 또는 덩어리의 존재를 의미
(1) 둔탁음 이동: 복수

5) 신생아
a) 신생아의 복부는 돌출되어 있음
b) 탯줄 시진
c) 제대탈장 시진
d) 황달 시진
e) 우상복부에서 올리브 모양의 덩어리가 촉진되면 유문협착증

6) 아동
a) 장중첩증: 긴장된 복부, 구토, 산통
(1) 선홍색의 젤리 같은 대변
(2) 3~12개월에 많음
b) 마른 체형의 어린이는 대동맥 박동이 잘 느껴짐
c) 복부 촉진을 위해 고관절과 무릎 구부림
d) 연동운동 파동: 유문협착증
e) 간지럼을 타는 어린이는 촉진 동안 손을 잡아줌

l. 골반/회음부

1) 시진
a) 피부 통합성: 열상, 반상 출혈, 찰과상, 박리, 관통상처, 화상, 이물질
b) 출혈
(1) 요도(요도구에 혈액 보임): 요도, 방광 외상
(2) 생식기: 질, 자궁 외상; 개방성 골반 골절; 임신 관련; 음경, 음낭 외상
(3) 직장: 직장, 항문, 대장 손상; 개방성 골반 골절; 하부 장관 출혈; 치질
c) 발기지속증
d) 생식기 병변, 덩어리/부종 또는 분비물(색, 냄새)
e) 대칭성
(1) 고환의 비대칭은 염전일 수 있음
(2) 장골능의 대칭성과 엉덩이 크기
(3) 다리가 짧아지고 외회전- 고관절 골절
f) 걸음걸이와 자세
g) 배뇨시 통증과 긴박뇨, 배뇨 시작의 어려움

2) 촉진
a) 골반 안정성/압통
(1) 장골 날개 위를 아래 및 안쪽으로 부드럽게 눌러봄
(2) 손꿈치로 치골부위를 부드럽게 눌러봄
b) 생식기 검진
(1) 전립샘 검진
(2) 서혜부 탈장 검진
(3) 고환의 덩어리 또는 압통
(a) 단단한 압통이 있는 덩어리: 고환암
c) 골반 검진
(1) 질경
(2) 양손이용법
d) 직장 검진
(1) 괄약근 긴장도 소실; 천수(S1) 위의 척수 손상
(2) 대변 잠혈 검사
(3) 복통이 있는 모든 남자, 여자에게 시행

m. 사지

1) 시진
a) 대칭성
b) 연조직 손상
(1) 피부 통합성: 열상, 반상 출혈, 찰과상, 박리, 관통상처, 화상, 이물질
(2) 폐쇄성 골절: 개방성 상처와 관련 없음
(3) 개방성 골절: 골절과 관련 있는 개방성 상처; 감염의 고위험성; 예방적 항생제 처방
c) 기형- 각형성, 뼈조각 돌출
d) 반상 출혈
e) 부종
f) 걸음걸이
g) 부목: 올바른 선열을 유지하기 위해 미리 적용되어 있음
h) 투석용 도관, 말초 삽입식 중심도관(peripherally inserted central catheters, PICC)

2) 촉진
a) 압통/통증(PQRST)
b) 불안정성, 기형
c) 염발음

3) 운동 기능: 발병, 질, 관련 증상, 손상 기전
a) 자발적 움직임
b) 저항에 대항한 근력(굴곡과 신전)

c) 근력의 대칭성

d) 관절운동범위(ROM): 굴곡, 신전, 회외, 회내

4) 감각 기능: 발병, 질, 관련 증상; 4개 사지 모두 촉각 확인

a) 날카로운-무딘

b) 두 점 식별

5) 순환 상태

a) 색, 피부 온도

b) 손상 부위 아래 맥박

(1) 양 쪽 비교

(2) 서혜부, 슬와, 족배, 후경골

c) 모세혈관 재충혈

d) 피부 습도

6) 신생아

a) 고관절 시진을 위해 다리를 개구리 다리처럼 만들어 본다: 항문 아래 사타구니에 주름이 생기면 고관절 탈구 의심

7) 어린이

a) 반대편 말단과 비교

b) 뼈 유연

8) 노인

a) 골다공증은 뼈를 부러지기 쉽게 하여 골절의 위험 증가

b) 관절염성 변화로 인해 이동성 제한

c) 통증으로 인한 관절운동범위(ROM) 제한은 기계적 제한과 다름

d) 관절운동범위(ROM) 감소 및 감각 변화로 인한 통증 사정

D. 후면 관찰 (INSPECT POSTERIOR SURFACES)

1. 척추 손상의 가능성이 있는 경우 척추 정렬을 유지할 수 있도록 충분한 도움을 받아 환자를 통나무 굴리듯이 돌림

   a. 환자가 단단한 등판에 누워있으면 적당하게 판 제거

2. 손상된 사지를 부목/지지하고 부상당한 사지 방향으로 환자를 굴리지 않음

3. 시진

   a. 피부 통합성: 열상, 반상 출혈, 박리, 찰과상, 찔린 상처, 이물질, 몸에 박힌 물체, 색, 흉터

   b. 등, 옆구리, 엉덩이, 허벅지의 모든 후면

   c. 직장 내부 또는 주위의 혈액

4. 촉진

   a. 척추와 옆구리를 따라 존재하는 압통, 기형, 근육 경련

   b. 늑골척추각(costovertebral angle)의 압통

   c. 직장검진(미리 실시되지 않은 경우) 수행 지원

1) 괄약근 긴장도의 유무

2) 높은 위치의 전립샘(high riding prostate): 전립샘과 방광이 막성 요도에서 분리되어 정상위치보다 높게 올라갈 때

IV. 초점사정 Focused Assessment

초점 사정은 비정상 또는 손상이 있는 부위에 대한 자세한 사정이다. 초점 사정의 자세한 것은 각 장의 내용을 참조한다.

V. 진단적 절차 Diagnostic Procedures

임상병리, 방사선, 심전도 등의 검사를 일차사정, 이차사정 및 초점사정과 함께 병행한다. 적절한 진단적 검사는 각 장에서 자세하게 논의된다. 혈당(glucose), 동맥혈가스검사(ABGs), 혈색소(hemoglobin), 임신, 소변, 잠혈 검사 등이 일반적으로 응급실에서 시행된다.

VI. 분석: 간호진단/협력적 문제 구분 Analysis: Differential Nursing Diagnoses/Collaborative Problems

간호진단은 실제 건강문제와 삶의 과정에 대한 개인, 가족, 지역사회의 반응과 위험에 대한 임상적 판단이다. 이는 간호사가 책임을 지는 결과를 얻기 위한 간호중재 선택의 기초를 제공한다. 전문직 간호사가 자신의 교육 및 경험을 통해 실제 또는 잠재적 건강 문제를 기술한다. 협력적 문제는 간호사가 독립적으로 치료할 수 없고 의료팀의 다른 구성원의 참여를 필요로 한다.

VII. 계획과 수행/중재 Planning and Implementation/Interventions

계획은 확인된 건강 문제와 요구를 관리하기 위해 적절한 중재를 선택하는 것을 포함한다. 간호행위는 협력적 중재와 독자적 중재로 구분된다. 모든 중재는 환자 중심이고 목표 지향적이다. 모든 환자에게 공통적으로 적용되는 전반적 중재는 다음을 포함한다.

1. 치료의 우선순위를 결정한다.
2. 불안/걱정을 완화한다.
3. 환자를 지지할 수 있다면 가족이 환자 옆에 있도록 한다.
4. 환자와 가족을 교육한다.
5. 통증을 완화한다.

VIII. 평가와 지속적 감시

Evaluation and Ongoing Monitoring

중재에 대한 기대 반응이 성취되었는지 여부를 결정한다. 긍정적 결과가 나타나지 않으면 추가적인 사정과 함께 간호계획과 특정 중재를 재평가한다.

IX. 간호사정과 소생술 기록

Documentation of Nursing Assessments and Resuscitation

A. 주관적 자료 수집 (SUBJECTIVE DATA COLLECTION)

B. 객관적 자료 수집 (OBJECTIVE DATA COLLECTION)

C. 분석: 감별 간호진단/협력적 문제 (ANALYSIS: DIFFERENTIAL NURSING DIAGNOSES/COLLABORATIVE PROBLEMS)

D. 계획과 수행/중재 (PLANNING AND IMPLEMENTATION/INTERVENTIONS)

E. 평가와 지속적 감시 (EVALUATION AND ONGOING MONITORING)

X. 연령과 관련된 고려사항 Age-Related Considerations

A. 아동 (PEDIATRIC)

아동은 해부학적, 생리학적 차이를 보이며 사정과 중재에 영향을 미친다.

1. 기도

a. 신생아는 6~8개월까지 코로 호흡한다.

b. 기도 직경이 좁아 분비물에 의해 쉽게 막힌다.

c. 기도를 둘러싼 연조직이 커서 부종이 잘 생기며 이는 기도에 위협적이다.

d. 혀가 크다

e. 윤상연골이 기도의 가장 좁은 부위이다.

f. 연성 후두연골

2. 경추

a. 몸에 비해 머리가 커서 손상의 위험이 크다.

b. 8세까지는 후두부가 돌출되어 등판(backboard)에 눕히면 목의 굴곡이 있을 수 있다; 목의 중립 정렬(외이도와 어깨선의 일치)을 유지하기 위해 등의 상부에 패드를 적용한다.

c. 가능하면 아동을 등판에 고정할 때는 아동의 시선에 부모가 보이게 부모의 자리를 배치한다.

3. 호흡

a. 늑간 부속근이 덜 발달되어 있다.

b. 흉벽이 얇아 호흡음이 쉽게 다른 부위까지 전달된다.

c. 호흡예비량이 떨어진다.

d. 대사율이 높아 산소요구량이 높다.

e. 호흡수가 빠르다.

f. 호흡에 복근을 사용한다.

4. 순환

a. 심근: 영아는 수축 근육량이 적고 심실 순응이 덜 발달되어 전부하(preload)가 증가할 경우(예 정맥 주사)에 맞추어 일회 박출량을 증가시키지 못한다.

b. 주로 심박수 증가와 혈관수축으로 심박출량을 유지한다.

c. 오랫동안 심박출량을 유지할 수 있다: 보상기전이 강하다.

d. 어른보다 순환계 혈액량이 적다: 약 80 mL/kg

5. 장애(신경학적 상태)

a. 말을 배우기 전 아동은 수정된 혼수 척도를 사용한다(부록 A 참조)

b. 영아: 근긴장도(약간 굴곡된 상태), 천문(fontanels), 간호제공자의 인식

c. 연령에 적합한 행동

d. 걸음마 단계까지는 바빈스키 반사 양성이 정상이다.

e. 침상 옆 혈당검사

6. 노출/환경 통제

a. 지방량이 적어 열손실이 빠르기 때문에 잘 덮어줘야 한다(특히 영아의 머리).

b. 피부가 얇고 불감 수분소실량이 많다.

7. 전체 활력징후/가족 입회 촉진

a. 활력징후

1) 연령에 따라 정상범위가 다르다.

2) 저혈압은 쇼크의 최종 징후이다. 순환혈액량이 50% 감소될 때까지 나타나지 않을 수 있다. 모세혈관 재충혈이 혈압보다 더 좋은 관류의 지표이다.

3) 적절한 크기의 혈압 커프를 사용한다.

4) 영아는 상완동맥 또는 심첨부 맥박을 사용한다.

5) 가능하면 체중을 측정한다.

6) 장난감 또는 반짝이는 물건을 사용하여 사정하는 동안 영아의 주의를 분산시킨다.

b. 소생술 지원
1) 적절한 크기의 장비 및 물품을 사용한다.
2) 영아는 비호흡에 방해되므로 비위관을 피한다.
3) 아이가 울거나 백-마스크 환기 중인 경우에는 위관으로 감압을 고려한다.
4) 따뜻한 사지에 맥박 산소 감지 탐색자를 둔다.
5) 아동은 통증 부위를 국소화 하기 어렵다.

c. 가족 참여 촉진: 항상 가족 중심의 간호를 촉진한다.
1) 부모/주 간호제공자는 아이에게 정서적 지지를 제공한다.
2) 부모/주 간호제공자는 침습적 절차 또는 소생술을 포함하여 처치의 모든 측면에 참여하는 것을 선호한다.
3) 아동의 정상적인 또는 기준선에 대한 정보를 제공해주는 중요한 자원이다.

8. 성장과 발달

a. 영아
1) 신뢰 형성
2) 부모 애착; 부모와의 격리를 최소화; 7~9개월에 낯선 자에 대한 불안이 시작
3) 후반기 영아는 통증을 국소화할 수 있다.
4) 의료인은 부모와 신뢰 및 라포를 형성하는데 초점을 둔다.

b. 유아
1) 자율성 발달
2) 안전에 대한 고려
3) 통증과 부모와의 격리에 대한 두려움

c. 미취학아동
1) 스스로 무언가를 하는 법을 배움
2) 마술적 사고

d. 학령기
1) 신체 구조와 기능을 이해할 수 있다
2) 통제 유지가 중요; 협조 요청
3) 겸손함과 프라이버시 필요

e. 청소년기
1) 동료관계가 중요하다.
2) 또래 집단과 차이점에 민감하다.
3) 프라이버시가 매우 중요하다.
4) 고위험 행위: 무방비한 성행위, 부주의한 운전, 물질 사용/남용

9. 요점

a. 아동과 성인의 질병은 해부학적, 생리적, 심리적으로 차이가 있다.
b. 아동과 부모를 하나의 단위로 본다. 분리하지 않아야 한다.
c. 아동의 통제감을 증가시키기 위해 간단한 지시 또는 일관성 있는 선택을 제시한다.
d. 시간이 허용되면 놀이요법을 사용하여 아동이 안심할 수 있게 장난감을 갖도록 허용한다.
e. 갑작스런 움직임 또는 큰 소리와 같이 위협적인 행위는 피한다.
f. 아이를 정직하게 대한다. 절차가 아플 것으로 예상되면 그대로 말해준다.
g. 프라이버시를 존중한다.
h. 아동의 발달수준에 맞게 가능한 절차를 설명한다.
i. 아픈 부위를 마지막으로 검사한다.
j. 고통스럽거나 침습적 절차(예 직장 체온)는 마지막에 한다.

B. 노인 (GERIATRIC)

1. 기도

a. 기도 순응도 감소
b. 기도 저항 증가
c. 섬모 활동 저하
d. 구역반사 저하
e. 의치 또는 부분의치 사용

2. 경추

a. 뼈의 퇴행성 변화로 골절 위험성 증가
b. 척추후만증이 있는 목의 중립 선열을 위해 머리 뒤에 패드 적용

3. 호흡

a. 흉부 근육량 감소
b. 폐순응도 저하
c. 폐활량 저하
d. 앙와위를 힘들어 할 수 있음
e. 호흡곤란은 급속히 피로를 유발하며, 노인 대사자의 호흡정지를 촉발시킨다.
f. 뼈의 퇴행성 변화로 기관내삽관 시 성대를 확인하는데 제한이 있다.

4. 순환

a. 심장 질병력; 심박출량 저하
b. 말초 순환 저하
c. 동맥경화증은 혈관 수축 능력을 손상시킬 수 있다.

d. 압력수용체(baroreceptor) 민감도 저하로 저혈압에 대한 맥박수 증가의 반응이 떨어진다.
e. 만성질환과 영양부족으로 빈혈이 올 수 있다.
f. 수축기 혈압의 상승으로 저혈압이 은폐될 수 있다.

5. 장애(신경학적 상태)

a. 뇌혈관 순환 저하
b. 신경원 기능 소실과 뇌위축은 정상적 노화이며 알츠하이머 질환과 알코올 남용에서 증가한다.
c. 신경전달과 반사가 느려져서 손상의 위험이 증가한다.
d. 치매 또는 혼돈을 환자의 정상적 기준으로 가정하지 않는다.
e. 청력이 약한 환자는 질문에 부적절하게 대답할 때 혼란스러워 보일 수 있다.
f. 혼돈은 노인 질병의 흔한 징후이다; 치매로 가정하지 않는다.
g. 항응고제, 항혈소판제, 알코올 남용으로 만성 경막하출혈의 발생율이 높다.
h. 뇌조직 위축

6. 노출/환경 통제

a. 대사율 저하 및 피하지방 감소로 인해 저체온증 위험이 있다.
b. 피부가 얇다.

7. 요점

a. 노인 대상자의 의미있는 증상을 정상적인 노화로 무시할 수 있으므로 모든 각 호소를 조사한다.
b. 고령에서 통증 감각이 저하된다.
c. 피로를 피하기 위해 신체 움직임을 최소한으로 유지한다.
d. 피부의 탄력성이 떨어져 탈수로 오인될 수 있다. 피부긴장도를 뺨의 측면에서 조사한다.
e. 특히 등판을 오랫동안 대고 있으면 피부가 약하여 손상을 입기 쉽다.
f. 환자의 청력이 나쁠 것이라고 가정하지 않는다. 환자에게 불쾌감을 줄 수 있다.
g. 환자를 존중한다.
h. 피부손상의 위험이 증가한다.
i. 약물 중독과 부작용이 생기기 쉽다.
  1) 신장 배설 기능 감소
  2) 다약제 사용으로 약물 상호작용의 위험 증가
j. 동시에 여러 자극을 관리하고 주의를 분산할 수 있는 능력이 감소한다.
  1) 자료 수집 속도를 천천히 한다.
  2) 가능하면 중재와 질문을 동시에 하지 않는다.

C. 비만 환자 (BARIATRIC PATIENT)

1. 적절한 크기의 장비를 사용한다.

a. 혈압 커프가 너무 작으면 혈압이 높게 측정된다.
b. 전완에서 혈압을 측정할 수 있으나 상완보다 높게 측정된다.
c. 기존 장비의 중량 범위를 알고 있어야 하며 부서에서 사용할 수 있는 비만 환자를 위한 장비에 익숙해야 한다.

2. 구조와 생리

a. 흉벽 무게로 인한 호흡부전, 흉벽 순응도 저하.
b. 야간 위 역류
c. 좌심실 비대: 폐고혈압
d. 혈액점성도 증가: 정맥 정체/폐색전
  1) 혈전색전 예방: 색전방지용 스타킹, 압박 장치, 예방적 항응고제 치료, 조기 이상
e. 골관절염: 체중 부하 관절 약화
f. 복벽 약화

3. 기도

a. 위역류 또는 흡인 위험 증가
b. 양손 이용한 턱들어올리기(jaw-thrust) 방법 사용
c. 역 트렌델렌버그(Trendelenburg) 자세가 기도와 호흡에 도움이 된다.

4. 호흡

a. 높은 호흡율
b. 자세와 관련된 호흡곤란: 호흡근육 약화로 피로와 호흡부전이 쉽게 온다.
c. 기도이중양압환기(Bilevel positive pressure ventilation, BiPAP) 사용 가능성을 예측한다.

5. 소생술 지원

a. 최근 비만 수술을 받은 환자는 위관을 삽입하지 않는다.
b. 현재 체중이 아닌 이상 체중에 기초하여 진통제를 투여한다: 지질성 약물은 지방조직에 흡수되어 서서히 배출되므로 환자의 반응에 따라 적정해야 한다.

6. 환자의 존엄성을 보호하며 개인의 정보를 보호한다.

2장

중증도 분류

Triage

Debbie Travers, PHD, RN, FAEN, CEN

주요 주제

중증도 분류는 정보수집 및 의사결정 과정이다. 상해 또는 질병 환자를 의학적 또는 심리적 요구의 긴급 정도를 우선순위 범주로 분류하기 위해 사용된다. 중증도 분류는 환자가 응급실에 내원할 때 시작하며, 중증도 분류 구역 또는 환자 침대 옆에서 시행한다. 많은 응급실에서 환자를 즉각적으로 침대에 눕히고 중증도 분류를 하는 것으로 실무가 변화하고 있다. 중증도 분류 간호사는 중증도 분류를 지정되어 있는 중증도 분류 구역이 아닌 응급실 어디에서나 할 수 있다. 중증도 분류 후 증상이 안정되거나 악화되면 환자의 우선순위가 바뀔 수 있다. 따라서 중증도 분류는 중증도 분류 간호사가 처음 응급실에 내원 시의 환자 상태를 파악하고 치료의 우선순위를 결정하는 사정 과정이다.

I. 중증도 분류 개요 Triage Overview

A. 목표 (OBJECTIVES)

1. 즉각적 치료와 처치가 필요한 환자를 확인한다.

2. 모든 내원 환자에게 간략한 사정을 수행한다.

3. 적절한 응급 등급을 판정한다.

4. 치료 구역을 판정한다.

B. 자격 요건 (NURSING QUALIFICATIONS)

1. 응급간호협회(Emergency Nurses Association, ENA)의 추천

a. 응급실 근무경력이 최소 6개월인 간호사

b. 중증도 분류 교육 과정을 이수한 자: 이론과 실무

c. 기본소생술(BLS)과 전문적심장소생술(ACLS) 자격이 있는 자

d. Trauma Nursing Core Course Provider (TNCC-P) 자격이 있는 자

e. Emergency Nursing Pediatric Course Provider (ENPC-P) 자격이 있는 자

f. Certified Emergency Nurse (CEN) 자격이 있는 자

2. 추가 자격

a. 면담기술

b. 간략하고 집중적인 면담 수행

c. 신체검진 기술

d. 빠르고 정확한 의사결정

e. 의료팀 구성원들과의 협력

f. 업무량 변동에 적응

g. 환자 및 가족의 이해를 효과적으로 전달할 수 있는 능력

h. 중증도 분류 중에 발생할 수 있는 문화적, 종교적 문제를 이해하는 능력
i. 중증도 분류에 영향을 미치는 기관 정책에 대한 지식

C. 사정 (ASSESSMENT)

1. 목적

a. 다음을 위해 빠른 사정을 한다.
1) 응급처치가 요구되는 환자의 긴급도 결정
2) 정확한 긴급도를 결정하기 위해 관련 자료 수집
3) 생명을 위협하거나 잠재적으로 그럴 가능성이 있는 상태의 환자를 확인하여 즉각적인 치료 제공
4) 명확하게 생명을 위협하는 증상이 없는 환자 확인

2. 양측 사정

a. 중증도 분류 간호사의 시각, 청각, 후각을 이용한 환자와의 첫 접촉
b. 목적: 분명하게 생명을 위협하는 상태 확인
1) 즉각적인 생명을 구하는 중재가 필요한 환자는 중증도 분류 구역에서 중증도 분류를 완료해서는 안된다.
2) 생명을 위협하는 또는 고위험 상태가 확인되면 즉시 환자를 처치 구역에 둔다.
c. 간략한 일차 사정
1) 기도와 경추
2) 호흡
3) 순환
4) 장애
5) 노출/환경 통제

3. 주관적 자료 수집

a. 언어 소통이 원활하지 않은 경우 통역가 연락, 필요시 가족으로부터 정보 수집
b. 적절한 정보제공자로부터 자료 수집: 환자, 가족, 구급대원
c. 주호소
1) 환자의 응급실 내원 이유
2) 환자, 가족 또는 기타 다른 사람이 말하는 대로 정확하게 기술한다.
3) 주호소가 여러 가지이고, 질병 기간이 길면 오늘 처치가 요구되는 문제에 초점
d. 간단한 현병력
1) 현재의 질병/상해에 대한 초점을 두고 도출 및 기록
a) 증상 기술
b) 촉진 요인: 폭행, 학대, 연인 또는 배우자의 폭력 가능한/실제 피해자
c) 증상 기간과 과정
d) 통증 사정
e) 손상기전과 관련된 정보
f) 응급실 오기 전의 증상 완화 노력과 노력에 대한 반응
e. 중요한 과거력
1) 기저질환
2) 마지막 월경: 가임기 여성
3) 흡연력
4) 현재 약물: 처방약, 일반판매약, 보조약품
5) 알레르기
6) 예방접종 상태

4. 객관적 자료 수집(1장 참조)

a. 주호소와 관련된 이차 초점 사정

D. 긴급도 평가 체계 (ACUITY RATING SYSTEMS)

양측 사정, 주관적 자료, 객관적 자료에서 수집된 정보를 조합하여 등급을 판정한다.

1. 5단계 중증도 분류 체계

a. 미국 응급간호사협회(ENA)와 미국 응급의사협회(ACEP)에서 추천하는 체계
b. 예시와 비교 [표 2-1], [표 2-2]
1) 한국형 중증도 분류 체계(Korean Triage and Acuity Scale, KTAS)
2) 캐나다 중증도 분류 체계(Canadian Triage and Acuity Scale, CTAS): 긴급도에 대한 임상 지표 제시
3) Emergency Severity Index (ESI): 긴급도와 자원 활용 통합
4) 호주 중증도 분류 체계(Australasian Triage Scale, ATS): 긴급도에 대한 임상 지표 제시
5) 맨체스터(Manchester): 흐름도(flowchart)에 따라 주관적, 객관적 자료 수집; 해당 등급이 결정될 때까지 순서대로 질문을 실시한다.

E. 처치 구역 (LOCATION OF CARE ASSIGNMENT)

중증도 분류 간호사는 일반적으로 각 환자의 응급실 내원과 관련된 초기 환자 수송(환자 이송) 사항을 고려해야 할 책임이 있다. 지속적인 처치가 제공되는 곳으로 환자를 수송하는 것에 대한 결정은 응급 중증도 결정과는 다른 것이다.

표 2-1 5단계 중증도 분류 체계

KTAS	CTAS	ESI	ATS	Manchester
분류				
소생(resuscitation)	소생	1단계	소생	즉각적인(빨강)
긴급(emergent)	긴급	2단계	긴급	매우 응급(주황)
응급(urgent)	응급	3단계	응급	응급(노랑)
준응급(less urgent)	준응급	4단계	반응급(semi–)	표준(연구)
비응급(non urgent)	비응급	5단계	비응급	비응급(파랑)
시간				
소생	소생	1단계	소생	즉각적인

CTAS, Canadian Triage and Acuity Scale; *ESI*, Emergency Severity Index; *ATS*, Australasian Triage Scale.

Data from Gilboy, N., Tanabe, P., Travers, D. A., Rosenau, A. M., & Eitel, D. R. (2013). *Emergency severity index, version 4: Implementation handbook, 2012 edition*. Retrieved from http://www.ahrq.gov/professionals/systems/hospital/esi/index.html.

표 2-2 5단계 중증도 분류 체계 비교

기준	CTAS	ESI	ATS	Manchester
통증 척도	10점 척도	10점 척도(>7/10 은 2단계로 분류)	명시되어 있지 않음	흐름도의 주요 요인임
아동 환자 통합	예	활력징후 기준 포함	명시되어 있지 않으나 일반적으로 인정됨	흐름도에 제시되어 있지 않음
보조적 진단 사용	예	아니오	예	52개 주호소 vs 보조 진단
교육 자료 활용성	온라인 교육	매뉴얼과 비디오	비디오	매뉴얼
기타		4개의 주요 의사결정: A. 환자가 죽어가는가? B. 환자가 기다려야 하는가? C. 자원 예측(3~5단계에 통합) D. 환자의 활력징후		알고리즘 흐름도에 기초한 52개 주호소

CTAS, Canadian Triage and Acuity Scale; *ESI*, Emergency Severity Index; *ATS*, Australasian Triage Scale. Modified from Fernandes, C., Tanabe, P., Gilboy, N., Johnson, L. A., McNair, R. S., Rosenau, A. M., Sawchuk, P., Thompson, D. A., Travers, D. A., Bonalumi, N., & Suter, R. E. (2005). Five-level triage: A report from the ACEP/ENA five-level triage task force. *Journal of Emergency Nursing, 31*(1), 39–50.

1. 환자 수송과 관련된 고려사항

a. 응급실내 처치 구역

1) 급성 vs. 응급처치, 가장 빠른(fast-track) 구역

2) 아동 vs. 성인 구역

3) 외과 vs. 내과 구역

4) 특수 구역

a) 산부인과

b) 안이비인후

c) 외상/내과적 소생술

d) 흉통 구역

e) 행위 구역(정신과)

f) 격리 구역

b. 응급실 외부의 처치 구역

1) 중증도 분류 간호사는 기관내 정책 또는 프로토콜을 이용하여 환자를 병원 내 응급실 외부 영역으로 보낼 수 있다.

a) 가장 빠른(fast-track) 구역 또는 응급처치

b) 정신 건강 관리

c) 분만통과 분만

F. 처치와 진단적 검사 (TREATMENT AND DIAGNOSTIC TESTING)

1. 중증도 분류 시 처치

a. 기본 응급처치
1) 간호중재
a) 상처치료, 출혈조절
b) 얼음 적용과 손상된 사지 상승
c) 휴식과 안위 제공(예 sling, 휠체어)

b. 처치를 명료화된 정책
1) 발열 조절을 위한 해열제 투여
2) 간이 혈당 검사
3) 경한 통증에 대한 진통제 투여(예 타이레놀, 이부프로펜)
4) 눈 손상 시 국소적 진통제 눈점적

2. 중증도 분류에서 시작하는 진단적 검사 및 준수

a. 기관의 정책 또는 프로토콜 마련
b. 정책/프로토콜 사용에 대한 역량 기반 교육 권장
c. 응급실이 과밀하고 대기시간이 길 때 활용
d. 예시
1) 손상된 사지의 방사선 촬영
2) 급성관상동맥증후군의 가능성이 있는 환자에서 12 심전도 실시
3) 요로감염이 의심되는 환자에서 소변 검사 시행
4) 소변을 얻어 임신여부 검사 시행
5) 채혈 및 특정 진단적 검사 시행

G. 의사결정 과정 (DECISION-MAKING PROCESS)

1. 중증도 분류 간호사가 긴급도 결정을 내리는 방법에 대한 과학적 근거는 부족하며 다음에 기초하는 것으로 여겨진다.

a. 해부, 생리, 병태생리, 약리 및 기타 분야에 대한 지식
b. 응급실 간호사는 경험을 통해 특정 사례에 대한 기억을 축적
c. 가임기 여성은 결과가 나올 때까지는 임신한 것으로 가정
d. (형태)심리, 직감, 본능
e. 병원 중증도 분류 지침에 대한 지식 및 사용

H. 타 기관 이송 (INTERFACILITY TRANSFERS)

1. 응급실은 다른 병원 응급실, 건강센터, 요양원 등 다른 기관으로부터 전원 올 수 있다.

a. 기관 간 이송 동의
b. 수용 시설의 역량

2. 이송 환자가 응급실에 도착하면 중증도 분류 사정을 한다.

3. 이송 환자에 대한 고려사항

a. 환자 및 가족으로부터 환자 정보 획득: 이전 기관, 이송 인력
b. 추가 정보
1) 이전 기관에서의 약물, 처치, 처치 과정
2) 이송 중 약물, 처치, 처치 과정
3) 환자를 돌봤던 의사의 이름과 정보

II. 부가적 중증도 분류 책임 Additional Triage Responsibilities

A. 대기실 관리 (WAITING ROOM MANAGEMENT)

1. 중증도 분류 간호사는 대기실 환자에 대한 임상적, 법적 책임을 가진다.

a. 대기실 환자/다른 사람들에게 접근할 수 있어야 한다.
b. 대기실을 들여다 볼 수 있어야 하고 정기적으로 평가를 해야 한다.

2. 안전

a. 대기실은 환자와 다른 사람에게 안전한 환경이어야 한다.
b. 중증도 분류 인력은 안전하지 않은 상황/ 환경을 확인하기 위해 다른 병원 직원과 긴밀히 협력해야 한다.
1) 잠재적으로 자신이나 타인에 위험할 수 있는 환자
a) 병원 보안인력에게 환자와 같이 있도록 하고 환자가 자신이나 타인에게 해를 입힐 수 있는 물품(예 약물)을 확인하게 한다.
b) 대기실의 사람들을 가능한 빨리 안전한 장소로 재배치 한다.

3. 재사정

a. 다음을 포함하는 중증도 분류 재사정 정책을 고려한다.
1) 환자의 긴급도에 기초한 재사정 시간
a) 더 긴급한 환자는 보다 자주 사정
2) 환자 재사정의 구성요소
a) 활력징후, 통증등급
b) 전반적 외모, 정신상태
c) 주호소(예 열상에 대한 상처 상태, 천식 악화 시 호흡 상태)와 관련된 정보
3) 재사정 기록

4. 환자 교육 시작

a. 상해 예방(예 헬멧, 안전벨트 사용)
b. 서면화된 교육 정보 제공(예 중증도 분류 과정, 부서 운영)

B. 의사소통 이슈 (COMMUNICATION ISSUES)

1. 고객 서비스-환자 만족

a. 환자와 가족의 응급실 인력에 대한 첫인상은 중증도 분류 간호사에서 시작된다.
b. 친절하고 존중하며 공감적이며 차분한 태도로 적극적 경청을 한다.
c. 환자와 가족들에게 대기시간을 설명한다.
1) 환자들은 내원 순서대로 처치 받는게 아니라 질병 중증도 정도에 따라 진료를 받는다.
2) 대기 시간은 여러 상황에 의해 영향을 받을 수 있다.
a) 환자의 중증 정도
b) 처치 구역(예 응급실 내 급성, 비응급 등)
c) 특수 구역 필요
d) 응급실 내 중환자의 수
e) 간호사, 의사, 보조인력의 수
3) 정확한 대기 시간을 알려주고자 노력한다.
a) 확실하지 않을 경우, 대기시간을 넉넉하게 잡아 알려준다.
4) 대기시간이 길어질 것이 예상되면 환자 호출기를 제공한다.

2. 방문객

a. 응급실 방문 정책에는 다음이 포함된다
1) 방문객 신원확인 과정
2) 처치구역에 한번에 입장 가능한 방문객 수
3) 최소 연령 제한(예 지정된 연령 이하 방문 금지)
b. 중증도 분류 간호사는 의사소통 및 정책 시행에 대한 책임이 있다.
c. 중증도 분류 간호사는 대기실의 가족과 담당 간호사 및 주 치료제공자 간의 연계를 담당한다.
d. 환자의 비밀을 유지한다.

3. 화가 난 환자, 가족, 방문객 응대하기

a. 문제의 본질을 확인한다.
b. 실시간으로 문제를 해결하려고 시도한다.
1) 정보 제공
2) 화를 내도록 해도 되지만 적대적이거나 폭력적이 되지 않도록 한다.
c. (잠재적) 폭력적인 환자/가족 확인
1) 객관적 징후: 말의 속도, 주먹쥐기, 고함, 구두 위협, 알코올 또는 약물 사용 징후
2) 환자, 가족, 경찰 또는 다른 사람들로부터의 주관적 정보
d. 행동 제지
1) 격해지는 말투
a) 말로 중재한다
b) 불안: 지지 및 설명을 제공하고, 질문에 답한다.
c) 초조: 직접적으로 말하기, 구체적인 필요 사항을 언급하기, 적절한 한계를 지정한다.
2) 언어적 위협
a) 위협을 심각하게 받아들인다.
b) 병원 보안팀 및 경찰을 부른다.
3) 물리적 행동
a) 즉시 보안팀 대응을 시작한다.
b) 다른 사람을 보호하기 위한 조치를 취한다.
e. 필요시 도움 요청
1) 가능한 경우 환자의 대변자/관계자를 참여시킨다
2) 필요한 경우 보안요원을 참여시킨다.

4. 공공 및 미디어 관련

a. 기관정책에 따라 유명인사 또는 비정상적인 사건은 대중 및 언론에 알린다.
b. 기관정책에 따라 사건이나 환자에 관한 모든 전화 통화 및 문의사항을 알린다.

5. 중환자의 가족 도착

a. 가족 도착을 예상한다.
b. 가족을 대기실로 안내한다.
c. 가능한 경우 병원 목사, 사회복지사, 다른 지원 인력에게 연락한다.
d. 응급 요원에게 가족의 도착을 알린다.

III. 행정적 책임 Administrative Responsibilities

A. 안전 (SAFETY)

1. 안전 조치 실행

a. 보안팀 또는 경찰 배치
b. 특정 위치의 카메라로 보안 감시
c. 공황 버튼
d. 출입 제한 구역의 문

e. 직원 신분 명찰
f. 금속탐지기

B. 감염관리 (INFECTION CONTROL)

1. 환자마다 보편적 예방조치와 손 위생 실시

2. 호흡기 위생과 기침 예절 정책 시행

a. 비말감염 또는 결핵이 의심되는 환자에게 적절한 마스크 적용

3. 감염의 증상 및 징후가 있는 모든 내원 환자를 위한 선별 정책

a. 발열, 오한, 발진, 기침, 최근 감염 병력
b. 면역억제 병력
c. 최근 해외 여행

4. 기타 감염 관리 정책

a. 가능하다면 감염이 의심되는 환자를 물리적으로 격리한다.
  1) 표지판을 부착하여 모든 응급실 요원에게 격리 조치 및 장갑, 가운, 마스크 요구 사항을 알려준다.
b. 양압 또는 음압 병실의 필요성을 알린다.

C. 중증도 분류 개선 (TRIAGE PERFORMANCE IMPROVEMENT)

1. 중증도 분류 과정은 응급실 질 개선 계획에 포함되어야 한다.

a. 지표 감시
  1) 과소분류, 과대분류 발생율
  2) 중증도 분류와 관련된 부작용 사례
  3) 시간 간격
    a) 응급실 도착에서 중증도 분류까지의 시간
    b) 중증도 분류에서 의사/간호사와 첫 대면까지의 시간
    c) 분류 등급에 따른 체류 시간
  4) 중증도 분류 등급 별 입원율
  5) 외상 또는 아동 환자와 같은 특정 환자 집단
  6) 대기실에 있는 환자의 재평가 빈도와 적절성
b. 직원과 결과 공유
c. 필요시 직원 재배치
d. 과정/실무 변경 시 모니터링

D. 중증도 분류 자료 활용 (TRIAGE DATA UTILIZATION)

1. 벤치마킹

a. 응급실 환자 구성 사례
  1) 각 중증도 분류 등급의 환자 수
  2) 가장 흔한 주 호소
  3) 아동 대 성인 환자
b. 수행 측정 사례
  1) 등급별 대기시간
  2) 등급별 체류시간
  3) 접수하지 않고 응급실을 떠난 환자의 중증도, 주호소
  4) 응급실 내원해서 입원한 시간

2. 모니터링: 일반적으로 수집된 건강 자료의 수집 및 해석

a. 증후군 감시
  1) 질환의 초기에 파악된 증상들을 수집, 공중보건 체계에 의한 조사와 대응이 필요한 질환 발생을 의미하는 징후가 있는지 분석
  2) 자료가 시기 적절하고 전산 입력이 점차 가능해지고 있기 때문에 자료(주호소, 중증도분류 기록, 사정 결과)들을 증후군 모니터링에 활용 가능하다.
b. 외상 감시
c. 국가의 응급 감시

3. 연구

a. 다양한 연구에 중증도 분류 자료 활용
  1) 임상 연구 사례
    a) 등급별 환자 계층화
    b) 주호소별 환자 분류
b. 행정 연구 사례
  1) 중증도 분류 자료를 이용한 과밀화 평가
  2) 중증도 등급에 따른 간호인력 구성 비율
  3) 환자 흐름

IV. 선택적 고려사항 Selected Considerations

A. 인구집단 (POPULATIONS)

1. 아동

a. 아동의 질병/외상
  1) 15세 미만의 어린이가 응급실 방문자의 19%를 차지한다.
  2) 15세 미만의 어린이의 약 1/5이 아동 응급실을 방문한다.

3) 12개월 미만 영아의 응급실 방문 비율은 100명당 9.5 회이다.

b. 영아와 아동은 빠르게 대상부전 상태에 빠진다.

c. 추가 지식 필요

1) 아동의 성장과 발달
2) 통증에 대한 반응
3) 환아 및 보호자와의 의사소통
4) 사정
5) 흔한 소아과 질환 또는 외상
6) 외상 예방

d. 가족 중심의 간호

1) 아동 및 가족의 생리적, 심리적, 정서적 요구 충족

e. 소아 사정

1) 소아 사정의 삼각형
   a) 양측 사정부터 시작한다.
   b) 환아를 검진하기 전에 먼저 관찰한다: 외양, 호흡노력, 피부 순환
2) 일차, 이차 사정을 실시한다
   a) 활력징후: 연령에 따른 심박동수, 호흡수, 혈압의 정상범위(부록 참조), 산소포화도, 체온
   b) 통증 정도(부록 참조)
   c) 정확한 체중
   d) 병력
      (1) 손상기전
      (2) CIAMPEDS [BOX 2-1]
      (3) 환아의 발달수준과 의사소통 능력에 따른 맞춤형 질문

f. 중증도 분류 위험 신호 [표 2-3]

Box 2-1 CIAMPEDS

C: Chief complaint (주호소)
I: Immunizations, isolation (예방접종, 격리)
A: Allergies (알레르기)
M: Medications (약물)
P: Past medical history, parent's/caregiver's impression of the child's condition
(과거력, 환아의 상태에 대한 부모/보호자의 생각)
E: Events surrounding the illness or injury
(질병 또는 상해와 관련된 사건)
D: Diet; diapers (식사, 기저귀)
S: Symptoms associated with the illness or injury
(질병 또는 상해와 관련된 증상)

From Emergency Nurses Association. (2012). *Emergency nursing pediatric course provider manual* (4th ed.). Des Plaines, IL: Emergency Nurses Association.

표 2-3 중증도 분류 위험 신호

중증도 분류 위험 신호
기도(airway)
무호흡
질식
침흘림
기도의 호흡음 들림
자세
호흡(breathing)
그렁거림
흉골 퇴축, 호흡노력 증가
불규칙한 호흡양상
호흡수 > 60회/분
호흡수 < 20회/분 (6세 미만의 아동)
호흡수 < 15회/분 (15세 미만의 아동)
호흡음 없음
청색증
순환(circulation)
차고 축축한 피부
빈맥, 서맥
심박동수 > 200회/분
심박동수 < 60회/분
저혈압
말초맥박 감소 또는 소실
눈물이 감소하고 눈이 움푹 들어감
장애(disability)
의식변화
몸을 가누지 못함
오목하거나 불룩해진 천문
나타남, 드러남(exposure)
점상출혈
자반
학대 징후 및 증상
활력징후 전체(full set of vital signs)
저체온
체온 > 38℃ (3개월 이하)
체온 > 40~40.6℃
안위 제공(give comfort)
심한 통증
병력(history)
만성질환력
가족 위기 병력
24시간 이내 응급실 재방문

2. 노인

a. 2009~2010년, 미국 응급실 환자의 15%가 65세 이상의 노인

b. 만성적인 의학적 문제를 가지며 여러가지 약을 복용할 확률이 높음

c. 노화로 인한 생리적 영향을 고려해야 함

d. 중증도 분류 시 고려할 점

1) 과거력과 약물 복용 기록이 복잡하다

2) 중증도 분류 면담이 더 오래 걸린다

3) 비전형적인 양상을 보일 수 있음을 고려한다.

4) 처치를 결정하는데 시간이 걸릴 수 있다

5) 통증을 다르게 인지한다

6) 질병 시 혼돈이 주요 징후이다.

7) 사소한 문제는 종종 더 복잡하다.

8) 노인학대와 방임을 고려한다.

9) 약물과 처치를 준수하는지 사정한다.

10) 의료 대리인이나 사전 지시서에 대한 사항을 고려해 본다.

B. 질병/상해 (ILLNESS/INJURY)

1. 정신건강 상태

a. 환자들은 주로 대처 기전이 실패할 때 응급실을 찾는다.

b. 환자와 가족을 보호하기 위해 즉각적인 안전 조치와 처치(지속적인 감시 포함)가 요구되는 상황;

1) 자살 또는 살해 의도

2) 신체적 또는 언어적 행동

c. 주관적 자료 수집

1) 현병력/주호소

2) 과거 신경정신과적 입원, 약물: 환자와 가족/친구들로부터 자료 수집

3) 안전 상태 사정: 자신 또는 타인을 향한 폭력의 가능성을 나타내는 위협이나 행동

a) 자살 또는 살인 [표 2-4]

(1) 생각

(2) 계획을 가지고 있는가?

(3) 계획을 실행할 수단이 있는가?

(4) 시도한 적이 있는가? 있다면 횟수와 방법

4) 물질남용

a) 알코올

(1) 알코올 남용과 치료

(2) 지난 24시간 음주량

(3) 마지막 음주 시간과 양

(4) 알코올 금단과 관련된 경련

b) 약물

(1) 약물 남용과 치료경력

표 2-4 자살 또는 살인에 대한 생각이나 행동을 보이는 환자 중증도별 관리의

위험 정도	중재
고위험 환자: 거의 치명적인 자살 시도를 한 자 자살 생각이 있는 자 지시적인 내용의 환각이 있는 자 정신질환자 급성 위험의 징후를 보이는 자 최근 주요 정신질환이 발병한 자 정신과 병동에서 최근 퇴원한 자 공격 행동/위협이 있었던 자	• 1대1로 지속적인 직원의 관찰 및 보안 • 문폐쇄하여 탈출 방지 • 면허가 있는 의료인 및 정신건강 분야 종사자의 신속한 평가 • 입원 • 필요에 따라 진정제 또는 억제
중정도 위험 환자: 자살의도가 있지만 행동을 취하지 않는 자 다른 급성 위험요인이 없는 자 정신운동 지체가 있는 자 현재 양호한 치료 협력관계를 가지고 치료를 받는 자	• 문을 폐쇄하여 탈출 방지 • 최소 15분 마다 확인 • 정신상태 정상일 때 정신과/심리적 평가 • 탈출 방지를 위해 문이 잠겨 있을 경우 가족이 모니터링할 수 있게 함
저위험 환자: 계획이나 의도가 없는 가벼운 혹은 수동적인 자살 생각을 가진 자 자살 시도가 없었던 자 좋은 지지체계를 가지고 있는 자	• 가족/동료와 동반한 경우 대기실에서 기다릴 수 있다 • 정신과/심리적 평가를 위해 대기

(2) 최근 사용한 약물 및 사용 경로
(3) 마지막 사용 시기
5) 시각, 청각, 촉각적 환각의 존재
6) 편집증의 존재
7) 환자의 기분

d. 객관적 자료 수집
1) 정서
2) 말과 말의 내용
3) 현재 행동과 행위
4) 위생 상태와 옷차림 등의 개인적 외양
5) 눈맞춤
6) 지남력

2. 인지 장애

a. 가족/간병인으로부터 평소 의식상태 확인

b. 만성적 인지 장애의 원인들
1) 치매
2) 알츠하이머 질환
3) 발달기적 장애
4) 뇌졸중 또는 두부 외상의 과거력
5) 신경정신과적 문제
6) 발달 지연이 있는 아동
7) 다운증후군과 같은 문제가 있는 성인

c. 중증도 분류 단계에서 인지 장애가 있는 환자 다루기
1) 가족/간병인으로부터 병력과 사정 정보를 얻는다
2) 부모/간병인으로부터 평소와 달라진 것을 확인한다.
3) 부모/간병인으로부터 환자와 의사소통 하는 방법을 얻는다.
4) 부모/ 간병인이 항상 환자 옆에 있을 수 있게 한다.
5) 자극을 최소화 한다.

3. 임신

a. 즉각적 처치가 요구되는 상황
1) 출혈: 내출혈, 외출혈
a) 자궁외임신 파열
b) 태반조기박리
c) 전치태반
2) 분만 임박(머리출현)
3) 자간증

b. 가임기 여성(11~55세)은 임신 가능성 고려

c. 마지막 월경일 확인

d. 주관적 자료 수집
1) 현병력/주호소
2) 산과력: 임신횟수, 분만횟수, 유산횟수, 자궁외임신
3) 분만예정일
4) 태아 수
5) 고혈압, 임신성 당뇨와 같은 임신 합병증
6) 흔한 주호소: 출혈 또는 분비물, 통증

e. 객관적 자료 수집
1) 태아 심박동수: 정상은 120~160회/분
2) 태아 활동
3) 자궁 수축 유무
4) 분만 임박의 징후 (예 머리 출현, 제대 노출)

4. 만성적 질환

a. 심각한 만성 질환이 있는 자
1) 급성 합병증 및 질환이 있을 확률이 높다
2) 더 높은 중증도 분류 등급이 필요할 수 있다.

b. 예
1) 잠복 감염의 위험이 있는 면역저하 환자
2) 출혈의 위험이 있는 항응고제 환자
3) 만성 호흡기 환자들은 급성 호흡기 감염에 취약

5. 외상

a. 즉각적 처치가 필요한 환자
1) 기도 부분 폐쇄 또는 완전 폐쇄
2) 경추 상해의 손상기전과 증상 및 징후
3) 호흡 곤란
4) 내/외출혈의 증상과 징후
5) 의식 변화

b. 2007년, 응급실 내원자의 1/3이 부상으로 인한 방문임

c. 일차 사정을 먼저 완료하고 생명을 위협하는 상해 확인 및 처치

d. 주관적 자료 수집
1) 병원 전 구급대원으로 부터 병력 확인
2) 환자로부터 사고력 조사
a) 상해 날짜와 시간
b) 손상 기전
c) 보호장구 착용 여부
d) 현재 주호소/상해

6. 상처

a. 주관적 자료 수집
1) 상해력/주호소
a) 상해가 어떻게 발생했는가
b) 상해 날짜 및 시간

c) 상해 유형: 둔상 또는 관통상
d) 통증, 출혈 또는 기타 증상을 완화하기 위해 어떤 시도를 했는가
2) 파상풍 예방접종력

b. 객관적 자료 수집
1) 적절한 평가를 위해 옷을 벗기고 모든 상처를 노출
2) 활동성 출혈 사정
3) 순환계 상해에 대한 사정
4) 조직상해 또는 소실의 정도 및 부위 평가
5) 심한 상처 오염에 대한 사정

c. 응급처치
1) 더 이상의 오염으로 부터 상처를 보호하기 위해 드레싱 적용
2) 직접압박 또는 압박 드레싱 적용 및 상승으로 출혈 조절: 지혈대는 최후 수단으로 사용
3) 상처에 박힌 이물질 안정화

d. 특정 상해
1) 화상
a) 즉각적인 치료가 필요한 상황
(1) 흡입 상해
(2) 신체표면적(BSA)의 20%가 넘는 부분층 화상
(3) 10% BSA 이상의 전층 화상
(4) 심한 전기 화상
b) 주관적 자료 수집
(1) 화상 유형
(2) 화상 주변 환경
(3) 다른 상해 평가
c) 객관적인 자료 수집
(1) 기도 침범 징후
(2) 화상의 위치 및 범위
(3) 화상의 깊이
d) 응급처치
(1) BSA의 5 % 미만 화상: 화상 조직에 습성 무균적 압박 적용
(2) 화학물통 화상: 약제 확인 및 생리식염수 드레싱 적용의 적합성 확인
2) 물림(bites)과 쏘임(sting)
a) 즉각적인 치료가 필요한 상태
(1) 아나필락시스 징후
(2) 전신 반응과 관련된 물림
(3) 심각한 독물 주입의 가능성이 있는 물림
b) 주관적 자료 수집
(1) 손상의 현병력/주호소
(2) 동물, 파충류, 곤충에 의한 상해 또는 물린 것 기술
(3) 물림/상해 부위
(4) 다른 호소 사항
(5) 알레르기 또는 물린 것에 대한 반응의 과거력 또는 가족력
c) 객관적인 데이터 수집
(1) 상처의 종류와 위치
(2) 상처 기술
(3) 전신 증상
3) 절단
a) 절단 부위를 젖은 멸균 거즈에 싸서 밀봉된 비닐봉지에 넣어 얼음과 함께 보관
4) 페인트 또는 그리스 주입기(grease guns)에 의한 고압 상해는 신속하게 대체해야 한다.

7. 근골격계 상해

a. 즉각적인 처치가 필요한 상황
1) 맥박이 잡히지 않는 사지말단
2) 출혈
3) 개방성 골절
4) 구획증후군

b. 주관적 자료 수집
1) 손상의 현병력/ 주호소
2) 상해를 입은 사건에 대한 설명
a) 상해 날짜 및 시간
b) 상해 발생 시 환자의 착지 방법 및 사지말단의 자세
c) 상해가 발생할 때 났던 소리(예 pop 또는 snap)
d) 상해 직후의 증상
e) 걸을 수 있거나, 체중을 유지하거나, 사지를 사용할 수 있는 능력
f) 상해의 원인
3) 이전 근골격계 관련 손상력 또는 수술력

c. 객관적 자료 수집
1) 명백한 기형: 좌우 비교
2) 원위부 손상의 5 Ps 유무에 대한 평가
a) 통증(pain)
b) 창백(pallor) 또는 피부색과 온도
c) 맥박(pulse) 및 모세혈관 충만
d) 감각 이상(paresthesia) 또는 비정상적인 감각
e) 마비(paralysis): 운동 기능 평가

d. 응급 처치
1) 손상된 사지와 위아래 관절까지 부목 적용
2) 얼음 적용
3) 사지 거상
4) 상해 부위의 휴식
5) 상해 부위 아래 꼭 끼는 의복 및 장신구 제거

8. 호흡기 질환

a. 즉각적인 처치가 필요한 상황
1) 산소 포화도 90 % 미만 (어린이: 95 % 미만)
2) 성인 호흡수 < 10 또는 > 30
3) 청색증
4) 힘든 호흡
5) 완전한 문장으로 말할 수 없는 경우
6) 협착음(stridor)과 같은 비정상적인 기도에서 나는 소리

b. 호흡의 정확한 측정을 위해 여분의 옷을 제거

c. 주관적 자료 수집
1) 현병력/ 주호소
2) 호흡기 문제에 대한 사전 삽관 또는 중환자실(ICU) 입원
3) 만성 호흡기 또는 심혈관 질환
4) 흡연력

d. 객관적인 자료 수집
1) 시진
a) 호흡 노력 평가
b) 코 벌렁거림
c) 부속근의 사용
d) 퇴축
e) 호흡하면서 완전한 문장으로 말할 수 있는 능력
2) 비정상적인 호흡을 듣고 청진
a) 천명음(wheezing)
b) 협착음(stridor)
c) 악설음(crackles) 또는 건성수포음(rhonchi)
d) 호흡음의 대칭성

e. 급성 전염성 호흡기 감염의 위험이 있는 환자의 경우 호흡기 격리 시작
1) 적절한 마스크 적용
2) 적절한 격리

9. 의식 변화

a. 즉각적인 처치가 필요한 상황
1) 반응이 없음
2) 의식 수준의 급격한 감소
a) 통증에만 반응 함
b) 언어 자극에 최소한으로 반응
c) 의식의 변동
3) 급성 혼란
4) 견딜 수 없을 정도의 극심한 두통 호소
5) 뇌졸중의 징후와 증상

b. 주관적 자료 수집
1) 현병력/ 주호소
2) 기준선 결정의 중요성: 정신 상태가 급성 또는 만성으로 변화되었는가?
3) 발병시점, 기간
4) 물질 남용 또는 섭취
5) 급격한 시각적 또는 균형 변화

c. 객관적 자료 수집
1) 시간, 장소, 사람에 대한 지남력
2) 글래스고우 혼수 척도(Glasgow Coma Scale, GCS)
3) 언어: 명확하게 표현하고 질문에 적절하게 대응할 수 있는 능력
4) 얼굴 처짐, 회내이동 등의 일측성 약화

d. 섬유소 용해 요법 또는 혈전 특이적 섬유소 용해에 대한 적용 지표를 확인하고 신속한 평가 및 치료가 이루어지도록 권장한다.
1) 환자를 처치 영역으로 옮긴다(침대가 있을 경우).

10. 심혈관계 질환

a. 즉각적인 치료가 필요한 상태
1) 불안정한 활력징후, 심한 발한 및 창백함이 있는 급성관상동맥증후군을 나타내는 흉골 하부의 심각한 흉통 또는 기타 증상
2) 증상이 나타나는 서맥 또는 빈맥(예 저혈압, 흉통, 정신 상태의 변화, 발한)
3) 실신 에피소드
4) 산소 포화도 <90%인 심부전

b. 주관적 자료 수집
1) 현병력/ 주호소
2) 통증의 PQRST
3) 심장 질환의 위험요인
4) 호흡기 또는 심혈관 질환의 과거력

c. 객관적인 자료 수집
1) 발한, 구토, 숨참
2) 통증 위치: 흉골 중앙 부위; 턱, 왼팔, 어깨, 복부 등에 통증이 있을 수 있다.
3) 비정상적인 활력징후

d. 섬유소 용해 요법 또는 심도자술을 위한 잠재적인 적응증을 확인하고 신속한 평가 및 치료가 이루어지도록 촉진한다.
1) 환자를 처치실로 옮긴다(침대가 있을 경우)

e. 급성심근경색의 가능성이 있는 경우, 기관 정책에 따라 즉시 중증도 분류 중에 심전도를 수행

11. 복부 질환

a. 즉각적인 치료가 필요한 상황
1) 확장된 또는 급성 복부 대동맥류
2) 장간막 허혈 의심
3) 충수돌기염 파열/복막염

b. 주관적 자료 수집
1) 현병력/주호소
2) 손가락으로 통증이 가장 심한 부위를 지정하도록 한다.
3) 위장관, 비뇨 생식기, 생식 기관과 관련된 상황을 고려한다.
a) 여성: 마지막 정상적인 생리 기간 확인
b) 남성: 고환염전의 가능성 사정
4) 복부 수술/질환의 과거력
5) 설사, 변비, 오심, 구토
6) 통증 기술

c. 객관적 자료 수집
1) 저혈량의 징후
2) 복막 자극의 징후
3) 걷거나 앉을 수 있는지 확인
4) 피부/공막의 색깔
5) 냄새
6) 통증의 객관적 징후

12. 눈, 귀, 코, 인후

a. 눈
1) 즉각적인 처치가 필요한 상황
a) 갑작스런 시력 상실
b) 화학물질(산 또는 알칼리)에 노출
c) 눈의 통증을 동반한 점차적인 시력 소실
d) 갑작스런 심한 눈의 통증
e) 심각한 눈의 상해
2) 주관적 자료 수집
a) 현병력/주호소: 한쪽 또는 양쪽 눈
(1) 손상 기전, 날짜, 시간
(2) 시력의 변화
(a) 한쪽 또는 양쪽 눈의 시력 상실, 시력 감소/시야 흐림
(b) 복시(Diplopia)
(c) 눈이 부시게 번쩍이는 불빛(섬광) 또는 부유물질에 대한 어려움
(3) 통증
(4) 배액분비물
(5) 눈 보호 장비의 사용
(6) 도착 전 치료
b) 이전의 안과 질환의 병력, 수술력
c) 안경이나 콘택트렌즈의 사용
3) 객관적인 자료 수집
a) 배액, 혈액, 부종, 발적, 이물질에 대한 간단한 눈검사
b) 시력 검사
c) 시야 검사

b. 귀
1) 주관적 자료 수집
a) 현병력/주호소: 한쪽 또는 양쪽 귀
(1) 통증
(2) 배액물
(3) 청력 변화
(4) 발열과 오한
(5) 어지럼증 또는 귀울림
(6) 감기 또는 행동 변화와 기타 증상
b) 귀의 감염, 문제, 외상의 과거력
c) 도착 전 치료
2) 객관적 자료 수집
a) 배액
b) 유아가 귀를 잡아당기거나 울고 있는 것과 같은 행위들

c. 코
1) 즉각적 처치가 요구되는 상황: 출혈
2) 주관적 자료 수집
a) 현병력/주호소
(1) 발병시점
(2) 출혈(알고 있다면 원인도 함께)
(3) 출혈량, 응괴 여부, 출혈기간, 일측성 또는 양측성
(4) 코 분비물: 색, 양, 냄새, 일측성 또는 양측성
(5) 도착 전 처치
(6) 어지럼증, 구토와 같은 연관된 증상들
b) 비출혈, 외상, 이물질, 코 후비기, 코카인 등의 약물 흡입
3) 객관적 자료 수집
a) 비출혈 또는 배액
4) 앞쪽 비출혈에 대한 응급처치 제공
a) 코를 부드럽게 풀어 응괴를 제거한다.
b) 5~10분 동안 코를 직접 압박한다.

d. 인후
1) 기도 유지 또는 호흡 곤란이 있는 환자는 즉각적인 치료를 요하는 상황이다
a) 협착음(stridor) 또는 기타 비정상적인 소리
b) 또렷하지 않은 목소리(muffled voice)
c) 분비물을 삼킬 수 없음
d) 침흘림

2) 주관적 자료 수집
   a) 현병력/주호소
      (1) 증상의 시작
      (2) 열, 오한, 인후통의 유무
      (3) 일측 또는 양측으로 얼굴, 구강, 인후의 부종
   b) 유사한 에피소드의 기록
3) 객관적 자료 수집
   a) 기침하거나 삼킬 수 있는 능력
   b) 목의 부종

e. 치과
1) 주관적 자료 수집
   a) 현병력/주호소
      (1) 손상 기전, 날짜, 시간
      (2) 발병 시간
   b) 최근 치과 이용 또는 구강 수술
   c) 마지막 치과 검사
   d) 통증/ 불편감이 심장에 원인이 있는 통증인지 고려
2) 객관적 자료 수집
   a) 일반적인 구강 위생과 치아 및 잇몸의 일반적인 상태
      (1) 치아가 부러 졌거나 없어진 경우: 뿌리가 손상되지 않은 치아는 손상 후 30분 이내에 재이식 가능
      (2) 충치
      (3) 의치 또는 부분 틀니
   b) 부종, 발적, 염증의 존재
3) 응급 처치
   a) 방부제를 사용할 수 없는 경우 상업용 치아 방부제 또는 타액, 우유 또는 생리 식염수에 빠진 치아를 담가둔다.

13. 환경 관련

a. 즉각적인 치료가 필요한 상태
1) 저온 노출
   a) 떨림, 기면 상태 및 혼란
   b) 손발가락 동상
2) 열 노출
   a) 실신 또는 거의 실신한 상태
   b) 근육 경련
   c) 기면 상태 및 혼란
   d) 체온 > 38.8 ℃ (102 ℉)

b. 아동 및 노인 환자는 특히 열 및 추위와 관련된 응급상황에 취약하다.

3장

학대와 방치

Abuse and Neglect

Mary Hugo Nielson, DNP, APRN, ANP-BC, ANP

주요 주제

Ⅰ. 전반적 전략 General Strategy

A. 사정 (ASSESSMENT)

1. 일차 · 이차 사정/소생술(1장 참조)

2. 초점 사정

a. 주관적 자료 수집

1) 현병력/손상/주호소

a) 병력의 "적신호"

(1) 병력의 일관성 부족: 손상/질병이 진술과 논리적으로 맞지 않음

(2) 환자나 보호자가 병력을 바꾸어 말하거나 더 추가함

(3) 환자의 나이, 신체적 발달 또는 상태에 맞지 않은 손상기전

(4) 보호자가 치료받기를 주저함

(5) 몸짓, 얼굴 표정, 또는 언어적 위협을 통해 가족구성원을 협박하거나 부상자를 대변하려고 하는 위압적인 사람

b) 신체증상 호소(두통, 복통, 허약감 등)

c) 최근의 손상

d) 폭행 진술

e) 증상 완화를 위한 노력

(1) 민간요법

(2) 대체요법

(3) 약물

(a) 처방약

(b) 일반판매약/허브

2) 과거력

a) 현재 혹은 기존에 있었던 질병

b) 학대/방치 전력

c) 보호소 거주 전력

d) 약물이나 알코올의 사용/남용

e) 마지막 정상 생리 주기: 가임기 여성 환자

f) 약물

(1) 처방약

(2) 약물 알레르기

(3) 기타 알레르기

(4) 예방접종 상태

3) 심리/사회/환경적 요인

a) 학대에 대해 보고하는 것에 대한 두려움

b) 보호자의 기여요인 [표 3-1]

c) 보복에 대한 두려움

d) 환자의 신체적, 경제적, 사회적 고립

e) 대리인에 의한 뮌하우젠 증후군(Munchausen syndrome)

표 3-1 학대에 기여하는 보호자 요인

노인	아동
알코올이나 약물 남용	부모의 아동학대의 과거력
스트레스에 대처할 수 없음	물질 남용
노인을 보살피는 훈련 부족	우울을 포함한 정신 건강 문제
다른 잠재적 보호자의 사회적 지지 부족	혈육이 아닌 일시적인 보호자
노인에게 감정적, 재정적으로 크게 의존함	학대 행동을 지지하거나 정당화하는 부모의 생각이나 감정
우울	사회적 고립
	부모의 스트레스, 부모-자녀 관계 부족 부모의 특성: 젊은 나이, 낮은 교육 수준, 편모 가정, 부양자녀가 많음, 저소득 등

From "Understanding Elder Abuse Fact Sheet 2016." Centers for Disease Control and Prevention, https://www.cdc.gov/violenceprevention/pdf/em-factsheet-a.pdf. Accessed April 5, 2017. "Child Abuse and Neglect: Risk and Protective Factors." Centers for Disease Control and Prevention, www.cdc.gov/violenceprevention/childmaltreatment/riskprotectivefactors.html. Accessed April 5, 2017.

b. 객관적 자료
1) 전반적 외모
a) 의식수준, 행동, 정서
b) 활력징후
c) 냄새
d) 걸음걸이
e) 위생
f) 고통/불편감 수준
2) 시진
a) 연조직 손상: 반상출혈 부위, 다양한 치유 단계
b) 화상
c) 일정한 형태의 손상
3) 청진
a) 호흡음
b) 심음
c) 장음
d) 임신 중인 경우 태아심음 청취
4) 촉진
a) 피부 온도, 습도
b) 압통, 변형 부위
5) 타진
a) 복부 고창음, 둔탁음

3. 진단적 절차

a. 검사실 검사
1) 전혈구계산검사(complete blood count, CBC) 및 감별계산
2) 혈당(glucose), 혈액요소질소(BUN), 크레아티닌(creatinine)을 포함한 혈청 화학검사(serum chemistries)
3) 혈청과 소변의 독성 선별 시험
4) 혈액형과 교차시험(type and crossmatch)
5) 요검사; 가임기 여성 환자의 임신 검사
6) 인간면역결핍바이러스(HIV), B형 간염, C형 간염
7) 매독검사(RPR)
8) 성 매개성 질환 진단을 위한 배양검사(예방하지 않았을 경우)
9) 증거 수집을 위한 면봉 채집(항문성기 부위와 구강 부위)
10) 법의학적 검사: DNA, ABO 혈액형

b. 영상검사
1) 손상/압통 부위의 X선 촬영
2) 구타당한 아이의 X선 촬영(전신)
3) 손상당한 머리나 복부의 컴퓨터 단층촬영(CT)

c. 기타
1) 12유도 심전도검사(ECG)
2) 신체적 증거 수집(손톱 부스러기, 옷 등)
3) 대체 광원(alternate lighting source)

B. 분석: 감별 간호진단/협력적 문제 (ANALYSIS: DIFFERENTIAL NURSING DIAGNOSES/COLLABORATIVE PROBLEMS)

1. **상해의 위험**(Risk for injury)
2. **비효과적 대처의 위험**(Risk for ineffective coping)
3. **피부통합성 장애의 위험**(Risk for impaired skin integrity)
4. **불안/공포**(Anxiety/fear)
5. **통증**(Pain)
6. **자신에 대한 폭력의 위험**(Risk for self-directed violence)
7. **강간 상해 증후군**(Rape-trauma syndrome)
8. **외상 후 스트레스 증후군**(Posttraumatic stress syndrome)

C. 계획과 수행/중재 (PLANNING AND IMPLEMENTATION/INTERVENTIONS)

1. 치료의 우선순위 결정

a. 기도, 호흡, 순환 유지 (1장 참조)

b. 처방된 산소 공급
c. 처방된 정질용액/혈액제제/약물 투여를 위한 정맥로 확보
d. 장비와 기구 준비
e. 의학적 중재 준비 및 지원
f. 처방에 따른 약물 투여
g. 환자 노출
1) 다른 변형이나 손상이 있는지를 사정
h. 통증 척도를 포함한 모든 활력징후를 수집

2. 불안 완화

a. 환자의 동반인이 관련되어 있는 것으로 의심되는 경우 환자 면담 시 사생활이 보장되도록 한다.

3. 도움이 된다면 환자의 가족 또는 의미있는 사람이 환자와 함께 있도록 허용

4. 환자/가족 교육

D. 평가와 지속적 감시 (EVALUATION AND ONGOING MONITORING)

1. 지속적인 감시 및 필요시 처치
2. 환자의 반응/결과를 감시하고 간호계획을 적절히 수정
3. 환자에게서 긍정적인 결과가 나타나지 않을 경우, 사정과 치료 계획 재평가
4. 자원 제공

a. 강간 위기 센터
b. 여성 보호소

E. 중재와 환자반응 기록 (DOCUMENTATION OF INTERVENTIONS AND PATIENT RESPONSE)

F. 나이와 관련된 고려사항 (AGE-RELATED CONSIDERATIONS)

1. 아동

a. 성장 발달 관련
1) 신체적 정서적 요구를 충족시키기 위해 보호자에게 의존한다.
2) 숙련된 아동 검진자가 없고 폭행이 급성(최근)이 아닌 경우 검진자가 가능할 때까지 검진을 미룰 수 있다.
3) 청소년 검진을 준비할 때 동의에 대한 정책이나 법을 확인한다. 환자는 부모를 만나고 싶지 않을 수 있으므로 부모의 동의가 필요한지 결정한다.
4) 청소년 환자가 성 기능과 용어에 대한 기초 지식이 있는지 확인한다.

b. 주요점
1) 억제는 추가적인 상해를 입힐 수 있으므로 비협조적인 아동환자를 검진하기 위해 억제를 하지 않도록 한다.
2) 학대의 위험 요인
a) 조산이나 질병으로 인한 출생 시 영아 분리(infant separation)
b) 선천적 기형이나 만성 질환
c) 행동 문제, 신경질적인 영아
d) 발달 장애
3) 아동 집단에서의 장기적 폭행 가능성을 사정한다.

2. 노인

a. 노화 관련
1) 매년 60세 이상 인구에서 10명 중 1명은 학대나 방치의 피해자이다.
2) 폭력에 의한 연조직 손상 발생이 증가하고 있다.
a) 연조직은 손상되기 쉽고 출혈로 연결될 수 있다.
3) 골반 검사 수행 시 환자의 안위를 고려한다.
4) 신체적, 정서적 요구를 충족시키기 위해 보호자에 의존한다.

b. 주요점
1) 여성이 노인 인구에서 더 큰 비율을 차지하므로 피해자가 되는 경우가 더 많다.
2) 성 기능과 전문용어에 대해 말할 때 환자의 편안한 정도를 확인한다.

II. 특정 학대/폭행으로 인한 응급상황 Specific Abuse/Assault Emergencies

A. 아동학대 (CHILD MALTREATMENT)

아동학대는 부모나 다른 보호자에 의한 신체적, 성적, 정신적 폭행과 방치로 표현할 수 있다. 각각은 독특한 특징을 가지고 있고, 개별적으로 접근할 필요가 있다. 심각하게 손상당하거나 살해당한 어린이들 중 많은 수는 이전에 응급실에 내원한 경험이 있다.

성적으로 폭행당하거나 추행당한 어린이들은 아동 학대 의료 전문가나 전문화된 프로그램에 맡겨야 한다. 가장 중요한 치료 우선순위는 아동의 건강과 안전을 보장하는 것이다. 미성년자들은 인신매매와 성착취 위험에 놓여있다. 밀매된 아동들은 종종 정신 건강 문제를 경험하고 신체적, 성적 폭행을 겪는다. 응급 의료 제공자는 개인적 판단을 피하며 접근해야 환자 및 환자의 가족들과 치료적으로 대화하는 것을 도울 수 있다.

학대당한 아동의 응급 치료에는 몇 가지 중요한 단계가 있다. 이 단계에는 학대 의심, 병력 청취, 진단, 손상 치료, 적절한 아동 보호 요원에게 보고, 법적 집행, 결과 기록, 안전 논의, 그리고 후속 신체적/정신적 치료 추천이 포함된다.

1. 사정

a. 주관적 자료 수집

1) 현병력/손상/주호소 **[표 3-2]**
   a) 손상
      (1) 타박상, 골절, 조직 파괴
      (2) 화상
      (3) 손상 기전
   b) 기면, 새로 발생한 경련, 혼수
   c) 영양 문제; 잘 자라지 못함
   d) 지속적 구토, 객혈
   e) 생식기 출혈, 분비물
   f) 퇴행 행동 혹은 행동화(acting out)
   g) 반복되는 모호한 신체적 증상: 대리인에 의한 뮌하우젠 증후군
2) 과거력
   a) 최근 혹은 이전에 있었던 질병/질환
      (1) 백혈병, 혈우병, 기타 혈액 질환
      (2) 1형 글루타르산뇨: 망막 출혈과 경막하 혈종을 일으키는 아미노산 대사 장애
      (3) 골형성부전
      (4) 정신적, 신체적, 행동적 장애
   b) 약물
   c) 약물 알레르기
   d) 기타 알레르기
   e) 면역 상태

b. 객관적 자료 수집

1) 신체검진
   a) 전반적 외모
      (1) 의식수준, 행동, 정서: 각성수준에서부터 혼수상태까지 다양, 정상행동에서부터 조용하거나 우울한 행동까지, 혹은 행동화
      (2) 활력징후: 정상에서부터 저혈압까지 다양, 빈맥, 빈호흡
      (3) 위생: 깨끗한 상태에서 지저분한 상태까지 다양, 영양실조
      (4) 중정도에서 심각한 정도의 고통/불편감
   b) 시진
      (1) 여러 치유 단계의 손상들 (골절 등) **[표 3-3]**
      (2) 병력에 맞지 않는 손상들
      (3) 식별 가능한 형태의 손상(손, 물건 등)
      (4) 다양한 단계에서 다발성 연조직 타박상
      (5) 화상
         (a) 식별 가능한 형태(담배, 히터, 뜨거운 물에 담금 등)
   c) 청진
      (1) 폐음
      (2) 심음
      (3) 장음
   d) 촉진
      (1) 피부와 점막 조직
      (2) 압통 부위
2) 진단적 절차
   a) 전혈구계산검사(complete blood count, CBC) 및 감별계산
   b) 혈액요소질소(BUN), 크레아티닌(creatinine)을 포함한 모든 혈청 화학검사
   c) 타박상이 의심되는 아동인 경우, 응고검사
   d) 요검사; 가임기 여성 환자의 임신 검사
   e) 간 아미노기 전이효소 및 아밀라아제

표 3-2 병력 질문

개방형 질문 사용:
- 몸에 아픈 부분이 있습니까?
- 부모가 좋아하지 않는 행동을 했을 때 어떤 일이 일어납니까?
- 사람들이 당신을 때린 적이 있습니까?
- (집, 학교, 보육시설에서) 사람들이 화가 날 때 무슨 일이 일어납니까?
- 누군가를 무서워합니까?
- 어디서 잠을 자나요?

표 3-3 가해로 인한 손상 골절

낮은 특이성의 골절
- 쇄골 골절
- 장골 골절(아직 걸을 수 없는 아동 제외)
- 선형 두개골 골절

보통 특이성의 골절
- 다발성 골절
- 발생 시기가 다른 골절들
- 골단 분리
- 손가락 골절
- 두개골 완전 골절
- 척추 골절

높은 특이성의 골절
- 늑골(갈비뼈) 골절
- 견갑골 골절
- 흉골 골절
- 유아의 원인불명의 골절

f) 대변 잠혈 검사

g) 방사선 뼈 검사

(1) 모든 2세 이하 아동은 학대 조사를 위해 전신 단순 방사선 촬영(뼈대 검사)

h) 머리 컴퓨터 단층촬영

(1) 두부 손상이 있는 모든 아동에 비조영제 (noncontrast) 컴퓨터 단층 촬영 검사

i) 복부 컴퓨터 단층촬영

(1) 의식이 없거나 복부 손상의 징후가 있는 아동에게 실시

2. 분석: 감별 간호진단/협력적 문제

a. 돌봄제공자 역할 긴장의 위험 (Risk for caregiver role strain)

b. 부모역할장애 (Impaired parenting)

c. 부모-영아/아동 애착 장애의 위험 (Risk for impaired parent-infant/child attachment)

d. 상해의 위험 (Risk for injury)

e. 개인 또는 가족의 비효과적 대처 (Ineffective individual and/or family coping)

f. 피부통합성 장애의 위험 (Risk for impaired skin integrity)

g. 불안/공포 (Anxiety/fear)

3. 계획과 수행/중재

a. 기도, 호흡, 순환 유지(1장 참조)

b. 처방된 산소 공급

c. 처방된 정질용액/혈액제제/약물 투여를 위한 정맥로 확보

d. 의학적 중재를 준비 및 지원

1) 호흡정지 또는 심정지가 있으면 프로토콜에 따라 기본 소생술(BLS)와 전문소생술(ALS)를 실시

2) 지시에 따른 심장 모니터링 및 맥박 산소측정기 모니터링 시작

3) 가능하다면 모든 손상을 촬영

a) 아동의 이름을 명시하여 촬영

b) 사진의 날짜 명시

c) 사진의 신체 위치 명시; 크기나 손상의 유형을 밝히기 위해 자 또는 색도 차트 추가 가능

d) 손상 부위를 세 차례 촬영

(1) 전체 신체에서 손상과 손상부위를 알 수 있도록 먼 거리에서 촬영

(2) 손상 근접 촬영

(3) 크기 추정이 가능하도록 측정자와 함께 촬영

4) 신체적, 법의학적 증거의 수집과 유지 돕기(30장 참조)

5) 학대와 관련된 손상 치료 돕기

6) 처방대로 흡인을 위한 위관 삽입 및 흡인기 연결

7) 처방대로 유치도뇨관 삽입

8) 적절한 조사 기관에 알림

9) 입원 또는 기타 안전한 환경 지원

10) 환자 노출

a) 다른 변형 또는 손상 여부 사정

11) 적절한 통증 척도를 이용하여 통증을 포함한 모든 활력징후 수집

e. 처방에 따른 약물 투여

1) 처방된 프로토콜별 전문소생술(ALS) 약물

2) 처방된 비마약성 진통제

3) 처방된 마약제

4) 항생제

5) 파상풍 예방접종

4. 평가와 지속적 감시

a. 의식 수준

b. 혈역학적 상태

c. 호흡음과 맥박 산소측정

d. 심박동과 리듬

e. 통증 감소

f. 섭취 및 배설량

B. 노인 학대/방치 (ELDER ABUSE/NEGLECT)

학대 당한 노인이 응급실에 있을 수 있다. 응급 의료 전문가들은 학대의 미묘한 신호를 잘 알아야 한다. 노인 학대는 적어도 60세 이상의 사람에게 신체적, 감정적, 정신적 혹은 재정적 손해를 입히는 모든 행동이나 방치를 말하며, 다양한 위험요인들([표 3-5])에서 기인하는 몇 가지 유형([표 3-4])으로 분류된다. 성적 학대나 폭력 사례에 대한 통계는 과소평가 되어 있으며, 배우자나 가족 구성원이 가해자인 경우가 흔하다.

미국의사협회에서는 징후가 보이지 않더라도 일상적으로 노인들에게 학대에 대하여 질문하도록 권고하고 있다. 질문은 객관적이어야 하고, 직접적으로 묻고 위협적이지 않아야 한다. 즉각적인 처치, 장기적인 평가와 관리, 교육, 예방을 포함한 많은 요인들이 학대받은 노인의 관리와 연관된다. 중재는 오랜 시간이 걸릴 수 있다.

다학제팀(사회복지사, 의사, 간호사, 관리자 등)은 이러한 상황을 도울 수 있다. 목표는 노인에게 보다 만족스럽고 즐거운 삶을 제공하는 것이다. 즉각적인 처치는 신체의 학대 징후를 치료하고 환자의 안전을 보장하는 데에 중점을 둔다.

1. 사정

a. 주관적 자료 수집

1) 현병력/손상/주호소 [표 3-6]

a) 학대 내용 기록

(1) 학대/손상의 날짜와 시간

(2) 학대가 일어난 장소

(3) 학대 시 삽입 가능한 이물질 이용

b) 멍, 부은 자국, 열상, 묶인 흔적, 화상

c) 성병 혹은 생식기 감염

d) 다양한 치유 단계에 있는 손상들

e) 설명되지 않은 손상이나 병력과 일치되지 않는 손상들

f) 치료 지연

g) 환자와 보호자의 일치되지 않는 설명

h) 행동의 변화

2) 과거력

a) 최근 혹은 이전부터 가지고 있었던 질환

b) 가정에서 약물 혹은 알코올 사용/남용

c) 약물과 약물 이행

d) 약물 알레르기

e) 기타 알레르기

f) 면역 상태

b. 객관적 자료 수집

1) 신체적 검사

a) 전반적 외모

(1) 의식수준, 행동, 정서: 명료, 혼돈, 혼수, 공포감

(2) 흐트러지고 좋지 않은 위생 상태

(3) 영양실조: 생애 말기에 건강하지 못한 신체 상태 제외

(4) 보통에서 심각한 수준의 고통/불편감

b) 시진

(1) 다양한 치유 단계의 찰과상, 반상출혈, 혹은 열상

(2) 피부손상

(3) 건조한 점막

표 3-4 노인 학대의 유형

유형	내용
방치	보호자가 주거지, 음식, 물, 의류, 개인위생, 약품, 건강관리, 안전한 환경을 제공하는 것을 거부 혹은 불이행
자가 방치	노인 자신의 건강이나 안전을 위협하는 행동 정서적 혹은 정신적 언어폭력, 모욕, 위협, 굴욕을 포함하여 고통, 곤경, 통증을 가하려는 의도가 있는 의도적인 상호작용
신체적 학대	통증이나 손상을 야기하는 물리적 힘 사용: 때리기, 물기, 발로 차기, 누르기, 밀기, 흔들기, 꼬집기, 화상 입히기, 물건으로 치기; 부적절한 약물과 억제대 사용, 강제로 먹이기, 신체적 체벌 등도 포함
성적 학대	노인과의 합의하지 않은 성접촉 혹은 동의할 능력이 없는 노인과의 성접촉. 성폭행, 강간, 남색, 강요된 나체 노출 등 포함
재정적 학대	물질적 착취 혹은 재정적 착취로도 알려져 있으며, 노인의 돈, 펀드, 자산, 소유물 등의 불법적 혹은 부적절한 사용을 말함. 법적 문서(유언장 등)에 서명하도록 노인을 속이거나 강요하는 것, 법적 문서에 노인의 서명을 위조하는 것, 노인의 소유물이나 돈을 악용하거나 훔치는 것을 포함
유기	보호자가 노인을 의도적으로 버림

Department of Health and Human Services. National Center on Elder Abuse. (2015). Types of abuse. Retrieved from http://ncea.aoa.gov/FAQ/Type_Abuse/.

표 3-5 학대의 위험요인

위험요인
방치: 저소득, 나쁜 건강, 낮은 사회적 지지
정서적: 낮은 사회적 지지, 신체적 의존
신체적: 약물 남용, 정신 질환, 사회적 고립, 낮은 사회적 지지
성적: 낮은 사회적 지지, 이전의 트라우마 사건
재정적: 능력 상실
간호 시설의 위험 요소: 학대 방지 정책 부재, 직원 부족, 높은 이직률, 거주자 과포화

표 3-6 노인 학대에 관한 질문

질문
신체적 학대: 살면서 안전하다고 느낍니까? 집에서 누군가가 당신을 다치게 합니까?
정신적 학대: 당신의 약물 복용을 돕는 사람이 있습니까? 집에서 누군가를 두려워합니까?
성적 학대: 당신의 동의 없이 누군가가 당신을 만집니까? 누군가 당신이 원하지 않는 것을 하도록 한 적이 있습니까?
방치: 누가 당신의 식사를 준비합니까? 당신은 자주 혼자 있습니까?
재정적 학대: 당신의 돈이나 재산은 누가 관리합니까? 당신이 이해하지 못하는 서류에 서명한 적이 있습니까?

(4) 욕창
c) 청진
(1) 폐음
(2) 심음
(3) 장음
d) 촉진
(1) 압통 부위
e) 타진
(1) 복부 장기의 고창음 대 탁음
2) 진단적 절차
a) 전혈구계산검사(complete blood count, CBC) 및 감별계산
b) 혈당(glucose), 혈액요소질소(BUN), 크레아티닌(creatinine)을 포함한 혈청 화학검사(serum chemistries)
c) 혈청과 소변의 독성 선별 검사
d) 요검사
e) 신체검진 결과에 따른 방사선 촬영
f) 머리 컴퓨터 단층 촬영
g) 심전도 검사

2. 분석: 감별 간호진단/협력적 문제

a. 비효과적 부정 (Ineffective denial)
b. 개인이나 가족의 비효과적 대처 (Ineffective individual and family coping)
c. 절망감 (Hopelessness)
d. 무력감 (Powerlessness)

3. 계획과 수행/중재

a. 기도, 호흡, 순환 유지(1장 참조)
b. 처방된 산소 공급
c. 처방된 정질용액/혈액제제/약물 투여를 위한 정맥로 확보
d. 의학적 중재 준비 및 지원
1) 호흡정지 또는 심정지가 있으면 프로토콜에 따라 기본소생술(BLS)과 전문소생술(ALS)을 실시
2) 처방대로 심장상태 및 맥박산소측정 모니터링 시작
3) 가능하다면 모든 손상을 촬영
a) 환자의 이름 명시하여 촬영
b) 사진의 날짜 명시
c) 사진의 신체 위치 명시; 크기나 손상의 유형을 밝히기 위해 측정자 또는 색도 차트 추가 가능
d) 손상 부위를 세 차례 촬영
(1) 전체 신체에서 손상과 손상부위를 알 수 있도록 먼 거리에서 촬영
(2) 손상 근접 촬영
(3) 크기 추정이 가능하도록 측정자와 함께 촬영
4) 신체적, 법의학적 증거의 수집과 유지 돕기(30장 참조)
5) 학대와 관련된 손상 치료 돕기
6) 처방대로 흡인을 위관 삽입 및 흡인 연결
7) 처방대로 유치도뇨관 삽입
8) 환자 노출
a) 다른 변형 또는 손상 여부 사정
9) 통증 척도를 이용하여 통증을 포함한 모든 활력징후 수집
10) 적절한 조사기관에 보고
11) 입원 또는 기타 안전한 환경 지원
e. 처방에 따른 약물 투여
1) 프로토콜에 따른 전문소생술(ALS) 약물
2) 비마약성 진통제
3) 마약성 진통제
4) 항생제
5) 파상풍 예방접종
f. 환자 교육
1) 집에 돌아갈 경우 환자의 안전 여부를 결정
2) 환자가 정신적으로 안정적이고 더 이상의 중재를 거절할 경우 집으로 돌아가는 것을 허가
3) 법원의 보호 명령을 얻기 위한 논의

4. 평가와 지속적 감시

a. 의식 수준
b. 혈역학적 상태
c. 호흡음와 맥박산소측정
d. 심장 박동수와 리듬
e. 통증 감소
f. 섭취 및 배설량

C. 친밀한 상대에 의한 폭력 (가정 폭력)
(INTIMATE PARTNER VIOLENCE (DOMESTIC VIOLENCE))

친밀한 상대에 의한 폭력은 가해자가 친밀하거나, 연인이거나, 결혼한 사람에게 피해를 주는 것으로서 성관계와 연관이 있을 수도 있고 그렇지 않을 수도 있다. 이 폭력은 성적, 정신적, 혹은 신체적인 피해를 끼칠 수 있으며, 이성 혹은 동성 연인 사이에 일어날 수 있다. 이런 유형의 폭력은 남녀노소 모두에게 일어나고, 또한 모든 사회경제적인 집단 내에서 발생한다.

친밀한 상대에 의한 폭력은 신체적 폭력, 정신적 학대, 그리고 교감이 없는 성행위의 유형으로 구성된다. 이 폭력은 신체적 혹은 사회적 격리와 관련될 수도 있다.

1992년 이래로, 공동위원회(The Joint Commission)는 병원이 가정 폭력의 프로토콜과 훈련 지침을 개발하여 시행하는 것에 대한

인증을 추구하도록 요구해왔다. 이것은 병원과 클리닉이 일상적으로 가정 폭력을 선별하도록 요구하는 것을 포함한다. 학대에 대한 인식에는 높은 수준의 의심이 필요하다.

1. 사정

a. 주관적 자료 수집

1) 현병력/손상/주호소 [표 3-7]
   a) 학대 날짜와 시간
   b) 학대가 일어난 장소
   c) 학대에 이물질 삽입이나 다른 무기의 사용
   d) 심계 항진, 흉통
   e) 호흡곤란
   f) 복통
   g) 이유가 밝혀지지 않거나 과거력과 모순된 손상
   h) 생식기의 분비물과 출혈
   i) 가정에서 약물이나 알코올 남용
   j) 우울증, 자살 생각
2) 과거력
   a) 최근 혹은 이전에 있었던 질병/질환
   b) 이전의 학대 사건
   c) 자해
   d) 약물
   e) 약물에 대한 알레르기
   f) 기타 알레르기
   g) 면역 상태

b. 객관적 자료 수집

1) 신체 검사
   a) 전반적 외모
      (1) 의식수준, 행동, 정서: 명료에서 혼수까지, 분노, 공포, 불안
      (2) 중정도에서 심각한 정도의 고통/불안
   b) 시진
      (1) 손상
         (a) 반상출혈, 점상출혈
         (b) 상하지의 손상
         (c) 다수의 손상
         (d) 손톱 자국, 담배에 의한 화상, 밧줄로 인한 상해, 깨문 자국, 맞은 자국, 모양이 있는 자국들
         (e) 결막하출혈
         (f) 상지의 방어적인 상처나 손상
   c) 청진
      (1) 폐음
      (2) 심음
      (3) 장음
   d) 촉진
      (1) 압통 부위
   e) 타진
      (1) 복부 장기의 고창음 대 탁음
2) 진단적 절차
   a) 전혈구계산검사(complete blood count, CBC) 및 감별계산
   b) 전반적인 대사 검사
   c) 요검사; 가임기 여성 환자에 대한 임신 검사
   d) 단순 방사선 촬영은 신체검진 결과에 따라 결정

표 3-7 병력 수집의 측면

병력 수집 시 고려사항

가해자가 환자와 응급실에 동행할 수 있다.
가해자는 환자를 혼자 있게 하거나 질문에 대답하는 것을 거절할 가능성이 있다.
통역사가 필요한 경우 통역사는 환자나 용의자의 가족 구성원이 아니어야 한다.

병력 수집 시 질문해야 하는 내용

당신은 누군가에 의해 맞거나, 발로 차이거나, 주먹질 당한 적이 있습니까?
당신이 안전하지 않다고 느끼게 하는 사람이 이전에 관계가 있던 상대입니까?
현재의 관계에서 안전하다고 느낍니까?
당신의 상대가 성행위를 강요합니까?

2. 분석:감별 간호진단/협력적 문제

a. 비효과적 부정 (Ineffective denial)
b. 개인이나 가족의 비효과적 대처 (Ineffective individual and family coping)
c. 절망감 (Hopelessness)
d. 무력감 (Powerlessness)
e. 자해 (Self-mutilation)
f. 자살 생각 (Suicidal thoughts)

3. 계획과 수행/중재

a. 기도, 호흡, 순환 유지(1장 참조)
b. 처방대로 산소 공급
c. 필요한 만큼의 정질용액/혈액제제/약물 투여를 위한 정맥로 확보
d. 의학적 중재 준비 및 지원
   1) 호흡정지 또는 심정지가 있으면 프로토콜에 따라 기본소생술(BLS)와 전문소생술(ALS)을 실시

2) 처방대로 심장 및 맥박산소측정 모니터링 시작
3) 가능하다면 모든 손상을 촬영
a) 환자의 이름 명시하여 촬영
b) 사진의 날짜 명시
c) 사진의 신체 위치 명시; 크기나 손상의 유형을 밝히기 위해 측정자 또는 색도 차트 추가 가능
d) 손상 부위 세 차례 촬영
(1) 전체 신체에서 손상과 손상부위를 알 수 있도록 먼 거리에서 촬영
(2) 손상 근접 촬영
(3) 크기 추정이 가능하도록 측정자와 함께 손상 촬영
4) 신체적, 법의학적 증거의 수집과 유지 지원(30장 참조)
5) 학대와 관련된 손상 치료 지원
6) 처방대로 흡인을 위한 위관 삽입 및 흡인기 연결
7) 처방대로 유치도뇨관 삽입
8) 환자 노출
a) 다른 변형이나 손상 사정
9) 통증 척도를 포함한 모든 활력징후 수집
10) 적절한 조사기관에 보고
11) 입원 또는 기타 안전한 환경 지원

e. 처방에 따른 약물 투여
1) 프로토콜에 따른 전문소생술(ALS) 약물
2) 비마약성 진통제
3) 마약성 진통제
4) 항생제
5) 파상풍 예방접종

f. 환자 교육
1) 환자와 아이들에게 위험성 명시
2) 환자의 안전, 안전 탈출 계획, 다른 선택지에 대한 논의
3) 학대 받아도 되는 사람은 없다는 점을 환자에게 상기시킴
4) 기관 변호 서비스 제공
a) 보통 보호소나 가정폭력 대응 기관
b) 기관의 절차에 의거하여, 변호사는 응급 부서에 응답하거나 비상연락망을 가지고 있어야 함: 국가 가정폭력 긴급전화
5) 환자에게 가정 폭력이 증가할 수 있음을 알림
6) 보호소 위탁, 법적 조치, 상담 제공

4. 평가와 지속적 감시

a. 의식 수준
b. 혈역학적 상태
c. 호흡음과 맥박산소측정
d. 심장 박동수와 리듬
e. 통증 감소
f. 섭취 및 배설량

D. 성폭행 (SEXUAL ASSAULT)

성폭행은 상대방이 동의하지 않았는데 따르도록 강요한 모든 종류의 성적 활동이다. 정신적 강압이나 신체적 강요 모두 성폭행의 일부가 될 수 있다. 강간은 가해자가 피해자를 지배하고 조종하는 수단이다. 모든 연령대의 여성, 남성들이 성폭행의 피해자가 되어왔다.

인신매매는 현대의 노예제도이다. 성밀매는 양성의 모든 연령대의 피해자를 포함한다. 성폭행 피해자와 인신매매 피해자들은 갖가지 무수히 많은 호소로 응급실에 올 수 있다. 모든 환자들이 성폭행이나 인신매매의 피해자가 된 것을 쉽게 인정하지는 않는다. 따라서, 간호사는 환자가 성폭행을 당했는지 결정하기 위해 환자를 사정하고 세심한 질문을 할 책임이 있다. 모든 응급 팀원은 개인적 판단을 하지 않는 태도로 환자와 의사소통해야 한다. 긍정적인 병원 경험은 환자의 신체적, 정신적 회복에 중요한 영향을 끼친다. 모든 성폭행 피해자는 완전하고 상세한 신체검사와 성폭행 법의학적 검사에 동의할 기회를 가져야 한다.

환자가 비록 수사관에게 아무 것도 진술하지 않겠다고 하더라도, 의료진은 법적으로 보고해야 할 의무가 있음을 환자가 알도록 해야 한다. 미성년자의 법의학적 검사의 필요성도 결정되어야 한다.

1. 사정

a. 주관적 자료 수집
1) 현병력/손상/주호소
a) 폭행의 날짜와 시간
b) 폭행이 일어난 장소
c) 폭행시 이물질 삽입이나 다른 무기의 사용
d) 지난 5일 이내 합의 하의 성교(질, 구강, 직장)
e) 폭행 이후의 위생
(1) 목욕, 샤워, 질 세척
f) 기억/의식의 소실
g) 자발적인 약물이나 알코올 사용
h) 원하지 않은 약물(마약) 사용
(1) 플루니트라제팜(로히피놀[Rohypnol]), 케타민, 감마-하이드록시부틸산(GHB) 등 "데이트강간" 약물: 약물 검사를 위한 프로토콜을 따름
(2) 알코올, 벤조다이아제핀, 디펜하이드라민 등 다른 흔한 데이트 강간 약물 사용
i) 환자가 가해자에게 가한 상해
j) 가해자에 의한 피임 도구/윤활제 사용
2) 과거력
a) 현재 혹은 이전에 있던 질병/질환
b) 최근의 부인과/산과/비뇨기과 질환/손상

(1) 마지막 정상 생리 시기

c) 약물 (피임약 포함)

d) 약물 알레르기

e) 기타 알레르기

f) 면역 상태

b. 객관적 자료 수집

1) 신체 검사

a) 전반적 외모

(1) 의식수준, 행동, 정서: 명료에서 혼수까지, 울음, 공포, 진정

(2) 중정도에서 심각한 정도의 고통/불안

b) 시진

(1) 찰과상

(2) 열상

(3) 반상 출혈 부위: 빨아들인 상처(흔히 "키스마크")

(4) 깨문 자국

(5) 손가락 (손톱) 자국

(6) 생식기/회음부 열상, 찰과상, 반상출혈

(7) 엉덩이 부분: 열상, 찰과상, 반상출혈

c) 청진

(1) 폐음

(2) 심음

(3) 장음

d) 촉진

(1) 압통 부위

e) 타진

(1) 고창음

(2) 탁음

2) 진단적 절차

a) 전혈구계산검사(complete blood count, CBC) 및 감별계산

b) 요검사; 가임기 여성의 임신 검사

c) RPR 검사(매독 검사)

d) 혈청 및 요 독성 선별검사

e) 기타 정책에 의해 처방되는 검사들

(1) 법의학적 평가를 위한 혈액 채취(DNA, ABO 혈액형)

(2) 기초 임질 및 클라미디아 검사

(3) 성 매개 질환의 예방적 치료가 적절하게 대체될 수 있음

(4) 기본적인 인간 면역결핍 바이러스(HIV)/간염 검사

f) 교광등(alternate light source): 자외선 신체 스캔

(1) 형광 부분이 정액일 수 있음

(2) 형광 부분 면봉 채취

g) 증거 수집(30장 참조)

(1) 환자의 옷: 비닐이 아닌 종이 가방에 보관

(2) 구강, 생식기(회음부), 음경, 직장 검사 시 면봉/슬라이드 사용

(3) 사진(35 mm 및/또는 질경 검사)

2. 분석:감별 간호진단/협력적 문제

a. 강간 상해 증후군 (Rape trauma syndrome)

b. 외상 후 증후군 (Post-trauma syndrome)

c. 피부 통합성 장애 (Impaired skin integrity)

d. 비효과적 대처 (Ineffective coping)

e. 불안 (Anxiety)

3. 계획과 수행/중재

a. 기도, 호흡, 순환 유지(1장 참조)

b. 처방된 산소 공급

c. 필요한 만큼의 정질용액/혈액제제/약물 투여를 위한 정맥로 확보

d. 의학적 중재 준비 및 지원

1) 도착 시점부터 모든 치료 과정 중에 환자의 사생활 보호

2) 폭행과 관련된 손상 치료 지원

3) 법의학적 검사 지원(30장 참조)

a) 모든 증거는 법에 따라 수집하고 표시한다.

(1) 환자의 이름

(2) 의료 기록 번호

(3) 날짜, 시간

(4) 채취/수집물 출처

(5) 간호사 서명

b) 법에 따라 모든 면봉이나 슬라이드 표본들은 건조시킨 후 포장한다. 증거들을 보관하기 위해 면봉 상자, 슬라이드 캐리어, 그리고 봉투를 사용하여야 한다. 모든 증거들은 수사기관에 전달되기 전까지 간호사의 관리 하에 보관한다.

(1) 증거물 키트 안에 수분기 있는 면봉이 있는 경우 증거물 키트 바깥쪽 라벨을 붙임

c) 가능하면 환자가 종이 시트 위에 서서 옷을 벗게 하고, 각각의 옷은 별도의 종이 가방에 넣어 라벨을 붙이고 밀봉한다.

d) 정책에 따라 사진 수집(35 mm 및/또는 질경검사)

e) 손톱 할퀸 증거

(1) 손톱 밑의 물질을 채집하기 위해 끝부분이이 면으로 된 어플리케이터, 깨끗한 이쑤시개, 혹은 매니큐어 스틱 사용. 왼손과 오른손에 사용한 어플리케이터 등 도구들은 각각 다른 봉투에 넣음

f) 구강 증거
(1) 손상이나 미세 증거의 존재를 검사
(2) 정책에 따라, 구강성교가 이루어졌다면 정액을 면봉 채취한다. 면봉을 이용한 건조 슬라이드를 준비하고 어느 면봉이 어느 슬라이드를 만드는데 사용되었는지를 표시
(3) 참조 표본(reference sample)을 위해 구강 면봉 채취를 할 수 있다. 면봉이 흠뻑 젖을 때까지 환자의 볼 점막에 위치시킨다.

g) 음모(pubic hair) 증거
(1) 종이 시트를 엉덩이 아래에 놓는다. 빗이나 부드러운 붓으로 외부의 털이나 물질 들을 빗어내려 제거한다. 이전에 그 부위를 면도했다면 증거 테이프를 사용할 수도 있다. 종이 시트를 빗이나 붓, 채집된 털과 함께 접어 봉투에 넣는다.
(2) 참조 표본: 음부의 서로 다른 두 부분에서 대략 20~30개의 털을 뽑거나 당기거나 피부 가까이서 잘라낸다.

h) 골반 검사 증거
(1) 모든 외부 물질이나 달라붙은 머리카락과 털을 수집한다.
(2) 정책에 따라 생식기 면봉 채취. 면봉은 건조 슬라이드 표본을 만들기 위해 사용된 다. 폭행으로부터 48시간 이상의 시간이 지났다면, 자궁 면봉 채집도 고려한다.
(3) 운동성이 있거나 없는 정자의 존재를 현미경 관찰하기 위한 습윤 슬라이드 표본을 준비한다.

i) 항문/직장 검사 증거
(1) 모든 외부 물질이나 달라붙은 머리카락과 털을 수집한다.
(2) 질이나 음경의 표본을 채취하고 외부 물질들이 수집된 후에 회음부를 세척한다.
(3) 항문 면봉 채취: 정책에 따라 처방된 슬라이드를 준비한다.

j) 외부생식기(남성)
(1) 음경 면봉 채집: 면봉들을 함께 잡고 균일한 표본 채취를 위해 면봉을 회전시키면서 귀두, 음경, 음경 기저부를 면봉 채취한다.

e. 검사 후에 환자에게 샤워 제안

f. 처방에 따른 약물 투여

1) 항생제: 질병관리본부의 가이드라인에 따라 성 매개 질환 예방한다. 고위험에 노출된 경우 HIV 약물을 포함한다.
2) 폭행 이후 72시간 이내 사후피임약을 투여하고 방법은 다음과 같다.
 a) 무방비한 성 접촉 이후 각 용량 당 0.75 mg의 레보놀제스트렐(levonor-gestrel)이 들어있는 white pill 한 알을 복용하고 12시간 후에 추가 복용
 b) 임신 예방 약물 투여 전에 검사에서 임신 검사 음성 기록이 있어야 함
 c) 진토제를 같이 처방했는지 확인

g. 증거물 관리의 연속성 보장

1) 수사관에게 포장된 옷들을 직접 전달한다.
2) 수집된 모든 증거들을 캐리어나 박스에 모아서 수사관에게 직접 전달한다. 간호사는 박스와 서류에 증거가 수집된 날짜/시간과 증거 박스가 수사관에게 전달된 날짜/시간을 표시해야 한다. 수사관은 증거 박스에 날짜와 시간을 확인하고 서명한다.

h. 환자/가족 교육

1) 환자가 회복될 수 있도록 지지
2) 근거 없는 믿음과 오해를 없앰
 a) 누구도 다른 사람을 폭행할 권리가 없음
 b) 환자가 공격을 유발한 것이 아님
  (1) 피해자 본인이 하거나 하지 않은 행동으로 인해 폭행이 일어난 것이 아님
3) 1~2주 이내 1차 건강관리기관에서 추후관리
4) HIV와 간염 검사에 대한 정보 제공
5) 후속조치로 피해자 변호사와 통화

4. 평가와 지속적 감시

a. 혈역동학적 상태
b. 감정 상태
c. 통증 감소

4장

격리와 개인보호구

Isolation and Personal Protective Equipment

Anna M. Valdez, PHD, RN, CEN, CFRN, CNE, FAEN

주요 주제

전반적 전략
감염병 발견 및 관련 증상과 징후
손 위생
개인용 보호구의 사용
환자 격리
알림, 기록, 의사소통

개인용 보호구
장갑
보호 덮개/가운/방호복
외과용 및 시술용 마스크
얼굴과 눈 보호
호흡기 보호
개인용 보호구 착용
환자 관리 중 개인용 보호구의 안전한 사용
개인용 보호구 벗기

감염원의 전파 방지를 위한 예방책
표준 주의
전파경로별 주의 및 격리
보호 주의

조직의 감염관리 권고
행정적 조치

Ⅰ. 전반적 전략 General Strategy

잠재적인 전염병을 가진 환자의 식별은 최초의 환자 접촉에서 시작한다. 감염병의 조기 식별, 적절하고 시의적절한 개인용 보호구(protective personal equipment, PPE) 사용, 적절한 격리, 그리고 효과적인 의사소통은 알려진 또는 잠재적인 감염병을 지닌 환자의 관리에 필수적인 요소이다.

A. 감염병 발견 및 관련 증상 및 징후 (DETECTION OF INFECTIOUS ILLNESS AND RELATED SIGNS AND SYMPTOMS)

1. 일차 · 이차 사정/소생술(1장 참조)
2. 초점 사정(13장 참조)

B. 손 위생 (HAND HYGIENE)

1. 의료계 종사자들의 손은 임상 환경에서 전염의 가장 흔한 경로이다.
2. 손 위생은 감염의 전파를 줄이는 데에 가장 효과적인 하나의 방법이지만, 의료계 종사자들의 손 위생 이행 수준은 낮다.
3. 손 위생은 환자 접촉 전후 혹은 잠재적으로 오염된 표면과의 접촉 전후, 모든 임상적 시술 이전에, 그리고 개인용 보호구를 제거한 후 어느 때이든 이루어져야 한다.
4. 환자 접촉 혹은 환자의 환경과의 접촉 전후에 물과 비누 혹은 알코올 성분의 제품으로 손을 씻는다.
   a. 눈에 띄게 더러운 게 묻거나 *Clostridium difficile* 오염과 접촉하였을 가능성이 있을 때 물과 비누로 손을 씻는다.
      1) 일상적인 손 씻기는 15~60초간 시행한다[그림 4-1].
      2) 손에 물을 묻힌다.
      3) 손 전체 표면을 덮을 만큼 충분히 비누를 묻힌다.
      4) 손바닥, 손등, 손가락 사이를 포함한 모든 손 표면을 힘차게 문지른다.
      5) 손을 물로 헹군다.
      6) 손을 완전히 말린다.
      7) 손이 닿지 않게 혹은 필요하다면 일회용 종이타월을 사용하여 수도꼭지를 잠근다.
   b. 환자 접촉 전후나 환자가 만진 부분과의 접촉 전후로 알코올 성분의 제품을 사용한다(*Clostridium difficile* 오염과의 노출 혹은 잠재적 노출은 예외이다. 이 때는 물과 비누로 손을 씻는다).
      1) 손바닥에 알코올 성분 제품을 바른다
      2) 손바닥, 손등, 손가락 사이를 포함한 모든 손 표면을 15~30초간 문지른다.
      3) 손이 마르도록 둔다.

눈에 띄는 오염이 있을 때에는 손을 씻자! 그렇지 않은 경우, 손 문지르기를 사용

전체 과정 소요 시간: 40~60초

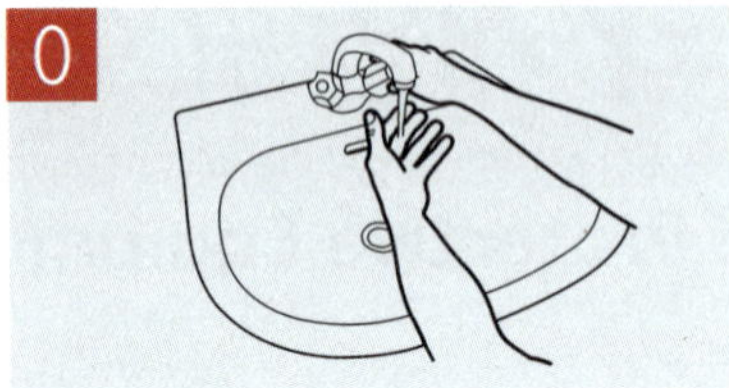

손에 물을 묻힌다.

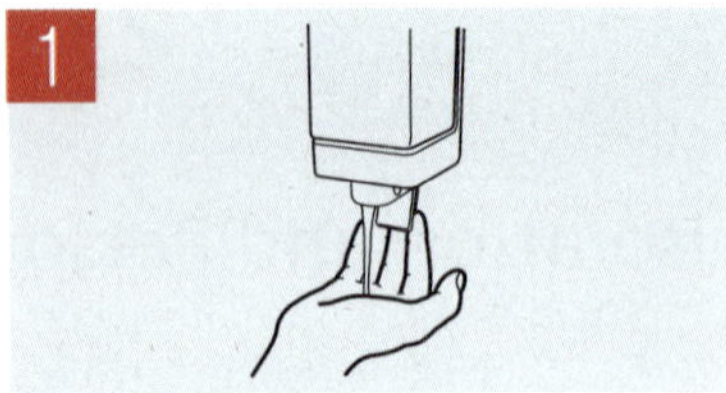

손의 모든 표면을 덮도록 충분히 비누를 바른다.

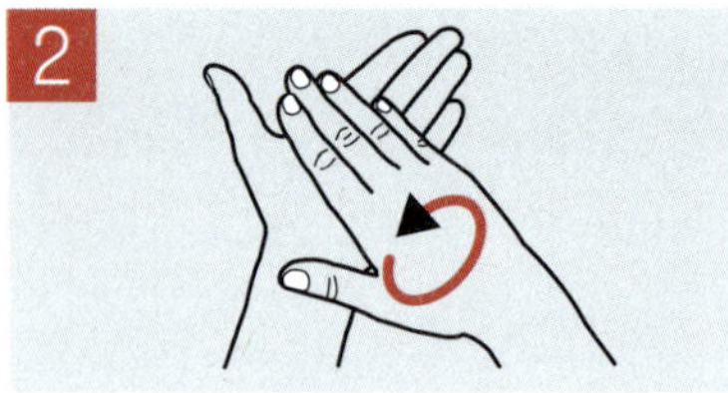

손바닥끼리 문지른다.

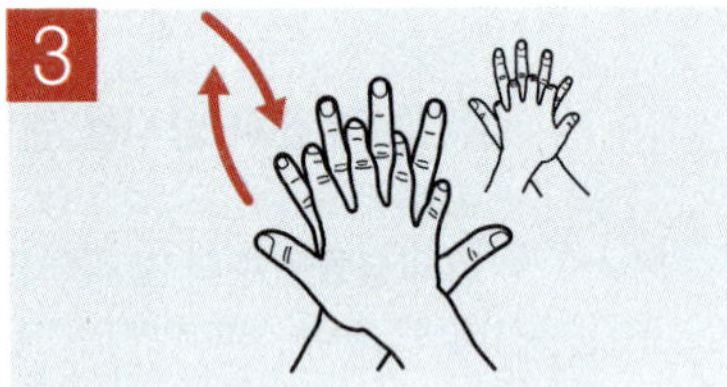

오른 손바닥으로 왼쪽 손등을 덮고 손가락 사이를 문지른다. 반대로도 실시한다.

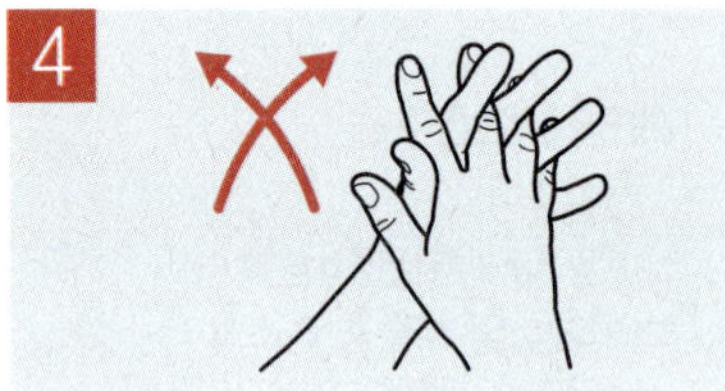

손바닥끼리 맞대고 손가락 사이를 문지른다.

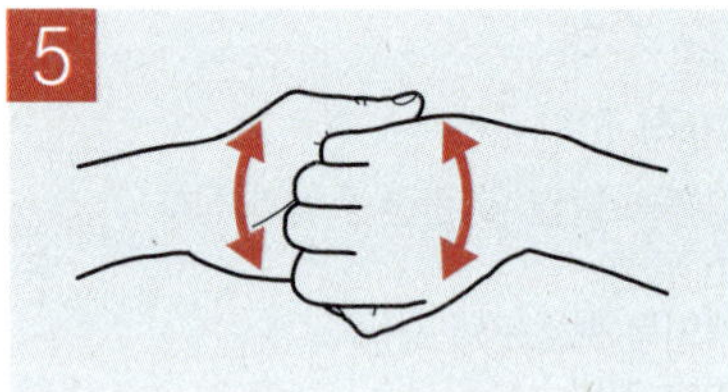

손을 서로 맞잡고 손가락 뒷면을 손바닥에 문지른다.

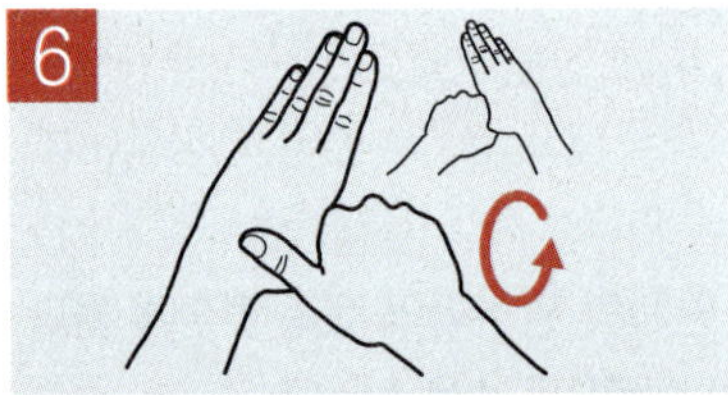

오른 손바닥으로 왼손의 엄지를 잡고 돌리면서 문지른다. 반대로도 실시한다.

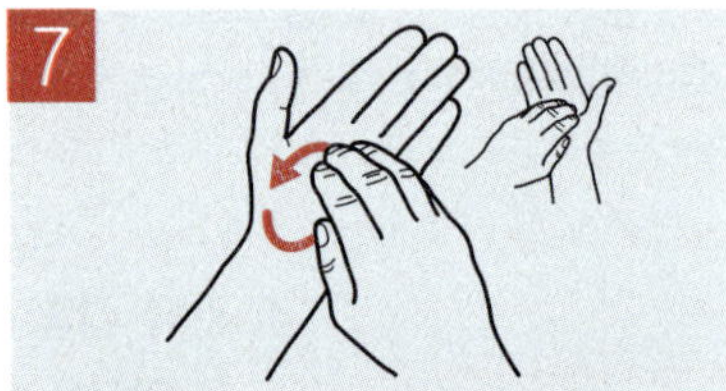

오른 손가락으로 왼손 손바닥을 원을 그리며 문지른다. 반대로도 실시한다.

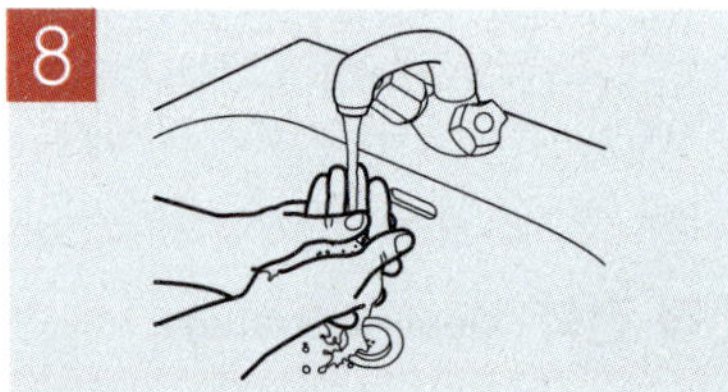

물로 손을 헹군다.

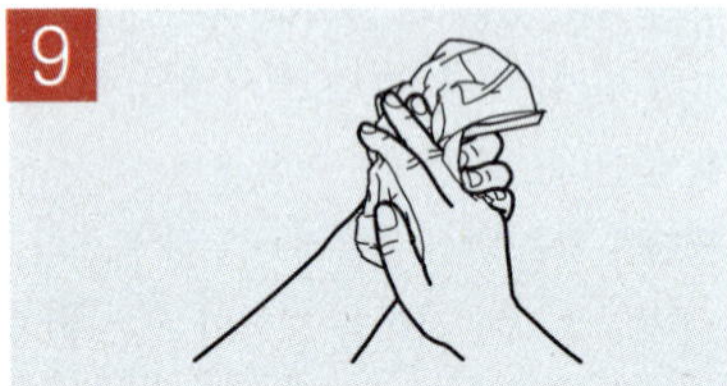

일회용 종이타월로 손을 완전히 말린다.

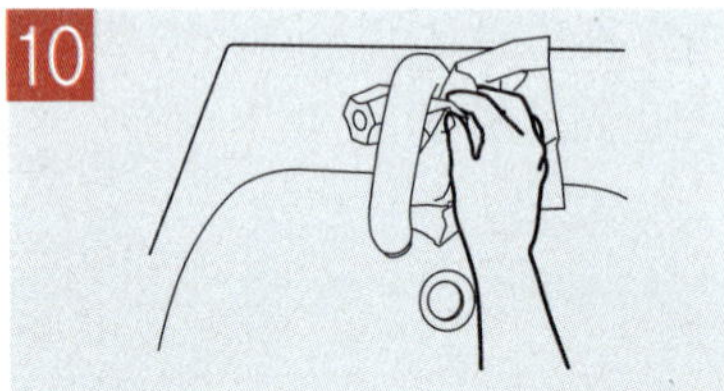

수도를 잠글 때 일회용 종이타월을 사용한다.

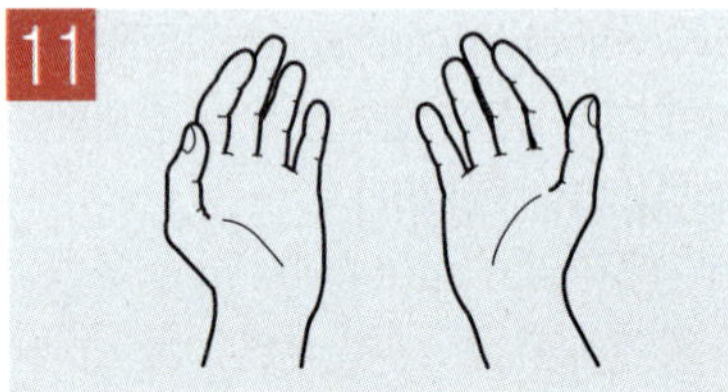

이제 손은 안전하다!

World Health Organization | Patient Safety A World Alliance for Safer Health Care | SAVE LIVES Clean **Your** Hands

May 2009

그림 4-1 어떻게 손을 씻을까?

5. 손톱이 짧게 다듬어진 상태로 유지하고, 손톱 연장 제품을 사용하지 않는다.

C. 개인용 보호구의 사용 (USE OF PERSONAL PROTECTIVE EQUIPMENT)

1. 잠재적인 전파 방식을 결정한다.
2. 아래 내용에 기초하여 적절한 보호구를 선택한다.
   - a. 예상되는 노출의 방식: 튀기, 뿌리기, 접촉, 격리 주의의 범주
   - b. 내구성과 업무 적절성
   - c. 착용자 적합성/의료적 견고성
   - d. 필요한 개인용 보호구에 대한 훈련/역량
3. 환자가 마스크 착용을 견딜 수 있다면 병원 방침에 따라 기침을 하는 환자를 위한 마스크를 준비한다(감시가 없는 아동에게는 적절하지 않을 수 있다).

D. 적응증이 되는 경우 환자 격리 (ISOLATE PATIENT IF INDICATED)

1. 적절한 격리 공간에 환자를 위치시킨다.
2. 시설 정책이나 격리가 필요하지 않다는 진단 검사 결과에 따라 중지될 때까지 격리를유지한다.

E. 알림, 기록, 의사소통 (NOTIFICATION, DOCUMENTATION, AND COMMUNICATION)

1. 다른 의료인들에게 결과을 알린다.
   - a. 고위험성 결과임을 환자 관리와 관련된 다른 의료인들에게 구두 보고
   - b. 정책에 따라 전파경로별 주의 수준을 나타내기 위한 신호체계 사용
2. 관리, 격리 수준, 표준 혹은 전파경로별 주의 사용을 기록한다.
3. 처방에 따라 감염 관리부서, 병원이나 지방의 공공 건강 부서의 요원 혹은 다른 관련된 요원에게 알린다.

II. 개인용 보호구 Personal Protective Equipment

미국 산업안전보건청(Occupational Health and Safety Administration, OSHA)은 개인용 보호구를 "감염 물질로부터의 방어를 위해 입는 특별한 의복이나 장비"라고 정의한다. 개인용 보호구는 피부, 기도, 점막, 의복을 보호하기 위해서 고안된다. 응급 간호사는 개인용 보호구를 어디에서 얻을지, 필요한 예방책의 유형에 따라 적절한 보호구를 어떻게 선택하는지에 대하여 잘 알아야 한다. 개인용 보호구 선택, 사용, 제거, 처리와 관련하여 기관의 정책과 과정을 따르는 것은 중요하다. 응급 간호사도 보호구를 입고 벗는 과정과 넓은 범위의 개인용 보호구를 입은 상태로 복잡한 관리 상황에서 일하는 것을 포함해서 개인용 보호구의 사용을 연습할 필요가 있다. 전반적인 목표는 적절한 개인용 보호구 사용으로 의료 환경에 있는 모든 사람의 안전을 향상하는 것이다.

적절한 개인용 보호구 사용은 예상되는 노출 수준에 대한 위험도 평가와 필요한 보호에 기반한다. 장갑, 마스크, 호흡기 보호구, 보호 가운, 눈 보호구, 안면 가리개, 그리고 발싸개 등을 포함하며 여기에 국한되지 않는 많은 종류의 개인용 보호구가 있고, 이것들은 위험 정도에 따라 단독으로 혹은 조합되어 사용된다.

A. 장갑 (GLOVES)

1. 장갑은 보호자와 환자 모두를 보호하기 위해 사용된다.
   - a. 의료 종사자의 몸에 개방성 상처가 있으면 시설 정책을 따른다.
2. 혈액, 체액, 손상된 피부, 점막, 환자의 땀 및 오염되었을 가능성이 있거나 눈에 띄게 더러워진 장비 및 표면을 포함한 기타 잠재적인 감염성 물질과의 접촉이 예상될 때 장갑을 사용한다.
3. 감염되었거나 접촉 경로를 통해 전파되는 병원체가 집락화되어 있는 환자와 직접적인 접촉을 할 때 반드시 장갑을 착용한다(전파경로별 주의 참조).
4. 잘 맞는 장갑은 일상적인 환자 관리 상황에서 적절한 방어막을 제공한다.
5. 고위험 환자와 마주할 때 두 겹으로 장갑을 끼는 것이 요구될 수 있다.
6. 장갑은 일회용이며 다음과 같은 환자와 접촉 시 즉시 버린다.
   - a. 한 명 이상의 환자를 돌보거나 한 환자에게 하나 이상의 시술을 할 때 같은 장갑을 사용하지 않는다.
   - b. 장갑을 끼고 있을 때는 손 위생을 실시하지 않는다. 하지만 장갑을 벗는 과정에서 장갑의 오염을 제거하거나 환자를 돌보는 동안 보호구를 완전히 착용한 상태에서 장갑을 소독할 때는 예외이다(에볼라 감염 시 장갑 착용과 벗기 절차 참조).
   - c. 찢어지거나 구멍 뚫리거나 기타 손상을 입은 장갑은 즉시 교체한다. 오염 위험을 고려 하여 장갑을 교체하기 전에 알코올 손 소독제나 물과 비누로 손을 씻는다.
7. 장갑 사용
   - a. 알맞은 장갑의 유형 선택(기관의 정책과 절차에 따라 장갑을 선택하고 사용한다)

1) 비멸균 일회용품
a) 일상적인 관리와 멸균이 요구되지 않는 접촉의 경우에 사용한다.
b) 니트릴, 라텍스, 비닐을 포함한 다양한 재질로 만들어져 있다.
c) 비멸균 장갑의 유형을 선택할 때 필요한 보호의 유형(미생물, 화학물질, 독성 물질)과 라텍스 민감성 유무를 고려한다.
d) 장갑 선택과 라텍스 재질이 아닌 장갑의 필요에 대한 기관의 정책을 확인한다.
2) 멸균 장갑
a) 멸균 환경의 유지가 필요한 경우에 사용한다.
3) 장갑 재질
a) 비닐
b) 라텍스
c) 니트릴
d) 기타

b. 다용도 장갑
1) 환자 돌봄 활동이 아닌 경우에만 사용
a) 적절한 크기의 장갑을 선택한다.
(1) 안전을 위해 장갑은 너무 헐겁거나 꽉 끼지 않고 적절하게 맞아야 한다.
(2) 장갑은 최대 몇 시간 동안 사용이 가능하고 업무를 견딜 수 있도록 너무 쉽게 찢어지지 않는 품질이어야 한다.
b) 장갑 착용; 깨끗한 곳에서 더러운 곳으로
(1) 손이 장갑에 쉽게 들어갈 수 있도록 장갑의 손목 부분을 잡고 장갑을 착용한다.
(2) 다른 개인용 보호구와 함께 장갑을 착용할 때에는 보통 가장 마지막에 착용하며 보호 가운이나 작업복 위로 착용해야 한다.
c) 사용한 후 및 다른 깨끗한 공간이나 사람과 접촉하기 전에는 장갑을 즉시 벗는다(벗기 절차 참조).
(1) 손과 옷이 오염되지 않게 또는 장갑이 공기중으로 오염시키지 않도록 장갑을 조심스럽게 벗는다.
(2) 장갑을 낀 손으로, 다른 쪽 장갑의 손목 근처를 잡아서 오염된 부분이 안쪽으로 뒤집히도록 부드럽게 당겨서 벗는다.
(3) 장갑을 착용하고 있는 손으로 벗은 장갑을 잡는다.
(4) 장갑을 벗은 손의 손가락을 장갑을 낀 쪽 손의 장갑과 손목 사이로 넣는다.
(5) 처음에 벗은 장갑을 안쪽으로 접어 넣으면서 두 번째 장갑을 뒤집어 벗는다.
(6) 시설의 정책에 따라 두 개의 장갑을 모두 버린다.
d) 손 위생을 실시한다.
2) 일단 장갑을 끼면, 필요한 경우를 제외하고는 자신의 얼굴이나 다른 노출된 피부 표면, 다른 부분의 보호구, 혹은 주변 환경의 표면들을 만지지 않는 등 "접촉 오염"의 기회를 제한한다.

B. 보호 덮개/가운/작업복 (PROTECTIVE COVERS/GOWNS/COVERALLS)

1. 보호 덮개, 앞치마, 가운들은 일회용이며 환자와 가까운 접촉이 예상될 때, 체액이 튀거나 뿌려질 가능성이 있을 때, 표준주의와 전염경로별 주의의 적응증이 될 때 옷과 피부를 보호하기 위해 사용된다.

2. 일회용으로만 사용된다.

3. 가운, 앞치마, 작업복의 선택

a. 가운의 목적은 몸과 팔을 보호하는 것이다. 만약 몸만 보호할 필요가 있다면, 가운이나 앞치마를 사용한다.
b. 가운의 재료 내구성: 면과 합성물질 비교, 방수의 필요성
c. 청결 대 멸균: 멸균 혹은 청결한 환경인지에 따라 선택

4. 보호 덮개나 가운은 장갑과 함께 사용되거나 안면 보호구, 마스크, 호흡기 등 다른 개인용 보호구와 함께 사용된다.

5. 보호 덮개/가운/작업복 사용

a. 가운이나 다른 보호용 의복의 착용
1) 자유롭게 움직일 만큼 충분한 크기의 적절한 덮개나 가운을 선택한다.
2) 착용하기 전에 보호 가운에 찢어지거나 구멍 난 곳이 없는지 확인한다.
3) 몸의 전면과 팔을 완전히 덮도록(시설 정책 참조) 보호 덮개나 가운을 착용한다.
4) 보호 가운을 사용하는 경우 풀기 어렵거나 움직임이 제한되지 않을 정도로만 묶는다.

b. 가운/덮개 벗기(시설의 정책을 따름)
1) 깨끗한 곳의 오염을 방지하기 위해 환자의 방이나 지정된 탈의실을 떠나기 전에 보호 덮개/가운을 벗는다.
2) 보호 의복은 피부나 다른 옷의 오염을 방지할 수 있도록 벗어야 한다.
3) 먼저 오염된 장갑을 벗는다.
a) 안에 장갑이 더 있다면, 다음 단계로 넘어간다.
b) 장갑을 한 겹만 꼈다면, 다음 단계로 깨끗한 장갑을 낀다.
(1) 가운이나 덮개의 매듭을 푼다; 오염을 피하거나 파트너가 적절히 보호된 상태로 가운을 벗는 것을 도울 수 있다.

c) 어깨 앞쪽부터 말아 뒤집으면서 조심스럽게 가운을 벗는다. 가운의 오염된 표면이 안쪽으로 가도록 말아서 의복의 오염되지 않은 면이 닿지 않도록 한다.
d) 보호 덮개나 가운을 시설 정책에 따라 버린다.

C. 외과용 및 시술용 마스크 (SURGICAL AND PROCEDURE MASKS)

1. 마스크는 의료진과 환자들이 감염 물질과 직접적으로 접촉하는 것을 막기 위해 사용된다.
   a. 의료인이 호흡기 분비물, 튄/뿌려진 혈액이나 체액 등 잠재적으로 전염될 수 있는 물질에 노출되는 것을 방지하기 위해 사용하도록 고안되었다.
   b. 의료인이 멸균 시술을 하는 도중에 멸균 공간의 오염을 방지하기 위해서도 사용된다. 안면 보호구의 선택은 환자나 환자 접촉 상태에 따라 필요한 격리 주의에 의해 결정된다.
   c. 기침이나 재채기에 의한 감염성 호흡기 분비물의 잠재적인 노출을 방지하기 위해 환자에게 사용될 수도 있다.
2. 외과용 마스크는 밀봉이 완전히 되지 않고 에어로졸 입자를 막지 못한다. 그러므로, 공기매개의 병원체로부터 호흡기 보호가 되지 않는다.
3. 많은 종류의 외과용, 시술용, 격리용 마스크가 있다. 다양한 마스크가 제공하는 보호 유형과 그것들이 시설 정책에 따라 어떻게 이용되는지를 이해하는 것은 중요하다.
4. 개인 보호를 위한 마스크 사용
   a. 마스크는 묶어야 하거나, 고무밴드를 사용하거나, 귀에 걸 수 있는 고리가 있다.
   b. 특정한 입고 벗는 과정이 있는 경우 제조사의 지시나 시설 정책을 참고한다.
   c. 외과용, 시술용 마스크는 항상 꼭 맞아야 하고 입과 코를 완전히 덮어야 한다.
   d. 더러워졌거나, 젖거나, 찢어지거나 손상되면 마스크를 교체한다.

D. 얼굴과 눈 보호 (FACE AND EYE PROTECTION)

1. 고글이나 보호대를 포함한 얼굴과 눈의 보호구는 눈과 피부가 잠재적으로 감염성 물질에 접촉하는 것을 막기 위해 사용된다.
2. 혈액, 체액, 기타 감염성 물질이 튀거나 뿌려질 것이 예상될 때 사용한다.
3. 개인용 안경과 콘택트렌즈는 적절한 눈 보호구가 아니다.
4. 안면 보호구는 일반적인 일회용 도구이다. 하지만, 눈 보호구는 다시 사용할 수 있다.
   a. 재사용 가능한 도구는 사용 후 반드시 오염을 제거하거나 멸균한다.
5. 얼굴과 눈 보호구의 사용
   a. 제조사의 처방에 따라 장비를 착용한다.
   b. 안면 보호구와 눈 보호구는 사용 중 만지지 않아야 하고, 사용 후에는 제조사의 지침에 따라 즉시 제거하여 적절하게 버리거나 세척되어야 한다.
   c. 눈과 얼굴 보호구를 벗을 때 앞쪽 표면은 오염되었다고 생각해야 하며 장갑을 끼지않은 손으로 만지면 안 된다는 것을 기억한다. 오염된 장갑을 낀 손으로 얼굴보호구를 벗었을 때는 조치가 필요하다.

E. 호흡기 보호 (RESPIRATORY PROTECTION)

1. 호흡기 보호 마스크는 *Mycobacterium tuberculosis*나 *Neisseria meningitis* 등 공기 중의 감염원을 막기 위해 사용된다.
2. 호흡기 보호 마스크는 공기로 감염되는 질병이 있는 것으로 알려지거나 있을 가능성이 있는 환자와 접촉 시 반드시 사용하고, 삽관, 흡인, 기관지경 검사 등 호흡기 분비물이 공기 중에 분무되는 시술 중에 개인용 보호구로 착용한다.
3. 호흡기 보호에는 N-95, N-99, P-100 마스크 등 95% 이상의 여과가 가능한 마스크가 필요하다.
4. 미국에서 호흡기 보호는 산업안전보건청에 의해 규제된다.
   a. 고용주는 직원들의 건강을 보호하기 위해 적절히 맞는 호흡기 보호 마스크, 의학적 평가, 훈련을 무료로 제공해야 한다.
   b. 고용주는 호흡기 보호 계획을 세워야 하며, 업무에 배치할 때는 직원들에게 호흡기보호 마스크가 잘 맞는지 검사해야 한다. 적합 테스트는 마스크의 브랜드와 호흡기 보호 유형을 의료진이 일하는 환경에서 사용하기 전에 이루어져야 한다.
5. 호흡기 보호 마스크는 적절히 맞아야 하며 응급 간호사는 병원체에 무심코 노출되는 것을 막기 위해 마스크를 어떻게 알맞게 이용할지 훈련받아야 한다.
6. 환자 관리에서 사용되는 호흡기 보호 마스크에는 일반적으로 세 가지 종류가 있다.마스크는 제조사마다 다양하다. 마스크의 선택과 사용은 시설의 정책을 따른다.
   a. 안면부 여과식 방진마스크(Filtering face piece respirators)(가장 흔한 유형)

1) 공기 중의 입자를 95% 이상 여과 가능하다. 마스크 등급은 오일에 대한 저항성이 없으면 N, 저항력이 어느 정도 있으면 R, 완전히 저항하면 P를 포함한다(PPE 등급은 http://www.ede.gov/niosh/nppti/topics/respirators/factsheets/respsars.html 참고).
2) 비말과 에어로졸 크기의 입자를 공기에서 여과한다.
3) 입과 코 주변을 단단히 막기 위해 얼굴에 적절히 장착한다.
   a) 얼굴의 털은 완전한 밀봉을 방해한다.
   b) 확장된 사용을 위한 추천 가이드는 다음을 참고한다. https://www.cdc.gov/niosh/topics/hcwcontrols/recommendedguidanceextuse.html
4) 이들은 일회용 마스크이다.
5) 쉽게 접근할 수 있고, 일회용이고, 무동력이며, 소음이 없고, 최소한의 훈련으로도쉽게 사용 가능하다는 장점이 있다.
6) 얼굴의 밀봉이 새는 문제, 호흡 저항 증가, 착용자의 불편함, 적합 테스트의 필요성, 젖었을 때나 손상을 입었을 때나 구겨졌을 때 효과가 떨어지는 등의 단점이 있다.
7) Filtering face piece respirator (N-95 등)를 사용할 때 항상 제조사의 착용 및 벗는 지침을 따른다. 지침은 사용하는 마스크의 유형에 따라 다양하다.
   a) 적합 테스트 결과와 의학적 평가에 따라 적절한 크기의 마스크를 고른다.
   b) 마스크를 손의 끈이 바닥으로 가도록 손바닥에 놓는다.
   c) 마스크를 코와 입에 놓는다.
   d) 아래 끈을 당겨서 머리 위로 넘겨서 귀 밑으로 위치시킨다.
   e) 두 번째 끈을 머리 위로 당겨 정수리에 위치하도록 한다.
   f) 완전하게 막히도록 콧대를 따라 마스크의 코 부분을 만든다.
   g) 얼굴 부분이 막혔는지 확인하기 위해 양압과 음압을 가해본다.

b. 공기 정화 호흡기 보호 마스크
1) 무동력(nonpowered)
   a) 착용자의 호흡 노력에 의해 공기가 카트리지나 필터를 통해 흡입된다.
2) 동력 공기 정화 호흡기 보호 마스크(powered air purifying respirator, PAPR)
   a) 기류장치는 하나 이상의 필터를 통해 공기를 빨아들여 마스크를 쓰고 있는 사람에게 전달한다.
3) 사용 시 HEPA 필터의 장점에는 높은 수준의 호흡기 보호, 착용 검사가 필요없음, 착용자에게 더욱 간편함, 그리고 얼굴에 털이 있어도 안전하게 사용 가능함 등이 있다.
4) 단점에는 보관소가 있어야 하고 훈련이 더 요구되며 전원 공급을 위해 배터리가 충전상태로 유지되어야 하는 것 이외에도 의료행위를 방해할 수 있고, 발을 헛디디거나 넘어질 수 있으며, 소음으로 인한 의사소통 장애, 후드로 인해 말소리가 작아지는 점 등이 있다.
5) PAPR을 착용하기 위해서는 많은 단계와 상세한 훈련이 필요하다.

c. 공기 공급 호흡기 보호 마스크는 self-contained breathing apparatus (SCBA)와 supplied air respirators를 포함한다.
1) 두 종류 모두 가장 높은 수준으로 호흡기가 보호되면서 착용자가 호흡할 공기를 전달한다.
2) 사용 초기와 사용 중에도 많은 훈련이 필요하다.

7. 어떤 유형의 호흡기 보호 마스크도 항상 제조사의 지시와 시설 정책을 따른다.

8. 적절한 훈련, 의학적 평가, 장비 사용 연습 없이 호흡기 보호 마스크를 사용하지 않는다.

F. 개인용 보호구 착용 (DONNING PERSONAL PROTECTIVE EQUIPMENT)

1. 항상 환자와 접촉하기 전에 장비를 착용한다. 가급적 병실에 들어가기 전에 준비된 착용 장소에서 장비를 착용한다.

2. 감염원으로부터 보호받기 위해서는 개인용 보호구를 알맞게 착용해야 한다.

a. 가능하면 훈련된 관찰자가 착용 과정을 감시한다.

b. 착용과 벗기의 각 단계와 관련된 과정과 행동은 모두 노출을 피하기 위해 중요하므로, 훈련된 관찰자는 의료진에게 점검 사항의 각 단계를 큰 소리로 읽어주고 시각적으로 확인하며 과정이 알맞게 완료되었는지 기록한다. 훈련된 관찰자는 의료진이 착용과 벗기 과정을 지키는지를 확인할 유일한 책임을 지닌다. 관찰자는 시설 프로토콜에서 권고하는 모든 개인용 보호구에 대한 지식과 사용한 보호구를 어떻게 버리는지를 포함하여 착용 및 벗기에 대한 지식을 가지고 있어야 하며, 의료진에게 가이드와 권고 사항을 제공할 자격을 갖추고 있어야 한다.

3. 착용 전 활동
   a. 착용과 벗기 연습, 보호구를 착용한 상태로 일하는 연습을 포함한 개인용 보호구 사용에 대한 완전한 훈련과 능숙도 확인
      1) 상세한 훈련 가이드는 CDC 웹페이지에서 이용 가능(http://www.cdc.gov/vhf/ebola/hcp/ppe-training/index.html)
   b. 관련 있는 정책과 절차 확인
   c. 적절한 크기의 장비 준비
   d. 개인용 보호구의 찢어짐, 구멍, 손상을 시각적으로 검사
   e. 보석류나 개인적인 물품 제거
   f. 손 위생 실시
   g. 보호 의복이나 호흡기 보호 마스크 사용 시 온도와 사전 수분 공급 실시
4. 보호구 착용 순서는 사용하는 장비의 조합과 시설 정책 및 절차에 의존한다.
5. 가운/작업복과 N95 호흡기의 조합을 사용할 때, 장비는 다음과 같은 순서로 착용해야한다.

❶ 신발 덮개	❺ 수술용 두건
❷ 내부 장갑	❻ 외부 앞치마(지시가 있다면)
❸ 가운이나 작업복	❼ 외부 장갑
❹ N95 호흡기	❽ 안면 보호구

6. 고위험 환경(에볼라 바이러스 질병을 지닌 환자를 돌볼 때 등)에서 가운/작업복과 PAPR의 조합을 사용할 때 개인용 보호구는 다음과 같은 순서로 착용한다.

❶ 신발 덮개	❺ 외부 장갑
❷ 내부 장갑	❻ PAPR 후드
❸ 가운 또는 작업복	❼ 외부 앞치마(지시가 있다면)
❹ PAPR	

G. 환자 관리 중 개인용 보호구의 안전한 사용
(SAFE USE OF PPE DURING PATIENT CARE)

1. 환자 접촉이나 오염 구역 입장 전에 착용 과정에 따라 개인용 보호구를 알맞게 착용하였는지 확인
   a. 가능하면 훈련된 관찰자가 표준화된 점검 사항을 사용하여 착용 과정을 감시한다.
   b. 환자가 있는 환경에 입장하기 전에 다른 의료진이나 훈련된 관찰자를 통해 개인용 보호구가 몸의 모든 표면을 덮고 있는지 확인하도록 한다.
2. 잠재적으로 오염된 구역에서 일할 때나 환자와의 접촉 시 항상 개인용 보호구 착용
3. 체액과의 접촉 후에 오염된 장갑을 알코올 손 소독제로 소독한다.
4. 환자 관리 중에 개인용 보호구를 조정하지 않는다.
5. 보호구의 파손이나 상당한 양이 튀었을 때 즉시 탈의 구역으로 이동한다.

H. 개인용 보호구 벗기
(DOFFING PERSONAL PROTECTIVE EQUIPMENT)

1. 개인용 보호구를 벗는 동안 오염 위험이 크다.
2. 개인용 보호구는 반드시 병실 안이나 지시된 경우(공기 전파 질병, 에볼라 바이러스병 등)에 준비된 탈의 구역 안에서 벗어야 한다.
3. 에볼라 바이러스 병 환자 관리 후와 같은 고위험의 벗는 과정에서, 훈련된 관찰자가 벗는과정을 감시한다.
4. 안전하게 벗는 과정을 위해 적절한 보호구를 갖춘 훈련된 보조자가 필요할 수 있다.
5. 자가 오염이나 병원체 노출을 방지하기 위해 개인용 보호구를 알맞은 순서로 조심스럽게 벗어야 한다.
6. 가운/작업복과 N95 호흡기 보호 마스크의 조합을 사용할 때는 다음과 같은 순서로 벗어야 한다.

❶ 알코올 손 소독제로 외부 장갑 소독
❷ 외부 앞치마 제거 (입었다면)
❸ 알코올 손 소독제로 외부 장갑 소독
❹ 외부 장갑 제거하고 버림
❺ 내부 장갑 점검 및 소독
❻ 안면 보호구 제거
❼ 알코올 손 소독제로 내부 장갑 소독
❽ 외과용 후드 제거
❾ 알코올 손 소독제로 내부 장갑 소독
❿ 가운이나 작업복 제거
⓫ 알코올 손 소독제로 내부 장갑 소독
⓬ 신발 덮개 제거
⓭ 내부 장갑 교체
⓮ N95 호흡기 보호 마스크 제거
⓯ 새로운 내부 장갑 소독
⓰ 신발 소독
⓱ 내부 장갑 소독
⓲ 내부 장갑 제거 및 버림

⑲ 손 위생 실시
⑳ 오염되었는지 몸 확인
㉑ 탈의 구역 퇴장

7. 가운/작업복과 PAPR의 조합을 사용한 경우 다음과 같은 순서로 장비를 벗어야 한다.

❶ 알코올 손 소독제로 외부 장갑 소독
❷ 외부 앞치마 제거(입었다면)
❸ 알코올 손 소독제로 외부 장갑 소독
❹ 신발 덮개 제거
❺ 알코올 손 소독제로 외부 장갑 소독
❻ 외부 장갑 제거 및 버림
❼ 내부 장갑 점검
❽ 호흡기 보호 마스크 제거
❾ 가운이나 작업복 제거
❿ 알코올 손 소독제로 내부 장갑 소독
⓫ 신발 소독
⓬ 알코올 손 소독제로 내부 장갑 소독
⓭ 내부 장갑 제거 및 버림
⓮ 손 위생 실시
⓯ 오염되었는지 몸 확인
⓰ 탈의 구역 퇴장

Ⅲ. 감염원 전파 방지를 위한 주의
Precautions to Prevent Transmission of Infectious Agents

A. 표준 주의 (STANDARD PRECAUTIONS)

1. 응급 요원은 건강관리 환경에서 모든 환자에게 일상적 감염 관리 방법의 일환으로 표준 주의를 관찰해야 한다.
2. 표준 주의는 모든 혈액, 체액, 분비물, 배설물(땀 제외), 그리고 점막 등이 잠재적으로 다양한 병원체에 의해 감염된다는 원칙에 기초한다.
3. 손상된 피부, 체액, 점막과의 접촉이 예상될 때마다 시행되어야 한다.
4. 표준 주의는 항상 손 위생을 포함하며, 예상되는 노출의 유형에 따라 이전에 지시되었던 개인용 보호구를 포함할 수도 있다.

a. 손 위생
1) 환자 접촉과 시술 전후로 손을 씻는다.
2) 병실이나 환자가 있는 환경을 떠나기 전에 알코올 손 소독제로 손을 씻거나 소독한다. 혹은, *Clostridium difficile*에 잠재적으로 노출된 경우 비누와 물을 사용한다.

b. 표준 주의에서 장갑은 일상적으로 사용되며, 다음과 같은 경우에는 반드시 사용한다.
1) 혈액이나 체액과의 접촉이 예상될 때
2) 입 안쪽, 직장, 질 등의 점막을 만질 때
3) 손상된 피부를 만질 때나 손의 피부가 손상되었을 때
4) 오염되었을 가능성이 있는 표면, 물품, 장비와 접촉할 때

c. 마스크와 눈 보호구나 안면 보호구는 체액이 튀거나 뿌려지는 것이 가능할 때(삽관, 상처 세척 등) 눈, 입, 코를 보호하기 위해 사용된다.

d. 가운과 다른 보호 덮개들은 체액이 튀거나 뿌려질 것이 예상될 때 반드시 사용된다.

e. 체액에 의해 오염되거나 점막과 접촉한 장비들은 사용 후 버리거나 멸균하거나 소독해야 한다.

5. 호흡기 위생

a. 진단되지 않은 호흡기 질환의 전파를 방지하는 것을 목적으로 한다.

b. 기침, 충혈, 콧물, 증가된 호흡기 분비물이 있는 모든 환자에게 적용한다.

c. 응급상황에서 몇 가지 행동들을 포함한다.
1) 기침이나 재채기를 할 때 입과 코를 막도록 환자들에게 요청하는 알림을 게시한다.
2) 기침할 때 어떻게 입과 코를 막아야 하는지를 포함하여 호흡기 위생에 대해 환자들을 교육한다.
3) 기침할 때 입과 코를 막았던 휴지는 즉시 버린다.
4) 환자의 나이와 상태에 따라 마스크를 쓴다.
5) 공동 구역에서 기다릴 때 다른 사람으로부터 90센티미터 이상의 거리를 유지한다.
6) 자주, 그리고 호흡기 분비물에 접촉한 후에 손을 씻는다.

6. 안전한 주사 실행

a. 표준 주의와 감염 관리 실행의 중요한 요소

b. 주사할 때마다 살균된 일회용 바늘과 주사기를 사용한다.

c. 바늘이나 주사기를 같은 환자에게나 다른 여러 환자에게 절대 재사용하지 않는다.

d. 가능하다면 약물 투여 시 일회량의 바이알을 사용한다.

e. 일회투여량 혹은 다중투여량 약물 바이알을 적용할 때 항상 멸균된 바늘과 주사기를사용하는 등의 무균 기술을 사용한다.

B. 전파경로별 주의와 격리
(TRANSMISSION-BASED PRECAUTIONS AND ISOLATION)

1. 표준 주의에 추가하여 사용
2. 알려지거나 의심되는 감염의 유형과 전파 방식에 기초한다.
3. 어떤 질병은 전파경로별 주의를 조합해서 사용하도록 여러 가지의 전파경로를 가진다.
   a. 전파경로별 주의의 조합을 사용해야 하는 질병의 예로는 바이러스성 출혈열(에볼라 바이러스 병, 마르부르크 병[Marburg]))과 중증 급성 호흡기 증후군(severe acute respiratory syndrome, SARS)이 있다.
4. 전파경로별 주의에는 세 가지 범주가 있다.
   a. 접촉 주의
      1) 알려지거나 의심되는 감염원이 환자나 환자의 환경에 대한 직접적, 간접적 접촉으로 인해 전파될 때 감염의 확산을 방지하기 위해 사용한다.
      2) 접촉 주의가 필요한 감염의 예에는 노로바이러스, *Clostridium difficile*, 반코마이신내성 장알균(VRE), 호흡기 세포융합 바이러스(respiratory syncytial virus, RSV) 등이 있다.
      3) 환경의 오염을 일으킬 수 있는 상당한 양의 상처 배액, 배변 실금, 또는 다른 조절되지 않는 분비물이 있는 경우에 사용한다.
      4) 접촉 주의는 다음으로 구성된다.
         a) 가능하면 개인 병실 사용. 불가능하다면 환자들 간의 공간을 최소 90센티미터 이상 분리하고, 환자 배치 가이드에 대해 감염 관리 전문가에게 상담받는다.
         b) 직원과 방문자들에게 주의사항을 알리는 적절한 게시물을 게시한다.
         c) 환자와의 접촉이나 환자 환경과의 접촉 전후에 손 위생을 실시한다.
         d) 눈에 띄게 손이 오염되었거나 설사를 하는 환자를 돌본 후에는 손 위생 시 비누와 물을 사용한다.
         e) 환자와 접촉하거나 환자의 환경과 접촉할 때 장갑과 가운을 착용해야 한다.
         f) 환자가 있는 환경에 들어가기 전에 개인용 보호구를 착용하고 방이나 준비된 탈의실을 벗어나기 전에 보호구를 버린다.
         g) 새로운 환자가 병실에 배치되기 전에 방을 소독한다.
         h) 가능하다면 환자가 개인 욕실을 사용하도록 한다. 불가능하다면, 설사를 하는 환자인 경우 사용 후에 욕실을 소독한다.
   b. 비말 주의
      1) 감염원으로 알려져 있거나 감염원으로 의심되는 것이 가까운 호흡기 또는 호흡기 분비물과 접촉된 점막에 의해 전파되었을 때 감염의 확산을 방지하기 위해 사용한다.
      2) 비말 주의가 필요한 감염의 예에는 인플루엔자 바이러스(influenza viruses), 백일해(*Bordetella pertussis*), 수막염균(*Neisseria meningitidis*), A군 연쇄구균(group A streptococcus)(항생제 치료의 첫 24시간 동안) 등이 있다.
      3) 관련된 병원체는 공기 중에 오랜 기간이나 긴 거리를 떠다니면 감염력이 없어지기때문에 비말 주의에는 특별한 공기 관리나 환기는 필요하지 않다.
      4) 비말 주의는 다음을 포함한다.
         a) 가능하면 개인 병실 사용, 불가능하다면 환자들 간의 공간을 최소 90센티미터 이상 분리하고, 환자 배치에 대해 감염 관리 전문가에게 상담받는다.
         b) 직원과 방문자들에게 주의사항을 알리는 적절한 게시물을 게시한다.
         c) 환자와의 접촉이나 환자 환경과의 접촉 전후에 손 위생을 실시한다.
         d) 의료진은 환자 접촉 전이나 병실에 들어가기 전에 외과용, 시술용 마스크를 착용한다.
         e) 환자는 병실 밖에 있을 때 마스크를 써야 하고 호흡기 위생 기준을 따라야 한다.
         f) 마스크를 쓰는 것과 더불어 지시가 있다면 표준 주의를 사용한다.
   c. 공기 주의
      1) 알려지거나 의심되는 감염원이 공기 중에서 멀리 이동해도 전염성을 유지할 때 감염의 전파를 방지하기 위해 사용
         a) 공기 주의가 필요한 질병의 예에는 바리셀라 바이러스(varicella virus)(수두[chickenpox]), *Mycobacterium tuberculosis* (TB), 중증 급성 호흡기 증후군(SARS), 루베올라 바이러스(rubeola virus)(홍역[measles]) 등이 있다.
      2) 특별한 공기 관리나 통풍이 필요하고, 환자는 반드시 공기 전파 감염 격리 공간(airborne infection isolation room, AIIR)에 배치되어야 한다.
      3) AIIR이 이용 불가능한 곳(검사실, 교통수단 등)에서는 환자를 문이 닫힌 개인 공간에 있도록 하고, 환자에게 마스크를 쓰도록 요청하며, 직원들은 모두 환자 관리환경에서 N95 이상의 호흡기 보호 마스크를 착용한다.

4) 가능하다면, 면역이 없는 의료진은 백신으로 예방 가능한 공기 전파 질병을 지닌 환자를 돌보지 않는다(홍역, 수두 등).

5) 공기 주의는 다음으로 구성된다.

a) 환자를 즉시 공기 전파 감염 격리실에 위치시킨다(음압 공간 등).

b) 직원과 방문자들에게 주의사항을 알리는 적절한 게시물을 게시한다.

c) 환자와의 접촉이나 환자 환경과의 접촉 전후로 손 위생을 실시한다.

d) 의료진은 환자와의 접촉이나 병실에 들어가기 전에 잘 맞는 호흡기를 착용해야 한다.

e) 환자는 병실 밖에서 마스크를 착용하고 호흡기 위생 기준을 따라야 한다.

f) 호흡기를 착용하는 것에 더하여 지시된 표준 주의도 사용한다.

d. 전파경로별 주의가 사용될 때, 의료진은 환자에의 심리사회적 효과를 고려하고, 부작용에 대응하도록 돕는 방법을 제공한다.

C. 보호 주의 (PROTECTIVE PRECAUTIONS)

1. 보호적 환경은 면역이 심각하게 억제된 환자로부터 곰팡이균에 감염될 위험을 최소로 하기 위해 필요하다.

2. 보호적 예방책이 필요한 환자는 개인 양압 병실에 배치되어야 한다.

3. 병실에 식물이나 생화는 허용되지 않는다.

4. 모든 방문자와 의료진은 병실 입장 전과 환자 접촉 후에 손 위생을 실시해야 한다.

5. 방문자와 의료진은 병실에 들어가기 전에 외과용 또는 시술용 마스크를 착용해야 한다.

6. 지시가 있다면 장갑과 가운을 착용해야 한다 [표 4-1].

Ⅳ. 기관의 감염 관리 지침 (Organizational Infection Control Recommendations)

감염과 전염병의 전파를 방지하는 것은 응급 간호사와 기관장에게 최우선 사항이다. 의료 환경과 응급 간호사는 환자들과 의료진을 다양한 감염 인자로부터 보호할 수 있도록 준비해야 한다. 더불어, 의료 환경은 감염병에 대해 계획하고 관리하며 감염의 전파를 방지하기 위한 사전 대책을 마련해야 한다.

A. 관리 방안 (ADMINISTRATIVE MEASURES)

1. 감염 방지 계획, 정책, 과정의 발전

2. 감염 방지와 직원 건강을 관리하기 위한 인적, 재정적 자원 제공

3. 감염 방지 계획

a. 기관의 위험 평가

b. 규제된 기준과 전문 기관의 지침을 준수: WHO, The Joint Commission, 보건복지부, 질병관리본부, 감염 관련 학회, 전문가 단체 등

c. 지역 공중 보건 요원과 지역사회 건강관리 기관들과의 공동 계획

4. 환경적 통제와 과정

a. 격리 공간

b. 여과 장치

c. 방문자를 적절히 규제

d. 안전 장비 사용

5. 감시 계획

a. 전염병의 조기 식별

b. 발병의 징후 및 증상 감시

c. 전염병 감시에 대한 시, 군, 구의 협조

6. 표준화된 치료 프로토콜

a. 현재의 증거들에 기초한 표준 치료 프로토콜 사용

7. 약물, 지급품, 장비

a. 대규모로 전염 가능한 질병 사건에서 환자를 치료할 약물을 구할 수 있는지 확인

b. 의료 기관은 적절한 개인용 보호구와 지급품을 여러 크기로 구비해야 하고 의료진이 사용 가능하도록 준비해야 한다.

8. 예방 접종

a. 의료진이 예방접종과 관련된 잇점과 위험성에 대해 올바르게 교육을 받았는지 확인한다.

b. 백신의 효능에 대한 지식과 이해의 부족은 의료진의 낮은 예방 접종률과 관련이 있다.

c. 직원의 건강관리에 면역 상태를 포함한다.

d. 면역이 없는 의료진이 백신으로 예방 가능한 질병을 지닌 환자를 맡지 않도록 한다.

e. 환자들과 의료진에게 매년 인플루엔자 예방 접종이 가능하도록 보장한다.

표 4-1 표준 주의와 전파경로별 주의

주의 유형	환자 유형	환자 배치	장갑	가운, 덮개	눈/안면 보호구	마스크	호흡기 보호 마스크	기타 고려사항
표준 예방책	모든 환자	개인실 필요없음	사용, 혈액, 체액, 점막 접촉 시	사용, 체액이 튀거나 뿌려질 때	사용, 체액이 튀거나 뿌려질 때	사용, 체액이 튀거나 뿌려질 때	필요 없음	없음
전파경로별 주의								
접촉 주의	발진, 대변실금, 설사, 조절되지 않는 분비물이나 직간접적 접촉으로 전파되는 알려진 감염이 있는 환자	개인실	사용	사용	사용, 체액이 튀거나 뿌려질 때	사용, 체액이 튀거나 뿌려질 때	필요 없음	전용 의료 장비 제공(일회용 선호)
비말 주의	호흡기 분비물과의 접촉을 통해 감염된 것으로 알려진 혹은 의심되는 질환이 있는 환자	개인실	사용, 혈액, 체액, 점막 접촉 시	사용, 혈액, 체액, 호흡기 분비물과 접촉 시	사용, 체액이나 분비물이 튀거나 뿌려질 때	사용	사용하지 않음, 삽관 등 분무입자가 생기는 시술의 경우 제외	호흡기 위생 강화, 이송 중 환자에게 마스크를 쓰도록 함
공기 주의	공기 중에 있으면서 먼 거리에서도 감염성을 가지는 것으로 알려지거나 의심되는 질환의 환자	공기 전파 감염 격리 개인실	사용, 혈액, 체액, 점막, 호흡기 분비물 접촉 시	사용, 혈액, 체액, 호흡기 분비물 접촉 시	사용, 체액이나 분비물이 튀거나 뿌려질 때	사용 안함, 호흡기 보호가 되지 않음	사용, N95 이상	호흡기 위생 강화, 이송 중 환자에게 마스크를 쓰도록 함
보호 주의	심각하게 면역 억제된 환자	HEPA 여과장치가 있는 양압 개인실	사용, 직접적인 환자 접촉 시	사용, 직접적인 환자 접촉 시	사용, 체액/분비물이 튀거나 뿌려질 때	사용, 환자를 보호하기 위해	사용 안함	생화나 식물을 병실에 두지 않음

9. 모든 의료진에게 교육과 훈련이 제공되어야 한다.

a. 감염 관리와 방지 수단, 정책, 과정
b. 표준 주의와 전파경로별 주의
c. 개인용 보호구의 안전하고 적절한 사용
d. 격리 구간의 입장과 퇴장
e. 질병 특화 치료 프로토콜
f. 의료진 예방 접종의 중요성

10. 연습과 훈련

a. 대규모 전염병 사건을 계획, 연습
 1) 지역 훈련에 참여
 2) 감염 방지와 응급 대응 계획을 강화하기 위한 연습 행사 활용
b. 에볼라 바이러스 병이나 SARS 등이 의심되는 환자의 존재를 포함한 소규모 고위험사건을 계획, 연습
 1) 적절한 개인용 보호구를 착용한 채로 고위험 과정을 포함한 팀 접근을 연습한다.
 2) 응급실 시뮬레이션은 전염병 상황을 연습하기 위한 효과적인 전략이다.
  a) 이용 가능한 장비와 지급품을 사용하여 응급상황 연습을 직접 해보는 경험을 제공한다.
  b) 실제상황의 팀 상호작용을 모의하기 위해 전문직간 훈련을 촉진한다.
  c) 훈련, 의사소통, 자원에 있어서 현실과 어떤 차이가 있는지를 확인한다.
  d) 의료진에게 질병 전염의 위험이 없는 개인용 보호구를 착용하여 환자를 관리하는 복잡한 상황을 준비시킨다.

5장
복부 응급
Abdominal Emergencies

Margaret A. Flanagan, MSN, FNP-BC, RN

주요 주제

전반적 전략
- 사정
- 분석: 감별 간호진단/협력적 문제
- 계획과 수행/중재
- 평가와 지속적 감시
- 중재와 환자반응 기록
- 나이와 관련된 고려사항

주요 복부 응급상황
- 충수염
- 장폐색
- 담낭염
- 게실염
- 식도정맥류
- 식도염
- 위염
- 위장염/전염성 설사
- 위식도 역류질환
- 장중첩증
- 과민성 장증후군
- 췌장염
- 유문협착증
- 궤양

Ⅰ. 전반적 전략 General Strategy

A. 사정 (ASSESSMENT)

1. 일차, 이차사정/소생술(1장 참조)

2. 초점 사정

a. 주관적 자료 수집

1) 현병력/주호소
  a) 통증: PQRST (8장 참조)
  b) 구토
    (1) 구토/설사의 시작과 관련한 통증시기
    (2) 출혈(색 – 예 짙은 갈색, 선홍색)
    (3) 담즙
    (4) 대변
    (5) 시작
    (6) 빈도
    (7) 지속기간
  c) 설사
  d) 위장관 출혈
  e) 최근 체중변화
  f) 장습관의 변화
  g) 식욕의 변화
  h) 증상 완화를 위한 노력
    (1) 민간요법
    (2) 보완요법(대체의학)
    (3) 약물
      (a) 처방약
      (b) 일반판매약/허브
  i) 악화요인
  j) 최근의 외상경험
2) 과거력
  a) 기저질환
  b) 이전의 수술 절차
  c) 최근의 해외여행
  d) 알콜 또는 물질사용/남용
  e) 흡연력
  f) 최종 월경일(LMP): 가임기 여성의 경우
  g) 현재 복용중인 약
    (1) 처방약
    (2) 비처방약품/허브
  h) 알레르기
  i) 예방접종 상태
3) 심리/사회/환경적 요인
  a) 생활양식
  b) 대처양상
  c) 촉진 요인
  d) 발생 가능하거나 실제로 일어난 폭행, 학대, 파트너의 폭력 등(3장 참조)

b. 객관적 자료 수집
1) 전반적 외모
a) 의식수준, 행동, 정서
b) 활력징후
c) 냄새
d) 보행
e) 위생상태
f) 고통 및 불편함의 수준
2) 시진
a) 윤곽(편평한, 팽창된, 둥근, 탈장)
b) 명백한 박동하는 덩어리
c) 대칭
d) 배꼽(윤곽, 위치, 탈장)
e) 선
f) 복직근 이개
g) 병변
h) 반흔
i) 변색
j) 외상의 징후
3) 청진
a) 장음: 장음의 여부, 특징
b) 잡음
4) 촉진/타진
a) 복부 압통
b) 복부강직/복부긴장
c) 덩어리
d) 심부촉진시 반동성압통: 복막자극을 나타냄
e) 타진음: 고창음, 둔탁음
f) 비장 또는 간의 비대
5) 직장검사: 잠혈검사

3. 진단적 절차

a. 검사실 검사
1) 전혈구계산검사(complete blood count, CBC) 및 감별계산
2) 혈당(glucose), 혈액요소질소(BUN), 크레아티닌(Creatinine)을 포함한 혈청 화학검사(serum chemistries)
3) 간기능 검사(liver function test): 아스파르테이트아미노전달효소(aspartate aminotransferase, AST), 알라닌아미노전달효소(alanine aminotransferase, ALT), LDH, alkaline phosphatase
4) 혈청아밀라아제, 혈청리파아제
5) 혈청 인산염
6) 혈청 젖산염(serum lactate)
7) 겸상적혈구 검사
8) Helicobacter pylori: 분변항원분석, 요소호기검사, 혈액검사(혈액검사보다 요소호기검사가 더 특징적임)
9) 혈액형과 교차시험(type and crossmatch)
10) 적혈구 용적률
11) 응고 검사: 프로트롬빈시간(prothrombin time, PT), 부분트롬보플라스틴시간(partial thromboplastin time, PTT), 국제 표준비율(international normalized ratio, INR)
12) 요검사; 소변배양검사(urine culture), 임신진단검사(가임기 여성 환자에게 시행 함)
13) 분변검사: 잠혈, 기생충, 백혈구 수, 점액, 단백질, 배양
14) 대변 ELISA (Enzyme-linked immunosorbent assay: 효소면역측정법)

b. 영상검사
1) 복부 방사선촬영: 평판(Flat plate)
2) 복부 방사선촬영: 직립위(Upright)
3) 복부 방사선촬영: 좌측위(Left lateral decubitus)
4) 복부 방사선촬영: 배와위 측면상
5) 흉부 방사선촬영: 직립위에서 후전면(PA)로 촬영(흉부와 관련된 것을 발견하기 위해)
6) 복부 컴퓨터 단층 촬영(CT)
7) 복부초음파
a) 복부외상환자에서 빠른 진단적 접근을 위해 FAST (focused assessment sonography for trauma) scan을 고려할 수 있다.
8) 자기공명영상(magnetic resonance imaging, MRI)
9) 바륨관장
10) 상부위장관검사(Upper GI series)
11) 혈관조영술
12) 핵의학검사
13) 정맥담관조영술
14) 경정맥 요로조영술, 방광조영법
15) Hepatobiliary iminodiacetic acid (HIDA) 검사

c. 기타검사
1) 12 – to 15 – lead 심전도(ECG)
2) 위내시경검사
3) S상결장경검사/직장경검사/대장내시경검사
4) 복부천자
5) 식도내압검사

B. 분석: 감별 간호진단/협력적 문제

(ANALYSIS: DIFFERENTIAL NURSING DIAGNOSES/ COLLABORATIVE PROBLEMS)

1. 급성/만성 통증 (Acute/chronic pain)
2. 비효과적 조직관류 (Ineffective tissue perfusion)
3. 가스교환장애 (Impaired gas exchange)
4. 체액부족 (Deficient fluid volume)
5. 불안/두려움 (Anxiety/fear)
6. 영양 불균형 (Imbalanced nutrition)
7. 변비 (Constipation)
8. 설사 (Diarrhea)
9. 감염위험성 (Risk for infection)
10. 지식부족 (Deficient knowledge)

C. 계획과 수행/중재

(PLANNING AND IMPLEMENTATION/INTERVENTIONS)

1. 우선순위 중재 결정
   a. 기도, 호흡, 순환 유지(1장 참조)
   b. 추가적인 산소공급
   c. 정맥확보(수액요법, 혈액제제주입, 약물주입 시 사용됨)
   d. 필요한 장비와 물품 준비
   e. 의학적 중재 준비 및 지원
   f. 처방에 따른 약물투여
2. 불안완화
3. 지지적 환경을 위해 환자 옆에 보호자가 머물 수 있게 한다.
4. 중요한 지지체계를 포함하여 환자교육을 실시한다

D. 평가와 지속적 감시

(EVALUATION AND ONGOING MONITORING)

1. 지속적인 감시와 치료
2. 간호중재에 대한 환자반응 및 중재결과를 감시하고, 간호중재를 알맞게 수정한다.
3. 긍적적인 결과가 관찰되지 않았다면, 재평가, 사정, 중재계획을 반복한다.

E. 중재와 환자반응 기록

(DOCUMENTATION OF INTERVENTIONS AND PATIENT RESPONSE)

F. 나이와 관련된 고려사항

(AGE-RELATED CONSIDERATIONS)

1. 아동

a. 성장 또는 발달 관련

1) 영아의 미숙한 신기능은 소변을 농축 및 희석하기 어려워 탈수를 유발하기 쉽다.
2) 체중에서 수분이 차지하는 비율이 높음, 높은 대사율, 높은 불감성 수분손실은 수분, 산염기, 전해질을 더욱 불균형하게 만든다.
3) 높은 대사율과 감소된 글리코겐 저장능력은 저혈당의 위험을 증가시킨다.
4) 저혈압은 쇼크의 후기 증상이며 이러한 증상은 혈액이 25% 감소 할 때 까지는 나타나지 않는다.
5) 설사는 대사성 산증의 주요 원인이다. 칼륨, 포도당, 칼슘이 면밀히 모니터링 되어야 한다.

b. 주요점

1) 아동은 가능한 억제대를 적용하지 않는다.
2) 이완 및 통증조절을 위해 텔레비전 시청, 영화감상, 율동적 호흡, 심상요법 등을 활용한다.
3) 통증관리를 위한 약물투여에는 정맥 내 투여, 좌약, 엘릭시르, 정제, 캡슐 등이 있다.
4) 병력을 조사 할 때는 면대면 으로 한다. 구체적인 질문은 보호자에게 하고 나이에 맞는 질문은 환아에게 한다.
5) 구강 재수화 요법(oral replacement therapy, ORT)은 경증에서 중등도의 탈수이면서 구강섭취가 가능한 환아에게 실시할 수 있다. 구강 재수화 요법으로 사용되는 것에는 포도당, 맑은 액체, 스포츠음료, 젤라틴, 구강 전해질 용액, 즙, 차, 막대 아이스크림이 있으며 5 mL를 매 3~5분마다 섭취한다.
6) 정맥 재수화 요법은 등장액과 염화물, 포도당, 수분, 나트륨, 칼륨이 포함된 용액을 사용한다.
7) 정맥 재수화 요법은 쇼크 증상이 있을 때 등장성 정질액을 20 mL/Kg 로 투여한다.
8) 외상에 대한 병력을 조사하고 학대와 관련된 증상 및 징후가 있는지 살펴봐야 한다.

2. 노인

a. 노화 관련

1) 손상된 인지기능, 감소된 시력, 감소된 청력, 느려진 정신운동반응으로 인하여 병력 조사에 어려움이 있을 수 있다.
2) 노인환자는 노화와 약물복용 등의 이유로 인하여 질환의 전형적인 징후나 증상이 나타나지 않을 수 있다. 또한 증상이 경미해 보이거나 모호할 수 있다.

3) 노인은 독립성을 잃거나 재정적인 위기를 겪는 것에 두려움을 느끼기 때문에 응급실에 방문은 노인에게 위기로 다가올 수 있다.
4) 노인은 주위환경의 기온과 관련하여 체온을 조절할 수 있는 능력이 감소한다. 따라서 간호를 제공할 때 신체부위의 노출을 최소화 해야 한다.
5) 노화에 따른 위장기능의 변화에는 위액 분비 증가, 위 운동성 감소 등이 있다.
6) 느려진 약물대사기능은 약물독성의 위험성을 증가시킨다.
7) 위산 분비 및 위장관계의 운동성 감소는 영양문제를 일으킨다.
8) 외상에 대한 병력을 조사하고 학대와 관련된 증상 및 징후가 있는지 살펴봐야 한다.

II. 소화기계 주요 응급상황
Specific Abdominal Emergencies

A. 충수염 (APPENDICITIS)

충수염은 맹장 아랫부분의 막힌 주머니인 충수돌기에 폐색 또는 염증이 일어난 것이다. 충수염으로 인하여 충수의 혈관공급이 어려워지는데 이는 허혈, 괴사, 천공을 유발한다. 이러한 손상으로 충수벽 및 복막에 농양을 일으키는 세균의 침입이 가능해진다. 충수염을 발견하거나 진단할 수 있는 특정한 사정이 없기 때문에 높은 수준의 의심이 중요하다. 전 연령대에서 발생하며, 십대 후반에서 이십대에 가장 많이 발생한다. 천공 사례는 진단의 지연으로 인해 젊은 사람들에게 더 흔하다.

1. 사정

a. 주관적 자료 수집
1) 현병력/주호소
a) 통증
(1) 움직임에 따른 통증: 둔부와 무릎을 굴곡 시키면 통증이 완화된다.
(2) 초기에는 둔한통증으로 시작하며 후기에는 산통
(3) 초기: 국소화하기 어렵거나 배꼽주위의 통증을 호소한다.
후기: 통증이 우하복부(RLQ)로 국소화되며, 임신한 환자에서 자궁이 충수를 밀어 올렸을 경우에는 우상복부 (RUQ)통증을 호소할 수 있다.
b) 식욕감소
c) 오심/구토
d) 변비
e) 최종 월경일(LMP): 가임기 여성의 경우
2) 과거력
a) 기저질환
b) 알레르기
c) 투약

b. 객관적 자료 수집
1) 신체검진
a) 전반적 외모
(1) 체온상승: 약간의 미열
(2) 통증척도에 따른 통증사정 시 중등도의 통증과 불편감호소
b) 시진
(1) 구토(양, 색, 냄새)
c) 청진
(1) 장음: 장음이 저하됨
d) 촉진
(1) McBurney's point (RLQ 지점)에서 반동압통을 호소함
(2) 복부강직 및 긴장
(3) Rovsing sign: McBurney's point와 대칭적인 LLQ에 압력을 가하면 McBurney's point에서 통증을 느낌
(4) 반동압통, 몸을 움직일 때 발생하는 통증, 기침이 나타나는 경우 복막염을 의심할 수 있다.
2) 진단적 절차
a) 전혈구계산검사(complete blood count, CBC) 및 감별계산: 성인에서 호중구의 증가와 함께 백혈구 수가 10,000 이상으로 증가한다.
b) 혈청 화학검사(serum chemistries): C-reactive protein (CRP) > 1mg/dL
c) 요검사: 가임기 여성의 경우 임신진단검사를 시행한다.
d) 복부 나선형 컴퓨터 단층 촬영: 가장 정확함
(1) 충수염을 진단하는 데에 민감하며 특징적인 검사이다.
e) 복부 초음파
(1) 임신 중인 환자를 진단할 경우에 사용된다.
(2) 음성이어도 충수염이 여전히 남아있을 수 있다.
f) 신장, 요관, 방광 단순촬영(KUB)
(1) 드물게 아동에서 충수 내 석회화된 물질(appendicolith)이 발견된다.
(2) 대체적으로 충수염에 민감성과 특이성이 낮다.

2. 분석: 감별 간호진단/협력적 문제

a. 급성 통증 (Acute pain)
b. 감염위험성 (Risk for infection)

c. 체액부족위험성 (Risk for fluid volume deficit)
d. 불안/두려움 (Anxiety/fear)

3. 계획과 수행/중재

a. 수액요법과 약물주입을 위한 정맥로 확보
b. 환자가 편안하게 느끼는 자세(종종 태아 자세)를 취하도록 한다.
c. 의학적 중재 준비 및 지원
  1) NPO 유지
  2) 위관삽입 및 흡인
  3) 입원수속 및 수술준비
d. 처방에 따른 약물투여
  1) 비마약성 진통제
  2) 마약성 진통제
  3) 항생제
  4) 해열제

4. 평가와 지속적 감시

a. 혈역학적상태
b. 통증완화
c. 장음
d. 섭취와 배설

B. 장폐색 (BOWEL OBSTRUCTION)

장폐색은 장내 물질이 장관을 따라 이동하는 것을 불가능하게 한다. 폐색은 부분적일 수 있으며, 장 내강이 좁아지거나 완전히 폐쇄된다. 암, 이물질, 협착, 게실, 수술 후 복막 유착, 장염전, 마비성장폐색증, 장충첩증, 크론병, 선천적 결함, 협착, 신경학 상태가 장폐색의 원인이 될 수 있다. 장폐색은 폐색된 주변의 장내 물질, 액체, 가스의 축적을 유발한다. 액체흡수가 감소하고, 위 분비물은 늘어난다. 수분과 전해질을 잃게 되고 장 내강 압력의 증가는 정맥과 말초혈관의 압력을 감소시킨다. 이로 인하여 부종, 울혈, 괴사가 일어나며 결국엔 장벽에 천공이나 파열이 발생한다.

1. 사정

a. 주관적 자료 수집
  1) 현병력/주호소
    a) 통증
      (1) 구토후 일시적으로 완화되는 통증
      (2) 산통, 조이는 듯한 통증, 간헐적 통증, 요동치는 통증
      (3) 국소화하기 어려운 통증
      (4) 간헐적 통증: 갑작스러운 소장의 통증, 서서히 발생하는 대장의 통증
  2) 과거력
    a) 기저질환
    b) 복부 수술 기왕력
    c) 장 습관의 변화
    d) 약물
    e) 알레르기
b. 객관적 자료 수집
  1) 신체검진
    a) 전반적 외모
      (1) 체온 상승
      (2) 패혈증 초기에 빈맥과 고혈압: 나중에 저혈압이 될 수 있음
      (3) 중등도 또는 중증의 고통/불편함, 위독한 상태
    b) 시진
      (1) 복부 팽만: 소장부터 대장까지의 팽만 상태
      (2) 구토: 담즙성, 세균 증식이 있을 경우 분변 물질이 있을 수 있음
    c) 청진
      (1) 장음
        (a) 폐색 부위에서 청진 되는 고음의 급속 연동음
        (b) 복명(과다활동된 장음)
        (c) 장음의 부재: 늦게 발견 됨
    d) 촉진
      (1) 광범위한 복부 압통 및 강직
  2) 진단적 절차
    a) 전혈구계산검사(complete blood count, CBC) 및 감별계산: 백혈구증가증
    b) 혈액요소질소(BUN), 크레아티닌(creatinine)을 포함한 혈청 화학검사(serum chemistries)
    c) 혈청 아밀라아제, 혈청 리파아제: 허혈 시 증가함
    d) 요검사; 임신진단검사(가임기 여성 환자에게 시행 함)
    e) 혈액형과 교차시험(type and crossmatch)
    f) 분변잠혈검사
    g) 복부 방사선촬영: Flat, Upright 체위
    h) 복부 컴퓨터 단층 촬영 검사
    i) 바륨검사

2. 분석: 감별 간호진단/협력적 문제

a. 통증 (Pain)
b. 체액부족 (Deficient fluid volume)
c. 영양부족 (Imbalanced nutrition: less than body requirements)
d. 불안/두려움 (Anxiety/fear)

3. 계획과 수행/중재

a. 기도, 호흡, 순환 유지
b. 추가적인 산소 공급
c. 수액요법과 약물주입을 위한 정맥로 확보
d. 의학적 중재 준비 및 지원
1) 심장 모니터 및 맥박 산소 측정기 관찰
2) NPO 유지
3) 위관 삽입 및 흡인
4) 혈역학적상태 및 외과적 응급상황에 따른 유치도뇨관 삽입
5) 입원, 수술 관리
e. 처방에 따른 약물투여
1) 항구토제
2) 항생제
3) 비마약성 진통제
4) 마약성 진통제

4. 평가와 지속적 감시

a. 혈역학적상태
b. 호흡음, 맥박 산소 측정기 관찰
c. 심박동수 및 리듬
d. 통증완화
e. 장음
f. 섭취 및 배설

C. 담낭염 (CHOLECYSTITIS)

담낭염은 담낭의 염증이며 발생원인은 담석으로 인하여 담관 또는 총담관이 막히는 것이 가장 빈번하다. 다른 원인으로는 감염원이나 종양으로 인한 담도폐쇄가 있다. 담도의 폐색이나 급성염증은 담즙 분비를 막으며 괴저를 일으킬 수 있다.

1. 사정

a. 주관적 자료 수집
1) 현병력/주호소
a) 통증
(1) 깊은 호흡시 심해지는 통증
(2) 날카로움, 지속되는: 산통
(3) RUQ 또는 상복부; 우측 견갑골과 어깨로 방사되는 통증
(4) 고지방 음식 섭취 또는 과식 후 발생
b) 소화불량, 오심, 식욕부진, 구토
2) 과거력
a) 기저질환
b) 최종 월경일(LMP): 가임기 여성의 경우
c) 고지방 식이
d) 최근의 급격한 체중 감소
e) 약물
f) 알레르기
b. 객관적 자료 수집
1) 신체검진
a) 전반적 외모
(1) 체온 상승: 감염의 경우
(2) 중등도 또는 중증의 고통/불편함
b) 시진
(1) 황달
c) 청진
(1) 장음: 장음감소, 결여
d) 촉진
(1) RUQ 압통, 복부긴장, 복부강직
(2) Murphy's sign: 오른쪽 늑골 아래 경계부위를 손으로 누른 상태에서 숨을 들이마시면 통증이 유발되어 숨을 더 이상 깊게 들이마실 수 없음
2) 진단적 절차
a) 전혈구계산검사(complete blood count, CBC) 및 감별계산: 백혈구 수치 증가
b) 혈청 빌리루빈과 뇨 빌리루빈: 증가
c) 알라닌아미노전달효소(alanine aminotransferase, ALT): 증가
d) 당 검사를 포함한 혈청 화학검사(serum chemistries)
e) 요검사; 임신진단검사(가임기 여성 환자에게 시행 함)
f) 복부 방사선촬영: Flat, Upright 체위
g) 복부 초음파
h) 담관섬광조영술(HIDA scan)
i) 복부 컴퓨터 단층 촬영 검사: 진단이 명확하지 않은 경우
j) 담관조영법

2. 분석: 감별 간호진단/협력적 문제

a. 통증 (Pain)
b. 감염위험성 (Risk for infection)
c. 체액부족 (Deficient fluid volume)
d. 지식부족 (Deficient knowledge)

3. 계획과 수행/중재

a. 수액요법과 약물주입을 위한 정맥로 확보
b. 의학적 중재 준비 및 지원
1) NPO 유지

2) 위관 삽입 및 흡인 (상태가 심각한 경우)
3) 입원관리

c. 처방에 따른 약물투여
1) 항구토제
2) 비마약성 진통제
3) 마약성 진통제
4) 항생제

d. 환자교육 및 가족교육
1) 저지방식이 섭취, 약물복용
2) 원인요인 피하기

4. 평가와 지속적 감시

a. 혈역학적상태
b. 통증완화
c. 섭취 및 배설
d. 장음

D. 게실염 (DIVERTICULITIS)

게실염은 결장 게실의 염증으로, 작은 점막 주머니가 대변이나 소화되지 않은 음식에 의해 막혀 발생한다. 세균이나 자극적인 물질들이 염증과 감염을 유발할 수 있다. 게실의 얇은 벽에 생기는 천공에서 출혈이 발생할 수 있다. 게실염은 주로 S자 결장에서 발생하며 대부분 50대 이상에서 발생하며 저섬유식이는 적은양의 대변을 만들기 때문에 게실염의 요인이다.

1. 사정

a. 주관적 자료 수집
1) 현병력/주호소
a) 통증
(1) 쑤시는, 경련
(2) 모호한, 일반적인 복부통증: 후기에는 LLQ로 통증이 국소화 됨
(3) 며칠동안 또는 간헐적으로 발생하는 갑작스러운 통증
b) 장습관의 변화
c) 식욕부진
2) 과거력
a) 기저질환
(1) 게실증, 게실염
b) 약물
c) 알레르기

b. 객관적 자료 수집
1) 신체검진
a) 전반적 외모
(1) 체온 상승: 미열
(2) 중등도 또는 중증의 고통/불편함
b) 시진
(1) 분변의 잠혈
c) 청진
(1) 장음: 장음항진/장음감소
d) 촉진
(1) LLQ 압통 및 긴장
(2) 직장 압통
2) 진단적 절차
a) 전혈구계산검사(complete blood count, CBC) 및 감별계산: 백혈구 수 증가; 적혈구 침강속도 검사(ESR)
b) 분변잠혈검사: 양성
c) 요검사; 임신진단검사(가임기 여성 환자에게 시행 함)
d) 공기 여부를 확인하기 위한 복부 방사선 촬영
e) 복부 컴퓨터 단층 촬영 검사
f) S자결장 내시경: 입원 또는 외래
g) 바륨관장 또는 대장내시경: 초기에 실시할 경우 천공 위험을 증가시킨다. 후기 평가로 사용하는 것이 더 바람직하며 입원 또는 외래로 실시한다.

2. 분석: 감별 간호진단/협력적 문제

a. 급성통증 (Acute pain)
b. 변비 (Constipation)
c. 감염위험성 (Risk for infection)
d. 지식부족 (Deficient knowledge)

3. 계획과 수행/중재

a. 수액요법과 약물주입을 위한 정맥로 확보

b. 의학적 중재 준비 및 지원
1) 금식 유지: 경구로 수분섭취가 불가능할 경우
2) 위관 삽입 및 흡인(장폐쇄증의 경우)
3) 입원 및 수술관리

c. 처방에 따른 약물투여
1) 진통제
2) 항생제
3) 진경제(근육의 휴식)

d. 환자교육 및 가족교육
1) 고섬유식이 섭취 및 약물복용
2) 원인요인 피하기

4. 평가와 지속적 감시

a. 혈역학적상태
b. 통증완화
c. 섭취 및 배설
d. 혈변 또는 잠혈
e. 장음

E. 식도정맥류 (ESOPHAGEAL VARICES)

식도정맥류는 하부식도의 점막 하 정맥이 확장된 것이며 상부식도와 위로 퍼져나가기도 한다. 식도정맥류는 알코올 중독으로 인한 간경화와 관련된 문맥순환 폐쇄에 의해 가장 많이 발생한다. 식도정맥류가 파열되면서 발생되는 출혈은 간경화 환자의 빈번한 사망 원인이다.

1. 사정

a. 주관적 자료 수집
1) 현병력/주호소
a) 통증
(1) 둔통
(2) 흉통
(3) 서서히, 갑작스럽게, 지속적인, 간헐적인
b) 자극적인 액체, 살리실산염, 점막을 손상시키는 약물 및 세포복제에 영향을 주는 약물 섭취 시 소화불량 호소
c) 오심, 구토
2) 과거력
a) 기저질환
(1) 알콜중독, 간 질환
(2) 위염
(3) 십이지장 궤양
(4) 출혈장애
b) 약물
c) 알레르기

b. 객관적 자료 수집
1) 신체검진
a) 전반적 외모
(1) 의식수준(LOC), 행동, 정서: 안절부절, 기면
(2) 빈맥, 저혈압
(3) 중등도 또는 중증의 고통/불편함, 위독한 상태
b) 시진
(1) 창백
(2) 토혈: 선홍색 또는 갈색; 재채기, 기침, 배변 시 힘주기, 무거운 물건 들어올리기, 구토, 덜 씹은 음식물을 삼킬 때 발생함
(3) 흑변
c) 촉진
(1) 간 비대/비장 비대
(2) 복수
(3) 발한
2) 진단적 절차
a) 전혈구계산검사(complete blood count, CBC) 및 감별계산: 혈액 손실로 인하여 혈색소(hemoglobin), 적혈구용적률(hematocrit)이 정상이거나 감소함
b) 혈액형과 교차시험(type and crossmatch)
c) 혈당(glucose), 혈액요소질소(BUN), 크레아티닌(Creatinine)을 포함한 혈청 화학검사(serum chemistries)
d) 간 기능 검사: 종종 증가됨
e) 연속 적혈구용적률(hematocrit)
f) 요검사; 임신진단검사(가임기 여성 환자에게 시행 함)
g) 분변잠혈검사
h) 혈청 암모니아 수치
i) 응고 검사: 프로트롬빈시간(prothrombin time, PT), 부분트롬보플라스틴시간(partial thromboplastin time, PTT)부분트롬보플라스틴시간(partial thromboplastin time, PTT), 국제 표준 비율(INR), 응고시간(clotting time)
j) 응급 내시경 - GI consult
k) 흉부 방사선촬영
l) 상부위장관조영술 - GI consult

2. 분석: 감별 간호진단/협력적 문제

a. 체액부족 (Deficient fluid volume)
b. 통증 (Pain)
c. 불안/두려움 (Anxiety/fear)
d. 지식부족 (Deficient knowledge)

3. 계획과 수행/중재

a. 기도, 호흡, 순환 유지
b. 지시대로 추가적인 산소공급
c. 수액요법, 혈액제제 투여, 약물 투여를 위한 정맥로 확보
1) 굵은 정맥카테터 2개 삽입
2) 생리식염수 및 혈액제제투여
d. 의학적 중재 준비 및 지원
1) 심장 모니터, 맥박 산소 측정기 관찰
2) 금식 유지
3) 위관 삽입 및 흡인

4) 유치도뇨카테터 삽입
5) 내시경 또는 Sengstaken-Blakemore나 다른 튜브를 이용한 기계적 압박. 풍선압박이 필요하면 삽입 전에 기관내삽관을 준비한다. 환자는 내시경적 시술(경화요법 또는 정맥류 결찰)을 위해 소화기내과에 입원한다.
6) 입원 및 수술관리

e. 처방에 따른 약물 투여
1) 혈압상승제(vasopressin [Pitressin])
2) 비타민 K (AquaMEPHYTON)
3) 진통제

4. 평가와 지속적 감시

a. 혈역학적상태
b. 호흡음, 맥박 산소 측정기 관찰
c. 심박동 수 및 리듬
d. 통증완화
e. 섭취 및 배설
f. 혈액이 섞인 구토
g. 흑색변/잠혈
h. 혈색소, 적혈구용적률
i. 혈청 전해질
j. 동맥혈가스검사

F. 식도염 (ESOPHAGITIS)

식도염은 다양한 자극에 의한 식도점막의 염증반응이다. 이완불능증, 위식도 역류질환(gastroesophageal reflux disease, GERD), 감염, 약물, 외상이 식도점막의 자극을 유발시킨다. 염증반응은 가변적이며 가장 심각한 상태는 상부 위장관 출혈과 협착이다. 이완불능증은 식도 하부 2/3지점의 운동성 장애로 생긴다. 이와 같은 운동성 장애는 식도의 신경학적 기능이 변화되거나 하부식도 괄약근의 수용체의 부족의 결과로 발생한다. 위식도 역류질환(GERD)은 위액의 역류로 인하여 염증이 발생한다. 또한 칸디다, 단순포진, 거대세포바이러스는 면역이 저하된 사람에게 흔히 식도염을 일으킬 수 있다. 비스테로이드성항염증제 (NSAIDs), potassium chloride, quinidine, 항생제의 장기간 노출은 식도를 자극한다. 특히 약을 복용할 때 충분이 물을 섭취하지 않았거나 약물 복용 후 곧바로 누워있는 사람들은 약물노출에 의해 식도가 자극받게 된다.

1. 사정

a. 주관적 자료 수집
1) 현병력/주호소
a) 통증
(1) 알약, 음식물 섭취 후 발생
(2) 작열감
(3) 국소통증: 흉부, 상복부, 흉골하
(4) 간헐적 또는 지속적
b) 역류, 가슴앓이
c) 연하곤란
d) 연하통
e) 오심, 구토
2) 과거력
a) 기저질환
(1) 면역억제: 인간 면역 결핍 바이러스(HIV), 장기이식, 백혈병, 림프종
(2) 최근의 방사선 치료
(3) GERD 기왕력
b) 영향을 미치는 약물: NSAIDs, 스테로이드, potassium chloride, 항생제, 항콜린제 및 calcium channel blocker 복용과 관련된 이완불능증
c) 알레르기

b. 객관적 자료 수집
1) 신체검진
a) 전반적 외모
(1) 경증에서 중등도의 고통/불편함
b) 시진
(1) 바이러스가 원인인 경우 입이나 코의 포진 병변
(2) 구강 칸디다증
c) 촉진
(1) 약간의 상복부 압통
2) 진단적 절차
a) 상부위장관 바륨연하검사-입원 또는 외래
b) 내시경 및 생검-입원 또는 외래
c) 식도 압력측정-입원 또는 외래

2. 분석: 감별 간호진단/협력적 문제

a. 급성/만성 통증 (Acute/chronic pain)
b. 영양부족 (Imbalanced nutrition: less than body requirements)
c. 지식부족 (Deficient knowledge)

3. 계획과 수행/중재

a. 수액요법, 혈액제제 투여, 약물 투여를 위한 정맥로 확보
b. 의학적 중재 준비 및 지원
1) 영양지원: 경피적내시경위조루술
2) 수술 또는 식도확장을 위한 입원

c. 처방에 따른 약물 투여
1) 진통제
2) 양성자 펌프 억제제
3) 항생제

d. 환자교육 및 가족교육
1) 적은 양을 자주섭취, 약물복용
2) 원인요인 피하기

4. 평가와 지속적 감시

a. 혈역학적상태
b. 통증완화
c. 섭취 및 배설

G. 위염 (GASTRITIS)

위염은 위에 염증이 발생한 것이다. 비스테로이드성항염증제(NSAIDs), 알코올, 살리실산염, 스테로이드, 부식성물질(산, 염기, 과도한 양념), 감염된 음식물 등의 섭취가 위염의 빈번한 원인이다. 다른 원인에는 신체적 및 정신적 스트레스, 담배, 방사선, 세균 및 바이러스 감염, 위 점막 세포에 영향을 미치는 질환 등이 있다. 인구의 30%~50%에 존재하는 *H. pylori*는 만성위염을 일으키기도 한다. 위 점막의 표재성 미란은 산과 점액을 포함한 위액을 과다분비 시킨다. 급성기에는 상복부통증, 오심, 구토, 설사, 식욕부진, 트림이 발생할 수 있으며 만성화 되면 위십이지장 궤양, 출혈, 악성빈혈, 유문폐쇄, 천공을 일으킬 수 있다.

1. 사정

a. 주관적 자료 수집
1) 현병력/주호소
a) 통증
(1) 음식물을 섭취 시 완화
(2) 쥐어짜는, 작열감, 무딘, 쪼는 듯한, 산통
(3) 상복부
(4) 서서히 또는 갑작스러운 통증, 만성, 간헐적, 지속되는
b) 오심/구토
(1) 빈번한 오심
(2) 구토(혈액, 점액, 소화되지 않은 음식물)
2) 과거력
a) 기저질환
(1) 궤양 질환, 만성 소화불량, 암
(2) 심혈관질환
(3) 당뇨
b) 알코올, 담배 사용
c) 일상적이지 않은, 또는 만성적인 긴장이나 불안
d) 자극적인 음식 섭취(매운 음식, 알코올)
e) 약물사용: NSAIDs, 스테로이드, 제산제, 비처방약(histamine-H_2 blockers)
f) 알레르기

b. 객관적 자료 수집
1) 신체검진
a) 전반적 외모
(1) 기립성 자세 가능성
(2) 경증에서 중등도의 스트레스/불편함
b) 시진
(1) 토혈
c) 청진
(1) 장음: 정상, 장음항진
d) 촉진
(1) 상복부 압통
(2) 근육긴장
2) 진단적 절차
a) 혈청 화학검사(serum chemistries)
b) 전혈구계산검사(complete blood count, CBC) 및 감별계산
c) 혈액응고검사: 프로트롬빈시간(prothrombin Time, PT), 부분트롬보플라스틴시간(partial thromboplastin time, PTT), 국제 표준비율(INR)
d) 요검사; 임신진단검사(가임기 여성 환자에게 시행 함)
e) H. pylori: 분변항원검사, 요소호기검사, 혈액검사(덜 특징적)
f) 복부 방사선촬영: flat, upright (free air 확인)
g) 분변잠혈검사
h) 상부위장관조영술
i) 상부 내시경 및 생검
j) 위액분석

2. 분석: 감별 간호진단/협력적 문제

a. 통증 (Pain)
b. 체액부족 위험성 (Risk for fluid volume deficit)
c. 지식부족 (Deficient knowledge)

3. 계획과 수행/중재

a. 수액요법과 약물주입을 위한 정맥로 확보
b. 의학적 중재 준비 및 지원
1) 금식 유지
2) 위관삽입 및 흡인

c. 처방에 따른 약물투여
1) 비마약성 진통제
2) 마약성 진통제
3) 항구토제
4) 제산제, 히스타민 수용체 길항제, 양성자 펌프 억제제
5) 항콜린제

d. 환자교육 및 가족교육
1) 구토중단을 위한 규칙적인 식사 및 약물복용
2) 원인요인 피하도록 교육

4. 평가와 지속적 감시

a. 혈역학적상태
b. 통증완화
c. 섭취 및 배설
d. 혈액이 섞인 구토
e. 장음
f. 흑색변/잠혈

H. 위장염/전염성 설사 (GASTROENTERITIS/INFECTIOUS DIARRHEA)

위장염은 위와 장의 안쪽 벽에 발생한 염증으로 전체의 85%가 바이러스, 원충, 세균, 기생충 등의 감염에 의해 발생한다. 또한 항생제 치료 후 소화관내 정상세균총의 불균형에 의해서도 발생할 수 있다. 위장염은 보통 후유증 없이 급성으로 진행된다. 전염성 설사는 바이러스(rotavirus, Norwalk-type virus, parvovirus), 원충(amoebic dysentery), 세균(*Salmonella*, *Shigella dysenteriae*, *Escherichia coli*, *Staphylococcus aureus*, *Clostridium difficile*), 기생충(*Trichinella*, tapeworm)에 의해 발생할 수 있다. 여행자설사는 오염된 음식이나 물 섭취가 원인인 전염성 설사이다. 감염의 경로에는 사람간의 접촉, 기저귀 교환 시 분변접촉, 날 것이거나 부적절하게 조리된 새우, 갑각류, 육류섭취가 해당된다. 비염증성 설사는 *C.difficile*, *Giardia lamblia*, *E.coli* 와 같이 장독소를 생산하는 감염원이 원인이다. 장독소는 결장의 수분흡수 능력을 저하시켜 다량의 수분이 포함된 설사, 복부경련, 오심, 구토를 일으킨다. 염증성 설사는 rotavirus, Norwalk virus, *S.dysenteriae*, *Salmonella*, *E.coli*, *Campylobacter jejuni*에 의해 발생한다. 이러한 감염원들은 장 점막을 침범하고 독소를 분비한다. 독소는 장 점막의 상피세포를 파괴하고 피가 섞인 설사, 하복부경련, 열을 유발시킨다. 식중독은 *S.aureus*, *Clostridium perfingens*, *Bacillus cereus*의 세균독소에 의해 발생한다. 2~6시간 정도의 짧은 잠복기를 거쳐 현저한 구토가 발생하는 것이 특징이다. 또한 많은 사람들이 단 한 번의 발병으로 영향을 받을 수 있다.

1. 사정

a. 주관적 자료 수집
1) 현병력/주호소
a) 통증
(1) 항진된 연동운동에 의한 통증
(2) 경련통, 산통
(3) 광범위한 통증
(4) 대체로 24시간 이내에 완화됨
b) 메스꺼움, 구토, 설사
2) 과거력
a) 기저질환
b) 대변 양상: 경련성 설사
c) 해외여행
d) 최근의 식이 변화
e) 항생제 사용
f) 날 음식, 부적절하게 조리된 새우, 갑각류, 육류 섭취
g) 주간보호시설, 위탁보호시설
h) 약물
i) 알레르기

b. 객관적 자료 수집
1) 신체검진
a) 전반적 외모
(1) 체온상승
(2) 중정도의 고통/불편함
b) 시진
(1) 허약, 권태
(2) 구토
(3) 설사
(4) 혈액 또는 점성을 띠는 대변
c) 청진
(1) 장음: 장음항진
2) 진단적 절차
a) 전혈구계산검사(complete blood count, CBC) 및 감별계산: 백혈구증가증
b) 혈청 화학검사(serum chemistries)
c) 요검사; 임신진단검사(가임기 여성 환자에게 시행 함)
d) 분변 백혈구 수: 양성이면 배양 검사. 잠혈, 충란/기생충. 지속된 설사, 여행 이력, 탁아 시설과의 접촉 등이 있었을 경우 로타바이러스가 나올 수 있다.

2. 분석: 감별 간호진단/협력적 문제

a. 체액부족 (Deficient fluid volume)
b. 설사 (Diarrhea)

c. 통증 (Pain)

d. 지식부족 (Deficient knowledge)

3. 계획과 수행/중재

a. 지시된 대로 추가적인 산소공급

b. 산소공급

c. 수액요법과 약물주입을 위한 정맥로 확보

1) 구강으로 수분섭취가 불가능할 경우 생리식염수를 점적 주입한다.

d. 의학적 중재 준비 및 지원

1) 구토가 멈출 때 까지 구강으로의 섭취를 금지한다(금식 유지).

2) 구강 재수화: 포도당, 나트륨, 칼륨이 포함된 수분제공(스포츠 음료)

e. 처방에 따른 약물투여

1) 항구토제

2) 비마약성 진통제

3) 마약성 진통제

4) 항생제

5) 항콜린제

6) 코르티코스테로이드: 기생충성위장염일 경우

f. 환자교육 및 가족교육

1) 규칙적인 식사

2) 손 위생

3) 추가적인 검사를 위한 소화기 내과 의뢰

4. 평가와 지속적 감시

a. 혈역학적상태

b. 통증완화

c. 섭취 및 배설

d. 흑색변, 잠혈

e. 장음

I. 위식도 역류질환 (GASTROESOPHAGEAL REFLUX DISEASE)

위식도 역류질환(gastroesophageal reflux disease, GERD)는 위의 내용물이 식도로 역류하는 것이다. 이는 비만하고 40대 이상의 사람에게 더욱 현저하게 나타난다. 역류는 하부식도괄약근의 긴장감소, 저하된 운동성과 연동운동, 느려진 위 배출시간으로 인해 발생한다. 위식도 역류질환을 가지고 있는 사람들의 약 50%는 식도염으로 진전된다. 위식도 역류질환은 열공탈장의 유무와 관계없이 발생할 수 있다. 열공탈장은 괄약근의 약화로 인해 위의 일부가 흉강안의 횡격막 위쪽으로 탈장된 상태이다.

1. 사정

a. 주관적 자료 수집

1) 현병력/주호소

a) 통증

(1) 식사를 하거나 물건 들어올리기, 힘주기, 누운자세와 같이 복강 내에 압력이 올라가는 상황에서 악화됨

(2) 식도 위아래로 느껴지는 작열감

(3) 상복부; 등, 목, 턱, 가슴으로 방사될 수 있다.

(4) 음식섭취 30분~60분 후에 빈번히 발생한다.

(5) 음식섭취 후 가슴에서 무언가 막힌 듯한 느낌

b) 역류

c) 연하곤란: 누워있을 때 드물게 발생

2) 과거력

a) 기저질환

(1) 소화성 궤양질환

(2) 심혈관 질환

b) 비만 또는 체중증가

c) 담배

d) 카페인, 고지방식이 섭취

e) 약물복용 이력: NSAIDs, 항콜린제, 칼슘 통로 차단제, 살리실산염, 제산제 또는 히스타민 수용체 억제제의 장기간 사용

f) 알레르기

b. 객관적 자료 수집

1) 신체검진

a) 전반적 외모

(1) 쉰 목소리 또는 후두염, 트림

(2) 경증에서 중등도의 고통/불편함

b) 촉진

(1) 경미한 상복부 압통

2) 진단적 절차

a) 혈청 화학검사(serum chemistries)

b) 요검사; 임신진단검사(가임기 여성 환자에게 시행 함)

c) 내시경 및 생검: 소화성 궤양과 구별하기 위해 실시한다.

d) 식도내압검사

e) 보행성 24시간 식도 내 pH 모니터링

f) 위액검사

g) 상부위장관/바륨연하검사

h) ECG

2. 분석: 감별 간호진단/협력적 문제

a. 통증 (Pain)
b. 지식부족 (Deficient knowledge)
c. 흡인위험성 (Risk for aspiration)
d. 불안/두려움 (Anxiety/fear)

3. 계획과 수행/중재

a. 처방에 따른 약물투여
1) 제산제
2) 히스타민 수용체 길항제 또는 양성자 펌프 억제제
3) 콜린성제제

b. 환자교육 및 가족교육
1) 식이: 적은 양 섭취, 카페인, 매운 음식, 알코올, 초콜릿, 페퍼민트, 고지방음식 피하기
2) 침상에서 약 15~20 cm 높이로 머리 올리기
3) 체중감소
4) 금연

4. 평가와 지속적 감시

a. 통증완화

J. 장중첩증 (INTUSSUSCEPTION)

장중첩증은 장의 분절이 서로 겹쳐 짧아져서 발생하며 장의 기계적인 폐색을 초래한다. 또한 아동과 영아에서 흔하다. 장중첩증의 발생은 1,000명당 1.5~4명 정도 이며 남아와 여아의 비율은 3:2 이다. 특발성 장중첩증은 9~24개월의 영아에서 발생률이 높다. 계절과 관련하여서는 봄, 여름, 그리고 한겨울에 발생률이 가장 높다. 이는 계절성 위장염 및 상부호흡기계 감염의 발생과 상응한다. 장중첩증은 일반적으로 회맹판 부위 또는 대장 종양, 폴립, 메켈게실이 있는 부위에서 발생한다. 장과 장간막으로의 혈관공급이 원활하지 못하기 때문에 괴사와 패혈증을 초래하므로 치료를 하지 않는다면 2~4일 이내에 사망할 수 있다. 전형적인 증상인 구토, 산통성 복부 통증, 붉은 건포도 같은 젤리변이 전체 환자의 25%미만에서만 나타나기 때문에 병력을 면밀히 조사하여야 하고 신체검진을 필수적으로 실시하여야 한다.

1. 사정

a. 주관적 자료 수집
1) 현병력/주호소
a) 통증
(1) 연동운동시 발생함
(2) 산통, 연축성
(3) 광범위한
(4) 신체검진 결과와 맞지 않을 수 있음
(5) 폭발적인, 갑작스러운 통증의 시작, 발작, 통증이 없는 기간도 있음
2) 과거력
a) 기저질환
b) 설사
c) 변비
d) 식욕변화
e) 약물복용
f) 알레르기

b. 객관적 자료 수집
1) 신체검진
a) 전반적 외모
(1) 의식수준의 변화 (LOC), 행동
행동, 정서: 기면, 후기에 발견됨
(2) 체온상승: 후기에 나타남
(3) 경증부터 중증의 고통/불편함, 위독한 상태
b) 시진
(1) 정상적인 활동 이후에 발생하는 발작적인 복통
(2) 무릎을 복부 쪽으로 끌어당기면 통증이 완화됨
(3) 직장의 혈액이나 "건포도 젤리" 같은 대변(혈성 점액성의 대변): 정상대변으로 보일 수 있지만 잠혈검사에서 양성반응이 나타남
(4) 음식, 점액, 분변을 구토함
c) 청진
(1) 장음: 장음항진/장음감소, 통증 호소 시 연동치는 잡음
d) 촉진
(1) 우하복부와 복부중앙의 장중첩 방향에 팽팽하고 손으로 만져지는 소시지 모양 덩어리가 있을 수 있다.
2) 진단적 절차
a) 전혈구계산검사(complete blood count, CBC) 및 감별계산
b) 혈청 화학검사(serum chemistries)
c) 요검사
d) 분변잠혈검사: 양성
e) 혈액형과 교차시험(type and crossmatch)(수술적 중재)
f) 복부 단순 방사선 촬영(supine, prone, left decubitus)
g) 복부 초음파
h) 투시검사를 병행하는 바륨관장 또는 초음파를 사용한 공기관장은 진단과 치료를 동시에 할 수있다. 또한 이 두 가지 방법 모두 높은 정복률을 보여준다.

2. 분석: 감별 간호진단/협력적 문제

a. 통증 (Pain)
b. 비효과적 조직관류 (Ineffective tissue perfusion)
c. 감염위험성 (Risk for infection)
d. 체액부족위험성 (Risk for fluid volume deficit)
e. 불안/두려움 (Anxiety/fear)

3. 계획과 수행/중재

a. 수액요법과 약물주입을 위한 정맥로 확보
b. 의학적 중재 준비 및 지원
1) 금식 유지
2) 위관 삽입 및 흡인
3) 유치도뇨카테터 삽입
4) 입원, 수술관리
c. 처방에 따른 약물투여
1) 진통제
2) 진경제
3) 항콜린제
d. 환자교육 및 가족교육
1) 식이 및 약물복용
2) 원인요인 피하기

4. 평가와 지속적 감시

a. 혈역학적상태
b. 통증완화
c. 장음
d. 섭취 및 배설

K. 과민성 장증후군 (IRRITABLE BOWEL SYNDROME)

과민성 장증후군(irritable bowel syndrome, IBS)은 경직결장이라고 불리기도 하며, 만성 또는 재발되는 복부통증의 가장 흔한 원인으로 이러한 통증은 구조적 또는 생화학적 요인으로 발생하지 않는다. 과민성 장증후군은 장의 운동성 장애이며 여러 가지 자극, 복부 자극에 대해 증가된 민감성에 영향을 받는다. 증상과 징후는 성인초기에 처음 나타난다. 남성보다 여성에게 더 많이 나타나며 과민성 장증후군을 앓고 있는 사람의 절반 이상이 우울이나 불안을 겪는다.

1. 사정

a. 주관적 자료 수집
1) 현병력/주호소
a) 통증
(1) 식사, 피로, 신경호르몬 물질에 의해 촉진되며 배변에 의해 완화됨
(2) 경련성, 간헐적
(3) 하복부 또는 LLQ 통증
2) 과거력
a) 기저질환
b) 식욕부진/체중감소
c) 불안 또는 우울
d) 장 패턴: 설사, 변비, 점액성 대변, 잦은 대변
e) 약물복용
f) 알레르기
b. 객관적 자료 수집
1) 신체검진
a) 전반적 외모
(1) 중정도의 고통/불편함
b) 시진
(1) 복부팽만/부풀어 오름
c) 청진
(1) 장음: 장음항진/장음감소
d) 촉진
(1) LLQ 압통
2) 진단적 절차
a) 전혈구계산검사(complete blood count, CBC) 및 감별계산
b) 적혈구침강속도
c) 혈청 알부민
d) 분변잠혈검사, 충란 및 기생충검사
e) 굴곡 S자결장내시경–입원 또는 외래
f) 바륨관장–입원 또는 외래
g) 결장경검사–입원 또는 외래
h) 유당불내증 검사

2. 분석: 감별 간호진단/협력적 문제

a. 급성/만성 통증 (Acute/chronic pain)
b. 체액부족 (Deficient fluid volume)
c. 변비, 설사 (Constipation and/or diarrhea)

3. 계획과 수행/중재

a. 처방에 따른 약물투여
1) 비마약성 진통제
2) 마약성 진통제
3) 항콜린제, 진경제
4) 지사제(심한 설사에만 투여)
b. 환자교육 및 가족교육
1) 고섬유식이 및 약물복용
2) 유발요인 피하도록 교육

4. 평가와 지속적 감시

a. 혈역학적상태
b. 통증완화
c. 섭취 및 배설
d. 혈변 또는 잠혈
e. 장음

L. 췌장염 (PANCREATITIS)

췌장염은 췌장의 샘조직 주위의 세엽세포에서 소화효소가 축적 또는 분비되면서 췌장의 자기융해가 일어나는 것을 말한다. 급성 췌장염이거나 만성 췌장염의 상태가 악화되어 응급실에 내원 할 수 있다. 급성 췌장염을 일으키는 다양한 원인에는 담도의 기계적 폐쇄 (대게 담석에 의한), 상해, 감염, 알코올중독, 약물복용(glucocorticoids, thiazide계 이뇨제, sulfonamides)이 있다. 무기폐, 늑막삼출액과 같은 호흡기계 증상은 종종 급성 췌장염의 합병증으로 발생한다. 급성 췌장염은 모든 연령대에서 발생하고 만성 췌장염은 일종의 염증 상태로 췌장의 구조와 기능에 비가역적인 손상을 초래하는데 보통 45세 이상에서 발생한다. 만성 췌장염에서 췌장의 내분비 기능은 질병의 후기까지 보존되나 단백질, 탄수화물, 지방을 소화시키는 췌장 효소의 생산은 감소한다. 저칼슘혈증이 췌장염의 합병증으로 발생할 수 있다. 칼슘으로 묶여 있는 연조직 공간 안의 리파아제의 방출로 자유지방산이 형성되며, 칼슘 이온이 감소되기 때문이다.

1. 사정

a. 주관적 자료 수집
1) 현병력/주호소
a) 통증
(1) 음식 섭취, 알코올 섭취, 걷기, 누운 자세 일 때 심해짐;, 제산제로 완화되지 않음, 앞으로 기댄 자세를 취하면 완화됨
(2) 찌르는 듯한, 도려내는 듯한 통증
(3) 상복부, 복부, 흉부에서 등으로 방사되는 통증
(4) 갑작스러운 통증
b) 식욕감퇴
c) 호흡하기 어려움
d) 열
2) 과거력
a) 기저질환
b) 기존의 췌장염
c) 알코올 섭취, 최근의 폭음
d) 최근의 담낭 질환, 내시경 역행 췌담관 조영술(ERCP)
e) 약물복용
f) 알레르기

b. 객관적 자료 수집
1) 신체검진
a) 전반적 외모
(1) 조직과 복강내로의 수분손실 및 급격한 출혈로 인한 저혈압, 빈맥
(2) 체온 상승
(3) 빈호흡
(4) 중정도 고통/불편함, 위독한 상태
b) 시진
(1) 복부팽만
(2) 부피가 큰, 지방의, 악취 나는 대변
(3) 황달
(4) 구토, 담즙을 띠는 구토
(5) 저칼슘혈증: 테타니
c) 청진
(1) 장음: 장음감소, 결여
(2) 호흡음: 복부팽만 또는 흉막삼출액과 관련한 기침시 기저 악설음, 건성수포음
d) 촉진
(1) 상복부의 압통
2) 진단적 절차
a) 전혈구계산검사(complete blood count, CBC) 및 감별계산: 백혈구 증가, 출혈시 혈색소(hemoglobin) 및 적혈구용적률(hematocrit) 감소
b) 혈청 아밀라아제, 혈청 리파아제: 증가(리파아제 수치의 증가가 아밀라아제 수치 증가보다 더 오래 유지됨)
c) 혈청 빌리루빈, 알라닌아미노전달효소(alanine aminotransferase, ALT), 아스파르테이트아미노전달효소(aspartate aminotransferase, AST), alkaline phosphate 수치 증가
d) 혈당(glucose), 혈액요소질소(BUN), 크레아티닌(creatinine)을 포함한 혈청 화학검사(serum chemistries)
(1) 당수치 증가
(2) 칼슘 감소: 8mg/dL 이하
e) 요검사; 임신진단검사(가임기 여성 환자에게 시행함)
(1) 당수치 증가
f) 혈액형과 교차시험(type and crossmatch)
g) KUB, 복부 방사선 촬영(flat plate, upright)
(1) 상복부의 혼탁을 나타냄
(2) 내장 천공을 배제하기 위한 Upright 체위
h) 흉부 방사선촬영

i) 초음파
(1) 선별검사에 유용함
(2) 특징적이지 않을 수 있다.
j) 복부 컴퓨터 단층 촬영 검사: 신뢰할 만한 검사
k) 자기공명영상
l) 12-to 15-lead ECG

2. 분석: 감별 간호진단/협력적 문제

a. 체액부족 (Deficient fluid volume)
b. 가스교환장애 (Impaired gas exchange)
c. 통증 (Pain)
d. 비효과적 조직관류 (Ineffective tissue perfusion)
e. 불안/두려움 (Anxiety/fear)
f. 지식부족 (Deficient knowledge)

3. 계획과 수행/중재

a. 기도, 호흡, 순환 유지
b. 산소공급
1) 호흡 부전이 임박한 경우 인공호흡기 또는 빠른연속기관삽관(RSI) 적용
2) 고유량체계 산소공급
c. 수액요법, 혈액제제 투여, 약물 투여를 위한 정맥로 확보
1) 출혈성 췌장염의 경우 농축적혈구제제 투여
2) 생리식염수 bolus 투여
d. 의학적 중재 준비 및 지원
1) 기도관리 및 인공호흡기 적용
a) 비강 또는 구강 삽관
b) 성문외 기도기(King, 콤비튜드(Combitube), 후두마스크 기도기, laryngeal mask airway, LMA))
c) 수술적 기도유지(윤상갑성연골절개술)
2) 심장 모니터 및 맥박 산소 측정기 관찰 실시
3) 카테터 장착 및 폐동맥압 관찰
4) 위관 삽입 및 흡인
5) 금식 유지
6) 유치도뇨카테터 삽입
7) 입원 관리
e. 처방에 따른 약물투여
1) 빠른연속기관삽관 전 투약: 진정제, 진통제, 신경근차단제
2) 비마약성 진통제
3) 마약성 진통제: 모르핀 금기
4) 항생제
5) 항구토제

4. 평가와 지속적 감시

a. 혈역학적 상태
b. 호흡음, 맥박 산소 측정기
c. 심박동수 및 리듬
d. 통증 완화
e. 섭취 및 배설
f. 혈액섞인 구토
g. 흑색변, 잠혈
h. 장음

M. 유문협착증 (PYLORIC STENOSIS)

유문협착증은 영아기 장 폐쇄의 가장 흔한 원인이다. 영아기 비후성 유문협착증(IHPS)의 95%는 생후 3주~12주 사이에 진단된다. 유문 근육의 현저한 비대와 과형성, 위 전정부의 협착은 폐쇄를 초래한다. 환경적인 요인과 유전적인 요인 모두를 포함하는 다인자요인이 이러한 상태를 발생시키는 원인이다. 이는 유전적 요인(비정상적인 근육총신경얼기 신경분포, 영아기 고가스트린혈증)및 마크로라이드계 항생제에 노출과 산화질소 생성효소결핍을 포함한다. 비후성 유문 협착증의 영아기 발생률은 1,000명당 2~4명 정도이다. 백인에서 더 흔히 발생하며 남성에서 4배 더 높다. 또한 환아의 30%가 첫째 남아로 태어났다. 진단이 늦어지면 탈수, 쇼크가 일어나며 심한 경우 사망할 수 있다.

1. 사정

a. 주관적 자료 수집
1) 현병력/주호소
a) 분출성 구토: 간헐적 이거나 수유 후 발생함
b) 성장장애, 출생 시 보다 체중감소
c) 계속되는 배고픔
d) 변비
2) 과거력
a) 기저질환
b) 출생 전 경과
c) 출산 합병증
b. 객관적 자료 수집
1) 신체검진
a) 전반적 외모
(1) 의식의 수준 (LOC), 행동
정서: 기면
(2) 저혈압, 빈맥
(3) 영양실조
(4) 중정도의 비스트레스/불편함, 위독한 상태

b) 시진
(1) 황달
(2) 구토전 위의 연동운동
c) 청진
(1) 장음: 장음감소, 구토 전 장음증가
d) 촉진
(1) 움직이고 단단한 유문: RUQ의 올리브 모양 덩어리
2) 진단적 절차
a) 혈청 화학검사(serum chemistries): 저염소혈증, 저칼륨혈증
b) 요검사
c) 동맥혈가스분석: 대사성 알칼리증
d) 빌리루빈(bilirubin): 비결합빌리루빈 수치 증가
e) 복부 초음파
f) 상부위장관조영: 복부초음파로 진단할 수 없는 경우

2. 분석: 감별 간호진단/협력적 문제

a. 체액부족 (Deficient fluid volume)
b. 급성 통증 (Acute pain)
c. 영양부족 (Imbalanced nutrition: less than body requirements)

3. 계획과 수행/중재

a. 기도, 호흡, 순환 유지
b. 산소공급
c. 수액요법을 위한 정맥로 확보
1) 시작용량으로 20 mL/Kg의 생리식염수를 bolus로 즉시 주입한다.
2) 유지용 수액에는 5% 포도당, 0.25% 염화나트륨 또는 0.33% 염화나트륨이 포함된다.
d. 의학적 중재 준비 및 지원
1) 심장 모니터 및 맥박 산소 측정기 관찰
2) 금식 유지
3) 위관 삽입 및 흡인
4) 유치도뇨카테터 삽입
5) 외과적 교정: 영아기 유문성 비후협착증(IHPS)의 표준 치료
e. 처방에 따른 약물투여
1) Potassium chloride, 2~4 mEq/100 mL
2) Atropine sulfate 정맥투여, 구강투여: 유문 괄약근을 약화시켜 수술의 필요성을 감소시킬 수 있다.

4. 평가와 지속적 감시

a. 의식 수준 (LOC)
b. 혈역학적상태
c. 호흡음, 맥박 산소 측정기
d. 심박동수 및 리듬
e. 통증 완화
f. 장음
g. 섭취 및 배설

N. 궤양 (ULCERS)

궤양의 원인은 식도, 위, 십이지장 점막의 벗겨짐이다. 어디서부터 점막이 벗겨졌는지에 대해서는 불분명하지만 염산과 펩신에 노출되는 위장관에서 흔히 발생한다. 십이지장 궤양은 30세와 55세에서 빈번하게 발생한다. 반면 위궤양은 55~70세에서 흔하다. 궤양이 있는 사람의 75~90%는 *H. pylori*와 관련된 위염을 동반한다. 궤양은 남성, 흡연, 주기적으로 NSAIDs를 복용하는 사람에서 더욱 흔하다.

1. 사정

a. 주관적 자료 수집
1) 현병력/주호소
a) 통증
(1) 음식섭취 또는 공복과 관련된 통증
(2) 쥐어짜는 듯한, 소화불량, 쪼는듯한 통증, 산통, 쑤시는, 포만감
(3) 상복부, 등 중앙으로 방사됨
(4) 십이지장 궤양 통증의 특징적인 양상은 식사 전 악화되고 음식 섭취, 제산제에 의해 완화된다. 위궤양은 음식 섭취 후 통증이 심해진다.
2) 과거력
a) 기저질환
(1) 궤양성 질환, 재발성/만성 위염
(2) 출혈경향
b) 알코올, 카페인, 담배
c) 자극물질 또는 약물(NSAIDs, aspirin)의 지속적 섭취
d) 식욕의 변화
e) 약물복용
f) 알레르기
b. 객관적 자료 수집
1) 신체검진
a) 전반적 외모
(1) 중등도의 스트레스/불편함

b) 시진
(1) 구토
(2) 토혈
c) 청진
(1) 장음: 장음감소, 결여
d) 촉진
(1) 상복부 중앙의 압통
(2) 근육긴장
2) 진단적 절차
a) 전혈구계산검사(complete blood count, CBC) 및 감별계산
b) 혈청 화학검사(serum chemistries)
c) 요검사; 임신진단검사(가임기 여성 환자에게 시행 함)
d) 혈액형과 교차시험(type and crossmatch)
e) 간 효소, 아밀라아제
f) 상부 위장관 바륨 조영술
g) 상부위장관 내시경 및 생검
h) 분변잠혈검사
i) 위액분석

2. 분석: 감별 간호진단/협력적 문제

a. 통증 (Pain)
b. 체액부족위험성 (Risk for fluid volume deficit)
c. 불안/두려움 (Anxiety/fear)
d. 지식부족 (Deficient knowledge)

3. 계획과 수행/중재

a. 기도, 호흡, 순환 유지
b. 산소공급
c. 수액요법, 혈액제제 투여, 약물 투여를 위한 정맥로 확보
1) 생리식염수를 bolus로 투여
2) 전해질 보충
3) 혈액제제 투여
d. 의학적 중재 준비 및 지원
1) 심장 모니터 및 심장 및 맥박 산소 측정기 모니터링
2) 금식유지
3) 위관 삽입 - 삽입하거나 제거할 수 있으며 필요시 흡인한다.
4) 입원, 수술 관리
e. 처방에 따른 약물투여
1) 비마약성 진통제
2) 마약성 진통제
3) 항구토제
4) 제산제
5) 히스타민 수용체 길항제 또는 양성자 펌프 억제제
6) 항생제: H.pylori 치료
f. 환자교육 및 가족교육
1) 무자극성, 저섬유식이, 저지방식이, 약물복용
2) 원인요인 피하도록 교육
3) 카페인, 알코올, 흡연 금기

4. 평가와 지속적 감시

a. 혈역학적상태
b. 통증 완화
c. 섭취 및 배설
d. 혈액이 섞인 구토
e. 흑색변, 잠혈
f. 장음

6장

심혈관계 응급

Cardiovascular Emergencies

Joanne E. Navarroli, MSN, RN CEN

주요 주제

전반적 전략

사정
분석: 감별 간호진단/협력적 문제
계획과 수행/중재
평가와 지속적 감시
중재와 환자반응 기록
나이와 관련된 고려사항

특정 심혈관계 응급상황

급성 대동맥류 – 비 외상성
급성 대동맥 박리
급성 동맥 폐쇄
급성 관상동맥 증후군
협심증, 안정적이고 불안정한
심장 부정맥
 심방성 부정맥
 정맥성 부정맥
 동성 부정맥
 심실성 부정맥
심장 마비 및 출혈 후 치료
심장 삽입형 전자 기기 오작동
심장성 쇼크
심근 병증
심부전 및 심장 폐색 부종
고혈압 위기
감염성 심내막염
심근염
심낭염
말초 혈관 질환
우심실 경색
정맥 혈전 색전증

Ⅰ. 전반적 전략 General Strategy

A. 사정 (ASSESSMENT)

1. 일차, 이차사정/소생술(1장 참조)
2. 초점 사정
 a. 주관적 자료 수집
 1) 현병력/주호소
 a) 통증: PQRST
 (1) 통증 유발요인
 (2) 통증의 특성
 (3) 부위/방사
 (4) 증상의 중증도
 (5) 시간 요인
 (a) 언제 증상이 시작되었는가(혹은 증상이 시작된 때)
 (b) 시작: 언제 증상이 시작되었는가
 지속기간: 증상이 지속된 시간; 지속적 또는 간헐적
 (c) 시간 경과에 따른 변화(예 무딤에서 날카로움으로 변화됨)
 (d) 시간성: 하루 중 특정 시간, 일년 중 특정 시기와 관련된 증상
 (e) 빈도: 처음 일어났거나 빈번하거나 만성적인 문제
 b) 호흡곤란
 (1) 활동 시 호흡곤란(Dyspnea on exertion, DOE)
 (2) 누웠을 때 호흡 곤란(기좌호흡)
 (3) 발작성 야간 호흡곤란(Paroxymal nocturnal dyspnea, PND)
 c) 기침
 (1) 심질환 환자에서 나타나는 마른 기침
 (2) 객혈, 또는 풍부한 분홍색 거품 객담(폐부종)
 d) 실신, 피로, 허약감, 현기증
 e) 심계항진
 f) 메스꺼움, 구토
 g) 두통
 h) 정신 상태의 변화, 행동 변화
 i) 활동 제한, 수면 장애
 j) 증상 완화를 위한 노력
 (1) 가정 상비약

(2) 대체 요법
(3) 의약품
(a) 처방약
(b) 일반판매약/허브

2) 과거력
a) 기저질환
(1) 급성 관상동맥 증후군(ACS)
(a) 협심증(angina): 안정형, 비안정형
(b) 이전의 심근 경색(MI)
(2) 고혈압
(3) 심부전
(4) 폐 질환
(5) 당뇨
(6) 신장 질환
(7) 혈관 질환: 동맥 또는 정맥
(a) 말초
(b) 대뇌
b) 심장 수술 또는 그 외 심장 중재술
c) 선천성 기형
d) 물질 및/또는 알코올 사용/남용
e) 흡연
f) 최종 생리일: 여성 가임기 환자
g) 현재 투약중인 약물
(1) 처방 약물
(a) 질산염
(b) 베타 차단제
(c) 칼슘 통로 차단제
(d) 항고혈압제
(e) 디지탈리스
(f) 이뇨제
(g) 안지오텐신 전환 효소(angiotensin convering enzyme, ACE) 억제제
(h) 항부정맥제
(i) 항응고제
(j) 항혈소판제(aspirin, clopidogrel [Plavix®])
(k) 와파린(coumadin), 헤파린
(l) 스테로이드
(m) 폐에 특이하게 작용하는 약물
(n) 발기 부전 치료제
(2) 일반판매약/허브
h) 알레르기

3) 심리적/사회적/환경적 요인
a) 조절 불가능한 요인
(1) 연령: 심장 질환의 발병률은 연령에 따라 증가
(2) 성별: 특히 젊은 환자에서 남성이 우세
(3) 유전학: 가족력은 심장 질환의 강력한 예측 인자임
(4) 인종/민족: 흑인/아프리카계 미국인은 백인, 아메리칸 인디언 또는 아시아인보다 발병률이 높음
b) 조절 가능한 요인
(1) 혈압
(2) 비만, 다이어트 식단
(3) 이상지질혈증
(4) 흡연
(5) 좌식 생활
(6) 스트레스
(7) 잠재적/실제적 폭행, 학대 또는 친밀한 파트너(배우자)의 폭력 상황(3장 참조)

b. 객관적인 자료 수집

1) 전반적 외모
a) 의식수준, 행동, 정서
b) 활력징후
(1) 호흡수, 호흡노력, 호흡양상
(2) 혈압
(a) 양팔: 10 mmHg 보다 큰 차이
(b) 기립성(체위성) 저혈압: 누운 자세, 앉은 자세, 일어선 자세
(3) 말초맥박: 강한 맥박, 정상 맥박, 약한 맥박, 맥박이 느껴지지 않음
c) 냄새
d) 걸음걸이
e) 위생
f) 고통스러움/불편감 정도

2) 시진
a) 피부색: 청색증
(1) 중추: 심박출량이 심하게 감소할 때 나타남
(2) 말초: 말초 혈류 감소를 나타냄
b) 부종
(1) 의존성: 사지, 천골
(2) 요흔성: 심장
c) 곤봉형 손가락: 선천성 심장병과 관련 있음
d) 동공
(1) 크기
(2) 대칭성
(3) 빛에 대한 반응
e) 경정맥: 편평, 정상, 또는 팽창(경정맥 팽창 [jugular venous distention, JVD])
(1) 환자를 앙와위로 눕히고 침상머리를 45도 높여 경정맥 팽창을 시진한다. 환자 머리를 한쪽으로 돌린 상태에서 맥박 박동 또는 팽창 여부를 시진한다.

맥박이 경동맥인 동안 팽창은 파동으로 나타납니다. 맥박을 확인하려면 목을 관찰하는 동안 요골맥박을 촉진하여 두 맥박이 서로 일치하는지 확인합니다.

(2) 45도 각도에서 편평함을 나타내면 저혈량을 의미한다.

f) 흉부

(1) 구성: 대칭, 기형, 전후 직경, 후만 변형, 호흡 시 흉벽 움직임

(2) 흉터 또는 이물질: 외과적 절개, 심박조율기, 체내 삽입형 자동심율동전환 제세동기(AICD), 이식된 정맥 카테터, 약물 패치

g) 전흉부: 비정상적인 전흉부 움직임(예 들썩거림(heaves to lift), 위로 올라감)

h) 상복부 및 복부 맥박, 복수, 정맥 확장

i) 모니터상의 심장 부정맥

3) 청진

a) 호흡 소리

(1) 깊이

(2) 동일한 양쪽 폐 소리

(3) 기관지, 소포의 위치 및 기관지 내 소리

(4) 우발음(비정상적인 호흡음): 수포음(crackles, 날카롭거나 거친), 천명음(wheezes), 마찰음(거칠고, 위치상 종종 삐걱거리는 가죽같은 소리)

b) 심장 소리

(1) 심첨맥박

(a) 박동: 규칙적, 빈맥 또는 서맥

(b) 리듬: 규칙적, 규칙적으로 불규칙 또는 불규칙하게 불규칙

(2) 청진 위치: 대동맥 판막(오른쪽 두 번째 늑간격), 폐동맥 판막(왼쪽 두 번째 늑간), 삼첨판(흉골 좌연 아래), 승모판(심첨), 에르브점(Erb's point)(좌측 세 번째 늑간), 상복부 영역(검상돌기 아래). 관류를 확인하기 위해 심박동을 청진하면서 요골맥박을 촉진한다.

(3) S_1 및 S_2: S_1, 승모판 및 삼첨판 폐쇄; S2, 대동맥 및 폐동맥 판막 폐쇄

(4) S_3 및 S_4: S_3는 아동, 청년, 임산부 및 일부 노인 환자에서는 정상일 수 있다. S4의 존재는 항상 비정상이다.

(5) 잡음: 수축기 또는 이완기, 위치, 등급(I에서 VI)

(6) 심장박동장애와 관련된 변이: 조기 기외수축, 심방세동, 완전 방실 차단

(7) 비정상적인 심장 소리: 심장막마찰음, 정맥잡음, 째깍음(click), 경동맥 잡음

4) 촉진

a) 피부 온도, 수분

b) 말초 혈관 충만 시간

c) 압통이 있는 부분

d) 전흉부(명치) 부분

(1) 최대심박점(point of maximal impulse, PMI); 보통 중앙쇄골선(midclavicular line, MCL)에서 왼쪽 다섯 번째 늑간에 위치한다. 크기는 일반적으로 2 cm 이다.

(2) 떨림: 고양이가 그르렁 소리내는 느낌

e) 상복부

(1) 복부 대동맥과 우심실(RV) 맥박을 구별

3. 진단적 절차

a. 검사실 검사

1) 전혈구계산검사(complete blood count, CBC) 및 감별계산

2) 포괄적 대사 검사는 전해질, 간 기능, 신장 기능(혈액요소질소[BUN] 및 크레아티닌[Creatinine]), 포도당, 칼슘, 단백질을 포함하며 마그네슘 수치도 추가되어야 한다.

3) 심장 생체표지자(troponin I, troponin T, myoglobin, B형(또는 뇌) 나트륨 이뇨 펩타이드[BNP])

4) 응고 검사: 프로트롬빈시간(prothrombin time, PT), 프로트롬빈시간국제표준비율(prothrombin time International Normalized Ratio, PT-INR); 활성화부분트롬보플라스틴시간(aPTT)

5) 디 이중체(D-dimer)

6) 적혈구 침강 속도(ESR)

7) Digoxin 수치(환자 투약 요법과 관련이 있을 경우)

8) 동맥혈 가스검사

9) 소변 검사; 가임기 여성 환자의 임신 검사

10) 혈청 및 소변 독소 검사

11) 혈액형과 교차시험(type and crossmatch)

b. 영상검사

1) 흉부방사선 사진

a) 심장의 크기와 위치

b) 간질성 부종, 폐 침윤 또는 흉막 삼출의 유무

c) 종격폭

d) 대동맥 석회화

2) 심장 초음파

a) 경흉부 초음파(TTE)

b) 경식도 초음파(Transesophageal, TEE)

3) 관상동맥 단층 촬영(CT) 스캔

4) 심장 자기 공명 영상(MRI)/자기 공명 혈관 조영술(MRA)
5) 정맥 이중 스캔
6) 복부 초음파 검사
7) 심초음파-심장 초음파/도플러 검사를 통해 혈액 흐름과 판막을 평가하고 심장 혈관계의 3차원 영상을 제공하며 구출분율(EF)을 측정한다.

c. 기타 검사
1) 12유도, 15유도, 18유도 또는 우측 심전도(ECG)
2) 관상동맥혈관조영/심장도관술: 급성 심근 경색과 같은 심혈관계 질환을 진단하고 치료하는데 사용되는 침습적 절차. 시술 및 응급 간호사 역할에 대한 자세한 내용은 급성 관상 동맥 증후군 부분에서 설명한다.
3) 운동 부하 검사
4) 핵 섬광조영술(예 탈륨)
5) 대동맥 조영술/정맥 조영술
6) 기포(bubble)를 이용한 심초음파: 난원공개존증(PFO)나 심방중격결손(ASR)에 기포를 발생시키는 식염수를 사용하는 침습적 심초음파(easocardiogram)
7) 전기생리검사

B. 분석:감별 간호진단/협력적 문제 (ANALYSIS: DIFFERENTIAL NURSING DIAGNOSES/COLLABORATIVE PROBLEMS)

1. **심박출량 감소** (Decreased cardiac output)
2. **비효과적 조직관류: 심장, 대뇌, 신장 또는 말초** (Ineffective tissue perfusion: cardiac, cerebral, renal, or peripheral)
3. **급성 통증** (Acute pain)
4. **체액 과다** (Excess fluid volume)
5. **가스교환장애** (Impaired gas exchange)
6. **지식 부족** (Deficient knowledge)
7. **불안** (Anxiety)

C. 계획과 수행/중재 (PLANNING AND IMPLEMENTATION/INTERVENTIONS)

1. **진료의 우선 순위 결정**

a. 기도, 호흡 및 순환 유지(1장 참조)
b. 처방된 산소 공급
c. 정질액/약물 투여를 위한 정맥로 확보
d. 장비 및 소모품 획득 및 설치
e. 의학적 중재 준비 및 지원
f. 처방에 따른 약물 투여

2. **불안감에서 벗어나도록 한다.**
3. **만약 도움이 된다면 환자에게 의미있는 사람들이 환자 곁에 남도록 한다.**
4. **환자/가족 교육**

D. 평가와 지속적 감시 (EVALUATION AND ONGOING MONITORING)

1. **처방된 대로 지속적으로 모니터하고 치료한다.**
2. **환자 반응/결과를 모니터링하고 필요에 따라 간호 계획을 수정한다.**
3. **긍정적인 환자 결과가 입증되지 않으면 평가 및 치료 계획을 재평가한다.**

E. 중재와 환자반응 기록 (DOCUMENTATION OF INTERVENTIONS AND PATIENT RESPONSE)

F. 나이와 관련된 고려 사항 (AGE-RELATED CONSIDERATIONS)

1. **아동**

a. 성장 또는 발달 관련
1) 선천성 심장병
2) 후천적 심장병(카와사키 병이나 류마티스 열)
3) 내분비 또는 대사 장애(예 당뇨병, 갈색세포종)
4) 약물 섭취-우발적 또는 의도적(예 삼환계 항우울제, 베타 차단제, 칼슘 통로 차단제, 디곡신, 각성제)

b. 주요점
1) 아동에서 심정지는 일반적으로 급성심장문제의 결과라기보다는 비정상적인 순환 작용을 초래하는 호흡기 계통의 점진적인 악화의 결과이다.
2) 실신 - 어린이와 청소년의 갑작스럽고 일시적인 의식상실은 긴 QT 증후군(LQTS)을 나타내는 적색 신호이다. 질문해야 할 내용은 다음과 같다.
a) 기절하기 전에 관련된 가슴 통증이나 심계항진이 있었습니까?
b) 경련이나 전조증상이 있었습니까?
c) 운동 중에 발생 했습니까?
d) 가족 중에 급사(돌연사)한 사람이 있습니까?
3) 심장 진탕(흉벽타격, commotio cordis)은 보통 둔탁한 외상으로 갑작스런 심장사를 유발한다. 젊은 남성 환자에서 주로 발생한다.
4) 아동 환자에서 심부전, 심인성 쇼크 또는 다발성 부정맥은 대개 선천성 심장기형과 관련있다.
5) 자율신경계 미성숙은 유아에서 서맥을 유발한다.

2. 노인

a. 노화 관련

1) 노화는 혈관기능(동맥경화)과 심장기능(심박수, 수축)에 연령과 관련된 변화로 나타나는 심혈관질환의 독립적인 주요 위험요인이다.
2) 만성 질환이 있으면 심장 사진을 흐리게 하거나 혼동시킬 수 있다.
3) 약물 관련 문제는 약물의 비효율, 과다/과소 투여, 약물 부작용 및 약물과 약물의 상호 작용으로 발생한다.
4) 노인의 약물대사는 변화 된다(일반적으로 느려짐). 약물 상호 작용은 약물 대사를 더 감소시킬 수 있다.
5) 약물-질병 상호작용은 약물로 인해 잠재적으로 위험한 처방으로 이어지는 다른 질병과정을 악화시킨다.
6) 고령자는 사정 과정에서 고려되어야 할 여러 생리학적 차이(예 스트레스에 대한 반응 감소, 간 기능 및 신장 기능 감소, 검사결과 변화)가 있다.
7) 심리적 및 사회적 차이: 노인들은 생명 연장과 생명 유지에 관한 그들의 치료 계획에 다른 목표를 가지고 있을 수 있다.
8) 일부 고령자는 심장병에 잘 적응하기 때문에 주목할만한 징후가 발견되지 않을 수 있다.
9) 대동맥 및 말초 순환의 동맥경화성 변화는 맥박을 촉지하기 어렵게 만든다.
10) 리듬 이상은 노인 환자들 사이에서 너무 흔하게 나타나서 그것이 환자 심장리듬의 표준이 되기도 한다.
11) 노인에서는 니트로글리세린(nitroglycerin)의 정맥확장 효과가 더 크다. 정상적인 입안 건조로 인해 설하로 투여하는 니트로글리세린의 작용개시가 연장 될 수 있으며, 니트로글리세린 스프레이가 더 나은 선택 일 수 있다.
12) 베타 차단제의 부작용이 노인층에서 더 흔하고 심각하다.

b. 주요점

1) 노인들의 약물치료는 "저용량으로 천천히"
2) 여러 약물의 동시 사용(다약제)은 노인 환자에게 다양한 문제를 야기한다. 합병증을 예방하기 위해서는 모든 의약품을 자주 재평가하는 것이 중요하다(의약품 조정).
3) 고령 환자에서 전형적인 협심증 증상은 허약감, 호흡 곤란, 실신, 급성 혼돈, 뇌졸중 등이 있다.
4) 원인 불명의 동성빈맥, 심장성 천식 및 새로 발생한 하지부종 또한 노인들에게서 협심증 유사증상으로 보고되었다.
5) 아주 나이가 든 경우, 심혈관계 질환에 대한 신경학적 증상을 평가한다(예 급성 정신상태 변화, 새로 발생하는 허약감, 뇌졸중).
6) 75~84 세의 환자에서 무증상 심근 경색의 발병률은 40% 이상이다.

II. 특정 심혈관계 응급상황

Specific Medical Cardiovascular Emergencies

A. 급성 대동맥류-비외상성

(ACUTE AORTIC ANEURYSM-NONTRAUMATIC)

급성 대동맥류(AAA)는 대동맥의 모든 층을 팽창시키는 중막의 비정상적인 악화이다. 50% 이상의 직경 증가는 동맥류를 의미한다. 대부분의 AAA는 신장 동맥 아래에서 시작하여 장골 동맥 위까지 생긴다. 대동맥류는 혈관계를 따라 발달하는 부위와 돌출부의 형태에 따라서 분류된다. 모양은 방추형 동맥류(확장된 부분을 따라 원주형의 동일하고 균등한 팽창) 또는 낭상 동맥류(대동맥의 한쪽에만 있는 작은 기포)로 나눠진다. 흉부 부위에서 발생하는 동맥류는 흉부 대동맥류(TAA)로 알려져 있다. TAA는 대략 동맥류의 약 25%를 차지한다. 40%는 상행 대동맥에서 발생하고 35%는 하행 흉부 대동맥에서 발생한다. TAA가 상복부에서 발생하면 TAA가 상복부에서 발생하면 흉복부 급성 대동맥류(TAAA)라고 하며, 모든 TAA의 15%를 차지한다. 나머지 10%는 대동맥궁에서 일어난다. 급성 동맥류(TAAA)는 대동맥궁에 있는 나머지 10%와 함께 모든 TAA의 15%를 차지한다.

AAA는 신장 동맥 아래의 복부에서 주로 발생하며 대동맥류의 75%에 달한다. AAA는 보통 일반적으로 우연히 진단되어 합병증이 발생할 때까지 무증상 상태를 유지한다. 가장 흔한 합병증은 파열로, 대동맥벽이 파열된 것이며, 전반적으로 약 90%의 사망률을 보이는 치명적인 응급상황을 초래한다. 파열된 AAA를 호소하는 환자는 허리, 옆구리 및 사타구니에서 급성 중증 통증을 호소하며 복통은 있을 수도 혹은 없을 수도 있다. 다른 증상으로는 정신 상태의 변화, 청색증, 피부가 얼룩덜룩해짐, 실신, 빈맥 또는 저혈압이 있다. 종종 박동성 복부종양이 나타날 수 있으며, 이는 임상적으로 AAA임을 입증하는 증상임에도 불구하고 모든 경우의 50%미만에서 발견된다.

일반적으로 AAA는 흡연, 고혈압 및 죽상경화증의 병력이 있는 65세 이상의 남성에서 3:1의 비율로 여성보다 더 많이 발생한다. 다른 위험 요소에는 가족력, 후천성 결합조직장애 또는 선천성 질환이 포함된다.

대동맥류는 죽상동맥경화증, 고혈압, 선천성 결손, 흡연, 외상(29장 참조) 및 박리로 인한 동맥벽의 손상으로 가장 흔하게 발생한다.

일부 환자의 경우 즉시 수술을 필요로 하지 않는 작은 AAA를 가지고 있다. 이 환자군의 치료 목표는 적극적인 고혈압 관리를 통해 팽창률과 파열 위험을 줄이는 것이다. 이 환자들은 대체로 외래 치료를 받을 수 있지만 증상, 금연 및 약물 치료에 대해 교육 받아야 한다. 동맥류의 직경이 3~4 cm 인 경우 더 확장되었는지 여부를 확인하기 위해 매년 영상을 모니터해야 한다. 동맥류는 직경이 4~4.5 cm인 경우 6개월마다 평가해야 한다. 직경이 4.5 cm보다 크거나 1년에 1 cm 이상 커지는 경우 혈관외과의사에게 의뢰해야 한다.

환자를 수술실로 신속하게 이동시키는 동안 가능한 한 주관적이고 객관적인 데이터를 수집하면 중요한 정보를 얻을 수 있다.

1. 사정

a. 주관적 자료수집

1) 현병력/주호소

a) 통증–PQRST; 보통 환자들이 (R)상행 박리일 때는 흉골 밑쪽, 목 또는 목구멍에서, 하행 박리일 때는 견갑골 사이, 허리, 복부, 옆구리나 하지에서 (Q)날카롭고, 쥐어 뜯는 듯하며, 칼로 찌르는 듯한 극심한 통증이 갑자기 일어나는 것이 발병의 시작이라고 한다. 박리가 확장되면 환자는 또한 이동성 통증(T)을 호소 할 수 있다.

(1) 환자의 5~10%는 통증이 없다.

(2) 통증이 있는 환자에서, 아편 제제는 통증을 실질적으로 완화시키지 못한다.

2) 과거력

a) 기저질환

(1) 고혈압

(2) 마르팡(Marfan) 증후군이나 다른 결합 조직 장애(이 환자들은 남성 대 여성 비율이 같고 젊은 경향이 있음)

(3) 선천성 심장병

b) 연령 > 60 세

c) 가족력

d) 임신

e) 흡연 및/또는 기분 전환 약물 사용

b. 객관적 자료 수집

1) 신체 검진

a) 전반적 외모—고통/불편감 정도

(1) 의식수준, 행동, 정서

(2) 혈압(도수) 양팔에서 측정

(a) 대동맥류 후벽의 침식에 의해 파열된 AAA는 정상일 수 있다.

(b) 비파열된 AAA에서 고혈압은 흔함

(c) 저혈압: 파열된 AAA의 40%에서 수축기혈압(SBP) 80 mmHg

b) 시진

(1) 피부 창백, 말초 청색증, 또는 발한

(2) 박동성 덩어리(종괴)가 보일 수 있음

c) 청진

(1) 심음: 우측 흉골 경계부에서 들리는 전흉부수축기 심잡음 또는 이완기 대동맥 판막심 잡음; 심낭압전이 있는 경우에는 잘 들리지 않을 수 있음

(2) 호흡음: 수포음(crackles) 가능

d) 촉진

(1) 이상감각, 반신마비, 양측 하지마비(척수 동맥이 막히면)

(2) 감소되고 약하게 촉지되는 맥박

2) 검사실 검사

a) 전혈구계산검사(complete blood count, CBC) 및 감별계산

b) 혈액형과 교차검사

c) 종합대사검사 포함, 전해질, 간 기능, 신장 기능(혈액요소질소[BUN] 및 크레아티닌[Creatinine]), 포도당, 칼슘, 단백질

d) 혈액응고 검사

e) 요분석 검사

3) 영상검사

a) 병상(bedside) 초음파

b) 컴퓨터 단층 촬영(CT)

c) 혈관조영 검사

d) 동맥류가 있는 안정된 환자 및 악화되는 증상을 비교하기 위한 자기공명 영상(MRI)검사

e) 흉부 방사선 사진

(1) 대동맥 윤곽의 확장

(2) 종격동 확장

(3) 혈관내피 석회화

(4) 좌측 늑막 삼출

2. 분석: 감별 간호진단

a. 급성 통증 (Acute pain)

b. 비효과적 조직 관류: 두뇌, 신장, 말초 (Ineffective tissue perfusion: cerebral, renal, peripheral)

c. 불안 (Anxiety)

3. 계획과 수행/중재

a. 기도, 호흡과 순환 유지(1장 참조)

b. 처방된 산소 공급

c. 정질액 수액/투약/혈액 공급을 위한 정맥 주입로 확보

1) 2개의 굵은 IV 카테터 삽입

2) 농축 적혈구 투여 예측

d. 의학적 중재 준비 및 지원

1) 심장 모니터링 및 맥박산소측정

2) 수술을 위한 즉각적인 이송 준비

3) 환자가 안정형 동맥류인 경우 동맥류의 크기, 증상, 동반된 질병에 따라 귀가 할 수도있으며 입원치료를 받을 수도 있다.

e. 처방에 따른 약물 투여

1) 베타 차단제(Labetalol) 동맥압과 좌심실 박출력 감소

2) 니트로프루시드(Nipride)

3) 베타차단제, 칼슘이온채널 차단제(베타차단제가 금기인 경우)
4) 마약제제

4. 평가와 지속적 감시

a. 의식수준
b. 혈역학적 상태
c. 호흡음과 맥박산소측정
d. 심박수와 리듬
e. 섭취량과 배설량
f. 말초 신경학적 상태: 이상감각, 움직임 또는 힘의 감소, 통증 또는 따끔거림
g. 통증 완화

B. 급성 대동맥 박리 (ACUTE AORTIC DISSECTION)

급성 대동맥 박리는 대동맥의 내막 층이 찢어지면서 혈액이 중막으로 밀려들어 중막을 파열시키면서 두 개의 내강(진성내강과 가성내강)을 만들 때 발생한다. 중막층은 대동맥의 팽창성, 탄성, 항장력을 제공하여 혈압이 크게 상승하지 않고 혈액량을 증가시킬 수 있기 때문에 중막층의 박리는 매우 중요하다. 가성 내강(false lumen)이 후향성 또는 전향성으로 확장됨에 따라 진성내강(true lumen)으로부터 혈액을 차단하거나 우회하여 대동맥의 전반적인 강도와 팽창성을 감소시킨다. 병태생리학적으로 나이 및 기타 위험 요인은 잠재적으로 생명을 위협하는 상황을 야기한다. 가장 높은 사망률과 관련된 박리의 가장 흔한 부위는 상행 대동맥이며 90%는 대동맥 판막 10 cm 이내에서 발생한다. 두 번째로 가장 흔한 부위는 왼쪽 쇄골하 동맥의 원위 인대에 있는 하행 흉부 대동맥 부위이다. 복부 대동맥은 모든 박리의 5% 정도에서 발생한다. 박리가 발생하는 부위와 관계없이 두 개의 내강이 형성되면 주요 기관으로 가는 혈류가 더욱 제한되어 급성 심근 경색, 뇌졸중 또는 심지어 마비로 이어진다. 급성 대동맥 박리는 60~80세에서 여성보다 남성에 3배 이상 발생하는, 드물지만 심각한 질환이다. 고혈압(HTN)은 모든 케이스의 70%에서 나타나는 주요 위험 요소이다. 추가 위험 요소로는 기존의 대동맥 동맥류, 혈관염을 유발하는 염증성 질환, 외상(3장 참조), 그리고 가족력(직계가족)를 포함한다. 그러나 젊은 사람에게 발생하는 박리는 마르판 증후군(임신여성의 위험 증가), 엘러스-단로스 증후군(Ehlers-Danlos syndrome) (혈관), 그리고 로이 디에츠 증후군(Loeys-Dietz syndrome) (2005년 발견) 같이 유전적으로 획득된 결합 조직 장애가 있는 사람들 또는 대동맥 협착, 이엽성(bicuspid) 대동맥 판막, 팔로 4징후(tetralogy of Fallot), 그리고 터너 증후군(Turner syndrome) 같은 선천적 질병은 가진 경우에 발생할 수 있다. 젊은 사람들에 대한 다른 기여요인은 극도의 고강도 무게 훈련과 코카인 사용이다. 환자의 상태는 박리를 나타내는 한 개의 증상이나 징후가 없이 종종 다른 질병을 모방하는 증상으로 나타난다. 예를 들어, 경한 가슴 통증, 흉부 앞 통증, 목/턱 통증, 견갑골 사이 또는 허리나 옆구리 불편감은 사정을 잘못 유도할 수 있다. 다른 혼돈되는 증상으로는 연하장애, 무감각, 따끔거림과 허약함, 정신상태 변화, 실신, 호흡곤란, 객혈 또는 열을 포함하는 뇌졸중 증상을 포함한다. 사정하는 동안 과거력 및 증상과 함께 죽음에 대한 불안이나 예감 또한 대동맥 박리의 의심 정도를 높여야 한다.

초기 치료는 혈압과 심장 박동을 안전하게 감소시키면서 환자를 안정화시켜 박리의 확산을 제한하는 것을 포함한다. 확실한 치료는 외과적 수술로 이루어진다.

1. 사정

a. 주관적 자료 수집
1) 현병력/주호소
a) 통증-PQRST; 전형적으로 환자들은 (R) 상행 박리일 때는 흉골 아래, 목 또는 목구멍에서, 하행 박리일 때는 견갑골 사이, 허리, 복부, 옆구리나 하지에서 (Q) 날카롭고, 쥐어뜯는듯하며, 칼로 찌르는 듯한 극심한 통증이 갑자기 일어나는 것이 발병의 시작이라고 한다. 박리가 확장되면 환자는 또한 이동성 통증(T)을 호소 할 수 있다.
(1) 전방 흉부—전방 대동맥궁 또는 대동맥 근부 박리
(2) 흉골 아래, 목, 또는 턱 통증—상행 대동맥 또는 대동맥궁, 대혈관으로 확장됨
(3) 견갑골 안쪽, 허리 또는 옆구리의 찢어지거나 쥐어뜯는 통증은 하행 대동맥 박리를 나타낸다.
(4) 경한 흉부 통증; 5~10 %의 환자는 통증이 없음
(5) 통증이 있는 환자에서 아편 제제는 통증을 실질적으로 완화시키지 못한다.
2) 과거력
a) 기저질환
(1) 고혈압
(2) 마르팡(Marfan) 증후군이나 다른 결합 조직 장애(이 환자들은 남성과 여성 사이의 분포가 같고 젊은 경향이 있음)
(3) 선천성 심장병
b) 연령 > 60세
c) 가족력
d) 임신
e) 흡연 및/또는 기분 전환 약물 사용

b. 객관적 자료 수집
1) 신체 검진
a) 전반적 외모—고통/불편감 정도
(1) 의식수준, 행동, 정서: 혼수 가능
(2) 혈압(도수) 양팔에서 측정
(3) 좌우 팔 혈압의 의미있는 차이 20 mmHg

(4) 원위부 박리 환자의 70%에서 고혈압
(5) 저혈압: 근위부 박리에서 대부분
(6) 맥박결손: 진성내강의 압박에 의해 경동맥 또는 말초 맥박이 감소하거나 없어짐: 근위부 박리의 50%에서 나타남

b) 시진
(1) 피부 창백 또는 발한
(2) 말초 청색증

c) 청진
(1) 심음: 우측 흉골 경계부에서 들리는 전흉부 수축기 잡음 또는 이완기 대동맥판막 잡음;심낭압전이 있는 경우 잘 들리지 않을 수 있음
(2) 호흡음: 수포음(crackles) 가능

d) 촉진
(1) 이상감각, 반신마비, 양측 하지마비(척수 동맥이 막히면)
(2) 감소된 말초 맥박

2) 진단적 절차
a) 전혈구계산검사(complete blood count, CBC) 및 감별계산
(1) 파열시 적혈구 용적율 감소
(2) 백혈구 수 12,000 - 20,000 cells/mm^3
b) 혈액형과 교차검사
c) 종합대사검사 포함, 전해질, 간 기능, 신장 기능(혈액요소질소[BUN], 크레아티닌[Creatinine]), 포도당, 칼슘, 단백질
d) 혈액응고 검사
e) 요분석 검사
f) 흉부 방사선 사진
(1) 대동맥 윤곽의 확장
(2) 종격동 확대
(3) 혈관내피 석회화
(4) 좌측 늑막 삼출
g) Spiral CT (가장 민감한 검사)
h) MRI
i) 12에서 15-유도 심전도(ECG)
(1) 환자의 1/3에서 정상
(2) 좌심실비대(이전에 고혈압이 있었던 경우)
(3) 관상동맥폐색에 따른 심근경색 또는 관상동맥부전
j) 대동맥 조영술
k) 경흉부 초음파(TTE) — 비침습적 심장초음파
l) 경식도 심장초음파(TEE) — 심장 혈관계의 후방을 시각화한 2D 및 3D 이미지를 제공하기 위해 신축성 있는 내시경과 초음파를 이용한 침습적 심장초음파

2. 분석: 감별 간호진단

a. 급성 통증 (Acute pain)
b. 비효과적 조직 관류: 두뇌, 신장, 말초 (Ineffective tissue perfusion: cerebral, renal, peripheral)
c. 불안 (Anxiety)

3. 계획과 수행/중재

a. 기도, 호흡과 순환 유지(1장 참조)
b. 처방된 산소 공급
c. 결정질 수액/투약/혈액 공급을 위한 정맥 주입로 확보
1) 2개의 큰 IV 카테터 삽입
2) 농축 적혈구 투여 예측
d. 의학적 중재 준비 및 지원
1) 심장 모니터링 및 맥박산소측정
2) 위관 삽입과 흡인 부착
3) 유치 도뇨관 삽입
4) 응급 개흉술 가능성 예측
5) 카테터 설치 및 동맥, 중심정맥, 또는 폐기압 모니터링(6장 참조)
6) 입원 지원 및 즉각적인 수술 중재 가능
e. 처방에 따른 약물 투여
1) 니트로프루시드(Nipride)
2) 라베타롤(Normadyne, Trandate): 동맥압과 좌심박출력 모두 감소
3) 칼슘 통로 차단제(베라파밀[Isoptin, Calan] or 딜티아젬[Cardizem]) 베타 차단제가 금기인 경우
4) 마약제제

4. 평가와 지속적 감시

a. 의식수준
b. 혈역학적 상태
c. 호흡음과 맥박산소측정
d. 심장박동수와 리듬
e. 섭취량과 배설량
f. 말초 신경학적 상태: 이상감각, 움직임 또는 힘의 감소, 통증 또는 따끔거림
g. 통증 완화

C. 급성 동맥 폐색 (ACUTE ARTERIAL OCCULUSION)

급성동맥순환장애는 혈전, 색전, 외상 등에 의해 혈관이 막힐 때 나타난다. 이것은 훨씬 더 흔하고 오래 지속된 혈관 질환의 합병증인 만성 폐색과는 대조적이다. 그러나 말초혈관질환을 가진 환자들은 급성 폐색에 걸릴 위험이 높다. 색전은 급성 동맥 폐색의 주원인이

며, 이 중 약 80%는 심장에서 비롯된다. 대퇴동맥은 색전이 있는 일차 부위이며, 장골, 대동맥, 슬와, 장간막, 상완, 그리고 신장 동맥이 그 뒤를 잇는다. 혈전증의 이차적인 폐색은 일반적으로 협착된 부위에서 발생한다. 이러한 협착은 죽상동맥경화증으로 인해 유발될 수도 있고, 아니면 의원성(iatrogenic)일 수도 있다(예 동맥내 카테터 삽입 부위). 급성 동맥 폐색의 덜 일반적인 원인으로는 외상, 혈관 경련, 코카인 사용, 혈관 이식편의 혈전증, 그리고 동맥류 박리가 있다.

원인과 무관하게, 측부순환 없이 혈액이 갑작스럽게 중단되면, 관련된 동맥으로 혈액을 공급 받는 조직의 허혈로 이어진다. 만약 치료하지 않으면, 세포 괴사현상이 발생한다. 이것은 괴저와 관련된 사지의 상실로 이어질 수 있다. 따라서 시기적절한 인식과 치료가 필수적이다.

1. 사정

a. 주관적 자료 수집
- 1) 현병력/주호소
  - a) 통증
    - (1) 증상 유발요인(provocation)
      - (a) 움직임/운동
      - (b) 휴식시의 통증
    - (2) 증상의 특성(quality)
      - (a) 불편함
      - (b) 작열감
      - (c) 욱신거림
    - (3) 증상의 부위/방사(region/radi ation)
      - (a) 폐색부위에서 원위부로 방사
    - (4) 증상의 중증도(severity)
      - (a) 극도의 고통(excruciating)
    - (5) 증상이 지속된 시간 또는 나타난 시간(Timing)
      - (a) 갑자기 시작
      - (b) 끈질긴(가차없는)
  - b) 폐색 부위 아래의 차가움
  - c) 무감각
  - d) 마비
- 2) 과거력
  - a) 기저질환
    - (1) 심근경색증(MI)의 과거력
    - (2) 류마티스 심장병(rheumatic heart disease)
    - (3) 심방세동(atrial fibrillation)
    - (4) 난원공개존(patent foramen ovale)
    - (5) 이전의 심장수술 전력
      - (a) 승모판 연결부 절개술
      - (b) 인공 심장 판막
    - (6) 좌심실 동맥류
    - (7) 만성 심부전(chronic heart failure)
    - (8) 암(cancer)
      - (a) 혈전증의 소인
      - (b) 종양 색전술
    - (9) 말초 죽상경화증
  - b) 최근 슬관절 치환술
  - c) 최근 사지의 외상
  - d) 모니터링 또는 동맥조영술을 위한 동맥내 카테터의 최근 배치
  - e) 투약
  - f) 알레르기

b. 객관적 자료 수집
- 1) 신체 검진
  - a) 전반적 외모
    - (1) 중등도에서 심각한 통증/불편감
  - b) 시진(폐색 부위 아래)
    - (1) 창백, 청색, 또는 얼룩덜룩한 모습
    - (2) 마비(폐색 부위 아래)
    - (3) 근육 경직(장기간의 허혈증으로)
    - (4) 점상출혈(미세혈전과 관련된)
  - c) 촉진(폐색 부위 아래)
    - (1) 무맥
    - (2) 이상감각
    - (3) 냉감
    - (4) 촉진 시 근육 민감
- 2) 진단적 절차
  - a) 전혈구계산검사(complete blood count, CBC) 및 감별계산
  - b) 응고 검사: 프로트롬빈시간국제표준비율(prothrombin time international normalized ratio, PT-INR), aPTT
  - c) 동맥 조영술
    - (1) 전형적인(동맥 내의)
      - (a) 디지털 감산혈관 조영술(digital subtraction angiography)
    - (2) CT 혈관 조영술(CTA)
    - (3) MR 혈관 조영술(MRA)
  - d) 도플러 검사(Doppler flow studies)
  - e) 발목팔지수(ankle-brachial index, ABI): 발목의 혈압을 팔의 혈압으로 나눈 수치;ABI 0.3 미만은 사지의 생존 가능성이 없음
  - f) 심전도(ECG)

2. 분석: 감별 간호진단

a. 비효과적 조직 관류: 두뇌, 신장, 말초 (Ineffective tissue perfusion: cerebral, renal, peripheral)

b. 통증 (pain)

c. 불안 (Anxiety)

3. 계획과 수행/중재

a. 처방에 따른 처방된 산소 공급

b. 정질액 수액/투약/혈액 공급을 위한 정맥 주입로 확보

c. 의학적 중재 준비 및 지원

1) 허혈된 사지로의 혈류를 촉진하기 위해 침대 머리 상승하기

2) 심장 모니터링 및 맥박산소측정

3) 환자가 편안한 자세를 취할 수 있도록 돕기

4) 따뜻한 환경 제공: 허혈된 부위에 열 가하는 것 금지

5) 허혈된 사지 상승 금지

6) 병원 입원을 위한 지원

a) 경피적 시술

(1) 풍선 혈관 조영술(Balloon angioplasty)

(2) 풍선 카테터 추출(Balloon catheter extraction)

(3) 스텐트(Stenting)

b) 색전제거술(Embolectomy)

c) 우회로술(Bypass grafting)

d. 처방에 따른 약물 투여

1) 항응고제(Anticoagulants)

2) 혈전 용해제(Fibrinolytics)

4. 평가와 지속적 감시

a. 혈역학적 상태

b. 사지 움직임과 감각

c. 피부 온도 변화

d. 통증 완화

D. 급성 관상동맥 증후군 (ACUTE CORONARY SYNDROMES)

급성 관상동맥 증후군(ACS)는 심근허혈과 관련된 증상을 보이는 환자를 언급할 때 사용되는 포괄적인 용어이다. 흉통이나 목, 팔, 또는 턱 통증과 같은 다른 증상들; 호흡곤란; 심계항진; 또는 피로는 관상동맥질환(CAD), 특히 관상동맥 죽상경화증으로 인해 심근에 일차적인 혈액공급이 감소함에 따라 발생한다. 심근 허혈 과정은 심장으로 가는 혈액의 감소로 시작된다. 만약 적절한 중재가 빨리 이루어지지 않고 불충분한 혈액 공급이 계속되면 허혈은 괴사나 경색으로도 알려진 세포 사망으로 이어진다. ACS 질환 과정은 불안정 협심증(UA), ST분절 비상승 심근경색증(NSTEMI), ST분절 상승 심근경색증(STEMI)이 포함된다. 장기화된 심근허혈은 심근경색증(MI)이라고 불리는 괴사증을 일으킨다. 대부분의 심근경색증은 관상동맥 죽상경화증에 이은 불안정 죽상 플라그의 파열, 혈소판 활성화, 그리고 섬유소 응괴 형성의 결과로 발생한다. 그 결과 혈전증은 혈류를 방해하고 심근 산소 수요와 공급 사이의 불균형을 초래한다. 심근경색증의 비죽상 동맥경화의 원인은 관상동맥 연축, 선천성 이상, 관상동맥 색전증, 결합조직 장애가 있다.

초기 원인과 상관없이 심근의 산소 공급-수요 불균형이 심하거나 지속되는 경우, 허혈은 되돌릴 수 없는 세포 손상을 일으키게 된다. 이에 따라 심근수축력, 일회박출량 및 심실기능이 받는 영향은 허혈 기간, 심근조직이 영향을 받은 정도 및 환자의 기존 심장 상태에 따라 달라진다. 심근 허혈은 또한 카테콜라민 방출을 자극하여 말초 혈관 저항을 증가시키고, 빈맥을 촉진하며 전부하 및 후부하 모두를 증가시킨다. 많은 다른 질환들이 급성관상동맥증후군과 유사한 증상을 나타내기 때문에 신중한 검사와 병력 청취가 필수적이다. 감별 진단은 생명을 위협하지 않는 근골격계 통증에서부터 긴장성 기흉과 같은 중대한 상황에 이르기까지 광범위하다. 급성관상동맥증후군과 유사한 다른 질환으로는 심장의 염증성 질환, 대동맥 박리, 폐색전증, 식도경련이나 파열, 폐렴, 늑막염, 위식도 역류성 질환, 심부정맥 등이 있다. 세 가지 형태의 급성관상동맥증후군은 각각 동일한 질병 과정에 의해 생성되기 때문에 이러한 증후군들은 심근 손상 정도에 의해서만 생리학적으로 구별된다. 위험요인, 사정 항목 및 많은 중재들은 모든 급성관상동맥 증후군 환자들에서 동일하다.

급성관상동맥증후군 환자를 치료할 때 적절한 치료 전략을 수립하는 것은 사망률을 줄이고 결과를 개선하는데 있어 매우 중요하다. 흉통센터로 지정되면 각 병원은 사용가능한 자원에 가장 적합한 방법을 결정할 수 있다. 세 단계의 서로 다른 센터 지정은 즉각적인 경피적 관상동맥중재술(PCI)을 제공할 수 있는 기관의 능력을 기반으로 한다. 일차 경피적 관상동맥중재술 및 소생술을 시행하는 흉통센터는 일주일에 7일 하루 24 시간 일차 경피적 관상동맥중재술을 할 수 있으며, 치료적 저체온증 또는 심장마비 후 자발 순환이 돌아온 환자를 포함한 목표체온관리를 동시에 하는 경피적 관상동맥중재술을 포함하여 조기 인지 및 치료가 가능하다. 일차 경피적 관상동맥중재술을 시행하는 흉통센터는 24시간 동안 시술이 가능하고 STEMI 발생 후 30분 이내에 일할 수 있는 적절한 스탭이 상주해야 한다. 항상 경피적 관상동맥중재술을 적용할 수 없는 흉통센터는 다른 곳으로의 전원계획이나 섬유용해 치료 계획을 세워서 재관류 개입 시간이 120분을 넘지 않도록 보장하는 프로토콜이 있다.

지속적인 연구 및 치료방법의 변화와 함께 심혈관 환자를 치료할 때는 기관의 지침을 따르는 것이 필수적이다.

1. 사정 [표 6-1]

a. 주관적 자료 수집
1) 현병력/주호소
a) 통증 또는 불편감
(1) 유발요인: 심근의 산소 요구량을 증가시키는 활동들
(a) 신체 활동/운동
(b) 정서적 스트레스
(c) 차가운 날씨
(d) 식후
(e) 성생활
(f) 휴식 중에 발생
(2) 완화요인: 체위 변화 또는 질산염 사용으로 완화되지 않음
(3) 통증의 특성: 통증은 환자의 평상시 협심증과 다를 수 있다. 특징은 쥐어짜는 듯한, 으스러뜨리는 듯한, 찌르는 듯한, 칼로 찌르는 듯한, 묵직한 느낌, 압박하는 듯하거나 "무엇인가 가슴에 앉아 있는" 것으로 표현될 수 있다. 또한, 여성이나 노인들은 특히 꽉 조이는 듯한, 타는 듯한 또는 소화불량으로 표현할 수 있다.
(4) 부위/방사: 가슴, 흉골 아래, 상복부, 목, 견갑골 아래, 턱 또는 손목, 손 및 손가락에 저린감을 유발하는 왼쪽 팔이나 팔꿈치의 척골측면
(5) 증상의 중증도: 모호함부터 중증까지 다양; 대개 환자의 평상시 협심증보다 더 강하다.
(6) 시간 요인: 발병 시간; 연속 또는 30분 이상 지속; 일주기 변동성(일반적으로 기상 후 첫 2~3시간, 오전 6시부터 정오까지 정점)
b) 오심 또는 구토
c) 호흡곤란 또는 기좌호흡
d) 발한
e) 특히 여성들에게 피로, 수면 장애, 호흡곤란
f) 특히 노인에게 허약 또는 어지러움
g) 심계항진
h) 실신
i) 죽음이 임박한 느낌
2) 과거력
a) 기저질환
(1) 협심증
(2) 이전의 MI 전력
(3) 고혈압(심장 부하 증가)
(4) 뇌혈관 질환/뇌졸중
(5) 당뇨병: 심근경색증 발병률 증가; 환자는 모호한 증상이나 "흉통 증상이 없는" 심근경색증을 경험할 가능성이 더높다.
(6) 이상 지질 혈증
b) 이전의 심장 중재 전력(예 혈관성형술, 판막치환술, 관상동맥 우회술, 스텐트 삽입, 인공심박동기, 또는 자동삽입형심장율동전환기(AICD))
c) 혈전색전 발생
d) 다른 심장 위험 요인들
(1) 65세 이상
(2) 흡연
(3) 비만
(4) 좌식 생활
(5) 기분전환용 약물 또는 알코올 사용

표 6-1 급성 관상동맥 증후군 (Acute Coronary Syndromes)

결과	불안정형 협심증	NSTEMI (ST분절 비상승 심근경색증)	STEMI (ST분절 상승 심근경색증)
증상	휴식 상태의 협심증(보통 20분 이상) 또는 더 심해지고, 더 지속되고, 더 빈번하게 발생하거나 더 낮은 역치에서 발생하는 기존의 안정형 협심증	흉통이나 불편감, 오심, 구토, 호흡곤란, 설명되지 않는 허약감, 피로, 어지러움, 현기증, 실신	
심전도 변화	일시적인 ST분절 또는 T 파 변화가 나타날 수 있음	허혈의 증거 ST 분절 하강 T파 이상	경색 ST분절 상승의 증거: V_1, V_2, V_3에서 2 mm이상 상승 ST분절 상승: 다른 전극에서 1 mm이상 상승 새로운 좌각차단
Troponin 수치	정상	상승됨	상승됨

ECG, electrocardiogram; *NSTEMI*, non-ST-segment elevation myocardial infarction; *STEMI*, ST-segment elevation myocardial infarction.

e) 약물
(1) 최근 발기 부전 약물의 사용
f) 알레르기

b. 객관적 자료 수집

1) 신체 검진
a) 전반적 외모
(1) 의식수준, 행동, 정서: 불안, 안절부절 못하는
(2) 주먹을 꽉 쥔 채로 가슴 위에 얹은(Levine sign)
(3) 빈맥, 서맥
(4) 저혈압/고혈압 가능
(5) 빈호흡
(6) 체온 상승 가능: 처음에는 정상이다가, 조직 괴사 반응에 대한 비특이적 반응으로 심근경색증이 시작된 후 4~8시간 후에 상승하기 시작
(7) 중정도에서 심각한 정도의 고통/불편감
b) 시진
(1) 창백, 발한, 청색증이나 얼룩덜룩한 피부
(2) 모니터상의 심장 부정맥
c) 청진
(1) 심음
(a) S4 심음은 대부분 보편적으로 들림
(b) S3 심음은 좌심실 기능부전을 나타냄
(c) 심잡음: 일시적 또는 영구적일 수 있음; 판막 기능부전을 나타냄
(d) 낮은 심음은 폐부종을 나타냄
(2) 호흡음: 수포음(crackles), 천명음(wheezes) 가능

2) 진단적 절차
a) 심장 생체표지자: 상승됨
(1) 심근 손상에 가장 민감성과 특이성이 있는 Troponin 단백질(cTnI and cTnT); MI1, MI2의 진단을 위한 효소검사를 대체함
(a) Troponin level은 MI 발병 후 3~12시간 후 상승, 24시간(cTnI) 또는 12~48시간(cTnT) 안에 최고치를 기록하고, 5~12시간 안에 정상으로 회복됨
(b) Troponin 상승은 MI에 특이적이지 않음; 몇몇 다른 질병 상태와 관련하여 상승함
(c) cTnT는 신부전 환자에서 상승할 수 있음; cTnI는 심장에 더 민감함
(d) troponin 수치가 상승되지 않으면 불안정형 협심증(심근경색증과 구별됨)
b) 전혈구계산검사(complete blood count, CBC) 및 감별계산
c) 포괄적 대사 검사는 전해질, 간 기능, 신장 기능(혈액요소질소[BUN] 및 크레아티닌[Creatinine]), 포도당, 칼슘과 단백질을 포함하며 마그네슘 수치도 추가되어야 한다.
d) 혈액응고 검사
e) 12-15-유도 심전도(ECG)
(1) 심전도 변화는 처음에는 분명하지 않을 수 있음; 심전도는 완전히 정상일 수 있으며, 특히 폐쇄 직후에 그러함. 그러나 이것이 심근경색증을 배제할 수는 없음
(2) 심전도 결과는 심근의 변화를 반영한다[표 6-2].
(3) 경색의 위치는 특정 유도(Lead)의 변화에 의해 결정된다. [표 6-3]; 경색은 심장의 한 개 이상의 부위를 포함할 수 있음
(4) 후벽 심근경색증(MI)이 있는지 확인하기 위해 후벽 심근경색증을 암시하는 변화가 있는 환자의 우측 심전도
(5) 반복적인 심전도 측정은 증상보다 더디게 발생하는 지속적인 변화를 감지하는데 도움이 된다.
f) 흉부 방사선 사진
g) 심장 초음파: 심근벽 운동과 관류 평가; 특히 NSTEMI 환자에게 유용함

2. 분석: 감별 간호진단/협력적 문제

a. 급성 통증 (Acute pain)

b. 비효과적 조직 관류: 심장, 말초 (Ineffective tissue perfusion: cardiac, peripheral)

c. 불안 (Anxiety)

3. 계획과 수행/중재

a. 기도, 호흡 및 순환 유지(1장 참조)

1) 미국심장학회의 최신 프로토콜에 따라 ACLS를 시작하거나 계속할 것
2) 프로토콜에 따른 기관내 삽관 및 인공호흡기 지원
3) 처방에 따른 전문 기도유지 관리 및 인공호흡기 지원
a) 비강 또는 구강 기관내삽관
b) 성문 위 기도유지(예 킹, 콤비 후두마스크 기도기)
c) 외과적 기도유지(예 윤상갑상연골절개술)
4) 처방에 따라 추가적인 산소 공급

표 6-2 심근경색증의 심전도 징후 (Electrocardiographic Signs of Myocardial Infarction)

심전도 징후	발생/모양	손상부위	표식(indicate)
높고 뾰족한 T파	매우 이른(초급성) 징후	심내막하	허혈; 허혈이 완화되면 사라짐
T파 역전(inversion)	T파 T파가 깊고 대칭적으로 나타남	심근	허혈; 허혈이 완화되면 사라짐
ST 분절 상승	기준선 위로의 증가는 손상의 급성정도를 나타냄	심외막	손상; 몇 시간 또는 며칠 내에 심전도상 ST분절이 등전위로 돌아옴
주요 Q파	경색 24시간 이내에 나타나는 Q파; (1) 지속시간이 0.04초 이상인 경우 (2) 깊이가 R파의 25% 이상인 경우 (3) 또는 둘 다	심근	경색; 영구적으로 남을 수 있음

ECG, electrocardiogram;

표 6-3 경색 부위

부위	리드 변화(Lead Changes)
전벽 경색	Leads V1, V2, V3, or V4 심중격: V1 and V2
측벽 경색	Leads I, aVL, V5, V6 심첨부 경색: V5, V6
후벽 경색	"상반되는" V1 and V2 Q파는 없으나, 높은 R파 ST-분절 하강 수직 T파
하벽 경색	Leads II, III, aVF
우측 심실벽 경색	Leads V4R - 6R

b. 정질액 수액/투약을 위한 최소한 2개의 정맥 주입로 확보

c. 의학적 중재 준비 및 지원

1) 심장 모니터링 및 맥박산소측정

2) 재관류 치료를 위한 환자 준비; 급성 ST 분절 상승 심근경색증(STEMI)를 경험하는 대부분의 환자는 일차적 경피적 관상동맥 중재술(PCI) 또는 혈전 용해제로 경색된 동맥의 즉각적인 관상동맥 재관류가 필요하다. 현재의 가이드라인은 재관류가 없는 경우에 비해 심근회복이 개선되고 사망률을 유의하게 감소시키기 때문에 PCI는 90분 이내에, 혈전 용해제사용은 30분 이내를 권장하고 있다.

a) 일차적 PCI는 심도자법(cardiac catheterization)/막힌 관상동맥의 혈관 성형술(angioplasty)를 이용한 혈관 조영술(angiograhphy). 미국 전체 병원의 절반 미만에서 사용할 수 있음에도 불구하고 PCI는 증상 발병 처음 몇 시간 이내에 가장 잘 수행된 절차에 의한 결과와 장점을 지닌 STEMI 재관류 방법이다.

b) 혈전(thrombolytic) 용해치료: 일차적 PCI가 없는 상황에서 널리 사용되는 재관류요법. 이 약제는 플라스미노겐을 플라즈민으로 전환시켜 피브리노겐과 피브린을 공격하여 응고물을 용해시키고 항혈전제 및 항혈소판 제제와 동시에 투여된다.

(1) 절대 금기사항: 뇌혈관 출혈의 병력이나 악성 신생물이 있는 경우, 대동맥박리증이 의심될 때, 출혈장애, 외상이나 임신한 경우

(2) 약물은 혈전용해제(fibrin-specific agents) tenecteplase, (TNK), alteplase (tPA) 또는 reteplase (재조합 플라스미노겐 활성제[r-PA])

3) 필요한 중재에 따라

a) 카테터 배치 및 폐기압 모니터링(6장 참조)

b) 심인성 쇼크 환자를 위한 심장 박동, 세동, 심실 보조 장치

c) 위관 삽입과 흡인 부착

d) 유치 도뇨관 삽입

e) 더 높은 수준의 치료를 제공하는 기관으로의 입원 또는 전원 지원

d. 처방에 따른 약물 투여

1) 신속기도삽관(rapid sequence intubation, RSI) 약물: 진정제, 진통제, 신경근차단제

2) 아스피린: 씹는 형태의 항혈소판제(병원에 도착하기 전에 투여되지 않은 경우)

3) 클로피도그렐 [Clopidogrel] (Plavix): 항혈소판제, 부하용량은 경구투여로 75세 이상인 경우 75 mg, 75세 이하인 경우 300 mg

4) 니트로글리세린(nitroglycerin) 설하정은 증상이 완화되고 수축기 혈압이 90 mmHg이하로 떨어지거나 최대용량에 도달할 때까지 5분 간격으로 3회까지 투여한다. 우심실경색이거나 발기부전 약을 사용한 경우 24-48시간 기다린다.

5) Metoprolol (Toprol, Lopressor) 베타차단제는 경색 크기를 줄여준다. 심부전이 있는 환자의 경우 보류한다.
6) 심한 협심증이 있는 경우 5~15분마다 모르핀 4~8 mg을 정주할 수 있다; 전부하와 후부하를 감소시킬뿐만 아니라 불안을 감소시킨다.
7) 당 단백질(glycoprotein) IIb/IIIa 차단제(예 eptifibatide [Integrilin], abciximab[ReoPro]) 혈소판 억제제는 주로 불안정 협심증 및 NSTEMI에서 침습적 심장시술을 받은 환자의 경우 아스피린 또는 헤파린과 함께 사용된다.
8) 항혈전제는 헤파린(비분획성 헤파린)을 정맥으로 점적주입하거나 저분자량 헤파린(enoxaparin (Lovenox))을 투여한다.
9) 프로토콜에 따른 ACLS 약물 투여
10) 심근경색증로 심인성 쇼크가 발생한 환자를 위한 항부정맥제(Antidysrhythmics), 혈관수축제(vasopressors), 혈관확장제(vasodilators), 심장 근육 수축제(inotropic agents)

4. 평가와 지속적 감시

a. 기도 확보
b. 의식 수준
c. 혈역학적 상태
d. 호흡음과 맥박산소측정; 폐울혈은 좌심실 부전이 있는 환자에서 발생할 수 있다.
e. 심장의 전위(ectopy), 차단(blocks), 재관류성 부정맥과 같은 심박수와 리듬의 변화로인한 환자의 변화
f. 통증 완화
g. 섭취량과 배설량
h. 혈전용해제 치료를 받은 환자의 내출혈/외출혈

E. 안정형, 불안정형 협심증 (ANGINA, STABLE AND UNSTABLE)

불안정형 협심증 또는 급성 흉통은 심근 허혈 및 산소 수요-공급 불균형에 의해 이차적으로 휴식 중 또는 운동 중에 발생하는 흉통의 특성 및 중증도로 인해 급성 관상동맥 증후군으로 분류된다. 가장 일반적인 원인은 관상 동맥을 부분적으로 또는 완전히 폐쇄하는 죽상경화 혈전이다. 전형적으로 불안정형 협심증은 통증이 새롭고 패턴을 따르지 않으며 휴식이나 진통제로 완화되지 않는다는 점에서 만성 안정형 협심증과 다르다. 불안정형 협심증은 NSTEMI (부분적 폐색) 또는 STEMI (완전한 폐색)의 징후일 수도 있기 때문에 응급 상황으로 간주된다.

변이형(variant) 또는 프린츠메탈(prinzmetal) 협심증은 불안정형 형태의 협심증으로 분류되지만 응급 상황으로 간주되지는 않는다. 이러한 종류의 협심증과 관련된 통증은 관상동맥 연축(spasm)의 결과이며 죽상경화 유무와는 무관하다. 증상은 주기적으로, 매일 같은 시간에 자주 반복된다. 변이형 협심증은 거의 안정 시에 나타나며 격렬한 신체 운동이나 정서적 스트레스에 의해 가속화되지는 않는다. 이 협심증은 주로 야간에 즉 자정부터 오전 8시 사이에 집중되는 경향이 있으며 알코올 섭취, 얼음이 든 음료수, 급속안구운동(rapid eye movement, REM 수면), 심방 조율(atrial pacing), 니코틴, 아세틸콜린, 과다환기에 의해 촉발될 수 있다. 혈관경련성협심증은 또한 대부분 코카인인 흥분제 사용과 관련이 있다. 변이형 협심증은 편두통, 레이노(Raynaud) 현상과 같은 다른 혈관경련성 질환과도 관련이 있다. 변이형 협심증 환자들은 일반적으로 만성 안정형 협심증이나 불안정형 협심증 환자들보다 연령대가 낮다. 여성들은 남성보다 변이형 협심증의 발생률이 높다. 변이형 협심증의 증상이 있는 동안 나타나는 ST-분절 상승은 통증이 사라지면 원래대로 회복된다.

만성 안정형 협심증은 엄밀히 말하면 ACS는 아니지만 관상동맥 질환(coronary artery disease, CAD)의 일부로 간주된다. ACS에서와 마찬가지로 안정형 협심증 통증은 심근 산소 수요와 공급의 불균형에 의한 결과이다. 죽상경화성 관상동맥이 안정형 협심증의 일반적인 원인이지만 혈관경련이 원인일 수도 있다. 불안정형 협심증 또는 MI의 통증과 마찬가지로 안정형 협심증은 가슴 또는 인접 부위에서의 통증이나 불쾌감으로 표현되는 것으로, 심근 허혈의 위치를 특정할 수 없는 증상이다. 이는 격렬한 신체 운동, 정서적 스트레스 또는 극한 온도에 대한 노출과 관련이 있다. 불안정형 협심증과는 달리, 안정형 협심증의 통증은 몇 분간의 휴식으로 또는 설하 니트로글리세린(nitroglycerin) 투여에 의해 완화된다. 안정형 협심증은 통증 강도, 발병, 그리고/또는 연관된 증상의 변화가 있는 경우에 불안정형 협심증이 될 수도 있다는 점에 유의해야 한다.

여기에서 중요한 것은, 안정형 협심증의 과거력이 있는 환자들은 일반적으로 자가치료(self-treat)를 한다는 점이다. 응급실을 찾는 환자들은 일반적으로 새로 시작된 협심증, 증상 악화 또는 환자가 스스로 관리할 수 없는 증상을 가진 경우이다. 이 환자들은 불안정 협심증 또는 심근경색증을 경험하고 있을 수 있으며 초기에는 급성 관상동맥 증후군를 가진 환자로 치료되어야 한다.

1. 사정

a. 주관적 자료 수집(“급성 관상동맥 증후군” 참조; 여기에서는 그 외의 안정형 협심증 특이적 자료가 제시된다)
1) 현병력/주호소
a) 통증 또는 불편감
(1) 유발요인: 심근의 산소 요구량을 증가시키는 활동들
(a) 신체적 또는 정서적 스트레스
(b) 흥분제 이용

(c) 수면 중 또는 쉬는 동안에 발생 가능(변이형 협심증)

(2) 완화요인

(a) 휴식 그리고/또는 활동의 중단

(b) 설하 니트로글리세린

(c) 자연스러운 소멸(변이형 협심증)

(3) 특성: 일반적으로 각 에피소드마다 동일한 감각, 위치 및 강도

(4) 부위/방사: 가슴, 흉골하 부위, 상복부, 목, 견갑골 아래, 턱 또는 왼쪽 팔; 변이형 협심증은 일반적으로 흉통으로 나타남

(5) 중증도: 모호함부터 중증도까지

(a) 안정형: 통증보다는 일반적으로 불편감으로 묘사되는; "정상적인" 협심증 증상과 변화 없음

(b) 변이형: 극심한 통증

(6) 일시적 요인들

(a) 안정형: 일반적으로 3~5분간 지속

(b) 변이형: 매일 같은 시간에 발생할 수 있음.; 자정부터 오전 8시 사이 야간에 집중되는 경향; 환자가 잠에서 깰 수도 있음

2) 과거력

a) 기저질환

(1) 안정형 협심증

b) 흥분제 이용(예 코카인, 메스암페타민)

c) 과도한 흡연자(heavy smoker): 변이형 협심증과 동일

b. 객관적 자료 수집("급성 관상동맥 증후군" 참조; 여기에서는 그 외의 안정형 협심증의 특이적 자료들이 기록)

1) 신체 검진

a) 청진

(1) 호흡음: 일시적 폐 수포음은 협심증과 관련된 것일 수 있다.

2) 진단적 절차

a) 심장 생체표지자: 트로포닌(troponin) 상승이 없는 것이 협심증과 MI를 구별. 환자에게서 즉각적인 증상 완화가 없는 경우 연속 검사를 실시

b) 전혈구계산검사(complete blood count, CBC) 및 감별계산: 빈혈 유발 협심증

c) 심전도

(1) 안정형 협심증: ST-분절 하강은 통증을 동반할 수 있다.

(2) 변이형 협심증: ST-분절 상승은 통증이 동반된다; 통증이 완화되면 ST 분절은 회복된다.

(3) 심장 병력이 있는 환자에서는 좌심실 비대증 패턴의 심전도, 과거 MI (유의한 Q파), 비특이적 ST-분절 및 T-파 이상이 나타날 수도 있다.

2. 분석: 감별 간호진단/협력적 문제

a. 급성 통증 (Acute pain)

b. 불안증 (Anxiety)

c. 비효과적 조직 관류 위험 (Risk for ineffective tissue perfusion)

3. 계획과 수행/중재("급성 관상동맥 증후군" 참조; 여기에서는 그 외의 안정적 협심증의 특이적 중재가 제시된다)

a. 처방에 따른 약물 투여

1) 환자의 수축기 혈압이 최소 90 mmHg인 경우 설하 니트로글리세린; 니트로글리세린에 반응하지 않는 것은 불안정형 협심증을 나타내는 것일 수 있다.

2) 모르핀

3) 베타 차단제: 혈관경련성 협심증 환자에서는 혈관경련을 악화시킬 수도 있다. 프로프라놀롤(Inderal)은 변이형 협심증의 지속시간을 연장하는 것으로 알려져 있다. 베타 차단제를 투여한 후 환자 상태가 악화되면 관상동맥 연축이 협심증의 원인이 될 수 있다는 것을 고려할 것

4) 칼슘 통로 차단제/길항제(니페디핀[nifedipine], 딜티아젬[diltiazem] 또는 베라파밀[verapamil])는 변이형 협심증에서 가장 주된 치료제이다. 이 약물들은 혈관수축 반응을 억제하고 혈관확장을 촉진시키며, 니트로글리세린과 베타 차단제 사용에도 불구하고 허혈이 지속되는 환자의 이차 치료제로 이용된다. 디지탈리스(digitalis)를 복용하는 노인 환자에서 디지탈리스 독성의 위험을 증가시킬 수도 있기 때문에 주의해야 한다.

b. 환자/가족 교육

1) 협심증 통증 파악

2) 협심증 통증 발병 시 증상을 악화시키는 활동의 중단 및 휴식

3) 니트로글리세린 알약이나 스프레이: 설하로만 투여하고, 쏘거나 쓴 맛이 나야하며, 3~5분 간격으로 한 개의 정제/스프레이를 최대 3회 복용한다.

a) 니트로글리세린(15분에 걸친) 3회 투여 후에도 흉통이 완화되지 않으면 응급 처치가 필요하다.

b) 최근 24~48시간 이내에 발기부전 치료제를 복용했다면 니트로글리세린을 투여하지 않는다.

4) 질병 악화를 의미할 수도 있는 통증의 변화

4. 평가와 지속적 감시

a. 의식 수준

1) 뇌혈관 확장이 원인일 수 있는 두통의 발생을 평가한다. 두통은 일반적으로 아세타아미노펜(acetaminophen) 투약으로 해소된다.

b. 혈역학적 상태

1) BP를 자주 평가; 니트로글리세린에 의한 말초혈관 확장이 저혈압을 발생시킬 수 있다.

c. 호흡음과 맥박산소측정

1) 칼슘 길항제의 수축력감소(negative inotropic) 효과로 인한 심부전 발생을 평가

d. 심박수 및 리듬: 반사성 빈맥 발생

e. 통증 완화

F. 심장 부정맥 (CARDIAC DYSRHYTHMIAS)

심장 부정맥은 종종 무질서한 리듬장애를 일으키는 정상 심전도 체계에 나타나는 변화이다. 심장 부정맥은 다음의 세 가지 범주로 분류된다. (1) 자동능(automaticity)에 영향을 미치는 자극형성 장애, (2) 회귀(reentry)에 영향을 미치는 자극전도 장애, (3) 두가지가 복합적으로 작용한 장애. 자극형성 장애는 비정상 자동능, 촉발 활동, 또는 후탈분극(afterdepolarization)에 의해 발생한다. 자극 전도장애는 전도 지연이나 차단의 결과이며, 서맥 또는 회귀성 빈맥으로 이어질 수 있다. 회귀는 하나의 자극이 다시 돌아와서 심장의 일부를 두 번 또는 여러 번 자극시킬 때 발생한다. 이것은 일방향성 전도차단이 자극을 한 방향으로만 흐르게하는 경우 발생한다. 후탈분극은 심장 세포의 활동 전위 뒤에 따르는 탈분극이다.

심장 부정맥에는 다양한 요인들이 있으며, 그 중 가장 중대한 것은 관상동맥 질환, 죽상경화증과 가족력이다. 기타 만성질환, 대사 불균형 등과 함께 선천성 질환이나 심부전, 고혈압, 당뇨, 전해질 이상, 수면 무호흡 등의 약물치료 또한 심장 부정맥 위험의 원인이 될 수 있다. 게다가, 흡연, 과도한 알코올 섭취, 약물 사용/남용, 비만/다이어트, 스트레스, 특정 일반판매약 보조제와 한방 치료제 사용과 같은 생활양식의 선택이 관련 요인들이다.

부정맥의 종류는 다음 단원에서 논의될 것이다. 모든 부정맥의 주요 결과는 심박출량의 감소이며, 이는 사망까지 포함하는 일련의 심각한 결과들을 초래한다. 그러므로 환자의 혈역학적 상태에 따라 결정되는 응급 부정맥 치료의 즉각적 제공이 필요하다.

다음과 같은 정보는 모든 부정맥과 관련이 있다.

1. 사정

a. 주관적 자료 수집

1) 현병력/주호소
   - a) 현기증, 어지러움 또는 실신
   - b) 피로, 허약, 수면 장애
   - c) 호흡곤란
   - d) 오심, 구토
   - e) 통증
   - f) 중증의 혈역학적 요소
   - g) 맥박촉지불능, 심정지

2) 과거력(매우 다양함)
   - a) 기저질환
     - (1) 심혈관 질환
     - (2) 폐질환
     - (3) 내분비계 질환
     - (4) 신부전
     - (5) 선천적 질환
     - (6) 자가면역 질환
     - (7) 감염성 질환
   - b) 외상: 둔력, 혹은 관통력
   - c) 흡연/약물 남용 이력

b. 객관적 자료 수집

1) 신체 검진
   - a) 전반적 외모
     - (1) 무호흡 또는 맥박촉지불능
     - (2) 의식 수준, 행동, 정서: 명료, 불안증, 기면, 혼수
     - (3) 활력 징후: 정상 또는 비정상
     - (4) 중등도에서 심각한 통증/불편함, 중증질환 가능성
   - b) 시진
     - (1) 경정맥 팽창
     - (2) 창백한, 회색 피부
     - (3) 모니터상의 심장 부정맥
   - c) 청진: 심장과 폐
   - d) 촉진

2) 진단적 절차
   - a) 심전도
   - b) 전혈구계산검사(complete blood count, CBC) 및 감별계산
   - c) 마그네슘을 포함한 포괄적 대사 검사
   - d) 심장 생체표지자
   - e) 혈청 및 소변 독성 검사
   - f) 혈액응고 검사
   - g) 흉부 방사선 사진

2. 분석: 감별 간호진단/협력적 문제

a. 심박출량 감소 (Decreased cardiac output)

b. 비효과적인 조직 관류 (Ineffective tissue perfusion)

c. 불안 (Anxiety)

3. 계획과 수행/중재

a. 기도, 호흡 및 순환 유지(1장 참조)

1) 미국심장학회의 최신 프로토콜에 따라 ACLS를 시작하거나 계속할 것

2) 프로토콜에 따른 삽관 및 호흡 지지
3) 필요한 경우 산소 보충 제공

b. 정질액 수액/약물치료를 위한 정맥로 확보

c. 의학적 중재 준비 및 지원

1) 전문 기도유지 관리
   a) 비강 또는 구강 기관내 삽관
   b) 성문 위 기도유지(예 킹, 콤비 후두마스크 기도기)
   c) 외과적 기도유지(예 윤상갑상연골절개술)
2) 심장 모니터링 및 맥박산소측정
3) 미주신경 자극을 이용한 도움
   a) 발살바 수기법(Valsalva maneuver)
   b) 한쪽 경동맥 마사지
4) 처방에 따른 위관삽입과 흡인 부착
5) 처방에 따른 유치 도뇨관 삽입
6) 처방에 따른 경피적 심장박동조율(transcutaneous cardiac pacing)
7) 처방에 따른 경정맥형 인공심박동기(transvenous pacemaker) 삽입을 이용한 도움
8) 처방에 따른 동시성 심장율동전환(synchronized cardioversion)을 이용한 지원
   a) 성인의 경우 50-100 J에서 시작, 아동은 0.5-1 J/kg
   b) 필요한 경우 에너지 용량을 높임. 성인의 경우 최대 360 J(단상성)에서 또는 제조업체가 권장하는 이상성(biphasic)에 해당하는 양
9) 처방에 따른 제세동기를 이용한 지원
   a) 단상성(Monophasic) 제세동기: 성인 360J; 아동에서 처음 2J/kg 및 이후 4J/kg
   b) 이상성(Biphasic) 제세동기: 120-200J
10) 치료적 저체온 요법 또는 목표체온유지치료(targeted temperature management; TTM)를 이용한 도움; 자세한 사항은 심정지 및 소생술 후 치료 참조

심방 부정맥 (ATRIAL DYSRHYTHMIAS)

심방조기수축 (premature atrial complex) 심방조기수축(PAC)은 심방의 한 세포가 흥분하여 정상적인 심장주기보다 먼저 심장 수축자극을 보내어 심방을 수축시키는 것으로 발생한다 [BOX 6-1]. 일시적인 PAC는 종종 흥분제(예 카페인, 알코올, 니코틴, 코카인) 이용 또는 불안증과 관련이 있다. 그러나 심방 비대, 심낭염, 심부전, 심근 허혈 또는 경색, 저산소증, 전해질 이상, 만성 폐쇄성 폐질환(COPD), 고열, 감염과 같은 더 중한 질환과 관련해서도 발생할 수 있다. 디지탈리스와 같은 특정 약물은 PAC를 자극할 수 있다. PAC는 심방 과민성을 나타내기 때문에 상심실성 빈맥, 심방조동, 심방세동에 앞서 나타날 수 있다. PAC가 심실 부정맥을 일으키는 경우는 거의 없다.

심방 조동 (atrial flutter) 심방 조동은 모든 심방 빈맥과 마찬가지로 심방 내 과민 반응이 심박 조율의 역할로 이어지거나 더 일반적으로는 심방을 회로로 삼아 회귀하면서 발생한다. 심방 조동은 1분간에 250~300회의 심방 탈분극 속도를 특징으로 한다 [BOX 6-2]. 일반적으로 심방 자극의 많은 부분이 심실에 전달되지 않아 심실 속도가 심방 속도보다 더 느리게 된다.

Box 6-1 심방조기수축 (premature atrial complex)

Rhythm

속도: 60~110회/분
리듬: 조기 박동으로 인한 불규칙
P파: 생성됨. 조기 박동은 차별적 모양을 가진다.
QRS군: 발생함. 정상 기간

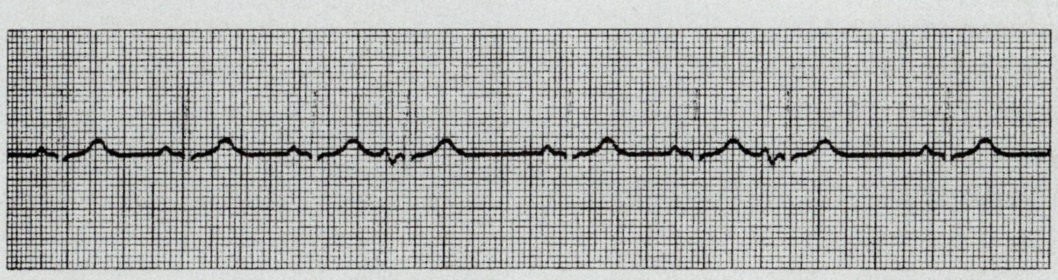

심실 수축에 대한 심방 자극의 비율은 보통 2:1이지만 3:1 또는 4:1이 될 수 있다. 심전도상의 P파는 "톱니" 모양을 가지고 있으며 조동파로 불린다. 심방 조동은 흔히 기저 심장 질환, 판막 질환, 류마티스성 또는 허혈성 심장 질환, 심근병증, 심방 확장과 관련이 있다. 심방 조동은 또한 교감 신경자극, 폐색전증, 심장 수술, 갑상선 중독증에 의해 유발 될 수도 있다. 심방 조동은 대개 일시적인 리듬이다. 이 상태는 정상 심장박동으로 돌아오거나 심방 세동으로 진행된다.

심방 세동 (atrial fibrillation) 심방 세동은 불규칙한 심실 반응과 연관된 무질서한 심방 리듬을 특징으로 한다 [BOX 6-3]. 이는 여러 가지 과민성 자극 또는 여러 번의 자극 재진입으로 인한 결과일 수 있다. 심방 세동에서 심방의 전기적 활동은 다양하고 빠르며 1분간 400~700회 속도이다. 이 전기적 활동은 심방에서 작은 파동을 일으키지만 효과적인 심방 수축으로는 이어지지는 않는다. 자극의 일부만이 심실(AV) 결절을 통해 심실로 전달된다. 심실 반응 속도는 1분간 100~180회 사이이다.

심방 세동은 심부전, 심방 비대, 고혈압, 갑상선중독증, 관상동맥질환, 또는 류마티스성 심장 질환과 관련이 있을 수 있다. 심방 세동은 다음과 같은 이유로 임상적으로 중요하다. (1) 심방 수축력 감소는 일회박출량을 20~30% 감소시킨다. (2) 세동시 심방은 완전히 비워질 수 없기 때문에 혈액응고가 형성되고 잠재적인 색전을 방출된다. (3) 심실 반응이 빠르면 심박출량 감소로 인해 환자에게 심부전, 실신, 또는 협심증이 나타날 수도 있다.

치료의 궁극적인 목표는 기저 질환 치료를 하거나 동시성 심장율동전환(synchronized cardioversion)을 통해 정상적인 리듬을 회복하는 것이다. 그러나 디지탈리스 독성 또는 48시간 이상 AFib을 앓고 있는 환자에서는 동시성 심장율동전환이 권장되지 않는다. 심장율동전환에 앞서 심방의 혈전을 확인하기 위한 식도경 심장초음파(transesophageal echocardiogram, TEE)와 함께 적절한 항응고 요법이 시행되어야 한다. 심장율동전환 후에는 4주간 항응고제 치료를 받아야 한다. 2차 치료 목표는 약물 관리(베타 차단제, 칼슘 통로 차단제, 또는 디곡신)를 통해 속도를 조절하게 되므로 심실이 완전히 비워질 수 있는 충분한 시간을 제공해서 혈전 형성 및 뇌졸중의 위험을 줄여준다.

상심실성 빈맥 (Supraventricular Tachycardia) 상심실성 빈맥이라는 용어는 급작스런 시작과 종결을 가지는(발작성), 심실수준보다 빠른 리듬(동성 빈맥, 심방 조동, 심방 세동, 다소성 심방빈맥)을 설명하는 데 사용된다 [BOX 6-4]. 발작성상심실성빈맥(paroxysmal supraventricular tachycardia, PSVT)는 일반적으로 방실결절에 의해 생성되는 회귀 빈맥이지만 그 기원은 심방이나 접합부일 수 있다. SVT는 아동에서는 치료를 필요로 하는 일반적인 부정맥이며, 심장질환이 없는 청소년층에서 흔히 나타난다. 일부 환자들은 회귀 리듬 위험을 가진 부전도계를 가지고 태어난다. 여기에는 Wolff-Parkinson-White (WPW) 증후군 또는 Long-Ganong-Levine (LGL) 증후군을 발생시키는 선천성 전도 이상을 가진 아동 환자가 포함된다. SVT의 다른 원인들에는 저산소증, 허혈, 전해질 불균형, 심부전, 류마티스성 심장 질환, 급성 심막염, MI, 흥분제 이용, 승모판 탈출증이 포함된다. 다른 부정빈맥과 마찬가지로 SVT의 주요 결과는 이완기 충만 시간의 단축이며 이는 심장 박출량을 감소시킨다. 이것은 일반적으로 젊고 건강한 환자에서는 영향이 크지 않지만 주요 질병을 가진 사람들에게는 심각한 영향을 미친다.

Box 6-2 심방 조동

Rhythm

속도: 240~360회/분
리듬: 규칙적 또는 불규칙적
P파: 톱니 패턴 (조동파)
QRS군: 발생함. 정상 기간
P/QRS 관계: 다양한 심실 반응. 심실 반응은 속도에 따라 규칙적 또는 불규칙
PR 간격: 측정 불가

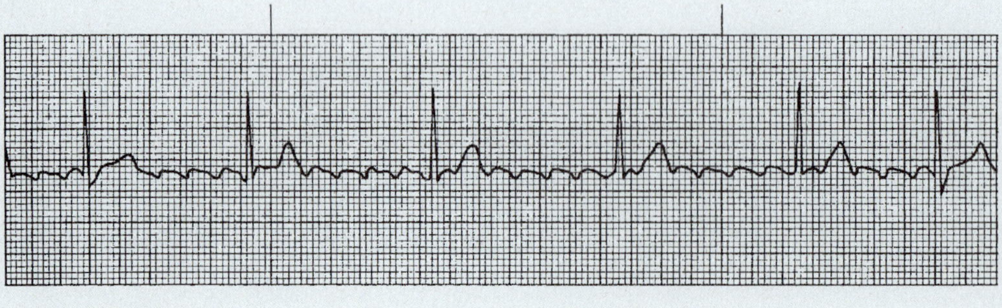

a. 방실 결절 전도 이상/심장 방실 차단 심장차단은 방실결절을 통한 동성 자극을 방해/차단/지연시켜서 심실로의 심방 탈분극이 안 되도록 만드는 전도 이상이다. AV 차단으로 이어질 수 있는 심근 질환 및 전신 질환에는 심장내막염, 판막 석회화/치환, 선천성 결함 복구(congenital defect repairs), 유육종, 점액부종, 혈색소증, 라임 질환, 강직성 척추염이 포함된다. AV 결절을 차단하기 위한 베타 차단제, 칼슘 통로 차단제, 디지탈리스와 같은 약물들 역시 기여요인일 수 있다. 차단은 전도 경로를 따라 모든 부분에서 발생할 수 있지만, 가장 일반적인 부위는 심방과 심실 사이 구간이다. 방실차단에 대한 치료는 정도 및 증상에 따라 달라진다. 아트로핀이나 이소프로테레놀을 이용한 치료 후에 환자 상태가 악화되면 차단의 원인이 심장 전도근육섬유 체계(His–Purkinje system) 일 수도 있다는 점을 유념해야 한다. 심장 차단은 그 정도에 따라 1도, 2도(1형, 2형), 3도로 분류된다.

1도 AV 차단 (First-Degree Atrioventricular Block) 1도 방실전도 차단은 정상적인 모양의 심장 리듬에서 PR간격의 연장을 특징으로

Box 6-3 심방 세동

Rhythm

속도: 400회/분 이상
리듬: 불규칙적
P파: 식별 불가, 불규칙적
QRS군: 발생함. 정상 또는 비정상 기간
P/QRS 관계: 식별 불가
PR 간격: 측정 불가

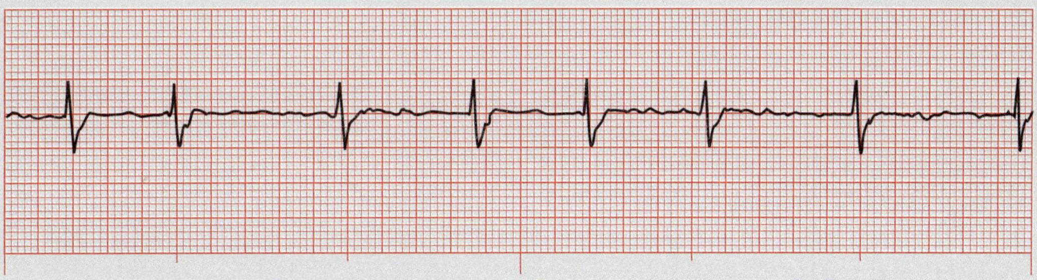

Box 6-4 심실상성 빈맥

Rhythm

속도: 100~280회/분 이상, 아동에서는 300회/분을 초과할 수도 있다.
리듬: 규칙적
P파: 생성. 모양이 왜곡되거나 QRS군에 포함될 수도 있다.
QRS군: 발생함. 일반적으로 정상 기간
P/QRS 관계: 각 QRS군에 대해 P파가 발생하지만 QRS군에 포함될 수도 있다.
PR 간격: 측정 불가 또는 짧음

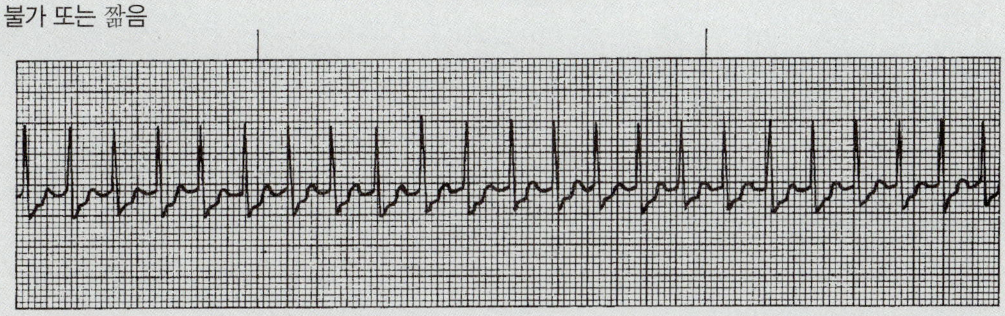

한다 [BOX 6-5]. P파는 각 QRS보다 선행하지만 PR 간격은 0.20초 이상이다. 이러한 지연은 일반적으로 AV 결절에서 발생하지만 His-Purkinje system에서 일어날 수도 있다. 1도 방실전도차단은 건강한 사람에서 발생할 수도 있다. 그러나 저칼륨혈증, 심근 허혈 또는 경색, 류마티스성 심장 질환, 과도한 미주 자극과 같은 병리학적 조건과도 관련이 있다. 더불어 심장 약물들(디지탈리스(digitalis), 퀴니딘(quinidine), 프로카이나미드(procainamide))이 이러한 리듬이상을 발생시킬 수도 있다. 1도 방실전도차단은 증상이 거의 없기 때문에 흔히 우연히 발견되며 기저 원인의 치료 외에는 특별한 치료법이 없다. 심근 허혈이 있는 경우 환자상태 악화를 모니터링한다.

2도 AV 차단 (Second-Degree Atrioventricular Block) 2도 방실전도차단에는 Mobitz 1형과 2형의 두 종류가 있다. Mobitz 1형은 2도 방실전도차단은 PR 간격의 길이가 점진적으로 증가하는 것이 특징이다. 결국 대부분 3~5회 박동 후에 자극 중 하나가 심실로 전도되지 못하고 QRS파가 소멸한다 [BOX 6-6]. 이 과정이 일반적으로 반복되어 심전도상 "그룹화된 박동"을 나타낸다. Mobitz 1형 방실전도차단은 거의 대부분 방실결절을 통한 전도 지연이 원인이다. 이 리듬은 부교감성 상승, 심근 허혈 또는 경색, 특정 약물(예 디지탈리스, 프로프라노롤)의 영향과 관련된다. Mobitz 1형 1도 방실전도차단이 MI가 있는 상태에서 발생하면 일반적으로 일시적이며 일시적 조율은 거의 필요하지 않다.

Box 6-5 1도 AV 차단

Rhythm

속도: 일반저으로 60~100회/분
리듬: 규칙적
P파: 생성. 일반적으로 정상 모양
QRS군: 생성. 정상 기간
P/QRS 관계: 각 QRS군에 대해 P파가 선행
PR 간격: 0.20초 이상

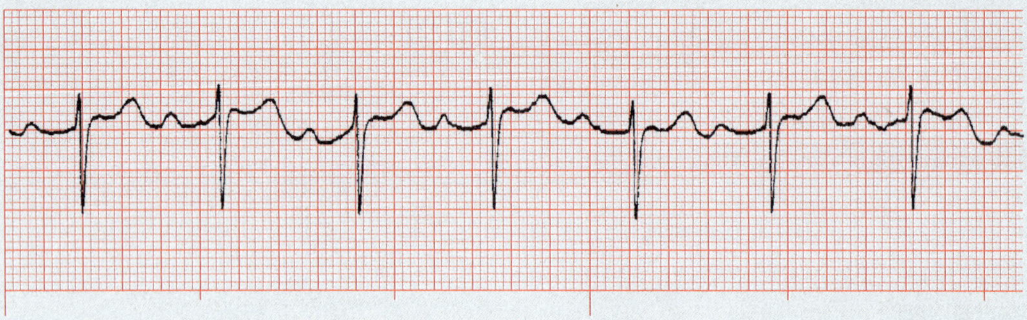

Box 6-6 2도 AV 차단 (1형)

Rhythm

속도: 심방 속도가 심실 속도보다 높다.
리듬: 불규칙적
QRS군: 생성되면 정상 기간.
P/QRS 관계: 각 QRS군이 P파 후에 발생하다가 소멸.
PR 간격: QRS군이 사라질 때까지 각각에 대해 증가. 패턴 반복

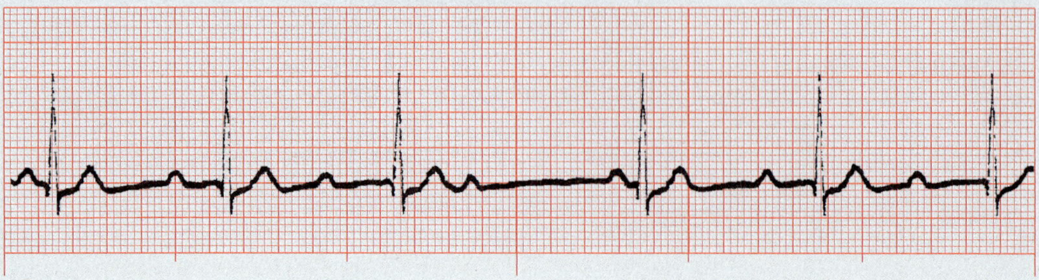

2도 AV 차단: 2형 (Second-Degree Atrioventricular Block: Mobitz Type II.) Mobitz 2형 2도 방실전도차단은 방실결절 이하 부위, 즉 히스속(His bundle), 또는 더 일반적으로 방실다발분지(bundle branches)에서의 수축 지연에 의해 발생한다 [BOX 6-7]. 이 리듬은 Mobitz 1형보다 빈도가 적고 사망률은 더 높다. PR간격은 비전도성 P파가 QRS군보다 많은 채로 일정하며, 심실 속도에 기인한 증상을 동반한다. 급성 MI의 경우에 Mobitz 2형 방실전도차단 환자는 (일시적 또는 영구적인) 조율이 필요할 수도 있다.

3도 (완전) AV 차단 (Third-Degree (Complete) Atrioventricular Block) 3도 방실전도차단은 심방과 심실간 전도의 완전한 차단을 특징으로 한다. 심방과 심실 리듬은 규칙적이지만 P파는 방실결절을 통해 전달되지 않아서 심실이 독립적 박조율기에 의해 제어되도록 한다 [BOX 6-8]. 3도 방실전도차단은 일시적이어서 치료를 필요로 하지 않을 수도 있고, 차단 정도에 따라 응급조치가 필요한 치명적인 상황일 수도 있다. 3도 방실전도차단의 원인에는 MI, 디지탈리스 독성, 선천성 이상, 다양한 심장 질환이 있다.

Box 6-7 2도 AV 차단 (2형)

Rhythm

속도: 60~100회/분. 심방 속도가 심실 속도보다 높다.
리듬: 일반적으로 규칙적, 일부 불규칙
P파: 일부 P파 후에는 QRS군이 따르지 않는다.
QRS군: 생성되면, 정상 기간 또는 연장 기간
P/QRS 관계: 각 QRS군에 대해 한 개 이상의 P파
PR 간격: 전도되는 QRS군 각각에 대해 정상 또는 연장

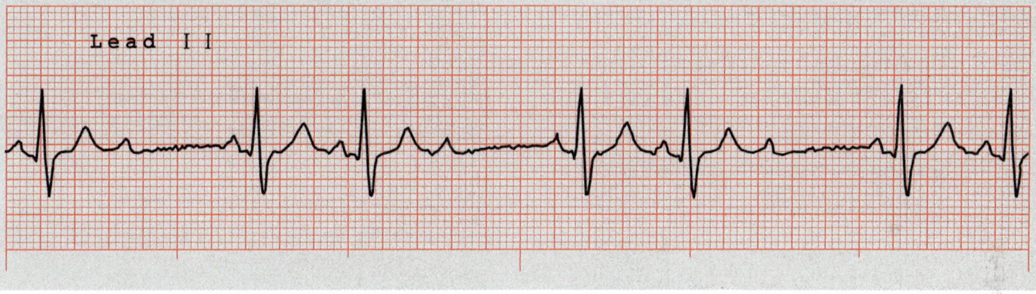

Box 6-8 3도 (완전) AV 차단

Rhythm

속도: 심방 속도 60~100회/분. 심실 속도 60회/분 미만
리듬: 규칙적.
P파: 생성. 일부 P파 후에는 QRS군이 따르지 않는다.
QRS군: 생성, 정상 기간 또는 0.12초 이상.
P/QRS 관계: 관계 없음.
PR 간격: 불규칙적 또는 없음

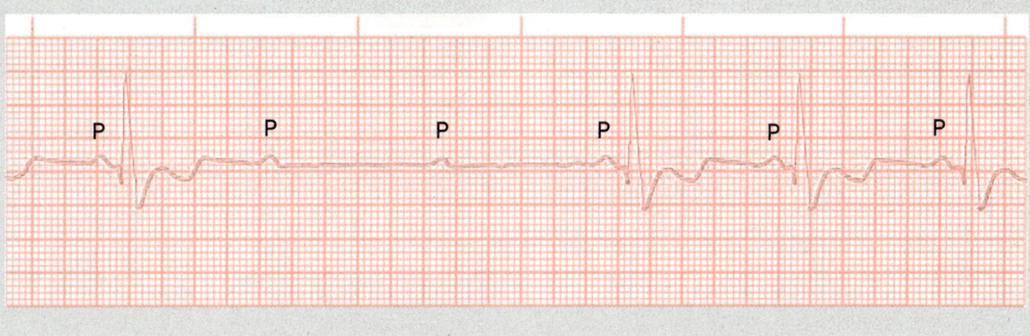

방실접합부 부정맥 (JUNCTIONAL DYSRHYTHMIAS)

조기방실접합부 수축 (premature junctional complex or contraction, PJC) PJC는 방실 접합부에서 생성된 이소성 초점이 다음의 동성 박동, 자극 이전에 전도될 때 발생한다 [BOX 6-9]. PJC는 역행성 심방 탈분극을 초래한다. 결과적으로 P파는 QRS 군의 전, 중간, 후에 나타날 수 있다. 심실을 통한 전도는 일반적으로 손상되지 않기 때문에 QRS 군의 모양을 정상적이다. PJC는 미주신경 항진, CAD 또는 MI로 인한 심근의 불안정성, 흥분제 섭취(예 카페인, 니코틴, 코카인) 및 디지털리스와 같은 특정 의약품의 사용으로 발생한다. 중재는 문제를 유발하는 자극을 제거하는 것이다.

방실접합부 리듬과 접합부 빈맥 (Junctional Rhythm and Junctional Tachycardia) 접합부 리듬은 방실 결절(AV node)이 동방 결절(SA node) 대신 심박조율기 역할을 할 때 발생한다. SA 결절의 박동률이 AV 결절의 40~60회/분 보다 적어지면 AV 결절이 심박조율기 역할을 하게 된다. 결과적으로 방실접합부 이탈 박동(junctional escape beats)이 된다 [BOX 6-10]. 접합부 빈맥은 접합부위가 심박조율기로 작용할 때 발생하지만 내재된 박동수(일반적으로 >70회/분)보다 높고 SA 심박수보다 빠르다. 접합부 리듬의 가장 흔한 원인은 디지털리스 독성이다. 다른 원인으로는 IWMI, 심질환, 저칼륨혈증 등이 있다. 증상은 심박수, 원인, 그리고 환자의 기저 심혈

Box 6-9 조기방실접합부 수축

Rhythm

박동수: 기저 리듬에 따라 서맥에서 정상 범위까지 다양함
리듬: 불규칙적임
P파: 없거나 역행하여 QRS군 다음에 나타나거나 또는 QRS군 바로 직전에 나타남; 주로 역전됨
QRS 군: 정상적으로 나타남
P/QRS 관계: 없거나 역행, 또는 QRS군 직전
PR 간격: 없거나 <0.12초

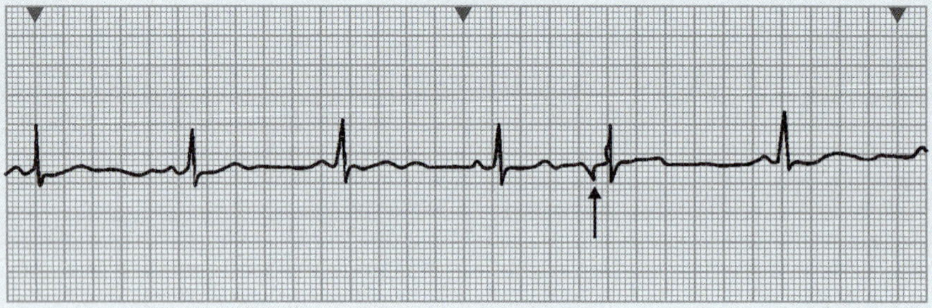

Box 6-10 방실접합부 이탈 리듬

Rhythm

박동수: 40~60회/분
리듬: 규칙적임
P파: 없거나 역행하여 QRS군 다음에 나타나거나 또는 QRS군 바로 직전에 나타남; 주로 역전됨
QRS 군: 정상적으로 나타남
P/QRS 관계: 없거나 역행, 또는 QRS 군 바로 전
PR 간격: 없거나 <0.12초

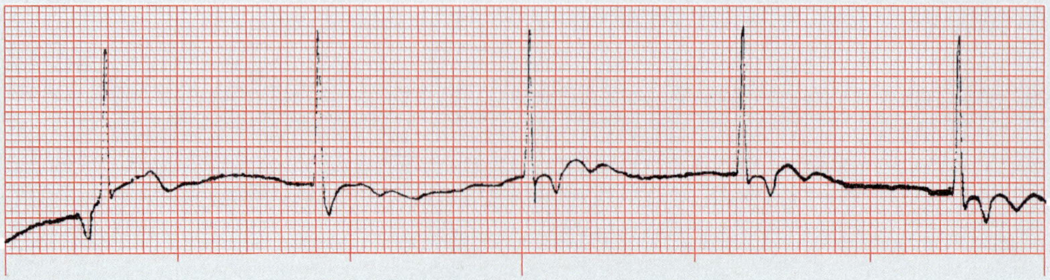

관 상태에 따라 다르다. 느린 심박수는 심박출량을 저하시키고 돌발적인 심실 부정맥을 유발할 수 있다. 빠른 심박수는 이완기 충만 시간이 짧아 심박출량이 저하될 수 있다. 접합부 리듬이 있는 환자는 심방의 심박출량에 대한 역할 소실로 인한 증상을 경험할 수 있다. 치료는 원인을 파악하고 필요에 따라 지지적 간호를 제공하는데 중점을 둔다.

동성 부정맥 (SINUS DYSRHYTHMIAS)

동성 서맥 (Sinus Bradycardia) 동성 서맥은 동방 결절에서 발생한 심박수가 성인에서 <60회/분일 때를 말한다. 동성 서맥[BOX 6-11]은 운동선수와 수면 중에 정상적으로 또는 미주신경 자극에 대한 반응으로 나타난다. 다른 원인으로는 IWMI, 눈수술, 두개강내압 상승, 점액수종, 저산소증, 저체온, 폐쇄성 황달, 신경성 식욕부진, 약물(심장 글리코사이드, 베타 차단제, 칼슘 채널 차단제) 등이 있다. 대부분의 동성 서맥은 양성 부정맥으로 심박출량 저하의 증상이 있는 환자만 치료의 대상이 된다.

동성 빈맥 (Sinus Tachycardia) 동성 빈맥은 동방 결절에서 발생한 리듬으로 심박수가 >100회/분일 때를 말한다 [BOX 6-12]. 동성 빈맥은 운동, 불안, 발열, 저혈량, 빈혈, 조직 허혈로 인한 심박출량 증가에 대한 정상적인 생리적 반응이다. 따라서 동성 빈맥의 치료는 기저 질환을 확인하여 치료하여야 하며 심박수 자체를 처치하지는 않는다. 교감신경 유사작용 또는 부교감신경 억제 약물이 동성 빈맥을 유발할 수 있다. 대표적 약물로는 아트로핀, 에피네프린, 도파민, 코카인, 메타암페타민, 카페인 등이다.

심실 부정맥 (VENTRICULAR DYSRHYTHMIAS)

긴QT증후군 (Long QT Syndrome) 긴QT증후군(LQTS)은 심근의 전기체계, 특히 탈분극과 재분극을 통제하는 심실 활동에 영향을 주는 상태이다. LQTS는 이온 채널이 제대로 기능하지 않아 심장 내외로의 이온 흐름이 차단되어 다음 주기(cycle)을 위한 재충전이 늦어진다. 이 결함으로 QT 간격이 연장되어 생명을 위협하는 심실부정맥, 주로 torsades de pointes (TdP) 및/또는 갑작스런 심장사(SDC) 위험을 증가시킨다. 긴QT증후군은 선천적이거나 후천적으로 발생하는데, 선천성 LQTS는 드물게 미국에서 5,000명 중 1 명에게 영향을 미치며 아동기 또는 젊은 성인기에 발견되지만 40세 이후에는 드물다. 선천성 LQTS는 심장의 칼륨, 나트륨 또는 칼슘 이온 채널의 상 염색체 우성 또는 열성 유전자 돌연변이에서 비롯된다. 현재 12개의 이온 이상(ion abnormalities) 분류가 있는데 LQTS1 ~ LQTS5가 가장 흔하며 LQTS3이 가장 위험하다. 선천성 LQTS의 위험 인자로는 선천성 심장질환, 출생 시 청각 장애가 있는 유아, 직계가족 중 LQTS가 있거나 설명 할 수 없는 실신이나 SCD가 있는 경우이다.

후천성 LQTS는 약물 요법, 저칼륨 혈증, 저나트륨 혈증, 저마그네슘 혈증 또는 저칼슘 혈증과 같은 전해질 불균형 또는 서맥 부정맥의 결과로 발생한다. QT 간격을 연장시키는 것으로 알려진 항부정맥제(quinidine, amiodorone, procainamide) 이외에 항정신병약물(lithium, phenothiazines), 항히스타민제(diphenhydramine), 항생제(quinolones, azithromycin), 항우울제(fluoxetine), 항구토제(ondansetron, phenothiazines)가 있다. 후천성과 선천성 LQTS는

Box 6-11 동성 서맥

Rhythm

심박수: <60회/분
리듬: 규칙적임
P 파: 있음
QRS 군: 있음; 정상 기간임
P/QRS 관계: P파가 각 QRS군에 선행함
PR 간격: 정상
사정
하벽 심근경색의 소견 사정
우측 심전도 수행 고려

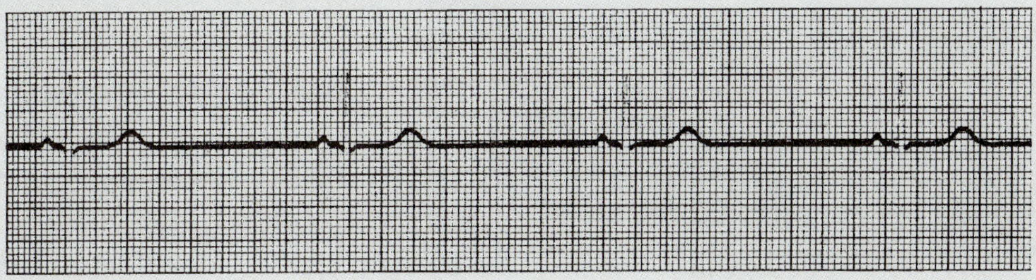

Box 6-12 동성 빈맥

Rhythm

심박수: 100~180회/분
리듬: 규칙적임
P 파: 있음; 앞의 T파에 묻혀버릴 수 있음
QRS 군: 있음; 정상 기간임
P/QRS 관계: P파가 각 QRS군에 선행
PR 간격: 정상

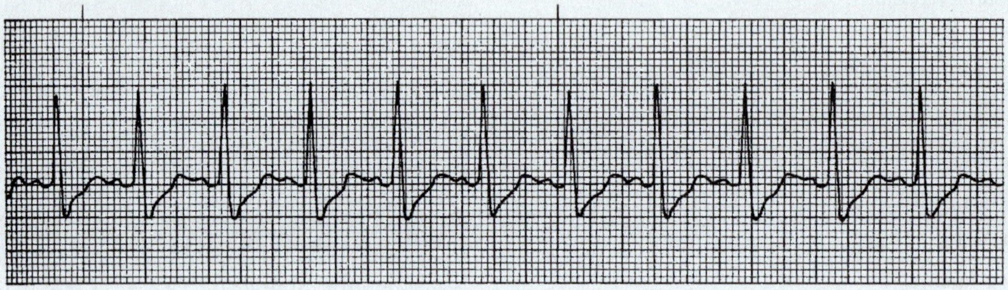

선천성 LQTS가 진단되지 않은 상태에서 심근 재분극을 지연시키는 약물을 복용중인 환자에서 중첩된다. 후천성 LQTS의 추가적인 위험 요인으로는 심부전, 심근경색, 심근염, 전해질 불균형 및 류마티스 열이 포함된다.

가장 흔한 증상은 설명되지 않는 실신, 심계항진, 발작 및 신생아 및 영아기의 SCD 또는 원인 불명의 서맥 등이다. 증상은 육체적 또는 정서적 스트레스, 갑자기 깜짝 놀래거나 잠에서 깨어날 때 나타날 수 있으며, 수면 중에는 비정상적으로 헐떡거리는 큰 소리로 나타난다.

LQTS의 심전도(ECG)의 QRS 군의 시작부터 T 파 끝까지의 QT 간격을 측정하여 진단하며 유도 II 또는 V5에서 가장 잘 평가된다. 일반적으로 QT 간격은 0.36~0.44 초로 심전도 기록지에서 대략 9~11 칸에 걸친다. QT 간격은 심박수(심박수가 빠를수록 QT는 짧다)에 따라 다르기 때문에 R-R 간격과 Bazett 공식을 이용하여 조정된(corrected) QT (QTc)를 구한다. QTc는 QT 간격(초 단위)을 선행 R-R 간격의 제곱근으로 나눈 값(QTc = QT 간격/√R-R 간격)이다. QTc는 정상적으로 <0.44이며, > 0.50 인 경우 TdP의 위험이 높다.

추가 검사가 필요하며 유전 검사, 운동 스트레스 검사, 심초음파 검사, 홀터 모니터 또는 기타 약물 유발성 도발 검사가 포함될 수 있다. 치료에는 베타차단제, ICD 또는 AED, 또는 좌심실 교감신경 절제술(LCSD)이 포함된다

심실 조기 수축 (Premature Ventricular Contractions) 심실 조기 수축(PVC)은 예상되는 동성박동이 오기 전에 심실 중 어느 한 부위에서 시작된 박동이다 [BOX 6-13]. PVC는 모양이 기괴하고 0.12 초를 초과하는 QRS 군이 특징이다. 이러한 박동은 일반적으로 불안, 저산소증, 전해질 불균형(예 저칼륨 혈증), 감염, 심근 허혈, 심장 질환, 약물(예 디지탈리스, 페노티아진, 삼환계 항우울제), 심박동기 오작동으로 인한 자극과 같이 심실의 자동성이 증가되는 조건으로 인해 발생된다.

이소성 심실 활동의 유병률은 나이가 들면서 증가하며 남성 환자에서 더 흔하다. 가끔 단원형(unifocal)으로 심장질환이 없는 무증상 환자에서 발생하면 양성으로 간주한다. 그러나 PVC가 다원형(multifocal)이거나(각기 다른 심실 부위에서 발생), 분당 6회 이상, 쌍(couplets)으로 발생, 선행 T파 가까이 있거나 급성 심근경색 환자인 경우에는 심실 세동(VF)의 초기 징후일 수 있다. 연속된 3개 이상의 PVC를 심실 빈맥(VT)이라고 한다.

심실 빈맥 (Ventricular Tachycardia) 심실 빈맥(VT)의 특성은 일련의 3회 이상의 연속 심실 박동이 > 100회/분 으로 나타나는 것이다[BOX 6-14]. 이 리듬을 견딜 수 있는 환자의 능력은 빈맥의 속도와 지속 기간뿐만 아니라 심혈관 질환의 정도에 달려 있다. VT의 주요 원인은 급성 심근 경색이며 다른 원인으로는 심근 병증, 일차 전도 장애, 판막성 심질환, 선천성 심장병, 좌심실 비대, 디지탈리스와 퀴니딘 독성, 저산소증 및 저칼륨 혈증이 있다. 아동에서 VT는 흔하지 않은 리듬으로 이 연령대에서 VT 발생원인은 근본적인 구조적 결손, QT 간격 연장, 저산소증, 산증, 전해질 불균형, 중독, 특히 삼환계 항우울제 및 심장 약물이 포함된다. 30초 이상 지속되거나 혈역학적 위험성으로 종료시켜야 하는 VT을 지속성(sustained) VT이라고 한다. VT의 지속시간이 30초 미만이고 자발적으로 멈추면 비지속성(nonsustained) VT로 간주한다.

Torsades de Pointes Torsades de pointes (TdP or torsades)은 다형성 VT의 독특한 형태로 등전 기저선을 기준으로 빠르고 불규칙한 나선형의 QRS군이 구별되는 특징이다. Torsades는 LQTS로 잠재적으로 생명을 위협하며 약물 상호 작용, 약물 독성

및 심실 재분극을 연장시키는 항 부정맥제 치료를 비롯한 다른 원인의 결과로 나타난다. 추가 원인으로는 영양 실조 및 만성 알코올 중독 환자에서 발견되는 마그네슘 및 칼륨 등의 전해질 불균형, 선천성 심장 이상 및 선천성 카테콜아민 유발 다형성 심실 빈맥(LQTS와 유사한 상 염색체 우성 유전자 돌연변이)이 포함된다. TdP의 임상 양상은 박동수와 지속 기간에 따라 다르며 자연적으로 종료되거나 심실 빈맥 또는 세동, 또는 갑작스런 심장사로 악화될 수 있다. TdP는 여성에서 더 흔하다. 치료는 문제가 되는 약물을 확인하여 연장된 QT를 교정하고 TdP의 재발 또는 악화를 예방한다. 보통 마그네슘 2g을 정맥 내 투여 한다.

심실 세동(Ventricular Fibrillation) 심실 세동(VF)은 심실의 전기적 활동이 붕괴된 치명적인 부정맥으로 비효과적인 심실 떨림만 있다[BOX 6-15]. VF에는 심박출량이나 맥박이 없다. VF에서 파형의 크기 또는 진폭을 설명하기 위해 "거친(coarse)"및 "미세한(fine)"이라는 용어가 사용되기도 한다. 일반적으로, 거친 VF는 최근에 발생

Box 6-13 심실 조기 수축

Rhythm

심박수: 다양함
리듬: 미성숙한 박동 때문에 불규칙적임
P 파: 동(sinus)에서 QRS군으로 전도될 때는 존재; 미성숙한 QRS군일 때는 없음
QRS 군: 정상적 리듬에서는 정상 간격; 미성숙한 박동일 때는 >0.12초
PR 간격: 동성 박동일 때는 정상; 미성숙한 박동일 때는 없음

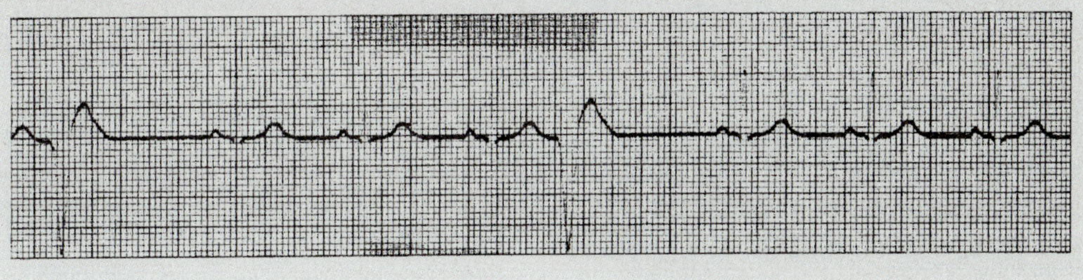

Box 6-14 심실 빈맥

Rhythm

심박수: 100~150회/분
리듬: 규칙적임
P 파: 보통은 보이지 않음
QRS 군: 있음; >0.12초이며 이상한 모양임
P/QRS 관계: 없음
PR 간격: 없음

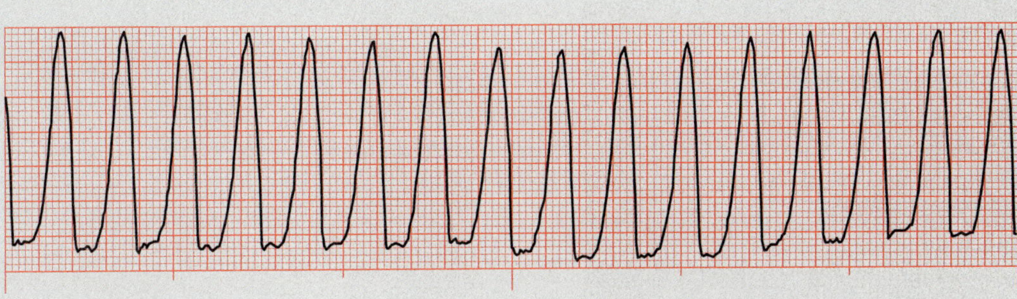

한 것으로 쉽게 교정 될 수 있다. 미세한 VF는 오랫동안 지속된 VF로 리듬 회복이 더 어렵다. VF는 생명을 위협하는 상태로 미국 심장 협회(AHA)의 전문 심장 소생술(ACLS) 지침에 따라 치료한다. AHA는 충분한 관류를 유지하기 위해 조기 제세동과 함께 효과적인 중단 없는 흉부 압박을 강조하고 있으며 궁극적으로는 자발적 순환 회복(ROSC)을 목표로 한다. VF의 가장 흔한 원인은 급성 심근 경색이다. 다른 원인으로는 저산소증, 전기적 충격, 급성 심장사, 디지털리스 또는 퀴니딘 중독이 있다. 아동기에서 VF은 흔하지 않으며 특히 영아에서는 드물다.

심실 무수축 (Ventricular Asystole) 무수축은 전기적 및 기계적 심장 기능이 완전히 없는 상태이다 [BOX 6-16]. 일반적으로 중증의 질환 말기 또는 지속된 심장 마비에서 나타난다. 무수축은 예후가 나쁘며, 대개 사망을 의미한다. 치료는 미국 심장 협회(AHA)의 전문 심장 소생술(ACLS) 지침에 따라 가능한 한 가역적인 원인을 찾아내어 적극적으로 관리하는데 초점을 둔다. 2015년 가이드라인은 충분한 관류를 제공하기 위해 효과적인 중단 없는 흉부 압박을 강조하고 있다. 제세동은 권장되지 않는다.

Box 6-15 심실 세동

Rhythm

심박수: 확정할 수 없음
리듬: 불규칙적임
P 파: 없음
QRS 군: 없음
P/QRS 관계: 없음
PR 간격: 없음

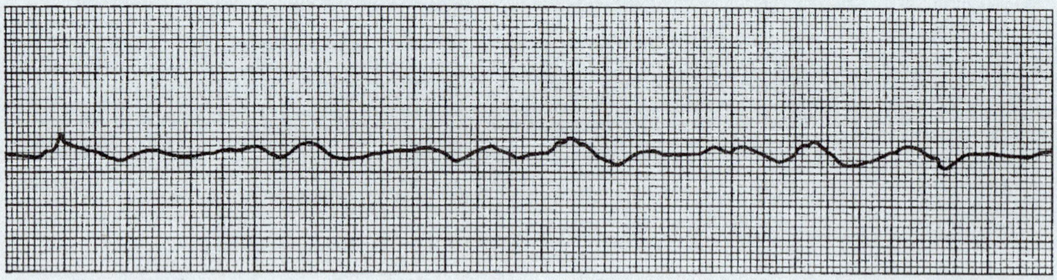

Box 6-16 심실 무수축

Rhythm

심박수: 없음
리듬: 없음
P 파: 보통은 없음
P/QRS 관계: 없음
PR 간격: 없음

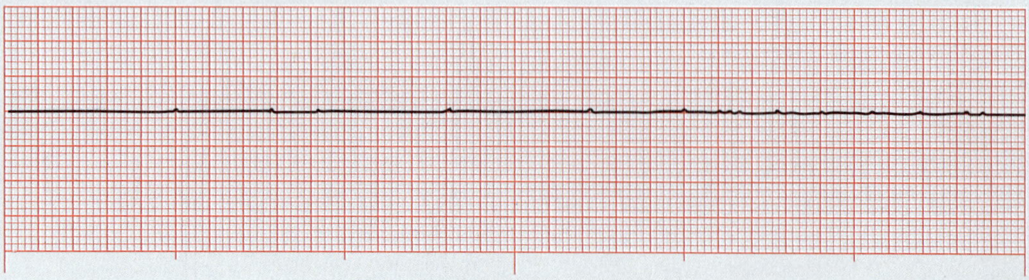

G. 심장 마비와 소생술 후 관리 (CARDIAC ARREST AND POSTRESUSCITATION CARE)

심정지 또는 심폐정지는 정상적인 혈류에 영향을 미치는 기계적 활동이 예기치 않게 중단되어 일어나는 것으로 중심 맥박이 촉지 되지 않는다. 모든 심장 마비의 60% 이상이 급성 심근 경색이 원인으로 추정된다. 미국 심장 협회(AHA)의 전문 심장 소생술(ACLS) 지침에 따라 병원 전 또는 병원에서 심폐 소생술(CPR)을 시작한다. 2010년과 2015년 AHA 가이드라인에 요약된 심폐 소생술 관리 원칙은 자발적 순환 회복(ROSC)으로 알려진 성공적인 소생술의 궁극적인 목표와 충분한 관류를 보장하기 위해 조기 세동 제거와 함께 효과적인 중단 없는 흉부 압박을 강조하고 있다.

심정지 환자에서 ROSC가 있으면 심정지 후 치료의 필수 기준이 있다. 관리 원칙에는 심폐 기능 및 신경계 기능을 최적화하기 위한 중재가 포함되는데 모든 소생술 후 중재가 모든 환자 유형에 적합한 것은 아니라는 것을 명심한다.

1. **12 유도 심전도(electro-cardiogram, ECG)를 시행하여 급성 관상 동맥 증후군을 확인하고 치료한다.**
   a. 합병증을 예방하기 위해 응급 재관류 요법을 준비한다.
2. **재관류 방법: 관상동맥 조영술/혈관 성형술**
3. **즉시 저혈압을 교정하고 혈역학적 안정성을 유지하여 중요한 기관의 관류를 증가시킨다.**
4. **ROSC 이후에 혼수 상태에 있는 환자의 치료적 저체온 또는 목표 온도 관리 (TTM)를 시행한다.**
   a. 뇌 대사와 뇌세포 손상을 줄여서 신경기능을 보존하기 위한 목표 지향 요법
   b. ROSC 후 3시간 이내에 32-34 ° C의 목표 온도에 도달해야 하므로 TTM의 유도 단계를 응급실에서 시작한다
   c. 주요 제외 기준
      1) 최근(14일 이내) 주요 수술: 출혈 위험 증가
      2) 알려진 출혈 장애: 저체온은 응고기전 장애를 유발
      3) 심정지 이전이나 약물 과다 복용과 같은 다른 원인으로 인한 혼수 상태 발생
5. **부정맥과 신경학적 변화 감시**
6. **중환자실 입원하거나 적절한 시설로 이송하기 위해 환자를 준비시킨다.**
7. **교육: 환자와 가족에게 계속 약물과 치료 계획에 대한 정보를 제공한다.**

H. 심장 삽입형 전자 기기 오작동 (CARDIAC IMPLANTABLE ELECTRONIC DEVICE MALFUNCTION)

심박조율기(pacemaker)와 삽입형 제세동기(implantable cardioverter–defibrillators, ICDs)는 잠재적으로 생명을 위협하는 부정맥이나 심장 마비를 모니터하고 치료하기 위한 외과적으로 삽입된 의료용 장치이다. 삽입된 CIED의 유형은 증상의 심각성과 원하는 결과에 따라 결정된다. 장치에는 충격을 전달하는 유도수를 나타내는 단일(single), 이중(dual) 및 삼중(triple) 챔버(chamber)가 있다. 각 장치는 챔버 조율, 챔버 감지, 감지 반응, 프로그래밍 능력 및 항빈맥 기능을 나타내기 위해 프로그래밍된다. 장치가 오작동되면 환자는 현기증이나 실신, 두근거림, 호흡곤란, 혼란, 피로, 딸꾹질 또는 충격에 대해 호소할 것이다.

오작동은 배터리 소모, 느슨하거나 파손된 전선, 전극–조직 인터페이스 문제로 유발된다. 심박 생성기/회로가 고장나면 전기적 및 기계적으로 감지하지 못하고 포착에 실패한다. 전자기 간섭, 심장 외 자극, 또는 전해질 불균형이나 급성 심근경색과 같은 기저 심장 사건이 장치의 오작동을 일으킬 수 있다. 경우에 따라, 기기의 오작동은 환자가 무의식적으로나 의도적으로 포켓 장치를 조작하여 발생하는데, 이는 트위들러 증후군(twiddler's syndrome)이라고 알려져 있다. 이로 인해 맥박 생성기 주변의 유도가 꼬여져 유도가 파손되거나 제거된다.

심박조율기가 매개된 빈맥(pacemaker mediated tachycardia, PMT)이나 저혈압 등의 증상이 있는 부정맥의 경우 장치 위에 자석을 놓을 뿐만 아니라 전문 심장 소생술(ACLS) 지침에 따라 초기 평가 및 관리를 한다. 무증상 환자는 응급 심전도(EKG)와 지침에 따라 심장 부정맥 평가를 통한 지속적인 감시를 한다.

I. 심인성 쇼크 (CARDIOGENIC SHOCK) (21장 참조)

J. 심근병증 (CARDIOMYOPATHY)

심근병증은 심근에 영향을 미치는 많은 질환, 전신 질환 및 과정을 설명하기 위해 사용되는 용어이다. 심근병증은 상태가 심장에 미치는 영향에 따라 분류된다. 확장심근병증(dilated cardiomyopathy)은 노인 인구에서 가장 흔하게 발생하며 좌심실의 혈액 순환 능력에 영향을 미친다. 비대심근병증(hypertrophic cardiomyopathy, HCM)은 남녀 간 동등하게 모든 연령 그룹의 500 명 중 1 명에게 영향을 주는 두꺼워진 심근의 결과이다. 불행히도, HCM은 젊은 선수들의 갑작스러운 급성 심장사의 흔한 원인이다. 제한심근병증(restrictive cardiomyopathy, RCM)은 드문 경우이며 심실의 채우고 이완 할 수 있는 기능에 영향을 미친다. 심근병증이 있는 환자는 심부전의 증상을 보이며, LV 수축력 및 심박출량의 감소로 나타난다. 심근병증의 원인은 다양하며 급성, 아급성 및 만성 질환, 알코올 중독 및 독소 노출이 있습니다. 심근병증과 가장 관련이 있는 독성 물질은 중금속, 독소루비신, 코카인 및 메타암페타민이다. 감염 원인은 인간 면역 결핍 바이러스(HIV), 바이러스성 심내막염/심근

염, 기생충 및 원충을 포함한다. 특정 심박출량이 높은 상태(예를 들어, 빈혈, 갑상선 중독증, 임신, 콜라겐 혈관 질환) 또한 심근병증을 일으킬 수 있다.

1. 사정

a. 주관적 자료 수집
1) 현병력/주호소
a) 피로
b) DOE, 기좌호흡, PND
c) 부종
2) 과거력
a) 기저질환
(1) HTN
(2) 협심증
(3) CAD
(4) 빈혈
(5) 갑상선 기능 부전
(6) 유방암
b) 고위험 약물에 노출
c) 약물 남용(담배, 술, 불법 약물)
d) 약물
e) 알레르기

b. 객관적 자료 수집
1) 신체검진
a) 전반적 외모
(1) 빈호흡
(2) 빈맥
(3) HTN
(4) 중정도 이상의 고통/불편감
b) 시진
(1) 경정맥 확장
(2) 말초 부종
(3) 모니터에서 발생할 수 있는 심부정맥
c) 청진
(1) 호흡음: 악설음 또는 천명음
(2) 심음: S3 갤럽
d) 촉진
(1) 간비대 또는 hepatojugular 반사
2) 진단적 절차
a) 심장 생체 표지자: 확장심근병증과 허혈 감별
b) BNP: 상승 가능성
c) 갑상샘 기능 검사
d) 전혈구계산검사(complete blood count, CBC) 및 감별계산
e) 소변 검사; 가임기 여성의 임신 검사
f) 혈청 및 소변 독성 선별 검사
g) 흉부 방사선 사진
(1) 심비대
(2) 폐 침윤
h) 심전도
(1) 허혈성 심장 질환과 확장심근병증을 구별
i) 심 초음파 검사
(1) 제한 및 비대 심근병증과 확장심근병증을 구별
(2) 좌심실 확대 및 심실 크기 확인
j) 심내막심근생검

2. 분석: 감별 간호 진단/협력적 문제

a. 비효과적인 호흡양상(Ineffective breathing pattern)
b. 체액과다(Excess fluid volume)
c. 비과적적인 조직 관류: 신장, 대뇌, 심폐, 위장, 말초(Ineffective tissue perfusion: renal, cerebral, cardiopulmonary, GI, peripheral)

3. 계획 및 수행/중재

a. 심부전과 심인성 폐부종 참조

4. 평가 및 지속적인 감시

a. 심부전과 심인성 폐부종 참조

K. 심부전과 심인성 폐부종
(HEART FAILURE AND CARDIOGENIC PULMONARY EDEMA)

심부전(이전의 울혈성 심부전증[congestive heart failure, CHF])은 광범위한 진단으로 모든 유형의 심장 질환의 합병증이 될 수 있다. 심부전은 심장 자체의 부적절 함으로 인해 발생할 수 있지만, 갑상샘 기능 항진증, 신부전 또는 중증 빈혈과 같이 심장기능의 요구정도가 높은 상황에서 거의 정상적인 심장 기능인 경우에도 발생할 수 있다. 심부전의 가장 흔한 원인은 CAD, 만성 HTN 및 당뇨병이다. 심근병증과 심근염 모두 심하면 심부전을 유발할 수 있다. 아동 환자에서 심부전은 선천성 결손과 관련이 있다.

심부전의 임상 증후군은 신장, 폐, 심장 혈관 및 신경 호르몬 계통 간의 복잡한 상호 작용의 결과이다. 이러한 시스템 기능장애로 인하여 신체의 신진 대사 요구를 충족시키기에 충분한 혈액을 박출하는 심장기능이 손상되면 심부전이 발생하게 된다. 심박출량이 적으면 교감 신경계와 레닌-안지오텐신 축이 선택적으로 상향 조절되어 바소프레신과 심방 나트륨 이뇨 펩타이드가 방출된다. 이는 체액 증가를 일으켜 혈관수축을 유도하고 심박출량을 더 제한하게 된다.

심부전의 범위는 극적인 급성과 잠행성의 만성이 있다. 심부전은 또한 우/좌, 수축기/이완기 및 낮은 심박출량/높은 심박출량으로 분류 할 수 있다. 궁극적으로, 심부전은 혈관 내 및 간질의 용적 과다를

유발하여 조직 관류가 감소된다. 좌심부전은 폐부종을 유발한다. 기계적 과부하 또는 MI의 결과로 좌심실 부전이 발생하면 폐고혈압이 일어나고 간질 및 폐포에 체액이 축적된다. 심한 또는 오래 지속된 폐고혈압은 우심실을 손상시킬 뿐 아니라 우심부전을 발생시키고, 정맥 울혈의 징후를 유발한다.

심근병증 및 중증 심부전 환자 관리의 새로운 경향은 심장 재동기화 요법(cardiac resynchronization therapy, CRT)을 위해 양심실 심박조율기를 사용하는 것이다. 3개 유도 페이서(pacer)는 심실의 비효과적인 수축을 야기하는 심실전도 장애를 치료하여 심박출량을 증가시킨다.

1. 사정

a. 주관적 자료 수집
1) 현병력/주호소
a) 운동중호흡곤란
b) 피로와 허약
c) 발작성 야간성 호흡곤란
d) 기좌호흡
e) 체중 증가
f) 사지 부종
g) 심계항진(두근거림)
h) 운동 능력 감소
i) 야뇨
j) 위장 관계 증상: 메스꺼움, 식욕 부진, 더부룩함, 변비
2) 과거력
a) 기저질환
(1) CAD/MI: 심실 기능의 급격한 감소를 유발
(2) 고혈압: 후부하 증가
(3) 당뇨병: 미세 혈관 질환으로 심기능 저하
(4) 판막 기능 장애(협착 또는 역류): 급성 또는 만성일 수 있으며, 진행성 장애
(5) 부정맥: 모든 부정맥은 심박출량을 저하시킬 수 있다; 급성(예 발작성 상심실성 빈맥 [paroxysmal supraventricular tachycardia, PSVT]) 또는 만성(예 심방세동)
(6) 내분비 장애: 심장 작업량을 증가시킨다(예 갑상선 질환).
(7) 심근병증(허혈성, 바이러스성, 확장성, 비대증성, 알코올성, 제한성, 주변부, 또는 특발성): 심장 근육 약화와 근육 구조의 변화
(8) 결합 조직 질환(예 Marfan 증후군): 결함 있는 결합 조직으로 심장 근육을 약화
(9) 선천성 심장 결손
b) 독소 섭취: 심장 억제 효과가 있을 수 있음
c) 약물
d) 알레르기

b. 객관적 자료수집
1) 신체 검진
a) 전반적 외모
(1) 의식수준, 행동, 정서: 불안한
(2) 빈호흡, 빈맥
(3) 영양실조, 악액질(만성 심부전인 경우)
(4) 중정도 이상의 고통/불편감
b) 시진
(1) 기좌호흡(orthopnea)
(2) 부종: 사지, 전신부종(anasarca), 복수
(3) 경정맥 확장
(4) 거무칙칙한 피부색
(5) 모니터의 심부정맥
c) 청진
(1) 호흡음: 악설음, 천명음
(2) 심음: S3 갤럽
d) 촉진
(1) 간비대
2) 진단적 절차
a) 전혈구계산검사(complete blood count, CBC) 및 감별계산: 빈혈-적혈구 감소에 따른 심장 작업량 증가로 심부전 초래
b) 혈당(glucose), 혈액요소질소(BUN) 및 크레아티닌(Creatinine)을 포함한 혈청 화학검사(serum chemistries)
(1) 저나트륨 혈증: 중증 심부전
(2) 저칼륨 혈증: 환자가 이뇨제를 복용중인 경우
(3) 혈액요소질소(BUN) 및 크레아티닌(Creatinine): 상승
c) BNP: 상승; BNP는 내인성 펩타이드로 심실 용적이 증가하면 활성화
d) 간기능 검사(liver function test): 간울혈의 결과로 비정상
e) ABG
f) 소변 검사: 단백뇨와 높은 비중
g) 흉부 방사선 사진
(1) 심비대
(2) 폐부종
(3) 흉막 삼출액
h) 심전도
(1) 급성 심부전: 급성 심근경색, 허혈, 전도장애
(2) 만성 심부전: 심실 비대, 심방 확대, 축 편위

i) 심 초음파는 수축기와 이완기 장애를 구별 할 수 있다; 결과는
(1) 심장비대
(2) 판막 기능 장애
(3) 심실벽 운동 이상
(4) 박출계수(ejection fraction) 측정

2. 분석: 감별 간호진단/협력적 문제

a. 비효과적 호흡양상(Ineffective breathing pattern)
b. 체액과다(Excess fluid volume)
c. 비효과적 조직관류: 신장, 뇌, 심폐, 위장, 말초 (Ineffective tissue perfusion: renal, cerebral, cardiopulmonary, GI, peripheral)

3. 계획과 수행/중재

a. 기도, 호흡, 순환 유지(1장 참조)
b. 산소 공급
1) 호흡 문제가 있는 환자에게 RSI와 환기 지원
2) 기도이중양압환기(bilevel positive airway pressure ventilation, BiPAP)
3) 지속기도양압환기(continuous positive airway pressure, CPAP)
4) 고유량 산소
c. 정질액/약물 투여를 위한 정맥로 확보
1) 수액주사는 최소로
d. 내과적 처치 준비 및 지원
1) 전문적 기도 관리
a) 비강 또는 구강으로 기관내삽관
b) 성문위 기도 유지기(예 king, combitube, laryngeal mask airway)
c) 외과적 기도(예 윤상갑상막절개술)
2) 고 파울러씨 자세 또는 다른 편안한 자세
3) 심장모니터, 맥박산소측정기 장치
4) 도관삽입과 폐동맥 쐐기압과 동맥압 측정(6장 참조)
5) 위장관 튜브 삽입과 흡인
6) 유치도뇨관 삽입
7) 입원 지원
e. 처방에 따른 약물 투여
1) 빠른연속 기관삽관(RSI) 전처치약물: 진정제, 진통제, 신경근 차단제
2) 이뇨제
a) Furosemide (Lasix): 이뇨를 통해 혈액량 감소, 정맥용량 증가로 전부하 감소
b) 노인은 신중히 투여; 이뇨제로 인한 저칼륨 혈증과 저나트륨 혈증이 쉽게 발생
3) 모르핀(morphine)
a) 정맥용량 증가, 후부하 감소, 불안 완화 및 교감신경계 자극 최소화로 심장 작업 부하 감소
b) 급성 호흡곤란 환자는 주의해서 사용한다.
c) 의식 수준 저하, 고탄산혈증, 또는 저혈압 환자는 피한다.
4) 혈관확장제
a) 정맥확장제(예 nitroglycerin, isosorbide dinitrate [Isordil])는 정맥 내 저류를 증가시킨다; 니트로글리세린은 관상 동맥 혈류를 개선하기 때문에 CAD 환자의 폐부종 치료에 바람직하다; 급성기에는 연고 또는 구강 투여로는 니트로글리세린의 흡수가 일정하지 않기때문에 설하 또는 IV로 투여하는 것이 좋다.
b) 동맥확장제(예 hydralazine [Apresoline], minoxidil [Loniten])은 동맥에 작용하여 전신 동맥 저항을 감소시킨다. 보통 정맥확장제와 함께 투여한다; hydralazine은 신혈류를 증가시키기 때문에 ACE 억제제를 견딜 수 없는 환자에게 좋은 선택일 수 있다.
c) 혼합 확장제(nitroprusside [Nipride], nesiritide [Natrecor])는 정맥과 동맥을 확장시켜 전부하와 후부하를 줄인다; 효과의 시작이 빠르다; nitroprusside는 관상정맥 충만을 감소시켜 CAD가 있는 환자에서 심장 허혈을 일으킬 수 있다. Nesiritide는 또한 이뇨를 촉진하고 반사성 혈관 확장을 통해 심박출량을 증가시킨다.
d) ACE 억제제(예 captopril [Capoten], enalaprie [Vasotec], lisinopril [Zestril])은 혈관 수축제인 안지오텐신 II의 생성을 차단한다; ACE 억제제는 또한 알도스테론 생성을 제한하여 나트륨 및 수분 배출을 증가시킴으로써 전부하를 감소시킨다; ACE 억제제는 사망률을 줄이고 심부전 환자의 심장 기능을 직접 개선하는 것으로 나타났다. 저혈압이나 신부전이 일어나지 않도록 ACE 억제제 사용전에 과다 이뇨를 피한다. 저혈압은 보통 수액으로 쉽게 치료할 수 있다; ACE 억제제는 신장에서 제거되므로 신부전 환자에서 용량 조절이 필요할 수 있다.
5) 양성 수축촉진제(positive inotropic agent)에는 심장 글라이코사이드(cardiac glycoside)(digitalis [Lanoxin]), 교감신경흥분제(dopamine [Intropin], dobutamine [Dobutrex]), 그리고 포스포디에스테라제 억제제 (phosphodiesterase inhibitors) (amrinone [Inocor], milrinone [Primacor])이 있다.

a) 작용
(1) 수축력 및 심박출량 증가
(2) 심근 부하 감소
(3) 조직으로의 산소 전달 향상
b) 도부타민(dobutamine)은 정상 혈압인 폐부종 환자에게 선택되는 약물이다.
c) 도파민(dopamine)은 저혈압이 있는 폐부종 환자에게 유용하다; 더 높은 주입 속도에서 도파민은 말초 혈관 수축을 일으킨다.
d) 심부전의 급성 관리에는 디곡신이 권장되지 않는다; 노인들에게 신중하게 사용한다; 복용량은 신체 크기와 신기능으로 결정한다.
e) 포스포디에스테라제 억제제는 양성 수축촉진과 혈관확장 효과 모두를 갖고 있어 심근수축혈관확장제(inodilator)로 분류된다.
6) 기관지확장제(bronchodilators)
a) 심장천식(cardiac asthma) 환자에서 천명음이 있을 때

f. 환자와 가족 교육
1) 체중감량, 식이변화, 금연, 지질저하제 사용, 알코올 섭취 감소 또는 항고혈압제 사용으로 심부전의 이차적/기여 원인을 최소화 할 수 있다.

4. 평가와 지속적 감시

a. 의식수준
b. 혈역학적 상태
c. 호흡음과 맥박 산소 측정
d. 심박수와 리듬
e. 호흡노력
f. 섭취량과 배설량

L. 고혈압 위기 (HYPERTENSIVE CRISES)

고혈압(HTN)은 동맥벽에 대한 혈액의 힘 증가로 인해 시간이 지남에 따라 발생하는 만성적인 상태이다. 미국심장학회(American Heart Association)에 따르면, 정상적인 혈압은 120/80 mmHg 미만이고 고혈압 1 단계는 140/90 mmHg이다. HTN은 환자에서 증상을 일으킬 수 있지만 응급으로 간주되지는 않는다. 고혈압 위기에는 고혈압 긴급(hypertensive urgency), 고혈압 응급(hypertensive emergency) 및 악성 고혈압(malignant hypertension)이 포함된다. 고혈압 위기가 어느 범주에 속하는지에 관계없이 성인 환자에서 수축기 혈압> 180 mmHg 또는 이완기 혈압> 110 mmHg로 정의된다. 고혈압 위기는 장기 손상 여부로 긴급 또는 응급으로 구분된다. 두 가지 조건 모두 혈압을 낮추려면 즉각적인 의학적 조치가 필요하지만 고혈압 응급 상황은 혈압이 급속히 상승하고 신경 및 심혈관계 기관의 급격한 악화로 인해 질병 및 사망률을 줄이기 위한 적극적인 치료가 필요하다. 고혈압 긴급 증상에는 심한 두통, 호흡곤란, 코피, 심한 불안 등이 있을 수 있다. 긴급 환자들은 혈압을 낮추기 위해 경구약이 필요하지만 입원을 필요로 하지는 않는다. 고혈압 응급은 허혈성 또는 출혈성 뇌졸중, 고혈압 뇌증, 심근경색증, 폐부종, 대동맥박리 또는 자간증(임신일 때)과 같은 장기 손상을 나타내는 증상이 있다. 고혈압 응급의 처치는 영향을 받는 신체계통과 기대결과에 따라 다르다. 혈압을 급속히 또는 천천히 낮추는 특정 약물을 사용하고 입원과 지속적인 모니터링이 필요하다.

악성 고혈압은 긴급 및 응급과 유사한 처치를 하지만 유사한 증상을 보일 수도 있고 그렇지 않을 수도 있는 고혈압 위기이다. 악성 고혈압 환자는 전신적으로 발생하는 세동맥의 섬유소성 괴사가 특징적인 징후이며 주로 신장에 영향을 미친다. 또한 망막에서 유두부종, 불꽃모양 출혈 및 삼출물이 있으며 다른 징후로는 혈뇨, 혼돈, 뇌증, 혈관내 응고 문제 및 체중 감소로 인한 신부전증 등이 있다.

치료 지침은 있으나 환자의 임상 상태, 말단 기관 손상 정도, 체액상태 및 합병증에 따라 급성 또는 응급 관리가 명확한 합의 없이 이루어지고 있다. 알려진 바는 기관의 저관류 및 조직 허혈을 피하기 위해 조심스럽게 혈압을 낮추어야 한다는 것이다. 고혈압 위기가 있는 모든 환자가 입원을 필요로 하는 것은 아니지만 중환자실 또는 중급(원격 측정) 환경에서 지속적인 모니터링이 필요하다.

1. 사정

a. 주관적 자료 수집
1) 현병력/주호소
a) 통증
(1) 두통
(2) 흉통
b) 어지럼증
c) 시각적 호소
d) 심부전의 증상
e) 환자는 무증상 일 수 있다.
2) 과거력
a) 기저질환
(1) HTN
(a) 진단되지 않은
(b) 조절이 되지 않는
(c) 항고혈압제의 갑작스런 중단
(2) 신장 질환
(3) 부신 질환(갈색 세포종)
b) 임신(임신으로 인한 HTN/자간증)
c) 교감 신경계 약물 사용
d) 약물
e) 알레르기

b. 객관적인 자료 수집
1) 신체검진
a) 전반적 외모
(1) 의식수준, 행동, 정서: 졸음(drowsiness), 발작, 혼란, 기면(lethargy), 혼미(stupor), 혼수(coma).
(2) 이완기 혈압>130 mmHg
(3) 반신불완전 마비(hemiparesis)
(4) 중등도 이상의 고통/불편감
b) 시진
(1) 망막병증
(a) 시신경 출혈 및 삼출물
(b) 유두부종: 악성 고혈압으로의 진행을 의미
c) 청진
(1) 심음: 두드러진 심첨 맥박; S3, S4
(2) 호흡음: 악설음
(3) 복부의 혈관잡음
2) 진단적 절차
a) 포괄적인 대사 검사 항목에는 전해질, 간기능, 신기능(혈액요소질소[BUN], 크레아티닌[Creatinine]), 혈당(glucose), 칼슘 및 단백질이 포함된다; 마그네슘을 추가해야 할 수도 있다.
b) 전혈구계산검사(complete blood count, CBC) 및 감별계산
c) 소변 검사; 가임기 여성 환자의 임신 검사
d) 흉부 방사선 사진
e) 12~15-유도
(1) 허혈성 변화
(2) 축 편위
(3) 좌심실 비대
(4) 비정상적인 ST 분절과 T파
f) 머리 CT

2. 분석: 감별 간호진단/협력적 문제

a. 비효과적 조직관류: 뇌, 신장 (Ineffective tissue perfusion: cerebral, renal)
b. 가스교환 장애 (Impaired gas exchange)

3. 계획과 수행: 중재

a. 기도, 호흡 및 순환 유지(1장 참조)
b. 산소 제공
c. 정질액/약물 투여를 위한 정맥로 확보
d. 의학적 중재 준비/지원
1) 심장 모니터링 및 맥박산소측정
2) 카테터 삽입및 동맥압 모니터링
3) 위관 삽입 및 흡인 연결
4) 유치도뇨관 삽입
5) 입원 준비
e. 처방에 따른 약물 투여
1) 니트로푸루시드(Nitroprusside [Nipride])
a) 대부분의 고혈압 응급 환자를 치료하는 주요 약물
b) 지속적 정맥주입으로 투여; 효과 있을 때까지 적정
c) 약물 작용의 시작이 빠르고 효과는 단기 지속
d) 동맥 및 정맥 확장을 일으켜 전부하와 후부하 감소
e) 저혈압 관찰
2) 니트로글리세린(Nitroglycerin)
a) 관상 동맥 확장 능력이 있어 CAD 또는 심장허혈 환자에게 선호
b) 동맥 혈관보다 정맥 혈관을 확장시켜 전부하를 감소
c) 빈맥 및 때때로 서맥을 일으킬 수 있음
3) 라베타롤(Labetalol [Normodyne, Trandate])
a) 알파 및 베타 차단제(비선택적)
b) 니트로프루시드(nitroprusside) 또는 니트로글리세린(nitroglycerin)보다 작용의 시작 및 중단이 느리다.
c) 알파 및 베타 효과를 차단하기 때문에 교감신경 작용제 과다 복용 환자에게 적용
d) 심부전, 2도 또는 3도 차단, 서맥, 또는 반응성 기도 질환 환자에 금기
4) 히드랄라진(Hydralazine [Apresoline])
a) 주로 동맥 혈관 확장제
b) 자간증에서 선택약물; 다른 고혈압 응급 상황에는 비적용
5) 펜톨라민(Phentolamine [Vasomax, Regitine])
a) 알파 및 베타 차단제
b) 카테콜아민 위기(갈색 세포종)에 사용
6) 프로프라놀롤(Propranolol [Inderal]) 또는 에스몰롤(esmolol (Brevibloc))
a) 단기 작용 베타 차단제
b) 고혈압 응급 처치의 주요 약제는 아님; 알파 효과를 차단하지 않기 때문에 자극에 의한 고혈압 응급 상황에 사용하지 않음
c) 대동맥 박리와 관련된 HTN의 치료를 위해 에스몰롤보다 프로프라놀롤이 선호된다.
7) 이뇨제
8) 모르핀 황산염

4. 평가와 지속적 감시

a. 의식수준
b. 혈역학 상태: 안정될 때까지 5분 간격으로 혈압 측정

c. 호흡음과 맥박산소 측정
d. 심박수와 리듬
e. 섭취량과 배설량

M. 감염성 심내막염 (INFECTIVE ENDOCARDITIS)

감염성 심내막염은 심장 내막 및 심장 판막 질환이다. 이 질환은 원인에 따라 네 가지 범주로 분류된다: (1) 자연적 판막 감염성 심내막염, (2) 인공 판막 감염성 심내막염, (3) IV 약물 사용자의 감염성 심내막염, 및 (4) 병원내 감염성 심내막염. 아동 환자에서는 심내막염이 흔하지 않으며 선천성 심장 이상, 특히 외과 수술 후 발생한 경우가 많다.

심내막염은 기생하는 병원균의 진행과 병독성에 따라 아급성 또는 급성일 수 있다. 아급성 세균성 심내막염(subacute bacterial endocarditis, SBE)은 대개 선천성 또는 후천성 판막 심장 질환이 있는 환자에서 발생한다. 몇 주 또는 몇 달 동안 진행되며 환자는 급성 질환 환자보다 독성이 덜하다. 급성 세균성 심내막염(acute bacterial endocarditis, ABE)은 급속하게 발병(수일에서 수주)됨에 따라 SBE와 구별된다. ABE는 일반적으로 정상적인 심장 판막에 영향을 미치며 환자는 파종 된 감염으로 극도의 독성을 나타낼 수 있다. *Staphylococcus aureus*는 가장 흔한 ABE 병원체이며 *Streptococcus viridans*는 SBE 환자에서 가장 빈번한 원인균이다. 그 외 많은 세균, 곰팡이, 마이코박테리아 및 다른 생물체가 감염성 심내막염을 일으킬 수 있다.

병원균은 상부기도, 비뇨 생식 기관, 위장관 또는 피부에서 유래한다. 위험 요인으로는 판막 질환(특히 승모판 탈출증), 선천성 심장 결함, 류마티스 심질환, 인공 심장 판막, 신체 피어싱, IV 약물 사용 및 장기간 정맥 주사 장치가 있다. 병리학적 변화에는 혈소판과 섬유소의 침착을 유발하는 심장 내피의 변화가 포함된다. 순환하는 유기체는 손상된 조직에 집락한다. 혈소판 – 섬유소 응집과 결합한 유기체의 성장으로 판막에 증식물(vegetation)이 형성된다. 국소적인 심장 손상은 치명적일 수 있다. 감염성 심내막염은 판막을 파괴하고, 인접한 구조물로 확장하여, 건삭을 파열하고, 심장 혈관 및 심실 전체에 농양 또는 누공을 형성할 수 있다. 이러한 변화의 결과로 진행성 심부전, 전도 장애 및 부정맥 등이 올 수 있다. 또한, 판막 증식물이 색전을 일으킬 수 있다. 이는 미생물이 순환계로 들어가게 하여 결국 뇌, 신장, 폐, 비장, 뼈 및 관절을 포함한 원위부 부위의 조직이 감염되거나 경색이 일어난다.

1. 사정

a. 주관적 자료 수집
1) 현병력/주호소
a) 발열
(1) SBE에서 미열과 이장열
(2) ABE에서 급성 및 갑작스러운 열(< 38.9 ℃)과 오한
b) 식욕부진, 체중 감소
c) 야간 땀
d) 관절통/근육통
e) 피로/불쾌감
f) 호흡곤란, 기침
g) 통증(8장 참조)
(1) 흉막통
(2) 복통
(3) 허리 통증
h) 객혈
i) 두통/뇌졸중 징후
j) 혼돈
2) 과거력
a) 기저질환
(1) 심장 수술, 특히 인공 심장판막 삽입
(2) 선천성 또는 후천성 판막 질환
(3) 류마티스 성 심질환
(4) 심장 박동기 삽입
(5) 최근 위장관 또는 비뇨생식기 질환
b) IV 약물 남용
c) 치아 위생 불량
d) 신체 피어싱, 문신
e) 예방적 항생제를 복용하지 않고 최근 치과 치료를 받은 판막 질환(또는 인공 판막) 환자
f) 약물
g) 알레르기

b. 객관적 자료 수집
1) 신체 검사
a) 전반적 외모
(1) 의식수준, 행동, 정서: 색전 뇌졸중과 관련된 변화
(2) 체온 상승: 노인, 쇠약 환자, 만성 신부전 환자에서 없을 수도 있음
(3) 빈맥
(4) 중정도 이상의 고통/불편감
b) 시진
(1) Janeway 병변: 손바닥이나 발바닥에 점상 병변
(2) 로트 반점(Roth spots): 흰 반점이 있는 망막의 출혈; 안저검사로 볼 수 있음
(3) 오슬러 결절(osler nodes): 통증이 있는 손가락 끝 병변
(4) 선상출혈(splinter hemorrhages): 손톱의 출혈(색전에 의한 것임)
(5) 결막, 구개, 목, 상체 또는 사지의 점상 출혈(petechiae)

(6) 곤봉형(clubbing): 발가락과 손가락 손톱 아래 연조직의 종창; 오랜 SBE일 때

(7) 질환이 진행되면 말초 부종

c) 청진

(1) 심음: 잡음

(2) 호흡음: 진행된 질환에서 악설음

d) 촉진

(1) 비장 색전으로 인한 비장비대: SBE에서 더 일반적

2) 진단적 절차

a) 전혈구계산검사(complete blood count, CBC) 및 감별계산: 백혈구 증가, 빈혈(주로 SBE에서)

b) 혈액 배양

(1) 진단을 결정하는 가장 중요한 검사

(2) 4~6개의 배양 표본 필요(호기성, 혐기성, 진균성)

c) 전반적인 대사 검사항목에는 전해질, 간기능, 신기능(혈액요소질소[BUN], 크레아티닌[Creatinine]), 혈당(glucose), 칼슘 및 단백질이 포함된다. 마그네슘을 추가해야 할 수도 있다.

d) ESR: SBE와 ABE 모두에서 상승

e) 요검사: 단백뇨와 현미경적 혈뇨가 흔하다. 임신 반응 검사

f) 머리 CT 또는 MRI: 신경학적 장애가 있는 환자

g) 심전도: 중격 농양 환자에서 전도 이상이 나타날 수 있다.

h) 심초음파: 판막의 기능장애, 역류, 이동성, 증식물 정도 및 심근의 농양을 볼 수 있다.

2. 분석: 감별 간호진단/협력적 문제

a. 감염 (Infection)

b. 심박출량 저하 (Decreased cardiac output)

c. 불안 (Anxiety)

3. 계획과 수행/중재

a. 기도, 호흡, 순환 유지(제1장 참조)

b. 산소 공급

c. 정질액과 약물 투여를 위한 정맥로 확보

d. 의학적 중재 준비/지원

1) 심장과 맥박산소 측정 모니터링

2) 심부전이 있을 경우에는 가능한 도관 삽입하여 폐동맥 쐐기압 감시

3) 유치도뇨관 삽입

4) 병원 입원 준비

e. 처방에 따른 약물 투여

1) 해열제

2) 혈액 배양 검체 채집 후 항생제

4. 평가과 지속적 감시

a. 의식 수준

b. 혈역학 상태

c. 호흡음과 맥박 산소 측정

d. 심박수와 리듬

e. 섭취량과 배설량

f. 발열 조절

N. 심근염 (MYOCARDITIS)

심근염은 심장 근육의 염증 및 파괴가 특징이다. 환자는 거의 무증상이거나 중증 심부전, 또는 부정맥으로 인한 급사로 나타날 수 있다. 심근염의 원인은 다양하며 감염성, 독성 및 면역학적으로 크게 나눌 수 있다. 북미에서는 바이러스 감염이 주요 원인이다. 독성 심근염의 원인에는 약제 및 환경 물질이 모두 포함된다. 심근염과 관련된 일반적인 약물에는 페니실린, 암피실린, 하이드로클로로티아지드, 메틸도파, 설폰아미드, 리튬, 독소루비신, 코카인 및 아세트아미노펜이 포함된다. 환경 독소에는 납, 비소, 일산화탄소, 곤충 독이 포함된다. 심근염의 면역학 및 염증성 원인으로는 전신성 홍반성 루푸스, 류마티스 관절염, 피부 근염 및 카와사키 병과 같은 결합 조직 질환이 있다.

1. 사정

a. 주관적 자료 수집

1) 현병력/주호소

a) 심근염의 대부분의 경우는 무증상

b) 지난 2주간의 바이러스 감염의 병력(환자의 절반 이상에 존재)

c) 피로, 약간의 호흡곤란, 기좌호흡(orthopnea), 근육통, 관절통 및 불쾌감

d) 가슴 통증 또는 불편함; 심계항진

2) 과거력

a) 기저질환

b) 약물

c) 알레르기

b. 객관적 자료 수집

1) 신체검진

a) 전반적 외모

(1) 빈맥, 빈호흡

(2) 체온 상승: 환자의 20%

(3) 저혈압
(4) 중정도 이상의 고통/불편

b) 시진
(1) 경정맥 팽창 (1장 참조)
(2) 복수
(3) 말초 부종
(4) 모니터에서 보이는 심장 부정맥

c) 청진
(1) 호흡음: 양측 기저의 악설음
(2) 심음: S3, 중합 갤럽, 심잡음 또는 흉막 마찰음

2) 진단적 절차
a) 심장 생체 표지자; 드물게 상승하지만 ACS를 배제하는 역할을 함.
b) ESR: 급성 환자의 60%에서 증가
c) 전혈구계산검사(complete blood count, CBC) 및 감별계산: 백혈구 증가; 환자의 25%에게 나타남
d) 바이러스 계통 배양: 다른 신체 부위로부터 분리된 바이러스는 심근염을 시사.
e) 전신성 질환(예 전신성 홍반성 루푸스)이 의심되는 경우, 항핵항체(ANA) 및 기타 교원질 혈관 장애 검사
f) 흉부 방사선 사진
(1) 심비대
(2) 폐부종, 흉막 삼출
g) 심전도
(1) 동성 빈맥이 가장 흔한 소견.
(2) 상호 하강이 없는 ST 분절 상승
(3) QRS 진폭 감소 및 일시적인 Q파
(4) 전도 지연; 2도 차단 Mobitz I, Mobitz II, 또는 완전한 방실차단
(5) 왼쪽 또는 오른쪽 각차단(환자의 20%)
h) 심 초음파
(1) 좌심실 장애, 박출계수 감소
(2) 벽 운동 이상
(3) 심낭 삼출액
(4) 심실 혈전(환자의 15%)
i) MRI: 심근염에 매우 민감하고 특이성이 있다.

2. 분석: 감별 간호진단/협력적 문제

a. 급성 통증 (Acute pain)
b. 심박출량 저하 (Decreased cardiac output)
c. 불안 (Anxiety)

3. 계획과 수행/중재

a. 산소 공급
b. 정질액과 약물투여를 위한 정맥로 확보
c. 의학적 중재 준비/지원
1) 심장과 맥박산소 측정 감시
2) Mobitz II 또는 완전 방실 차단 환자에게 심박조율기 적용
3) 가능한 병원 입원 준비
d. 처방에 따른 약물 투여
1) 교감신경 흥분제와 베타 차단제 약물 사용은 심근 괴사와 사망률을 증가시키므로 피한다
2) 해열제
e. 환자와 가족 교육
1) 약 6개월 간 활동 제한

4. 평가와 지속적 감시

a. 혈역학 상태
b. 호흡음과 맥박 산소 측정
c. 심박수와 리듬
d. 발열 조절

O. 심낭염 (PERICARDITIS)

심낭염(심낭의 염증)은 가장 흔한 특발성 질환이다. 그러나 심낭염은 세균, 바이러스, 또는 곰팡이 감염; 자가 면역 질환; 심근경색증; 결합조직 장애(전신성 홍반성 루푸스, 류마티스 관절염); 신부전; 종격동 손상; 신생물 질환; 그리고 방사선 치료와 경피적 시술 또는 특정약물(예 하이드랄라진[Apresoline], 프로카인아미드 [Pronestyl])의 사용으로 인해 발생하는 것으로 알려져 있다. 심낭염에서 나타나는 급성 변화는 다형핵 백혈구의 심낭내 침투, 심낭의 혈류 증가, 피브린 침착을 포함한다. 염증은 인접한 구조물로 확장되어 삼출물을 생성할 수 있다. 심낭염의 징후와 증상은 그 원인, 삼출액의 유형 및 삼출액의 양에 따라 다르다. 심낭염은 여성보다 남성에서 더 흔하고 소아보다 성인에서 더 자주 나타난다.

합병증이 없는 심낭염 환자는 왼쪽 어깨로 방사되는 흉막 흉통을 경험하며 통증은 몸을 앞으로 숙이면 완화된다. 심낭염은 일반적으로 저절로 해결되는 경미한 질환이지만 비스테로이드성 소염 진통제 또는 코르티코스테로이드 치료가 도움이 될 수 있다. 심낭삼출액이 많이 생성되면 심장 기능이 손상되고 심장 눌림증이 발생할 수 있다. 염증이 지속되는 경우 심낭은 섬유화 또는 석회화 되어 심장 협착을 일으킨다. 합병증이 있는 심낭염 환자에게는 배액 또는 외과적 중재가 필요하다. 흉부 방사선 검사, 도플러 검사, M-모드 심초음파 및 검사실 검사는 진단을 확인하고 삼출의 원인과 정도에 대한 정보를 제공한다.

관리는 근본적인 원인에 달려 있다. 바이러스성, 특발성, 심근경색 후 및 심낭절개술 후 심낭염은 대개 자기 제한적(self-limiting) 질환이다. 재발성 심낭염은 질환의 가장 흔하면서 가장 귀찮은 합병증이다. 그러나 환자는 삼출액(심장 눌림증), 섬유증 형성(심장 제한) 또는 이 둘의 조합으로 인한 심장 압박에 이차적으로 혈역학적 위협이 올 수 있다.

1. 사정

a. 주관적 자료 수집
 1) 현병력/주호소
  a) 가슴 통증
   (1) 유발 요인
    (a) 깊은 흡기
    (b) 누운 자세
    (c) 기침
    (d) 움직임
    (e) 삼키기
   (2) 완화 요인
    (a) 앉아서 앞으로 기대기
   (3) 특성과 질
    (a) 심한, 날카로운, 흉막성
    (b) 목, 팔 또는 왼쪽 어깨로 방사 할 수 있음
    (c) 답답한(oppressive)
    (d) 둔한 통증
   (4) 부위/방사통
    (a) 흉골 뒤
    (b) 왼쪽 전흉부(precordial)
    (c) 등, 목 또는 옆으로 방사.
    (d) 명치부위
   (5) 시간
    (a) 갑작스런 발병
    (b) 수일 간 지속
  b) 전반적인 불쾌감, 체중 감소
  c) 발열/오한: 첫날에 최대
  d) 호흡곤란, 기침
 2) 과거력
  a) 기저질환
   (1) 결핵: 심낭을 감염시킬 수 있다.
   (2) 선천성 기형: 선천성 심낭 낭종
   (3) 면역 또는 교원질 장애: 전신성 홍반성 루푸스, 류마티스 열
   (4) 최근 MI (Dressler syndrome)
   (5) 신생물 질환: 방사선 요법, 유방 선암
   (6) 요독증: 심낭염은 혈액투석 환자에서 흔함
  b) 심장 수술: 심장막절개술 후 증후군
  c) 심장 외상: 둔상 또는 관통상
  d) 약물: 하이드랄라진(hydralazine [Apre-soline]), 프로카인아미드(procainamide [Pronestyl]) 및 항응고제
  e) 알레르기

b. 객관적 자료 수집
 1) 신체검진
  a) 전반적 외모
   (1) 빈맥, 빈호흡
   (2) 체온상승: 아동 환자에서 고열 또는 미열
   (3) 중정도 이상의 고통/불편감
  b) 청진
   (1) 심음: 심낭마찰음
    (a) 급성 심낭염의 특징이지만, 흔히 들리진 않음
    (b) 앞으로 기울인 자세에서 흉골 하부에서 호기말에 잘 들림
    (c) 삐걱 거리는 소리; 때때로 "가죽 같은" 질로 호흡 주기와 관련이 없다.
    (d) 3상 및 일시적
     (i) 심실 수축기
     (ii) 심실 이완기
     (iii) 심방 수축기
 2) 진단적 절차
  a) 전혈구계산검사(complete blood count, CBC) 및 감별계산: 백혈구수치 상승
  b) 트로포닌 I: ACS에서는 상승하여 심낭염과 구별하는데 사용하지만 심근까지 침범된 급성 심낭염에서 상승할 수 있음
  c) 포괄적인 대사 검사항목에는 전해질, 간기능, 신기능(혈액요소질소[BUN], 크레아티닌[Creatinine]), 혈당(glucose), 칼슘, 단백질이 포함; 마그네슘 수치가 필요할 수도 있다.
  d) 혈액 배양
  e) 심낭액 분석: 그람 염색 및 호기성/혐기성 배양
  f) 요검사: 가임기 여성의 임신 검사
  g) 흉부 방사선 사진
  h) ECG: 결과는 질병과정에 따라 다양하다.
   (1) 심전도 변화는 급성 심낭염 환자의 약 90%에서 발생
   (2) 하벽 유도(II, III, 및 aVF)와 때로는 심첨유도(V5, V6)에서 변화
   (3) 4단계

(a) 보통 aVR과 V1을 제외한 모든 유도에서 ST 분절 상승(초기) 오목모양, T 파 상향

(b) 수일 후에는 평평한 T 파; ST 분절은 기저선으로 돌아옴

(c) T 파 역전

(d) T 파가 정상으로 돌아옴; 수주 또는 수개월

i) 심초음파 검사(TTE 또는 TEE)는 심낭염의 가장 민감하고 정확한 진단 검사

2. 분석: 감별 간호진단/협력적 문제

a. 통증 (pain)

b. 감염의 위험 (risk for infection)

c. 불안 (anxiety)

3. 계획 및 수행/중재

a. 산소 공급

b. 정질액/약물 투여를 위한 정맥로 확보

c. 의학적 중재 준비/지원

1) 심장 모니터링 및 맥박산소측정

2) 환자가 편안한 자세를 취하도록 지원

3) 가능한 심낭천자(pericardiocentesis) 지원

4) 가능한 입원 준비

d. 처방에 따른 약물 투여

1) 항염증제(예 아스피린, 이부프로펜[Advil, Motrin], 인도메타신[Indocin], 코르티코스테로이드)

2) 해열제

3) 항생제

4) 콜히친

5) 수축성 심낭염인 경우 이뇨제

4. 평가와 지속적 감시

a. 혈역학 상태

b. 호흡음과 맥박 산소측정

c. 심박수와 리듬

d. 통증 완화

e. 섭취량과 배설량

P. 말초 혈관 질환 (PERIPHERAL VASCULAR DISEASE)

말초 순환은 말초 정맥과 동맥 모두에 영향을 미치는 질병 과정을 가진 심장 및 뇌 외부의 순환으로 정의된다. 말초 혈관 질환(peripheral vascular disease, PVD) 또는 말초 동맥 질환(peripheral artery disease, PAD)은 주로 동맥 경화에 의해 유발되는 소동맥 및 세동맥의 내막 벽이 두꺼워진 결과로 심장 외 동맥이 좁아지거나 폐쇄되는 것이다. 동맥 경화증은 일반적인 용어이며, 죽상경화증은 중간 또는 큰 동맥에 지방, 콜레스테롤 및 기타 플라크를 만드는 물질의 축적으로 인한 특정 유형의 경화이다. 과정은 일찍부터 시작되며 유전, 성별(남성에 더 많음), 나이, 흡연, 고혈압, 고지혈증, 당뇨병 및 비만과 같은 위험 요인 및 생활 방식에 의해 가속화된다. 죽상경화증은 전신 질환 과정이기 때문에 PVD 환자는 관상동맥 질환(CAD), 동맥류 및 뇌졸중 위험이 증가한다. PVD의 증상은 일반적으로 질병의 진행으로 혈관이 현저히 좁아져 혈류를 제한하는 40~60세까지는 나타나지 않는다. PVD와 관련된 혈류 감소 및 조직관류 감소는 통증, 피부 변색 및 말초 맥박 감소를 유발한다.

다른 관련 PVD 장애에는 레이노(Raynaud) 및 버거(Buerger [thromboangiitis obliterans])가 포함된다. 레이노 질환은 심한 감기, 정서적 스트레스, 흡연에 대한 반응으로 손발가락(손가락이 가장 흔함), 코끝, 또는 귀가 일시적으로 심한 혈관경련수축을 일으켜 혈류가 심각하게 감소되는 동맥의 순환기 장애이다. 더 추운 기후에 거주하는 사람과 여성이 레이노 질환에 걸리기 쉽다. 청색증으로 이어지는 창백, 냉증, 감각 마비, 따끔거림, 그리고 영향을 받는 부위의 운동 기능 감소까지 일으키는 일시적 혈관경련은 결국 허혈을 일으킨다. 에피소드는 몇 분에서 몇 시간까지 지속될 수 있다. 혈관경련 및 국소적 허혈이 해결되면서 생기는 충혈(hyperemia)은 심한 발적(rubor)와 욱신 거리는 통증을 유발한다. 그 후에 정상적인 색으로 돌아온다.

레이노 질환은 두 가지 유형으로 나뉜다. 일차성 레이노 질환은 알려진 원인이 없으며 덜 심각한 증상이다. 레이노 현상(Raynaud phenomenon)이라고도 부르는 이차성 레이노 질환은 이전의 혈관손상 또는 피부경화증과 같은 결합조직 질환과 관련이 있다. 만성적이고 빈번한 악화로 손가락 끝과 손톱이 두꺼워지고 피부 궤양이 일어나는 허혈성 변화가 일어나고 드물지만 괴사로 이어질 수 있다. 레이노 질환의 치료법은 없지만 치료 계획은 통증과 혈관경련의 감소를 목표로 한다. 칼슘 채널 차단제와 혈관 확장 크림은 손과 발의 작은 혈관을 이완시켜 에피소드의 빈도와 심각성을 줄여 허혈성 손상을 줄인다. Pseudoephedrine과 같은 비처방 감기약과 베타차단제와 같은 약물은 경련의 위험을 증가시키므로 피하도록 환자를 교육한다.

폐쇄혈전혈관염(thromboangiitis obliterans)은 버거병(Buerger disease)으로 불리며 중소 동맥, 정맥 및 주변 신경의 폐색성의 만성 염증성 질환이다. 버거병(Buerger disease)은 먼저 손과 발의 혈류를 감소시켜 허혈과 통증을 초래한다. 질병이 팔과 다리로 진행됨에 따라 간헐적인 파행(intermittent claudication), 말초맥박의 감소 또는 소실, 청색증에서 적색 청색으로의 피부색 변화가 발생한다. 결국 혈액순환이 감소하여 피부가 얇고 윤기나는 상태가 되며 감염, 피부 궤양 및 괴저가 발생할 수 있다. 미국에서는 드물고 중동과 극동 지역에서 40세 미만 남성으로 담배(특히 손으로 만 잎담배)를 많이 피우는 사람에서 흔하다. 치료의 우선 순위는 모든 담배 및 니코틴 제품의 완전 중단이다. 다른 요법은 영향을 받는 말단으로의 혈류를 증가시키고 더 이상의 상해를 예방하기 위해 사용된다.

1. 사정

a. 주관적 자료 수집

1) 현병력/주호소

a) 통증

(1) 완화/촉진 요인

(a) 추운 환경

(b) 스트레스

(c) 운동

(d) 문제를 일으키는 자극의 제거 또는 중단으로 완화

(2) 질: 심한/욱신거리는

(3) 방사/부위

(a) 손가락, 발가락

(b) 장딴지, 발

(4) 시간

(a) 운동 후

(b) 스트레스가 많은 상황 중에

(c) 감기에 노출

2) 과거력

a) 기저질환

b) 흡연

c) 약물

d) 알레르기

b. 객관적 자료 수집

1) 신체검진

a) 전반적 외모: 중정도에서 심각한 불편함

b) 시진

(1) 사지의 발적(rubor)

(2) 얇고 반짝이는 피부

(3) 두꺼운 손끝과 손톱

(4) 사지의 궤양 또는 괴사 부위

(5) 창백, 청색증 부위

c) 촉진

(1) 접촉에 대한 냉감

(2) 맥박 감소/소실

2) 진단적 절차

a) 전혈구계산검사(complete blood count, CBC) 및 감별계산

b) 항핵항체(ANA): 양성 결과는 자가 면역 성분을 의미

c) 도플러 혈류 검사

d) 동맥조영술

e) 자기공명 혈관조영술(MRA)

f) 발목 상완 지수(ABI): 팔의 혈압과 발목 혈압의 비교; ABI < 0.30은 사지의 생존력과 양립할 수 없다.

2. 분석: 감별 간호진단/협력적 문제

a. 비효과적 조직관류 (Ineffective tissue perfusion)

b. 통증 (Pain)

c. 불안 (Anxiety)

3. 계획과 수행/중재

a. 필요 시 산소공급

b. 정질액/약물 투여를 위한 정맥로 확보

c. 의학적 중재 준비/지원

1) 자극 요인(예 스트레스, 추위)을 제거

2) 따뜻한 환경 제공

3) 허혈된 사지를 상승시키지 않는다

4) 입원 가능한 병원을 지원

d. 처방에 따른 약물 투여

1) 칼슘 채널 차단제

2) 아드레날린 차단제

3) 비마약성 진통제

4) 마약

e. 교육: 환자/가족에게 약물 및 치료 계획에 대한 정보 제공

4. 평가 및 지속적인 감시

a. 혈역학 상태

b. 사지의 운동과 감각

c. 피부 온도 변화

d. 통증 완화

Q. 우심실경색 (RIGHT VENTRICULAR INFARCTION)

LV 경색과 마찬가지로 RV 경색(RVI; STEMI 또는 NSTEMI)은 ACS이다; 하지만 진단 및 치료 방법은 전형적인 좌측 ACS의 진단 및 치료 방법과는 다소 다르다. RVI는 가장 일반적으로 근위 우관상동맥(proximal right coronary artery) 폐색의 결과로 발생한다. 비정형 관상동맥 관류 환자에서 RVI는 좌회선 또는 좌전하행 동맥의 폐색에 의해 유발될 수 있다. 단일 RVI는 드물고 일반적으로 하벽(inferior wall, IW) MI와 연관되어 있어서 IWMI 인구의 30–50%에서 발생한다. IWMI가있는 RVI는 IWMI 단독보다 사망률이 높다.

우심실의 손상은 RV 확장과 수축성 감소를 일으킨다. 폐 혈관계로 정맥혈을 효율적으로 박출할 수 없기 때문에 좌심실로의 혈액 흐름이 감소되어 심박출량이 감소한다. RVI의 증상은 가벼운 것부터 생명을 위협하는 것까지 다양하다. 전부하 감소가 심하면 심인성 쇼크가 발생한다. 우심실이 혈액을 내보낼 수 없기 때문에 정맥계 고혈압이 발생한다. 동맥 저혈압, 깨끗한 호흡음 및 경정맥압 상승의 3개 임상적 양상은 RVI를 암시한다. 불행히도 이러한 고전적 소견은 RVI

환자의 1/4에서만 발생한다. 모든 MI와 마찬가지로, 관리는 초기 재관류에 중점을 둔다. 그러나 RVI가 있는 환자에서는 정맥 수액을 사용하여 RV 전부하를 유지하고, 수축촉진제(inotropics)을 사용하여 심실수축력을 증가시키고, 특히 좌심실 손상과 부전이 동반되어 있으면 혈관확장제를 사용하여 후부하를 감소시킨다. 질산염, 이뇨제 및 모르핀의 투여는 전부하 감소 효과 때문에 피해야 한다.

1. 사정

a. 주관적 자료수집 (급성 관상동맥증후군 참조)

b. 객관적 자료수집 (급성 관상동맥증후군 참조; RVI에 특정한 다른 자료는 여기에 기술)

1) 신체검진

a) 전반적 외모/활력징후

(1) 하벽 MI에 이차적인 서맥

(2) LV 손상이 동반되는 경우 저혈압

b) 시진

(1) 말초 부종: 정도는 우측 심부전의 정도에 달려있다.

(2) 경정맥 팽창(1장 참조)

c) 청진

(1) 호흡음: 깨끗함

(2) 심음: S3, 삼첨판 역류

2) 진단적 절차

a) 오른쪽 유도를 포함한 심전도

(1) 유도 II, III 및 aVF의 ST상승은 IW 손상을 의미. RVI를 강력히 암시한다

(2) V4R의 ST상승: RVI에 매우 민감하고 특이성 있음

(3) 우각차단 또는 3도 방실차단: RVI와 관련된 일반적인 전도장애

(4) 심방세동: 심방 경색 또는 확장이 동반된 환자에서 나타날 수 있다.

b) 심 초음파: RV 확장 및 RV 벽 운동 장애 감지

2. 분석: 감별 간호진단/협력적 문제

a. 급성 관상동맥 증후군(Acute Coronary Syndromes) 참조

3. 계획과 수행/중재(급성 관상동맥증후군을 참조; RVI에 특정한 다른 중재만 기술함)

a. 정질액/약물 투여를 위한 정맥로 확보

1) 저혈압 치료를 위해 생리식염수 덩이 주사

b. 처방에 따른 약물 투여

1) 수축촉진제: 1~2 L의 수액으로 심박출량이 향상되지 않으면 도부타민(dobutamine [Dobutrex]) 투여

4. 평가와 지속적 감시

a. 의식수준

b. 혈역학 상태

c. 호흡음과 맥박 산소 측정

d. 심박수와 리듬의 변화

1) 서맥

2) 우각차단

3) 방실차단

4) 심방세동

e. 통증완화

f. 섭취량과 배설량

R. 정맥 혈전색전증 (VENOUS THROMBOEMBOLISM)

말초 정맥 혈전증이라고도 알려진 정맥 혈전색전증(VTE)은 혈액의 흐름을 제한하는 혈전에 의한 정맥의 폐색이다. VTE에는 심부정맥 혈전증(deep vein thrombosis, DVT)과 폐색전증(pulmonary embolism, PE)이 모두 포함되지만, 여기서는 DVTs에 초점을 두며, PEs는 28 장에서 상세히 논의된다. DVTs의 대부분은 하지에서 발생하며 근위부 또는 원위부로 분류된다. 원위부 정맥 혈전은 주로 장딴지에서 발생하는 반면, 근위부 정맥 혈전은 슬와, 대퇴 또는 장골 정맥에서 발생한다. 슬와 정맥 또는 그 이상에서 발생하는 DVT는 적절하게 치료되지 않으면 PE가 발병할 위험이 더 높다. Virchow triad는 DVT/VTE 발생과 관련된 유발 요인 세가지를 다음과 같이 기술하는데, (1) 암, 임신, 패혈증, 수술 및/또는 외상과 같은 응고 항진된 상태; (2) 죽상경화증, 면역 반응, 수술, 외상 및/또는 정맥천자에 의해 야기되는 혈관 내피 손상; (3) 노화, factor V Leiden과 같은 유전, 심방 세동, 좌심실 기능장애, 부동, 호르몬 요법 또는 피임약 사용, 또는 정맥 기능 부전에 따른 순환 정체. DVT의 징후와 증상은 환자마다 다르지만 한쪽 또는 양쪽 다리의 부종, 통증 또는 압통; 따뜻하고, 발적된, 또는 변색된 피부를 포함한다.

최근 성인 사례의 약 절반은 입원과 관련된 VTE이다. VTE는 급성 관상동맥증후군(acute coronary syndrome, ACS) 및 뇌졸중(stroke)에 뒤이어 세 번째로 흔한 심혈관 질환이기 때문에 만성 혈전 색전성 폐고혈압(chronic thromboembolic pulmonary hypertension, CTEPH) 및 혈전후증후군(postthrombotic syndrome, PTS)을 포함하여 잠재적으로 장기간 합병증이 있음을 아는 것이 중요하다. 만성 혈전색전성 폐고혈압(CTEPH)은 폐색전을 겪은 환자에서 드물게 발생하는 일종의 폐 고혈압이며 일반적으로 초기 PE 이후 6개월 이내에 나타나지만 2년까지 나타난다.

혈전후증후군(PTS)은 DVT의 가장 흔한 장기 합병증으로, 초기 손상 6개월 이내에서 2년까지 영향을 받은 사지에서 나타난다. 징후와 증상은 만성 정맥 기능 부전의 결과로 나타난다. 다리의 불편감, 부종 및 색소침착 등의 경미한 양상에서부터 정맥의 파행, 만성적 쇠약

통증, 난치성 부종 및 피부 궤양과 같은 심각한 합병증에 이르기까지 다양하다. 사정에는 DVT의 과거력, 영향을 받는 사지의 신체검진 및 현재 치료 계획이 포함된다. PTS의 치료는 초기 DVT를 치료하는 동안 항응고 효과를 최대화하여 이차 예방을 하는 것과 연결된다.

1. 사정

a. 주관적 자료수집

1) 현병력/주호소
   a) 통증
      (1) 유발: 걷기
      (2) 질: 아픈, 욱신거리는
      (3) 부위: 폐색부위에 국한
      (4) 정도: 중정도
      (5) 시간: 지속적
   b) 폐색 부위 아래 부종
   c) 깊은 근육 압통
   d) 약간의 체온상승
2) 내과력
   a) 기저질환
      (1) 심부전
      (2) 혈전성 혈액장애
      (3) 악성
      (4) 정맥 장애
      (5) 최근 MI
   b) 최근 외상, 손상 또는 수술
   c) 현재 임신 또는 분만 후
   d) 최근 장시간 부동(침상안정 또는 여행)
   e) 비만
   f) 경구 피임약을 포함한 호르몬 요법

b. 객관적인 데이터 수집

1) 신체검진 및 전반적 외모
   a) 고통/불편감 정도
   b) 시진
      (1) 사지 홍반
      (2) 사지 부종/경결
      (3) 비대칭적 사지 크기
      (4) 발등의 배측 굴곡 시 종아리 통증(Homan 징후)
   c) 촉진
      (1) 부위의 따뜻한 온기
      (2) 촉진시 심근 압통
2) 진단
   a) 임상병리 검사
      (1) 전혈구계산검사(complete blood count, CBC) 및 감별계산
      (2) 디 이중체(D-dimer)
      (3) 응고 검사: 프로트롬빈시간국제표준비율(prothrombin time International Normalized Ratio, PT-INR), 활성화 부분트롬보플라스틴 시간(aPTT)
   b) 영상 검사
      (1) 정맥 이중 스캔(Venous duplex scan): 혈관 및 도플러 초음파 기술을 결합하여 영상과 동맥 및 정맥을 통한 혈류의 평가를 제공
      (2) 정맥조영술(Venography): 초음파에서 잘 보이지 않을 때 검사; 조영제를 다리 정맥으로 주입하여 엑스레이로 혈류를 확인하는 침습적 검사
      (3) 폐색전증의 가능성이 있는 증상이 있는 경우 다른 영상 검사 사용
      (4) 컴퓨터 단층 촬영: 흉부 CT 또는 나선형 CT
      (5) 환기-관류(VQ) 검사: 폐의 공기와 혈류를 측정하기 위한 핵 의학 연구
      (6) 교류저항혈량측정(Impedance plethysmography, IPG): 영향 받은 사지의 혈류를 추정하는 전극 임피던스 검사

2. 분석: 감별 간호진단/협력적 문제

a. 비효과적 조직관류(Ineffective tissue perfusion)

b. 통증(Pain)

3. 계획과 수행/중재

a. 심장 모니터링과 맥박산소측정

b. 필요시 산소 공급

c. 정질액/약물 투여를 위한 정맥로 확보

d. 처방에 의한 약물 투여

1) 적절한 항응고제 요법 시작
   a) 미분획 헤파린(UFH): 헤파린
   b) 저분자량 헤파린(LMWH): 에녹사파린(enoxaparin [Levonox])
   c) 인자 Xa 직접 억제제: 리바록사반(rivaroxaban [Xarelto], [Arixtra], [Fondaparinux Sodium])
   d) 트롬빈 직접 억제제: dabigatran (Pradaxa)
2) 비마약성 진통제
3) 섬유소 용해제

e. PE를 나타낼 수 있는 증상 감시

1) 갑작스러운 날카로운 가슴통증
2) 빠른 호흡, 숨참, 또는 기침

3) 심한 어지럼증(lightheadedness) 또는 갑작스러운 실신발작

f. 영향 받은 사지의 상승

g. 스타킹이나 압박 장치를 지시대로 적용

h. 입원준비 또는 퇴원준비

i. 교육: 환자 및 가족에게 약물 및 치료 계획에 대한 정보 제공

4. 평가 및 지속적인 감시

7장

치아와 이비인후 응급

Dental, Ear, Nose, and Throat Emergencies

Jeff Solheim, MSN, RN, CEN, CFRN, FAEN

주요 주제

전반적 전략
- 사정
- 분석:감별 간호진단/협력적 문제
- 계획과 수행/중재
- 중재와 환자반응 기록
- 나이와 관련된 고려사항

특정 치과 응급 상황
- 급성괴사궤양잇몸병(Acute Necrotizing Ulcerative Gingivitis (Trench Mouth))
- 치아농양(Dental Abscess)
- 루드비히앙기나(루드비히구협염)(Ludwig Angina)
- 치주염(Odontalgia)
- 치관주위염(Pericoronitis)
- 발치 후 통증과 출혈(Postextraction Pain and Bleeding)
- 치아 맹출(이돋이)(Tooth Eruption)

특정 귀 응급 상황
- 급성 외이도염(Acute Otitis Externa)
- 급성 중이염(Acute Otitis Media)
- 내이염(미로염)(Labyrinthitis)
- 메니에르병(Meniere Disease)
- 귀의 이물질(Otic Foreign Body)
- 고막 천공(Ruptured Tympanic Membrane)

특정 코 응급 상황
- 비출혈(Epistaxis)
- 비강 이물질(Nasal Foreign Body)
- 비염(Rhinitis)

특정 인후 응급 상황
- 후두개염(Epiglottitis)
- 삼출성 인두염(Exudative Pharyngitis)
- 후두 이물질(Laryngeal Foreign Body)
- 후두염(Laryngitis)
- 편도 주위 농양(Peritonsillar Abscess)
- 인두염(Pharyngitis)
- 인두후 농양(Retropharyngeal Abscess)

Ⅰ. 전반적 전략 General Strategy

A. 사정 (ASSESSMENT)

1. 일차와 이차 사정/소생(1장 참조)

2. 주요 사정

a. 주관적 자료 수집

1) 주호소
   a) 따옴표로(" ")
   b) 환자가 사용하는 말로 사용
2) 현병력
   a) 통증: PQRST
   b) 출혈 또는 혈종: 예상 실혈량, 실신 또는 어지러움
   c) 호흡곤란 또는 기도폐색
   d) 종창 또는 부종: 갑상선종, 분비선, 임파선염
   e) 쉰목소리
   f) 이물질 흡인 또는 삽입
   g) 안면 비대칭 또는 탈구
   h) 열, 오한
   i) 오심, 구토
   j) 마비, 안면 감각이상
   k) 실어증, 연하 장애, 목소리 장애
   l) 입안의 악취 또는 나쁜 맛
   m) 청력 상실
   n) 이명 또는 현기증
   o) 아관긴급: 저작 근육 경련으로 입을 벌리지못함
   p) 손상: 기전과 시간
   q) 분비물과 분비관: 귀, 코 또는 입
   r) 소양감
   s) 목의 통증
   t) 침흘림
   u) 잇몸 출혈
   v) 타액분비 과다 또는 감소
   w) 두통
   x) 호흡곤란
   y) 앙와위 자세로 수면이 어려움
   z) 증상 완화를 위한 노력
      (1) 민간요법
      (2) 대체요법

(3) 약물치료
(a) 처방약
(b) 일반 의약품/허브/비타민
3) 과거력
a) 최근 또는 기존 질환/질병
(1) 고혈압
(2) 심폐질환
(3) 죽상동맥경화증
(4) 신경계 질환
(5) 머리와 목의 암
(6) 혈액계 질환
(7) 당뇨
(8) 화학요법 또는 방사선의 유무에 관계없는 면역억제 상태
b) 치과, 뇌 또는 귀, 코, 목을 포함한 수술경력
c) 이전의 손상 또는 골절
d) 이전의 치과 또는 이비인후과의 감염
e) 유해 물질에 노출
f) 의치사용
g) 물질과(이나) 알코올 사용/남용
h) 최종 월경일: 여성, 가임기 환자
i) 최근 사용 약물
(1) 처방약
(2) 일반 의약품/허브/비타민
j) 알레르기
(1) 약물
(2) 음식
(3) 환경적 요인(예 고양이, 화분)
k) 예방 접종 상태
4) 심리적, 사회적, 환경적 요소
a) 드물게 치과 치료 또는 유지 관리 부족(예 치실과 칫솔질)
b) 영양불량
c) 올바른 구강 보호 장치 없이 스포츠 활동
d) 오염된 물에서 수영
e) 가려운 귀를 파면서 청소하거나 긁어서 생긴 외상
f) 폭발사고
g) 사전 투약 없이 상부 호흡기 감염이 있는 상태로 항공여행
h) 가능한/실제 학대, 폭행 또는 애인 또는 배우자 폭력 상황(3장, 30장 참조)
i) 비위생적인 생활 조건
j) 아픈 사람과 접촉
k) 씹는 담배를 포함한 흡연
l) 직업적 노출(예 가스, 연기)

b. 객관적 자료 수집
1) 일반적 외모
a) 의식 수준, 행동, 정서
b) 활력징후
c) 악취, 냄새
d) 걸음걸이
e) 위생상태
f) 정서적 고통/불편감 수준
2) 검사
a) 외이
(1) 위치, 크기, 대칭성
(2) 피부색
(3) 덩어리, 기형, 피부병변
(4) 부종, 홍반, 분비물
b) 외이도와 고막
(1) 분비물, 이물질, 피부발적 또는 종창
(2) 귀지 유무
c) 고막(tympanic membrane): 이경 사용
(1) 귀바퀴를 위와 뒤로(성인) 또는 아래와 뒤로(아동) 당김
(2) 색깔: 진주빛 회색(정상), 붉은색, 흰색, 또는 노란색
(3) 투명도: 투명(정상), 불투명한
(4) 위치: 중립(정상), 함몰된, 팽창된
(5) 경계표지: 이경 불빛으로 원추 모양의 반사가 우측 귀의 5시 방향과 좌측귀의 7시 방향에 위치
(6) 운동성: 이경의 공기주입기로 검사
d) 코
(1) 위치, 모양, 대칭성
(2) 분비물/냄새
(3) 반상출혈
e) 코 내부(비경 사용)
(1) 코중격: 만곡, 염증 또는 천공
(2) 하비갑개, 중비갑개와 중간 구멍: 색깔과 종창, 출혈 또는 삼출액
f) 입과 인두
(1) 치아: 갯수, 색깔, 형태와 교합
(2) 입술: 색깔, 대칭성, 수분과 표면특성
(3) 구강점막/입인두: 색깔, 착색, 표면특성 및 구조

(4) 잇몸: 색깔과 표면 특성
(5) 혀: 대칭성, 움직임, 색깔, 표면특성과 혀의 배면
(6) 경구개와 연구개; 색깔, 표면특성과 표지
g) 부비동: 부비동 부위 연조직의 홍반이나 종창
h) 목: 구조의 대칭성과 비정상
3) 촉진
a) 피부 온도, 수분과 긴장도
b) 부비동 압통
c) 턱관절(TMJ): 이동성과 염발음
d) 림프절: 크기, 형태, 이동성, 경도, 압통
e) 갑상샘: 크기, 모양, 점(조)도, 압통

2. 진단적 절차

a. 검사실 검사
1) 전혈구계산검사(complete blood count, CBC) 및 감별계산
2) 적혈구침강속도(ESR)
3) Bleeding time, clotting time, 프로트롬빈시간(prothrombin time, PT), 부분트롬보플라스틴시간(partial thromboplastin time, PTT)
4) 감염이 의심 될 경우 호기성 및 혐기성 배양
5) 연쇄상구균 조사/배양
6) 동맥혈가스검사

b. 영상 검사
1) 치과
a) 하악 파노라마 방사선 사진(Panorex)
b) 흉부 방사선 촬영: 치아가 빠졌을 시 폐로 흡인되었을 가능성 확인
c) 얼굴 시리즈 방사선 사진: 골절 확인
2) 귀, 목, 치아
a) 코뼈 방사선 사진: 대개 지시되지는 않음, 일반적으로 진단은 임상적인 결과를 근거로 함
b) Waters, View와 얼굴 시리즈 방사선 사진
c) 경추(C-spine) 방사선 사진과 목 외상 시 치아돌기 사진
d) 흉부 방사선 사진
e) 컴퓨터 단층 촬영
f) 자기공명영상

B. 분석: 감별 간호진단/협력적 문제 (ANALYSIS: DIFFERENTIAL NURSING DIAGNOSES/COLLABORATIVE PROBLEMS)

1. **급성/만성 통증** (Acute/chronic pain)
2. **불안/두려움** (Anxiety/fear)
3. **감염의 위험** (Risk for infection)
4. **체액부족의 위험** (Risk for deficient fluid volume)
5. **비효과적 조직 관류** (Ineffective tissue perfusion)
6. **지식 부족** (Deficient knowledge)
7. **비효과적 기도청결의 위험** (Risk for ineffective airway clearance)
8. **비효과적 호흡양상의 위험** (Risk for ineffective breathing pattern)

C. 계획과 수행/중재 (PLANNING AND IMPLEMENTATION/INTERVENTIONS)

1. 우선순위 결정

a. 기도, 호흡, 순환유지(1장 참조)
b. 처방에 따른 산소 공급
c. 필요 시 약물투여/혈액제제/정질액 주입을 위한 정맥로 확보
d. 장비와 물품 확보 및 준비
e. 의학적 처치/지원
f. 처방에 따른 약물치료

2. 불안/걱정 완화
3. 환자의 정서적 지지를 위하여 보호자 머물기
4. 환자와 보호자 교육

D. 평가와 지속적 감시 (EVALUATION AND ONGOING MONITORING)

1. 처방에 따라 지속적으로 모니터하고 치료하기
2. 환자반응/결과를 모니터링하고 필요에 따라 간호 계획 수정하기
3. 좋은 결과가 입증되지 않으면, 평가/또는 치료 계획을 재평가하기

E. 중재 및 환자 반응에 관한 기록(DOCUMENTATION OF INTERVENTIONS AND PATIENT RESPONSE)

F. 나이와 관련된 고려사항 (AGE-RELATED CONSIDERATIONS)

1. 아동

a. 성장과 발달 관련
1) 아동환자에서 가장 흔한 진단으로는 급성 상기도호흡기 감염, 중이염 및 유스타키오관 질환이 있다. 아동환자는 구강의 크기에 비해서 성인보다 큰 혀를 가지며 기도

의 내경이 작아서 기도폐색에 더욱 취약하다. 영아는 코로 호흡을 하기때문에 코막힘이 호흡곤란의 잠재적 원인이 될 수 있다. 아이들은 호기심이 많고 입안에 물건을 넣는 경향이 있어 기도가 막힐 위험이 있다. 한 연구에 따르면 14세 이하 아동의 모든 병원방문 중 18%가 이물질 섭취였다. 6개월에서 4세 사이의 아동이 이물질 섭취가 가장 높은 연령이다. 또한 1세 미만의 아동에게 의도하지 않은 상해로 3번째로 흔한 원인이다.

2) 영아가 불안정해보이고 잘 먹지 못하는 경우 치과 및 이비인후과 응급 상황의 잠재적 징후로 간과해서는 안된다.

b. 주요점

1) 지속적인 기침이나 만성적인 천명음은 이물질의 흡인을 의미할 수 있다.
2) 섭식이 어려운 것은 ENT의 응급 상황을 나타낼 수 있다.
3) 상부기도 또는 폐의 갑작스런 증상 발현은 이물질 섭취를 시사한다.
4) 아동의 보호자가 중요한 정보를 제공할 수 있으므로 주의깊게 듣는다.

2. 노인

a. 노화와 관련

1) 저작의 어려움, 입안의 감각상실 및 구강건조증은 폐색과 감염에 기여할 수 있다.
2) 청력은 연령에 따라 감소하며 응급실에서 평가하기 어려울 수 있다.

b. 주요점

1) 노인환자 및 이통 또는 재발성 귀감염증이 있는 당뇨병 환자는 악성 외부중이염 및 진주종을 고려해야한다.
2) 노인에서 대부분의 치과 및 이비인후과 외상은 낙상, 나이에 따른 시력변화, 자동차 충돌 및 폭행과 관련이 있다.

II. 특수 치아 응급상황 Specific Dental Emergencies

A. 급성 괴사궤양 잇몸병 (ACUTE NECROTIZING ULCERATIVE GINGIVITIS (TRENCH MOUTH))

급성 괴사궤양 잇몸병(ANUG)은 일반적으로 트렌치 입이나 빈센트 협심증으로 불리는 비전염성 감염이다. ANUG는 구강관리, 면역억제, 기존 치은염, 정서적 스트레스요인, 영양실조 및 흡연과 관련이 있다. 일반적으로 청소년과 젊은 성인에서 볼 수 있지만 모든 연령대에서 발생할 수 있다. ANUG는 갑작스런 악취나는 호흡, 통증, 잇몸 궤양의 괴사조직이 특징이다. 환자는 림프절 병변을 동반한 발열이 있을 수 있다. 궤양은 잇몸조직 내에서 발생할 수 있으며 압력을 가하거나 제거 할 때 회색으로 막을 형성 할 수 있다. 치료 방법으로는 국소 변연절제술, 희석된 과산화수소(H_2O_2) 또는 경구용 클로르헥시딘(예 Peridex) 가글, 항생제 및 적절한 영양이 포함된다. 자극을 피하기 위한 노력이 권장되어야하며 진통제는 통증을 최소화하기 위해 초기 절제 후 제공되어야한다. 회복은 대개 24시간 이내이다. 환자는 치은소파술이 필요 할 수 있다.

1. 사정

a. 주관적 자료 수집

1) 주호소
2) 현병력
   a) 통증
   b) 열, 오한, 권태감
   c) 잇몸 출혈
   d) 구취, 불쾌한 금속 맛
   e) 연관된 귀의 통증
3) 과거력
   a) 현재 또는 기존 질병/질환
      (1) 면역억제
      (2) 잇몸질환 또는 인두감염
   b) 이전 치과(치아) 손상
   c) 영약부족
   d) 치아 습관
   e) 약물
   f) 알레르기
4) 수술력

b. 객관적 자료 수집

1) 신체 사정
   a) 일반적 외모
      (1) 냄새: 악취 나는 호흡
      (2) 체온상승: >38℃
      (3) 경미한 고통/불편감
   b) 시진
      (1) 자연발생한 잇몸 출혈
      (2) 치아유두 궤양
      (3) 잇몸 부종
      (4) 불결한 구강위생
      (5) 인두의 회색 가성 막성 궤양
   c) 촉진
      (1) 경부 림프절병증

2. 분석: 감별 간호진단/협력적 문제

a. 급성/만성 통증 (Acute/chronic pain)

b. 감염 (Infection)

3. 계획과 수행/중재

a. 처방된 약물요법
1) 국소 마취약 또는 국소 마취제
2) 항생제
3) 비마약성 진통제
4) 해열제

b. 환자와 보호자 교육
1) 질환의 정확한 관리에 대해서는 치과의사에게 문의
2) 잇몸과 치아를 돌보는 방법에 대해 환자에게 교육

4. 평가와 지속적 감시

a. 통증 완화

B. 치아(성) 농양 (DENTAL ABSCESS)

치아 농양은 치아의 공동에 있는 고름의 국소적 축적으로 발생한다. 잇몸 부종은 치아와 잇몸 사이의 공간에 플라그와 찌꺼기가 모여서 생긴다. 치주병은 감염이 주변 조직, 치은상피, 치주인대 또는 치조골으로 확장될 때 생긴다. 세균성, 바이러스 성 또는 진균성 병원체가 집락할 수 있을 때 치근단(치조골) 농양(뼈를 넘어 퍼지는 감염)과 치주 농양(치주막에서 골파괴)이 발생한다. 치료 방법은 항생제로 감염을 관리하는 것을 목표로 한다. 때때로 두경부 인접부위로 침범되지 않게 하기 위해 연조직의 절개 및 배액이 필요하다. 연부조직의 절개 및 배액이 머리와 목의 연장되는 근육경계 부위에 닿는 것을 방지하기 위해 필요하다.

1. 사정

a. 주관적 자료 수집
1) 주호소
2) 현병력
a) 통증
(1) 침범된 치아 및 주변조직인 턱, 귀, 목으로 방사되는 통증
(2) 농양의 정도에 따라 경증부터 중증까지
(3) 진통제로 통증이 조절되지 않을 수 있음
b) 침범된 쪽의 얼굴이나 목의 부종
c) 열 또는 오한
d) 권태감
e) 악취 나는 호흡
f) 입안에서의 불쾌한 맛
g) 잇몸 통증
3) 과거력
a) 현재 또는 기존 질병/질환
b) 이전 치아 농양, 치과 충치, 잇몸 질환
c) 드문 치과 치료 또는 유지 관리 부족
d) 약물
e) 알레르기
4) 수술력

b. 객관적 자료 수집
1) 신체 사정
a) 일반적 외모
(1) 의식수준, 행동, 기분: 동요 또는 불안정함
(2) 체온상승: >38℃
(3) 중정도의 고통/불편감
b) 시진
(1) 얼굴부종(경미한 국소농양의 경우)
(2) 얼굴과 목 부종(중증 및 확장된 농양의 경우)
(3) 침범된 쪽의 인두 및 주변구조물의 부종 가능성
(4) 화농성 분비물
c) 촉진/타진
(1) 치아의 압통
(2) 잇몸 라인의 압통
2) 진단 절차
a) 전혈구계산검사(complete blood count, CBC) 및 감별계산: 백혈구수(white blood count, WBC) 상승
b) 하악 파노라마 방사선 사진(Panorex)
c) 분비물의 배양과 감수성 검사: 호기성 및 혐기성
d) 증상이 국소화된 것보다 더 퍼져있으면 연조직 경부 컴퓨터 단층 촬영

2. 분석: 감별 간호진단/협력적 문제

a. 급성 통증 (Acute pain)
b. 감염 (Infection)
c. 불안/두려움 (Anxiety/fear)

3. 계획과 수행/중재

a. 의학적 처치 준비 및 지원
1) 불규칙한 부분이 있는 경우 농양의 절개 및 배액, 배액관 설치
2) 삼출물의 배양 검사 및 감수성 검사

b. 처방에 따른 약물치료
1) 비마약성 진통제
2) 마약성 진통제
3) 항생제
4) 해열제

c. 환자와 보호자 교육
1) 환자가 깨어있는 동안 1~2 시간마다 따뜻한 구강세정제(생리식염수)로 입안 헹구기

2) 항생제는 일시적으로 사용
3) 치과 의사 또는 치열교정 의사가 가능한 한 빨리 최종 치료에 대한 필요성을 강조하기
4) 매일 칫솔질과 치실 사용
5) 1년에 두 번 정규 치과 검진

4. 평가와 지속적 감시

a. 통증 완화

C. 루드비히 앙기나 (LUDWIG ANGINA)

루드비히 앙기나는 대개 아랫니 두 번째 및 세 번째 대구치가 이차 치아감염을 일으켜, 목과 입바닥의 연조직에 염증이 급속히 진행하는 악성 구강괴저봉와직염이 특징이다. 감염의 주요 부위는 턱밑의 공간으로; 하악 및 설하 부위와 같은 목의 다른 공간으로의 빠른 진행은 기도 관리 문제를 일으킬 수 있다. 대부분의 환자는 양측 턱밑 부종과 혀의 돌출 또는 상승으로 말하기와 삼킴이 어려울 수 있다. 가장 흔한 균은 *Staphylococcus*, *Streptococcus* 및 *Bacteroides* 종이다. 감염 치료는 페니실린, 클린다마이신(클론신) 및 메트로니다졸의 조합을 포함하며, 가능한 한 빨리 시작되어야한다. 환자의 약 65%는 부종과 감염 완화 및 기도를 보호하기 위해 절개와 배농이 필요하다.

1. 사정

a. 주관적 자료 수집
1) 주호소
2) 현병력
a) 심한 통증
b) 턱과 목의 부종
c) 열 또는 오한
d) 권태감
e) 악취 나는 호흡
f) 삼키기 어려움(연하곤란)
g) 말하기 어려움
3) 과거력
a) 현재 또는 기존 질병/질환
b) 치아감염과 치료
c) 약물
d) 알레르기
4) 수술력

b. 객관적 자료 수집
1) 신체 사정
a) 일반적 외모
(1) 의식수준, 행동, 기분: 격앙된 모습
(2) 빈맥
(3) 체온상승: >38℃
(4) 협착음의 가능성
(5) 심각한 고통/불편감, 위독함
b) 시진
(1) 목과 양쪽 턱의 부종
(2) 혀와 구강바닥의 뚜렷한 상승
(3) 창백 또는 청색증
(4) 아관긴급
(5) 치아위생불량/여러개의 충치 가능성
c) 촉진
(1) 목의 전면부에 단단한 연조직 부종
(2) 발한
2) 진단적 절차
a) 전혈구계산검사(complete blood count, CBC) 및 감별계산: 백혈구수(white blood count, WBC) 상승
b) 적혈구 침강속도(ESR)
c) 청색증 또는 호흡 곤란이 있는 경우 동맥혈가스검사(arterial blood gas, ABGs)
d) 삼출물의 배양과 감수성 검사
e) 연조직 경부 컴퓨터 단층 촬영

2. 분석: 감별 간호진단/협력적 문제

a. 가스교환 장애 (Impaired gas exchange)
b. 급성 통증 (Acute pain)
c. 감염 (Infection)
d. 불안/두려움 (Anxiety/fear)
e. 비효과적 기도청결의 위험 (Risk for ineffective airway clearance)
f. 체액부족의 위험 (Risk for deficient fluid volume)

3. 계획과 수행/중재

a. 기도, 호흡, 순환유지(1장 참조)
b. 필요하다면 산소공급
1) 기도손상이 있는 경우 빠른 연속 기관삽관(RSI) 및 환기 지원
2) 고유량 산소
c. 필요 시 약물투여/정질액 주입을 위한 정맥로 확보
d. 의학적 중재 준비 및 지원
1) 전문기도관리
a) 비강 또는 구강 기관삽관
b) 성문외 기도기(supraglottic airway), 후두마스크 기도기(LMA), 식도-기관 콤비튜브(esophageal-tracheal Combi-tube), 킹(King)

c) 수술적 기도(예 윤상갑상연골절개술)
2) 반좌위 체위 지지
3) 심장 및 맥박산소측정기 모니터링
4) 감염부위의 구강내 절개 및 배액을 지원: 처치를 위한 환자진정이 필요할 수 있음
5) 입원치료

e. 처방에 따른 약물치료
1) RSI 전처치 약물: 진정제, 진통제, 신경근 차단제
2) 비마약성 진통제
3) 마약성 진통제
4) 해열제
5) 항생제: 항생제 투여 전 인두 배양검사 확보
6) 처치와 관련된 진정제

4. 평가와 지속적 감시

a. 기도 개방성
b. 의식수준
c. 혈역학적 상태
d. 호흡음과 맥박산소포화도
e. 심박수와 리듬
f. 통증 완화

D. 치통 (ODONTALGIA)

치통 또는 이앓이는 종종 충치의 결과로 이에 있는 펄프 조직의 일부가 포함된다. 펄프염증(pulpitis)은 연조직을 침범하여 과자를 먹거나 온도 변화, 특히 차가운 것에 의해 통증이 유발된다. 통증은 갑자기 또는 점차적으로 시작되며 예리한 통증부터 욱신거리는 통증을 유발한다. 통증은 국소화되거나 귀, 턱, 관자놀이 또는 목에 방사될 수 있다. 치료를 받지 않으면 펄프 염증이 상아질과 뿌리정점으로 확장되어 괴사를 일으킨다. 이 괴사는 치근단과 치조 농양, 안면 세포염 및 치아 추출의 위험을 증가시킨다. 치료방법은 통증을 완화하고 궁극적으로 충치로 치아가 부패되지 않게 예방하는 것을 목표로 한다. 식사로 인해 생기는 구강 세균이 치아 에나멜을 침범하여 치아부패를 일으키지 않도록 좋은 구강위생이 필수이다. 질병이 있을 때, 농양된 치아와 관련된 2차적인 합병증을 배제하는 것이 중요하다: 필요한 경우 발치, 근관치료 또는 절개 및 배액이 수행 될 수 있다. 치과의사가 결정적 치료를 하기전까지 항생제와 진통제를 투여할 수 있다.

1. 사정

a. 주관적 자료 수집
1) 주호소
2) 현병력
a) 통증
(1) 치아질환: 치아치료
(2) 잇몸 라인, 턱, 관자놀이, 귀, 목으로의 연관통
(3) 초기단계의 날카로운 통증은 점차 심해지고 지속적이며 욱신거리는 통증으로 진행되며 후기(펄프손상)에는 접촉에 매우 민감해진다.
(4) 밤에 치아통증이 더 심해진다.
(5) 열 또는 냉 자극으로 시작하여 지속적으로 악화됨에 따라 자발적으로 발생한다.
(6) 진통제로 통증조절 안됨; 비가역적인 통증은 근관치료 또는 발치가 요구된다.
3) 과거력
a) 현재 또는 기존 질병/질환
b) 이전 치아치료, 손상, 또는 잇몸 질환
c) 구강위생 불량
d) 메타암페타민을 포함한 약물 남용
e) 약물복용
f) 알레르기
4) 치과 치료를 포함한 과거의 수술기록

b. 객관적 자료 수집
1) 신체 사정
a) 일반적 외모
(1) 양치상태
(2) 중정도의 고통/불편감
b) 시진
(1) 치아 변색 또는 명백한 부식
(2) 얼굴 부종/발적
c) 촉진/타진
(1) 치아/잇몸 압통
2) 진단적 절차: 특별한 검사 없음

2. 분석: 감별 간호진단/협력적 문제

a. 급성 통증 (Acute pain)
b. 불안/두려움 (Anxiety/fear)
c. 감염의 위험 (Risk for infection)

3. 계획과 수행/중재

a. 필요 시 약물투여/정질액 주입을 위한 정맥로 확보
b. 의학적 중재 준비 및 지원
1) 치과 신경 차단
c. 처방에 따른 약물치료
1) 항생제
2) 비마약성 진통제
3) 마약성 진통제
d. 환자/보호자 교육
1) 질병 과정에 대한 설명
2) 추후관리 치과 진료, 칫솔질 및 치실 관리의 중요성

4. 평가와 지속적 감시

a. 통증 완화

E. 치관주위염 (PERICORONITIS)

치관주위염은 치관을 둘러싼 잇몸 조직의 염증이다. 이것은 대개 분출되거나 매복된 사랑니 또는 3번째 대구치와 관련이 있다. 치관, 치아 상부 및 치은 피판 사이의 공간은 음식 및 박테리아를 축적하여 염증을 증가시키는 경향이 있다. 이것은 일반적으로 30대에서 볼 수 있지만 십대에서도 발견된다. 통증이 주요 증상이며 귀, 인후, 구강 바닥으로 방사될 수 있다. 일반적인 치료는 식염수 세척, 따뜻한 구강세정 및 진통제로 통증조절이다. 때로는 전신증상이 나타나 림프절병증, 발열 및 피로감이 나타날 수 있다. 항생제, 변연절제술, 치은 피판 제거 또는 대구치 추출이 필요할 수 있다. 봉와직염, 복막 농양 및 루드비히 앙기나는 전신 증상이 있을 때 고려해야 할 드문 합병증이다.

1. 사정

a. 주관적 자료 수집

1) 주호소

2) 현병력

a) 통증

(1) 비특이적, 광범위한, 구강외 통증 또는 물어뜯을 때의 통증

(2) 침범된 쪽 귀의 통증

b) 치아 주변 잇몸으로부터 농 배액

c) 입안의 맛과 냄새가 나쁨

3) 과거력

a) 현재 또는 기존 질병/질환

b) 제 3 대구치의 불쾌감이나 통증

c) 약물복용

d) 알레르기

4) 과거 수술력

b. 객관적 자료 수집

1) 신체 사정

a) 일반적 외모

(1) 체온상승: >38℃

(2) 경미함에서 중정도의 고통/불편감

b) 시진

(1) 턱밑 림프절병증

(2) 부분적으로 분출된 치관 주위의 발적색, 잇몸 염증, 또는 배액 또는 고름

2) 진단적 절차

a) 하악 파노라마 방사선 사진(Panorex)

b) 전신 증상이 있으면 컴퓨터 단층 촬영

2. 분석: 감별 간호진단/협력적 문제

a. 급성 통증 (Acute pain)

b. 감염의 위험 (Risk for infection)

3. 계획과 수행/중재

a. 의학적 중재 준비 및 지원

1) 손가락으로 위의 잇몸 조직을 부드럽게 마사지하기

2) 조직파편 제거를 위해 따뜻한 생리식염수로 치관주위 피판을 세척하기

3) 농양 배액하기

b. 필요한 약물제공/준비

1) 감염이 있으면 항생제 치료

2) 해열제

3) 비마약성 진통제

4) 마약성 진통제

c. 환자와 보호자 교육

1) 발치 및 치관주위 피판 괴사조직 제거 후 추후관리를 위한 치과 추천

2) 매일 칫솔질과 치실

3) 일 년에 두 번 정규 치과검진

4. 평가와 지속적 감시

a. 통증 완화

F. 발치 후 통증과 출혈 (POSTEXTRACTION PAIN AND BLEEDING)

통증과 부종은 일반적으로 치아를 뽑은 후 24 시간까지 나타난다. 이 상태는 골막염(periostitis)으로 알려져 있으며 진통제, 특히 비스테로이드소염제(NSAIDs)에 잘 반응한다. 그러나 2~3일 이상 지속되는 통증을 일반적으로 건조와(dry socket) 증후군이라고 하는데 치조염(alveolitis)으로 인해 발생할 수 있다. 통증은 발치 쪽의 귀에 방사될 수 있으며 수일에서 수주까지 지속될 수 있다. 이는 하악 뒤쪽 치아를 발치하고 난 후 치유중의 혈괴가 떨어지고 국소감염이 된 경우에 흔히 발생한다. 치조염(alveolitis)은 유제놀(정향유)을 적신 거즈 또는 진통제를 묻힌 거즈로 매일 소켓을 세척하는 것이 가장 좋다. 발열이나 부종이 있으면 의사에게 보고해야 한다. 항생제 치료를 해야 하고, 환자는 정확한 관리를 위해 24시간 이내에 치과에 진료를 받고 턱의 골수염(osteomyelitis)과 같은 합병증을 모니터링 해야 한다.

발치 후 계속되는 출혈은 작은 혈관에서 발생할 수 있다. 응괴를 제거한 후, 거즈로 싼 면봉을 사용하여 압박 드레싱을 약 60분 동안 발치 부위에 직접 적용 할 수 있다. 출혈이 해결 될 때까지 반복 할 수 있다. 출혈이 계속되면 에피네프린과 리도카인을 사용하여 마취할 수 있고 봉합할 수 있다. 또한 산화 셀룰로오스, 젤라틴 스폰지의

국소 트롬빈 또는 마이크로 피브릴 콜라겐을 지혈제 및 출혈을 막기 위해 소켓에 넣을 수 있다. 장기간 출혈이 있는 환자는 최종 치료를 위해 구강 외과 의사에게 의뢰해야 한다.

1. 사정

a. 주관적 자료 수집
1) 주호소
2) 현병력
a) 출혈이 있으면 보통 24시간 이내에 발치
b) 발치 후 수 일간 심한 통증(건식 소켓)
3) 과거력
a) 현재 또는 기존 질병/질환
b) 이전의 어려웠던 발치
c) 흡연력
d) 복용약물
(1) 항혈소판제(예 아스피린, 클로피도그렐, 리바록사반)
e) 알레르기
f) 발치 후 빨대로 음료를 마심(구강내 음압이 형성)
g) 발치 후 과도한 침 뱉기
4) 과거 수술력

b. 객관적 자료 수집
1) 신체 사정
a) 일반적 외모
(1) 경미함에서 중정도의 고통/불편감
b) 시진
(1) 소켓의 출혈
(2) 소켓 치유: 건조와 증후군으로 치유가 지연될 수 있음
2) 진단적 절차
a) 소켓의 피딱지 제거

2. 분석: 감별 간호진단/협력적 문제

a. 체액부족 위험 (Risk for deficient fluid volume)
b. 급성 통증 (Acute pain)
c. 불안/두려움 (Anxiety/fear)
d. 감염의 위험 (Risk for infection)

3. 계획과 수행/중재

a. 의학적 중재 준비 및 지원
1) 출혈조절
a) 발치부위에 거즈를 놓고 60분 동안 물고 있게 함
b. 필요한 약물제공/준비
1) 비마약성 진통제
2) 마약성 진통제
3) 국소마취제로 소켓을 채우기
4) 2% 리도카인과 1:100,000 에피네프린으로 침윤 진통
c. 환자와 보호자 교육
1) 출혈이 다시 발생하면 추출 부위에 거즈를 물림
2) 후속 조치를 위해 치과 의사 또는 구강 외과의에게 문의
3) 뜨겁고 딱딱한 음식 피하기

4. 평가와 환자 모니터링

a. 출혈조절
b. 통증 완화

G. 치아 맹출 (TOOTH ERUPTION)

일반적으로 영유아기에 잇몸에서 치아 맹출(이돋이)이 될 때 통증을 경험하게 된다. 치아 맹출은 일반적으로 생후 6개월부터 시작된다. 영아기의 일차적 치아 맹출은 아동후반부 이차적 치아 맹출 시보다 통증이 더하다. 하지만 청소년기 또는 20대에 큰 대구치의 맹출도 고통스러울 수 있다. 관리는 통증 조절과 적절한 수분 공급이다. 진통제(경구와 근육주사 모두)와 비스테로이드 항염제(NSAIDs)는 불편함을 완화시키는 데 사용된다.

1. 사정

a. 주관적 자료 수집
1) 주호소
2) 현병력
a) 맹출 치아의 압통 또는 압박
b) 과민성, 초조, 울음
c) 수면방해
d) 음식섭취 저하
3) 과거력
a) 기저질환
b) 비슷한 경우
c) 복용약물
d) 알레르기
4) 과거 수술 경력

b. 객관적 자료 수집
1) 신체 사정
a) 일반적 외모
(1) 의식수준, 행동, 정서: 까다로움/울기
(2) 경미함에서 중정도의 고통/불편감
b) 시진
(1) 침흘림
(2) 입주변 발진

(3) 맹출치아 주변조직의 발적 및 부종

c) 촉진

(1) 주변 잇몸부위 촉진 시 압통 잇몸 부위의 촉진 시 압통

2. 분석: 감별 간호진단/협력적 문제

a. 급성 통증 (Acute pain)

b. 불안/두려움 (Anxiety/fear)

3. 계획과 수행/중재

a. 의학적 중재 준비 및 지원

1) 고무고리나 손가락으로 젖니가 난 잇몸 조직을 부드럽게 마사지하기

2) 거즈로 감싼 얼음조각을 잇몸 조직에 대주기

b. 필요한 약물제공/준비

1) 국소 마취제: 벤조카인(예 Orajel 또는 Numzit)

2) 비마약성 진통제

c. 환자와 보호자 교육

1) 따뜻한 식염수 세정제 사용

2) 부드러운 음식

3) 맹출부위가 계속 부드럽고 부종상태이면 치과에 의뢰: 맹출 낭종(eruption cyst)이거나 낭종의 파열 가능성

4. 평가와 지속적 감시

a. 통증 완화

Ⅲ. 특정 귀 응급상황 Specific Ear Emergencies

A. 급성 외이도염 (ACUTE OTITIS EXTERNA)

급성 외이도염(AOE)은 일반적으로 "수영가의 귀"로 불리는데, 귓바퀴와 외이도의 염증 상태이다. 이 염증 반응은 피부의 각질층 팽창과 연화를 촉진하여 가려움증, 림프절 부종 및 관련 부위의 통증을 유발한다. 초기에는 삼출물이 없을 수도 있다. 외이도와 귓바퀴를 움직이거나 이주(tragus), 유양돌기, 이하선부위 및 목의 윗부분에 압력을 가하면 통증이 더 심해진다. 병인은 감염(바이러스 성, 곰팡이 성 또는 세균성), 천공, 이물질 및 피부병이다. 외이도에 녹색의 삼출물이 있으면 그람음성 세균(예 슈도모나스)에 의한 감염일 수 있다. 노란 삼출물 또는 딱지는 황색포도상구균에 의한 감염일 수 있다. 아스페르길루스 또는 칸디다와 같은 진균 감염은 빵곰팡이와 같은 폭신한 흰색에서 검은색의 물질을 생성한다. 습진과 같은 만성적 피부 질환이 봉와직염(cellulitis)으로 진전될 수 있다. 당뇨환자인 경우에는 악성 이염을 고려해야 한다. AOE 치료의 일반적 원칙은 면봉으로 외이도의 파편을 제거하고, 흡인하고, 항생제-스테로이드 용액 또는 분말을 세균과 진균감염 치료를 위해 1주간 도포 또는 주입하는 것이다. 부종이 너무 심해서 국소항생제 주입이 어려운 경우에는 항생제를 적신 심지(otowick)를 외이도에 대준다. 일반적으로 외이도의 붓기가 해결되면서 2~3일 만에 귀지가 떨어진다. 치료가 시작된 후 7일 이내에 대부분의 급성 중이염이 해결된다. 감염이 지속되면 귀의 배양 검사를 실시하여 기저 병원균을 확인해야 한다. 목욕 시 귀에 물이 들어갈 수 있으므로 외이도를 보호한다. 수영 및 면봉을 이용한 빈번한 귀청소는 피한다. 지속적인 감염이 있는 환자는 이비인후과 의사에게 진료를 받아야한다.

1. 사정

a. 주관적 자료 수집

1) 주호소

2) 현병력

a) 통증

(1) 외이 및 외이도에 국한

(2) 침범된 쪽의 머리, 턱, 목으로의 방사통

(3) 외이를 움직일 때 중등도에서 중증까지의 통증(귓바퀴와 이주)

(4) 일반판매약 진통제 및 NSAIDs에 의해 조절 안됨

b) 장애가 있거나 감소된 청력 : 전도성 난청

c) 외이도 및 외이도의 부종, 발적, 분비물 또는 부스러기

d) 전이개와 후이개 주위 림프절의 압통 및 비대

e) 가려움증: 1~3일간 점차적인 가려움증

f) 미열

g) 권태감

h) 귀에 충만감 또는 압박감

3) 과거력

a) 기저질환

(1) 이전 귀 감염

(2) 최근의 상부 호흡기 감염

b) 최근 수영 또는 잠수

c) 최근 귀를 청소하기 위한 물질 또는 세척제 사용

d) 복용약물

e) 알레르기

4) 과거 수술력

b. 객관적 자료 수집

1) 신체 사정

a) 일반적 외모

(1) 체온상승: >38℃

(2) 청력 감소: 감각신경성과 전도성 난청 구별

(3) 경미함에서 중정도의 고통/불편감

b) 시진

(1) 외이도의 화농성 배액물

(2) 외이도의 부종, 압통, 발적

(3) 봉와직염

(4) 보통 고막은 정상임

c) 촉진

(1) 귀바퀴, 이주를 움직일 때 통증

(2) 전이개와 경부 림프절병

2) 진단절차

a) 청력손실을 판단하기 위한 속삭임(whisper) 검사

b) 음차 검사(Rinne 또는 Weber 검사): 감각 신경성 청력 소실과 전도성 청력 소실 구별

c) 외이도 배액물의 그람염색 및 배양검사

2. 분석: 감별 간호진단/협력적 문제

a. 급성 통증 (Acute pain)

b. 감염 (Infection)

3. 계획과 수행/중재

a. 환자와 마주하고 건강한 귀쪽으로 천천히 명확하게 말하기

b. 처방에 따른 약물 치료: 이도에 급성부종이 심하면 약물의 분포를 위해 귀에 심지를 삽입

1) 비마약성 진통제

2) 마약성 진통제

3) 국소 항생제

4) 국소 스테로이드 용액(현탁액)

5) 해열제

c. 환자와 보호자 교육

1) 영향 받는 귀에 온습포 압박 적용

2) 귀마개를 사용하여 귀이도 건조시키고 과도한 청소를 피하기

3) VoSol 또는 식초액과 같은 국소용 산성용액사용

4. 평가와 지속적 감시

a. 통증 완화

B. 급성 중이염 (ACUTE OTITIS MEDIA)

급성 중이염(acute otitis media, AOM)은 세균 감염으로 인한 중이의 질병이다. 일반적인 병원균에는 *Streptococcus pneumoniae*, *Haemophilus influenzae*, *Strep-tococcus pyogenes*, *Moraxella catarrhalis*가 있다. 압력손상, 유스타키오관 기능장애 및 장액성 중이염은 급성 중이염을 촉발시킬 수 있다. 급성 중이염 대부분의 경우에는 상부 호흡기 감염이 동시에 발생한다. 유스타키오관이 부으면 수분이 축적되어 효과적인 배액이 안 되고 박테리아가 증식한다. 급성 중이염은 영유아와 아동에서 흔하게 볼 수 있지만, 모든 연령층이 영향을 받을 수 있다. 급성 중이염 환자는 심한 당뇨병, 귀에 압박감, 청력 감소 등의 증상을 호소하며 열이 날 수 있다. 급성 중이염을 앓고 있는 유아와 아동은 귀를 잡아당긴다. 신체검진에서 귀의 고막은 발적과 불투명으로 지표와 빛반사가 잘 안보인다. 중이에 삼출액 축적으로 인한 압력 증가로 고막이 팽창되어 보이고 운동성이 저하된다. 이러한 경우 고막의 파열이 발생할 수 있다. 고막이 파열되면 압력이 감소되고 배액이 방출되어 통증이 현저히 감소된다. 고막의 치유는 보통 자연적이며, 후에 육안으로 흉터를 확인할 수 있다. 드물지만 급성 중이염과 관련된 합병증에는 유양돌기염 및 수막염이 있다. 급성 중이염의 치료는 관찰된 치료, 통증 조절, 적절한 수분 공급 및 선택적 항생제 치료이다. 통증과 발열 조절을 위해 해열제와 비스테로이드성 항염제가 필요하다. 면역능력이 있거나 만성 반복적인 급성 중이염이 있는 환자의 경우, 감염원을 확인하고 배양액을 얻기 위해 고막천자를 시행 할 수 있다.

고막절개술(myringotomy) 및 환기관 삽입술 시행은 급성 중이염 또는 급성 중이염의의 만성 반복재발에 기인하는 뇌수막염, 유양돌기염, 골수염, 안면마비 또는 두개내 농양을 고려하여 시행할 수 있다.

1. 사정

a. 주관적 자료 수집

1) 주호소

2) 현병력

a) 통증: 엎드린 자세이면 증가하는 이통

(1) 귀 잡아당기기: 영아 또는 유아

(2) 말로 표현: 아동

b) 귀에 충만감

c) 청력 감소

d) 과민반응 또는 권태

e) 열과 오한

f) 식욕부진 또는 구토

g) 설사

h) 현기증 또는 어지러움

i) 최근 항공 여행

3) 과거력

a) 현재 또는 기존 질병/질환

(1) 이전 귀 감염

(2) 최근의 상부 호흡기 감염

b) 복용약물

c) 알레르기

d) 면역상태

4) 과거 수술력

b. 객관적 자료 수집

1) 신체 사정

a) 일반적 외모

(1) 의식수준, 행동, 정서상태: 안절부절 못하는, 불안

(2) 체온상승

(3) 감소된 청력: 전도성 소실
(4) 중정도의 고통/불편감
b) 시진
(1) 화농성 비강 분비물
(2) 인두 충혈
(3) 고막 충혈
(4) 퇴축되거나 팽창된 고막
(5) 고막 표면의 수포(수포성 고막염)
(6) 고막의 백색 또는 황색 변색
(7) 고막이 파열된 경우 과도한 화농성 배액
2) 진단적 절차
a) 공기이경검사
b) 청력검사
c) 혈액배양검사(blood cultures); 패혈증이 나타나면

2. 분석: 감별 간호진단/협력적 문제

a. 급성 통증 (Acute pain)
b. 감염 (Infection)
c. 불안/두려움 (Anxiety/fear)

3. 계획과 수행/중재

a. 환자와 마주하고 건강한 귀쪽으로 천천히 명확하게 말하기
b. 처방에 따른 약물 치료
1) 비마약성 진통제
2) 마약성 진통제
3) 항생제
4) 해열제
c. 환자와 보호자 교육
1) 호전되면 2주 이내에 추후 치료
2) 호전되지 않으면 3일 이내 추후 치료

4. 평가와 지속적 감시

a. 통증 완화

C. 내이염(미로염) (LABYRINTHITIS)

내이염은 아동보다 성인에서 더 흔한 내이의 염증 반응이며, 내이는 두뇌를 연결하는 신경을 포함 한다. 박테리아 및 바이러스 감염 염증을 유발하여 달팽이관 내에서 이명과 현기증을 유발할 수 있다.

전정기관이 영향을 받을 때 증상은 감염의 정도에 따라 경미한 상태에서 심한 상태로 변화하는 균형장애 및 시야장애를 일으킨다. 세균성 내이염은 중이나 주변 뼈를 감염시켜 미로를 손상시킬 수 있다. 박테리아가 달팽이관이나 전정기관을 침범하여 염증을 일으킬 수 있다. 보다 심각한 증상은 대개 만성 또는 치료되지 않은 중이염 및 내이 외상에서 기인한다. 치료 방법은 적절한 항생제로 박테리아를 제거하는 것이다. 중이 또는 내이막이 수포로 파열되거나 파열되었을 때 더 많은 질병과 합병증을 예방하기 위한 수술이 필요할 수 있다. 바이러스는 또한 내이에 침입하여 미로에 염증을 일으킬 수 있다. 심각한 자발 현훈 증상을 비롯한 증상이 갑자기 나타난다. 이 바이러스는 혈류를 통해 내이를 침범하여 부분 및 전신 반응을 유발한다. 인플루엔자, 홍역, 볼거리, 풍진, 소아마비, 헤르페스 및 엡스타인-바(Epstein-Barr)바이러스성 감염은 이 장애와 관련이 있다. 이 상태의 증상으로는 청력이상, 균형 및 보행 불안정, 메스꺼움, 구토 및 현기증이 있다. 어지러움과 회전(현기증)의 감각은 가장 흔한 증상이다. 초기 증상은 며칠 동안 지속되지만 6주 이상 지속되면 심각도는 다양 할 수 있다. 진단은 신경 및 심혈관 질환, 외상, 불법 약물 또는 알코올 사용, 불안, 알레르기 및 약리학적 약물의 사용을 배제하는 것에 달려 있다. 현기증과 메스꺼움을 조절하기 위해 항히스타민제와 항구토제를 사용하여 증상을 치료하는 것이 도움이 된다.

1. 사정

a. 주관적 자료 수집
1) 주호소
2) 현병력
a) 현기증, 특히 머리 또는 몸의 움직일 때
b) 오심과 구토
c) 청력 이상: 이명, 시끄러운 소리 감도, 청력 상실
d) 귀의 압력
e) 두통
f) 권태감
3) 과거력
a) 현재 또는 기존 질병/질환
(1) 귀 감염
(2) 뇌수막염
(3) 상기도 호흡기 감염
(4) 바이러스성 질환: 홍역, 유행성 이하선염, 풍진; Epstein-Barr 바이러스; 소아마비; 수포진; 또는 인플루엔자
(5) 고혈압과 또는 죽상동맥경화증
(6) 전신성 홍반성 루푸스 또는 혈관염
(7) 신경학적 장애
(8) 편두통
(9) 메니에르 증후군
(10) 2차 또는 3차 매독
b) 흡연과 과도한 카페인 사용
c) 머리 또는 귀 외상
d) 알코올 또는 약물 남용
e) 복용약물
f) 알레르기
4) 과거 수술력

b. 객관적 자료 수집
1) 신체 사정
a) 일반적 외모
(1) 걸음걸이 변화: 불균형
(2) 청력은 감소하지만 보통 손실은 없음
(3) 기립 가능
(4) 중정도의 고통/불편감
b) 시진
(1) 말초적 특징을 가진 자발적인 수평적 안구진탕증; 질환이 없는 쪽으로; 고정 시 안구진탕증 완화
(2) 신경학적 및 신경혈관 검사 정상, 감염성 질환 검사 정사
2) 진단적 절차
a) 온도눈떨림검사(Caloric test): 증상이 지속되면 검사; 영향을 받은 쪽에서 반응이 감소하거나 없음
b) 자기공명영상
c) 전기안진기록법
d) 청력검사
e) 강제 과호흡: 1~3분 동안 증상이 재현되는지 확인
f) Dix-Hallpike(Nylen-Barany) 검사: 현훈을 유발하기 위한 체위변환 수기

2. 분석: 감별 간호진단/협력적 문제

a. 손상의 위험 (Risk for injury)
b. 체액부족의 위험 (Risk for deficient fluid volume)
c. 불안/두려움 (Anxiety/fear)

3. 계획과 수행/중재

a. 필요 시 약물과 정질액 투여를 위한 정맥로 확보
b. 처방에 따른 약물 치료
1) 항구토제
2) 진정제/불안완화제
3) 항생제
c. 환자와 보호자 교육
1) 급성 악화 시 눈을 감고 누워있기
2) 이 상태와 관련하여 안전의 중요성을 설명하기(예 운전, 현기증 또는 낙상)

4. 평가와 지속적 감시

a. 혈역학적 상태
b. 평형장애 감소

D. 메니에르병 (MENIERE DISEASE)

메니에르병은 내이의 비정상적인 체액과 이온항상성으로 인해 발생하는 질환이다. 정확한 원인은 알려져 있지 않지만, 내림프액으로 지칭되는 병리학적 병변이 원인일 수 있다. 대개 20세에서 40세 사이이지만, 어느 나이부터 시작될 수도 있다. 귀의 청력 및 균형 구조가 손상되면 심한 회전 현기증, 메스꺼움, 구토 및 이명이 발생한다. 메니에르병은 머리타격, 감염, 알레르기, 또는 내이의 퇴행의 후유증일 수 있다. 이것은 몇 시간 동안 지속될 수 있다: 재발성 증상은 수주에서 수개월 지속된다. 메니에르병 특징의 세 가지는 일측성 감각상실, 이명 및 에피소드적 현기증을 포함한다. 악화 시 신체검사는 위치 변화에 영향을 받지 않는 자발적 안구진탕증이 있을 수 있다. 현기증이 있을 때 미주신경 및 전정자극으로 인해 어지러움, 메스꺼움, 불균형 및 구토가 흔하다. 추가적인 미주신경계 침범은 복통, 발한, 서맥, 그리고 창백을 일으킬 수 있다. 비슷한 증상으로 고려해야 할 감별진단으로는 청신경종양, 바이러스성 내이염, 다발성 경화증, 매독 현훈, 미로 누공, 전정 육아종 및 측두골절이 있다. 치료법은 미로 진정제와 항구토제로 메스꺼움을 조절하고, 항히스타민제로 내이로의 혈류를 증가시켜 내림프액압을 저하시킴으로써 현훈을 완화한다. 또한 이뇨제는 체액수준을 안정화시키고 내림프의 2차 요동을 피하기 위해 처방 될 수 있다. 생활방식 중재에는 설탕과 소금 섭취를 균형 있게 유지하는 적절한 식단을 유지하는 것이 포함된다: 카페인, 알코올 및 흡연을 피하면 증상을 줄일 수 있다. 수분공급은 증상을 최소화하는 데 중요하다. 그러므로 운동 또는 과도한 열로 소실된 수분은 보충되어야 한다. 메니에르병이 심하고 내과적 처치로 치료되지 않으면 수술이 고려 될 수 있다. 내이의 압력을 감압하고 완화시키는 내림프낭 감압술, 내이를 파괴하기 위한 미로절제술, 전정털 세포의 절제, 전정 신경을 절개하고 뇌와의 연결을 끊는 전정 신경 절단술이 고려 될 수 있다.

1. 사정

a. 주관적 자료 수집
1) 주호소
2) 현병력
a) 회전 현기증; 넘어지지 않으나 움직임 불능; 환자 주위의 물건이 돌고 있는 느낌 또는 회전하는 느낌
b) 오심과 구토
c) 발한
d) 이명: 울리거나 퍼지는 감각
e) 중정도에서 심한 청력 손실
f) 영향 받은 귀의 압력 또는 충만감
g) 시끄러운 소리에 대한 민감도가 높아짐
h) 두통
i) 흐려진 시야
j) 증상은 종종 일시적이며 반복적임

3) 과거력
a) 현재 또는 기존 질병/질환
(1) 중이염
(2) 죽상동맥경화증
(3) 백혈병, 혈액 질환
b) 흡연 또는 음주
c) 복용약물
d) 알레르기
4) 과거 수술력

b. 객관적 자료 수집
1) 신체 사정
a) 일반적 외모
(1) 걸음걸이 변화: 불안정, 불균형
(2) 영향 받은 쪽은 청력 감소
(3) 중정도의 고통/불편감
b) 시진
(1) 창백하고 축축한 피부
(2) 현기증
c) 증상은 종종 일시적이며 반복적임
2) 진단절차
a) 온도눈떨림검사(caloric test): 증상이 지속되면 검사 시행; 영향을 받은 쪽에서 반응이 감소하거나 없음

2. 분석: 감별 간호진단/협력적 문제

a. 상해의 위험 (Risk for injury)

b. 체액부족의 위험 (Risk for deficient fluid volume)

3. 계획과 수행/중재

a. 필요 시 약물과 정질액 투여를 위한 정맥로 확보

b. 처방에 따른 약물 치료
1) 혈관확장제
2) 항히스타민(meclizine [Antivert])
3) 이뇨제
4) 경구용 진정제/항구토제
5) 스테로이드
6) 항콜린성 약물
7) 벤조다이아핀제

c. 환자와 보호자 교육
1) 침상안정 또는 조용한 환경 유지
2) 이 상태와 관련하여 안전의 중요성을 설명하기(예 운전, 현기증 또는 낙상)
3) 유발요인 피하기(예 식이(소금) 및 약물)
4) 자세변화 또는 다른 움직임을 천천히 하고 활동을 제한
5) 알코올과 카페인을 피하기
6) 가능한 외과적 치료를 위한 ENT 의뢰: 내이낭 감압, 단락

4. 평가와 지속적 감시

a. 혈역학적 상태

b. 평형장애 감소

E. 귀의 이물질 (OTIC FOREIGN BODY)

귀의 이물질은 일반적으로 아동에서 볼 수 있지만 성인에서도 볼 수 있다. 이물질은 외이도에 삽입되거나 유입되어 국소적인 자극과 조직 염증을 유발한다. 이물질은 포셉, 후크 및 루프를 포함한 도구 또는 주사기 세척으로 제거 할 수 있다. 물체가 고막을 향해 내측으로 향하게 되거나 또는 귀속으로 더 깊숙이 위치하면 이물질을 제거하기 위한 현미경적 유도가 필요할 수 있다. 완두 및 콩과 같은 유기 이물질은 세척하는 경우 수분을 흡수하여 부피 증가로 제거가 더 어려울 수 있으므로 세척하지 않아야 한다. 외이도(예 모기 또는 파리)의 곤충은 환자를 어두운 방에 놓고 외이도에 빛을 비춰서 제거 할 수 있다. 곤충이 여전히 날 수 있다면 빛 쪽으로 날아갈 가능성이 높다. 날지 않는 벌레는(예 바퀴벌레 또는 거미) 세척 또는 추출 전에 외이도에 미네랄오일 또는 2% 점성 리도카인을 주입하여 곤충을 먼저 죽이고 고정시킨다.

1. 사정

a. 주관적 자료 수집
1) 주호소
2) 현병력
a) 귀 분비물: 화농성 또는 혈액성
b) 통증
c) 청력 감소
d) 귀에 더러운 냄새
e) 윙윙 거리는 소리와 느낌, 귀에 충만감
3) 과거력
a) 기저질환
b) 사회 환경 조건
c) 복용약물
d) 알레르기
4) 과거 수술력

b. 객관적 자료 수집
1) 신체 사정
a) 일반적 외모
(1) 의식수준, 행동, 정서: 불안
(2) 악취: 영향 받은 쪽 귀의 더러운 냄새
(3) 경미함에서 중정도의 고통/불편감

b) 시진
(1) 귀 안의 이물질이 보임
(2) 외이도의 부종과 발적
(3) 영향을 받은 외이도 출혈 또는 화농성 분비물
2) 진단적 절차
a) 이경 검사

2. 분석: 감별 간호진단/협력적 문제

a. 통증 (Pain)
b. 불안/두려움 (Anxiety/fear)
c. 감염의 위험 (Risk for infection)

3. 계획과 수행/중재

a. 의학적 처치 준비 및 지원
1) 외이도 세척
a) 체온 정도의 생리식염수 또는 물
b) 유기물인 경우, 알코올과 물의 혼합: 털 부풀음
c) 살아있는 곤충: 미네랄유 또는 2% 점성 리도카인
2) 흡인
3) 직접적인 기기장치: 주사기 세척 또는 현미경으로 유도하여 제거
4) 살아 있는 곤충: 손전등을 사용하여 외이도에 살아있는 곤충 유인
b. 처방에 따른 약물 치료
1) 비마약성 진통제
2) 마약성 진통제

4. 평가와 지속적 감시

a. 이물질 제거
b. 통증 완화

F. 고막천공 (RUPTURED TYMPANIC MEMBRANE)

대부분의 고막천공은 감염에 의해 주로 발생하지만, 충격 상해 및 폭발성 음향 외상을 포함하여 외상으로 인한 경우도 있다. 고막천공이 치유될 때까지 청력이 감소될 수 있다. 치유는 보통 자연적이며, 이차적 합병증 예방을 위해 귀가 젖지 않게 한다. 둔상 또는 압력손상으로 고막출혈이 일어난 경우, 증상이 호전되는데 수 주일이 걸릴 수 있다. 청력 상실이 지속되면 증상을 개선하기 위해 외과적 개입이 필요할 수 있다.

1. 사정

a. 주관적 자료 수집
1) 주호소
2) 현병력
a) 통증
b) 귀 분비물: 화농성 또는 혈액성
c) 손상 시 일시적인 현기증
d) 이명
e) 청력 손실
f) 열 또는 오한
g) 오심 또는 구토
h) 최근 귀, 얼굴, 머리 외상
i) 에어백이 터지는 자동차 충돌
j) 압력손상(barotrauma): 항공 여행 및 상부 호흡기 감염(하강할 때 파열이 가장 흔하게 발생) 및 급수 하강 또는 스쿠버다이빙과 관련된 침수 사고
3) 과거력
a) 기저질환
(1) 귀의 이전 감염
b) 복용 약물
c) 알레르기
4) 과거 수술력
b. 객관적 자료 수집
1) 신체 사정
a) 일반적 외모
(1) 체온상승: 38℃ 이상
(2) 걸음걸이 이상: 불균형, 운동실조증
(3) 영향받은 쪽 귀의 청력 감소
(4) 경미함에서 중정도의 고통/불편감
b) 검사
(1) 고막의 찢김 또는 천공: 슬릿형 또는 불규칙형 결함
(2) 귀의 분비물: 화농성 또는 혈행성
(3) 안구진탕증: 있거나 없음
(4) 머리 또는 귀 외상의 다른 징후
2) 진단적 절차
a) 이경 검사
b) 청력 검사: 음차 및 음성 검사
c) 처방에 따른 두개골, 측두골 및 경추 방사선 사진

2. 분석: 감별 간호진단/협력적 문제

a. 통증 (Pain)
b. 감염의 위험 (Risk for infection)

3. 계획과 수행/중재

a. 환자와 마주하고 건강한 귀쪽으로 천천히 명확하게 말하기
b. 의학적 처치 준비 및 지원
1) 외이도에서 혈액 및 잔해 제거

c. 처방에 따른 약물 치료
1) 비마약성 진통제
2) 마약성 진통제
3) 항생제
4) 해열제

d. 환자와 보호자 교육
1) 외이도 건조하게 유지
2) 귀에 아무것도 넣지 않도록 하기
3) ENT 전문가에게 추후 치료

4. 평가와 지속적 감시

a. 환자 안정

Ⅳ. 특정 코 응급상황 Specific Nose Emergencies

A. 비출혈 (EPISTAXIS)

비출혈의 일반적인 원인은 외상, 상부기도 감염, 건조한 환경, 비강 이물, 비염, 항히스타민제 및 코르티코 스테로이드와 같은 국소비강 약물뿐만 아니라 코카인과 같은 비강내 약물이 포함된다. 심하고 자주 또는 반복되는 출혈은 전신 출혈장애 또는 치료되지 않은 고혈압을 나타낼 수 있다. 출혈의 약 90%는 비강 뼈의 전방에서 발생하며, 전방 비강 중격으로 알려져 있다. 외상이 비출혈의 가장 흔한 원인이다. 특히 습관적으로 코를 후비는 행동은 아동에게 가장 흔한 비출혈의 원인이다. 나머지는 특히 노인 인구에서, 후비강 중격에서 발생한다. 혈액이 목뒤로 넘어가기 때문에 겉으로 출혈량이 적어보일 수 있다. 대신에 환자는 기침을 하거나 혈액을 토할 수 있다. 출혈의 원인과 중등도에 따라 치료 범위는 간단한 직접 압력, 국소 혈관 수축 및 진통제, 비강 패킹(지혈 포장재, 젤라틴 폼, 산화 셀룰로오스 또는 구치 풍선장치) 또는 화학적 소작에서부터 다양하다.

1. 사정

a. 주관적 자료 수집
1) 주호소
2) 현병력
a) 기간, 빈도 및 출혈량
b) 출혈 부위
(1) 전방부: 지속적인 삼출성 출혈
(2) 후방부: 출혈량이 더 많으며 동맥 출혈 가능성이 높다; 환자는 종종 피를 뱉고 피가 목구멍으로 넘어간다.
c) 비강 이물의 가능성
d) 최근 코 외상
e) 오심 또는 구토(혈액 또는 혈액응고)
3) 과거력
a) 기저질환
(1) 고혈압
(2) 죽상동맥경화증 또는 기타 혈관이상(예 신생물, 동정맥 기형)
(3) 알려진 출혈 질환
(4) 간질환 또는 알코올 남용
(5) 코 외상(디지털 조작[코 후비기] 포함)
(6) 비강 내 물질 사용(예 코카인)
b) 이전 비출혈
c) 복용약물
(1) 아스피린 또는 항응고제 사용
(2) 비강내 약물 사용
d) 알레르기
4) 과거 수술력

b. 객관적 자료 수집
1) 신체 사정
a) 일반적 외모
(1) 의식수준, 행동, 정서: 불안
(2) 고혈압 또는 정상 혈압: 기립 가능
(3) 빈맥
(4) 죽을 것 같은 또는 죽음 임박에 대한 두려움
(5) 중정도에서 심각한 고통/불편감
b) 시진
(1) 코에서 출혈
(2) 구인두에서 혈액이 보임
(3) 비강 점막의 활동성 출혈 지점
(4) 비강 점막과 비갑개의 홍반과 부종
(5) 외이도/눈의 혈액: 유스타키오관과 천공된 고막을 통해 혈액이 흐르고 눈 안쪽의 눈물샘을 통해 지나감
2) 진단적 절차
a) 재발성 출혈에 대한 CBC 검사
b) 응고 검사: 출혈성 질환이 의심되거나 와파린(Coumadin)을 복용하는 경우 국제 표준화율(INR), 프로트롬빈시간(prothrombin time, PT), 부분트롬보플라스틴시간(partial thromboplastin time, PTT)
c) 심한 출혈이 있을 경우 혈액형과 교차시험(type and crossmatch)
d) 종양이 의심되는 경우 컴퓨터 단층 촬영
e) 후방 비출혈이 있는 노인인 경우 ECG

2. 분석: 감별 간호진단/협력적 문제

a. 체액부족의 위험 (Risk for deficient fluid volume)

b. 불안/두려움 (Anxiety/fear)

c. 비효과적인 기도청결의 위험 (Risk for ineffective airway clearance)

3. 계획과 수행/중재

a. 기도, 호흡, 순환유지(1장 참조)

b. 필요하다면 산소공급

c. 필요 시 약물투여/혈액제제/정질액 주입을 위한 정맥로 확보

d. 의학적 처치 준비 및 지원

1) 환자체위: 높은 반좌위, 앞으로 기울이기

2) 심장 및 맥박산소측정기 모니터링

3) 출혈 조절

a) 코에 직접 압박 적용—코집게 또는 손을 이용; 엄지와 검지로 코뼈와 가까운 비공을 최소 10분 이상 강하게 압박

b) 전방 또는 후방 비강 패킹

c) 흡인 장치 준비

d) 소작술(cauterization)

(1) 화학약품: 질산은

(2) 전기소작 또는 투열요법

e) 지혈제: 산화 재생 셀룰로오스(surgical), 흡수성 젤라틴 스폰지(gelfoam) 또는 바셀린 거즈

4) 병원 입원

e. 처방에 따른 약물 치료

1) 마취제

2) 국소 혈관수축제(예 리도카인, 에피네프린,코카인 용액)

3) 충혈 완화제

4) 혈관수축제

5) 고혈압을 조절하기 위한 항고혈압제

f. 환자와 보호자 교육

1) 적절한 경우 ENT로 추후 치료

2) 코의 외상을 피하기

3) 고혈압이 기저원인인 경우, 고혈압 치료의 중요성

4. 평가와 지속적 감시

a. 기도 개방성

b. 혈역학적 상태

c. 호흡음과 맥박산소포화도

d. 심박동수와 리듬

e. 출혈 조절

B. 비강 이물질 (NASAL FOREIGN BODY)

비강 이물질은 아동에게서 가장 흔하게 볼 수 있으며 단추, 콩, 자갈, 구슬 및 작은 장난감 부품을 가지고 놀 때 생긴다. 특히, 단추모양의 건전지가 들어간 경우 주의를 요한다. 전류가 건전지 외부에서 형성되어 국소 조직화상을 일으킬 수 있다. 건전지를 제거 할 때까지 화상이 계속 될 수 있다. 증상은 흔히 한쪽 코막힘이다. 악취가 나는 콧물은 장시간 동안 이물이 코에 남아있을 때 생길 수 있다. 제거 시 이전의 시도로 코의 부종, 압통, 또는 출혈이 있을 수 있다. 힘든 호흡, 협착음, 기면, 음식섭취의 어려움은 흡인의 증상이므로 즉시 처치를 해야 한다. 이물제거는 여러 가지 방법으로 시도 할 수 있다. 부모가 손상이 없는 코를 막고 아이의 입에 바람불어넣기, 가볍게 코풀기, 또는 흡인을 시도해본다. 겸자, 갈고리 집게 등을 이용할 수 있다. 비강 이물질을 제거하기 전에 비강점막의 부종을 최소로 하기 위해 1% 제거가 어려울 경우 6-또는 8-French (예 Fogarty) 카테터를 이물질로 막힌 옆으로 통과시킨다. 카테터의 풍선을 팽창시켜 잡아당기면 이물질이 쉽게 빠져나오게 된다.

1. 사정

a. 주관적 자료 수집

1) 주호소

2) 현병력

a) 코의 이물질을 말로 표현

b) 통증과 종창

c) 화농성 비강 분비물

d) 코에서 더러운 냄새

3) 과거력

a) 기저질환

b) 이전 이물질 삽입

c) 복용약물

d) 알레르기

4) 과거 수술력

b. 객관적 자료 수집

1) 신체 사정

a) 일반적 외모

(1) 의식수준, 행동, 정서: 불안

(2) 냄새: 악취가 나는 콧물

(3) 중정도의 고통/불편감

(4) 호흡주기 동안의 코의 쌕쌕거리는 소리

b) 시진

(1) 일측성 화농성 비강 분비물

(2) 이물이 보임: 보통 중비갑개와 중격 사이에 위치

(3) 비강 점막의 부종

(4) 일측성 비출혈

2) 진단적 절차

a) 비경으로 코 검사

2. 분석: 감별 간호진단/협력적 문제

a. 통증 (Pain)

b. 불안/두려움 (Anxiety/fear)

3. 계획과 수행/중재

a. 제거를 위한 시도로 환자에게 코를 풀어 보도록 지시

b. 환자가 아동인 경우, 부모에게 환아의 콧구멍을 막도록 하여 강제로 아동의 입안에 공기를 불어 넣기. 다른 방법은 아동용 백-마스크-환기 장치를 사용하기

c. 의학적 처치 준비 및 지원

1) 수기로 대상물을 제거하기 전에 팽창을 최소화하기 위해 국소의 혈관수축제(1% phen-ylephrine) 및/또는 국소마취제를 비공 내부에 투여

2) 흡인, 겸자 또는 풍선 팁 카테터를 사용하여 이물질 제거

d. 환자와 보호자 교육

1) 심각한 출혈이 발생하면 응급실로 내원

2) 환경 안전 보장에 관한 정보 제공

4. 평가와 지속적 감시

a. 환자 안정

b. 이물 제거 후 비출혈

C. 비염 (RHINITIS)

비염은 비강막 부종, 혈관확장, 분비물 및 폐쇄를 특징으로 하는 비점막의 염증성 질환이다. 바이러스성 또는 세균성 상부 호흡기감염이 있는 환자에게서 빈번히 나타난다. 다른 원인으로는 알레르기, 혈관운동 반응 및 위축성 변화가 있다. 약물성 비염(반동성 비강 충혈)은 처방전 없이 처방된 비충혈 코스프레이(예 Afrin)를 과용하거나, 항고혈압제 또는 코카인을 복용하고 있는 환자에게서 볼 수 있다. 비염은 모든 연령층에 영향을 미치며 호흡계에 침투하는 바이러스 및 세균으로부터 직접 콧물 접촉에 의해 전파된다. 증상으로는 코울혈, 콧물, 재채기, 두통, 불쾌감, 목이 따가움 등이 있다. 시각상의 가려움증이나 부종 뿐만 아니라 냄새와 맛의 상실도 발생할 수 있다. 신체검진 결과 코점막 및 비강에 부종, 홍반이 나타난다. 증상 관리는 일반적으로 불편함을 최소화하는 데 필요한 모든 것이다. 경구용 충혈완화제, 항히스타민제, 국소부신피질 호르몬 비강스프레이가 투여되며, 증상은 보통 7일 이내에 호전된다. 비강 분비물의 색깔 변화로 확인되는 2차 세균감염이 발생하면 항생제가 처방 될 수 있다. *S. pneumoniae, S. aureus, H. influenzae* 또는 *M. catarrhalis* 침입이 발생할 수 있다. 전통적인 치료법이 실패 할 경우, 이비인후과 의사 또는 알레르기 전문의에게 의뢰해야한다.

1. 사정

a. 주관적 자료 수집

1) 주호소

2) 현병력

a) 재채기

b) 콧물

c) 많은 양의 비강 분비물: 묽은, 화농성, 점액성

d) 코막힘

e) 근육통

f) 권태

g) 두통

h) 눈물 또는 가려운 눈

i) 인후통

j) 미열 또는 오한

3) 과거력

a) 현재 또는 기존 질병/질환

(1) 이전의 비염

b) 물질사용(예 코카인)

c) 복용약물

d) 알레르기

4) 과거 수술력

b. 객관적 자료 수집

1) 신체 사정

a) 일반적 외모

(1) 중정도의 고통/불편감

b) 시진

(1) 부비동과 인후 염증

(2) 비강 점막 홍반, 부종, 충혈

(3) 충혈된 결막

(4) 눈에서 맑은 물 배액: 눈물

(5) 두꺼운 코 점막: 만성 비염

(6) 창백한 비갑개: 알레르기성 비염

2) 진단적 절차

a) 비경으로 코 검사

b) 방사선 사진: 부비동 방사선 사진, 관상면 컴퓨터 단층 촬영, 자기공명영상, 아데노이드비대처럼 연조직 이상을 평가하기 위한 측면 목 필름, 코 세포 검사 및 비경 검사

2. 분석: 감별 간호진단/협력적 문제

a. 비효과적 호흡양상의 위험(유아) (Risk for ineffective breathing pattern (infants))

b. 감염 (Infection)

3. 계획과 수행/중재

a. 처방에 따른 약물치료
1) 비미약성 진통제
2) 해열제
3) 비충혈 완화제
4) 항히스타민제제: 경구, 비진정제 대 진정제
5) 코르티코 스테로이드: 비강내 또는 구강
6) 류코트리엔 변형제(montelukast sodium [Singulair])

b. 환자와 보호자 교육
1) 가정 환경에서 적절한 가습 유지
2) 반동성 코울혈을 방지하기 위해 비충혈 완화제를 2~3일 동안만 사용
3) 수분 섭취 증가
4) 알레르기원 조절과 유발인자 피하기

4. 평가와 지속적 감시

a. 혈액학적 상태
b. 호흡양상: 영아

V. 특정 인후 응급상황 Specific Throat Emergencies

A. 후두개염 (EPIGLOTTITIS)

후두개염(epiglottitis 또는 supraglottitis)은 후두개, 후두개계곡, 피열연골 및 피열연골과 후두개의 주름을 포함하는 감염과 염증이다. 이것은 *H. influenzae* type B (HiB)에 의해 빈번히 발생하지만, A군 연쇄구균 및 *H. parainfluenzae* 는 성인과 관련 있다. 덜 일반적인 원인으로는 칸디다균과 열손상이다. 열손상은 흡연 또는 코카인, 뜨거운 음료 섭취 및 열탕화상 등이 원인이다. 후두개염은 원래 성인병으로 간주되었지만 2세에서 7세 사이의 아동에서 주로 발생하는 소아 질환으로 바뀌었다. HiB 백신도입 이후 HiB를 아동에게 예방접종을 실시한 국가에서는 아동 발병률이 급격히 감소했다. 성인 발병율은 일정하게 유지되고 있으며 평균 45세에 발병한다. 이 질병은 발열과 심한 인후통으로 시작된다. 남성이 여성 보다 3:1 비율로 더 자주 발생하는 경향이 있다. 후두개염과 연관된 특정 계절은 없다. 아동 환자의 사망률은 1% 미만으로 감소하였으나 성인의 사망률은 약 7%이다. 기도폐쇄는 주요 생명을 위협하는 문제이며, 아동에게서 더 빨리 발병하며 즉시 해결해야한다.

1. 사정

a. 주관적 자료 수집
1) 주호소
2) 현병력
  a) 발열
  b) 통증
    (1) 심한 인후통
    (2) 연하곤란
    (3) 연하통: 먹거나 삼킬 때의 통증
  c) 낮고 멀어진 듯한 소리(muffled sound)
  d) 기침
  e) 호흡곤란
  f) 갑작스런 증상 시작: 12~24시간 이내
3) 과거력
  a) 현재 또는 기존 질병/질환
  b) 최근 또는 상부 호흡기감염에 노출: 일반적으로 전구증상이 없음
  c) 복용약물
  d) 알레르기
  e) 면역상태
4) 과거 수술력

b. 객관적 자료 수집
1) 신체 사정
  a) 일반적 외모
    (1) 의식수준, 행동, 정서: 불안, 혼돈
    (2) 체온 상승
    (3) 삼각대 자세(tripod positioning): 아동의 경우, 기도를 열기 위해 고개를 젖히고 턱을 들어주는 자세로 목을 쭉 늘림
    (4) 협착음: 후기 증상
    (5) 침흘림
    (6) 중정도의 고통/불편감, 매우 고통스러움
  b) 시진
    (1) 없거나 경미한 후인두 홍반; 성인에서; 아동은 검사하지 않는다.
  c) 촉진
    (1) 경부 림프절비대
    (2) 후두 부위의 압통: 성인의 경우
2) 진단적 절차: 아동은 기도를 안전하게 확보한 후 검사를 진행한다.
  a) 전혈구계산검사(complete blood count, CBC) 및 감별계산: 백혈구 수치 상승
  b) 혈액배양검사(blood cultures)
  c) 측방 연조직 경부 방사선 사진
    (1) 침상에서 촬영해야 할 수도 있다.
    (2) 엄지손가락 지문 사인(thumbprint sign): 방사선 결과에서 확인할 수 있는 후두개 부종 징후임
  d) 코인두경검사(nasopharyngoscopy): 성인의 경우 직접 기관지경으로 확인
  e) 흉부 방사선 사진: 기도 확보 후 촬영

2. 분석: 감별 간호진단/협력적 문제

a. 비효과적 기도청결의 위험 (Risk for ineffective airway clearance)

b. 급성 통증 (Acute pain)

3. 계획과 수행/중재

a. 기도, 호흡, 순환유지(1장 참조)

b. 보충 산소 공급

1) 기도 손상이 있는 경우 빠른 연속 기관삽관(RSI) 및 인공호흡기 지원: 아동의 경우, 소아과 전문의가 수술실에서 수행하는 것이 가장 좋음

2) 고유량 산소투여: 성인

3) 산소 불어주기(blow-by oxygen): 아동

c. 필요 시 약물투여/혈액제제/정질액 주입을 위한 정맥로 확보

1) 아동은 기도 확보 후 수행

d. 부모와 아이가 함께 있게 한다; 환경자극 최소화

e. 의학적 처치 준비 및 지원

1) 전문적 기도유지

a) 비강이나 구강 기관삽관

b) 성문외 기도기(supraglottic airway), 후두마스크 기도기(LMA), 식도-기관 콤비튜브(esophageal-tracheal Combi-tube), 킹(King)

c) 수술적 기도(예 윤상갑상연골절개술)

2) 심장 및 맥박산소측정기 모니터링

3) 이비인후과 의뢰

4) 입원치료

f. 처방에 따른 약물치료

1) 빠른 연속 기관삽관(RSI) 전처치 약물: 진정제, 진통제, 신경근 차단제

2) 항생제

4. 평가와 지속적 감시

a. 기도확보

b. 의식수준

c. 혈역학적 상태

d. 호흡음과 맥박산소포화도

e. 심박수와 리듬

f. 통증 완화

B. 삼출성 인두염 (EXUDATIVE PHARYNGITIS)

인두염을 일으키는 균이 편도에 영향을 주어 감염을 일으킬 수 있다. 림프계의 일부인 편도선은 순환하는 세균, 림프, 기타 감염과 싸우는데 물질들을 필터하는 역할을 한다. 박테리아가 코와 입을 침범함에 따라 구개 편도염, 설측 및 인두 편도선의 염증 및 확대가 발생할 수 있으며 급성 편도선염을 유발할 수 있다. 이러한 구조에 국한된 감염으로 인후통, 삼키는데 어려움, 발열, 오한, 경부 임파선비대 및 악취가 발생할 수 있다. 치료 방법에는 항생제, 진통제 및 따뜻한 소금물 헹구기가 있다. 만성 삼출성 인후염이 일부 환자에서 발생할 수 있으며 인후염으로 인한 재발 또는 재발을 방지하기 위해 편도선을 수술적으로 제거해야 할 수 있다.

1. 사정

a. 주관적 자료 수집

1) 주호소

2) 현병력

a) 통증

(1) 경증에서 심한 인후 통증: 빠르게 발생

(2) 통증 또는 삼키기 어려움

(3) 귀와 목으로 퍼지는 통증

b) 최근 상부기도 또는 다른 감염에 노출

c) 오한과 열

d) 피로, 근육통, 관절통

e) 두통

f) 오심 또는 구토

3) 과거력

a) 현재 또는 기존 질병/질환

b) 최근 후두와 편도의 감염

c) 복용약물

d) 알레르기

e) 면역상태

4) 과거 수술 경력

b. 객관적 자료 수집

1) 신체 사정

a) 일반적 외모

(1) 빈맥

(2) 체온 상승

(3) 중정도의 고통/불편감

b) 시진

(1) 편도선 발적과 부종: 후두 또는 연구개, 편도선의 점상출혈

(2) 편도선의 화농성 삼출물

(3) 입인두 홍반

(4) 얼굴 홍조

(5) 인두 또는 설측 편도선의 염증 및 확대

c) 촉진

(1) 압통이 있는 전방 경부 및 턱밑 림프절 비대

2) 진단적 절차

a) 적응증이 되면 신속하게 *Streptococcus* 검사

b) 삼출물의 배양 및 감수성 검사

2. 분석: 감별 간호진단/협력적 문제

a. 통증 (Pain)
b. 감염 (Infection)

3. 계획과 수행/중재

a. 기도, 호흡, 순환유지(1장 참조)
b. 처방에 따른 약물치료
1) 항생제
2) 기침약
3) 스테로이드
4) 해열제
c. 환자와 보호자 교육
1) 따뜻한 식염수 세척
2) 적절한 식이 요법과 휴식

4. 평가와 지속적 감시

a. 혈역학적 상태
b. 통증 완화

C. 후두 이물질 (LARYNGEAL FOREIGN BODY)

이물질 흡인은 6세 이하의 아동의 우발적으로 사망하는 일반적인 원인이다. 이물질 또는 땅콩, 핫도그, 마쉬멜로우, 포도, 야채, 씨앗, 금속 또는 플라스틱 물체와 같은 물체는 기관분기부 및 식도 근처의 주요 소기관지 또는 말초 기관을 막을 수 있다. 기도에 걸린 단추형의 건전지는 배터리 외부에 전류를 형성하여 국소 조직 화상을 일으킬 수 있다. 배터리를 제거 할 때까지 화상 과정이 계속 될 수 있다. 이물질을 섭취하거나 흡입한 환자는 천명음, 협착음, 기침, 식사 또는 음료 섭취의 어려움, 무호흡 등 다양한 증상을 나타낼 수 있다. 의심되는 이물질이 있으면 기도 관리가 우선적이다. 이물의 위치가 확인 될 때까지 이물질의 처리 및 제거는 위치에 따라 다르다. 방사선 사진은 이물의 위치를 파악하고 필요한 치료 유형을 결정하는데 도움이 된다. 응급실에서 치료는 이물을 눈으로 확인하고 Magill 겸자를 사용하여 제거를 용이하게 하기 위해 후두경 검사가 포함될 수 있다. 처방이 있을 때, 이물제거는 경식도 검사법, balloon-tipped 카테터 검사, 부지법(bougienage), 연성 내시경검사(flexible endoscopy), 약물 등이 있다. 이물질에 의한 기도폐쇄 수기(예 하임리히법) 또는 흉부 및 복부 밀치기는 이물섭취 및 흡인과 관련된 사망을 방지 할 수 있다.

1. 사정

a. 주관적 자료 수집
1) 주호소
2) 현병력
a) 통증
b) 음성 변화
c) 침 흘림
d) 기침
e) 삼킴 또는 호흡 곤란
f) 말하기 어려움 또는 말할 수 없음
g) 최근 이물질이나 음식 섭취
h) 음료/식품을 섭취할 수 없거나 섭취능력 감소
3) 과거력
a) 현재 또는 기존 질병/질환
b) 복용 약물
c) 알레르기
4) 과거 수술력
b. 객관적 자료 수집
1) 신체 사정
a) 일반적 외모
(1) 의식수준, 행동, 정서: 불안에서 의식소실까지
(2) 빈호흡 그리고 무호흡증에 대한 호흡노력 증가
(3) 빈맥
(4) 협착음
(5) 침을 흘릴 수 있음
(6) 중정도에서 심각한 고통/불편감
b) 시진
(1) 인두 또는 후두에서 이물질이 보임
(2) 퇴축
(3) 청색증
(4) 차고 축축한 피부
(5) 객혈과 토혈
c) 청진
(1) 호흡음: 천명음
2) 진단적 절차
a) 간접 후두경술(indirect laryngoscopy)
b) 흡기말과 호기말 시 전후방 및 측방 흉부 방사선 촬영; 필요 시 와위상(decubitus view)
c) 목의 연조직 방사선 촬영
d) 방사선 불투과성 대조 물질 검사

2. 분석: 감별 간호진단/협력적 문제

a. 비효과적 기도청결의 위험 (Risk for ineffective airway clearance)
b. 불안/두려움 (Anxiety/fear)

3. 계획과 수행/중재

a. 기도, 호흡, 순환유지(1장 참조)
1) 손가락 훑어내기(finger sweep)(연령에 따라 다름)
2) 이물질 기도폐쇄 제거 방법(예 하임리히법)또는 무호흡 시 흉복부 밀치기

b. 필요하다면 산소공급

c. 필요 시 약물투여/혈액제제/정질액 주입을 위한 정맥로 확보립

d. 치료적 처치 준비/지원
1) 가능하면 윤상갑상절개술/기관절개술
2) 60~90도 머리 상승
3) 환경 자극을 최소화
4) 간접 후두경 검사
5) 이물제거 절차 지원
a) 강직형식도경술(rigid esophagoscopy)
b) Balloon-tipped catheter
c) 부지법(bougienage): 식도의 동전을 위장으로 밀어 넣기
d) 연성 내시경검사(flexible endoscopy)
6) 심장 및 맥박산소측정기 모니터링
7) 필요 시 입원치료

e.처방에 따른 약물치료

4. 평가와 지속적 감시

a. 기도확보
b. 의식수준
c. 혈역학적 상태
d. 호흡음과 맥박산소포화도
e. 심박수와 리듬

D. 후두염 (LARYNGITIS)

바이러스 감염은 쉰 목소리의 가장 흔한 원인이며, 보다 일반적으로는 후두염이라고 한다. 과도한 목소리 사용, 흡입 또는 섭취한 물질의 자극, 박테리아 감염 및 알레르기는 후두 및 성대에 영향을 미치는 유사한 증상을 유발할 수 있다. 목구멍을 깨끗하게 하고 싶어지는 끊임없는 충동이 일어난다. 점막의 염증이 심해짐에 따라 증상이 악화된다. 목소리는 쉬거나 거칠다. 부종이 있을 때(협착음 또는 기도장애), 기도가 막히지 않도록 응급처치가 요구된다. 폴립, 병변 또는 종양과 같은 질환과의 감별진단이 내려져야하며, 질환을 배제하기 위해 직접적인 후두경 검사가 필요하다. 치료는 목소리 휴식, 염증을 억제하기 위한 코르티코스테로이드, 분비물을 액화시키기 위한 거담제, 세균감염이 의심되는 경우 항생제의 사용이 포함된다.

1. 사정

a. 주관적 자료 수집
1) 주호소
2) 현병력
a) 목 안이 건조하고 따끔거림
b) 부분적 또는 완전한 음성손실, 쉰 목소리
c) 열 또는 오한
d) 통증: 인후염
e) 호흡곤란: 호흡 곤란 증가는 부종성 후두염 또는 크룹의 징후 일 수 있음
f) 삼키기 어려움
g) 마른 기침
h) 약간의 불편감
i) 식욕부진
3) 과거력
a) 최근 상기도 감염 또는 다른 감염에 노출
b) 외상
c) 복용 약물
e) 알레르기
f) 면역상태
4) 과거 수술력

b. 객관적 자료 수집
1) 신체 사정
a) 일반적 외모
(1) 의식수준, 행동, 정서: 불안정
(2) 발성장애 또는 무성증(aphonia)
(3) 체온상승: >38℃
(4) 침을 흘릴 수 있음
(5) 중정도의 고통/불편감
b) 시진
(1) 후두와 성대의 발적
(2) 후두개염과 후두의 종창
(3) 호흡곤란
(4) 후두 점막의 육아조직(만성)
(5) 목뒤로 넘어가는 분비물과 콧물
c) 청진
(1) 호흡음: 천명음
2) 진단적 절차
a) 적응증인 경우, 인후배양과 감수성 검사
b) 전혈구계산검사(complete blood count, CBC) 및 감별계산

2. 분석: 감별 간호진단/협력적 문제

a. 통증 (Pain)
b. 감염 (Infection)
c. 잠재적 기도폐쇄 (Potential airway obstruction)

3. 계획과 수행/중재

a. 적절하게 가습된 따뜻한 실내 제공
b. 환자에게 음성 휴식을 유지하도록 지시
c. 처방에 따른 약물치료
1) 항생제: 종종 구강 또는 흡입 스테로이드와 함께 사용
2) 항우울제
3) 비마약성 진통제
4) 국소마취제: 점성 리도카인 2% 또는페놀 (Chloraseptic) 스프레이
5) 해열제
6) 인후염용 목캔디
d. 환자와 보호자 교육
1) 환자의 목 앞쪽에 얼음주머니 대어주기

4. 평가와 환자 모니터링

a. 혈역학적 상태
b. 환자 안정

E. 편도주위 농양 (PERITONSILLAR ABSCESS)

편도주위 농양은 감염이 편도주위막을 뚫고 편도주위막과 편도 사이의 결합조직으로 퍼져서 발생한다. 심한 인후통, 고통스럽거나 삼키기 어려움, 심하면 침을 삼키기 힘들어져 입 밖으로 흘리게 되는 것은 편도주위막 농양에서 흔히 볼 수 있는 특징이다. *Streptococci* 박테리아는 일반적으로 이 감염의 원인이 되는 병원균이다. 신체검사 결과, 편도가 커져있고 홍반, 부종이 있으며 목젖이 한쪽으로 치우치게 된다. 환자들은 자주 "마치 뜨거운 감자를 입에 물고 있는 듯한" 목소리가 나타나고, 자신의 타액을 삼킬 수 없을 수도 있다. 편도선의 위쪽과 안쪽에 위치한 농양을 흡인하고 배액을 함으로써 즉각적인 완화를 제공 할 수 있다. 절개 및 배액은 때때로 응급실에서 이루어지며 후두, 경부 및 후방 종격동 구역과 관련된 합병증을 피하려면 주의를 기울여야 한다. 항생제와 따뜻한 식염수 세척은 감염을 줄이고 편안함을 증진시킨다. 편도선 절제술은 감염이 재발하고 농양이 재발하는 경우에 시행된다.

1. 사정

a. 주관적 자료 수집
1) 주호소
2) 현병력
a) 통증
(1) 인후염
(2) 통증 또는 삼키기
(3) 동측의 귀 통증 또는 귀 충만감
b) 열 또는 오한
c) 편도의 농
d) 먹기 또는 입을 벌리기 어려움
e) 침흘림 또는 삼키기 불능
f) "낮고 멀리들리는", "뜨거운 감자를 입에 물고 있는 듯한" 목소리
g) 숨쉬기 어려움
h) 악취나는 호흡
3) 과거력
a) 최근 상기도 감염 또는 다른 감염에 노출
b) 최근 또는 기타 호흡기 감염 또는 편도선염 환자에 노출
c) 복용약물
e) 알레르기
4) 과거 수술력
b. 객관적 자료 수집
1) 신체 사정
a) 일반적 외모
(1) 체온상승
(2) 빈호흡
(3) 침을 흘릴 수 있음
(4) 악취나는 호흡
(5) 중정도에서 심각한 고통/불편감: 심하게 아픔
b) 시진
(1) 영향 받는 편도선 확대
(2) 환측의 반대편으로 목젖이 치우침
(3) 연구개의 부종과 홍반
(4) 아관긴급(trismus)
(5) 사경(torticollis): 경부근육의 수축 상태로 목이 비틀려 비정상 위치
(6) 편도선 또는 후인두 삼출액
c) 촉진
(1) 경부임파절의 확대와 압통
2) 진단적 절차
a) 의심되는 농양의 바늘 흡인(needle aspiration)
b) 농양 삼출액의 배양 검사와 감수성 검사
c) 연조직 경부 컴퓨터 단층 촬영

2. 분석: 감별 간호진단/협력적 문제

a. 비효과적 기도청결의 위험 (Risk for ineffective airway clearance)
b. 통증 (Pain)

3. 계획과 수행/중재

a. 기도, 호흡, 순환유지(1장 참조)
b. 필요하다면 산소공급
c. 필요 시 약물투여/정질액 주입을 위한 정맥로 확보
d. 의학적 처치 준비 및 지원
  1) 침대를 60~90도 올려 머리 상승하도록
  2) 따뜻한 식염수 세척
  3) 농양의 흡인 또는 절개 및 배액
  4) 병원 입원 지원
e. 처방에 따른 약물치료
  1) 항생제
  2) 국소 마취제 인후스프레이
  3) 국소 마취 주사
  4) 비마약성 진통제
  5) 마약성 진통제
  6) 해열제
f. 환자와 보호자 교육
  1) 환자의 목에 얼음주머니 대어주기
  2) 상태가 악화되면 응급실로 가기

4. 평가와 지속적 감시

a. 기도 유지
b. 혈역학적 상태
c. 환자 안정

F. 인두염 (PHARYNGITIS)

인두염은 인두의 염증이며, 주로 환자는 인후통을 호소하며 응급실에 내원하게 된다. 추운계절에 많이 발생하며 봄, 가을에는 리노바이러스(rhinovirus), 겨울철에는 코로나바이러스(coronavirus), 12월과 4월 사이에는 인플루엔자(influenza)가 주요 원인이다. 인두염의 25~45%가 바이러스성이며, 이 경우 코감기, 결막염, 기침 및 쉰 목소리와 같은 증상과 관련이 있다. 또한 인두염은 세균일 수 있으며 세균성 인두염은 연쇄상구균 A군에 의해 발생한다. 세균성 인두염은 편도주위와 후두농양, 경부 림프절염, 부비동염, 중이염, 유양돌기염, 류마티스열 및 사구체신염을 비롯한 심각한 합병증을 유발할 수 있다. 적절한 항생제를 사용하여 신속하게 치료하면 세균성인두염의 이러한 합병증의 위험을 최소화 할 수 있다. 흔하지는 않지만 화학적 자극(흡연 또는 간접흡연), 알레르기성 비염, 위식도 역류질환 및 후비부의 배액물을 포함하여 인두염의 일부 비감염성 원인을 고려해야 한다.

1. 사정

a. 주관적 자료 수집
  1) 주호소
  2) 현병력
    a) 통증
      (1) 종창으로 인해 경도에서 중증까지의 인후통, 삼키기 어려움
      (2) 귀, 목, 턱까지의 연관통
    b) 삼키기와 말하기 어려움
    c) 열과 오한
    d) 최근 상기도 호흡기 감염 또는 다른 감염에 노출
    e) 심한 기침
    f) 식욕부진
    g) 피로
    h) 전신통증: 근육과 관절 통증
    i) 두통 또는 머리가 무거운 느낌
  3) 과거력
    a) 최근 상기도 감염 또는 다른 감염에 노출
    b) 흡연 또는 흡입하는 물질 남용
    c) 복용약물
    d) 알레르기
    e) 면역상태
  4) 과거 수술력
b. 객관적 자료 수집
  1) 신체 사정
    a) 일반적 외모
      (1) 비성음
      (2) 체온상승 가능성
      (3) 악취 나는 호흡
      (4) 경미함에서 중정도의 고통/불편감
    b) 시진
      (1) 편도선 비대
      (2) 편도 또는 인후의 홍반과 삼출물은 바이러스성 병인을 암시
      (3) 인두 삼출액 또는 점상출혈은 세균성 병인을 암시
      (4) 얼굴홍조 또는 뜨거운 피부
    c) 촉진
      (1) 경부 임파절 비대
  2) 진단적 절차
    a) 가능하면 빠른 *Streptococcus* 스크린 검사
    b) 인두의 배양검사 및 감수성 검사

2. 분석: 감별 간호진단/협력적 문제

a. 통증 (Pain)
b. 감염 (Infection)

3. 계획과 수행/중재

a. 처방에 따른 약물치료
1) 해열제
2) 비마약성 진통제
3) 국소 마취제
4) 스테로이드
5) 항생제

f. 환자와 보호자 교육
1) 따뜻한 소금물로 인후세척/양치질
2) 충분한 휴식과 수분섭취
3) 부드럽고 시원한 음식섭취
4) 바이러스성 감염은 3~7일 이내에 치료되어야 함

4. 평가와 지속적 감시

a. 혈역학적 상태
b. 환자 안정

G. 인두후농양 (RETROPHARYNGEAL ABSCESS)

후인두 공간은 인두, 비인두, 구인두, 하인두, 후두의 뒤쪽, 척추앞 근막의 앞쪽, 그리고 경동맥 옆쪽에 위치한다. 이 공간은 두개골 기저부의 위쪽으로, 아래쪽으로는 종격동까지 확장된다. 베타용혈연쇄구균, *S. aureus*, *Bacteroides*, *Veillonella* 및 *Haemophilus parainfluenzae*의 호기성, 혐기성, 그람양성 및 그람음성균은 목의 깊은 공간에서 농양을 발생시키는 일반적인 원인이다. 농양은 상부 호흡기 감염, 인두염, 부비동염 또는 중이염에 이차적으로 발생하기도 하며 기구에 의한 외상(예 삽관 또는 이물질섭취 및 제거) 및 관통 손상(예 Popsicle stick과 같은 막대기를 입에 문 상태에서의 낙상)으로 발생할 수도 있다. 당뇨, 암, 또는 알콜중독자와 같이 만성질환자 또는 면역결핍이 있는 사람이 인두후농양에 취약하다. 전통적으로 이 상태는 주로 6개월 영아에서 6세 사이의 아동에서 나타난다. 하지만 최근 상부호흡기 감염치료에 항생제를 사용하면서 아동에서 인두후농향 발병율은 감소하고 있다. 성인 발병률이 증가하고 있다. 소년과 남성이 소녀와 여성보다 더 자주 발생한다. 이 공간을 차지하는 농양은 기도폐색, 경동맥 미란, 경정맥 혈전증, 경막외 농양, 폐렴, 종격동염 및 흡인을 일으킬 수 있다.

1. 사정

a. 주관적 자료 수집
1) 주호소
2) 현병력
a) 성인
(1) 발열
(2) 통증
(a) 인후통
(b) 목통증과 뻣뻣함
(c) 연하곤란
(d) 연하통: 먹을 때 통증
(e) 아관긴급
(3) 호흡곤란
b) 영아와 아동
(1) 발열
(2) 통증
(a) 인후통
(b) 연하통
(3) 기침
(4) 목 뻣뻣함
(5) 목 종창
(6) 수분섭취 저하
(7) 행동 변화: 무기력
3) 과거력
a) 현재 또는 기존 질병/질환
(1) 편도선염
(2) 인후염
(3) 중이염
b) 최근 상기도 호흡기 감염에 노출
c) 복용 약물
d) 알레르기
e) 면역 상태
4) 과거 수술력

b. 객관적 자료 수집
1) 신체 사정
a) 일반적 외모
(1) 의식 수준, 행동, 정서: 불안에서 무기력
(2) 협착음
(3) 침을 흘림
(4) 체온상승
(5) 심각한 고통/불편감, 심하게 아픔
b) 시진
(1) 사경(torticollis): 영아와 아동의 경우
(2) 후인두 부종: 성인
c) 촉진
(1) 경부 임파절 비대
(2) 경부 덩어리: 촉진하면 파열 될 수 있음
2) 진단적 절차
a) 전혈구계산검사(complete blood count, CBC) 및 감별계산: 백혈구 상승
b) 혈액배양검사(blood cultures)

c) C반응성 단백(CRP): 상승
d) 측방 연조직 경부 방사선 촬영
(1) C2에서의 부종 >7 mm, C6에서의 부종 >14 mm: 성인과 아동 모두
(2) 드물게 조직내 가스 또는 이물질의 가능성 있음
e) 조영제 없이 경부 컴퓨터 단층 촬영
f) 흉부 단순 방사선 촬영: 흡인성 폐렴과 종격동염

2. 분석: 감별 간호진단/협력적 문제

a. 비효과적 기도청결의 위험 (Risk for ineffective airway clearance)
b. 급성 통증 (Acute pain)

3. 계획과 수행/중재

a. 기도, 호흡, 순환유지(1장 참조)
b. 필요하다면 산소공급
1) 기도유지를 위한 빠른 연속 기관삽관(RSI) 및 인공호흡기 지원
2) 고유량 산소투여: 성인
3) 산소 불어주기(Blow-by oxygen): 아동
c. 필요 시 약물투여/정질액 주입을 위한 정맥로 확보
d. 의학적 처치 준비 및 지원
1) 전문기도관리
a) 비강 또는 구강 기도삽관
b) 성문외 기도기(supraglottic airway), 후두마스크 기도기(LMA), 식도-기관 콤비튜브(esophageal-tracheal Combi-tube), 킹(King)
c) 수술적 기도(예 윤상갑상연골절개술)
2) 심장 및 맥박산소측정기 모니터링
3) 이비인후과 의뢰
4) 병원 입원 지원
e. 처방에 따른 약물치료
1) 빠른 연속 기관삽관(RSI) 전처치 약물: 진정제, 진통제, 신경근 차단제
2) 항생제

4. 평가와 지속적 감시

a. 기도 개방성
b. 의식수준
c. 혈역학적 상태
d. 호흡음과 맥박산소포화도
e. 심박수와 리듬
f. 환자 안정

8장

내분비계 응급

Endocrine Emergencies

Jeff Solheim, MSN, RN, CEN, CFRN, FAEN

주요 주제

전반적 전략

사정
분석: 감별 간호진단/협력적 문제
계획과 수행/중재
평가와 지속적 감시
중재와 환자반응 기록
나이와 관련된 고려사항

특정 내분비계 응급상황

부신 위기(Adrenal Crisis)
당뇨병성 케톤산증(Diabetic Ketoacidosis)
고혈당성 고삼투성 증후군(Hyperglycemic Hyperosmolar Syndrome)
저혈당(Hypoglycemia)
점액수종 위기(Myxedema Crisis)
갑상선 중독 발작(Thyroid Storm)

Ⅰ. 전반적 전략 General Strategy

A. 사정 (ASSESSMENT)

1. 일차와 이차 사정/소생술(1장 참조)

2. 초점 사정

a. 주관적 자료 수집

1) 현병력/주호소
- a) 통증: PQRST
- b) 피로, 권태감
- c) 구토
- d) 정신 상태 변화 또는 의식 수준 저하
- e) 발열
- f) 호흡곤란
- g) 허약감
- h) 체중 감소
- i) 관련 증상: 식욕부진, 소양증, 설사
- j) 증상 완화를 위한 노력
  - (1) 민간요법
  - (2) 대체 요법
  - (3) 약물요법
    - (a) 처방약
    - (b) 일반 판매약/허브

2) 과거력
- a) 현재 또는 과거 질환
  - (1) 당뇨
  - (2) 관상동맥질환
  - (3) 신장질환
  - (4) 갑상선질환 또는 수술
  - (5) 알코올 중독증
- b) 최근 주요 외상
- c) 이전에 있었던 유사한 사건
- d) 건강유지 활동
- e) 흡연력
- f) 물질 또는 알코올 사용/남용
- g) 마지막 정상 월경력: 가임기 여성
- h) 현재 복용하는 약물
  - (1) 처방약
  - (2) 일반 판매약/허브
- i) 알레르기

3) 심리/사회/환경적 요인
- a) 연령: 질병은 아동과 노인들에게 더 심각할 수 있다.
- b) 가족력
- c) 스트레스원: 수술, 외상, 질병, 사회심리적 요인
- d) 가능한/실제 폭행, 학대, 애인 또는 배우자에 의한 폭력 상황(3장 참조)

b. 객관적 자료 수집
1) 전반적 외모
a) 의식수준, 행동, 정서
b) 활력징후, 기립성 혈압과 맥박 포함
c) 호흡 시 냄새, 체취
d) 걸음걸이
e) 위생상태
f) 고통/불편감의 정도
g) 키와 몸무게
2) 시진
a) 피부 색깔
b) 동공크기, 반응
c) 경정맥
d) 점막
3) 청진
a) 호흡음: 정상음, 천명음, 악설음, 기타 비정상 호흡음
b) 장음: 정상, 항진, 저하, 소실, 혈관 잡음
c) 심음: S_1과 S_2 리듬/규칙성, 기타 심음(예 심잡음)
4) 촉진
a) 복부 팽만
b) 부종 부위
c) 압통 부위
d) 체온 높은 부위
e) 동맥: 말초맥박의 동등성
f) 정맥: 정맥 충만과 정맥류
g) 림프절

3. 진단적 절차

a. 검사실 검사
1) 전혈구계산검사(complete blood count, CBC) 및 감별계산
2) 혈당(glucose), 혈액요소질소(BUN), 크레아티닌(creatinine)을 포함한 혈청 화학검사(serum chemistries)
3) 동맥혈가스분석
4) 요검사: 가임기 여성 환자는 임신 여부 검사
5) 알코올 농도
6) 혈청 또는 소변 내 독물 검사: 약물의 치료적 수치와 독성 물질 섭취
7) 응고검사: 부분트롬보플라스틴시간(partial thromboplastin time, PTT)과 프로트롬빈시간(prothrombin time, PT)
8) 간 효소 수치
9) 혈청 케톤(serum ketones) 수치
10) 혈청 삼투압
11) 배양검사: 혈액, 객담, 상처, 인후, 비인두, 바이러스
12) 갑상선 기능 검사
13) 혈청 코티졸 수치

b. 영상검사
1) 흉부 단순 방사선 촬영
2) 병력과 증상에 따른 두부 컴퓨터 단층 촬영
3) 복부 컴퓨터 단층 촬영

c. 기타
1) 12 유도 심전도
2) 필요 시 요추천자

B. 분석: 감별 간호진단/협력적 문제
(ANALYSIS: DIFFERENTIAL NURSING DIAGNOSES/ COLLABORATIVE PROBLEMS)

1. **가스교환 장애** (Impaired gas exchange)
2. **비효과적 호흡 양상** (Ineffective breathing pattern)
3. **심박출량 감소** (Decreased cardiac output)
4. **체액 결핍** (Deficient fluid volume)
5. **비효과적 조직관류** (Ineffective tissue perfusion)
6. **두개 내 적응능력 감소** (Decreased intracranial adaptive capacity)
7. **감염의 위험** (Risk for infection)
8. **지식 부족** (Deficient knowledge)

C. 계획과 수행/중재
(PLANNING AND IMPLEMENTATION/INTERVENTIONS)

1. 간호의 우선 순위 결정

a. 기도, 호흡, 순환 유지 (1장 참조)
b. 필요하다면 산소공급
c. 필요한 약물과 수액 투여를 위한 정맥로 확보
d. 기구와 장비 준비
e. 의학적 중재 준비 및 지원
f. 처방에 따른 약물 투여

2. 불안/걱정 완화

3. 가능하다면 환자와 가족이 같이 있도록 하기

4. 환자/가족 교육

D. 평가와 지속적 감시 (EVALUATION AND ONGOING MONITORING)

1. 지속적인 감시와 치료
2. 환자 반응과 결과 감시, 적절한 간호 계획 수정
3. 긍정적 결과가 나타나지 않는다면, 사정과 계획을 재평가

E. 중재와 환자반응 기록 (DOCUMENTATION OF INTERVENTIONS AND PATIENT RESPONSE)

F. 나이와 관련된 고려사항 (AGE-RELATED CONSIDERATIONS)

1. 아동

a. 성장과 발달 관련
1) 신생아, 영유아는 질병과 외상에 더 취약하지만 회복 능력이 좋다.
2) 영아는 성인에 비해 글루카곤 저장량이 적다.
3) 뇌 발달은 20세까지 완전하지 않으므로 외상 가능성이 높다.
4) 수분과 전해질 구성: 영아는 체중의 75~80%가 수분이므로 탈수에 취약하다.

b. 주요점
1) 아동 환자는 질병이 생겼을 때 자가간호 능력이 없다 (예 적절한 수분섭취 유지하기).
2) 선천적 대사 문제는 출생 후 2일에서 5일 사이에 심한 대사성 산증을 초래할 수 있다; 유아에서 후천성의 대사 문제는 장염 또는 반복적인 균배양 검사에도 균이 검출되지 않는 패혈증 형태로 증상이 나타날 수 있다.
3) 부모는 누구보다도 자식에 대해 잘 알고 있으므로 부모의 진술을 경청하는 것이 중요하다.
4) 가장 치료적인 방법은 격려이다.

2. 노인

a. 나이 관련
1) 건강한 노인은 보통 스트레스 상황에서 생리적 기능감퇴가 나타난다.
2) 스트레스에 대한 반응 능력이 감소한다.
3) 면역력이 감소한다.
4) 약물 대사와 배출 능력이 감소하여 종종 중독과 부작용이 일어난다.
5) 신경계: 재생되지 않는 세포(뉴런)의 감소는 영구적인 결핍을 초래할 수 있다.
   a) 도파민성 뉴런의 감소는 걸음걸이와 균형 장애, 약물 부작용을 증가시킨다.
   b) 다른 신경전달물질의 감소는 자율신경계 기능장애, 신경 내분비적 조절과 정신 기능을 변화시킨다.
6) 심혈관계
   a) 심박동수 감소가 이완기말과 수축기말 용적의 증가와 동반하여 나타난다; 심박출량 증가 기전은 평소대로 유지될 수 있으나 질병에 의해 과도하게 나타날 수 있다.
   b) 압력수용체 반사 감수성이 감소하여 혈관용적의 변화에 대한 반응에 변화가 일어난다
      (1) 용적의 빠른 증가는 위험하다.
      (2) 기립성 저혈압이 더욱 흔하다.
7) 호흡기계: 기도 탄력성이 감소한다.
   a) 폐포 허탈 가능성이 증가한다.
   b) 65세가 되면 정상적인 호흡 중에 모든 폐포가 열리지 않으므로 무기폐와 폐렴 가능성이 증가한다.
8) 내분비계
   a) 혈당 불내성, 인슐린 저항성, 비정상적인 인슐린 분비가 나타난다.
   b) 갑상선 호르몬의 대사 제거율이 감소되므로 갑상선 질환에서 갑상선 약물과 같은 외부에서 공급되는 타이록신의 양을 감소시켜야 한다.
   c) 에스트로겐 분비 감소로 골다공증과 같은 골대사 질환이 발생한다.
9) 수분과 전해질: 균형이 유지되더라도 적응 기전이 감소된다.
   a) 네프론 감소와 레닌 및 알도스테론 분비 감소로 보상 기전이 완전히 활성화되기 전에 나트륨 소실이 증가한다.
   b) 사구체 여과율, 압력수용체 민감성, 인슐린과 베타 아드레날린성 반응의 감소로 고칼륨혈증의 위험성이 증가한다.
   c) 수분 보유와 소변 농축 능력, 갈증 기전이 감소하므로 탈수의 위험성이 증가한다.
   d) 좀 더 높은 바소프레신(항이뇨호르몬) 수준에 반응하는 삼투압 수용체 감수성 증가로 특정 약을 복용 중이거나 폐와 신경질환을 가지고 있는 환자에게 항이뇨호르몬 분비부적절 증후군(syndrome of inappropriate antidiuretic hormone, SIADH)의 위험성이 증가한다.
10) 신장계: 신혈류, 사구체여과율, 크레아티닌(creatinine) 청소율이 감소한다.
11) 시력과 청력

a) 시력 감소, 굴절력 변화, 조절 능력 감소, 백내장, 눈물 분비 감소로 시력에 영향을 미친다.
b) 말초 청력계와 대뇌 피질의 변화로 청력 감소가 발생한다.

b. 주요점

1) 활동 감소와 감정적 반응의 감소, 역할 변화가 발생한다.
2) 노인 환자들은 갑작스런 환경 변화, 건강에 대한 걱정이 증가하고 이러한 요소들이 노인들에게 직접적인 영향을 미친다.

II. 특정 내분비계 응급상황 Specific Endocrine Emergencies

A. 부신 위기 (ADRENAL CRISIS)

부신 부전증(adrenal insufficiency)은 부신 피질에서 염류코르티코이드와 당류코르티코이드 호르몬 생산이 중단될 때 발생한다. 급성 부신 부전증 또는 부신 위기는 감염, 출혈, 외상, 수술, 화상, 임신, 갑작스런 스테로이드 투여 중단 등과 같은 스트레스에 대한 반응으로 나타날 수 있다. 부신 부전의 일차 원인은 자가면역성 부신염(애디슨 병, Addison disease), 결핵, 후천성 면역결핍증, 전이성 폐암이나 유방암, 부신 출혈이다. 이차적 원인은 사르코이드증(sarcoidosis), 뇌하수체 종양, 만성적인 스테로이드 사용, 뇌하수체 뇌졸중, 드물지만 산후 뇌하수체 괴사이다. 부신 위기는 수액요법에 반응하지 않는 저혈압 환자, 바소프레신 사용자, 저나트륨혈증, 고칼륨혈증 환자에게 나타날 수 있으므로 면밀한 관찰이 필요하다. 순환하는 체액 감소로 인한 허탈과 고칼륨혈증으로 유발된 부정맥으로 사망할 수 있다.

1. 사정

a. 주관적 자료 수집

1) 현병력/주호소
   a) 발열
   b) 통증: 비특이적 복부통증; 급성 복증(acute abdomen)으로 보일 수도 있다.
   c) 오심, 구토, 설사
2) 과거력
   a) 현재 혹은 과거의 질환
      (1) 원발성 부신 부전증
      (2) 갑상선 기능저하증
   b) 비정상적 피부 색깔
   c) 허약감, 피로, 기면
   d) 식욕 부진, 체중 감소
   e) 소금이 먹고 싶어짐
   f) 최근의 스트레스 사건
   g) 약물: 최근 스테로이드제의 중단
   h) 알레르기

b. 객관적 자료 수집

1) 신체 사정
   a) 전반적 외모
      (1) 의식수준, 행동, 정서: 혼돈
      (2) 저혈압, 그러나 사지는 따뜻할 수 있다
      (3) 빈맥
      (4) 빈호흡
      (5) 기좌호흡
      (6) 체온 상승
      (7) 심한 불편감, 아파보이는 듯한 표정
   b) 시진
      (1) 피부의 과다색소침착
   c) 청진
      (1) 심음: 매우 부드럽다
2) 진단적 절차
   a) 전혈구계산검사(complete blood count, CBC) 및 감별계산
   b) 혈당(glucose), 혈액요소질소(BUN), 크레아티닌(creatinine)을 포함한 혈청 화학검사(serum chemistries)
      (1) 저나트륨혈증
      (2) 고칼륨혈증
      (3) 고칼슘혈증
      (4) 혈중 혈당 수치: 저혈당증
      (5) 혈액요소질소(BUN), 크레아티닌(creatinine): 상승(탈수로 인한 질소혈증)
   c) 요검사: 가임기 여성일 경우 임신 여부 검사 포함
   d) 혈액배양검사(blood cultures)
   e) 혈청 코티졸 수치
   f) 부신피질자극호르몬 농도(adrenocorticotropic hormone [ACTH] level): 자극 검사
      (1) 상승: 뇌하수체 부신 부전증
      (2) 감소: 이차적 부신 부전증
   g) 심전도
      (1) 낮은 전압
      (2) 편평하거나 역전된 T 파
      (3) QT 간격, QRS 군, PR 간격 연장
   h) 흉부 단순 방사선 촬영
   i) 복부 컴퓨터 단층 촬영: 진단이 확실하지 않은 경우 시행
      (1) 부신 출혈, 석회화, 전이성 암이 나타날 수 있다.
   j) 두부 컴퓨터 단층 촬영

2. 분석: 감별 간호진단/협력적 문제

a. 체액 부족 (Deficient fluid volume)
b. 부적절한 조직 관류: 심장, 폐, 뇌 (Ineffective tissue perfusion: cardio-pulmonary and cerebral)

3. 계획과 수행/중재

a. 기도, 호흡, 순환 유지(1장 참조)
b. 필요하다면 산소 공급
c. 수액과 약물 투여를 위한 정맥로 확보
 1) 생리식염수나 젖산 링거용액을 빠르게 주입
 2) 생리식염수에 5% 포도당이 들어있는 수액을 사용하여 체액 보충을 유지
d. 가능하면 초기 체중 측정: 특히, 환자가 오랫동안 응급처치 구역에 머무르는 경우
e. 의학적 처치 준비 및 지원
 1) 심장, 맥박산소측정기 모니터링 시작
 2) 비위관을 삽입하고 필요하다면 흡인기 연결
 3) 필요하다면 유치도뇨관 삽입
 4) 부신 위기 상황을 초래한 원인(예 급성 스트레스)따라 필요한 시술을 준비하고 입원 지원
f. 처방에 따른 약물 투여
 1) 정맥으로 정질액(crystalloid)투여
 2) 즉시 하이드로코티손(hydrocortisone [Solu-cortef]) 100 mg 정맥주사(아동은 2 mg/kg) 후 8시간 마다 투여
 3) 덱사메사손(dexamethasone [Decdron])
  a) 부신 위기의 원인을 모를 때 hydrocortisone 대신에 투여할 수 있음
  b) 부신피질자극호르몬 농도(adrenocorticotropic hormone, ACTH) 자극 검사에 영향을 미치지 않음
 4) 부신피질자극호르몬(corticotropin)
 5) 50% 포도당
 6) 전해질 보충
 7) 혈관수축제
 8) 플루드로코티손 아세테이트(Fludrocortisone acetate [Florinef]):
 초기 치료 후에도 저혈압, 저나트륨혈증, 고칼륨혈증이 지속될 때
 9) 합성 갑상선제(levethyroxine [Synthroid]): 갑상선 기능저하증이 동시에 있을 때

4. 평가와 지속적 감시

a. 의식수준: 나트륨 수치 상승과 함께 뇌 탈수와 뇌손상이 발생할 수 있음
b. 기립 혈압과 맥박을 포함한 혈역학적 상태
c. 호흡음과 맥박산소포화도
d. 심박동수와 리듬
e. 섭취량과 배설량
f. 전해질과 혈당 수치

B. 당뇨병성 케톤산증 (DIABETIC KETOACIDOSIS)

당뇨병성 케톤산증(diabetic ketoacidosis, DKA)은 스트레스 호르몬 과다와 인슐린 부족의 결과이다. 주로 인슐린 의존형인 제 1형 당뇨병 환자에게 발생하지만 비인슐린 의존성 당뇨병인 제 2형에서도 발생할 수 있다. 인슐린 부족은 세포에서 포도당 이용 감소, 유리지방산 분비, 간에서 포도당신생을 증가시킨다. 고혈당은 탈수와 고삼투압, 전해질 고갈을 동반하는 삼투성 이뇨를 유발한다. 인슐린에 길항작용을 하는 스트레스 호르몬(글루카곤, 카테콜라민, 코르티졸, 성장호르몬)은 항인슐린 효과가 있고 유리지방산 분비를 자극하며 유리지방산은 케톤체로 전환된다. 감염, 스트레스 사건, 인슐린을 투여하지 않은 경우, 새로운 당뇨병 발병이 주요한 촉진 인자이다. 치료의 합병증은 뇌부종, 저혈당증, 전해질 불균형이고 이로 인해 사망할 수 있다.

1. 사정

a. 주관적 자료 수집
 1) 현병력/주호소
  a) 24시간에서 2주에 걸쳐 서서히 발생함
  b) 과거 세균 또는 바이러스 감염, 최근 감염, 심각한 스트레스
  c) 오심과 구토
  d) 통증: 복부 통증, 주로 전신 통증
  e) 발열
  f) 다뇨, 다식, 다갈
  g) 기면, 허약감, 피로
  h) 의식수준 저하와 정신상태 변화
  i) 체중 감소
  j) 탈수
 2) 과거력
  a) 현재 또는 과거 질환
   (1) 당뇨병
   (2) 심혈관계 질환
  b) 인슐린 또는 경구용 혈당 강하제 복용 중단 또는 용량 감소

c) salicylate, methanol, ethylene glycol, paraldehyde와 같은 약물이나 물질 섭취, 음이온차이(anion gap) 대사산증을 유발하는 다른 원인
d) 최근 요로 감염
e) 고위험 임신
f) 최근 외상, 손상, 수술
g) 최근 스트레스 사건
h) 비만
i) 이전에 유사한 에피소드
j) 약물: 스테로이드, 티아자이드(thiazides) 이뇨제, 항정신성 약물, 교감신경 작용제

b. 객관적 자료 수집
1) 신체 검진
a) 전반적 외모
(1) 의식수준, 행동 정서: 혼돈, 혼수
(2) 빈맥
(3) 기립성 또는 순수 저혈압
(4) 쿠스말 호흡(Kussmaul's respiration)
(5) 과일향 냄새: 호흡 시 아세톤 냄새
(6) 심한 스트레스, 불편감
b) 시진
(1) 건조하고 열감이 있으며 상기된 피부
(2) 건조한 점막
c) 촉진
(1) 피부 탄력성 저하
2) 진단적 절차
a) 혈당(glucose), 혈액요소질소(BUN), 크레아티닌(creatinine)을 포함한 혈청 화학검사(serum chemistries)
(1) 혈당 수치: 보통 > 300 mg/dL
(임신과 알코올 섭취일 때는 혈당치가 거의 정상일 수 있음[euglycemic DKA])
(2) 나트륨, 염소, 칼륨: 감소
(3) 중탄산염(bicarbonate) < 15 mEq/L
(4) 혈액요소질소(BUN)과 크레아티닌(creatinine): 심한 신장 질환이나 심한 탈수가 존재하지 않으면 정상
(5) 음이온차이(anion gap, $Na^+-[Cl^- + HCO_3]$) 증가: 정상 10~14 mEq/L
b) 혈청 삼투압 > 320 mOsm/kg
c) 혈청 케톤(serum ketones)
d) 혈청 젖산염(serum lactate)
e) 혈청 아세톤: 상승
f) 정맥 또는 동맥 pH < 7.3 (동맥 pH는 정맥보다 약 0.03 높음)
g) 전혈구계산검사(complete blood count, CBC) 및 감별계산: 백혈구수(white blood count, WBC) > 25,000 또는 현저한 좌방 이동(left shift)은 세균감염을 의미
h) 혈청 인(serum phosphorus): 저인산혈증의 위험이 있는 경우(예 영양 부족, 만성 알코올 중독증)
i) 혈청 아밀라아제: 췌장염일 때 상승될 수 있음
j) 필요 시 배양검사
k) 요검사: 포도당과 케톤 수치 상승, 가임기 여성일 경우 임신 가능 검사
l) 흉부 단순 방사선 촬영
m) 두부 컴퓨터 단층 촬영: 특히 정신상태 변화가 있는 아동
n) 심전도

2. 분석: 감별 간호진단/협력적 문제

a. 비효과적인 조직관류: 뇌 (Ineffective tissue perfusion: cerebral)
b. 체액 부족 (Deficient fluid volume)
c. 불안/공포 (Anxiety/Fear)
d. 지식 부족 (Deficient knowledge)

3. 계획과 수행/중재

a. 기도, 호흡, 순환 유지(1장 참조)
b. 필요하다면 산소 공급
c. 필요한 약물과 수액 투여를 위한 정맥로 확보
1) 두 개의 굵은 정맥로 확보
2) 1~2시간에 1L의 생리식염수 주입
3) 만약 환자의 탈수가 심하다면 등장성 전해질 수액(예 Normosol, Plasma-Lyte 등)을 주입한다. 고염소혈증성 산증(hyperchloremic acidosis) 발생을 감소
4) 초기 수액요법 후 0.45% 생리식염수를 시간당 200~1,000 mL의 속도로 주입
5) 혈당 수치가 250 mg/dL미만이면 저혈당을 예방하기 위해 포도당 용액을 추가로 주입
d. 의학적 중재 준비 및 지원
1) 심장 및 맥박산소측정 모니터링을 시작
2) 의식 저하가 있다면 비위관을 삽입하고 구토 예방을 위해 흡인기를 연결
3) 유치도뇨관을 삽입

4) 병원 지침에 따라 환자가 혼돈상태라면 억제대를 적용할 수도 있음
5) 입원 절차를 진행
a) 환자의 불이행이 보이면 병동간호사에게 알려서 환자 회복 후 논의하게 함

e. 처방에 따른 약물 투여
1) 케톤산증이 해결될 때까지 혈당 수치가 150~200 mg/dl 이 유지될 수 있도록 처방에 따라 속효성 인슐린인 regular insulin을 투여
a) 0.1~0.15 unit/kg (약 10 units)의 인슐린을 정맥으로 주사한다; 만약 환자의 의식이 회복된다면 절반 정도를 정맥주사한 다음 이어서 절반을 피하로 주사
b) 주입속도 조절기(infusion pump)를 사용하여 정맥으로 0.1 unit/kg/h 정도의 유지량을 투여한다; 처음 인슐린 50 mL는 수액세트로 흘려보내어 수액세트를 채움
c) 아동: 0.1 unit/kg/h IV drip
2) pH < 7이면 처방에 따라 중탄산나트륨($NaHCO_3$)을 투여
3) 칼륨: 혈청 칼륨치가 5.5 mEq/L미만이면 칼륨 20~40 mEq를 투여(인슐린 치료를 시작하면 저칼륨혈증이 바로 발생).
4) 인 수치가 1 mg/dL 미만인 환자에게는 20~30 mEq/L를 투여
5) 감염이 확진되었거나 의심된다면 항생제를 투여
6) 항구토제 투여

4. 평가와 지속적 감시

a. 의식수준: 신경학적 상태를 지속적으로 사정; 뇌부종의 증상을 잘 관찰(산증과 저혈당증이 빠르게 교정되는 도중에 발생할 수 있음). 젖산 산증, 동맥혈전증(예 뇌졸중, 심근경색)
b. 환자 상태가 안정될 때까지 혈역학적 상태는 15~60분마다 확인
c. 호흡음과 맥박산소포화도를 사정: 호흡곤란 증후군은 수액을 너무 많이 투여했을 경우 발생
d. 심박동수와 리듬
e. 혈당(glucose)은 한시간마다, 칼륨은 2시간마다 확인
f. 섭취량과 배설량
g. 수분과 전해질 균형을 유지: pH는 서서히 정상으로 회복되고 혈당수치는 100~200 mg/dL, 칼륨은 4~5 mEq/L, 혈청 삼투압은 285~300 mOsm/kg을 유지

C. 고혈당성 고삼투성 증후군 (HYPERGLYCEMIC HYPEROSMOLAR SYNDROME)

고삼투성 고혈당성 증후군(HHS)은 점진적인 고혈당혈증과 고삼투성이 특징적으로 나타나며 나이가 많은 제 2형 당뇨병 환자와 진단되지 않은 당뇨병 환자에게 훨씬 더 자주 발생한다. 환자는 적절한 수화상태를 유지할 수 없다. 체내에 충분한 인슐린이 존재하여 케톤생성을 억제하므로 케톤산증은 발생하지 않는다. 종종 HHS는 감염, 스트레스, 패혈증에 의해 촉발되고 최근 제 2형 당뇨병으로 진단받은 환자의 초기 증상으로도 나타날 수도 있다. 이런 상황을 유발하는 질병을 확인하는 것이 중요하고 원인별 질병 치료와 HHS 치료는 동시에 이루어져야 한다. HHS는 집중치료에도 불구하고 사망률이 높다.

1. 사정

a. 주관적 자료 수집
1) 현병력/주호소
a) 잠행성 발병: 수 일에서 수 주
b) 최근 질병 또는 감염
c) 갈증
d) 수분 섭취 감소
e) 다뇨 또는 핍뇨
2) 과거력
a) 현재 또는 과거 질환
(1) 인슐린 비의존성 당뇨병
(2) 진단되지 않았던 노인 당뇨병 환자
(3) 면역 억제 질환
(4) 뇌졸중
(5) 심근경색
b) 시력 변화: 시력 저하, 환각
c) 기동성 제한: 적절한 수화상태를 유지할 능력(예 물 마시러 가기)이 감소
(1) 방임 및 학대
d) 최근 스트레스 사건
e) 약물: 경구용 혈당강하제, 이뇨제, 인슐린 생산을 억제하거나 고혈당을 유발하는 약물
(1) 베타차단제
(2) 히스타민 2(H_2) 차단제
f) 당뇨병 치료 불이행
g) 알레르기

b. 객관적 자료 수집
1) 신체 검진
a) 전반적 외모
(1) 의식수준, 행동, 정서: 혼돈, 정신상태 변화; 기면, 허약감, 경련, 섬망, 혼수상태

(2) 저혈압: 심한 탈수의 후기 증상
(3) 빈맥: 탈수의 초기 증상
(4) 저체온 또는 고체온
(5) 심한 스트레스나 불편감, 심하게 아파보이는 듯한 외모

b) 시진
(1) 건조한 피부와 점막: 심한 탈수
(2) 근육 연축
(3) 안구진탕증

c) 촉진
(1) 반신 불완전마비/반신 감각소실
(2) 피부 탄력성 감소

2) 진단적 절차

a) 혈당(glucose), 혈액요소질소(BUN), 크레아티닌(creatinine)을 포함한 혈청 화학검사(serum chemistries)
(1) 혈당 수치: > 600 mg/dL
(2) 탈수로 인한 고나트륨혈증 또는 저나트륨혈증
(3) 칼륨 수치: 처음에는 정상이거나 높다가 인슐린 치료를 시작하면 저칼륨혈증이 발생
(4) 혈액요소질소(BUN)과 크레아티닌(creatinine) 수치: 신전성 질소혈증(prerenal azotemia)과 탈수로 상승한다.

b) 혈청 삼투압: > 320 mOsm/kg

c) 전혈구계산검사(complete blood count, CBC) 및 감별계산

d) 동정맥 가스분석 검사
(1) PaO_2 정상
(2) pH > 7.3

e) 혈청 케톤(serum ketones) 수치: 정상 또는 약간 상승

f) 감염 원인이 확실하지 않다면 배양 검사

g) 크레아틴인산활성효소(creatine phosphokinase, CPK)와 동종효소(isoenzymes): 심근경색, 횡문근융해증을 의미

h) 응고 검사: 프로트롬빈시간(prothrombin time, PT), aPTT

i) 소변 검사: 포도당 상승, 약간의 케톤뇨증, 요비중 증가, 백혈구 검출가능성, 가임기 여성일 경우 임신 여부 검사

j) 흉부 단순방사선 촬영

k) 두부 컴퓨터 단층 촬영

2. 분석: 감별간호진단/협력적 문제

a. 상해 위험 (Risk for injury)
b. 비효과적인 기도청결 위험 (Risk for ineffective airway clearance)
c. 비효과적인 조직관류: 뇌, 말초 (Ineffective tissue perfusion: cerebral, peripheral)
d. 체액 부족 (Deficient fluid volume)
e. 감염의 위험 (Risk for infection)

3. 계획과 수행/중재

a. 기도, 호흡, 순환 유지(1장 참조)

b. 필요하다면 산소 공급

c. 혈역학적 안정
1) 수액공급을 위해 굵은 정맥도관을 삽입하여 15~20 mL/kg/h 정도의 0.9% 생리식염수를 1시간 동안 주입(심장질환과 같은 금기사항이 아니라면).
2) 만약 혈청 나트륨수치가 정상이거나 높으면 4~14 mL/kg/h 정도로 0.45% NaCl 용액을 주입
3) 혈청 나트륨치가 낮다면 0.9% 생리식염수를 4~14 mL/kg/h 주입
4) 혈당(glucose)이 300 mg/dL이 되면 포도당 용액을 주입

d. 의학적 처치 준비 및 지원
1) 전문기도관리
2) 침대 머리 30도 상승
3) 심장과 맥박산소측정 모니터링
4) 중심정맥관, 동맥정맥관, 폐동맥관의 삽입과 모니터링
5) 위관 삽입과 흡인

e. 처방에 따른 약물투여
1) 빠른 연속 기관삽관(RSI)을 위한 전처치 약물 투여: 진정제, 진통제, 신경근육 차단제
2) 속효성 인슐린(RI) 투여
a) 초기에 0.15 unit/kg RI bolus 투여와 같이 또는 단독으로 수액주입조절기를 통해 0.1 unit/kg/h의 인슐린 정맥 주입; 처음 50 mL정도의 인슐린은 튜브에 흘려보내어 수액세트를 인슐린으로 채우기
3) 필요하다면 칼륨 보충
a) 혈청 칼륨수치를 4~5 mEq/L로 유지하기 위해 1 L의 수액 각각에 칼륨 20 mEq를 추가
b) 필요하다면 저용량의 헤파린을 투여

4. 평가와 지속적 감시

a. 기도 유지
b. 지속적인 신경학적 상태 사정, 뇌부종와 경련 증상 관찰
c. 환자가 안정될 때까지 15~60분 마다 혈액 검사
d. 호흡음과 맥박산소포화도
e. 심박동수와 리듬
f. 체액과 전해질 균형 유지: 혈당(glucose)은 100~200 mg/dL, 칼륨 수치는 4~5 mEq/L, 혈청삼투압은 285~300 mOsm/kg
g. 섭취량과 배설량
h. 말초 청색증

D. 저혈당 (HYPOGLYCEMIA)

저혈당(hypoglycemia)은 가장 흔한 내분비계의 응급상황으로 혈당(glucose)이 남자환자는 70 mg/dL미만, 영아와 아동은 40 mg/dL 미만으로 떨어지는 경우이다. 급격한 혈당저하는 대체 에너지로 사용될 케톤생성을 활성화할 시간이 없다. 저혈당은 교감신경계–부신의 활성화로 증상을 유발하는데 불안, 진전, 발한, 오심, 빈맥, 심계항진이 나타난다. 극심한 저혈당은 저산소증과 혼수상태를 초래하기도 한다. 아동과 노인들은 저혈당을 경험할 가능성이 더 많고, 심한 저혈당은 영구적인 뇌기능장애를 초래하기도 한다. 의식수준의 변화가 있는 모든 환자는 다른 원인이 밝혀질 때까지는 저혈당을 의심해 보아야 한다.

1. 사정

a. 주관적 자료 수집
1) 현병력과 주호소
a) 급격하게 발생
b) 음식 섭취 없음
c) 지난 36시간동안 알코올 섭취
d) 배고픔, 오심
e) 허약감, 현기증
f) 기면
g) 떨림
h) 불안
i) 두통
j) 정신 상태 변화
2) 과거력
a) 현재 또는 과거의 질환
(1) 당뇨병
b) 인슐린 용량 증가
c) 반감기가 긴 경구용 혈당 강하제
d) 신체활동 증가
e) 약물이나 독소에 노출 [BOX 8–1]
f) 수술 또는 다른 질환 [BOX 8–2]
g) 알레르기

Box 8–1 저혈당을 유발하는 약물과 독소

약물
Alcohol
Amphotericin B
Angiotensin-converting enzyme (ACE) inhibitors
Beta blockers
Bishydroxycoumarin
Diazoxide
Fluoxetine
Haloperidol
Insulin
Lithium
Methotrexate
Pentamidine
Phenytoin
Propoxyphene
Quinine
Salicylates
Sertraline
Sulfonylureas
Tricyclic antidepressants

허브류
Ginseng, panax ginseng

독소
Carbamate
Insecticides
Methanol
Organophosphates

Box 8–2 저혈당을 초래하는 기타 원인

알코올 중독증	림프종
효소 결핍증	임신
위장관계 수술	육종
간, 신장, 심장 부전	(예 섬유육종, 중피종, 지방육종)
인슐린 분비성 종양	패혈증
Islet cell 종양	기아
백혈병	

b. 객관적 자료 수집
1) 신체 검진
a) 전반적 외모
(1) 의식수준, 행동 정서: 혼돈, 떨림, 느린 말투, 경련, 혼수
(2) 얕은 호흡이지만 정상 호흡수
(3) 저체온 또는 고체온
(4) 중등도에서 중증의 고통/불편감
b) 시진
(1) 차고 땀이 나서 축축한 피부
(2) 창백함
(3) 동공 확대
(4) 반신마비 또는 다른 뇌졸중 증상
2) 진단적 절차
a) 혈당 수치
b) 혈청 화학검사: 정상
c) 요검사: 가임기 여성에서 임신 반응 검사 정상
d) 동맥혈가스검사: 정상 pH
e) 혈청 알코올 수치
f) C-peptide 측정: 인슐린분비성 종양에서는 증가, 인슐린 투여시에는 정상 또는 감소, 설폰제 경구 혈당강하제 복용 중일 경우 증가
g) 간기능 검사(liver function test)와 혈청 인슐린, 코티졸, 갑상선 호르몬 검사
h) 흉부 단순 방사선 촬영
i) 복부 컴퓨터 단층 촬영 또는 초음파

2. 분석: 감별 간호진단/협력적 문제

a. 영양불균형: 신체요구량보다 적음(Imbalan-ced nutrition: less than body requir-ements)
b. 비효과적 조직관류: 뇌 (Ineffective tissue perfusion: cerebral)
c. 지식 부족 (Deficient knowledge)
d. 비효과적 기도 청결의 위험 (Risk for ineffective airway clearance)

3. 계획과 수행/중재

a. 기도, 호흡, 순환 유지(1장 참조)
b. 필요하다면 산소공급
c. 혈역학적 안정
1) 환자가 의식이 없거나 경구용액을 먹을 수 없는 상태라면 5% 포도당 수액을 투여

d. 의학적 처치 준비 및 지원
1) 필요하다면 구강, 비강으로 흡인
2) 전문기도관리
3) 심장 및 맥박산소측정기 모니터링 시작
4) 반감기가 긴 경구용 혈당강하제로 인한 저혈당이라면 입원 준비를 지원

e. 처방에 따른 약물 투여
1) 영양 결핍상태이면 티아민(thiamine)을 정맥 또는 근육주사
2) 구개 반사가 정상이면 경구용 포도당수액을 줌
3) 50% 포도당수액을 정맥주사; 만약 반응이 없다면 반복; 2세 미만이면 25%, 신생아인 경우는 10~12.5% 포도당수액을 투여
4) 만약 정맥주사 경로를 확보할 수 없다면 글루카곤 1 mg을 근육주사하거나 피하주사한다; 두번 반복할 수 있음; 단, 알코올성 저혈당인 경우에는 효과가 없음(저장된 글리코겐 부족으로).

f. 환자/가족 교육
1) 질병의 진행과정을 알려주기
2) 규칙적인 식사의 중요성을 강조
3) 당을 함유한 식품을 가지고 다니도록 하기; 지방이 포도당 이용을 지연시키기 때문에 복합 탄수화물(예 candy bars)이 아닌 단순 탄수화물(사탕, 설탕, 오렌지 쥬스, 설탕이 함유된 음료수)
4) 운동 시에는 인슐린 용량을 줄이기
5) 공복 상태에서 알코올 섭취를 피하기; 폭음 시에는 음식을 먹도록 하기
6) 필요하다면 적절한 사회기관이나 지역사회기관에 의뢰
7) 영양부족 증상과 응급실을 방문해야하는 상황에 대해 교육
a) 적절한 음식을 섭취함에도 불구하고 저혈당 증상이 지속될 때
b) 경련
c) 저혈당 후 정상적인 의식 상태로 돌아오지 않을 때

4. 평가와 지속적 감시

a. 기도 개방성
b. 의식수준
c. 혈역학적 상태
d. 호흡음과 맥박산소포화도
e. 90~140 mg/dL 정도의 혈당 수치

E. 점액부종 위기 (MYXEDEMA CRISIS)

점액부종 위기 또는 혼수는 중추신경계 손상과 심혈관계 문제를 유발하는 갑상선 기능저하증의 가장 심각한 형태이다. 서서히 진행되고 흔하지 않기 때문에 이 질환의 인식이 늦어진다. 오랜기간 동안 갑상선 기능저하증인지 모르고 있던 경우나 치료받지 않았을 때 발생한다. 촉진 요인은 심각한 감염(폐렴과 요로감염이 흔하다), 최근 진정제 또는 안정제 투약, 뇌졸중, 추운 환경에 노출, 갑상선 호르몬 대체요법을 갑자기 중단하는 것이다. 전체 환자의 90% 정도가 겨울에 발생한다. 노인에게 주로 발생하는데 이는 노화에 따른 온도변화에 적응능력이 감소하기 때문이다.

1. 사정

a. 주관적 자료 수집
1) 현병력 /주호소
a) 최근 질환
b) 지적 능력의 점차적인 감소
c) 무감동, 자기 무시
d) 정서적 불안정
e) 식욕부진
f) 체중 증가
2) 과거력
a) 현재 또는 과거 질환
(1) 갑상선 기능저하증 또는 갑상선 수술
b) 약물: 갑상선 호르몬 대체요법, 최근 진정제나 안정제 사용

b. 객관적 자료 수집
1) 신체 검진
a) 전반적 외모
(1) 의식수준, 행동, 정서: 의식수준 저하, 기민성 저하, 혼돈, 정신병
(2) 낮고 거친 목소리
(3) 저체온증 < 35.5℃
(4) 서맥, 심음 감소, 심박출량 감소
(5) 저환기
(6) 저혈압
(7) 심한 스트레스나 불편감, 갑자기 아픈 듯한 표정
b) 시진
(1) 창백, 눈주위 부종을 동반한 얼굴의 부종
(2) 큰 혀
(3) 건조하고 차며 창백한 피부
(4) 비요흔성 사지 부종
(5) 얇은 눈썹
(6) 과거 갑상선절제술 흉터
2) 진단적 절차
a) 혈당(glucose), 혈액요소질소(BUN), 크레아티닌(creatinine)을 포함한 혈청 화학검사(serum chemistries)
(1) 저나트륨혈증, 저염소혈증
(2) 혈당(glucose): 저혈당
(3) 혈액요소질소(BUN)과 크레아티닌(creatinine): 상승
b) 동맥혈가스분석: 저환기, 저산소증, 고탄산혈증
c) 갑상선 검사: 티록신(thyroxine, T_4) 감소, 갑상샘 자극호르몬(thyroid-stimulating hormone, TSH) 상승
d) 전혈구계산검사(complete blood count, CBC) 및 감별계산: 빈혈과 백혈구수(white blood count, WBC) 감소
e) 치료 전 혈청 코티졸 수치
f) 요검사: 가임기 여성환자는 임신 여부 검사
g) 심전도
(1) 낮은 전압
(2) 동성 서맥
(3) QT 간격 지연
(4) PR 간격 지연, T파 비정상
h) 흉부 단순 방사선 촬영
i) 복부 단순 방사선 촬영
j) 두부 컴퓨터 단층 촬영

2. 분석: 감별간호진단/협력적 문제

a. 비효과적 기도 청결 위험 (Risk for ineffective airway clearance)
b. 비효과적 호흡 양상 (Ineffective breathing pattern)
c. 심박출량 감소 (Decreased cardiac output)
d. 비효과적 조직관류: 말초, 뇌혈관 (Ineffective tissue perfusion: peripheral, cerebral)
e. 비효과적 체온 조절 (Ineffective thermoregulation)

3. 계획과 수행/중재

a. 기도, 호흡, 순환 유지(1장 참조)
b. 필요하다면 산소 공급
1) 호흡 문제가 있는 환자에게는 환기를 도와줌
2) 고유량 산소
c. 수액과 약물투여를 위한 정맥로 확보
1) 고장성 생리식염수
2) 정질액

3) 체온 정도로 따뜻한 전혈

d. 의학적 처치 준비 및 지원

1) 기도 유지
  a) 비강 또는 구강 삽관
  b) 성문위 기도기(예 King, Combitube, laryngeal mask airway)
  c) 외과적 기도기(예 cricothyrotomy)
2) 심장 맥박산소측정기 모니터링 시작
3) 적절한 체온 유지
  a) 실내 온도를 높이거나 담요를 이용하여 보온
  b) 너무 빠른 속도로 체온을 올리지 않도록 함
4) 경련 주의
5) 필요하다면 위장관 튜브를 삽입하고 흡인기 연결
6) 필요하다면 유치도뇨관 삽입
7) 입원과정 지원

e. 처방에 따른 약물투여

1) 빠른 연속 기관삽관(RSI) 전 약물: 진정제, 진통제, 신경근육차단제
2) 정맥주사용 합성 갑상선제(심한 점액 수종 혼수일 때 T_3 또는 티록신[thyroxine, T_4]가 사용)
  a) 경구용 약제를 먹을 수 있을 때까지 티록신(thyroxine, T_4) (levothy-roxine) 4 micrograms/kg IV, 24시간 후 100 micrograms IV, 그 다음 50 micrograms을 정맥투여(환자가 병원외래로 다닐 수 있을 때 50~200 micrograms/day PO로 변경).
  b) 점액수종 혼수 시 T_3 (liothyronine or triiodothyronine) 20 micrograms 정맥으로 투여 후 환자의 의식이 돌아올 때까지 8시간 간격으로 10 micrograms씩 정맥 투여(노인환자나 관상동맥 질환자에게는 처음 투여 시 10 micrograms 이상 용량을 정맥으로 투여하지 않기).
3) Glucocorticoids (부신 위기 예방)
4) 혈관 수축제

4. 평가와 지속적 감시

a. 기도 개방성

b. 의식수준

c. 혈역학적 상태

d. 호흡음과 맥박산소포화도

e. 심박동수와 리듬

f. 섭취량과 배설량

F. 갑상선 중독 발작 (THYROID STORM)

갑상선 중독 발작(thyroid storm) 또는 갑상선 위기는 높은 사망률을 초래하는 극심한 갑상선 중독상태로 임상에서 흔하지는 않다. 전형적인 3대 증상은 고열, 중추신경계 기능이상 또는 뇌병증, 열이 나는 정도에 비례하지 않는 심한 빈맥이다. 촉발인자는 갑상선 수술, 감염, 외상, 스트레스, 방사성 요오드 투여이다. 갑상선 중독 발작에서 갑상선 기능항진증을 유발하는 가장 흔한 경우는 그레이브스병(Graves' disease)이다. 노인 환자들은 증상을 알아차리지 못하는 무감동(apathetic) 갑상선 기증항진증이 발생할 수 있어 갑상선 중독 발작의 위험성이 높다. 갑상선 중독 발작을 촉진하는 인자는 감염, 수술, 외상, 방사성 요오드 요법, 임신, 항콜린성과 아드레날린성 약물, 갑상선 호르몬 복용, 당뇨병성 케톤산증이다.

1. 사정

a. 주관적 자료 수집

1) 현병력/주호소
  a) 발열
  b) 오심, 구토, 설사
  c) 통증; 복부
  d) 갑상선 중독 증상이 심해짐
  e) 불안, 안절부절, 신경질적, 혼수도 가능
  f) 전반적인 쇠약감
  g) 촉발 요인 또는 현재 질병
2) 과거력
  a) 현재 또는 과거 질환
    (1) 갑상선 중독증
    (2) 갑상선 질환
    (3) 당뇨병
  b) 쉽게 피곤해짐
  c) 체중 감소
  d) 발한
  e) 체온 소실, 열을 잘 견디지못함
  f) 최근 수술이나 외상
  g) 현재 임신
  h) 약물
  i) 알레르기

b. 객관적 자료 수집

1) 신체 검진
  a) 전반적 외모
    (1) 의식수준, 행동, 정서: 섬망, 불안, 혼돈, 혼수
    (2) 체온상승: 체온이 40℃이상 상승할 수 있다.
    (3) 빈맥(120~200회/분), 수축기 고혈압, 맥압이 넓어짐
    (4) 심한 스트레스/불편감, 심하게 아파보이는 표정

b) 시진
(1) 전흉부의 과역동 상태
(2) 거미혈관종
(3) 떨림
(4) 얇고 부드러운 머리카락
(5) 눈 증상
(a) 눈꺼풀이 처짐
(b) 안구돌출증
(c) 눈주위 부종
(d) 응시(stare)
(6) 황달
c) 청진
(1) 호흡음: 악설음이 있다면 이차적인 심부전을 의미할 수도 있음
d) 촉진
(1) 따뜻하고 습하며 벨벳과도 같은 피부: 탈수가 발생하면 건조해짐
(2) 진동과 혈관 잡음이 동반된 갑상선 크기 비대
(3) 간 부위 압통
2) 진단적 절차
a) 갑상선 기능 검사
(1) 티록신(thyroxine, T_4): 상승
(2) Triiodothyonine (T_3): resin 흡수 상승
(3) 갑상샘 자극호르몬(thyroid-stimulating hormone, TSH): 감소
b) 혈청 콜레스테롤 수치: 감소
c) 혈당(glucose), 혈액요소질소(BUN), 크레아티닌(creatinine)을 포함한 혈청 화학검사(serum chemistries)
(1) 혈당(glucose): 상승
d) 전혈구계산검사(complete blood count, CBC) 및 감별계산: 핵좌방 이동(left shift)을 동반한 백혈구 수치 상승은 세균 감염을 의미
e) 간 기능 검사: 간 효소 증가
f) 요검사: 가임기 여성 환자일 경우 임신여부 검사
g) 필요하다면 배양검사
h) 흉부 단순 방사선 촬영
i) 두부 컴퓨터 단층 촬영
j) ECG: 빠른 심실 세동

2. 분석: 감별 간호진단/협력적 문제

a. 심박출량 감소 (Decreased cardiac output)
b. 가스교환 장애 (Impaired gas exchange)
c. 비효과적 조직관류 (Ineffective tissue perfusion)
d. 체액부족 위험 (Risk for deficient fluid volume)
e. 고체온 (Hyperthermia)
f. 지식 부족 (Deficient knowledge)
g. 불안/공포 (Anxiety/fear)

3. 계획과 수행/중재

a. 기도, 호흡, 순환 유지(1장 참조)
b. 필요하다면 산소 공급
c. 수액과 약물 투여를 위한 정맥로 확보
1) 5% 포도당과 등장성 용액 투여: 지속적인 고대사 요구상태이고 글리코겐 저장 소실로 인해 포도당 용액이 선호
d. 의학적 처치 준비 및 지원
1) 심장과 맥박산소측정기 모니터링 시작
2) 중심정맥압 또는 폐동맥압을 모니터하기 위한 카테터 삽입
3) 정상적인 체온 유지: 고체온을 조절하기 위해 냉요법(예 얼음주머니, 얼음팩) 적용
4) 입원 과정 지원
a) 만약 환자가 약물요법을 이행하지 않는다면 회복 후 이 문제를 해결하기 위해 병원 직원에게 알리기
e. 처방에 따른 약물 투여
1) 증상 조절
2) 해열제: acetaminophen (Tylenol)만 사용; 아스피린은 결합부위에서 갑상선 호르몬을 변위시켜 갑상선 호르몬을 증가시키므로 피함
3) 50% 포도당 수액
4) 갑상선 중독증 치료를 위해 thionamide, propylthiouracil (PTU), methimazole (MMI) 투여
5) 당류 코르티코이드; hydrocortisone: 티록신(thyroxine, T_4)가 T_3로 전환되는 것을 차단하여 생존율을 올림
6) 요오드, 루골 용액(lugol solution), 요오드칼륨용액(SSKI): 갑상선 호르몬 분비 억제
7) Propranolol, atenolol, esmolol; 심박동수를 100회/분 미만으로 유지하기 위해 정맥주사로 투여; 교감신경 반응 차단
8) 디지탈리스제(digitalis): 베타차단제 금기(예 천식, 임신, 당뇨병, 심부전)인 경우에 투여
9) 항생제
10) 비타민과 티아민
11) 진정제

4. 평가와 지속적 감시

a. 의식수준
b. 혈역학적 상태
c. 호흡음과 맥박산소포화도
d. 심박동수와 리듬
e. 탈수 증상
f. 전해질 수치
g. 섭취량과 배설량

9장

환경 응급

Environmental Emergencies

Kathleen Flarity, DNP, PHD, CEN, CFRN, FAEN

주요 주제

I. 전반적 전략 General Strategy

A. 사정 (ASSESSMENT)

1. 일차, 이차 사정/소생술(1장 참조)

2. 초점 사정

a. 주관적 자료 수집

1) 현병력/손상/주호소

a) 환경 노출 기전

b) 환경 요소

(1) 주변 온도

(2) 둘러싸인 공간

(3) 물에 노출된 경우: 노출 유형 및 수온

(4) 습구흑구온도지수(wet bulb globe tem-perature index, WBGT index)

(5) 발견된 곳에서 서식하는 곤충, 동물 및 파충류의 종류

(6) 착용한 의복 및 예방의 형태

c) 노출(exposure)

(1) 노출 시간 혹은 손상발생 시점

(2) 환경에 머무른 시간 혹은 사건 발생 후 경과된 시간(예 익수 시간)

(3) 취약할 수 있는 기저요인: 의식수준, 알코올이나 중독성 약물의 사용, 활용 가능한 피신처 부족 및 부적절한 의복, 노출/손상 전 활동

d) 통증

(1) 손상 부위 및 통증 정도

(2) 특히 독 주입과 관련된 경우, 손상 및 독 물질의 확산

e) 발진
f) 가려움
g) 증상 완화를 위한 노력
(1) 민간요법
(2) 대체요법
(3) 투약
(a) 처방약
(b) 일반 판매약/허브

2) 과거력
a) 현재 혹은 기존에 있던 질환/질병
(1) 아나필락시스(anaphylaxis)
(2) 알코올중독(alcoholism)
(3) 척수손상(spinal cord injuries)
(4) 중추신경계 질환(예 뇌졸중, 경련)
(5) 천식(asthma)
(6) 당뇨(diabetes mellitus)
(7) 심혈관계질환(cardiovascular disease)
(8) 간질환(hepatic disease)
(9) 부신저하증(hypoadrenalism)
(10) 파킨슨병(parkinsonism)
(11) 갑상선항진증(hyperthyroidism)
(12) 레이노병(Raynaud disease)
(13) 낭성섬유증(cystic fibrosis)
(14) 피부경화증(scleroderma)
(15) 외배엽 형성이상(ectodermal dysplasia)
(16) 말라리아(malaria)
(17) 바이러스 감염(viral infection)
(예 폐렴, 단핵구증)
(18) 염증(inflammation, 예 발열)
(19) 악성 고체온(malignant hyperthermia)
(20) 낫모양적혈구소질(sickle cell trait)
b) 이전의 환경 손상(저체온증, 고체온증)
c) 물질과(또는) 사용 및 남용
d) 흡연력
e) 마지막 정상 생리 주기: 가임기 여성 환자
f) 현재 투약력
(1) 처방약/약물 사용
(a) 항콜린작용제(예 아트로핀[atropine])
(b) 베타차단제(예 프로프라놀롤 [propranolol])
(c) 암페타민(예 엑스터시[ecstasy])
(d) 근육 강화를 위한 운동보조제(예 에페드라 [ephedra])
(e) 페노티아진
(f) 항히스타민제
(g) 삼환계 항우울제
(h) 모노아민 산화효소 억제제
(i) 교감신경차단성 혈압강하제
(j) 스테로이드
(k) 면역억제제
(l) 항응고제
(2) 일반 판매약/허브
g) 알레르기
h) 예방접종 상태
i) 이전의 광견병 예방접종력
j) 이전의 항뱀독소 접종력

3) 심리적/사회적/환경적 위험 요인
a) 환경적 위험을 인지하는 능력 부족
(1) 나이(영아, 아동, 노인)
(a) 아동: 성장발달단계를 반영하는 국한된 의사결정
(b) 노인: 질병과정에 따른 의사결정/자기관리 능력의 변화
(2) 정신질환
(3) 대상자의 환경적응 능력을 손상시키는 약물의 사용
b) 신체적 요인
(1) 비만
(2) 영양실조
(3) 정신적, 신체적 준비 부족
c) 사회적 위험 요소
d) 낮은 체력 수준
e) 적응력 부족
f) 탈수
(1) 적절한 피신처 부재 혹은 갈 곳이 없는 상황
(2) 적절한 의복 미착용
(3) 괴롭힘, 학대 면식이 있는 자의 폭력 상황 등 실제 사건 발생 및 가능성(3, 30장 참조)
g) 직업과 관련된 요인
(1) 소방관, 응급의료서비스 및 구조 요원
(2) 외근 노동자
(3) 과도한 열이나 추위에 노출되는 직업
(4) 유해물질을 다루는 산업 관련 종사자
(5) 군인
h) 취미와 관련된 요인
(1) 아마추어 운동선수
(2) 장거리 달리기
(3) 격렬한 활동

(4) 힘든 운동
(5) 동계 스포츠
(6) 하이킹/익숙하지 않은 곳에서의 걷기

i) 환경적 요인
(1) 날씨 상황
(a) 주위 온도: >38℃ or <0℃
(b) 장기간의 무더위
(2) 바람 및 이와 관련된 찬 기운
(3) 높은 습도
(4) 금속 혹은 물과의 접촉
(5) 폐쇄 공간
(a) 온도
(b) 환기
(6) 동물, 곤충, 거미, 수생동물 및 파충류가 서식하는 특수한 환경
(7) 희귀 동물을 키우거나 근무지에 같이 있는 경우

b. 객관적 자료 수집
1) 전반적 외모
a) 의식수준, 행동, 정서
b) 활력징후
c) 냄새
d) 걸음걸이
e) 위생상태
f) 고통/불편감의 정도
2) 시진
a) 기도: 기도개방성, 기도유지 가능성, 기도유지 불가; 혈관부종(angioedema)
b) 얼굴, 입천장의 홍반(erythema)
c) 호흡 노력
d) 동공 기능
e) 외부 손상
f) 피부 증상
(1) 부종(edema)
(2) 궤양(ulceration)
(3) 발진(rash)
(4) 두드러기(urticaria)
(5) 진드기(ticks)
(6) 송곳니/ 물린 자국
(7) 쏘임 자국
g) 교상(bites)/상처
(1) 크기
(2) 형태
(3) 깊이
(4) 보이는 피부 구조: 근육, 피하조직
3) 청진
a) 호흡음
b) 심음
c) 장음
4) 촉진
a) 말초맥박과 중심맥박
b) 피부 온도
c) 국소 압통
d) 운동과 감각

3. 진단적 절차

a. 검사실 검사
1) 전혈구계산검사(complete blood count, CBC) 및 감별계산
2) 혈당(glucose), 혈액요소질소(BUN), 크레아티닌(creatinine)을 포함한 혈청 화학검사(serum chemistries)
3) 간기능 검사(liver function test)
4) 혈액응고검사
5) 혈액형 검사 및 교차반응 검사
6) 동맥혈가스분석(arterial blood gas, ABG)
7) 크레아틴키나아제 CK(creatine kinase)
8) 갑성선 기능 검사
9) 요검사; 가임기 여성이라면, 임신반응검사
10) 독성물질 감별을 위한 혈청 및 소변 검사

b. 영상검사: 손상 부위 확인 목적으로 시행
1) 단순 방사선 촬영
2) 컴퓨터 단층촬영(computed tomography scan)
3) 자기공명영상

c. 기타
1) 12 또는 15 유도 심전도(electro-cardio-gram, ECG)

B. 분석: 감별 간호진단/협력적 문제
(ANALYSIS: DIFFERENTIAL NURSING DIAGNOSES/ COLLABORATIVE PROBLEMS)

1. 비효과적 기도 청결 (Ineffective airway clearance)
2. 가스교환 장애 (Impaired gas exchange)
3. 체액 부족 (Deficient fluid volume)
4. 고체온 (Hyperthermia)
5. 저체온(Hypothermia)
6. 피부 통합성 장애(Impaired skin integrity)
7. 급성 통증(Acute pain)

8. 감염의 위험(Risk for infection)
9. 지식 부족(Deficient knowledge)

C. 계획과 수행/중재 (PLANNING AND IMPLEMENTATION/INTERVENTIONS)

1. 간호 우선순위 결정
   a. 기도, 호흡, 순환유지(1장 참조)
   b. 필요하다면 산소공급
   c. 필요 시 정질액(crystalloid fluid)/수혈/투약 등을 위한 정맥로/골강내 주사(IV/IO) 확보
   d. 장비 및 소모품 확보를 통한 적절한 치료환경 조성
   e. 의학적 중재 준비 및 지원
   f. 처방에 따른 약물투여
2. 불안/불안감 완화
3. 대상자를 지지하는 목적으로 간호제공자/의미 있는 방문객을 허용함
4. 대상자 및 의미있는 타인/간호제공자 교육

D. 평가와 지속적 감시 (EVALUATION AND ONGOING MONITORING)

1. 지속적 감시와 적응증에 따른 치료
2. 환자반응/결과 감시, 적절한 간호계획 수정
3. 긍정적 결과가 나타나지 않는다면, 사정 및 계획 재평가

E. 중재와 환자반응 기록 (DOCUMENTATION OF INTERVENTIONS AND PATIENT RESPONSE)

F. 나이와 관련된 고려사항 (AGE-RELATED CONSIDERATIONS)

1. 아동
   a. 성장발달단계 관련
   1) 익수로 인한 사망은 아동 사망의 주요 원인 중 하나이다.
   2) 영유아는 기도가 좁아서 부종에 의한 폐쇄가 쉽게 발생한다.
   3) 아동은 체중에 비해 체표면적의 비율이 높고, 열손실이 일어나기 쉽다.
   4) 아동은 체열을 유지하고 보온할 수 있는 지방 조직이 적다.
   5) 3개월 미만의 영아는 떨림(shivering)에 의한 열생산을 할 수 없으므로, 열의 발생을 위해서는 갈색지방조직을 연소시켜야 한다.
   6) 아동은 생활 환경에서 그들을 교육하고 보호하는 양육자(돌봄제공자)에 의존한다.
   7) 학대 및 방임의 가능성을 고려해야 한다(예 익수가 관리감독의 부재로 인해 발생했을 수 있다).
   8) 아동은 성인에 비해 회복속도가 훨씬 빠르다.
   b. "주요점"
   1) 아이들은 호기심이 왕성하여 자신의 주변을 탐색하고 싶어한다; 아이들은 행동이 초래하는 결과에 대해 거의 두려움이 없기때문에 환경의 위험에 노출될 수 있다(예 모르는 개를 보고 두려워하지 않을 수도 있고, 겁없이 접근하기도 한다).
   2) 청소년은 또래집단의 압력으로 인해 더 많은 위험을 감수하게 될 수 있다(이러한 행동들은 잠재적으로 술을 마신 채 물에 뛰어드는 것 등의 상황을 포함한다).
   3) 아동은 신경계가 아직 미숙하고, 주변환경유지를 위해서는 돌봄제공자에 의존해야하기 때문에 열과 냉 응급상황에서 손상의 위험성이 크다.
   4) 아동은 체구가 작고, 체중이 적게 나가기 때문에 성장과 관련된 합병증이 발생할 위험성이 훨씬 높다.
2. 노인
   a. 노화 관련
   1) 폐 조직의 탄성 및 폐포의 양이 감소하면 독성 물질을 흡입하는 상황에서 생리적 반응이 제한될 수 있다.
   2) 노화로 인한 심혈관계 변화는 혈관의 탄성 감소, 전신저항 증가, 심박출량 감소 및 스트레스에 대한 반응 감소를 초래한다.
   3) 혈관 이완 및 수축 능력의 감소; 심박출량 감소; 피하조직 감소로 인한 고체온 및 저체온의 위험성이 증가한다.
   4) 발한 반응이 지연되거나 감소한다.
   5) 갈증 기전과 신장의 소변농축 능력의 효율성이 떨어져서 발열과 관련된 탈수의 위험이 증가한다.
   6) 부동 및 활동저하는 몸의 떨림을 약화시키고, 근육에 의한 열생산을 감소시켜 저체온증에 대한 민감성을 증가시킨다.
   7) 베타차단제의 투여는 환경 응급에 대한 신체적 반응으로 일어나는 맥박수 증가를 저해할 수 있다.
   b. "주요점"
   1) 노인 대상자는 피부층이 얇아서 교상에 의해 훨씬 심각한 상황에 놓이게 될 수 있다.
   2) 소생술을 진행하는 동안의 체액 과다는 심각한 상황을 초래할 수도 있다.
   3) 의식변화가 있는 노인 대상자를 주위환경의 위험에서 보호하는 것은 돌봄제공자에 따라 달라질 수 있다.

II. 특정 환경 응급 Specific Environmental Emergencies

A. 수생 생물에 의한 손상 (AQUATIC ORGANISM INJURIES)

수생 생물이 일반적으로 사람을 먹이로 여기지 않으나, 방해를 받으면 손상을 입힐 수 있다. 방해를 받으면, 이러한 생물들은 물거나, 침을 쏠 수 있으며, 물리적 손상 및 독물 주입을 초래할 수 있다. 인간에게 가장 독이 되는 물질 중 일부가 수생 생물에서 발견된다. 이 상처는 오염된 물에 의해 감염이 될 수도 있다.

수생 생물은 세 종류로 구분한다: (1) 상어, 창꼬치, 곰치, 뱀장어, 문어, 바다뱀, 바다사자, 유식 고래와 같이 물어서 독물 주입이 가능한 생물; 물린 상처는 찔림에서 크게는 찢어지는 상처까지 다양하다. (2) 가시세포(menatocytes)로 침을 쏘아 상처 및 독작용을 일으키는 해파리, 히드라(고깔해파리), 말미잘, 히드라불 산호(hydrozoan fire corals), 바다말벌, 상자해파리 등과 같은 생물; 그리고 (3) 독이 있는 주머니에서 독을 분비하고, 손상성 교상을 유발하는 가오리, 전갈, 쏠배감펭, 바다성게, 메기와 같은 척추뼈가 있는 생물.

수생 생물에 의한 독물 주입은 국소조직 자극에서 사망에 이르기까지 다양한 결과를 초래한다. 간혹 이로 인한 자상 및 교상은 아나필락시스 반응을 나타내기도 한다. 가시모양을 한 동물에 의한 손상은 궤양, 괴사, 2차 감염의 발생율이 높다. 독물은 마비, 근육 허약, 저혈압, 빈맥, 경련 및 심정지를 유발할 수 있다. 스노클링하는 사람, 보호장구가 없는 잠수사, 해변을 걷는 사람들이 위험군에 속한다. 죽은 생명체도 부상을 입힐 수 있고, 적절한 예방 조치를 취하지 않으면 의료진과 구조자들이 물리거나 위험에 처할 수 있다는 것을 기억하는 것이 중요하다.

1. 사정

a. 주관적 자료 수집

1) 손상에 대한 현병력/주호소
   - a) 상황과 환경에 대한 설명
   - b) 수중에서의 설명되지 않는 의식 소실
   - c) 사고 지역
   - d) 수생 생물에 대한 묘사
   - e) 손상 부위
   - f) 출혈 정도
   - g) 불편감에 대한 주관적 설명
   - h) 오심, 구토
   - i) 근육 약화, 강직
   - j) 통증

2) 과거력
   - a) 현재 또는 과거 질환
     - (1) 심혈관계 질환
     - (2) 당뇨병
   - b) 약물
   - c) 알레르기
   - d) 예방접종 상태

b. 객관적 자료 수집

1) 신체검진
   - a) 전반적 외모
     - (1) 아나필락시스 가능성
     - (2) 심정지/호흡정지 가능성
     - (3) 의식수준, 행동, 정서: 경련
     - (4) 천명음 가능성
     - (5) 저혈압
     - (6) 마비
     - (7) 중정도에서 심각한 고통/불편감
   - b) 시진
     - (1) 상처 위치
     - (2) 두드러기
     - (3) 교상(bites): 상처 크기, 손상된 조직의 깊이, 육안으로 관찰되는 구조물, 이물질, 손상부위 기능
     - (4) 자상(쏘임, stings): 신체 손상 범위, 두드러기 병변, 촉수에 의한 상처 부위, 비늘, 부종, 발적, 통증
     - (5) 가시 찔림: 상처 부위, 가시, 부풀어 오른 부위, 줄무늬 같은 흔적, 발적, 부종

2) 진단적 절차
   - a) 전혈구계산검사(complete blood count, CBC) 및 감별계산
   - b) 심전도
   - c) 남아있는 물질이 의심되거나, 심부 조직 손상이 의심되면, 손상 부위에 대한 영상 검사 시행
   - d) 손상 원인 생물의 종(species) 확인을 위한 가시세포 채집 목적으로 투명 테이프를 부착함
   - e) 감염이 의심되는 경우, 상처 배양/감수성 검사

2. 분석: 감별 간호진단/협력적 문제

a. 비효과적 기도청결 위험 (Risk for ineffective airway clearance)

b. 비효과적 호흡 (Ineffective breathing)

c. 급성 통증 (Acute pain)

d. 피부 통합성 장애 (Impaired skin integrity)

e. 감염의 위험 (Risk for infection)

f. 지식 부족 (Deficient knowledge)

3. 계획과 수행/중재

a. 기도, 호흡, 순환유지(1장 참조)

1) 호흡 및 심정지가 발생한다면, 초기처치 혹은 기본심폐소생술과 전문심폐소생술 지속함

b. 필요하다면 산소공급

c. 필요 시 결정질 수액(crystaloid fluid) 및 약물 투여를 위한 정맥로(IV)/골강내 주사(IO)확보

d. 의학적 중재 준비 및 지원

1) 아나필락시스에 대한 치료(21장 참조)
2) 수생 생물에 물린 상처 관리
   a) 부드러운 항균 비누로 상처를 세척
   b) 다량의 생리식염수로 세척
   c) 국소마취제를 투여하거나 지원
   d) 상처의 위치 및 유형에 따라 적응증이라면 변연절제술 및 봉합술을 수행하거나 지원
   e) 상처를 적절하게 소독
3) 해파리에 쏘인 상처 관리
   a) 바닷물이나 소금물로 즉시 씻어 냄
   b) 아직 유효한 가시세포를 자극할 수 있으므로 상처 부위를 문지르거나 민물을 사용하지 않음
   c) 장갑 낀 손과 겸자(혹은 지혈겸자)를 이용하여 촉수를 제거
   d) 독물을 비활성화 시키기 위해 5% 아세트산(vinegar)를 도포
   e) 40~70% 이소프로필 알코올이 대안적으로 사용될 수 있으나, 상자해파리는 이에 해당하지 않음
   f) 아세트산이나 알코올로 상처를 세척한 후에는 면도크림을 바르거나 베이킹 소다, 밀가루 또는 탈크제를 도포하여 남아 있는 가시세포를 제거하고, 그 부위를 면도
   g) 강장동물 유충으로 인해 유발되는 가려움성 피부염에는 고기 연화제인 파파인 페이스트가 사용될 수 있음
4) 가오리 상처 관리
   a) 다친 부위는 통증완화 및 열에 민감한 독이 활성화되지 않도록 43.7~46.5℃ 온도의 온수에 즉시 60~90분간 담그기
   b) 이물질 확인을 위한 방사선 영상 촬영
   c) 상처를 세척, 진찰 및 면밀하게 씻어낸 후, 느슨하게 봉합하거나, 지연 일차봉합을 위해 개방성 드레싱을 적용
5) 전갈, 쏠베감팽 상처 관리
   a) 다친 부위는 통증완화 및 열에 민감한 독이 활성화되지 않도록 43.7~46.5℃ 온도의 온수에 즉시 60~90분간 담그기
   b) 남아있는 가시를 제거하기 위해 상처를 면밀하게 진찰
6) 깊게 박힌 가시가 있거나, 이물질이 남아있는 것이 의심된다면, 수술실에 가서 확대경을 이용하여 상처를 탐색; 따뜻한 생리식염수로 세척하고, 적절한 배액이 이루어지도록 상처 치유를 위한 개방드레싱을 적용

e. 처방에 따른 약물투여

1) 심정지 혹은 아나필락시스 발생 시 전문심폐소생술 약물을 프로토콜에 따라 투여
2) 가시가 제거된 후에는 통증 완화를 위해 국소마취제, 항히스타민제, 코르티코스테로이드 연고가 적용될 수 있음
3) 적응증에 해당하는 항독소 투여(쏠베감팽과 상자해파리 독에 쏘인 심한 상처에 대해서는 호주 멜버른 대학의 커먼웰스 혈청 연구소에서 이용 가능)
4) 비마약성 진통제
5) 마약성 진통제
6) 수생 생물에 의한 손상은 궤양, 괴사 및 이차감염 이환율이 높으므로, 예방적 항생제 투여가 요구됨
7) 파상풍 예방약

f. 환자/가족 교육상처 관리

1) 감염 증상 및 징후
2) 약물 투여
3) 추후 관리
4) 예방
   a) 손상을 입을 수 있는 수생 생물에게서 멀리 떨어지기
   b) "스팅어 슈트"라고 지칭하는 보호복과 장갑 착용
   c) 죽은 수생 생물을 이동시키려고 하지 말 것

4. 평가와 지속적 감시

a. 기도확보 및 유지

b. 의식수준

c. 혈역학적 상태

d. 호흡음과 맥박산소포화도

e. 심박동수와 리듬

f. 통증 완화

B. 교상과 자상 (BITES AND STINGS)

교상과 자상(쏘임)은 찔린 상처나 열상을 유발하며, 아나필락시스, 독물 주입, 조직손상, 상처 감염 및 광견병과 라임병 같은 전염성 질병 등의 합병증을 일으킬 수 있다. 매년 수천명의 환자들이 교상과 자상으로 인해 응급실을 방문한다. 교상과 자상의 원인들은 포유류, 파충류, 해양 동물, 곤충, 거미 등 매우 다양하다. 미국에서의 교상과 자상의 일반적인 원인들은 표 9-1에 요약하였다.

표 9-1 미국 내 교상과 자상의 일반적인 원인들

교상	자상(쏘임)
개 고양이 인간 설치류 말 파충류 박쥐 너구리 스컹크 거미	벌 말벌 개미 전갈 일부 해양동물

간혹, 환자들은 외래종의 벌레나 동물에 물리거나 쏘여서 응급실에 내원한다. 이러한 위험성이 높은 사람들은 대체로 어린 아이들, 야외 노동자, 그리고 다루는 곤충이나 동물에 익숙하지 않은 사람들이다.

인간 교상

반려/야생 동물 반려동물(domestic animals)이나 야생동물(wild animals)에 물리면 깊은 열상, 찢어지거나, 절단, 압궤 손상(crushing injury)이 발생하고, 광견병(rabies)과 같은 전염성 질환의 가능성이 있다. 모든 열상 중에서도 동물에 물린 상처는 매우 다양한 원인균에 의해 빈번하게 오염된다. 동물, 특히 개는 사지 혹은 다른 노출된 신체 부위를 턱으로 무는 힘으로 인해 압궤손상을 유발할 수도 있다. 물린 상처는 두피, 얼굴, 손, 발에 손상을 초래할 수 있으며, 오랜 기간 흉터와 기능상실을 초래할 수 있다.대부분의 동물 교상은 집에서 키우는 개와 고양이가 원인이 된다. 해를 끼친 동물에 따라 손상 부위 및 인구집단은 매우 다양하다. 고양이에 의한 주된 손상 부위는 팔과 다리이며, 주로 성인 여성이 해를 입는다; 그러나 아이들은 머리, 목, 얼굴에 물리는 경우가 많다. 아이들은 5~9세 남자 아이들이 동물에 물리는 사고가 가장 흔하고 특히, 개에 의한 피해가 많다. 개는 그들의 영역을 보호하기 위해 길러지는데, 누군가 낯선 사람이 접근하면 개들은 위협을 느껴서 방어를 위해 물기도 한다. 개에 물린 손상은 독이 없는 동물에 의한 손상 중에서도 사망에 이르는 주요한 원인이다. 고양이는 또 다른 동물 교상의 원인이 되며, 고양이에 물린 상처의 합병증은 감염을 일으키는 깊은 관통상을 초래하여 고양이의 입에서 전해지는 파스테우렐라(*Pasteurella*)와 같은 병원균에 의해 봉와직염(cellulitis)이 될 수 있다. 연구에 의하면 고양이에 물린 상처가 일반적으로 복합균 감염이라고는 하나, 파스테우렐라는 가장 흔한 병원균이다. 야생동물, 특히 박쥐는 미국에서 인간에게 광견병을 옮기는 가장 흔한 원인이다. 스컹크나 너구리도 광견병을 전염시킬 수 있다. 해당 지역에서의 광견병 위험성을 인지하는 것은 매우 중요하다. 지역의 동물 관리 기관이나 보건 당국은 이에 대한 정보를 제공할 수 있다. 동물에 의한 교상은 지역 및 주 규정에 따라 보건 당국에 신고해야만 한다.

1. 사정

a. 주관적 자료수집
- 1) 손상 관련 현병력/주호소
  - a) 해를 가한 동물의 종류
  - b) 피해자가 동물을 알고 있었는지의 여부
  - c) 동물 도발
  - d) 가축이면 광견병 여부
  - e) 손상 시점
  - f) 손상 위치
  - g) 과다 출혈
  - h) 통증
- 2) 과거력
  - a) 현재 혹은 과거의 질환
    - (1) 심혈관계 질환
    - (2) 당뇨병
    - (3) 면역저하
  - b) 약물
  - c) 알레르기
  - d) 예방접종력

b. 객관적 자료수집
- 1) 신체검진
  - a) 전반적 외모
    - (1) 의식수준, 행동, 정서: 불안
    - (2) 중정도에서 심각한 고통/불편감
  - b) 시진
    - (1) 상처 부위
    - (2) 상처 크기
    - (3) 상처 깊이
    - (4) 심부 구조물 손상 부위 확인(건, 근육, 뼈, 이물질-치아)
  - c) 촉진
    - (1) 손상부위의 신경혈관계 상태
    - (2) 손상부위의 기능
- 2) 진단적 절차
  - a) 전혈구계산검사(complete blood count, CBC) 및 감별계산
  - b) 상처 감염 부위의 배양 및 감수성 검사(깨끗한 상처는 배양검사하지 않음)
  - c) 손상부위의 방사선 영상 검사

2. 분석: 감별간호진단/협력적 문제

a. 피부 통합성 장애 (Impaired skin integrity)

b. 감염의 위험 (Risk for infection)

c. 급성 통증 (Acute pain)

d. 지식 부족 (Deficient knowledge)

3. 계획과 수행/중재

a. 기도, 호흡, 순환유지(1장 참조)

b. 필요하다면 산소공급

c. 필요 시 수액 투여 및 투약을 위한 IV/IO 확보

d. 의학적 처치 준비 및 지원

1) 상처 관리

a) 지속적인 출혈을 조절

b) 부드러운 항균비누로 세척

c) 다량의 생리식염수로 압박세척

d) 대상자의 불편감이나 통증조절을 위해 필요 시 상처를 마취

e) 잠재적으로 둔기에 의한 외상이나 발톱에 의해 찔린 중요 부위의 깊은 상처를 평가

f) 건이나 뼈에 치아조각 같은 이물질이 남아있는지 면밀하게 탐색

g) 명백하게 으스러져서 소생할 수 없는 조직은 변연절제술을 수행하거나 지원

h) 일반적으로 위험성이 낮은 물린 상처에는 예방적 항생제를 투여하지 않음

2) 상처봉합을 수행하거나, 이를 지원한다. 필요하다면 감염의 위험성을 줄이기 위해 지연봉합을 하기도 하나, 처치는 상처의 위치와 시기에 따라 결정. 전통적으로 동물에 물린 상처는 이차감염 예방을 위해 개방상태를 유지하나, 의료진은 동물 교상의 감염의 위험을 증가시킬 수 있는 요인들에 대해 검토해야 함

a) 필요 시, 처치를 위한 진정제 투여

b) 상처의 위험요인에 따른 선택적 치료

(1) 위험성이 높은 상처(예 손의 상처, 고위험 종, 면역억제 환자)가 아니라면, 일반적인 피부봉합에는 봉합술, 스테이플러, 봉합용 접착테이프를 사용

(2) 감염된 상처의 배양검사는 명백한 감염으로 평가되거나, 패혈증의 증거가 있을 때만 실시

(3) 외과 협진을 고려하고, 고위험 상처는 지연봉합

(4) 고위험 상처를 입은 부상자에 대해서는 예방적 항생제(아목시실린 클라부라네이트, amoxicillin - clavulanate) 투여를 적극적으로 고려해야 함. 상처감염을 가장 효과적으로 예방할 수 있는 방법은 손상 후 1시간 이내에 항생제를 투여하는 것

(5) 세척 후의 상처는 멸균 드레싱

3) 광범위한 치료가 요구되면, 입원을 고려

e. 처방에 따른 약물투여

1) 비마약성 진통제

2) 진정제

3) 시술 절차에 필요한 진정 치료

4) 항생제

5) 예방약

a) 마지막 접종 이후 5년이 지났다면, 파상풍 예방약 투여

b) 광견병 예방: 광견병이 의심되는 경우(예 비정형적 행동, 고위험 군)에는 광견병 면역 글로불린과 백신의 필요성 평가

(1) 광견병 면역글로불린(RIG, Rabies immune globulin): 이전에 접종력이 없다면 단회 투여; 20 units/kg 을 가급적 상처 주위에 점적하고, 잔량은 멀리 떨어진 곳에 근육주사

(2) Human diploid cell vaccine (HDCV), 혹은 rabies vaccine adsorbed (RVA): 이전에 접종한 적이 없다면; 1 mL를 0, 3, 7, 14일에 삼각근에 근육주사

(3) HDCV 혹은 RVA: 이전에 접종한 적이 없다면, 1 mL를 0, 3일에 삼각근에 근육주사

f. 환자/가족 교육

1) 상처 관리

2) 감염 시 증상 및 징후

3) 복약

4) 광견병 예방접종 일정 관리

5) 추후관리

6) 교상 예방을 위한 대책 수립

a) 근처의 동물 행동에 친숙해져야 함

b) 모르는 개가 접근하려고 하면 움직이지 말아야 함

c) 만약 개에 의해 쓰러졌다면 공모양으로 굴러서 가만히 누워있을 것

d) 아이들이 자주 오가는 곳에는 위험한 동물을 두지 말 것

4. 평가와 지속적 감시

a. 통증 완화

뱀 독사에게 물리면 보통 열상이나 찔림 상처를 초래한다. 독사 교상은 감염에 대한 위험성도 있지만, 가장 큰 합병증은 독물의 주입이라고 할 수 있다. 독을 가진 종은 5개 정도이나, 거의 예외 없이 대부분 살무사과(Viperidae; 독사와 살무사)와 코브라아과(Elapinae)에 속한다. 의학적으로 중요한 북 아메리카의 독사들은 살무사과(하위족으로, 살무사아과 독사)와 코브라아과(하위족으로 코브라아과[산호뱀], 바다배아과[바다뱀])의 일종이다. 미국에서는 독사가 교상의 주요 원인이다. 방울뱀은 가장 흔한 독사로 분류되며, 북미 전역에서 가장 많이 발견된다. 메인(Maine) 주를 제외하고, 48개의 각 주에서 적어도 한 종류 이상이 발견되고 있다. 독사에는 목재방울뱀, 관련 방울뱀들(방울뱀 속), 꼬마방울뱀과 관련 방울뱀(시스트루루스 속), 코퍼헤드, 늪살무사, 물뱀(살무사속) 이 포함된다. 독사의 또다른 분류로는 코브라아과이며, 여기에는 산호뱀이 속한다. 간혹, 그 지역에서 나지 않은 뱀이 동물원이나 애완동물로 길러지는 집에서 사람을 물어서 환자를 발생시키기도 한다. 뱀 교상은 대체로 하지에 발생하지만, 손이나 얼굴에 물리기도 한다. 독침이 적은 건조한 상처는 대상자 중 약 20%로 발생하며, 별다른 증상은 나타나지 않는다. 진짜 살무사 독에 물리면, 환자는 급격하게 타는 듯한 통증을 호소하며, 상처부위가 부어오른다. 부종 후에 반상출혈과 수포가 물린 주변으로 퍼지게 된다. 독은 효소와 단백질을 포함하는데, 국소조직손상 및 광범위 조직 부종, 저혈압, 응고장애, 쇼크, 그리고 사망을 초래할 수 있다. 코브라아과 뱀 독에 노출되면, 증상이 거의 없거나, 국소반응조차 거의 나타나지 않을 수 있으며 경미한 부종이나 감각이상이 물린 주변에 나타날 수 있다. 증상의 발현은 13시간 혹은 그 이후에 나타날 수 있다. 감각이상 및 이상 감각(불쾌감, 타는 것 같은 비정상 감각)이 나타나는 경우 신경근차단과 속발성 호흡부전으로 악화될 수 있는 위험이 크다. 뱀 교상의 위험군으로는 뱀 조련사, 등산객, 야영객, 취객 등이 있다. 최신의 항뱀독소 제제로 인한 부작용은 예전에 보고된 것보다 흔하지 않고, 심각성도 낮다.

1. 사정

a. 주관적 자료수집

1) 현병력/주호소
   a) 사건 기술
   b) 뱀에 대한 설명과 식별
      (1) 독사는 눈과 콧구멍 사이가 움푹 패인(열 감지 장치) 삼각형 모양의 머리를 하고 있으며, 고양이 같은 타원형의 동공, 입을 다물면 접히는 두 개의 송곳니, 꼬리 아래쪽에는 한줄의 피하 비늘이 관찰되며, 방울뱀의 딸깍거리는 소리를 내는 상호 연결된 흉분성 각질층을 볼 수 있다.
      (2) 산호뱀은 빨강, 노랑, 검은 줄무늬를 갖고 있으며; 머리는 검고, 호리호리한 몸체이며, 고정되고 작은 송곳니, 둥글고 검은 눈동자를 갖고 있다.
         (a) "노랑 위에 빨강은 사람을 죽이고, 검정 위에 빨강은 독이 없다"라는 속담은 산호뱀과 독이 없는 뱀을 구분하는 말이지만, 미국 남동부 지역에서의 치명적인 독을 갖고 있는 산호뱀(*Micrurus fulvius*)과 텍사스산호뱀(*Micrurus fulvius tenere*)에만 적용되는 말이다.
   c) 물린 상처의 위치
   d) 대상자의 체격과 몸무게
   e) 병원 전 제공된 간호
   f) 도착 전 증상 및 징후
   g) 호흡곤란
   h) 허약, 감각 이상, 복시, 근육통
   i) 오심, 구역, 설사
   j) 사고 시간
2) 과거력
   a) 현재 혹은 과거의 질환
      (1) 심혈관계 질환
      (2) 당뇨병
      (3) 면역저하
   b) 과거의 교상에 의한 손상
   c) 이전 항뱀독소 접종력
   d) 투약
   e) 알레르기
   f) 예방접종력

b. 객관적 자료수집

1) 신체검진
   a) 전반적 외모
      (1) 의식수준, 행동, 정서: 불안, 다행감, 혼돈, 경련
      (2) 이완성 마비
      (3) 중정도에서 심각한 고통/불편감
   b) 시진
      (1) 상처 외양
         (a) 독사: 송곳니 자국, 반달 모양의 이빨 자국
         (b) 산호뱀: 긁히거나, 살짝 찔린 자국
         (c) 독이 없는 뱀: 긁힌 자국, 이빨 자국
      (2) 반상출혈, 상처 부종
      (3) 소수포, 물린 부위 주변의 수포
      (4) 발한
      (5) 출혈
2) 진단적 절차
   a) 전혈구계산검사(complete blood count, CBC) 및 감별계산
   b) 혈청 화학검사(serum chemistries), 크레아틴키나아제 CK(creatine kinase)

c) 혈액형 검사 및 교차반응 검사
d) 혈소판, 섬유소분리산물(FSPs)을 포함한 혈액응고 검사
e) 전신증상이 나타나면 동맥혈가스분석 실시
f) 요검사: 미오글로빈
g) 상처 배양/감수성 검사
h) 손상 부위 영상검사; 남아있는 송곳니가 있을 가능성이 있다면 시행 필요
i) 흉부촬영: 폐부종 과거력이 있다면 시행
j) 심전도: 대상자가 흉통, 호흡곤란을 호소하거나, 심장 병력이 있는 경우 시행

2. 분석: 감별 간호진단/협력적 문제

a. 비효과적 기도청결 위험 (Risk for ineffective airway clearance)
b. 체액 부족 (Deficient fluid volume)
c. 피부 통합성 장애 (Impaired skin integrity)
d. 감염의 위험 (Risk for infection)
e. 급성 통증 (Acute pain)
f. 불안/두려움 (Anxiety/fear)
g. 지식 부족 (Deficient knowledge)

3. 계획과 수행/중재

a. 기도, 호흡, 순환유지(1장 참조)
b. 필요하다면 산소공급
1) 얼굴이나 목을 물린 대상자는 심한 부종으로 인한 기도폐쇄를 예방하기 위해 조기 기관 내 삽관이 요구될 수 있음
c. 필요 시 수액 투여, 수혈 및 투약을 위한 IV/IO 확보
1) 응고병증의 가능성이 있는 대상자인 경우 정맥 천자는 최소한으로 시도하고, 압박할 수 없는 주입부(예 쇄골하정맥)는 피해야 함
2) 정맥로 확보 시에 필요한 검체(CBC, 혈액응고검사, 전해질, 신기능 및 간기능 검사(liver function test), 크레아틴키나아제 CK(creatine kinase)와 혈액형, 그리고 감별 검사)를 채집
d. 의학적 중재 준비 및 지원
1) 손상 부위 고정: 지혈대를 적용하지 않기
2) 심장과 맥박산소측정기 모니터링 시작
3) 물린 부위에 대한 상처 관리를 수행하고, 부종과 발적이 확대되는 것에 대한 연속적 측정을 실시; 구획 측정이 필요할 수 있음
4) 독물의 중증도와 항뱀독소 요구도를 결정
5) 병원 입원을 지원하고, 심각한 조직 손상에 대해 근막절개술을 시행
e. 처방에 따른 약물투여 – 항뱀독소 적응증과 복용법
1) 항뱀독소(antivenom): 크로팹(CroFab, crotaline polyvalent immune fab)은 손상 후 4시간 이내에 투여 시 가장 치료 효과가 좋으며, 12시간이 지나면 효과가 제한적임. 신세대 항뱀독소 투여로 나타나는 부작용은 이전 약제에 비해 흔하지 않고, 심각성도 떨어진다고 보고됨
2) 비마약성 진통제
3) 진정제
4) 항생제
5) 파상풍 예방약
f. 환자/가족 교육
1) 상처관리
2) 감염의 증상 및 징후
3) 복약
4) 추후 관리
5) 예방
a) 등산 시에는 부츠나 목이 긴 신발을 신기
b) 뱀을 잡으려고 하거나 화나게 하지 말 것
c) 야영 혹은 하이킹 지역에 서식하는 뱀의 종류에 대해 알고 있기

4. 평가와 지속적 감시

a. 기도 유지
b. 의식수준
c. 혈역학적 상태
d. 호흡음과 맥박산소포화도
e. 심박동수와 리듬
f. 사지 부종의 진행
g. 상처 원위부 신경혈관 상태
h. 통증 완화

곤충 독이 있는 곤충 중 손상의 가장 흔한 원인은 막시목(hymenoptera)으로 구분되는 벌, 말벌, 그리고 개미 등의 곤충류이다. 벌레에 쏘이면 피부층 파괴를 초래하며, 대상자에 곤충의 침이 박혀 독성분이 서서히 침전된다. 곤충의 독은 곤충의 먹이를 진압하고 자신을 방어하는데 사용된다. 곤충의 침에 의한 심각한 합병증으로는 아나필락시스가 있다. 북미에서는 벌이나 개미류의 특정 면역글로불린 E 항체(IgE)가 발달한 침이 초래하는 아나필락시스로 인해 매년 거의 40~50명의 사망자가 발생한다. 아나필락시스(21장 참조)는 대상자가 이미 감작된 이종 단백질에 노출되어 발생하는 급성 알

레르기 반응이다. 아나필락시스의 증상 및 징후로는 얼굴이나 입 주변의 부종(혈관부종), 호흡곤란(협착음, 천명음, 흉골함몰), 그리고 두드러기 등이 있다. 곤충 자상의 위험군으로는 야외 노동자, 등산객, 야영객이 해당한다.

1. 사정

a. 주관적 자료수집
1) 현병력/주호소
a) 곤충의 종류
b) 쏘임에 대한 기술과 부위
c) 사고 발생 시각
d) 쏘임 후 경험한 증상
(1) 통증
(2) 부종, 소양증
(3) 호흡곤란
2) 과거력
a) 현재 혹은 과거의 질환
(1) 천식
b) 쏘임에 대한 알레르기
c) 투약
d) 알레르기
e) 예방접종력

b. 객관적 자료수집
1) 신체검진
a) 전반적 외모
(1) 의식수준, 행동, 정서: 명료에서 혼수까지
(2) 협착음
(3) 저혈압, 빈맥
(4) 경미함에서 심각한 고통/불편감
b) 시진
(1) 손상된 피부 표면: 발적, 열감, 팽진 형성, 수포
(2) 곤충 침 잔여물
(3) 모니터 상 나타나는 부정맥
c) 청진
(1) 호흡기계 손상이 동반되면 천명음
2) 진단적 절차
a) 적응증이 되면 전혈구계산검사(complete blood count, CBC) 및 감별계산
b) 필요 시 상처 배양/감수성 검사
c) 흉부 단순 방사선 촬영
d) 심전도

2. 분석: 감별 간호진단/협력적 문제

a. 비효과적 기도청결 위험 (Risk for ineffective airway clearance)

b. 비효과적 조직 관류 (Ineffective tissue perfusion)

c. 급성 통증 (Acute pain)

d. 지식 부족 (Deficient knowledge)

3. 계획과 수행/중재

a. 기도, 호흡, 순환유지(1장 참조)
1) 아나필락시스/심정지 발생 시 프로토콜에 따라 기본소생술 및 전문심폐소생술 시작하고 유지

b. 필요하다면 산소공급
1) 호흡/심정지 대상자에게 기관 삽관을 실시하고, 환기를 지지

c. 필요 시 수액 투여, 투약을 위한 IV/IO 확보

d. 의학적 중재 준비 및 지원
1) 전문기도관리
a) 비강 혹은 구강 내 삽관: 성문외 기도기(supraglottic airway), 후두마스크 기도기(LMA), 식도-기관 콤비튜브(esophageal-tracheal Combi-tube), 킹(King)
b) 수술적 기도(예 윤상갑상연골절개술)
2) 신용카드 혹은 비슷한 모양의 도구로 부드럽게 긁는 동작으로 곤충 침을 제거. 집게를 쓰거나 짜내지 말 것; 그런 방법은 독 주머니를 수축시켜 찔린 부위에 더 많은 독성 물질을 방출할 수 있음
3) 부드러운 항균 비누로 상처부위 세척
4) 안위 목적으로 얼음팩, 베이킹소다, 알로에베라 제품을 적용
5) 심장과 맥박산소측정기 모니터링 시작
6) 호흡곤란이나 아나필락시스가 확인되면 병원 입원 지원. 곤충 교상에 의한 아나필락시스 환자는 근접 관찰이 요구되며, 가급적 병원에서 24시간 이상 지켜봐야 함

e. 처방에 따른 약물투여
1) 에피네프린
a) 심한 과민반응 시, 에피네프린 1:1,000을 피하 혹은 근육주사. 성인 용량은 0.3~0.5 mL, 12세 미만 아동은 0.01 mL/kg로 주되, 0.3 mL를 초과하지 않으며, 10~15분마다 반복투여할 수 있음
b) 심한 저혈압/쇽이 동반되면 1:10,000 에피네프린을 2~5 mL 느리게 정맥주사하고, 혹은 주사용수 250 mL에 1mg을 섞어 분당 0.25~1 mL속도로 초회 점적 투여할 수 있음
c) 저혈압/쇼크에서 정질액(crystalloid solution) 정맥주사; 도파민 혹은 노어에피네프린 같은 승압제를 투여할 수 있음

d) 불개미 교상: 증상이 심할 때, 경구용 항히스타민제와 코르티코스테로이드가 증상을 가라앉히는 목적으로 투여될 수 있음. 감염이 흔하므로, 국소항균제(예 뮤피로신)와 예방적 경구항생제가 요구. 불개미에 의해 생긴 수포를 터트려서는 안됨
e) 다발성 벌침손상에 의한 독물 주입 시에는 훨씬 적극적인 치료가 필요할 수 있음
2) 프로토콜에 따라 심폐소생술 약물 투여
3) 다이펜하이드라민(베나드릴, Benadryl)
4) 히스타민 차단제
5) β2-선택적 흡입제
6) 코르티코스테로이드
7) 칼슘글루코네이트 정맥투여(10% 용액 5~10 mL)
8) 비마약성 진통제
9) 항생제
10) 파상풍 예방약

f. 환자/가족 교육
1) 상처관리
2) 감염의 증상 및 징후
3) 아나필락시스의 증상 및 징후
4) 추후 관리
5) 예방(예 밝은색 옷입기, 적절한 방충제 사용)
6) 알레르기 반응력이 있는 환자는 주사할 수 있는 에피네프린과 경구 항히스타민을 포함하는 응급키트를 준비. 대중적으로 시판되는 키트는 두 가지인데, Ana-Kit (Holister-Stier)와 에피펜/에피펜 주니어(Center Laboratories)
7) 환자에게는 다음을 포함하여 향후 곤충 교상을 피할 수 있는 전략을 교육
a) 야외활동 시 향수를 뿌리거나, 향기나는 제품을 착용하지 않기
b) 야외에서의 식사를 피하고, 음료는 뚜껑을 덮어놓기
c) 쓰레기통 뚜껑은 덮어놓기; 부패한 과일이나 음식은 멀리 두기
d) 야외에서 맨발로 걸어 다니지 않기
e) 창문은 닫거나 스크린을 치기

4. 평가와 지속적 감시

a. 기도 유지
b. 혈역학적 상태
c. 호흡음과 맥박산소포화도
d. 심박동수와 리듬
e. 사지 부종의 진행
f. 통증 완화

진드기 진드기는 포유류의 혈액에 붙어 기생하는 절지동물이다. 진드기에 물리면 간혹 무증상인 경우도 있다. 진드기에 물린 환자들은 종종 곤충의 존재를 알지 못하는데, 이는 진드기가 혈액에 기생하고 있지 않을 때는 작고 납작하여 마치 머리가 머리카락으로 덮인 것처럼 보여서 발견하기 어려울 수 있기 때문이다. 다양한 진드기 매개 질환으로는 라임병(Lyme disease), 록키산홍반열(Rocky Mountain spotted fever), 에르리히증(ehrlichiosis), 야생토끼병(tularemia), 콜로라도진드기열(Colorado tick fever) 있다. 미국에서 라임병은 매개질환으로서 가장 흔하며, 매년 30,000명이 보고된다[그림 9-1]. 일부 진드기는 신경독성 물질을 주입하여 마비를 유발할 수도 있다. 부착 기간이 늘어남에 따라 감염 가능성도 증가한다. 진드기에 물릴 수 있는 위험군은 아동, 야외 노동자(특히 고지대 혹은 수목이 우거진 지역), 등산객, 야영객이다. 라임병의 병기는 증상에 따라 3단계로 나누어진다[표 9-2]. 초기의 정확한 진단과 치료가 심각한 질병으로의 진행을 막고 라임병과 같은 장기 합병증의 위험성을 감소시키는 가장 효과적인 방법이다. 그러나 면역반응이 감지되어 측정이 되려면 수 주간이 걸릴 수 있기 때문에 초기 라임병 진단은 쉽지 않다. 라임 병의 초기 단계에서 적절한 항생제로 치료받은 환자들은 대개 빠르고 완벽하게 회복된다.

1. 사정

a. 주관적 자료수집
1) 현병력/주호소
a) 진드기가 서식할 수 있는 지역의 도보 활동
b) 물린 위치 혹은 진드기가 발견된 장소
c) 허약, 근육과 관절의 통증, 진행성 상행성 마비
d) 두통
e) 눈부심
f) 발열/오한
2) 과거력
a) 현재 혹은 과거의 질환
b) 알레르기
c) 복약
d) 예방접종력

b. 객관적 자료수집
1) 신체검진
a) 전반적 외모
(1) 양측성 상행성 마비가 나타날 수 있음
(2) 연수마비, 호흡부전이 나타날 수 있음
(3) 경미함에서 심각한 고통/불편감
b) 시진
(1) 몸에 붙어있는 진드기
(2) 초기 발목과 손목의 피부발진; 손바닥과 발바닥으로 퍼지고, 이후에 겨드랑이, 몸통과 얼굴로 진행됨

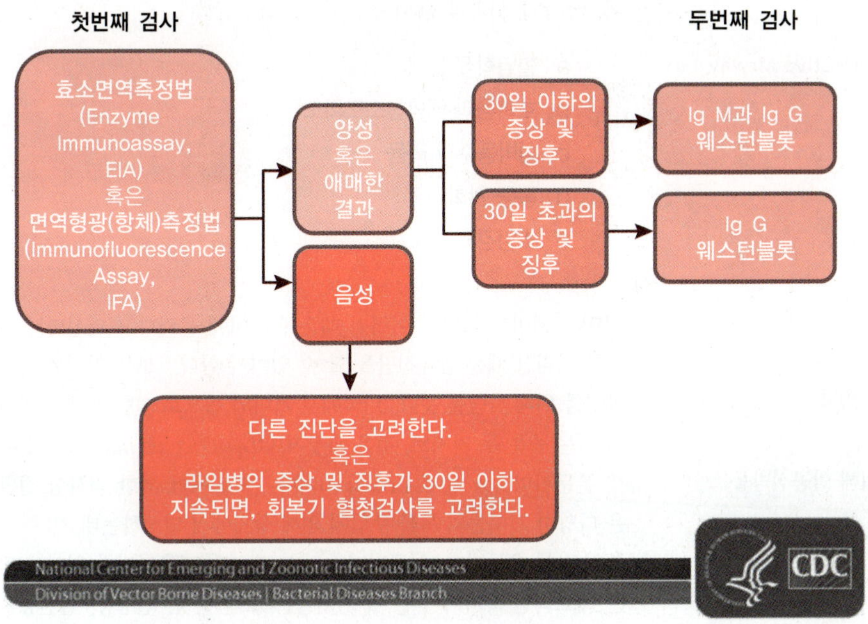

그림 9-1 라임병에 대한 2단계 검사

(From Centers for Disease Control and Prevention. (2015). Two-step laboratory testing process. Available at http://www.cdc.gov/LYME/ DIAGNOSISTESTING/LABTEST/TWOSTEP/INDEX.HTML)

(3) 부정맥; 라임병과 관련된 방실차단

c) 촉진

(1) 다리의 감각이상

2) 진단적 절차

a) 전혈구계산검사(complete blood count, CBC) 및 감별계산

b) 혈당(glucose), 혈액요소질소(BUN), 크레아티닌(creatinine)을 포함한 혈청 화학검사(serum chemistries)

c) 프로트롬빈시간(prothrombin time, PT), 부분트롬보플라스틴시간(partial thromboplastin time, PTT)을 포함한 혈액응고검사

d) 요검사: 가임기 여성이라면, 임신반응검사

e) 라임 항체 역가(Lyme antibody titer): ELA, IFA; 결과가 음성이면 대체할 진단을 고려하거나 증상이 30일 미만으로 있었다면, 회복기혈청검사를 추적 관찰하며 치료해 볼 수 있음. 첫 번째 검사에서 양성이나 애매한 결과가 나왔다면, 아래 두 가지 선택이 가능

(1) 환자가 30일 이하로 증상이 있었다면, IgM 웨스턴블롯 검사를 수행

(2) 환자가 30일을 초과하여 증상이 있었다면, IgG 웨스턴블롯 검사를 수행. 대상자의 질병 기간이 30일을 초과하면 IgM 검사를 시행하지 않음

f) 심전도

표 9-2 라임병의 병기와 증상

병기	증상
1기 진드기에 물린 후 1~4주	허벅지, 서혜부 혹은 겨드랑이의 '황소-눈(Bull`s eye)' 발진 발진이 확대됨(만성유주성홍반) 비특이적인 감기증상: 두통, 경부강직, 피로, 관절과 근육의 통증
2기 진드기에 물린 후 4~10주	치료받지 않으면, 2주 내에 증상이 사라짐 전신적 전염
3기 진드기에 물린 후 수주에서 수 년간	급성 관절염 다발성 피부병변 신경계 합병증: 기억 소실, 뇌수막염, 운동협응력 손상 심장 증상: 방실차단 수막뇌염 심근염 관절염의 재발성 악화

(Data from Centers for Disease Control and Prevention. (2015). Educational materials. Lyme disease: What you need to know. http://www.cdc.gov/lyme/resources/brochure/lymediseasebrochure.pdf; Auerbach, P. S. (2012). Tick-borne diseases. In S. J. Traub and G. A. Cummins (Eds.), *Wilderness medicine* (954–975). St. Louis, MO: Elsevier.)

2. 분석: 감별 간호진단/협력적 문제

a. 비효과적 기도청결 위험 (Risk for ineffective airway clearance)

b. 급성 통증 (Acute pain)

c. 지식 부족 (Deficient knowledge)

3. 계획과 수행/중재

a. 기도, 호흡, 순환유지(1장 참조)

b. 필요하다면 산소공급

c. 필요 시 수액 투여, 투약을 위한 IV/IO 확보

d. 의학적 중재 준비 및 지원

1) 라임병 3기 환자는 심장리듬 조절을 위해 인공심박동조율기 삽입을 권고할 수 있음

2) 심장과 맥박산소측정기 모니터링을 시작한다.

3) 진드기를 제거

a) 진드기를 문지르거나 짜내지 않는다.

b) 섭자를 피부에 가까이 대어 진드기를 잡고 가능하면 진드기의 입 주변을 잡기; 부드럽게 당기거나 지속적으로 비틀어, 위와 바깥쪽으로 압력을 주고, 피부에서 진드기를 제거

c) 일부라도 남아있는 것이 있는지 피부를 자세히 검진; 머리가 분리되었거나, 입 부분이 남아있다면, 조각을 치우듯이 제거

d) 진드기를 제거하기 전에 진드기에 열이나 자극을 가하는 것은 권장되지 않음

e) 진드기의 종류를 식별하기 위해 채집한 진드기를 따로 보관

4) 부드러운 항균비누로 상처를 세척

e. 처방에 따른 약물투여

1) 비마약성 진통제

2) 독시싸이클린, 아목시실린, 세푸록심 아세틸과 같은 경구 치료 항생제가 주로 사용

3) 파상풍 예방약

f. 환자/가족 교육

1) 상처관리

2) 약물 투여

3) 감염의 증상 및 징후

4) 추후 관리

5) 예방

a) 보호장구를 착용하고, 긴옷, 밝은 옷을 입기

b) 양말이나 장화 안으로 바지 자락을 넣기

c) 진드기 서식지로 알려진 곳에서 야외 작업을 할 때에는 진드기 방충제를 사용

d) 모든 신체 부위를 세심하게 규칙적으로 살펴보도록 하기(최소 하루 2회).

4. 평가와 지속적 감시

a. 혈역학적 상태

b. 호흡음과 맥박산소포화도

c. 심박동수와 리듬

d. 통증 완화

e. 소양감의 강도

거미 거미는 확인이 어렵기 때문에 거미에 물렸다고 의심되는 환자를 관리할 때는 감별진단을 할 수 있어야 한다. 보통 거미는 자기방어를 위해 사람을 문다. 미국에서 거미의 독으로 인한 문제의 원인이 되는 종은 두 가지로, 검은 과부거미(*Latrodectus mactans*)와 갈색 은둔거미(*Loxosceles reclusa*)이다. 거미 독에 의한 괴사성 질환은 다양한 거미들의 독물 주입에 의해 상처에서 발생하는데, 미 북서부의 갈색 은둔거미, 일꾼거미와 남부 지역의 깡총거미가 원인이 되는 대표적인 독거미이다. 이 거미들은 조직 손상, 신경증, 혈전증을 일으키는 물질을 방출한다. 검은 과부거미는 알래스카를 제외한 모든 주에서 발견된다. 그들은 주차장, 외양간, 야외 작업장, 창고와 같은 외딴, 어두운 지역의 땅에서 서식한다. 검은 과부거미의 독은 신경독이다. 검은 과부거미에게 물리면, 콕콕 찌르는 듯한 느낌이 들고, 그 다음에는 둔통이 급격히 진행된다. 전신 증상은 일반적으로 독물이 주입되고 30분 후에 발생한다. 이 증상들은 급성 복증(acute abdomen)의 통증과 유사한 복통, 고혈압, 구역, 구토, 빈맥을 포함한다. 갈색 은둔거미는 주로 미국 남동부에서 볼 수 있는데, 장작더미나 저장고 같은 곳에서 주로 볼 수 있다. 이러한 거미 교상은 종종 통증이 없으며, 1시간에서 3시간 후에 수포, 소수포와 홍반이 발생한다. 상처부위의 가려움증과 통증은 출혈성, 홍반성 변화를 초래한다. 통증을 동반하는 보라색 자반이 발발하고, 괴사성 궤양성 상처로 진행된다. 이 상처는 조직 깊숙이 확장될 수 있으며, 치료에 시간이 오래 걸릴 수 있다. 24시간에서 72시간 이내에, 열, 오한, 메스꺼움, 구토, 불안감, 그리고 근육통을 포함한 전신 증상들이 시작될 수 있다. 대부분의 갈색 은둔거미에 의한 교상은 의학적 처치 없이 2~3개월 내에 호전된다. 괴사성 거미독증(necrotic arachnidism) 또는 록소셀렉스증(loxoscelism)은 거미에 물린 환자의 10%에서 발생한다. 이러한 경우는 심각한 피부 손상을 초래할 수 있으며, 이후의 신경증과 조직 손실을 초래할 수 있다. 드물게, 심한 전신 반응으로 용혈, 응고병증, 신부전 그리고 심지어 사망을 초래할 수도 있다. 괴사된 피부를 절제하는 것이 권장될 수 있으나, (특히, 흔하지 않은 큰 병변인 경우에) 상처 치료 후 6~8주 후에만 근처 조직에 딱지가 형성되어 정상적으로 회복될 수 있다. 조기 외과적 처치는 일반적으로 권하지 않는다. 몇몇 다른 거미들도 증상의 예후는 유사할 수 있다. 거미에게 물릴 수 있는 위험군으로는 야외 근로자, 장작 더미가 있는 곳에서 일하는 사람, 그리고 아동들이다.

1. 사정

a. 주관적 자료수집

1) 현병력/주호소

a) 거미가 서식할 수 있는 지역에서 일하거나, 물린 과거력

b) 검은 과부거미: 둔탁한 통증에 뒤따르는 날카로운 지점의 불편감

c) 갈색 은둔거미(독거미): 위치에 기반함

d) 거미 식별

(1) 국소 증상으로 중요한 근거는 해부학적 위치(거미는 방어적으로 의복이 단단히 묶이는 곳을 잘 문다. 굳은 피부보다는 얇은 피부에 독을 침투시키기 좋다)와 분리된 피부 병변의 수(다발성으로 물린 자국은 거미가 원인이라기보다 기생충에 물린 것일 수 있다)

(2) 검은 과부거미: 배에 빨간 불규칙 무늬 혹은 모래시계 무늬가 있으며 몸이 검고 빛남

(3) 갈색 은둔거미: 크기가 작고, 갈색 혹은 황갈색을 띠며, 두흉부에 바이올린 모양의 어두운 줄무늬가 있음

e) 물린 위치

f) 물린 시간

g) 통증

(1) 검은 과부거미: 물린 후 15~60분 심한 통증을 호소하고, 12~48시간 동안 악화; 복부와 등의 통증, 마비

h) 구역, 구토

I) 호흡곤란

2) 과거력

a) 현재 혹은 과거의 질환

(1) 심혈관계 질환

(2) 당뇨병

b) 투약

c) 알레르기

d) 예방접종력

b. 객관적 자료수집

1) 신체검진

a) 전반적 외모

(1) 종에 따라 전신 증상은 활력징후의 변화, 발한, 전신 발진, 얼굴 부종, 소화기계 불편감, 근섬유다발수축, 경련이나 압통 혹은 의식변화를 포함할 수 있다. 검은 과부거미에 물리면 경련을 할 수도 있음

(2) 경미함에서 심각한 고통/불편감

b) 시진

(1) 검은 과부거미: 부종; 가는 송곳니 자국이 남음; 고혈압, 마비

(2) 갈색 은둔거미: 2~8시간 내에 국소반응이 시작됨; 발적, 물집 형성, 허혈; 2~4일 내에 중앙이 검고 단단해짐; 7~14일 내에 궤양 형성

c) 촉진

(1) 감각이상: 검은 과부거미

(2) 복부 강직: 검은 과부거미

2) 진단적 절차

a) 국소 혹은 전신에서 의미있는 증상을 호소하는 대상자 확인

b) 전혈구계산검사(complete blood count, CBC) 및 감별계산

c) 기본 혈액응고 선별검사

d) 간, 신장기능 검사

e) 혈청 화학검사(serum chemistries)

f) 혈액응고검사

g) 6-인산포도당탈수소효소(Glucose-6-phosphate dehydrogenase, G6PD)수치 검사: 갈색 은둔거미 독에 대한 치료로 댑손(dapsone)을 고려하는 경우

h) 요검사: 가임기 여성이라면, 임신반응검사

i) 상처 분비물 배양/감수성 검사

j) 급성기 복부 촬영: 복통을 명확하기 진단하기 어려운 경우

k) 심전도

2. 분석: 감별 간호진단/협력적 문제

a. 통증 (Pain)

b. 피부통합성 장애 (Impaired skin integrity)

c. 감염의 위험 (Risk for infection)

d. 지식 부족 (Deficient knowledge)

3. 계획과 수행/중재

a. 기도, 호흡, 순환유지(1장 참조)

b. 필요하다면 산소공급

c. 필요 시 수액 투여, 투약을 위한 IV/IO 확보

d. 의학적 처치 준비 및 지원(거미 독증에 대해 일반적인 치료적 처치를 중심으로 기술하였음)

1) 검은 과부거미 교상에 대한 간호를 제공

a) 국소 냉찜질을 적용하여 독물의 흡수를 감소

b) 심장과 맥박산소측정기 모니터링을 시작

2) 갈색 은둔거미 교상에 대한 간호를 제공

a) 물린 부위를 부드러운 항균 비누로 세척
b) 물린 사지의 말단을 상승
c) 상처 관리를 수행: 홍반이 가라앉은 후에 괴사성 병변 제거가 필요할 수 있음; 그러나 물린 1~2 주 후부터 몇 주간의 추적 관찰이 필요. 심각한 경우에는 상처가 안정화 되었을 때 피부 이식이나 성형 수술이 필요할 수 있음
d) 고압(hyperbaric) 치료를 위해 병원 입원을 지원

e. 처방에 따른 약물투여
1) 진통제/진정제
2) 근육이완제
3) 항히스타민제가 가려움증을 완화하는 데에 도움이 될 수 있으나, 병변이 호전되지는 않음
4) 수화(hydration)
5) 항독소
a) 검은 과부거미 독에 대한 약물 투여 시 적절한 피부 반응 검사 후 투여
b) 갈색 은둔거미 항독소
6) 코르티코스테로이드는 일반적으로 댑손(갈색 은둔거미의 경우에)을 사용함에도 불구하고 효과는 검증되지 않았음
7) 괴사성 병변이 확대되면 변연절제 및 외과적 추후관리가 필요
8) 항생제는 단순 독에 의한 손상 시 중요한 약물은 아니나, 감별진단에서 세균성 봉와직염을 배제할 수 없을 때 처방

f. 환자/가족 교육
1) 상처관리
2) 약물 투여
3) 감염의 증상 및 징후
4) 추후 관리
5) 예방(장작더미 또는 창고에서 작업할 때 장갑을 끼고, 밖으로 나오면 옷이나 신발을 털어주기)

4. 평가와 지속적 감시

a. 혈역학적 상태
b. 호흡음과 맥박산소포화도
c. 심박동수와 리듬
d. 통증 완화

C. 냉과 관련된 응급 (COLD-RELATED EMERGENCIES)

차가운 환경에서 신체는 혈관 수축을 통해 열을 보존하고 떨림을 통해 열을 발생시켜 정상 상태를 유지하려고 할 것이다. 냉과 관련된 응급 상황을 발생시키는 위험요인으로는, 노인과 영유아, 주변 온도, 계절이나 기후에 맞지 않는 옷, 젖은 옷, 물과 금속에의 접촉, 바람 및 노출 기간이 포함된다. 알코올, 환각, 외상, 당뇨병과 같은 질병들은 냉과 관련된 응급 상황이 악화될 수 있는 추가적 위험요인들이다. 냉과 관련된 응급 상황으로는 동상(frostbite)와 저체온증(hypothermia)이 있다.

동상 동상(frosbite)은 조직이 얼어서 생기는 손상으로, 깊거나 얕은 조직에서 얼음 결정체가 형성되는 것이다. 동상에 걸린 환자의 90%는 손과 발에 손상을 입는다; 볼, 코, 귀, 그리고 남성의 음경도 일반적으로 영향을 받는다. 기여 요인으로는 환경적 요인(예 온도, 바람의 한기, 노출 기간, 고도)및 개인적 요인(예 유전요인, 동반질환, 알코올, 투약력, 약물, 이전의 동상)이 포함된다. 차가운 스트레스에 대한 초기 반응은 말초 혈관 수축이다. 냉각은 혈액 점도를 높이고 모세 혈관 관류를 감소시킨다. 이는 조직 손상의 원인이 되는 혈관내 침전 및 혈전, 혈류 감소, 혈류정체를 유발한다. 순차적으로, 혈관 투과성이 변화하여 부종, 점진적인 피부 허혈, 염증매개체 분비, 호중구 유착, 내피 손상으로 이어진다.

손상의 정도는 많은 변수들의 복잡한 상호 작용에 따라 결정된다. 동상은 4단계로 나눌 수 있다. 모든 동상환자는 저체온증에 대한 평가를 받아야 한다. 치료에는 침범 부위의 재가온, 통증 관리 및 상처 관리가 포함된다.

1. 사정

a. 주관적 자료 수집
1) 현병력/주호소
a) 나이
b) 차가운 주변 온도
c) 부적절한 복장; 꼭 끼는 복장 또는 고위험부위(예 귀, 코, 손, 손가락)를 덮지 않는 옷
d) 알코올 혹은 약물 중독
e) 흡연
f) 통증: 이완된 사지
2) 과거력
a) 현재 혹은 과거의 질환
(1) 심혈관계 질환
(2) 당뇨병
(3) 레이노병
b) 냉과 관련된 손상력
c) 투약
d) 알레르기
e) 예방접종력

b. 객관적 자료수집
1) 신체검진
a) 전반적 외모

(1) 떨림이 있을 수 있음
(2) 정상범위를 벗어난 체온 측정 결과
(3) 중등도에서 중증의 고통/불편감

b) 시진
(1) 1도 동상
(a) 상처의 주변은 홍반, 중심은 창백한 양상
(b) 피부 청색증이 있을 수 있음
(c) 부종
(2) 2도 동상
(a) 홍반 주변의 수포
(b) 부종
(c) 손상 부위의 감각 저하
(3) 3도 동상
(a) 출혈성 물집
(b) 가피형성
(c) 부종
(4) 4도 동상
(a) 피부: 청색증, 괴사, 괴저
(b) 부종

c) 촉진
(1) 손상 부위의 감각 저하
(2) 3도 동상인 경우 단단해진 피부
(3) 말초 맥박 감소
(4) 손상 부위 운동 기능

2) 진단적 절차
a) 전혈구계산검사(complete blood count, CBC) 및 감별계산
b) 혈액응고검사: 프로트롬빈시간(prothrombin time, PT), 부분트롬보플라스틴시간(partial thromboplastin time, PTT)
c) 혈당(glucose), 혈액요소질소(BUN), 크레아티닌(creatinine)을 포함한 혈청 화학검사(serum chemistries)
d) 간기능 검사(liver function test)
e) 혈액 및 소변의 독성선별검사
f) 요검사: 가임기 여성이라면, 임신반응검사
g) 흉부촬영
h) 손상된 사지의 영상검사
i) 필요 시 손상 부위의 구획압 감시

2. 분석: 감별 간호진단/협력적 문제

a. 조직 통합성 장애
b. 비효과적 조직 관류 (Ineffective tissue perfusion)
c. 감염의 위험 (Risk for infection)
d. 저체온 (Hypothermia)
e. 급성 통증 (Acute pain)
f. 불안/두려움 (Anxiety/fear)

3. 계획과 수행/중재

a. 기도, 호흡, 순환유지(1장 참조)
b. 필요하다면 산소공급
c. 필요 시 수액 투여, 투약을 위한 IV/IO 확보
d. 가능성이 있다면 저체온증을 예측하여 환자를 사정하고, 치료
e. 체온을 포함한 모든 활력징후 측정
f. 의학적 처치 준비 및 지원

1) 대부분의 조직 손상은 얼고-녹는 주기동안 발생하므로 신체부위를 따뜻하게 하고 추위에 노출시키지 않을 수 있을 때 재가온(rewarming) 시작. 감각 손실로 인해 환자가 해당 부위의 연조직 손상을 인식하지 못할 수 있으므로 동상 부위를 신중하게 평가해야 함
a) 젖은 옷을 제거
b) 해당 부위에 보석이나 장신구가 있다면 제거
c) 환자의 마지막 파상풍 예방 접종 날짜를 포함한 환자 기록을 확인
d) 환부가 용기의 옆면이나 바닥에 닿지 않게 하고, 동상에 걸린 조직이 모두 잠길 수 있는 크기의 용기(욕조)를 선택하여 따뜻한 37~39℃ 온도의 물로 동상 부위를 재가온
e) 수온은 약 37~39 ℃ 로 유지하고, 조직의 언 부위가 원위부 색깔이 핑크색 혹은 붉은 색을 띨 정도가 되도록 완만하게 순환이 유지되도록 해야함. 동상 입은 부위를 마사지해서는 안됨

2) 환부가 언 상태에서 녹은 후에는 심부 손상조직에 물집이 생기거나, 청색증이 나타날 수 있음; 물집을 터트려서는 안되며, 손상으로부터 보호해야 함
3) 보통 재가온 후에 나타나는 통증은 재생 가능한 조직이 성공적으로 재가온 되었음을 암시
4) 32.2~35℃ 온도의 멸균수로 환부를 세척
5) 재가온 후에도 얼어있는 조직은 따뜻한 공기 중에 건조시키기. 수건이나 문지르는 방법으로 건조시키지 않도록 함
6) 동상을 입은 손가락 사이에 패드를 대어주고, 손상 조직을 드레싱 할 때에는 부드럽고 느슨하게 멸균드레싱으로 감아주기; 환부에 과도한 압박을 가하는 것은 피하도록 함

7) 가능하다면 재가온한 사지(환부)는 심장보다 높은 위치로 유지
8) 재가온 치료를 받은 환부는 다시 추위에 노출되거나 기타 다른 외상으로부터 보호되어야 함; 담요가 환부에 직접적인 압박을 가하지 않도록 하기
9) 동상에 걸린 발로 걸어다니지 않게 하기. 발에 동상을 입어서 재가온 치료를 시행했으면, 그환자는 당분간 걸어다니지 않아야 함
10) 병원 입원 지원

e. 처방에 따른 약물투여

1) 비마약성 진통제
2) 마약제
3) 심한 동상의 경우에는 혈관이완제 투여를 고려한다(예 클로로하이드레이트계 혈관 확장제[부풀로메딜, Buflomedil] 400 mg, IV)
4) 이부프로펜(모트린[Motrin], 애드빌[Advil])
5) 아스피린이나 이부프로펜은 아라키돈산 경로를 차단하여 결과 개선에 도움을 줄 수 있음
6) 항생제
7) 파상풍 예방약

h. 환자/가족교육

1) 차가운 환경에 노출되는 것의 위험 및 영향
2) 보호장구 착용의 필요성
3) 동상의 초기 증상 및 징후
4) 흡연, 카페인, 음주를 삼가도록 함
5) 상처 관리

4. 평가와 지속적 감시

a. 손가락의 순환, 감각, 운동능력

b. 통증 완화

저체온증 저체온증(hypothermia)의 정의는 심부 체온이 35℃ 미만인 상태이다. 저체온증은 증상과 동시에 임상 질환이다. 저체온증은 신체 온도가 항상성을 적절하게 유지할 수 없을 때 발생한다. 단순히 추운 환경에 노출된(1차) 건강한 대상자, 저체온증을 유발하는(2차) 특정 질환을 앓는 대상자 및 영향요인을 가진 대상자 모두 저체온증 환자가 될 수 있다. 신체는 세포 대사, 근육 운동, 떨림에 의해 열을 생산한다. 열은 전도, 대류, 증발 및 복사를 통해 손실된다. 주변 온도가 매우 낮다고 해서 저체온증을 유발하는 것은 아니다. 저체온증은 무호흡, 심실 세동, 산증과 같은 생명을 위협하는 합병증을 피하기 위해 빠르게 인식하고 치료해야 한다. 저체온증의 위험 요인으로는 다음과 같은 것들을 포함한다; 나이(아동의 경우 떨림 무능력과 적은 체지방, 노인은 높은 심혈관질환 발생율 및 체지방 감소); 페노티아진(phenothiazines)과 신경근 차단제 같은 약물의 투약은 환자의 떨림 능력을 방해; 음주; 외상성 손상; 쇼크; 그리고 당뇨와 같은 질환이 위험 요인에 포함된다. 저체온증의 치료는 체온을 정상으로 되돌려 주는 것에 초점을 맞추어 지지적 간호를 제공한다. 재가온 방법은 저체온증의 심각성에 따라 달라진다.

1. 사정

a. 주관적 자료 수집

1) 현병력/주호소
   a) 주변 온도
   b) 노출 시간
   c) 환자의 의복
   d) 물/금속에의 노출
   e) 외상: 광범위 둔상 혹은 관통상
   f) 신경근 차단제의 투여
   g) 나이
2) 과거력
   a) 현재 혹은 과거의 질환
      (1) 알코올 중독
      (2) 갑상선 기능저하증
      (3) 영양장애
      (4) 당뇨병
   b) 투약
      (1) 페노티아진(phenothiazines)
      (2) 바비튜레이트(barbiturates)
   c) 알레르기
   d) 예방접종력

b. 객관적 자료수집

1) 신체검진
   a) 전반적 외모
      (1) 의식수준, 행동, 정서: 혼돈에서 혼수까지
      (2) 정상범위 이하의 체온: 심부 체온 측정법
         (a) 경미한 저체온증: 35~36 ℃
         (b) 중정도의 저체온증: 30~34 ℃
         (c) 심각한 저체온증: <30 ℃
      (3) 저환기
      (4) 저혈압: 혈압 측정이 어려움
      (5) 중정도에서 심각한 고통/불편감, 치명적 질환일 수 있음
   b) 시진
      (1) 고정되고, 확장된 동공
      (2) 창백, 청색증에 해당하는 피부색
      (3) 역설적 의복 제거: 환자가 춥다고 하더라도 모든 의복은 제거해야 함

(4) 심부 체온이 30℃ 아래로 내려가면, 떨림이 감소하거나 없어짐

(5) 모니터상의 심부정맥: 서맥, 심방세동, 오스본(Osborn, QRS와 ST 분절 사이에 솟아오른 곳) 혹은 J파의 출현, 심실 세동

c) 촉진

(1) 반사 결여

d) 청진

(1) 호흡음: 수포음

2) 진단적 절차

a) 전혈구계산검사(complete blood count, CBC) 및 감별계산; 한랭 이뇨 현상으로 인한 헤마토크릿 증가

b) 혈액응고검사: 혈소판, 섬유소 분리산물(fibrin split products) 포함

c) 고혈당 확인을 위한 혈당(glucose), 혈액요소질소(BUN), 크레아티닌(creatinine)을 포함한 혈청 화학검사(serum chemistries)

d) 간기능 검사(liver function test)

e) 혈액 및 소변의 독성선별검사

f) 동맥혈가스분석

g) 요검사: 가임기 여성이라면, 임신반응검사

h) 흉부 단순 방사선 촬영

i) 두부 컴퓨터 단층 촬영

j) 심전도

2. 분석: 감별 간호진단/협력적 문제

a. 비효과적 기도청결 (Ineffective airway clearance)

b. 가스교환 장애 (Impaired gas exchange)

c. 비효과적 체온 조절(Ineffective thermoregulation)

d. 지식 부족 (Deficient knowledge)

3. 계획과 수행/중재

a. 기도, 호흡, 순환유지(1장 참조)

1) 호흡/심정지가 발생한 경우 프로토콜에 따라 BLS(기본심폐소생술) 및 ALS(전문심폐소생술)를 시작하거나 지속; 체온이 30℃ 미만일 경우에 약물 및 제세동이 성공하지 못할 수 있음

b. 산소보조요법을 제공

1) 기도저항이 있는 경우, 빠른 연속 기관삽관(RSI)과 환기 지지

2) 고유량 산소

c. 필요 시 수액 투여, 투약을 위한 IV/IO 확보

1) 따뜻한 생리식염수를 점적 투여

d. 의학적 중재 준비 및 지원

1) 전문기도관리

a) 비강 혹은 구강 삽관

b) 성문외 기도기(supraglottic airway), 후두마스크 기도기(LMA), 식도-기관 콤비튜브(esophageal-tracheal Combi-tube), 킹(King)

c) 수술적 기도(예 윤상갑상연골절개술)

2) 젖은 옷과 장신구 제거

3) 정상체온 유지

a) 경미한 저체온증(32.2~35℃)은 수동적 재가온을 통해 치료

(1) 따뜻한 담요를 덮어주기

(2) 가온 기능 담요와 따뜻한 주변 환경(말초 혈관 수축으로 인해 대상자가 외피 손상 위험성이 있으므로 주의하여 사용)을 조성하고, 사지의 재가온 시 대상자는 재가온 쇼크의 위험에 놓일 수 있음(구조 후 저체온, afterdrop).

(3) 능동적 외부 재가온: 병원 전 단계에서의 신체-신체간 접촉; 물 또는 공기로 채워진 가온 담요와 같은 가온 장치 적용; 온열 램프

b) 중정도의 저체온증(28 ℃~32.2 ℃)은 따뜻한 수액투여, 따뜻한 산소, 따뜻한 복막 세척 등의 능동적 심부 재가온이 요구됨

c) 심각한 저체온증(<28 ℃)은 따뜻한 수액투여, 따뜻한 산소, 따뜻한 복막 세척, 따뜻한 흉강/종격동 세척 등의 능동적 심부 재가온이 요구됨

(1) 가능하다면 급속 수액 가온기를 적용하여 심폐 우회술이나, 지속 동정맥 재가열(CAVR; continuous arteriovenous rewarming) 시행을 고려

4) 심장과 맥박산소측정기 모니터링 시작

5) 위관을 삽입하고, 흡인기 연결

6) 유치도뇨관 삽입

7) 대상자 체온이 최소한 30 ℃ 가 될 때까지 저체온증에 대한 소생술을 지속하여 수행

8) 병원 입원 지원

e. 처방에 따른 약물투여

1) RSI 전처치: 진정제, 진통제, 신경근 차단제

2) 프로토콜에 따라 전문심폐소생술 약물 투여

f. 환자/가족교육

1) 의학적 질환, 복약, 나이

2) 저체온증의 초기 증상 및 징후

3) 저체온증의 예방(예 적절한 의복, 피신처를 찾을 시점에 대한 인식)

4. 평가와 지속적 감시

a. 기도 유지

b. 의식수준

c. 혈역학적 상태

1) 재가온 쇼크(구조후 저체온)에 대해 대상자를 감시해야 하는데 이는, 재가온으로 인해 말초에서 시작된 차가운 혈액이 심부에 도달하여 발생하며; 저혈압과 부정맥을 야기할 수 있고; 몸통과 그 혈관이 먼저 가열되어 사지로 가는 혈액들이 재가온되지 않을 수도 있음

d. 호흡음과 산소 포화도

e. 심박동수와 리듬

1) 추운 날씨에 노출된 후에 심방세동은 일반적으로 나타나는 부정맥이며, 조기심실수축과 심실세동은 재가열 중에 빈번하게 나타남

f. 재가온 처치 중 지속적인 심부 체온 감시

g. 섭취량과 배설량

D. 잠수 응급(감압병)
(DIVING EMERGENCIES (DYSBARISM))

감압병은 스쿠버 다이빙을 하는 동안 압력 변화 및 압축가스를 호흡한 결과로 발생하는 질환을 통틀어 의미하는 용어이다.

압력손상 압력손상(barotrauma)은 귀, 치아, 부비동, 소화기 또는 가슴과 같이 기체로 채워진 신체 구조의 압력 변화와 관련이 있다. 압력손상 시 증상은 영향을 받은 부위에 따라 달라진다. 귀의 압력 손상은 극심한 통증, 현기증, 구역, 구토, 청력 소실, 안면 신경 마비를 포함할 수 있다. 가장 심각한 유형의 압력손상은 폐에 갇힌 기체의 팽창으로 인해 발생하는 폐 압력손상이다. 다이버가 수중에서 제때 벗어나지 못하여 가스가 팽창하는 것을 막지 못하면, 폐내의 기체가 차 있는 공간과 주변 압력 사이에 기압차가 발생한다. 폐포의 과다 팽창과 과도한 잔여기압의 결합은 폐포의 파열을 초래하여 폐압력손상(pulmonary barotrauma)이라 불리는 집합적인 손상 스펙트럼을 만들어내는데, 이는 흉통, 호흡곤란, 피하기종 등의 형태로 나타난다. 주변 기압이 감소하면 폐 내 공기가 팽창하고, 모세혈관으로 흘러들어간 기체는 거품을 유발하여 결과적으로 공기색전을 초래한다. 또 다른 압력 손상으로는 종격동기종(pneumomediastinum), 기흉(pneumothorax) 및 긴장성 기흉(tension pneumothorax)이 있다.

감압병[표 9-3] 흔히 "잠수병"이라고도 알려져 있는 감압병(decompression sickness, DCS)은 조직 내에 용해된 질소가 팽창하고 방출된 결과이다. 질소 조직 포화를 일으킬 정도로 오랜 시간 다이빙 한 후에 너무 빠른 속도로 상승할 때 발생한다. 과포화된 조직에서 형성된 가스거품은 혈관의 팽창, 압력, 신경 기능 장애로 인한 고통을 초래한다. 질소 거품은 관절, 피부, 말초 신경 또는 척수에서 형성될 수 있다.

동맥가스색전[표 9-3] 동맥가스색전(arterial gas embolism, AGE)은 폐포의 파열로 인해 폐정맥 순환으로 들어온 공기거품에 의해 발생한다. 폐 모세혈관 혈액에 공기가 유입되면 공기거품이 좌심방, 좌심실로 들어가서, 그 후에 전신 순환으로 유입된다. 동맥가스색전 환자는 질병 발생 직후에 의식 혼돈이나 발작과 같은 특정 신경계 결손 증상이 나타날 수 있고, 이러한 증상은 물속에 들어가는 어떤 상황에서든 발생할 수 있다. 일반적으로 물속에 들어갔다가 수면에 도달한 몇 분 내에 갑자기 의식불명 상태가 된다. 증상은 즉시 나타나며, 그 파급력은 엄청난 결과를 초래한다. 사망자의 약 4%는 즉각적인 심장 호흡기 마비로 사망하고, 또 다른 5%는 동맥가스 색전 질환의 병적 진행 혹은 동맥가스색전을 동반한 심각한 익사로 인해 병원에서 사망한다. 중요한 증상으로 부정맥, 부분 혹은 전신발작, 의식 변화나 의식 소실, 다양한 신경계 증상 및 징후를 확인해야 하며, 이러한 증상들은 색전의 위치에 따라 달라진다.

1. 사정

a. 주관적 자료 수집

1) 현병력/주호소

a) 사고 당시에 대한 기술

b) 발현 증상에의 영향 요인

(1) 잠수 깊이와 시간

(2) 비활성가스 흡입

표 9-3 감압병의 유형 및 증상

병기	증상
제 1형 감압병 (DCS)	가벼운 통증; 10분 이내에 좋아짐 가려움증(피부 융기) 얼룩덜룩하거나, 마블링처럼 나타나는 피부 발진 혹은 구진/자반(보라색으로 변색) 발진 무통성 함요부종; 임파선 포함 거식증, 피로 과다 관절통(부풀어오름), 건; 둔하고, 깊고, 박동성, 치통 같은 유형의 통증; 가볍게 시작되어 점차 심해짐; 대체로 어깨 통증이 동반됨
제 2형 감압병 (DCS)	호흡기계 증상 저혈량성 쇼크 신경계 증상이 수반됨 전체 사례의 30%에서만 통증이 나타남 증상 발현은 36시간까지 지연될 수 있음
동맥가스색전 (AGE)	공기색전이 어떻게 진행되는지에 따라 달라짐 뇌졸중, 경련, 급성심근경색 증상 발현: 손상 후 10~20분

(3) 증상 지연
(4) 감압의 적절성
c) 손상 후 경과된 시간
d) 병원 전 단계에서 제공된 처치
e) 통증
f) 구토
2) 과거력
a) 현재 혹은 과거의 질환
(1) 심혈관 질환
(2) 당뇨병
b) 약물
c) 알레르기

b. 객관적 자료수집
1) 신체검진
a) 전반적 외모
(1) 의식수준, 행동, 정서: 지남력 저하
(2) 빈맥
(3) 빈호흡
(4) 심한 고통/불편감, 치명적 질환
b) 시진
(1) 발진 혹은 병변
(2) 고막 파열(혈액고실[hemotympanum])
(3) 시야 결손, 사시
(4) 급격하게 나타나는 혀의 창백한 부분(리버마이스터 징후, Liebermeister sign)
c) 촉진
(1) 피하 기종
(2) 방광 팽만
(3) 기관 편위: 긴장성 기흉
d) 청진
(1) 호흡음: 감소되거나, 기흉이 있는 경우에 호흡음이 들리지 않음
(2) 심음: 하만 징후(Hamman sign, 수포음/으드득거리는 소리가 심박동과 동시에 들림)
2) 진단적 절차
a) 동맥혈가스분석
b) 의식 변화 동반 시
(1) 전혈구계산검사(complete blood count, CBC) 및 감별계산
(2) 혈청 화학검사(serum chemistries)
(3) 혈액 및 소변의 독성선별검사
(4) 일산화탄소 헤모글로빈
c) 쇼크인 경우, 추가로
(1) 혈액형/교차반응 검사
(2) 프로트롬빈시간(prothrombin time, PT), 부분트롬보플라스틴시간(partial thromboplastin time, PTT)을 포함한 혈액응고검사
d) 흉부 촬영
e) 두부 컴퓨터 단층 촬영 혹은 자기공명영상
f) 심전도
g) 감압병에 대한 진단적 수기[표 9-4]

표 9-4 감압병 확인을 위한 진단적 수기

단계	증상
통증 부위에 혈압계 커프를 감고, 150~250 mmHg까지 커프를 부풀린다.	한시적 통증 완화: 압력이 커지면, 질소 거품은 체액 쪽으로 밀려나 관절에서 멀어진다.
손상된 관절 쪽으로 근육을 밀어올린다.	통증 악화: 밀어올리는 힘이 관절쪽으로 향하는 질소 거품을 증가시킨다.

2. 분석: 감별 간호진단/협력적 문제

a. 비효과적 기도 위험 (Risk for ineffective airway)
b. 비효과적 호흡 양상 (Ineffective breathing pattern)
c. 가스교환 장애 (Impaired gas exchange)
d. 급성 통증 (Acute pain)
e. 지식 부족 (Deficient knowledge)

3. 계획과 수행/중재

a. 기도, 호흡, 순환유지(1장 참조)
b. 산소요법을 제공
1) 기도저항이 있는 경우, 빠른 연속 기관삽관(RSI)과 환기 지지
2) 고유량 산소(비재호흡마스크를 통해 분당 10L) 투여; 산소보조요법은 비활성화된 기체거품의 처리율을 높이고, 동맥혈에서의 저산소증을 치료
c. 필요 시 수액 투여, 투약을 위한 IV/IO 확보
d. 의학적 중재 준비 및 지원
1) 대상자 체위는 좌측위 혹은 앙와위
2) 전문기도관리(advanced airway managemaet)
a) 비강 혹은 구강 삽관
b) 성문외 기도기(supraglottic airway), 후두마스크 기도기(LMA), 식도-기관 콤비튜브(esophageal-tracheal Combi-tube), 킹(King)

c) 수술적 기도(예 윤상갑상연골절개술)
3) 바늘 감압술, 흉관 삽관
4) 심장과 맥박산소측정기 모니터링 시작
5) 위관 삽입하고, 흡인기 연결
6) 유치도뇨관 삽입
7) 고압 산소요법 치료가 가능한 재가압 챔버 병실에의 입원 지원; 동맥가스색전이 의심되는 모든 경우에 가능한 신속하게 재가압 치료가 가능한 곳으로 의뢰
a) 고압 환경에서의 재가압 치료는 가스 제거를 촉진하고 체내 가스 기포의 크기를 줄임
b) 표준화된 프로토콜에 따라 고압산소치료를 적용. 해군 잠수 치료 표는 특히 재가압 치료가 조기에 시작될 때 매우 효과적임. 선택된 치료법은 환자 상태의 중증도를 근거로 함. 치료 횟수는 신체 검진 결과 및 대상자의 기본 상태에서 호전된 사항에 따라 결정

e. 처방에 따른 약물투여
1) RSI 전처치 약물: 진정제, 진통제, 신경근 차단제
2) 비마약성 진통제
3) 마약류

4. 평가와 지속적 감시

a. 기도 유지
b. 의식수준
c. 혈역학적 상태
d. 호흡음과 산소 포화도
e. 심박동수와 리듬
f. 통증 완화
g. 섭취량과 배설량

E. 열과 관련된 응급 (HEAT-RELATED EMERGENCIES)

열과 관련된 질환은 열경련(heat cramps)과 열탈진(heat exhaustion) 같은 가벼운 질환에서 열손상이나 열사병(heatstroke)과 같은 심각한 질환까지의 다양한 상태의 연속체로서 가장 잘 설명될 수 있다. 열과 관련된 응급 상황은 신체가 더 이상 정상적인 생리적 대사작용을 통해 체온을 조절할 수 없을 때 발생한다. 체온 조절은 시각교차앞의 시상 하부를 통해 일어난다. 체온에 대한 정보는 피부, 사지 근육, 척수에 있는 말초 및 중앙 열수용체에 의해 뇌로 전달된다. 그 후 시상 하부는 신체가 정상체온을 유지하거나, 환경을 극복하여 체온을 견딜 수 있도록 돕기 시작한다. 신체는 37.1℃의 온도를 유지하려고 한다. 신체가 과도한 열에 노출되면 대류, 복사 또는 증발을 통해 열 방출을 시도한다. 약물, 격렬한 활동 및 높은 주변 온도는 내부 열 생산을 증가시킬 수 있다. 수분 부족, 꼭 끼이는 옷, 높은 습도와 같은 요인들은 과도한 열을 관리하는 신체의 능력에 영향을 미친다. 체온이 상승함에 따라 증발을 통한 열소실을 유발하기 위한 땀 반응의 자극이 생긴다. 이것은 우리 몸의 1차 냉각 기전이다. 땀을 흘리는 것은 몸을 식히는 데 도움이 될 뿐만 아니라 체중, 나트륨, 칼륨의 손실을 초래할 수도 있다. 체액과 전해질이 보충되지 않으면, 탈수가 발생할 수 있다. 신체는 또한 피부 쪽으로 혈액을 방출함으로써 열을 발산하려고 노력한다. 열 발산 시에는 심박 수, 일회 박출량 및 심박출량이 증가한다. 또한 신장은 염분과 수분을 보유함으로써 증발로 인한 체액을 보존하려고 한다. 정상적 상황에서는 적응할 충분한 시간이 주어진다면 이러한 보상 기전은 신체가 정상적인 온도를 유지하는 데 도움이 된다. 그러나 추가적인 요인이 열 스트레스에 영향을 미치면 이러한 보상 기전이 실패하여 열 관련 응급상황을 초래한다. 열과 관련된 응급상황에 처할 수 있는 위험군으로는 청년층, 노인, 더운 날씨에 적응하지 못한 사람들이다. 열탈진과 열사병은 열과 관련된 질환의 진행 정도에 따른 질환들이다[표 9-5].

열경련 열경련(heat cramps)은 일반적으로 잠시 동안 경험하게 되나, 사지와 몸통의 골격근에 고통스러운 통증을 유발할 수 있다. 근육 경련이 반복적으로 재발할 수도 있으나, 보통은 더운 곳에서 격렬한 운동에 관여하는 골격근에 한정된다. 사지에 있는 골격근 경련은 산발적일 수 있지만, 매우 고통스러우며, 평소에 건강하다가 땀을 흘리는 동안 손실된 수분과 전해질을 적절히 대체하지 못하는 상황에서 신체 활동에 적응하지 못하는 사람들에게 가장 자주 발생한다[표 9-5].

그러나, 염분이 고갈된 전문 운동선수들에게서도 열경련은 발생할 수 있다. 열경련은 심각한 열 질환을 유발하지는 않으며 근육통 이외의 합병증과는 연관이 없다. 열로 인한 경련의 원인은 잘 알려져있지 않지만, 액틴-미오신 미세섬유와 근육의 수축을 자극하는 세포 내 칼슘 방출 증가로 통증이 발생하는 것으로 여겨진다. 치료방법은 활동하던 운동의 중단, 서늘한 곳에서의 휴식, 통증부위의 마사지, 그리고 시판되는 스포츠 음료(예 게토레이)로 수분 전해질 불균형을 대체하는 것이다. 소금 정제는 과도한 칼륨 손실을 자극하고 위장관 과민을 유발할 수 있으므로 피해야 한다.

열탈진[표 9-5] 열탈진(heat exhaustion)(혹은 '열피로'라고도 함)은 더운 환경에서 피로했을 때 종종 나타날 수 있는 경증 내지는 중정도의 열과 관련된 질환이다. 열을 발산시키기 위해 말초혈관 확장이 일어나며, 많은 양의 땀을 흘림으로써 수분과 전해질이 소실된다. 열탈진이 나타나면, 심부 체온이 중정도(>38.5 ℃)에서 고온(>40 ℃)까지 상승하며, 심박출량 유지능력이 저하된다. 열탈진은 더운 환경에서 운동하거나, 하지 않을 때 발생할 수 있으며 관련 기관의 손상 없이 다소 심각한 상태로 진행될 수 있다. 노인의 경우에는 기존의 심혈관 기능 부전, 약물(예 이뇨제) 또는 탈수를 유발하는 부적절한 수분 섭취로 인해 열탈진이 나타나는 경우가 많다. 신체 검진에서 대상자는 창백하고, 땀을 많이 흘리고 있을 것이다. 환자는 피로, 현기증, 두통, 구역, 구토, 권태감, 저혈압, 빈맥, 심한 갈증을 호소할

표 9-5 열과관련된 응급상황과 중재

응급상황	임상증상	중재
열경련 (heat Cramps)	간단히 말해서, 과도한 작업, 심한 피로, 협응력 감소, 구역, 구토, 두통, 현기증으로 인해 소진된 근육에서의 간헐적 근육 경련	대상자를 시원한 환경에 두고, 증상이 나타난 근육을 마사지 한다; 대상자는 증상이 사라질 때까지 휴식을 취해야 하며; 생리식염수를 정맥내로 투여한다; 0.9% 생리식염수 1,000 mL를 1~3시간에 걸쳐 투여하거나, 시중에 판매되는 스포츠음료(예 게토레이)같은 수분 전해질 균형을 도모할 수 있는 음료를 경구 투여 한다.
열탈진 (heat Exhaustion)	탈수, 권태감, 허약감, 감기 증상, 갈증, 빈맥, 전두엽 부위의 두통과 근육 경련	혈청화학검사와 수분 결핍 계산 결과에 따른 수분 및 전해질 대체요법이 시행되어야 한다; 39 ℃ (102 ℉)가 되도록 자연 냉각, 아세트아미노펜(타이레놀)이나 이부프로펜(모트린, 애드빌)이 투여될 수 있다.
열사병 (heat stroke)	뜨겁고 건조한 피부, 의식수준 변화, 41.4 ℃ (106 ℉) 에서 47 ℃ (116 ℉)의 체온, 이 경우에는 신경계 응급 상황임	1시간 이내에 39 ℃ (102 ℉)가 되도록 공격적인 냉각 치료가 시행되어야 한다; 초기에 호흡 및 심혈관 치료가 필요한다.

(Data from Leon, L. R., & Kenefick, R. W. (2012). Pathophysiology of heat-related illnesses. In *Wilderness medicine* (6th ed., chap 10); Auerbach, P. S. (2012). Pathophysiology of heat-related illnesses. In Leon, L. R., & Kenefick, R. W. (Eds.). *Wilderness medicine* (pp. 113–129). St. Louis, MO: Elsevier.)

수 있다. 치료는 환자를 시원한 환경에서 편안한 자세로 눕히는 것과 전해질이 포함된 수분을 경구로 공급하는 것을 포함한다. 대상자의 탈수 정도가 심하다면, 정맥 내 수액 투여로 치료할 수 있다.

열손상 및 열사병[표 9-5] 열손상(heat injury)은 조직(예 근골격계)이나 기관(예 소화기계, 신장, 비장, 간)의 손상 및 고체온(보통 심부 체온을 말하며, 그렇다고 항상 >40°C 은 아닌)에 의해 특징 지어지는 경미함에서 심각한 상태이다. 열손상 환자는 신속한 냉각치료가 시행되지 않으면 열사병으로 진행될 수 있다. 열사병(heat stroke)은 의학적인 응급상황으로, 환자에게는 중추신경계 이상 증세가 나타나고, 섬망, 초조, 혼미, 발작 혹은 혼수, 그리고 심한 고체온증(보통 심부 체온을 말하며, 그렇다고 항상 >40°C 은 아닌)이 발생한다. 환자는 중추 열조절 기전이 작동하지 않으므로 더 이상 열을 방출할 수 있는 능력이 없다. 이환율은 환자의 체온이 상승된 채로 얼마나 오래 있었는지가 직접적인 관련이 있다. 운동성 열사병(exertional heat stroke)은 주로 젊은 운동선수들에게 나타난다. 더운 환경에서 몇시간 동안 극도로 힘든 운동을 하는 경우에 증상이 나타날 수 있다. 고전적 또는 비운동성 열사병(classic or nonexertional heat stroke)은 39.2℃가 넘는 온도의 환경에 장시간 노출될 때 더 흔하게 발생한다. 위험군은 노인과 아동, 페노티아진의 동시다발적 사용, 허약한 사람들이다. 적응력이 떨어지고 심부 체온은 41℃ 보다 높아진다. 대상자의 의식수준은 혼돈에서 혼수까지 나타날 수 있으며, 피부는 뜨겁고 건조하다. 체액 소실로 인해 대상자는 저혈압과 빈맥이 있다. 기존에 심혈관 질환을 앓고 있는 환자들은 심박출량의 감소 및 높아진 전신혈관저항으로 활력 감퇴 상태가 된다. 심혈관 기능저하가 뒤따를 수 있다. 치료는 급속 냉각치료에 따른 환자의 기도, 호흡, 순환의 안정화를 도모하는 것이다. 어떤 냉각방식이 최선인지에 관한 논란은 지속적으로 논의되고 있다. 즉각적인 39 ℃ 이하로의 냉각을 위해서는 냉각법 사용; 의복 제거, 젖은 시트로 덮어 주기, 증발을 이용한 냉각을 위해 선풍기 적용; 냉수 목욕 적용(전도 냉각); 차가운 수액 정맥 투여; 정상 중추신경계 기능 재확립; 그리고 해열제 및 간독성이 있는 투약을 피하기 등의 방법을 적용한다. 사용하는 냉각 방법이 무엇이든지 간에, 대상자 체온에 대한 감시는 면밀히 이루어져야 하며, 몸의 떨림은 조절되어야 한다. 체액과 전해질 불균형이 교정되어야 하며, 대상자에게 전해질 불균형에 의해 이차적으로 나타나는 비정상 심실 및 뾰족한 T파와 같은 심부정맥이 나타나는지 감시해야 한다. 근육손상이 고온에서 발생할 수 있다; 그러므로, 횡문근융해증(rhabdomyolysis) 증상(예 갈색 소변, 근육 경련)을 감시하여야 한다. 대상자가 열사병의 잠재적 합병증인 파종성 혈관내 응고병증(DIC)으로 악화되는지를 확인하기 위해 혈액 응고 검사를 시행한다.

1. 사정

a. 주관적 자료 수집

1) 현병력/주호소

a) 발견되었을 때의 체온

b) 상대 습도

c) 습구흑구온도(WBGT, wet bulb globe temperature)

d) 참여한 활동의 유형

e) 환경에 노출된 시간

f) 열관련 응급 상황에 대한 위험 요인

(1) 나이(영유아, 노인)

(2) 더운 날씨에서의 활동 내용

(3) 적응력 부족

(4) 비만

(5) 신체 상태

g) 갈증

2) 과거력

a) 현재 혹은 과거의 질환

(1) 알코올 중독

(2) 당뇨병

(3) 척수손상

(4) 중추신경계 질환

(5) 심혈관계 질환

b) 물질 혹은 알코올 사용/남용

c) 마지막 생리주기: 가임기 여성 환자

d) 투약

(1) 페노티아진

(2) 삼환계 항우울제

(3) 항히스타민

(4) 에탄올

(5) 이뇨제

e) 알레르기

b. 객관적 자료수집

1) 신체검진

a) 전반적 외모

(1) 의식수준, 행동, 정서: 혼돈에서 혼수까지

(2) 비정상적 자세: 파행(limp), 비정상 굴곡/신전

(3) 저혈압

(4) 빈맥: 보통 분당 130회/min 이상

(5) 빈호흡, 과호흡

(6) 심부 체온 상승: 39℃

(7) 중정도에서 심각한 고통/불편감, 치명적인 질환 가능성

b) 시진

(1) 창백, 잿빛 피부

(2) 발한/흘리는 땀의 양이 상당히 많음

(3) 동공: 안구진탕; 고정 및 확장

c) 촉진

(1) 뜨겁고/건조한 피부(열사병)

(2) 축축한 피부(열탈진)

(3) 영향받은 근육의 압통

(4) 허약감

2) 진단적 절차

a) 전혈구계산검사(complete blood count, CBC) 및 감별계산: 백혈구 수치 상승

b) 프로트롬빈시간(prothrombin time, PT), 부분트롬보플라스틴시간(partial thromboplastin time, PTT)

c) 혈소판, 피브린 분리산물: 열사병에서 혈소판 감소

d) 혈당(glucose), 혈액요소질소(BUN), 크레아티닌(creatinine)을 포함한 혈청 화학검사(serum chemistries)

(1) 저나트륨혈증

(2) 저칼륨혈증 혹은 고칼륨혈증

(3) 저혈당증

e) 간기능 검사(liver function test): 열사병에서 아스파르테이트아미노전달효소(aspartate aminotransferase, AST), 알라닌아미노전달효소(alanine aminotransferase, ALT) 상승

f) 크레아틴키나아제 CK(creatine kinase)

g) 동맥혈가스분석: 젖산 산증과 호흡성 알칼리증

h) 혈액, 소변의 독성 선별검사

i) 요분석: 미오글로빈, 가임기 여성이라면, 임신반응 검사

j) 흉부 단순 방사선 촬영

k) 두부 컴퓨터 단층 촬영

l) 심전도: 다발갈래차단(BBB), 허혈성 ST 분절과 비정상 T파

2. 분석: 감별 간호진단/협력적 문제

a. 비효과적 기도청결 위험 (Risk for ineffective airway clearance)

b. 가스교환 장애 (Impaired gas exchange)

c. 체액 부족 (Deficient fluid volume)

d. 비효과적 조직관류 (Ineffective tissue perfusion)

e. 비효과적 체온 조절 (Ineffective thermoregulation)

f. 지식 부족 (Deficient knowledge)

3. 계획과 수행/중재

a. 기도, 호흡, 순환유지(1장 참조)

b. 산소보조요법을 제공

1) 기도저항이 있는 경우, 빠른 연속 기관삽관(RSI)과 환기 지지

2) 고유량 산소

c. 필요 시 수액 투여, 투약을 위한 IV/IO 확보

d. 의학적 중재 준비 및 지원

1) 전문기도관리(advanced airway managemaet)

a) 비강 혹은 구강 삽관

b) 성문외 기도기(supraglottic airway), 후두마스크 기도기(LMA), 식도-기관 콤비튜브(esophageal-tracheal Combi-tube), 킹(King)

c) 수술적 기도(예 윤상갑상연골절개술)

2) 심부 체온을 측정하고, 정상 체온을 유지
   a) 열사병의 경우에는 냉각요법을 공격적으로 시행
      (1) 치료목표는 1시간 이내에 39℃ 로 냉각시키는 것
      (2) 심부 체온이 39℃ 에 도달하면 저체온 방지를 위해 냉각을 중지
   b) 환자를 시원한 환경에 두기
   c) 대상자 의복을 벗기고, 공기 순환이 잘되는 환경에서 (커다란 선풍기를 돌려서) 미온수로 스프레이 혹은 스폰지로 피부를 젖은 상태로 유지
   d) 환자의 몸통과 서혜부의 측면을 따라 패드로 감싼 얼음 팩을 대준다(떨림, 열생산, 국소조직 손상이 나타날 수 있으므로 면밀하게 감시).
   e) 냉각법으로 냉수에 담그거나, 위세척, 복강세척, 직장세척, 심폐우회술, 혹은 혈액 투석을 실시하는 경우에는 주의를 요함
3) 심장과 맥박산소측정기 모니터링 시작
4) 위관을 삽입하고 흡인기를 연결
5) 유치도뇨관을 삽입
6) 병원 입원을 지원

e. 처방에 따른 약물투여
1) RSI 전처치 약물: 진정제, 진통제, 신경근 차단제
2) 만니톨(오스미트롤)이 두개 내 부종 완화를 위해 투여될 수 있음
3) 떨림 감소를 위해 클로르프로마진(thorazine)이나 벤조디아제핀계 약물을 투여할 수 있음

4. 평가와 지속적 감시

a. 기도 유지
b. 의식수준
c. 혈역학적 상태
d. 심부 체온
e. 호흡음과 맥박산소포화도
f. 심박동수와 리듬
g. 섭취량과 배설량

운동성 열사병 운동성 열사병(exertional heatstroke, EHS)은 고전적인 열사병과는 다른 원인을 갖고 있으며, 일반적으로 더운 날씨에 격렬한 신체활동을 하는 젊고 건강한 사람들에게 발생한다. 더운 날씨에서 격렬하게 신체활동을 해야만 하는 군인이나, 운동선수들이 대표적인 예라고 할 수 있으며, 이들에게 운동성 열사병에 대한 위험성은 증가한다.

F. 고지대 관련 질환 (HIGH-ALTITUDE ILLNESS)

고도가 높은 지역의 환경은 개인을 차갑고 낮은 습도에 노출시키고, 자외선 방사가 증가하며, 기압은 낮아져 다양한 문제들을 초래할 수 있다. 고지대 관련 질환들은 4,900피트(1,500m)에서 18,000피트(5,500m)의 극단에 이르기까지 고지대라면 어느 곳이든 발생할 수 있는 조직의 저산소증을 초래하는 조건들의 집합으로 언급될 수 있다. 높은 고도에서 산소기압이 부분적으로 감소함에 따라, 불완전한 헤모글로빈이 축적되어 조직에서의 가용 산소는 적어진다; 예 10,000피트(3,000m)에서의 산소분압은 해수면에서 값의 69%에 불과하다. 저산소성 스트레스의 크기는 고도, 올라가는 속도 및 노출 지속 시간에 따라 달라진다. 고소병(altitude illness)은 세 종류로 분류할 수 있는데; 급성 고산병(AMS, acute mountain sickness), 고지대 뇌부종(HACE, high-altitude cerebral edema), 고지대 폐부종(HAPE, high-altitude pulmonary edema)으로 나눌 수 있다.

급성 고산병 급성 고산병(acute mountain sickness, AMS)은 고지대 관련 질환 중에 가장 일반적인 질병으로, 콜로라도주에서는 고도가 8,000피트(2,500 m)이상 지역에서 숙박하는 방문객의 25%에게 영향을 미치는 것으로 보고된다. 급성 고산병은 일반적으로 24~72시간 내에 해결된다. 지역이나 기후에 익숙해지는 것이 불완전하면 높은 고도를 향해 급격한 경사를 오르거나, 무리한 일정을 소화하거나, 혹은 호흡 억제제를 사용하는 경우에 급성 고산병이 나타날 수 있다. 증상은 알코올 중독 증상이나 바이러스성 증후군과 같은 묘사로 서술되어진다. 두통은 가장 중요한 증상이며, 때때로 피로, 식욕부진, 구역, 허약감과 오심/구토가 동반증상으로 나타난다. 두통은 보통 고지대에 도착한 후 2~12시간에 시작되고 종종 첫날 밤 이후에 나타난다. 말을 하기 전인 어린 아이들의 경우에는 식욕부진, 보챔, 혹은 창백한 피부가 관찰된다. 급성 고산병은 보통 자기제어가 가능하며, 24~72시간 내에 완전히 증상이 사라진다. 그러나, 더 높은 고도로 계속해서 올라가게 되면, 질환이 악화되어 고지대 뇌부종(HACE)으로 진행될 수 있다.

고지대 뇌부종 고지대 뇌부종(high-altitude cerebral edema, HACE)은 급성 고산병의 뇌신경계 증상이 임상적으로 진행된 것이다. 고지대 뇌부종의 증상은 운동실조, 심한 무기력, 의식변화, 졸리움, 둔화, 혼미와 혼수이다. 또한, 명백한 증상으로는 환각, 뇌신경 마비, 편마비, 발작, 반신 불완전마비, 피질맹, 실어증, 섬과 같은 맹점이 나타나는 시야 결손 등을 포함한 다양한 국소신경학적 징후이다. 급성 고산병에서 고지대뇌부종으로의 진행은 12시간에서 4일에 걸쳐 발생한다. 뇌졸중은 적혈구증가증, 탈수, 뇌압상승, 뇌혈관경련 혹은 다른 문제들로 인해 나타날 수 있다.

고지대 뇌부종은 급성 고산병의 증세가 심해지는 과정이며, 드물게 고지대 폐부종(HAPE)와 대체로 관련성이 있다. 급성 고산병의 증상과 더불어 기면(lethargy)이 심해지고 졸림, 혼미, 운동실조가 나타난다. 고지대 뇌부종에 해당하는 대상자는 즉시 하산해야 한다; 만

일 낮은 고도로 이동하지 않으면, 운동실조가 나타난 24시간 이내에 고지대 뇌부종으로 인해 사망할 수 있다.

고지대 폐부종 고지대 폐부종(high-altitude pulmonary edema, HAPE)은 8,000 피트(2,700 m) 이상의 고도에서 발생하는 생명을 위협하는 질환이다. 보통 등반 후 첫 4일 이내에 나타난다. 초기 증상으로는 마른 기침, 휴식 시 호흡곤란, 흉골하 통증, 두통, 신경성 식욕부진증 및 무력감이다. 후기 증상은 빈맥, 천명음, 기좌호흡, 객혈, 빈맥, 폐수포음 및 나음, 분홍색 거품이 섞인 객담, 의식변화, 그리고 운동실조이다. 고지대 폐부종(HAPE)은 신경성 폐부종의 한 형태로, 단백질 투과성 증가로 인한 부종으로 여겨진다. 고지대 폐부종은 단독으로 발생할 수도 있고, 급성 고산병이나, 고지대 뇌부종과 결합되어 나타나기도 한다. 콜로라도 주에서는 스키선수 10,000명 당 1명 꼴로 나타나며 14,000 피트(4,270 m) 이상에서의 등반객 100명 당 1명까지 발생한다고 한다. 초기 증상은 움직일 때 심해지는 호흡곤란, 결국 휴식 시에도 호흡곤란이 악화되어 허약감 및 기침과도 관련성이 있다. 산소공급과 고지대에서 내려오는 것이 생명을 구하는 방법이다.

1. 사정

a. 주관적 자료 수집
1) 현병력/주호소
a) 사고 당시에 대한 기술
b) 손상 후 경과된 시간
c) 보행 이상
(1) 운동실조는 급성 고산병 증세가 경미한 단계에서 심각한 질환으로 넘어가는 것을 나타내는 중요한 임상 지표. 의식 변화가 뒤따르며, 혼미로 진행되고, 지남력과 판단력 이상이 나타남
(2) 혼수는 운동실조가 나타난 24시간 이내에 점진적으로 나타날 수 있음
d) 병원 전 단계에서 제공된 처치
e) 통증과 증상: 대부분의 경우에서 급성 고산병의 증상은 고도에 도달한 후 약 12~24시간에 나타나기 시작
f) 급성 고산병은 두통과 함께 최소한 다음 중 한 가지 동반증상이 일정 고도 이상에서 발생하는 증후군으로 정의
(1) 위장관계 증상(식욕부진, 구역, 구토)
(2) 피로 혹은 허약감
(3) 현기증이나 가볍게 머리가 띵함
(4) 수면장애(조각수면)
(5) 기타 증상들
(a) 과민해짐
(b) 오한
(c) 권태감, 무기력
(d) 호흡곤란
(e) 빈맥
(f) 마른 기침
(g) 기립성 저혈압
(h) 수분 정체와 배뇨 장애
2) 과거력
a) 현재 혹은 과거의 질환
(1) 심혈관계 질환(심부전, 심근경색, 협심증)
(2) 당뇨
(3) 낫모양적혈구 빈혈
(4) 폐 기능 부전에 해당하는 질환
b) 투약
c) 알레르기

b. 객관적 자료수집
1) 신체검진
a) 전반적 외모
(1) 의식수준, 행동, 정서: 혼돈에서 혼수까지
(2) 빈맥
(3) 빈호흡
(4) 운동 실조
(5) 심한 고통/불편감
b) 청진
(1) 호흡음: 수포음
2) 진단적 절차
a) 동맥혈가스분석: 호흡성 알칼리증
b) 전혈구계산검사(complete blood count, CBC) 및 감별계산: 경미한 백혈구 증가증 가능성
c) 흉부 단순 방사선 촬영
d) 심전도: 우측 심긴장 패턴 가능성

2. 분석: 감별 간호진단/협력적 문제

a. 비효과적 기도청결 위험 (Risk for ineffective airway clearance)
b. 비효과적 조직 관류 (Ineffective tissue perfusion)
c. 급성 통증 (Acute pain)
d. 지식 부족 (Deficient knowledge)

3. 계획과 수행/중재

a. 기도, 호흡, 순환유지(1장 참조)
b. 산소보조요법을 제공
1) 고유량 산소
c. 필요 시 수액 투여, 투약을 위한 IV/IO 확보

d. 의학적 중재 준비 및 지원
1) 심장과 맥박산소측정기 모니터링 시작
2) 모든 고소병에서 가장 효과적인 치료는 하강하는 것이다. 단지 1,600~3,200 피트(500~1,000 m)를 내려오는 것 만으로도 상태를 호전시킬 수 있음
3) 고지대 폐부종을 경험하는 환자는 또한 침상안정 및 산소보조요법이 요구된다. 만일 상태가 급성 호흡곤란증후군으로 악화된다면, 기관삽관 및 기계적 환기 적용의 적응증이다. 휴대용 고압산소챔버(Gamow bags)가 하강이 어려운 대상자에게 유용하게 사용될 수 있음

e. 처방에 따른 약물투여
1) 아세타졸라마이드(디아목스)(급성 고산병의 고위험군에 예방적으로 투여 시 유익함)
2) 덱사메타손(데카드론)
3) 아스피린

4. 평가와 지속적 감시

a. 기도 유지
b. 의식수준
c. 혈역학적 상태
d. 호흡음과 산소 포화도
e. 심박동수와 리듬

G. 물과 관련된 응급 (WATER-RELATED EMERGENCIES)

익사 익사(drowning)는 1세에서 4세 사이의 유아와 아동 사망의 주요 원인이며, 1세에서 14세 사이 아동의 의도하지 않은 손상성 사망의 주요 원인이다. 익사는 잠수를 했든, 몸을 일부 담갔든지 간에 호흡기계 손상이 있으면 발생할 수 있다. 최종 결과는 치명적일 수도 있고 치명적이지 않을 수도 있다.

익수손상 많은 경우가 보고되지 않았기 때문에 익수손상(submersion injuries)의 실제 발생률은 알려지지 않았지만, 익사 발생율의 20배에서 500배로 추정된다. 어떤 물질에 있는 잠수로 인해 사람이 중독되면 잠수 비상 사태가 발생한다. 잠수(익수)에 의한 응급 상황은 대상자가 어떤 물질에 빠져서 저산소증이 되었을 때에 발생한다. 가장 흔한 원인 물질은 물이지만, 건조한 화학물질이나, 쌓여있는 곡물에 잠기기도 한다. 익수손상에 가장 위험한 집단은 5세 미만의 아동과 15~19세의 청소년 남성이다. 익수손상의 주된 위험 요인은 수영을 못하거나, 중독, 발작, 외상, 깊은 물에서 수영하기 전의 과다환기, 저체온증, 뇌졸중, 심근경색, 그리고 아동학대 및 아동을 내버려 두는 것이다.

사람이 물에 빠지면 처음에는 공포가 밀려오고, 뒤이어 숨을 참다가 과환기 하게 되어 물을 먹고, 흡인된다. 매우 적은 양의 물질(예 물)로 이러한 반응을 유발한다. 저산소증이 발생하고, 흡인이 되면 폐손상을 유발한다. 손상된 폐는 혈액을 이동시켜 저산소증을 악화시킨다. 결국 저산소증으로 인해 뇌손상, 부종, 그리고 궁극적으로 뇌가 사망에 이른다.

1. 사정

a. 주관적 자료 수집
1) 현병력/주호소
a) 위험 요인 여부
b) 손상 기전: 환자가 발견된 곳에 있던 물질, 끼임, 다이빙 손상, 보트사고, 저류나 이안류, 동굴에서의 다이빙
c) 물질에 잠겨있던 기간(시간)
d) 물질의 온도
e) 정수인지 염수인지의 여부
f) 영향 요인: 환자의 수영 실력, 물 온도, 나이, 심리적 영향을 주는 물질의 존재 여부, 공황, 피로, 탈진, 보여주기식 행동, 위험을 무릅 쓴 행위, 자살행위 등을 포함한 피해자의 건강상태; 아동학대
2) 과거력
a) 현재 혹은 과거의 질환
(1) 심혈관계 질환
(2) 중추신경계 질환(예 발작, 뇌졸중)
(3) 당뇨병
(4) 지적 장애
b) 신체 상태
c) 투약
d) 알레르기

b. 객관적 자료수집
1) 신체검진
a) 전반적 외모
(1) 의식수준, 행동, 정서: 명료에서 혼수까지
(2) 활력징후: 정상에서 심정지까지 다양
(3) 비정상적인 체온
(4) 심한 고통/불편감, 치명적 질환
b) 시진
(1) 창백, 청색증 피부
(2) 위장관 팽만
(3) 부가적인 손상의 존재 여부(예 척추 손상)
(4) 학대 징후(예 멍이나 밧줄에 묶인 자국)
c) 촉진
(1) 차고, 축축한 피부
d) 청진
(1) 호흡음: 수포음
2) 진단적 절차
a) 동맥혈가스분석: 대사성 산증

b) 전혈구계산검사(complete blood count, CBC) 및 감별계산
c) 혈소판, 피브린분리산물을 포함한 혈액응고검사
d) 혈당(glucose), 혈액요소질소(BUN), 크레아티닌(creatinine)을 포함한 혈청 화학검사(serum chemistries)
e) 간기능 검사(liver function test)
f) 혈액, 소변의 독성선별검사
g) 요분석: 가임기 여성이라면, 임신반응검사
h) 흉부 방사선 촬영
i) 두부 컴퓨터 단층 촬영/자기공명영상
j) 심전도
k) 기관지 내시경: 흡인된 침전물 제거

2. 분석: 감별 간호진단/협력적 문제

a. 비효과적 기도 청결 (Ineffective airway clearance)
b. 가스교환 장애 (Impaired gas exchange)
c. 비효과적 호흡 양상 (Ineffective breathing pattern)
d. 비효과적 조직 관류; 뇌, 말초 (Ineffective: cerebral, peripheral)
e. 비효과적 체온 조절 (Ineffective thermoregulation)
f. 지식 부족 (Deficient knowledge)

3. 계획과 수행/중재

a. 기도, 호흡, 순환유지(1장 참조), 척추 손상이 의심되면 예방적 경추 고정을 시행
1) 호흡/심정지가 있으면, 기본심폐소생술과 전문심폐소생술을 시작하거나 지속

b. 산소요법을 제공
1) 기도저항이 있는 경우, 빠른 연속 기관삽관(RSI)과 환기 지지
2) 고유량 산소

c. 필요 시 수액 투여, 투약을 위한 IV/IO 확보
1) 따뜻한 생리식염수를 점적 투여

d. 의학적 중재 준비 및 지원
1) 전문기도관리
a) 비강 혹은 구강 삽관
b) 성문외 기도기(supraglottic airway), 후두마스크 기도기(LMA), 식도-기관 콤비튜브(esophageal-tracheal Combi-tube), 킹(King)
c) 수술적 기도(예 윤상갑상연골절개술)
2) 환자의 심부 체온에 해당하는 적응증에 따라 적절한 재가온 치료를 통해 정상 체온 유지를 도모(냉과 관련된 응급에서 저체온증에 대한 논의 참조).
3) 심장과 맥박산소측정기 모니터링 시작
4) 중심정맥관을 삽입하여 중심정맥압 감시
5) 위관을 삽입하고 흡인기 연결
6) 유치도뇨관 삽입
7) 합병증 치료: 호흡부전 증후군과 흡인: 두개내압 상승; 발작
8) 최소한 30°C 로 가온되는 시점까지 익수환자 대상 소생술 지속
9) 병원 입원 지원
10) 아동학대가 의심된다면, 적절한 행정 기관에 신고

e. 처방에 따른 약물투여
1) RSI 전처치 약물: 진정제, 진통제, 신경근 차단제
2) 프로토콜에 따라 전문심폐소생술 약물 투여

4. 평가와 지속적 감시

a. 기도 유지
b. 의식수준
c. 혈역학적 상태
d. 호흡음과 맥박산소포화도
e. 심박동수와 리듬
f. 섭취량과 배설량

10장

안면과 안구 응급

Facial and Ocular Emergencies

LaToria S. Woods, MSN, RN, APN, CCNS

주요 주제

전반적 전략

- 사정
- 분석: 감별 간호진단/협력적 문제
- 계획과 수행/중재
- 평가와 지속적 감시
- 중재와 환자반응 기록
- 나이와 관련된 고려사항

특정 안면 응급상황

- 벨 마비(Idiopathic Facial Paralysis)
- 귀대상포진(Ramsay Hunt Syndrome)
- 이하선염(Parotitis)
- 부비동염(Sinusitis)
- 삼차신경통(Tic Douloureux)

특정 안구 응급상황

- 급성 폐쇄각 녹내장(Acute Angle-Closure Glaucoma)
- 앞포도막염/홍채염(Anterior Uveitis/Iritis)
- 중심 망막동맥 폐색(Central Retinal Artery Occlusion)
- 결막염(Conjunctivitis)
- 안와주위/ 안와봉와염(Periorbital/Orbital Cellulitis)

I. 전반적 전략 General Strategy

A. 사정 (ASSESSMENT)

1. 일차 및 이차 사정/소생(1장 참조)

2. 초점 사정

a. 주관적 자료 수집

1) 현병력/주호소

a) 통증: PQRST

b) 호흡곤란/숨가쁨

c) 눈의 비정상적 외관

(1) 눈꺼풀 부종

(2) 발적: 눈꺼풀, 공막, 결막

(3) 광택의 변화

(4) 비대칭

d) 시력의 변화: 정상에서 맹인

(1) 정상으로부터 감소된 시력

(2) 정상으로부터 감소된 시야

(3) 시야 흐림

(4) 복시

(5) 뿌연 시야

(6) 광선 공포

(7) 이물감

e) 눈물

f) 가려움

g) 분비물 색, 농도

h) 증상 완화를 위한 노력

(1) 민간요법

(2) 대체요법

(3) 약물

(a) 처방약물

(b) 일반판매약/허브

2) 과거력

a) 기저질환

(1) 당뇨병

(2) 심혈관: 최근의 심장카테터

(3) 고혈압

(4) 겸상적혈구

(5) 면역질환, 결합조직 질환

b) 안구

(1) 교정렌즈

(a) 컨택트렌즈 또는 안경

(b) 손상

(c) 마지막 눈 검사/안구 평가

(2) 과거 눈 질환, 손상, 수술(백내장 또는 라식)

(3) 녹내장
(4) 만성 눈 질환
(5) 가족력
c) 약물남용/ 알코올 남용
d) 약물의 안구 부작용 가능성
(1) 처방
(a) 안구 약물
(b) 스테로이드
(c) 부교감신경계 약물
(d) 진정제
(e) 항응고제
(2) 일반판매약/허브
e) 알레르기
f) 예방접종 상태
3) 심리, 사회, 환경적 요인과 위험요소
a) 나이와 발달단계에 적합한 행동
(1) 긴밀한 접촉과 전염성 질환으로 결막염에 걸리기 쉬운 학령기 아동
(2) 컨택트렌즈 착용자들의 각막찰과상, 궤양, 감염 고위험
b) 직업
c) 취미, 여가활동, 레저활동
(1) 정원에서의 손상은 감염의 가능성을 높임
(2) 수영은 안구 감염의 가능성을 높일 수 있음
d) 폭행, 학대 상황
e) 감각 저하/변화
(1) 청각
(a) 귀 통증
(b) 청력 상실
(c) 이명 또는 청각과민증
(2) 시각
(a) 감소된 눈물
(b) 부분적 또는 완전 맹인
(c) 손상된 시야와 감소된 광선 인지
(3) 촉각/운동감각
(a) 감각 저하
(b) 안면 통증, 무게감, 마비, 얼얼함, 감각이상
(4) 미각
(a) 맛의 변화
(b) 식욕저하 또는 금속 맛
(5) 후각: 일측성 또는 양측성 후각 손실
f) 부정교합 또는 개구장애
g) 안면 비대칭, 부종
h) 최근 바이러스 질환
I) 발진
j) 열/오한
k) 오심/구토
l) 어지러움/현훈
m) 언어능력 장애
n) 과다 타액분비
o) 이물감
p) 독성물질의 노출, 흡입
(1) 접촉성 물질
(2) 흡입
q) 증상 완화를 위한 노력
(1) 민간요법
(2) 대체요법
(3) 약물
(a) 처방약물
(b) 일반판매약/허브
4) 과거력
a) 기저질환
(1) 신경학적 장애 또는 질환
(2) 고혈압: 코피의 이차적 원인이 될 수 있음.
(3) 혈액 이상
b) 기존의 치아, 귀, 코, 목 수술
c) 흡연력
d) 약물남용, 알코올 남용
e) 마지막 월경 기간: 가임기의 여성환자
f) 현재 복용 약물
(1) 처방약물
(a) 진통제는 신경학적 사정에 영향줄 수 있음(예 불분명발음, 의식변화)
(b) 항생제
(c) 항응고제
(d) 향정신성/ 페노티아진 약물반응은 개구에 영향을 미칠 수 있음
(2) 일반판매약/허브
g) 알레르기
5) 심리, 사회, 환경적 요인
a) 나이: 몇몇 발현은 특정 나이 그룹에 관련
b) 감염: 바이러스, 박테리아, 진균
c) 스트레스: 수술, 외상, 질병, 심리사회적 요인
d) 폭행, 학대 상황

b. 객관적 자료 수집

1) 전반적 외모
a) 의식상태, 행동, 감정
b) 활력징후

c) 냄새
d) 위생
e) 고통/불편감 정도

2) 시진-안면
a) 침 흘림
b) 구조의 대칭: 눈꺼풀 틈새, 코입술 주름 포함하여 크기, 위치, 움직임
c) 포진모양의 소수포 발진
d) 동공 반사

3) 시진-안구: 항상 반대 측 눈과 비교
a) 시력은 안과학에서 중요한 지표이다. 법의학적 이유뿐 아니라 치료 전에 기초자료를 만들기 위해서 신체검진 과정에서 중요한 부분임; 화학적 손상 환자에게 세척이 우선이므로 이 부분은 예외일 수 있음; 안경이나 컨텍트렌즈를 갖고 있는 환자는 착용한 상태에서 시력을 측정한다. 각 눈을 각각 시력 측정한 뒤 한꺼번에 측정한도록 한다. 시력이 최적상태가 아니라면 시력문제가 불응기 때문인지 다른 과정 때문인지 핀 홀 검사를 통해 확인한다.
(1) 스넬렌 시력표, 그림챠트로 정확한 사정, 또는 "E" 챠트는 아동, 말을 하지 않는 대상자 또는 읽을 수 없는 대상자들을 위해 필요할 수 있음
(a) 보행용: 20피트의 거리에서 검사
(b) 비보행용: 대략 14인치에서 로젠바움 카드를 손에 들고 검사
(2) 시력이 20/400 이상이면 4피트 정도에서 총체적 사정
(3) 빛과 그림자를 구별하는 능력
(4) 시야, 물건은 주변시야, 대립에서 볼 수 있음
b) 눈꺼풀과 부속기: 기능, 변형, 경련, 홍반, 부종
c) 눈/안면: 표면, 홍반 병변의 위, 아래 눈꺼풀을 포함
d) 눈물
e) 분비물: 맑음, 유점액소, 화농성
f) 동공: 좌우 크기가 같고 둥글며 빛에 반응, 조정 (PERRLA)
g) 안구 외 운동: 정상, 제한, 통증
h) 눈의 위치와 조정
I) 결막과 공막의 색, 염증, 부종
j) 전방의 혈액과 백혈구
k) 각막의 불투명하고 회백색 부분
l) 흐릿한 각막

4) 촉진
a) 감각손실 또는 변화
b) 압통
c) 전두동/상악동
d) 안구내압: 안구 상태가 온전하지 않다고 염려된다면 촉진하지 않도록 함: 안구 내용물의 유출과 영구적인 시력손상을 초래할 수 있음; 급성 녹내장 또는 중심 망막 동맥폐쇄가 의심되는 경우 응급의나 안과의에 의해 절차가 이뤄져야한다.
e) 주변조직/부위의 따듯함

5) 타진
a) 전두동의 연조직
b) 상악동의 연조직

3. 진단적 절차

a. 검사실 검사
1) 상처의 혐기성 또는 호기성 배양
2) 전혈구계산검사(complete blood count, CBC) 및 감별계산
3) 응고검사
4) 동맥혈가스분석 검사
5) 눈분비물 배양
6) 적혈구 침강속도검사
7) C반응성 단백
8) 혈청 당
9) 응고검사
9) 요검사; 수술이 임박할 시 가임기 여성의 임신검사

b. 영상검사
1) 안면골 방사선: 상악, 하악, 관골, 안와, 비골
2) 안면골과 부비동의 Waters' view
3) 파노라마 구강 방사선
4) 흉부방사선
5) 컴퓨터 단층 촬영: 두부, 부비동, 후두
6) 초음파
7) 자기공명영상
8) 이물질을 위한 연조직
9) 두개골의 Waters' view
10) 안구 초음파

c. 기타
1) 12 to 15 유도 심전도
2) 직접 안구검진
3) 안압측정: 안구 내 압력
4) 세극등 검사
5) 플루오레세인 검사: 유리체의 유출이 있으면 Seidel 검사 양성

B. 분석: 감별 간호진단/협력적 문제 (ANALYSIS: DIFFERENTIAL NURSING DIAGNOSES/COLLABORATIVE PROBLEMS)

1. 비효과적 기도청결 (Ineffective airway clearance)
2. 흡인의 위험 (Risk for aspiration)
3. 급성/만성 통증 (Acute/chronic pain)
4. 피부통합성 장애 (Impaired skin integrity)
5. 감염의 위험 (Risk for infection)
6. 불안/공포 (Anxiety/fear)
7. 지식부족 (Deficient knowledge)
8. 비효과적 대처 (Ineffective coping)
9. 비효과적 조직 관류: 안구 (Inefficient tissue perfusion: ocular)
10. 감각지각 장애: 시각 (Disturbed sensory perception: visual)
11. 불이행 (Noncompliance)
12. 자가간호 결핍 (Self-care deficit)

C. 계획과 수행/중재 (PLANNING AND IMPLEMENTATION/INTERVENTIONS)

1. 간호의 우선순위 결정
   - a. 기도, 호흡, 순환 유지(1장 참조)
   - b. 필요시 추가 산소 제공
   - c. 필요시 정질액 용액/약물 적용을 위한 정맥통로 확보
   - d. 필요물품 확보
   - e. 의학적 중재 준비 및 지원
   - f. 적절한 안과 협진 [BOX 10-1]
   - g. 처방에 따른 약물 투여
2. 불안 경감
3. 지지가 된다면 가족과 함께 하기
4. 환자와 가족 교육

Box 10-1 협진 기준

다음 문제를 가진 환자는 안과 협진을 의뢰하여야 한다.
- 찔린 물건, 이물질, 안구파열을 포함하는 눈의 관통성 외상
- 눈의 화학적 화상
- 심한 안검 열상
- 녹내장
- 중심 망막 동맥 폐색
- 망막 박리
- 안와 골절
- 출혈 또는 농
- 안와 봉와직염

D. 평가와 지속적 감시 (EVALUATION AND ONGOING MONITORING)

1. 지시대로 계속적인 모니터와 치료
2. 환자의 반응, 결과를 모니터, 간호계획 수정
3. 환자 결과가 긍정적이지 않으면 사정, 간호계획을 재평가

E. 중재와 환자반응 기록(DOCUMENTATION OF INTERVENTIONS AND PATIENT RESPONSE)

F. 나이와 관련된 고려사항 (AGE-RELATED CONSIDERATIONS)

1. 아동
   - a. 성장 또는 발달 관련
     - 1) 6~7세 동안 얼굴이 최대로 성장; 일차적으로 치아발달과 얼굴 중심의 발달은 이 시기의 안면비율에 영향을 줌
     - 2) 그림차트나 E차트가 필요함
     - 3) 병원 방문이 지연되면 아동의 점진적인 시력저하를 알아차릴 수 없으므로 문제가 될 수 있음
     - 4) 질분만한 신생아들은 임균, 트라코마 클라미디아, 단순포진과 같은 성병이 생길 수 있음; 대개 생애 첫 한 달 안에 생김
   - b. 주요점
     - 1) 아동에게 어떤 것들을 행할 지 솔직하게 설명함
     - 2) 구두 표현의 제한은 사정을 복잡하게 하고 아동의 평가에 불이익을 초래할 수 있음
     - 3) 인내심을 가져야 함
     - 4) 신생아와 어린 아동들은 움직임을 최소화하고 검진을 촉진하기 위해 담요를 억제대로 적용할 수 있음
     - 5) 발적된 눈이 항상 전염성인 것은 아님
     - 6) 신생아가 우는 이유 중에 각막 찰과상이 있음을 고려해야 함
2. 노인
   - a. 노화 관련
     - 1) 노화와 연관된 변화
       - a) 지각
         - (1) 시력저하
         - (2) 시력은 70세 경까지 점진적으로 저하되며 그 다음에는 더 빨리 저하
         - (3) 체력손실의 결과로 시력을 위해 표준 차트를 사용할 능력이 저하

(4) 시력 검사 결과의 정확도 감소
(5) 많은 노인들에게 근거리 시력의 저하는 문제가 됨
(6) 거리에 대한 눈의 조정 또는 조절 능력은 나이가 들면서 저하됨
(7) 노년기는 자주 누선 분비의 저하로 눈의 건조를 호소함
(8) 백내장은 나이가 듦에 따라 더 흔함. 80대 노인의 3명 중 한명
(9) 노년층은 망막출혈, 망막박리, 녹내장을 경험할 수 있음
(10) 청력저하
(11) 미각의 저하
(12) 촉각의 저하

b) 의식
(1) 단기 기억의 저하
(2) 느린 사고력
(3) 증가된 통증역치

c) 근골격
(1) 근육위축
(2) 저하된 유연성

2) 노인은 특별한 감각들의 저하를 경험할 수 있음
3) 만성질환은 노인들에게 있어 더 많은 제한점을 더한다.

b. 주요점
1) 노인들은 약물투여와 환경 안전에 관한 이슈들을 위해 가정건강 의뢰가 필요할 수 있음

II. 특정 안면 응급 Specific Facial Emergencies

A. 벨마비(특발성 안면 마비) (BELL PALSY (IDIOPATHIC FACIAL PARALYSIS))

벨마비는 얼굴 한쪽의 급성, 말초 마비로 정의된다. 원인은 알려지지 않았지만 50%에서 하부 안면 운동신경 마비를 나타낸다. 발생률은 십만 명 당 13~24명 정도이다. 자가면역, 전염성, 혈관, 유전, 포착, 대사의 원인이 벨마비의 발생에 작용한다고 알려졌다. 가장 일반적인 이론은 바이러스성 원인이다. 단순포진은 대상포진과 함께 가장 흔한 원인으로 생각된다. 다른 바이러스도 벨마비와 연관성이 있지만 이 두 바이러스가 가장 흔한 원인이다. 많은 환자들이 벨마비 진단 전에 호흡기계 감염을 경험한다. 안면마비와 연관된 증상은 흔히 귀 통증 또는 구토, 비정상적인 급성의 청각 과민증, 눈물저하, 미각의 저하를 포함한다. 안면마비에 대한 감별진단은 라임병이다. 이것은 벨마비에서 보여지는 일측성이 아닌 특징적으로 양측의 안면신경 마비와 연관된다. 라임병을 가진 환자에게 즉각적인 적절한 항생제 치료가 요구된다. 안면신경의 부종 때문에 증상이 나타나는 것으로 여겨진다. 측두골이 좁아지면서 신경이 눌리고 허혈된다. 흔하지 않게 벨마비는 양측성일 수 있다. 당뇨병, 임신 중에 특히 마지막 세 달 또는 산후 첫째 주에, 초 · 중년기 성인에게 흔하다. 남성과 여성 모두에게 영향을 주며 벨마비의 증상은 흔히 자기 한정적이다. 몇 주 안에 80~90% 케이스에서 완전한 치료가 이뤄진다. 치료는 흔히 이환된 눈을 보호하는 것을 포함한다. 약물은 항바이러스제를 포함하고 단기간의 구강 스테로이드제이다. 벨마비의 사정과 치료는 귀대상포진(herpes zoster oticus) 부분에서 확인할 수 있다.

B. 귀대상포진 (HERPES ZOSTER OTICUS (RAMSAY HUNT SYNDROME))

귀대상포진은 내이, 중이, 외이의 바이러스 감염이다. 이는 일측성 안면마비, 포진모양의 소수포 발진, 와우각전정 기능이상을 특징으로 한다. 질환과정은 수두 대상포진 바이러스의 진피절을 따라 재활성화와 관련되며 면역시스템이 약화된 대상자에게 일어날 수 있다. 포진모양의 소수포 발진이 일어날 때까지 벨마비와 혼동될 수 있다. 소수포 발진이 귓바퀴, 외이도, 고막, 연구개, 구강, 안면, 목, 어깨에 나타날 수 있다. 통증은 벨마비와 연관된 것보다 더 심각할 수 있으며, 환자의 통증은 의료인이 생각하는 것보다 더 심할 수 있다. 결과는 영구적으로 청각상실이 될 가능성이 있고 완전하게 안면회복이 될 가능성이 낮아 벨마비보다 안 좋다.

1. 사정(벨마비와 귀대상포진)

a. 주관적 자료수집
1) 현병력/주호소
a) 빠른, 급성 증상
b) 바이러스성 전구증
c) 갑작스런, 일측성 안면허약/마비(양측성 안면마비가 나타날 수 있으나 흔하지 않음; 감별진단으로 라임병 고려)
d) 귓바퀴뒤와 (또는) 안면의 불편감
e) 통증; 안면과 (또는) 귀의 통증
f) 침흘림과 (또는) 삼키기 어려움
g) 이환된 쪽의 소음에 대한 민감도 상승
h) 미각의 저하; 일측성, 말하기 어려움
I) 오심/구토

2) 과거력
a) 기저질환
(1) 면역저하와 관련된 당뇨병과 다른 질환
(2) 유육종증
(3) 라임병
b) 수두대상포진 바이러스 감염의 전력
c) 약물
d) 알레르기

b. 객관적 자료수집

1) 신체검진

a) 전반적 외모

(1) 의식수준, 행동, 감정: 안면마비로 인한 언어능력 어려움

(2) 침을 흘림

(3) 고통스럽고 불편해 보임

b) 시진

(1) 눈을 감으려고 할 때 이환된 쪽의 안구가 윗 방향으로 움직임(벨 현상)

(2) 안면마비는 완전하거나 부분적

(3) 이환된 쪽에서 눈을 감을 수 없거나 안검하향지체(lid lag)

(4) 이환된 쪽의 눈물 분비 감소

(5) 이환된 쪽 입의 쳐짐

(6) 이환된 쪽의 코입술 주름의 펴짐

(7) 각막의 감각은 있으나 이환된 쪽의 눈 깜빡임 없음

(8) 이환된 쪽 이마에 주름잡지 못함

(9) 포진모양 수포 부분(Ramsay Hunt syndrome)

2) 진단 과정: 벨마비와 혼동되는 다른 진단(예 중이 질환, 중이 종양, 제 8뇌신경 종양, 중추신경계 장애, 라임병)을 제외시키고 안면마비를 일으키는 병변 부위를 찾기 위해 시행함; 다른 진단적 검사는 외래에서 이뤄짐

a) 라임 역가

b) 유양돌기 방사선검사: 관자골 골절 판별

c) 다른 안면 비정상이 의심될 때 컴퓨터 단층 촬영 스캔

2. 분석: 감별 간호진단/협력적 문제

a. 비효과적 기도청결의 위험 (Risk for ineffective airway clearance)

b. 급성통증 (Acute pain)

c. 상해의 위험: 침범된 눈 (Risk for injury to affected eye)

d. 불안 (Anxiety)

e. 지식부족 (Deficient knowledge)

3. 계획과 수행/중재

a. 의학적 중재 준비 및 지원

1) 인공눈물과 윤활연고 주입 후 눈에 패치를 적용하고 이환된 안검을 부드럽게 감음

b. 처방에 따른 약물 투여

1) 밤에는 윤활연고, 낮 동안에는 인공눈물 투여

2) 비마약성 진통제

3) 마약성 진통제

4) 코르티코스테로이드 요법

5) 항바이러스제와 코르티코스테로이드를 병용 투여

6) 항구토제

7) 수포의 이차적 감염 시 항생제 투여

c. 환자와 가족 교육

1) 뇌졸중이 발병하지 않았으며 자발적 회복이 3주 안에 일어난다고 환자와 가족을 안심시킴

2) 선글라스와 다른 보호용 안경류를 사용

3) 얼굴을 따뜻하게 유지함

4) 습윤열 사용과 안면 마사지

5) 수동적, 안면 근육 운동 격려

6) 안면 근육 늘어짐을 지지하기 위해서 안면슬링을 사용할 수 있음

7) 각막 보호: 눈케어 강화

4. 평가와 지속적 감시

a. 기도 유지

b. 혈류역학 상태

c. 통증 경감

C. 이하선염 (PAROTITIS)

급성 이하선염 또는 이하선의 염증은 비록 결석이나 인간면역결핍 바이러스(human immunodeficiency virus, HIV), 결핵, 또 다른 감염과 질환 과정에 의한 것일지라도 박테리아나 바이러스에 의한 것이 대부분이다. 바이러스성 이하선염(유행성 이하선염)은 보통 아동에게 나타나며 양측성이다. 윗니 근처 볼점막에 위치한 이하선은 음식물을 액화시키기 위해 입으로 타액을 분비하려고 씹는 행동을 통해 자극된다.

1. 사정

a. 주관적 자료수집

1) 현병력/주호소

a) 통증

(1) 박테리아: 샘의 점진적으로 통증성 부종; 씹을 때 통증

(2) 바이러스: 며칠 동안 양측성의 통증성 부종

b) 열

c) 불쾌감

d) 신경성 식욕부진증

2) 과거력

a) 기저질환

b) 약물

c) 알레르기
d) 예방접종 상태

b. 객관적 자료수집
1) 신체검진
a) 전반적 외모
(1) 체온 상승
(2) 중정도의 고통/불편감
b) 시진
(1) 이하선의 국소적 부종
(2) 홍반
c) 촉진
(1) 이하선의 압통
(2) 마사지 시 스텐센관의 화농성 타액
2) 진단적 절차
a) 환자가 독성을 보이면 전혈구계산검사(complete blood count, CBC)
b) 화농성 타액의 세균배양 및 감수성 검사
c) 컴퓨터 단층 촬영
d) 초음파검사

2. 분석: 감별 간호진단/협력적 문제

a. 급성 통증 (Acute pain)
b. 피로 (Fatigue)
c. 지식 부족 (Deficient knowledge)

3. 계획과 수행/중재

a. 의학적 중재 준비 및 지원
1) 필요시 외과적 중재 의뢰
b. 처방에 따른 약물 투여
1) 비마약성 진통제
2) 마약성 진통제
3) 항생제
c. 환자와 가족 교육
1) 부위에 습열 적용
2) 배액을 돕기 위해 샘을 부드럽게 마사지
3) 타액생산을 증가시키기 위해 레몬즙 또는 다른 제제 사용
4) 수분 섭취 증가

4. 평가와 지속적 감시

a. 통증 경감

D. 부비동염 (SINUSITIS)

급성 부비동염은 비강, 코주위 부비동에 4주 이내로 발생하는 점막의 염증성 상태이다. 알레르기원, 환경의 자극원, 감염이 선행요인이다. 가장 흔한 원인은 상기도 감염이다. 아동에게 있어 급성 부비동염의 두 번째로 가장 흔한 원인은 알레르기성 천식, 아토피성 피부염, 알레르기성 비염, 그리고 안구의 알레르기 질환을 포함하는 알레르기 감염이다. 부비동염을 일으키는 다른 조건에는 낭포성 섬유증, 면역장애, 비정상 섬모체 기능, 비강폴립, 비강의 이물질, 구개파열, 임파선의 비대, 비중격만곡증, 그리고 위식도역류 질환이 있다. 증상은 가벼운 충혈에서부터 심각하고 점진적인이고 치명적 합병증까지 나타난다. 상악동이 가장 자주 침범되며 급성 부비동염은 7일에서 10일에 걸쳐 진행된다. 헤모필루스 인플루엔자와 폐렴연쇄상구균은 성인에게 있어 가장 많이 나타나는 유기체이다. 연쇄상구균, 헤모필루스 뿐 아니라 모락셀라 카타랄리스는 아동에게 나타난다. 면역력이 약화된 대상자는 칸디다, 아스페르길루스, 조균류로부터 부비동염으로 진행될 수 있다. 박테리아성 질환은 5일 후에 증상이 악화되고, 10일 후에도 증상이 지속되거나 초기 호전되다가 부비동 충혈과 불편감이 특징적으로 나타날 수 있다. 증상은 비강충혈, 점액농성의 비강 배액, 이환 부비동의 압박, 권태, 열, 안면부종을 포함한다. 급성 부비동염의 합병증은 만성 부비동염, 안와봉와염, 안와농양, 경막외농양, 경막하축농, 수막염, 뇌농양, 해면정맥동 혈전, 전두골 또는 상악골의 골수염을 포함한다. 이런 합병증 때문에 적극적인 의료관리가 요구된다.

1. 사정

a. 주관적 자료수집
1) 현병력/주호소
a) 통증: 침범한 부비동 부위
(1) 전두동: 이마 또는 안와주변 통증, 앞으로 구부릴 때 악화됨
(2) 상악동: 눈 아래 통증; 광대뼈, 윗니, 윗턱의 통증; 귀 통증; 저작 시 통증; 안면 부 중앙의 무감각; 아동에게 있어 감염의 중요부위
(3) 사골동: 콧날, 눈 뒤쪽, 유양돌기 부위 통증; 아동에게 흔히 보여지며 부어있는 눈과 관련; 상악 부비동염과 함께 나타날 수 있음
(4) 접형동: 후두골과 머리 꼭대기에 나타나는 통증
(5) 두통: 보통 앞쪽에 나타나며 앞으로 구부리거나 기침 시 악화됨
(6) 아프고 둔한 안면 통증
(7) 침범된 부비동의 압박감
b) 열: 있거나 없을 수 있음
c) 비강의 목소리 질(nasal quality to voice)
d) 식욕 감소

e) 오심
f) 비강 충혈/폐쇄
g) 기침
h) 인후염: 구강호흡 또는 비후 배액 다음에 나타날 수 있음

2) 과거력
a) 기저질환
(1) 당뇨병
(2) 면역억제 질환
(3) 간, 신장 질환
(4) 비중격 만곡증, 비강 폴립, 또는 비갑개 비대
(5) 만성 또는 급성의 상기도 증상
(6) 호전되지 않는 최근의 감기
(7) 아동에서 반복되는 중이염
b) 최근의 어금니 발치
c) 화상
d) 어린 아이에게 나타나는 입 냄새
e) 약물
f) 알레르기

b. 객관적 자료수집
1) 신체검진
a) 전반적 외모
(1) 체온이 올라갈 수 있음
(2) 악취나는 호흡
(3) 중정도의 고통/불편감
b) 시진
(1) 발적, 비점막 부종
(2) 화농성의 비강 배액, 혈액이 보일 수 있음
(3) 결막염
(4) 투시하여 보았을 때 부비동의 혼탁
(5) 아동의 부은 눈
c) 촉진/타진
(1) 이환된 부비동 부위 압통

2) 진단적 절차
a) 부비동 배양: 호기성, 혐기성(예 바늘흡인 통해 또는 입의 삽관); 응급상황에서 드 물게 이뤄짐
b) 방사선: 이전 치료에 반응하지 않는 환자, 복잡한 케이스에서 행해짐; Waters' view, Caldwell, 악하수직영상, 측면 view: 활동성 감염의 증거
(1) 방사선상의 불투명함
(2) 공기-액상 레벨
(3) 점막의 두꺼워짐
c) 부비동 컴퓨터 단층 촬영: 합병증이 의심되거나 만성 부비동염을 가진 환자에게 시행: 과도한 진단을 하는 경향 있음

2. 분석: 감별 간호진단/협력적 문제

a. 급성 통증 (Acute pain)
b. 감염의 위험 (Risk for infection)
c. 지식부족 (Deficient knowledge)

3. 계획과 수행/중재

a. 급성의 단순 부비동염
1) 환자와 가족을 교육
a) 비강/전신 충혈완화제, 비강 스테로이드를 사용하여 폐색을 완화
(1) 국소적 충혈완화제는 지시된 데로 각 비공에 뿌려져야함
(2) 국소적 충혈완화제는 점막의 반동효과를 피하기 위해 3~4일 이상 사용해서는안됨
(3) 해당될 경우, 아동에게 생리식염수 비강 투여를 교육
b) 침상 머리를 올린채로 부비동 배액을 함
c) 압력을 완화하기 위해 얼굴에 열을 적용
d) 방에 분무기 사용

b. 급성의 복잡한 부비동염
1) 정질액/약물의 투여를 위해 정맥주사통로 확보
2) 의학적 중재 준비 및 지원
a) 병원 입원과 외과적 중재를 도움
3) 처방에 따른 약물 투여
a) 항생제

4. 평가와 지속적 감시

a. 혈류역학 상태
b. 통증 경감

E. 삼차신경통 (TRIGEMINAL NEURALGIA (TIC DOULOUREUX))

삼차신경통은 알려지지 않은 원인의 제 5뇌신경의 신경학적 질환이다. 세 가지 신경분기점 어디에나 발생할 수 있다. 상악동이나 아래턱 부위에 신경이 분포한 두 번째, 세 번째 부분은 더 자주 침범된다. 삼차신경통의 한 가지 또는 그 이상의 분포에 극심한 통증의 발작이 일어나는 특징이 있는 증후군이다. 이것은 비교적 드물다; 그러나 남성보다 여성에게 흔하다. 이환된 대상자는 50~69세에서 흔하며 증상은 오른쪽 안면에서 흔히 발생한다. 구조적 부위가 원인으로 알려지며 신경과 그 부위의 반복적인 자극이 나타난다. 악화는 먹고 마시고 얼굴을 씻고 면도, 그리고 화장을 하는 등의 안면 자극과 찬 것에 노출되는 것으로 촉발될 수 있다.

1. 사정

a. 주관적 자료수집
1) 현병력/주호소
a) 통증
(1) 삼차신경의 한 가지 또는 그 이상의 부위에 나타나는 전기적 쇼크와 비슷함(아래뺨, 턱, 흔하지 않게 이마)
(2) 통증이 없는 기간은 몇분, 몇시간, 몇일 또는 그 이상이 될 수 있음; 재발 시 통증은 더 잦은 간격으로 심하게 올 수 있음
(3) 한 에피소드동안 일측성
(4) 가벼운 접촉, 진동, 저작, 면도, 얼굴씻기, 또는 산들바람에 의해 촉발됨
b) 삼차신경의 분포에 감각저하는 드물거나 없음
c) 왼쪽보다 오른쪽에 침범
2) 과거력
a) 기저질환
(1) 동맥류
(2) 종양
(3) 만성 수막염
(4) 삼차신경근의 부위
b) 기존의 비슷한 에피소드
c) 흔히 진단에 도움이 안됨
d) 약물
e) 알레르기

b. 객관적 자료수집
1) 신체검진
a) 전반적 외모
(1) 의식수준, 행동, 감정: 통증과 함께 얼굴 찡그림
(2) 중정도에서 심각한 정도의 고통/불편감
b) 촉진
(1) 삼차신경 분포의 가벼운 또는 완전한 감각 소실
(2) 얼굴 동측 앞쪽 부위에 통증유발구역을 만짐으로써 촉발된 아프고 발작적인 경련
2) 진단적 절차
a) 진단은 과거력과 신체검진을 기반으로 내려질 수 있음
b) 두개 내 병변이나 다른 신경학적 장애가 의심되지 않으면 더 이상 진단 검사는 필요하지 않음
c) 이례적인 소견이 보이면 자기공명영상법을 시행함

2. 분석: 감별 간호진단/협력적 문제

a. 급성 통증 (Acute pain)
b. 피로 (Fatigue)
c. 지식부족 (Deficient knowledge)

3. 계획과 수행/중재

a. 의학적 중재 준비 및 지원
1) 약리학적으로 적절한 통증완화가 되지 않으면 최종의 외과적 중재를 위해 의뢰함

b. 처방에 따른 약물 투여
1) 카르바마제핀(테그레톨)
2) 페니토인 정맥주사(딜란틴): 에피소드를 중단하는데 성공적
3) 마약성 진통제: 최소로 효과적
4) 국소차단: 삼차신경

c. 환자/가족 교육
1) 삼차신경통을 가진 환자의 대부분은 48시간 내 치료에 반응할 것임
2) 약물요법에 반응하지 않는 25~50%의 환자들은 외과적 중재를 필요로 함
3) 이환된 뺨에 갑작스럽게 찬 것을 대면 신경통을 촉발할 수 있으니 찬 음료, 찬 바람, 찬 물에서의 수영, 비슷한 자극을 피해야 함

4. 평가와 지속적 감시

a. 통증 경감

Ⅲ. 특정 의료 안구의 응급
Specific Medical Ocular Emergencies

A. 급성 폐쇄각 녹내장
(ACUTE ANGLE-CLOSURE GLAUCOMA)

급성 폐쇄각 녹내장(acute angle-closure glaucoma)은 홍채와 각막 사이의 거리 또는 각이 좁아지거나 완전히 막혔을 때 발생한다. 모양체에서 생산되는 방수는 쉴렘관을 통해 배출될 수 없다. 유출되는 폐색의 촉발요인은 점진적인 압력의 증가와 동공의 갑작스런 확장이다. 영화관과 같은 어두운 환경에서 대개 발생한다. 급성 폐쇄각 녹내장을 증상발현의 몇 시간 내에 확인하고 치료하지 않으면 망막의 순환 감소와 압력증가로 인한 시신경의 손상으로 실명을 초래한다. 이런 긴급한 상황을 가진 대상자는 영구적인 손상이 발생하기 전에 즉각적인 주의가 요구된다. 이런 상황은 55~70세의 나이에서 100,000명의 케이스 당 100명에서 발생한다. 눈 외상 또는 수술을 했던 과거력을 지닌 어린 대상자에게도 발생할 수 있다.

1. 사정

a. 주관적 자료수집
1) 현병력/주호소
a) 충혈된 눈: 전체의 결막이 침범

b) 통증: 보통 심각하며 갑작스러운 발현, 깊고 한쪽에 나타남
c) 극심한 두통
d) 흐릿한 시야
e) 빛 주위 후광
f) 광선기피증
g) 오심, 구토
h) 비특이적인 복부 통증

2) 과거력
a) 기저질환
b) 기존의 앞포도막염/홍채염
c) 외상: 둔하거나 관통하는 듯한 힘
d) 약물
e) 알레르기

b. 객관적 자료수집

1) 신체검진
a) 전반적 외모
(1) 중정도에서 심각한 정도의 고통/불편감
b) 시진
(1) 시력: 감소
(2) 각막: 흐릿하고 김이 자욱한, 광택없음
(3) 이환된 쪽의 동공: 중간위치, 잘 반응하지 않거나 고정
(4) 안구내압 증가: 40 mmHg에서 80 mmHg 사이 (> 20 mmHg)
(5) 부자연스러운 눈 모양
(6) 구토
c) 촉진
(1) 눈의 바위 같은 단단함

2) 진단적 절차
a) 압력계: 안구내 압력 측정
b) 세극등 검사
c) 전방각경검사: 안구 전방의 여과각 검사

2. 분석: 감별 간호진단/협력적 문제

a. 급성통증(Acute pain)
b. 감각지각 장애: 시각(Disturbed sensory percep-tion: visual)
c. 비효과적 조직 관류: 안구(Ineffective tissue perfusion: ocular)
d. 불안/공포(Anxiety/fear)
e. 지식부족(Deficient knowledge)

3. 계획과 수행/중재

a. 필요시 결정액/약물의 사용을 위한 정맥주사 통로 확보
b. 의학적 중재 준비 및 지원
1) 안과상담 의뢰
2) 확정적 치료: 동공 형성술
3) 병원 입원 돕기
c. 처방에 따른 약물 투여
1) 비마약성 진통제
2) 마약성 진통제
3) 제토제
4) 베타-아드레날린 길항제: 점안액과 정맥주사용 탄산탈수효소 억제제(예 아세타졸라마이드[다이아목스])
5) 필로카르핀 점안액(예 Pilocar, Pilogel): 2% 연한색의 눈, 4% 어두운 색의 눈
6) 정맥주사용 삼투이뇨제: 마니톨(Osmitrol)

4. 평가와 지속적 감시

a. 매시간 안구 내 압력 확인
b. 통증경감
c. 시력

B. 앞포도막염/홍채염 (ANTERIOR UVEITIS/IRITIS)

포도막염은 홍채, 모양체, 맥락막을 포함하는 포도막의 일부 또는 모든 부분의 염증으로 정의한다. 이 염증과정은 보통 눈의 앞쪽 포도막층, 가끔 모양체, 또는 홍채를 포함한다. 이것은 흔히 홍채염(Iritis) 또는 홍채모양체염을 나타낸다. 증상은 극심한 일측성의 통증, 결막 주입, 부종, 눈물흘림, 광선기피증을 포함한다. 맥락막염으로 알려진 후포도막염은 에이즈 환자에게 거대세포바이러스를 제외하고는 드물다. 흔한 소인중에서 류마티스성 질환, 전신성 홍반성 낭창, 강직성 척추염, 라이터 증후군, 매독을 포함해서 전신적 면역약화 질병들이다. 50%이상의 환자들이 인체림프구항원 HLA-B27 또는 HLA-B8을 갖는다. 홍채염이 외상, 악성질환, 또는 약물의 결과로 보여질 수 있을지라도 이 상태는 보통 특발성이다. 자극된 홍채의 수축 때문에 빛이 반대쪽 눈을 향할 때 이환된 눈의 통증이 나타날 수 있다. 특징적인 점은 세극등 검사에서 보이는 전방의 염증세포이다. 치료가 안되면, 앞포도막염은 녹내장, 동공의 비정상, 백내장, 황반 기능장애를 야기할 수 있다. 즉각적인 안과의의 의뢰가 권고된다.

1. 사정

a. 주관적 자료수집
1) 현병력/주호소
a) 정상적인 환자의 시력저하, 약간 흐린 시야
b) 일측성의 통증: 중간에서 심각함

c) 윗눈꺼풀의 부종
d) 충혈된 눈
e) 극심한 광선기피증
f) 눈물
g) 시야의 부유물

2) 과거력
a) 기저질환
(1) 류마티스성 관절염
(2) 강직성 척추염
(3) 매독
b) 류마티스 질환의 가족력
c) 치료계획에 쓰여지는 아트로핀 제제와 스테로이드제제 같은 약물
d) 알레르기

b. 객관적 자료수집
1) 신체검진
a) 전반적 외모
(1) 중정도의 고통/불편감
b) 시진
(1) 시력: 약간 저하
(2) 안구 내 압력: 낮거나 약간 증가
(3) 동공: 축동, 작고, 고르지 않고 느릿한 반응
(4) 눈물흘림
(5) 모양체의 발적: 홍채 바깥으로 혈관의 방출
(6) 각막: 깨끗함에서 흐릿함
(7) 전방축농: 희거나 농이 있는 전방
c) 촉진
(1) 안구 압력과 관련된 통증
2) 진단적 절차
a) 세극등 검사
b) 플루오레세인 염색
c) 압력계: 안구 내 압력 측정

2. 분석: 감별 간호진단/협력적 문제

a. 급성 통증(Acute pain)
b. 감각지각 장애: 시각(Disturbed sensory percep-tion: visual)
c. 불안/공포(Anxiety/fear)
d. 지식부족(Deficient knowledge)

3. 계획과 수행/중재

a. 의학적 중재 준비 및 지원
1) 어두운 환경 제공
2) 안구에 따듯한 압박 적용

b. 처방에 따른 약물 투여
1) 국소적 스테로이드 제제
2) 모양체근 마비제를 사용하여 모양체근 조절을 마비시킴으로서 경련을 줄임

c. 환자/가족 교육
1) 보호장구 또는 어두운 안경을 사용
2) 약물의 점적주입
3) 눈을 쉬어야함을 설명
4) 적절한 용어로 질환과정을 설명
5) 안과의와 치료계획 후속조치

4. 평가와 지속적 감시

a. 시력
b. 통증 경감

C. 중심 망막동맥 폐색 (CENTRAL RETINAL ARTERY OCCLUSION)

중심 망막동맥 폐색(central retinal artery occlusion)은 색전에 의해 안구동맥의 폐쇄로 야기된 갑작스럽고, 통증이 없으며 일측성인 시력의 손실이다. 색전은 경동맥 또는 심장판막의 동맥경화성 플라그로 인해서 야기된다. 시력저하를 나타내기 전에 일과성 흑내장 또는 몇 초에서 몇 분간 지속되는 갑작스럽고 일시적인 시력손상을 포함한다. 증상이 발현되고 1~2시간 내의 이런 안과응급의 즉각적인 인식과 중재는 시력의 보존을 위해 아주 중요하다. 이런 컨디션이 보통 50~70세의 노인들에게 발생하더라도 혈전과 색전의 과거력은 이런 컨디션의 어린 대상자들에게 취약할 수 있다.

1. 사정

a. 주관적 자료수집
1) 현병력/주호소
a) 갑작스럽고 극심한, 일측성의 시력손실
b) 무통
2) 과거력
a) 기저질환
(1) 심혈관계 질환
(a) 고혈압
(b) 혈전 또는 색전의 기왕력, 뇌졸중 또는 일과성 뇌허혈 발작
(c) 심장판막 질환
(d) 동맥경화 질환: 가장 흔한 원인
(e) 심방세동
(2) 당뇨병
(3) 동맥염, 거대세포

(4) 겸상 적혈구질환

b) 외상: 둔한 또는 관통하는 힘

c) 정맥주사용 약물남용

d) 약물

e) 알레르기

b. 객관적 자료수집

1) 신체검진

a) 전반적 외모

(1) 의식수준, 행동: 불안

(2) 경미한 정도의 고통/불편감, 위독

b) 시진

(1) 이환된 눈의 손가락 세기 또는 빛의 인지정도의 시력

(2) 구심성의 동공결함

(3) 망막: 창백하고 부종

2) 진단적 절차

a) 검안경 검사

b) 안압계: 안구 내 압력 측정

c) 전혈구계산검사(complete blood count, CBC) 및 감별계산

d) 응고검사

e) 혈청 포도당

2. 분석: 감별 간호진단/협력적 문제

a. 비효과적 조직관류: 안구 (Ineffective tissue perfusion: ocular)

b. 불안/공포 (Anxiety/fear)

c. 지식부족 (Deficient knowledge)

d. 상해의 위험 (Risk for injury)

3. 계획과 수행/중재

a. 필요시 정질액/약물의 적용을 위해 정맥주사 통로 확보

b. 의학적 중재 준비 및 지원

1) 안과 상담의뢰

2) 눈의 손가락 마사지: 이 치료는 의사에 의해서 행해짐

3) 병원입원과 가능한 외과적 시술에 대해 지원 또는 더 높은 단계의 치료를 제공하는 기관으로의 이송

c. 처방에 따른 약물 투여

1) 안구의 혈압강하 점적, 베타 차단제

2) 전신의 아세타졸라마이드(Diamox)

3) 허용된다면 24~48시간 동안 2시간의 간격으로 혈관확장을 위해 3~10분 간 carbogen gas(95% 산소와 5% 이산화탄소) 제공(만성 폐쇄성 폐질환 대상자에게 위험할 수 있음)

4) 항응고제, 조직 플라스미노겐 활성화 인자의 적용을 포함할 수 있는 논쟁적인 중재

4. 평가와 지속적 감시

a. 혈류역학 상태

b. 시력

D. 결막염 (CONJUNCTIVITIS)

결막염(conjunctivitis)은 눈꺼풀라인 점막의 염증성 상태를 의미한다. 결막염은 눈꺼풀 라인 점막 그리고 공막의 노출된 표면을 덮는 염증성 상태이다. 흔한 원인은 박테리아성 또는 바이러스성 감염, 클라미디아, 임질, 알레르기원, 화학적 화상, 이물질, 자외선 또는 섬광화상, 자극원에 노출, 그리고 전신질환을 포함한다. 결막이 손상되거나 지장을 받으면 염증성 과정은 세포의 염증으로 분명해진다. 결막염을 일으키는 흔한 박테리아성 그람-양성, 그람-음성 유기체는 연쇄상구균증, 헤모필루스 인플루엔자, 포도상구균, 폐렴 쌍구균, 임균이다. 컨택트렌즈를 착용하는 사람은 슈도모나스균을 위한 항생제를 필요로 한다. 흔한 바이러스제제는 아데노바이러스 타입 3,4 그리고 7, 단순포진이다. 염증은 뚜렷한 충혈과 화농성에서 맑은 분비물을 야기한다. 신생아는 태어날 때 클라미디아와 임균에 걸릴 위험이 있다. 유아는 드물고 비효과적인 손씻기와 흔한 손과 얼굴의 접촉으로, 다른 아이들과의 가까운 접촉으로 인해 위험을 가진다.

1. 사정

a. 주관적 자료수집

1) 현병력/주호소

a) 이환된 눈의 발적, 갑작스러운 발현

b) 일측성 또는 양측성의 관여

c) 통증: 주로 자극

d) 이물감, 모래같은 감각

e) 분비물

(1) 화농성, 점액농성, 또는 가늘고 물 같이 흐르는 분비물

(2) 수면 후 눈꺼풀과 속눈썹에 분비물이 엉겨붙어 있음

f) 가려움/ 화끈거림

g) 눈꺼풀 부종

h) 열, 인두염(바이러스성과 관련), 중이염

2) 과거력

a) 기저질환

b) 최근의 상기도 감염

c) 최근에 증상으로 치료된 사람과의 가까운 접촉

d) 약물

(1) 스테로이드: 국소적 안구감염을 악화시킬 수 있음; 특히 헤르페스 감염 시 사용하면 위험하므로 추천하지 않음

(2) 기존 항생제 사용은 치료선택에 영향을 줄 수 있음

e) 알레르기: 약물, 환경

b. 객관적 자료수집

1) 신체검진

a) 전반적 외모

(1) 경미한 정도의 고통/불편감

b) 시진

(1) 시력: 정상

(2) 각막: 깨끗함

(3) 동공: 정상

(4) 결막: 결막 혈관의 정체로 충혈된 눈

(5) 결막부종: 공막 부종

(6) 분비물: 화농성 또는 점액농즙성

(7) 눈꺼풀

c) 촉진

(1) 비대해진 귓바퀴앞의 림프절, 박테리아 또는 바이러스 감염

2) 진단적 절차

a) 필요시 분비물 배양

b) 플루오레세인 염색: 박테리아에 대해 정상, 단순포진 바이러스에 대해 비정상

c) 필요시 박테리아 인식을 위한 분비물의 그람염색

2. 분석: 감별 간호진단/협력적 문제

a. 급성통증(Acute pain)

b. 불안/공포(Anxiety/fear)

c. 지식부족(Deficient knowledge)

3. 계획과 수행/중재

a. 의학적 중재 준비 및 지원

1) 필요시 분비물의 배양 확보

2) 분비물을 제거하기 위해 부드럽게 눈꺼풀을 닦아줌

a) 코로 시작해서 눈 바깥쪽으로 닦아줌

b) 박테리아 감염을 위해 온습포; 바이러스 감염에는 냉습포

3) 단순포진 바이러스가 있으면 안과 의뢰를 실행

b. 처방에 따른 약물 투여

1) 박테리아 감염: 광범위 항생제

2) 컨택트렌즈 착용자에게 플루오로퀴놀론계

3) 바이러스 감염: 비스테로이드성 항염제

4) 알레르기: 항히스타민제, 국소 혈관수축제

5) 의심되는 임균 감염: 심각한 안구 손상을 예방하기 위해 즉각적으로 적극적인 전신 항생제를 투여해야 함

c. 환자/가족 교육

1) 약물 주입

2) 자주 손씻기, 무균술

3) 눈 클렌징 과정(아기 샴푸로 눈꺼풀 라인 닦기)

4) 눈화장 피하고, 이전 제품 버리기

5) 후속조치 계획

6) 예방 정보: 전염성 질환

4. 평가와 지속적 감시

a. 통증 경감

E. 안와주위/안와봉와염 (PERIORBITAL/ORBITAL CELLULITIS)

급성발작과 눈과 주위 부종이 연조직만의 침범인지 더 깊은 구조와 눈의 침범인지를 판단하기 위해 평가되어야 한다. 안와주위(periorbital), 또는 안와봉와염(orbital cellulitis)은 눈꺼풀과 안와주위 부위의 표면조직의 감염이다. 증상으로는 경증의 확산된 결막충혈과 붓고 발적된 눈꺼풀이 있다. 이것은 열상 또는 곤충자상, 부비동염과 같은 상태의 합병증 같이 손상 후 발생할 수 있다. 폐렴쌍구균, 포도상구균, 또는 연쇄상구균에 의해 보통 발생한다. 유아기에서 감염은 H. 인플루엔자에 의해 발생된 비강 부비동염 다음에 나타날 수 있다. 안와봉와염은 더 심각하며 눈 자체에 영향을 미친다. 시력의 감소, 안구돌출, 눈 운동 시 안구통증, 부종을 야기할 수 있다. 당뇨, 면역저하 환자는 진균감염의 위험이 높으며 이것은 빠르게 치명적일 수 있다. 주요 안과 응급인 안와봉와염은 해면정맥동 또는 뇌까지 침범할 수 있기 때문에 생명을 위협할 수 있다.

1. 사정

a. 주관적 자료수집

1) 현병력/주호소

a) 뚜렷한 눈 주위 발적

b) 뚜렷한 눈 주위 부종

c) 통증: 눈의 움직임으로 악화되는 쑤시는, 심한, 깊은 통증

d) 결막의 감염

e) 열

2) 과거력

a) 기저질환

b) 최근 상기도 감염, 치아농양, 안와골절/외상, 맥립종, 누낭염, 농가진

c) 약물

d) 알레르기

e) 예방접종 상태, 특히 H. 인플루엔자 타입 B (Hib)

b. 객관적 자료수집
1) 신체검진
a) 전반적 외모
(1) 체온 상승: > 37 ℃
(2) 중정도의 고통/불편감
b) 시진
(1) 시력: 정상에서 감소
(2) 감소된 동공반사
(3) 구심성 동공결함
(4) 홍반과 눈꺼풀과 주변구조의 부종
(5) 마비 또는 외안근을 포함한 심한 통증
2) 진단적 절차
a) 안와 컴퓨터 단층 촬영: 감염의 범위 확인
b) 분비물 배양
c) 분비물 그람염색: 균의 확인
d) 혈액배양
e) 전혈구계산검사(complete blood count, CBC) 및 감별계산
f) 독성을 나타내는 환자/ 중추신경계 감염을 감별하기 위해 요추천자 시행

2. 분석: 감별 간호진단/협력적 문제

a. 급성 통증 (Acute pain)
b. 불안/공포 (Anxiety/fear)
c. 지식부족 (Deficient knowledge)

3. 계획과 수행/중재

a. 필요시 정질액/약물의 투여를 위해 정맥주사 통로 확보
b. 의학적 중재 준비 및 지원
1) 온습포 적용
2) 눈꺼풀 농양은 외과적 중재를 필요로 함
3) 안과의 상담 의뢰
4) 정맥주사 항생제치료를 위해 병원 입원 도움
c. 처방에 따른 약물 투여
1) 안와주위, 안와봉와염을 위한 비경구 항생제투여
2) 항생제 연고
d. 환자/가족 교육
1) 안와주위 봉와직염을 위해 경구 항생제
2) 24시간 내 후속조치의 중요성

4. 평가와 지속적 감시

a. 혈류역학 상태
b. 통증 경감

11장

비뇨생식기계 응급

Genitourinary Emergencies

Kathleen Sanders Jordan, DNP, MS, RN, FNP-BC, ENP-BC, SANE-P

주요 주제

Ⅰ. 전반적 전략 General Strategy

A. 사정 (ASSESSMENT)

1. 일차, 이차 사정/소생술(1장 참조)
2. 초점 사정

a. 주관적 자료 수집

1) 현병력/주호소

a) 통증: PQRST (8장 참조)

(1) 치골상부
(2) 복부, 옆구리, 등
(3) 고환(testicular), 음낭(scrotal), 서혜부

b) 소변/소변 배뇨양상 변화

(1) 빈도, 배뇨장애, 긴박뇨
(2) 혈뇨
(3) 냄새
(4) 핍뇨/무뇨
(5) 요실금, 배뇨시작의 어려움, 야뇨증, 야간뇨

c) 분비물: 질, 요도, 항문(시작시기, 색, 특성, 냄새, 양)

d) 손상: 기전(23장 참조)
병원전 치료, 이전 손상, 외부 기구 사용

e) 열과 오한

f) 식습관 양상의 변화(오심, 구토, 식욕부진)

g) 조직/피부 변화(부종, 발진, 긴장도, 변형, 창백/청백증, 개방성 상처)

h) 기면 혹은 흥분

i) 성 활동 과거력(기간, 안전한 성활동)

j) 증상 완화를 위한 노력

(1) 대증요법
(2) 대체요법
(3) 약물요법

(a) 처방약
(b) 일반판매약

2) 과거력

a) 기저질환

(1) 신장 질환
(2) 요로 혹은 골반내 감염
(3) 성접촉성감염

b) 외상: 둔기 외상 혹은 관통상

c) 수술/요도 기구 사용

d) 흡연력

e) 물질, 알코올 사용/남용
f) 마지막 정상 생리기간: 가임기 여성
g) 현재 복용 약물
(1) 처방약
(2) 일반판매약
h) 알레르기
i) 예방접종 상태
3) 심리, 사회, 환경적 위험 요인
a) 개인 습관
(1) 수분섭취 감소
(2) 부동
(3) 부적절한 회음부 위생
(4) 무방비적 성 행위
(5) 다양한 성 파트너
(6) 지난 3개월 내에 새로운 성 파트너
(7) 수산염이 많이 함유된 음식 섭취
b) 기타 위험 요인
(1) 임신
(2) 척수 손상
(3) 팽창된 복부에 억제대 사용(Use of lap restraint over distended abdomen)
(4) 고령
(5) 잠재적/실제적 폭력, 학대 혹은 친밀한 파트너의 폭력 상황(3장 참조)

b. 객관적 자료 수집

1) 전반적 외모
a) 의식 수준, 행동, 정서, 감정
b) 활력징후
c) 냄새
d) 걸음걸이
e) 위생상태
f) 고통/불편감 수준
2) 검사
a) 복막자극징후(Guarding with movement)
b) 상처: 개방성 혹은 폐쇄성
c) 육안으로 확인 가능한 이물질
d) 분비물 존재, 출혈, 염증, 발진, 병변
3) 청진
a) 장음
b) 호흡음
c) 임신 시 태아 심음
4) 촉진/타진
a) 방광 팽창
b) 늑골척추각(Costovertebral angle, CVA) 압통
c) 복부: 부드럽고, 비압통; 압통, 강직, 반동압통, 덩어리, 염증장기 부위 근육 강직(guading)
d) 고환(testes), 음낭(scrotum): 양측 동등 하강; 단단하고 움직임이 있음; 부종, 압통 결절, 경결, 덩어리
e) 자궁 팽창

3. 진단적 절차

a. 검사실 검사

1) 요 시험지 검사: 혈액, 백혈구, 질산염, 케톤, 단백질
2) 요검사: 가임기 여성 환자에서 임신 검사; 요비중(Urine specific gravity)
3) 소변배양검사와 감수성 검사
4) 신장 결석 분석
5) 전혈구계산검사(complete blood count, CBC) 및 감별계산
6) 혈당(glucose), 혈액요소질소(BUN), 크레아티닌(creatinine)을 포함한 혈청 화학검사(serum chemistries)
7) 간기능 검사(liver function test)
8) C-반응성 단백검사(C-reactive protein, CRP), 적혈구 침강속도(sedimentation rate , ESR)
9) Antistreptolysin O (ASO) 혹은 anti-DNAase B titers
10) 동맥혈 가스분석 검사
11) 혈액응고검사: 프로트롬빈시간(prothrombin time, PT), 부분트롬보플라스틴시간(partial thromboplastin time, PTT)
12) 혈청학 검사: 매독(syphilis), 인간면역결핍바이러스(Human Immunodeficiency Virus,HIV) 감염
13) 분비물의 그람 염색 검사
14) 임질구균(Gonococcus, GC) 배양 : 소변 핵산증폭검사(NAAT)
15) 클라미디아(Chlamydia) 배양 검사: 소변 핵산증폭검사(NAAT)
16) 분비물 직접 도말 검사: 식염수와 수산화 칼륨

b. 영상검사

1) 복부 방사선 사진: 신장(kidney), 요도(urethra), 방광(bladder)-KUB
2) 컴퓨터 단층 촬영 스캔(CT)
3) 초음파 검사(Sonography)
4) 역행성 요도조영술(Retrograde urethrogram)
5) 방광조영술(Cystogram)
6) 정맥신우조영술(Intravenous pyelogram,IVP)
7) 자기공명영상(MRI)

8) 신장동맥 조영술(Renal arteriogram)
9) 도플러 검사(Doppler studies)

c. 기타
1) 심전도(12 lead ECG)

B. 분석: 감별 간호진단/협력적 문제 (ANALYSIS: DIFFERENTIAL NURSING DIAGNOSES/ COLLABORATION PROBLEMS)

1. **비효과적 호흡 양상** (Ineffective breathing pattern)
2. **조직 관류 장애** (Impaired tissue perfusion)
3. **급성 통증** (Acute pain)
4. **체액 과다** (Excess fluid volume)
5. **체액 부족** (Deficient fluid volume)
6. **지식 부족** (Deficient knowledge)
7. **불안** (Anxiety)
8. **배뇨장애** (Impaired urinary elimination)
9. **감염의 위험** (Risk for infection)

C. 계획과 수행/중재 (PLANNING AND IMPLEMENTATION/INTERVENTIONS)

1. **간호의 우선순위를 결정한다.**

a. 기도, 호흡, 순환을 유지한다(1장 참조).
b. 처방대로 산소를 공급한다.
c. 필요한 수액/약물투여를 위해 정맥 통로를 확보한다.
d. 장비와 물품을 준비한다.
e. 의학적 중재를 준비하고 지원한다.
f. 처방대로 약물을 투여한다.

2. **통증과 불안을 감소시킨다.**
3. **환자에게 지지가 될 수 있는 중요한 사람과 같이 있는 것을 허용한다.**
4. **환자와 중요한 다른 사람을 교육한다.**

D. 평가와 지속적 감시 (EVALUATION AND ONGOING MONITORING)

1. **지시대로 지속적으로 모니터하고 치료한다.**
2. **환자 반응/결과를 모니터하고 간호 계획을 적절히 수정한다.**
3. **긍정적 결과가 나타나지 않는다면, 사정과 계획을 재평가한다.**

E. 중재와 환자 반응 기록 (DOCUMENTATION OF INTERVENTIONS AND PATIENT RESPONSE)

F. 나이와 관련된 고려사항 (AGE-RELATED CONSIDERATIONS)

1. 아동

a. 성장과 발달 관련 사항

1) 어린 아동일수록 요로계 감염(symptoms of urinary tract infection, UTI)증상은 흔히 비특이적이다. 열, 기면상태, 구토, 설사 혹은 변비를 포함하기도 하며, 3개월 미만의 신생아, 특히 남성은 여성보다 더 위험하다. 배뇨를 조절하지 못하는 아동의 원인이 없는 열성질환일 경우 요로감염이 고려되어야 한다.
2) 6개월 미만의 남자와 2세 미만의 여자에게 소변을 채취하기 위해서는 도뇨삽입술 혹은 치골상부 방광 흡인이 시행되어져야 한다. 일반적인 요검사는 요로계감염이나 신우신염을 감별하지 못한다. 소변 백에 담긴 검체는 실제 감염과 오염을 정확하게 판단하지 못한다. 소변 배양검사는 진단을 내리기 위한 치료의 표준 검사이다.
3) 고환염전(testicular torsion)은 어떤 연령대에도 발생할 수 있지만, 신생아기에는 흔하지 않고, 사춘기 동안에 가장 많이 발생한다.
4) 야뇨증(eEnuresis)은 UTI 의 증상일 수 있다.
5) 아동의 신장 크기는 상대적으로 더 작고, 3세 까지 10번과 11번의 갈비뼈의 불완전한 골화로 인해 성인보다 더 자주 손상을 받는다.

b. 주요점

1) UTI의 증상은 유아에서는 분명하지는 않으나, 패혈증(sepsis)의 원인이 될 수 있다.
2) 아동은 이물질의 삽입에 대해 두려워할 수 있다.
3) 아동에서 성접촉질환(STIs)은 성적 학대를 의미할 수 있다.

2. 노인

a. 노화와 관련된 사항

1) UTI 의 위험/부동상태인 경우 결석
2) 박테리아 감염으로 인한 부고환염

b. 주요점

1) UTI와 결석으로 인한 수분섭취 감소는 위험을 증가시킬 수 있다.
2) 전립샘 비대증이 방광팽만의 원인일 수 있다.
3) 나이든 여성일수록 UTI 발생률은 높아진다.

II. 특정 비뇨생식기계 응급상황

Specific Genitourinary Emergencies

A. 급성 신장손상(급성 신부전)

(ACUTE KIDNEY INJURY (ACUTE RENAL FAILURE))

급성 신장 손상(acute kidney injury, AKI) 라는 용어는 급성 신부전(acute renal failure, ARF)라는 용어 대신 사용되어져 왔다. 그 이유는 신부전을 야기하지는 않으나, 신장기능의 감소로 인한 이환율과 사망률 증가에 연관이 있기 때문이다. ARF는 신장대체요법이 필요한 심각한 AKI 인 경우 사용되어진다.

급성 신장 손상은 수시간에서 수일간에 걸쳐 진행되는 신장기능의 악화로 정의되어지며, 인체에 질소폐기물의 축적을 야기한다. 세포외액, 전해질균형, 산염기 상태의 파괴를 일으킨다. AKI는 그 자체로는 질병이 아니지만, 많은 다른 질병의 잠재적 합병증이다. 또한, 만성신장질환(chronic kidney disease, CKD)환자에게 추가될 수 있고, 촉진요인에 따라 세가지 범주 중 하나로 분류되어진다[표 11-1]. AKI의 40~80%를 차지하는 가장 흔한 원인은 신전성 질환(prerenal disease)이다. 발기부전(ED)치료를 받는 대상자의 90%는 가역적 원인을 가진다. 신장 관류를 감소시키고, 혈액을 걸러내거나 체액과 전해질 조절을 할 수 없는 신장 불능 상태를 야기하며, 이것은 실제 체액량 감소 혹은 효과적인 순환 체액량 감소에 의해 발생할 수 있다. 치료의 목표는 기저원인을 교정하고 신장 관류를 증가하는 것이다. 신후성 질환(postrenal disease, obstructive neuropathy)은 폐쇄성 과정이 소변의 유출을 방해할 때 발생한다. 결과적으로, 소변의 역류가 발생하며, 수신증(hydronephrosis)과 신장실질의 압력증가로 허혈을 야기한다. 치료의 목표는 폐쇄를 완화하는 것이다. 신성 질환(intrarenal disease)은 신혈관, 사구체 혹은 신장 세관의 손상으로 발생하며, 독성 물질에 노출, 외상, 감염과 같은 치료되지 않은 신전성, 신후성 원인으로부터 발생할 수도 있다. 치료는 기저원인을 치료한고 반복된 독성물질 노출 예방을 포함한다. AKI에서 나타나는 가장 흔한 체액과 전해질 불균형은 고칼륨혈증(hyperkalemia), 저나트륨혈증(hyponatremia), 저칼슘혈증(hypocalcemia), 고인산혈증(hyperphosphatemia), 체액과다, 대사성 산증이다. 응급투석은 심각한 체액량과다, 폐부종을 동반한 난치성 고혈압, 전통적인 의학적 치료에 반응하지 않는 생명을 위협하는 대사장애 환자에게 시행되어져야 한다. 기저원인과 치료과정에 따라 AKI는 회복되거나 혹은 만성신장질환이나 신부전으로 진행할 수 있다.

표 11-1 급성 신장 손상(Acute Kidney Injury)의 세 분류와 원인

병리적 변화	원인
신전성(Prerenal) 신장으로 가는 혈류 감소로 인해 네프론(nephron)에 허혈 야기: 지연된 저관류가 세뇨관 괴사와 급성 신부전(acute renal failure, ARF)을 일으킬수 있다.	심박출량 감소를 야기하는 상태: 쇼크(Shock) 심부전(Heart failure) 폐색전증(Pulmonary embolism) 아나필락시스(Anaphylaxis) 심낭압전(Pericardial tamponade) 패혈증(Sepsis)
신성(Intrarenal) 감염, 면역과정, 지연된 저관류로 인해 신장의 조직손상이 발생한다.	급성 간질성 신염(Acute interstitial nephritis) 신독성물질에 노출 급성 사구체 신염(Acute glomerulonephritis) 혈관염(Vasculitis) 간신 증후군(Hepatorenal syndrome) 급성 세뇨관 괴사(Acute tubular necrosis, ATN) 신동맥,정맥 협착/혈전(Renal artery or vein stenosis/thrombosis)
신후성(Postrenal) 신배(calices)부터 요도까지의 통로 폐색 신장기능이 정상이라면, 신후성 신부전은 양측방광 폐색 시 발생	요도 혹은 방광 암(Urethral or bladder cancer) 신결석(Renal calculi) 방광 위축(Atony of bladder) 전립샘 비해 혹은 종양(Prostatic hyperplasia or cancer) 자궁경부암(Cervical cancer) 요도 협착(Urethral stricture)

(From Ignatavicius, D. D., & Workman, M. L. (2002). *Medical-surgical nursing: Critical thinking for collaborative care* (4th ed., p. 1666). Philadelphia: Saunders.)

1. 사정

a. 주관적 자료 수집

1) 현병력/주호소
   - a) 최근의 체액량 감소: 과도한 구토, 설사, 배뇨, 출혈, 발한, 이뇨제 사용
   - b) 최근의 체액량 증가: 소변량 감소, 체중변화, 부종, 짧은 호흡, 고혈압, 호흡곤란, 기좌호흡, 발작성 야간 호흡곤란
   - c) 빈뇨, 긴박뇨; 혈뇨; 옆구리 통증
   - d) 최근의 격렬한 운동 증가
   - e) 의식상태 변화; 경련
   - f) 열 혹은 질병상태에 따른 다른 증상들

2) 과거력
   - a) 기저질환
   - b) 기저원인에 대한 특정 과거력
   - c) 최근의 방사선조영제 사용
   - d) 최근의 수혈
   - e) 약물 복용
   - f) 알레르기

b. 객관적 자료 수집

1) 신체 검진

a) 전반적 외모

(1) 의식수준, 행동, 정서: 혼동

(2) 빈맥, 고혈압, 저혈압, 기립성 저혈압

(3) 심한 고통/불편감, 중증

b) 시진

(1) 경정맥 환장, 말초 부종

(2) 복수

(3) 투석을 위한 누공, 이식, 카테터 삽입

(4) 모니터상 심장 부정맥

c) 청진

(1) 호흡음: 악설음(crackles), 수포음(rhonchi)

(2) 심음: 심잡음(murmur)

d) 촉진/타진

(1) 점막습기, 조직 긴장도

(2) 복부/방광 팽창, 늑골척추각(CVA) 압통

2) 진단적 절차

a) 요검사: 가임기 여성환자의 경우 임신 진단검사

(1) AKI 초기 평가를 위한 가장 중요한 검사

(2) 적갈색: 급성 사구체 신염, 횡문근융해증(rhabdomyolysis), 혹은 미오글로빈이나 헤모글로빈의 존재

(3) 적혈구(RBC) 원주: 사구체 질환의 병리학적 증상

(4) 요산결정체: 급성 세뇨관 괴사 가능성

(5) 칼슘 옥살레이트 결정체: AKI 가능성

b) 혈청 포타슘, 혈액요소질소(BUN), 크레아티닌(creatinine), 칼슘, 인, 마그네슘을 포함한 혈청 화학검사(serum chemistries)

(1) 말초질환에서 혈액요소질소(BUN): 크레아티닌(creatinine) 비 >20:1

c) 전혈구계산검사(complete blood count, CBC) 및 감별계산

d) CPK(Creatinine phosphokinase): 횡문근융해증(rhabdomyolysis)

e) 간기능 검사(liver function test)

f) 동맥혈가스검사(arterial blood gas, ABGs)

g) 심전도(ECG)

h) 흉부 방사선 검사

i) 신장, 복부 초음파

j) 조영제 사용하지 않는 복부, 신장 컴퓨터 단층 촬영 스캔

k) 정맥내신우촬영술, 역행성 신우촬영술

l) 도플러 스캔: 신혈류 검사시 이용

m) 신동맥 조영술

(1) 조영제 축적과 신장 손상의 위험으로 인해 시행하지 않음

(2) 대동맥조영술: 신혈관질환 진단시 유용함

2. 분석: 감별 간호진단/협력적 문제

a. 비효과적 호흡양상 (Ineffective breathing pattern)

b. 가스교환장애 (Impaired gas exchange)

c. 비효과적 조직관류: 신장 (Ineffective tissue perfusion: renal)

d. 체액과다 (Excess fluid volume)

e. 배뇨장애 (Impaired urinary elimination)

f. 불안/두려움 (Anxiety/fear)

g. 급성통증 (Acute pain)

h. 지식 부족 (Deficient knowledge)

3. 계획과 수행/중재

a. 기도, 호흡, 순환 유지(1장 참조)

b. 처방에 따라 충분한 산소공급

1) 고유량 산소

c. 필요시 수액과 약물투여를 위한 정맥로 확보

1) 수액과잉 투여 주의

d. 의학적 중재 준비 및 지원

1) 심장 및 맥박 산소 모니터링

2) 필요시 유치도뇨관 삽입

3) 폐동맥압 카테터 삽입 및 모니터(6장 참조)

4) 투석용 쇄골하정맥 혹은 대퇴정맥 이중관강 카테터 삽입 지원

5) 투석 및 수술을 위한 입원지원

e. 처방에 따른 약물 투여

1) 항고혈압제

2) 혈관수축제

3) 강심제

4) 포타슘 결합제

a) 약 4~6시간의 작용시간을 가진 일시적 처방

b) Sodium polystyrene sulfonate (Kayexalate)

c) 칼슘 글루코네이트 정맥투여(심장 및 신경근 보호), 혈청 포타슘〉 6.5mEq/L 혹은 고칼륨혈증과 함께 비정상적 심전도 시 인슐린, 글루코스, 중탄산나트륨 투여

5) 이뇨제

6) 질산염제

7) 칼슘차단제
8) 비마약성 진통제
9) 마약성 제제

4. 평가와 지속적 감시

a. 의식수준
b. 혈역동학적 상태
c. 호흡음과 맥박산소계측
d. 심박동수와 리듬
e. 섭취와 배설

B. 부고환염 (EPIDIDYMITIS)

부고환염(epididymitis)은 고환의 뒤쪽 표면에 있는 부고환(epididymis)의 염증 혹은 감염성 과정이다. 이러한 상태는 19~40세 사이의 남성에게서 흔히 나타나지만, 성적으로 활발하지 않은 사춘기 이전 소년이나 청소년에서 나타날 수도 있다. 부고환염은 정관(vas deferens)에서 기관으로 가는 역행성 팽창에 의해 흔히 발생한다. 35세 미만의 남성에게서 부고환염은 *Chlamydia trachomatis*와 같은 성매개 병원체에 의해 흔히 발생하고, 35세 이상의 남성은 폐쇄성 요로질환으로부터의 박테리아(*E. coli*) 에 의해 발생한다. 부고환염은 하부 요로계의 감염 혹은 구조적, 신경학적, 기능적 비정상 상태로 인해 아동에게서도 나타날 수 있다. 합병증은 부고환 농양의 형태로 나타나며, 고환까지 포함하여 진행할 수 있다. 부고환염은 고환염전 혹은 선종과 감별이 어려울 수 있다.

1. 사정

a. 주관적 자료 수집
1) 현병력/주호소
a) 통증
(1) 점진적 시작
(2) 음낭(scrotum) 혹은 하복부에 둔한 통증
(3) 성적활동과 함께 증가
(4) 음낭 상승 혹은지지, 얼음적용으로 통증이 감소할 수 있음
b) 빈뇨, 긴박뇨, 배뇨장애
c) 오심
d) 열과 오한
e) 요도 분비물: 성매개감염(STI)과 관련 시 더 흔함
2) 과거력
a) 기저질환
b) 최근의 요도염 혹은 STI
c) 최근의 요도 기구사용
d) 최근 전립선 절제술
e) 보호되지 않은 성관계/다양한 파트너
f) 투약
g) 알레르기

b. 객관적 자료 수집
1) 신체 검진
a) 전반적 외모
(1) 빈맥, 고혈압
(2) 체온 상승
(3) "Duck waddle" 걸음(걷는 동안 통증을 야기하는 부위의 접촉을 피하기 위해)
(4) 경미한 정도에서 중정도의 고통/불편감
b) 시진
(1) 부고환과 음낭의 부종
(2) 음낭 발진
(3) 요도 분비물
c) 촉진
(1) 음낭 열감
(2) 음낭 압통
2) 진단적 절차
a) 요검사: 농뇨(박테리아 감염 시 더 흔함)
b) 요배양 및 민감성 검사: 특히 사춘기이전 혹은 노인 환자
c) 요도 분비물의 그람염색 배양검사 (C. trachmatis와 N. gonorrhea에 대한 STI 혹은 NAAT 검사)
d) 전혈구계산검사(complete blood count, CBC) 및 감별계산: 백혈구 수 증가
e) STI와 관련 시 매독(syphilis)과 인간면역결핍바이러스(HIV)검사
f) 도플러 초음파 검사 혹은 핵 스캔

2. 분석: 감별 간호진단/협력적 문제

a. 급성 통증 (Acute pain)
b. 불안/두려움 (Anxiety/fear)
c. 지식부족 (Deficient knowledge)

3. 계획과 수행/중재

a. 필요시 수액과 약물투여를 위한 정맥로 확보
b. 의학적 중재 준비 및 지원
1) 소변보기전 요도 분비물 검체 확보
c. 처방에 따른 약물 투여
1) 항생제
2) 진통제
3) 항염증제
d. 환자/가족 교육
1) 항생제투여의 전체 과정

2) 반복배양을 위해 5~10일 안에 비뇨기계 전문의 혹은 일차 의료제공자 방문
3) 통증이 없어질때까지 휴식; 음낭을 지지하면서 움직이기 시작한다.
4) 배변 중 무거운 물건을 들어올리거나 긴장을 피한다(복강내 압력을 증가시키거나 염증진행을 악화시킨다).
5) 직장으로의 복귀는 재방문 시에 결정한다.
6) 새로운 증상 혹은 증상의 증가에 대해 인지한다.
a) 열
b) 복부 통증 증가
c) 배뇨장애와 요도 분비물의 지속
7) 안전한 성 활동(성관계 시 콘돔을 사용하고, 파트너를 제한할 것)

4. 평가와 지속적 감시

a. 혈역동학적 상태
b. 통증 경감

C. 이물질 (FOREIGN BODIES)

전 연령대의 환자에게 요도내 이물질(foreign bodies)은 있을 수 있으나, 어린 아동에게서 더 흔하다. 요도내 혹은 요도 주변의 이물질은 순수한 탐사, 성적 경험을 높이려는 시도, 또는 정신과적 혹은 학습장애로 인해 행동의 결과를 예측하지 못하는 환자에게서 나타날 수 있다. 흔히, 당황스러움이나 처벌에 대한 두려움으로 인해 도움 요청이 늦어져 통증 혹은 감염이 발생한다.

1. 사정

a. 주관적 자료 수집
1) 현병력/주호소
a) 통증
(1) 날카롭거나 둔하거나 압박감 등의 요도 통증
(2) 지속적이거나 배뇨시에 발생할 수 있다.
b) 환자는 요도안에 이물질을 삽입한 것을 인정한다.
c) 배뇨양상의 변화: 배뇨하기 어려움, 배뇨장애, 무뇨증
2) 과거력
a) 기저질환
(1) 정신과적 혹은 학습 장애
b) 이전의 이물질 위치
c) 투약
d) 알레르기
e) 예방접종 상태
b. 객관적 자료 수집
1) 신체 검진
a) 전반적 외모
(1) 고혈압, 빈맥, 빈호흡
(2) 약에서 중등도의 고통/불편감
b) 시진
(1) 요도분비물(색, 냄새, 일관성), 요도구의 혈액
(2) 요도구에서 눈에 보이는 이물질
2) 진단적 절차
a) 요검사: 전체 혈뇨 혹은 잠복 혈뇨
b) 이물질의 시간이 지연되고 감염의 증상이 있는 경우 소변 배양검사
c) 복부 KUB 방사선 촬영
d) 방광경검사/역행성 오뇨조영술

2. 분석: 감별 간호진단/협력적 문제

a. 급성 통증 (Acute pain)
b. 배뇨장애 (Impaired urinary elimination)
c. 감염의 위험 (Risk for infection)
d. 불안/ 두려움 (Anxiety/fear)

3. 계획과 수행/중재

a. 필요시 수액과 약물투여를 위한 정맥로 확보
b. 의학적 중재 준비 및 지원
1) 방광경검사/역행성 요도조영술
2) 절차적 진정
3) 가능한 이물질의 수동 제거
4) 병원 입원과 이물질의 외과적 제거 지원
c. 처방에 따른 약물 투여
1) 진정제
2) 비마약성 진통제
3) 마약성 제제
4) 항생제
5) 파상풍 예방접종
d. 환자/가족 교육
1) 투약: 항생제, 진통제
2) 적절한 배뇨량 유지
3) 수분공급, 수분섭취 권장
4) 배뇨 힘 감소 시, 혈뇨가 해결되거나 개선되지 않은 경우, 소변량이 감소하는 경우 재방문 할 것

4. 평가와 지속적 감시

a. 혈역동학적 상태
b. 섭취와 배설
c. 통증 경감

D. 발기지속증 (PRIAPISM)

발기지속증(priapism)은 성적 자극이 없는 상태에서 적어도 4시간동안 음경(penis)의 지속적이고 통증이 있는 발기상태이며 어떤 연령대에서도 발생할 수 있는데, 어린이는 5~10세 사이에, 성인은 20~50세 사이에 발생한다. 발기지속증은 허혈성과 비허혈성으로 구분되는데 허혈성 발기지속증은 비뇨기계 응급상황이다. 50%의 경우에 요정체가 발생하며, 유치도뇨관 삽입이 필요하다. 치료의 목표는 즉각적인 부종(detumescence)의 감소이다(장기간의 후유증을 피할 뿐 아니라 내피세포의 감염과 손상을 예방하기 위해 울혈과 부종의 감소). 발기지속의 기간에 따라 해면체 공간에서 섬유화와 흉터가 진행되며, 이는 발기부전을 일으킬 수 있다. 발기지속증은 백혈병(leukemia), 낫모양 적혈구 빈혈증(sickle cell crisis), 척수 마취, 일산화탄소 중독, 말라리아, 붉은 등 거미 물림(black widow spider) 등 몇몇 기저질환과 연관된다. 또한, 발기부전에 사용되는 약물(sildenafil citrate [Viagra], vardenafil hydrochloride [Levitra], tadalafil [Cialis], prostaglandin E [PGE], papaverine, phentolamine [Vasomax, Regitine], hydralazine [Apresoline]), 칼슘차단제, 항응고제, phenothiazines, trazodone (Desyrel), 코카인, 마리화나, 에탄올 남용 등도 원인이 된다. 치료는 기저질환 관리와 음경해면체 내에 교감신경흥분제를 주사하는 것이다. 페닐에프린(Phenylephrine) 은 교감신경흥분제의 선택약물이다. 또한, 해면체 내 흡인이 허혈성 발기지속증에 시행되어질 수 있다. 이러한 방법들이 실패할 경우, 외과적 션트 삽입술이 필요할 수 있다.

1. 사정

a. 주관적 자료 수집
- 1) 현병력/주호소
  - a) 통증: 발기시간과 관련된 지속성, 중증도, 음경 통증; 요정체와 성교에 의해 강도는 증가할 수 있다.
- 2) 과거력
  - a) 기저질환
  - b) 자연적으로 해결된 이전의 경험
  - c) 지연된 성적 자극
  - d) 투약
  - e) 알레르기

b. 객관적 자료 수집
- 1) 신체검진
  - a) 전반적 외모
    - (1) 의식수준, 행동: 불안
    - (2) 변화된 걸음
    - (3) 정도에서 심각한 정도의 고통/불편감
  - b) 시진
    - (1) 음경 발기
  - c) 촉진
    - (1) 방광 팽만
- 2) 진단적 절차
  - a) 감별계수와 망상적혈구 수를 포함한 전혈구계산검사
  - b) 요검사, 독성물질 검사포함
  - c) 응고검사: 프로트롬빈시간(prothrombin time, PT), 부분트롬보플라스틴시간(partial thromboplastin time, PTT)
  - d) 음경 도플러 초음파검사
  - e) 혈관조영술

2. 분석: 감별 간호진단/협력적 문제

a. 급성 통증 (Acute pain)

b. 배뇨장애 (Impaired urinary elimination)

c. 불안/ 두려움 (Anxiety/fear)

d. 지식부족 (Deficient knowledge)

3. 계획과 수행/중재

a. 필요시 수액과 약물투여를 위한 정맥로 확보

b. 의학적 중재 분비 및 지원
- 1) 도뇨관 삽입
- 2) 음경해면체 흡입/세척
- 3) 비뇨기계적 협진 지원
- 4) 병원입원과 외과적 중재 지원

c. 처방에 따른 약물 투여
- 1) 비마약성 진통제
- 2) 마약제제
- 3) 페닐에프린(Phenylephrine)

d. 환자/가족 교육
- 1) 재발 시 재방문한다.
- 2) 감염의 증상(열, 발적, 분비물)이 있을 경우 재방문한다.
- 3) 비뇨기계전문의와 다음 진료를 예약한다.
- 4) 경우에 따라 신체적, 성적 활동 제한
- 5) 처방에 따른 투약(항생제, 항염증제, 진통제)

4. 평가와 지속적 감시

a. 통증 경감

b. 음경 울혈과 부종 감소

E. 전립샘염 (PROSTATITIS)

전립샘염(prostatitis)은 전립샘(prostate gland)의 감염 혹은 염증상태이다. 급성 세균성, 만성 세균성, 무균성 전립샘염, 또는 전립샘통증(prostatodynia)으로 구분된다. 대부분의 경우에 무균성이며, 감염의 증상과 징후는 있으나, 세균 감염은 없다. 전립샘통증(prostatodynia) 환자의 호소는 감염의 증상과는 관련이 없다. 급성 세균성 전립샘염은 응급상황에 직면하는 가장 흔한 형태의 전립샘염으로, 30~50세 남성에서 가장 많이 발생한다. 당뇨병환자, 면역억제제 복용환자, 신장투석중인 환자가 위험군이다. 주로, 상행성 요로감염으로 인해 발생하며, 최근에는 요로 기구삽입 또는 양성 전립샘비대증(benign prostatic hypertrophy)이 원인이지만, 혈행성, 림프성 또는 주변 해부학적 구조상 인접한 부위로 전파되는 것도 고려해야 한다. 급성 세균성 전립샘염은 양쪽 전립샘과 선주위 조직에 급성 염증 세포가 있는 것이 특징이지만, 치료되지 않으면 패혈증으로 진행할 수 있다. 급성 세균성 전립샘염과 관련된 세균의 80%는 호기성 그람 음성균으로, *E. coli*, *Enterobacter*, *Proteus*, *Serratia*, *Enterococcus*, *Enterobacter* 등이다. 그러나, 35세 미만의 남성 환자의 경우, *Neisseria gonorrhoeae*, *Chlamydia trachomatis* 도 원인일 수 있다. 인간면역결핍바이러스(HIV) 양성 환자의 경우, 거대세포바이러스(*cytomegalovirus*, CMV), *Mycobacterium tuberculosis*, *Candida albicans* 가 흔한 병원균이다.

1. 사정

a. 주관적 자료 수집
- 1) 현병력/주호소
  - a) 열/오한
  - b) 빈뇨, 배뇨장애, 배뇨지연, 불완전 배뇨
  - c) 통증
    - (1) 허리, 치골상부, 복부
    - (2) 음낭, 음경
    - (3) 회음부, 직장
  - d) 관절통, 근육통
  - e) 피로
  - f) 생식기 분비물
- 2) 과거력
  - a) 기저질환
    - (1) 이전의 전립샘 감염
    - (2) 당뇨병
  - b) 최근 수술 혹은 요로 기구 삽입
  - c) 투약
  - d) 알레르기

b. 객관적 자료 수집
- 1) 신체검진
  - a) 전반적 외모
    - (1) 체온상승
    - (2) 빈맥, 저혈압
    - (3) 약에서 중등도의 고통/불편감
  - b) 촉진
    - (1) 결절성, 딱딱한 전립샘
    - (2) 전립샘의 종창과 압통
- 2) 진단적 절차
  - a) 전혈구계산검사(complete blood count, CBC) 및 감별계산: 패혈증 시 백혈구 수 증가
  - b) 혈청 화학검사(serum chemistries): 신장기능이 정상이라면 혈액요소질소(BUN), 크레아티닌(creatinine) 정상
  - c) 배양검사와 민감성 검사를 포함한 요검사
  - d) 도플러 초음파촬영술
  - e) 경직장 초음파촬영술
  - f) 정맥내 신우촬영술(IV urography), 배뇨요도방광조영술(voiding cystourethrogram): 신장기능이 정상인 경우
  - g) 골반 컴퓨터 단층 촬영 스캔

2. 분석: 감별 간호진단/협력적 문제

a. 감염의 위험 (Risk for infection)

b. 통증 (Pain)

c. 배뇨장애 (Impaired urinary elimination)

3. 계획과 수행/중재

a. 필요시 수액과 약물투여를 위한 정맥로 확보

b. 의학적 중재 분비 및 지원
- 1) 검체 수집을 위한 요로카테터 삽입
- 2) 폐쇄가 있는 경우 치골상부 방광튜브 삽입
- 3) 필요시 입원

c. 처방에 따른 약물 투여
- 1) 항생제
- 2) 진통제

d. 환자/가족 교육
- 1) 좌욕을 격려한다.
- 2) 배변 완화제를 사용한다.
- 3) 수분공급을 유지한다.

4. 평가와 지속적 감시

a. 혈역동학적 상태

b. 섭취와 배설

c. 통증 경감

F. 신우신염 (PYELONEPHRITIS)

신우신염(pyelonephritis)은 신장 실질을 포함한 상부 요로계의 감염이다. 하부 요로계로부터의 상행성 감염으로 발생한다. 감염의 약 80~95%에서 *E. coli* 가 원인이다. 최근의 요로 기구삽입, 요로폐쇄, 해부학적 기형, 요로감염 병력(지난해 3회 이상), 최근 신우신염 병력, 당뇨병, 면역억제, 신경학적 상태, 임신 등이 선행요인이 된다. 유아, 성 경험이 활발한 젊은 여성, 폐쇄성 요로병증이 있는 노인에서 더 빈번하게 발생한다. 임신 중 신우신염은 모성과 태아의 합병증과 관련되며, 조기 진통, 조산, 고혈압, 자간전증, 모성의 빈혈, 양막염(amnionitis) 등의 합병증이 발생할 수 있다. 치료하지 않은 신우신염은 신장 조직 손상으로 인한 신부전, 신주위 농양, 균혈증 등을 일으킬 수 있다.

1. 사정

a. 주관적 자료 수집
1) 현병력/주호소
a) 요로감염 증상, 농뇨, 긴박뇨, 빈뇨
b) 통증: 요통, 옆구리, 복부
c) 열, 오한, 근육통, 피로, 치골상부 압통
d) 식욕부진, 연하곤란, 오심, 구토, 아동 혹은 유아인 경우 패혈증 고려
e) 아동에서 기면상태 혹은 흥분상태
f) 배뇨훈련이 된 아동에서 야뇨증
2) 과거력
a) 기저질환
(1) 임신 또는 출산
(2) 반복된 요로감염/신우신염
(3) 단신증(Solitary kidney)
b) 신장 수술 혹은 비뇨생식기계 기구삽입 과거력
c) 가임기 여성인 경우 마지막 월경일
d) 투약
e) 알레르기

b. 객관적 자료 수집
1) 신체 검진
a) 전반적 외모
(1) 의식수준, 행동, 정서: 유아와 아동에서 기면상태 혹은 안절부절
(2) 체온상승
(3) 빈맥, 저혈압
(4) 중등도의 고통/불편감
b) 시진
(1) 구강점막 건조
c) 촉진/타진
(1) 늑골척추각(CVA) 또는 치골상부 압통
2) 진단적 절차
a) 요검사: 도뇨관 삽입 혹은 치골상부 방광흡인술 필요(생리중, 유아, 혹은 노인에서 깨끗한 검체를 얻을 수 없는 경우)
b) 소변배양검사와 민감성 검사
c) 가임기 여성에서 소변 임신검사
d) 전혈구계산 및 감별계산
e) 혈당(glucose), 혈액요소질소(BUN), 크레아티닌(creatinine)을 포함한 혈청 화학검사(serum chemistries)
f) C-reactive protein (CRP)
g) 혈액배양검사(blood cultures)
h) 폐쇄가 의심되는 경우 복부 방사선촬영술(KUB)
i) 신장 컴퓨터 단층 촬영 스캔
j) 신장 초음파촬영술
k) 폐쇄가 있거나 신질환이 의심되는 경우 정맥신우촬영술(IVP)

2. 분석: 감별 간호진단/협력적 문제

a. 체액 부족 (Deficient fluid volume)
b. 급성 통증 (Acute pain)
c. 불안/ 두려움 (Anxiety/fear)
d. 지식부족 (Deficient knowledge)

3. 계획과 수행/중재

a. 필요시 수액과 약물투여를 위한 정맥로 확보
b. 의학적 중재 분비 및 지원
1) 검체물 수집을 위한 도뇨관 삽입 또는 치골상부 흡인
2) 지속적인 구토 시 위관삽입과 흡인
3) 구강수분섭취가 어렵거나 패혈증 증상이 있는 경우 입원
c. 처방에 따른 약물 투여
1) 항생제
2) 진통제
3) 해열제
d. 환자/가족 교육
1) 재발을 예방하기 위한 정보를 제공한다(UTI 참조).

4. 평가와 지속적 감시

a. 혈역동학적 상태
b. 섭취와 배설

G. 고환 염전 (TESTICULAR TORSION)

고환염전(testicular torsion)은 정삭(spermatic cord)의 꼬임으로 인해 고환의 감돈상태(strangulation)가 발생하는 비뇨기계 응급이다. 동맥폐쇄로 인해 고환의 괴사와 위축이 발생한다. 흔히, 고환이 음낭안에 비정상적으로 정착하거나 선천적인 고환의 기형이 원인이다(bell clapper 기형). 운동성의 증가와 고환의 꼬임으로 인해 고환집막(tunica vaginalis, 고환을 싸고 있는 가장 바깥막)이 비정상적으로 높아져있으며, 이러한 해부학적 기형은 양측성일수 있다. 사춘기에 최대 호르몬 작용에 의해 12~18세 사이에 전체 발병의 2/3가 일어나지만, 어느 연령에서도 발생할 수 있으며, 신생아 시기에도 일어난다. 6시간 안에 도수정복술과 고환고정술(음낭벽에 고환을 외과적으로 고정)을 시행한다면, 80~100% 고환은 회복가능하다. 12시간 이상이 경과한다면, 회복률은 0%로 감소하며, 고환절제술(허혈된 고환의 제거)이 필요하다. 선천적인 bell clapper 기형은 보통 양측으로 발생하기 때문에 수술동안에 반대측 고환을 검사 후, 염전을 예방하기 위해 반대측 고환의 고정술도 시행한다. 임상결과에 의해 진단내려지며, 부고환염과 고환염전의 감별을 위해 도플러 초음파촬영술을 시행한다.

1. 사정

a. 주관적 자료 수집
- 1) 현병력/주호소
  - a) 통증(8장 참조): 고환
    - (1) 빠른 시작, 보통 12시간 이내에 심한 음낭과 고환의 통증
    - (2) 하복부와 서혜부로 방사될 수 있음
    - (3) 고환거상이나 얼음에 의해 감소되지 않음
    - (4) 힘을 주거나, 외상, 수면동안 발생가능
- 2) 과거력
  - a) 기저질환
  - b) 환자의 40%이상에서 자연적으로 치료된 경험이 있음
  - c) 약물
  - d) 알레르기

b. 객관적 자료 수집
- 1) 신체 검진
  - a) 전반적 외모
    - (1) 빈맥
    - (2) 체온은 약간 상승하거나 정상
    - (3) 중등도에서 심한 고통/불편감
  - b) 시진
    - (1) 음낭 비대
    - (2) 음낭 부종, 발적
    - (3) 창백
  - c) 촉진
    - (1) 침범된 반대측 고환 상승
    - (2) 고환이 꼬이고 상승된 만큼 부고환이 앞쪽으로 옮겨져 수평적 위치의 고환
    - (3) 침범된 쪽의 거고근반사(cremasteric reflex)의 소실
    - (4) 침범된 쪽의 고환의 압통
- 2) 진단적 절차
  - a) 요검사
    - (1) 특징적으로 농뇨는 없음
    - (2) 약 30% 환자에서는 있을 수 있음
  - b) b) 시진
    - (1) 음경 발기
  - c) CRP 상승
  - d) 도플러 초음파촬영술
    - (1) 일반 도플러보다 컬러 도플러 촬영술이 더 정확하다.

2. 분석: 감별 간호진단/협력적 문제

a. 비효과적인 조직 관류: 고환(Ineffective tissue perfusion: testicular)

b. 급성 통증(Acute pain)

c. 불안/두려움(Anxiety/fear)

3. 계획과 수행/중재

a. 필요시 수액과 약물투여를 위한 정맥로 확보

b. 의학적 중재 분비 및 지원
- 1) 도수정복: 진정제가 필요할 수 있다.
- 2) 비뇨기과 전문의 협진
- 3) 입원과 수술

c. 처방에 따른 약물 투여
- 1) 중재동안 진정제
- 2) 비마약성 진통제
- 3) 마약성 진통제
- 4) 진정제
- 5) 수술전 항생제

4. 평가와 지속적 감시

a. 고환의 관류

b. 통증경감

H. 요로 결석 (URINARY CALCULI)

요로결석(urinary calculi)은 응급실에서 가장 흔한 요로계 질환 중 하나이다. 요로결석은 요로계에 칼슘, struvite, 요산, 시스틴 등이 하나 혹은 그 이상 비정상적으로 모여있는 집합체이다. 결석은 크기가 다양하고, 가장 흔한 부위는 신우이지만, 비뇨생식기계를 따라 어느부위에서든 나타날 수 있다. 극심한 통증을 가장 많이 호소하고, 신우로부터 요로까지 결석이 내려가면서 통증이 발생한다. 통증의 강도는 요로 폐쇄, 요로 경련, 염증 유무에 따라 달라진다. 결석의 80~85%는 요로계를 통과하여 자연적으로 몸 밖으로 배출된다. 요로결석을 일으키는 위험요인은 다음과 같다: 좌식 생활습관, 통풍, 결석 과거력, 잦은 요로감염, 과도한 단백질, 칼슘, 과일쥬스 섭취, 임신, 탈수. 요로결석으로 인해 폐쇄가 되거나 신우신염이 발생하면 비뇨기계 응급상황이다. 합병증은 신주위 농양, 요로패혈증 그리고 사망이다.

1. 사정

a. 주관적 자료 수집

1) 현병력/주호소
- a) 통증(8장 참조)
  - (1) 지속적이고 둔한 기저 통증과 함께 극심하고, 산통의 옆구리 통증이 갑작스럽게 시작
  - (2) 결석의 이동에 따라 복부, 서혜부, 음낭 또는 음순으로 방사된 통증
  - (3) 배뇨하기 어려움
  - (4) 통증감소 요인이나 편한자세를 찾을 수 없음; 안절부절
- b) 배뇨장애
- c) 오심과 구토

2) 과거력
- a) 현재 또는 이전의 질환/질병
  - (1) 신장 질환 또는 수술
  - (2) 과거 결석, 통풍, 요로감염
  - (3) 임신
- b) 고단백, 고칼슘 식이, 과도한 과일쥬스 섭취
- c) 가임기 여성인 경우 마지막 월경일
- d) 신결석의 가족력
- e) 투약
- f) 알레르기

b. 객관적 자료 수집

1) 신체 검진
- a) 전반적 외모
  - (1) 의식수준, 행동, 정서: 안절부절, 흥분, 통증에 몸부림침
  - (2) 감염이 있는 경우 체온 상승
  - (3) 빈맥, 고혈압
  - (4) 중등도에서 심한 고통/불편감
- b) 시진
  - (1) 창백, 발한
- c) 촉진/타진
  - (1) 늑골척추각 압통

2) 진단적 절차
- a) 요 시험지 검사(현미경적 혈뇨 확인)
- b) 요검사
  - (1) 혈뇨의 정도는 결석 크기를 예측하지는 못함
  - (2) pH 7 이상인 경우 struvite 결석 의심
  - (3) pH 5 미만인 경우 요산 결석 의심
- c) 소변 배양검사와 민감성검사
- d) 가임기여성인 경우 소변 임신 검사
- e) 감별 계수를 포함한 CBC
- f) 혈액요소질소(BUN), 크레아티닌(creatinine)을 포함한 혈청 화학검사(serum chemistries)
  - (1) 크레아티닌(creatinine)이 2 mg/dl 이상인 경우 조영제를 통한 검사는 시행하지 않는다.
- g) 혈청 요산검사
- h) 조영제를 사용하지 않는 신장 컴퓨터 단층 촬영 스캔: 선택적 검사
- i) 신장 초음파촬영술
  - (1) 확장되지 않은 요관은 잘 보이지않음
  - (2) 임신한 여성환자에게 사용
  - (3) 60세 이상의 환자에서 복부대동맥 유무를 확인하고 최초 또는 비정형적 결석존재를 판단하는데 유용함
- j) 정맥신우촬영술(IVP)
  - (1) 환자 1,000명당 1~2명에서 아나필락시스가 발생한다.
  - (2) 심한 조영제 관련 반응이 있었던 환자는 금기
- k) 복부 KUB 방사선 촬영술
  - (1) 결석 확인에는 민감도와 특이도가 낮다.
  - (2) 반복 검사에 대한 기초자료에 유용하다.
- l) 자기공명영상
  - (1) 임신한 환자에게 유용하다.

2. 분석: 감별 간호진단/협력적 문제

a. 급성 통증 (Acute pain)

b. 배뇨장애 (Impaired urinary elimination)

c. 감염의 위험 (Risk for infection)

d. 불안/두려움 (Anxiety/fear)

e. 지식 부족 (Deficient knowledge)

3. 계획과 수행/중재

a. 필요시 수액과 약물투여를 위한 정맥로 확보

b. 의학적 중재 분비 및 지원

1) 다음 사항시 입원

a) 지속된 통증

b) 감염

c) 구강 수분 섭취 어려움

d) 단신증(Solitary kidney)

e) 장폐색

f) 폐색

g) 신장 부전의 기저질환

h) 결석의 크기가 5 mm 이상이며, 폐색과 심한 수신증이 있는 경우

i) 24시간 이내에 재방문이 어려운 경우

c. 처방에 따른 약물 투여

1) 비마약성 진통제

2) 마약성 진통제

3) 항구토제

4) 항염증제

5) 항균제

6) 해열제

d. 환자/가족 교육

1) 과거 결석이 있었던 환자의 경우 위험도가 높아진다.

2) 결석 성분에 따라 식이의 변화

a) 칼슘: 시금치, 대황(rhubarb), 파슬리, 초콜릿, 코코아, 인스턴트 커피, 많은 양의 우유를 피할 것

b) 요산: 정어리, 청어, 간, 콩팥, 거위요리 피할 것

3) 수분섭취 증가

4) 화학분석을 위한 결석을 모으기 위해 통증 경감 후 72시간까지 소변을 거를 것

4. 평가와 지속적 감시

a. 혈역동학적 상태

b. 통증경감

c. 섭취와 배설

I. 요로감염 (URINARY TRACT INFECTION)

요로감염(urinary tract infection, UTI)은 요도(urethra), 방광(bladder), 요관(ureters), 신장(kidney) 등 요로를 따라 어디에서든 발생하는 증상이 있는 세균뇨로 정의된다. 방광염(Cystitis)은 하부요로(방광)을 말하며, 신우신염(pyelonephritis)은 상부요로(신장)의 감염을 의미한다. 요로는 정상적으로 무균상태로 세균이 점막과 요도주변을 침범하고 이후 방광으로 상행하면서 감염이 발생한다. 하부 요로의 단순 감염을 방광염이라고 한다. 요로감염(UTIs)의 원인균은 75~95%가 *E. coli* 이지만, 다른 균도 방광염을 일으킬 수 있다. 신생아, 사춘기 이전 여성, 성관계가 활발한 젊은 여성, 노인이 위험군이다. 신생아에서 요로감염은 남자보다 여자에서 더 자주 발생하며, 그람 음성 패혈증 증후군으로 나타날 수 있다. 포경술(circumcision)은 신생아에서 요로감염의 위험을 감소시킨다. 요로감염의 유병율은 1세 미만 남자와 4세 미만 여자에게서 높게 나타난다. 학령기 아동의 경우, 여자에게서 발병률이 5% 이지만, 남자는 드물다. 아동에서 위험요인은 포경수술을 하지 않은 경우, 방광요관역류, 불량한 위생상태, 여자에서 짧은 요도, 배뇨횟수 감소, 변비, 당뇨병, 성 관계 혹은 약물 남용 등이다. 요로감염의 가장 높은 위험군은 여성이며, 나이, 성적 활동에 따라 발병율이 높아진다. 50세 미만의 남자환자의 배뇨장애, 빈뇨 증상은 흔히 성접촉감염 관련 요도염과 연관이 있다. 이 연령대 남자의 요로감염은 주로 요도감염이나 전립샘 감염으로 인해 발생한다. 노인 남자의 요로감염 발병율은 폐색인거나 기구삽입 으로 인해 증가한다. 빈번한 감염에 대한 감수성은 *E. coli* 집락화를 촉진하는 상피세포의 존재와 같은 유전적인 기초에 근거한다.

1. 사정

a. 주관적 자료 수집

1) 현병력/주호소

a) 배뇨장애: 가장 흔한 증상

b) 기타 증상: 빈뇨, 긴박뇨, 혈뇨, 야간뇨, 무뇨, 소변량 감소, 방광이 불완전하게 비워지는 느낌, 배뇨를 시작하기 어려움, 아동에게서 야뇨증이나 낮동안의 실금, 소변의 색/지속성의 변화(소변내 단백질이나 결정체로 인해 흔히 소변이 혼탁함)

c) 치골상부 불편감이나 방광 팽만감; 통증경로의 결과로 신우신염이 없는 경우에 늑골척추각 압통이 나타날 수 있다.

d) 열, 오한, 피로(주로 신우신염과 관련)

e) 신생아와 유아: 섭취 곤란, 홍분, 체온 상승, 저체온증이거나 고체온증, 패혈증 증상

2) 과거력

a) 기저질환

b) 요로감염의 과거력

c) 최근 수술 혹은 요도의 기구삽입술

d) 성적 활동, 성접촉성 감염력, 다양한 성 파트너

e) 질 분비물, 병변

f) 마지막 월경일: 가임기 여성

g) 투약

h) 알레르기

b. 객관적 자료 수집

1) 신체 검진

a) 전반적 외모

(1) 기립성저혈압: 배뇨를 피하기 위해 구강수분섭취를 감소했을 경우 이차적 탈수가 나타날 수 있다.

(2) 체온상승

(3) 약에서 중등도의 고통/불편감

b) 촉진/타진

(1) 방광 팽만이나 경련으로 인한 치골상부 압통이나 팽만감

(2) 늑골척추각 압통

2) 진단적 절차

a) 소변 시험지 검사

b) 요검사: 생리 중, 아동, 노인에게서 깨끗한 검체물을 얻지 못할 경우 도뇨법이나 치골상부 방광흡인이 필요할 수 있다.; 적절한 방법으로 시행한다면, 중간뇨 배뇨법이 도뇨법만큼 정확할 수 있다.

(1) 질산염, 백혈구 에스터라제(leukocyte esterases), 혈액이 있을 수 있다.

(2) 깨끗한 검체물에서 100,000 집락 형성단위의 단일세균: 요로감염 진단

c) 소변배양검사와 민감성 검사

d) 가임기 여성인 경우 소변 임신 검사

e) 전혈구계산검사(complete blood count, CBC) 및 감별계산

f) 혈액배양검사(blood cultures)

g) 혈액요소질소(BUN): 신장 질환 의심 시

h) CRP

2. 분석: 감별 간호진단/협력적 문제

a. 배뇨 장애 (Impaired urinary elimination)

b. 급성 통증 (Acute pain)

c. 지식 부족 (Deficient knowledge)

3. 계획과 수행/중재

a. 필요시 수액과 약물투여를 위한 정맥로 확보

b. 의학적 중재 분비 및 지원

1) 여성환자의 골반 검사

2) 검체물 수집을 위한 도뇨관 삽입

3) 치골상부 방광 흡인

c. 처방에 따른 약물 투여

1) 항생제

2) 진통제

3) 해열제

4) 항경련제

d. 환자/가족 교육

1) 항생제 사용에 대한 전 과정을 완료한다.

2) 여성 회음부는 앞에서 뒤로 닦는다.

3) 자주, 완전히 배뇨한다.

4) 거품목욕과 향이 있는 비누사용을 피한다.

5) 성교 후 즉시 배뇨한다.

6) 포경수술을 하지 않은 남자는 앞쪽 피부아래를 깨끗이 한다.

7) 소변의 산성화를 위해 과일주스, 단백질 섭취를 권장한다.

8) 수분섭취를 증가시킨다.

9) 옆구리 통증, 열이나 증상이 지속될 경우 재방문하고, 신우신염을 의심한다.

10) 소변배양검사를 위해 재방문한다.

4. 평가와 지속적 감시

a. 통증 경감

12장

혈액 및 종양 응급

Hematologic/Oncologic Emergencies

Nancy Zeller Smith, MS, RN, OCN, Kristine Kenney Powell, MSN, RN, CEN, NEA-BC, FAEN

주요 주제

전반적 전략

- 사정
- 분석: 감별 간호진단/협력적 문제
- 계획과 수행/중재
- 평가와 지속적 감시
- 중재와 환자반응 기록
- 나이와 관련된 고려사항

특정 혈액학적 /종양학적 응급상황

- 파종성 혈관내 응고
- 혈우병
- 면역 장애
- 두개내압 상승
- 종양성 심장 압전
- 겸상적혈구 위기
- 척수 압박
- 상대정맥증후군
- 혈소판 감소성 자반증
- 종양 용해 증후군

혈액학적/ 종양학적 합병증

- 패혈증
- 항이뇨 호르몬 분비 이상 증후군
- 과민반응

I. 전반적 전략 General Strategy

A. 사정 (ASSESSMENT)

1. 일차와 이차 사정/소생술(1장 참조)
2. 초점 사정

a. 주관적 자료 수집
1) 현병력/주호소
a) 발열
b) 통증: PQRST
c) 피로, 권태
d) 오심, 구토, 설사
e) 허약감
f) 신체 출혈부위
g) 발진
h) 과도한 멍듬
i) 현기증
j) 식욕부진
k) 의식 수준 변화 또는 저하
l) 현재 치료 계획
m) 증상 완화를 위한 시도
(1) 가정 치료
(2) 대체 요법
(3) 약물
(a) 처방약
(b) 일반판매약/허브
2) 내과적/외과적 수술
a) 기저질환
(1) 응고 문제
(2) 혈액 질환
(3) 암
(a) 항암요법 – 마지막 치료일
(b) 방사선 요법 – 마지막 치료일
(4) 심장 질환
(5) 비장절제술: 면역 반응 변화
(6) 감염: 바이러스, 세균성, 곰팡이, 리켓챠, 기생충
b) 이전에 유사한 상황
c) 흡연력
d) 물질, 알코올 사용/남용
e) 마지막 정상 생리기간: 가임기 여성
f) 현재 약물
(1) 처방약
(2) 일반판매약/허브
g) 알레르기

h) 예방접종 상태
3) 정신적/사회적/환경적 요소
a) 나이: 나이가 어린 경우 질병이 더 심각할 수 있음
b) 가족력
c) 성별: 성별과 연관된 질환 있음
d) 민족: 유병률과 관련된 질환 있음
e) 생활습관
(1) 좌식생활 또는 활동적인 생활습관
(2) 영양 상태: 비만과 영양 결핍 또는 과잉
f) 부적절하게 치료된 질병 과정
g) 질병에의 노출
h) 스트레스원: 수술, 외상, 질병, 정신사회적 요인
(1) 가능한/실제 폭행, 학대, 가까운 친족 또는 배우자 폭력
i) 비타민 결핍
j) 가정 환경

b. 객관적 자료 수집
1) 전반적 외모
a) 의식수준, 행동, 정서
b) 활력징후, 기립 시의 맥박과 혈압
c) 냄새
d) 걸음걸이
e) 위생상태
f) 스트레스나 불편감 정도
2) 시진
a) 발진 또는 두드러기
b) 목 정맥: 확대 또는 편평함
c) 점막: 습기
d) 외상 흔적
e) 홍반
f) 피부색깔
3) 청진
a) 심음: S_1, S_2, 다른 음(예 심잡음), 부정맥
b) 호흡음: 깨끗함, 천명음, 악설음, 수포음
c) 장음: 정상, 과대활동, 과소활동, 없음
4) 촉진
a) 압통
b) 부종
c) 고체온 부위
d) 동맥: 말초 맥박의 동일성
e) 정맥: 정맥 충전
f) 림프절: 확대
g) 피부 온도, 습기
h) 운동과 감각 변화

3. 진단적 절차

a. 검사실 검사
1) 전혈구계산검사(complete blood count, CBC) 및 감별계산
2) 혈액요소질소(BUN), 크레아티닌(Creatinine)을 포함한 혈청 화학검사(serum chemistries)
3) 요분석: 필요 시 배양검사
4) 가임기 여성일 경우 임신 검사
5) 동맥혈액가스 분석
6) 적혈구 침강 속도(ESR)
7) 크레아틴키나아제 CK (creatine kinase), isoenzymes, lactate dehydrogenase (LDH), 아스파르테이트아미노전달효소(aspartate aminotransferase, AST)
8) 갑상선 기능 검사
9) 혈청과 소변 내 독물 검사: 치료적 또는 독성 물질 섭취
10) 응고 검사: 부분트롬보플라스틴시간(partial thromboplastin time, PTT), 프로트롬빈시간(prothrombin time, PT), 피브린 분해 산물(fibrin degradation products, FDPs)
11) 혈액형과 교차검사
12) 혈청 암모니아 수치
13) 간 효소 검사
14) 겸상 적혈구 검사
15) 혈청 케톤(serum ketones) 수치
16) 뇌척수액 검사: 세포 수, 포도당, 단백질, 배양검사
17) 혈액배양검사(blood cultures)

b. 영상 검사
1) 흉부 방사선 촬영
2) 관절 방사선 촬영
3) 컴퓨터 단층 촬영
4) 자기 공명 영상
5) 초음파

c. 그 외
1) 12~15유도 심전도
2) 심장초음파
3) 초음파

B. 분석: 감별 간호진단/협력적 문제
(ANALYSIS: DIFFERENTIAL NURSING DIAGNOSES/COLLABORATIVE PROBLEMS)

1. **가스교환 장애** (Impaired gas exchange)
2. **심박출량 감소** (Decreased cardiac output)
3. **체액 부족/과다** (Deficient/excess fluid volume)

4. **비효과적인 조직 관류** (Ineffective tissue perfusion)
5. **피로** (Fatigue)
6. **피부 통합성 장애** (Impaired skin integrity)
7. **지식 부족** (Deficient knowledge)
8. **통증** (Pain)
9. **불안/공포** (Anxiety/fear)
10. **감염 위험성** (Risk for infection)
11. **손상 위험성** (Risk for injury)

C. 계획과 수행/중재 (PLANNING AND IMPLEMENTATION/INTERVENTIONS)

1. 간호 우선 순위 결정
   a. 기도, 호흡, 순환 유지
   b. 필요 시 산소공급
   c. 약물, 정질액(crystalloid fluid), 혈액제제 투여를 위한 정맥로 확보
   d. 기구나 장비 준비 및 설정
   e. 의학적 중재 준비 또는 지원
   f. 처방에 따른 약물 투여
2. 불안 완화
3. 도움이 된다면 가족이 같이 있게 함
4. 환자/가족 교육

D. 평가와 지속적 감시 (EVALUATION AND ONGOING MONITORING)

1. 필요 시, 지속적인 감시와 치료
2. 환자 반응/결과에 따라 간호 계획을 적절하게 수정
3. 긍정적인 환자결과가 나타나지 않으면 간호 사정과 계획 재평가

E. 중재와 환자 반응 기록 (DOCUMENTATION OF INTERVENTIONS AND PATIENT RESPONS)

F. 나이와 관련된 고려사항 (AGE-RELATED CONSIDERATIONS)

1. 아동
   a. 성장과 발달 관련
      1) 환자와 부모와 함께 치료 계획, 과정, 지연에 대해 적절히 의사소통한다.
         a) 가족, 아동, 의료팀과 의사결정을 공유하고 목표 지향적인 의사결정을 내린다.
         b) 말기 질환을 가진 환자의 부모들에게 정확한 예후와 잠재적인 나쁜 예후에 대해 정보를 제공하고 생의 마지막 시기에 전형적인 암 치료법 외 조기 완화치료나 호스피스 치료를 받거나 DNR (심폐소생술 거부권)을 결정할 수 있도록 도움을 제공한다. 부모가 예후에 대해 일찍 받아들일수록 일차 치료 목표 달성과 안위감이 증가한다.
         c) 청소년이 자신의 의학적 상태에 대해 이해하고 참여한다면 기회를 주고 선호하는 중재법을 선택할 수 있도록 의사소통한다.
   b. 주요점
      1) 소아암 환자는 응급실을 방문하는 심한 패혈증 환자의 많은 비율을 차지한다.
      2) 아동 환자에게 오심과 구토를 치료하기 위한 항구토제 사용은 지속적인 평가가 필요하다. 정맥 수액 요법 후에는 경구 재수화요법이 권장되고 항구토제 치료의 전반적인 부작용은 재평가기간 동안 고려되어야 한다.
         a) Promethazine (Phenergan)은 졸림상태(drowsiness)를 유발하고 이는 구강을 통한 수분 섭취와 의식수준 사정을 저해한다.
         b) Metoclopramide (Reglan)은 혼돈 상태, 안절부절, 불안, 근육긴장 이상반응을 유발한다.
         c) Ondansetron (Zofran)의 진정작용에 대해서는 항상 평가되어야 하고 추체외로 반응이 보고된 사례는 없다.
2. 노인
   a. 나이 관련
      1) 80세까지 여성의 10%, 남성의 19%만이 만성질환이 없는 상태이며 이 연령에서 암은 만성질환이다. 최근 발달된 종양치료로 암환자의 생존율이 증가하고 있고 노인 환자들도 치료를 받고 암 진단 후의 수명도 연장되고 있다.
      2) 암진단의 약 50%가 70세 이상이다.
      3) 배우자가 사망하고 혼자 사는 노인의 가족 관계 즉, 형제 자매가 거의 없거나 주위에 사는 자녀가 없는 것 등이 정서적, 재정적 어려움을 유발한다.
      4) 특히 통증, 호흡곤란, 변비, 식욕부진, 영양결핍을 유발하는 기저 질환을 확인하고 치료하는 것이 중요하다.
         a) 노인 환자들은 수년간 적응하고 지내기 때문에 부작용이나 증상(특히, 장기간 지속된 증상)을 자주 보고하지 않는다.

b) 여러가지 약물을 복용하는 것은 부작용과 행동변화를 나타내는 주요 원인이다. 치료 시작 전에 의사나 약사로부터 즉시 약물의 종류와 용량 목록을 확보해야 한다.

5) 가능하면, 치료 계획을 결정하는데 환자를 참여시키고 도와준다. 환자의 가치관, 말기 삶을 어떻게 결정할 것인가에 대한 생각과 목표를 존중하고 이해한다.

b. 주요점

1) 노인 환자 특히 여성 환자의 통증 조절은 불완전하다.

2) 조기에 암을 진단받았을 때부터 질환이 진행된 후까지 삶의 질을 사정하는 것은 중요하다. 수술, 항암요법, 방사선치료 같은 많은 치료법들이 암의 증상을 완화시킬 수 있다. 그러나 질환이 진행된다면 사망 위험성과 삶의 질 감소에 비해 치료적 중재로부터 얻을 수 있는 잠재적 혜택이 얼마나 될지에 대한 평가가 반드시 이루어져야 한다.

II. 특이적 혈액학적 종양 응급상황

Specific Hematologic/Oncologic Emergencies

생명을 위협하는 응급 환자에게 기저 혈액질환과 종양학적 문제를 확인하고 조절하는 것이 중요하며 정확한 사정과 빠른 중재, 적절한 혈액학적/종양학적 관리는 삶의 질을 크게 향상시킨다. 응급실에 면역력이 저하된 환자가 왔을 때 즉각적인 주호소와 관련된 병력을 사정하는 것이 필요하다. 그들의 상황을 악화시키거나 복잡하게 만들지 않도록 감염 환경에서 환자를 격리시키는 것이 우선적이다. 면역력이 저하된 환자들은 마스크를 쓰게 하거나 격리된 공간으로 이동시킬 수 있다.

A. 파종성 혈관내 응고

(DISSEMINATED INTRAVASCULAR COAGULATION, DIC)

파종성 혈관내 응고(DIC)는 부적절하고 증가된 응고 시스템의 활성화로 혈전형성과 출혈이 발생하는 복잡하고 소모적이며 전신적인 혈전성출혈성 장애이다. 소혈관 혈전형성, 혈소판과 응고인자 고갈, 지혈장애가 증상이다. 정상 지혈과정은 응고 체계와 피브린용해(fibrinolysis)의 균형을 통해 유지된다 [그림 12-1]. 혈전형성(혈관내 비정상적인 혈전)과정은 상피내막 또는 조직의 파괴로 시작된다. 피브린용해는 피브린 덩어리들이 분해되는 과정이다. 덩어리가 빨리 용해될 때 피브린 분해 산물(FDP)이 방출되고 이는 항응고인자로 작용한다. 이 시기에 혈액 응고인자들은 고갈되고 비정상적인 출혈이 일어난다. 파종성 혈관내 응고는 패혈증과 관련된 합병증이나 다른 상황과 관련되어 발생한다. 전반적인 관리 목표는 기저 질환을 치료하는 것이다.

1. 사정

a. 주관적 자료 수집

1) 현병력과 주호소

a) 신체 출혈부위

b) 현기증

c) 허약감

d) 발진

e) 과도한 멍듬

f) 오심, 구토, 설사

g) 숨참

h) 관절 통증

i) 두통

2) 과거력

a) 기저질환

(1) 암: 급성 백혈병 또는 고형암(뮤신 생산성 선암) 예를 들어 폐, 유방, 전립선, 췌장, 난소, 담도암

(2) 감염과 패혈증

(3) 간 질환, 일차적 간 질환과 다른 악성종양으로부터 전이된 이차적 간 질환

(4) 말라리아

b) 전구응고물질을 많이 함유하고 있는 복수를 배액하기 위한 정맥복강 측로술(shunt)

c) 과량의 수혈, 특히 수혈과 관련된 용해성 수혈 반응

d) 이식 거부 반응

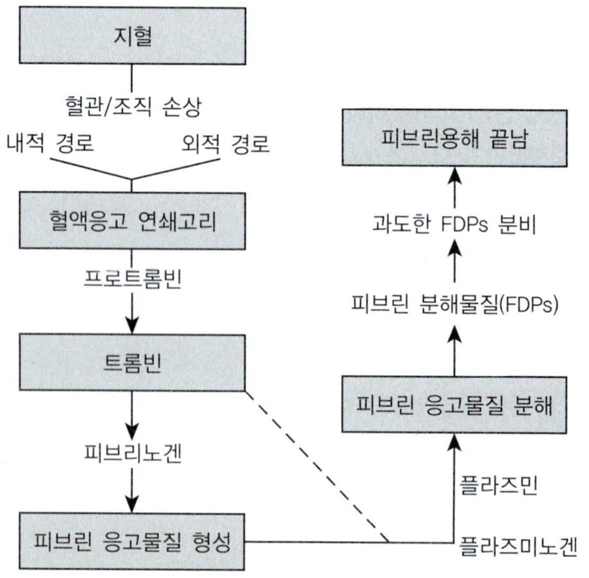

그림 12-1 정상 지혈과정

(From Itano, J., & Taoka, K. [Eds.]. Core curriculum for oncology nursing [4th ed.]. Philadelphia, PA: Elsevier Saunders, in collaboration with Oncology Nursing Society.)

e) 가임기 여성에서 임신과 산과적 합병증
f) 외상: 둔한 찰과상이나 관통상
g) 뱀에 물림
h) 호흡 부전 증후군
i) 지연된 체외 순환
j) 마지막 정상 월경기간: 가임기 여성환자
k) 약물: 아스피린, 항응고제, 경구용 피임약, 에스터로겐 대체제
l) 알레르기
m) 예방접종 상태

b. 객관적 자료 수집
1) 신체 검진
a) 전반적 외모
(1) 의식수준, 행동, 정서 상태: 안절부절, 혼돈, 기면, 둔감, 경련, 혼수
(2) 빈맥, 빈호흡
(3) 심한 고통, 위독함
b) 시진
(1) 황달, 창백, 청색증
(2) 출혈
(a) 명백한: 침습적인 부위, 토혈, 혈뇨, 대변
(b) 잠행성 출혈
(c) 점상출혈, 반출혈상
(d) 혈종
(e) 복부팽만
c) 촉진
(1) 복부 압통
(2) 말초맥박 감소
(3) 사지 냉감
(4) 관절 압통
2) 진단적 절차
a) 응고검사
(1) 프로트롬빈시간(prothrombin time, PT), 부분트롬보플라스틴시간(partial thromboplastin time, PTT) 지연
(2) FDPs 출현; titer 증가
b) 전혈구계산검사(complete blood count, CBC) 및 감별계산
(1) 혈소판 수: 감소(혈소판 감소증)
(2) 혈색소(hemoglobin)/헤마토크릿수치; 감소
c) 피브리노겐 수치: 감소
d) 혈액요소질소(BUN)/크레아티닌(creatinine): 상승
e) antithrombin Ⅲ: 감소
f) 디 이중체(D-dimer)
g) 출혈 시간
(1) 트롬빈과 플라즈민 출현
(2) DIC 진단을 위한 가장 구체적이고 신뢰성 있는 검사
h) 소변분석: 소변에서 혈액 또는 헤모글로빈 검출; 가임기 여성에게는 임신 유무 검사
i) 대변, 구토물: 혈액 양성반응
j) 흉부 방사선 검사
k) 잠재적 출혈 부위에 대한 컴퓨터 단층 촬영 스캔(예 의식수준 변화 시 머리 컴퓨터 단층 촬영, 객혈 시 흉부 컴퓨터 단층 촬영, 복부팽만 시 복부/골반 컴퓨터 단층 촬영)

2. 분석: 감별 간호진단/협력적 문제

a. 비효과적 조직 관류: 신장, 뇌, 말초, 심폐, 위장관 (Ineffective tissue perfusion: renal, cerebral, peripheral, cardiopulmonary, and gastrointestinal)
b. 체액 부족 위험성 (Risk for deficient fluid volume)
c. 심박출량 감소 (Decreased cardiac output)
d. 가스 교환 장애 (Impaired gas exchange)
e. 손상 가능성 (Risk for injury)
f. 불안/공포 (Anxiety/fear)
g. 급성 통증 (Acute pain)

3. 계획과 수행/중재

a. 기도, 호흡, 순환 유지
b. 산소 공급
c. 약물, 수혈, 정질액 투여를 위한 정맥로 확보
1) 따뜻한 농축 적혈구 수혈: 세척 적혈구
2) 혈소판 농축액
3) 신선동결혈장
4) cryoprecipitate
d. 의학적 중재 준비 및 지원
1) 정맥천자 횟수 제한
2) 심장 맥박 모니터 시작
3) 현재 출혈 부위 압박 드레싱 적용
4) 위관 튜브 삽입 후 흡인기 연결
5) 유치 도뇨관 삽입
6) 정상 체온 유지
7) 환자를 조심스럽게 다룸
8) 입원과정 지원

e. 처방된 약물 투여
1) 헤파린
a) 트롬빈과 Xa인자 억제
b) 출혈을 악화시킬 수 있음
2) Recombinant human activated protein C (rhAPC)
a) 혈액 응고 연쇄고리에서 인자 Va과 Ⅷ 억제
b) 플라즈미노겐 활성화 억제재를 억제
3) 헤파린 유도성 출혈을 되돌릴 수 있는 약물
4) 비마약성 진통제 - 아스피린 함유 약물이나 NSAIDs를 사용하지 않음
5) 마약성 제제

4. 평가와 지속적 감시

a. 의식수준
b. 혈역동학적 상태
c. 호흡음과 산소포화도
d. 심박동수와 리듬
e. 섭취량과 배설량: 숨겨진, 명백한 출혈을 포함
f. 연속적인 검사 수치 변화: 응고시간, 혈소판, 헤마토크릿, 헤모글로빈
g. 출혈이 있는 경우 4시간마다 복부둘레 측정
h. 통증 완화

B. 혈우병 (HEMOPHILIA)

혈우병은 남성에게 훨씬 자주 발생하는 성염색체 유전질환이다. 여성은 유전자를 가지고는 있으나 질환이 나타나지 않는다. 4가지 종류가 있는데, 혈우병 A, B, C, 본빌라브렌트 질환이다. 혈우병 A(고전적 혈우병)은 응고인자 Ⅷ 형성 결함으로 초래되는데 질환의 중증도는 인자 Ⅷ 활성화 수치와 직접 연관된다. 활성화 수치가 1% 미만이면 심각한 수준이고 자연적으로 출혈이 발생하고 1~5%는 중정도로 자연적 출혈은 드물지만 수술과 외상 시 지혈이 되지 않는다. 5~10%정도의 활성화 수치를 가지는 환자들은 경증이고 자연적 출혈의 위험은 낮으나 부분트롬보플라스틴시간(partial thromboplastin time, PTT)은 지연되어 있다. 출혈은 어느 곳에서나 발생할 수 있지만 특히 관절, 심부 근육, 비뇨기계, 뇌혈관에 주로 발생한다[표 12-1]. 외상 직후 혈우병에 영향을 받지 않는 응고 과정의 초기단계인 혈소판 마개 형성 과정에는 문제가 없으므로 출혈이 없을 수 있다. 혈우병 B (Christmas disease)는 인자 Ⅸ의 부족이나 결핍으로 발생한다. 혈우병 C (Rosenthal syndrome)는 인자 XI 결핍으로 유발된다. 임상적으로 혈우병 A와 비슷하지만 출혈은 심하지 않다. 본빌레브렌드병(angiohemophilia)은 남성과 여성에게 발생하고 혈우병 A나 B보다 중증도가 낮으며, 혈소판 응고의 결함과 응고인자 Ⅷ 수치가 감소하는 것이 특징이다.

1. 사정

a. 주관적 자료 수집
1) 현병력/주호소
a) 외상이나 발치 후 출혈 지속됨
b) 자연적인 출혈
c) 움직임이 저하된 관절 출혈
d) 혈변
2) 과거력
a) 기저질환
(1) 혈우병
(2) 간염
(3) 후천성 면역 결핍증
b) 이전 수혈
c) 외상: 둔상 또는 관통상
d) 약물
e) 알레르기
f) 예방접종 상태
b. 객관적 자료 수집
1) 신체 검진
a) 전반적 외모
(1) 걸음걸이
(2) 가능한 체위성 저혈압
(3) 중정도에서 심각한 고통/불편감

표 12-1 혈우병 환자의 흔한 출혈 증상

출혈지점	예
중추신경계	두개내 출혈, 가장 흔한 출혈로 인한 사망; 경막하 혈종은 저절로 또는 최소한의 외상으로 발생한다.
관절내 출혈	관절, 적극적으로 치료하지 않으면 만성적 위축을 초래한다.
혈종	연조직 또는 근육, 가장 위험한 경우는 목 주위(기도 폐쇄), 사지(심한 실혈)
혈뇨	흔함, 그러나 심각하지는 않으며 보통 출혈지점이 특정되지 않는다.
점막피부조직	흔하지 않다. 그러나 코피, 객혈, 구강인두, 위장관에서 저절로 발생될 수 있다; 발치 후 지혈이 되지 않는 경우가 흔하다.
가성종양 (pseudotumor)	완치되지 않은 혈종의 결과로 발생하는 뼈 낭종; 보통 수술로 제거

b) 시진
(1) 신체 어느 부위로부터 조절되지 않는 출혈
(2) 피부 창백
(3) 반상 출혈
(4) 혈종
(5) 관절내 출혈
c) 촉진
(1) 관절
(a) 관절가동범위 감소
(b) 압통, 통증
(c) 사지 맥박 비정상
(2) 피부 온도
2) 진단적 절차
a) CBC: 정상 헤마토크릿치, 정상 혈소판 수
b) 응고검사: 프로트롬빈시간(prothrombin time, PT)와 부분트롬보플라스틴시간(partial thromboplastin time, PTT) 정상이거나 약간 연장
c) 인자 Ⅷ 활동 수치: 혈우병 A와 von Willebrand 질환일 때 감소
d) 인자 Ⅸ 수치: 혈우병 B 시 감소
e) 인자 Ⅺ 수치: 혈우병 C 시 감소
f) 요분석 검사: 가임기 여성 환자일 경우 임신 여부 검사
g) 침범된 관절 방사선 촬영
(1) 부적절한 치료로 인한 재발인 경우 활액막 비후와 섬유화
h) 침범된 관절 초음파검사: 급성 또는 만성 삼출물
i) 만약 신경학적 증상이나 외상 시 두부 컴퓨터 단층 촬영 스캔

2. 분석: 감별 간호진단/협력적 문제

a. 체액 부족 위험성 (Risk for deficient fluid volume)
b. 지식 부족 (Deficient knowledge)

3. 계획과 수행/중재

a. 기도, 호흡, 순환 유지
b. 필요 시 산소 공급
c. 정질액과 수혈제제, 약물 투여를 위한 정맥로 확보
1) 상황에 따라 보온된 ABO형 혈액을 주입한다.
2) 혈우병 A와 von Willebrand 질환일 때 FFP투여
3) 심한 경우에는 인자 Ⅷ 투여: B형 간염 바이러스와 HIV에 의한 감염 위험성 때문에 상업적으로 조제된 인자 Ⅷc 보다는 cryoprecipitate (동결침전제제) 또는 재조합 인자Ⅷ을 선호한다.
a) 혈액제제의 수혈은 병원 정책을 따른다.
4) 심한 출혈시에는 쇼크를 치료한다. 동결침전제제 사용 예상됨
5) 혈우병 B에서는 상업적으로 조제된 인자 Ⅸ 또는 FFP를 사용

d. 의학적 중재 준비 및 지원
1) 정맥 천자 부위에 최소 5분 이상 압박 드레싱 적용
2) 관절내 출혈 또는 혈종
a) 부위에 냉찜질 적용
b) 움직이지 않게 고정
c) 사지 상승
d) 경한 압박 드레싱 적용
3) 외상 부위 열상
a) 상처에 국소적 압박을 가함
b) 봉합 후 4시간 동안 관찰

e. 처방에 따라 약물 투여
1) 근육주사를 최소화
2) 경한 상처와 코피에는 국소적 트롬빈을 적용
3) 에피네프린으로 상처 봉합 마취
4) 질병의 심각성 정도가 경증에서 중등증일 경우 DDAVP (desmopressin acetate)를 사용: 인자 Ⅷc 증가시킴
5) 비마약성 진통제: 아스피린과 non-steroidal antiinflammatory drugs (NSAIDs) 계통의 약물은 피함
6) 마약
7) 파상풍 예방접종: 가능하다면 근육주사 한다.

f. 환자/가족 교육
1) 출혈 유발상황을 피함
a) 안전한 조작
b) 격렬한 활동은 피함(예 접촉이 심한 스포츠).
2) 의학적 경고 표식(Medic Alert) 사용
3) 예방적 치과 치료
4) 아스피린과 NSAIDs가 함유된 일반판매약 사용을 피함
5) 합병증을 감소시키고 조기에 출혈을 멈추게 하기 위해 집에서 인자 Ⅷ 를 사용함

4. 평가와 지속적 감시

a. 의식 수준
b. 혈역동학적 상태
c. 지속되는 출혈양 또는 중추신경계, 목, 인두, 후복막강, 잠재적 구획 증후군으로 인한 출혈량
d. 알레르기 반응 ; 두드러기, 소양증, 발열
e. 수혈 반응

C. 면역력 저하 (IMMUNE COMPROMISE)

질병, 약물, 영양결핍은 면역 체계에 부정적인 영향을 미친다. 전형적으로 응급실에서 보게 되는 면역력이 저하된 환자는 항암치료 중이거나 이식 후 면역 억제 치료를 받는 환자들이다. 면역력이 저하된 환자는 호중구감소증과 백혈구감소증을 경험한다. 호중구의 감소는 인체 정상세균들에 의한 감염뿐만 아니라 기회 감염의 위험성을 증가시킨다. 발적, 열감, 부종과 같은 전형적인 감염증상은 신체의 식균 반응이 손상되었으므로 나타나지 않는다. 농(pus)을 형성하는 주요구성요소가 백혈구이므로 농 형성도 없다. 결론적으로 호중구감소가 있는 환자의 중요한 감염 증상은 발열이다. 면역력이 저하된 환자에게는 체온이 38℃ 이상이면 의사에게 연락하라고 교육해야한다. 열성 호중구감소증은 체온이 38℃ 이거나 체온이 이보다 높고 절대적 호중구 수치가 1000/mm^{3}이하인 상태로 응급상황으로 간주한다. 발열증상을 호소하거나 최근 항암제 치료를 받았거나 다른 이유로 면역력이 저하된 환자가 응급실에 왔을 경우 즉시 문이 닫힌 병실로 옮겨야 하고 대기실에 두어서는 안된다. 응급실에서 면역력이 저하된 환자의 간호는 환자를 보호하고 감염의 원인을 확인하고 즉시 항생제 치료를 시작하는 것에 초점을 두어야 한다.

1. 사정

a. 주관적 자료 수집
1) 현병력/주호소
a) 발열
b) 기침, 인후통, 연하곤란
c) 배뇨곤란, 빈뇨
d) 통증
e) 허약감, 현기증, 실신
f) 혼돈
g) 발적 또는 부종
h) 오심, 구토, 설사, 식욕부진
i) 직장 압통
j) 질 소양감 또는 질분비물
2) 과거력
a) 기저질환
(1) 암
(2) 후천성 면역결핍증
(3) 장기 이식
(4) 다른 면역 질환, 감염, 패혈증
b) 항암치료, 생물학적 치료
c) 방사선치료
d) 최근 수술
e) 최근 개발 도상국으로의 여행
f) 약물
g) 알레르기
h) 예방접종력

b. 객관적 자료 수집
1) 신체 검진
a) 전반적인 외모
(1) 체온 상승: 38℃ (100.4℉) 또는 그 이상
(2) 빈맥, 빈호흡, 정상혈압/저혈압
(3) 중정도의 고통/불편감
b) 시진
(1) 구강 궤양: 아프타성 또는 헤르페스성 구내염, 구강건조증, 점막염
c) 촉진
(1) 압통 부위
2) 진단적 절차
a) 전혈구계산검사(complete blood count, CBC) 및 감별계산
(1) 총 백혈구수(white blood count, WBC) < 5,000/mm^3
(2) 절대 호중구수 1,000/mm^3 의 환자는 감염 위험이 매우 높음
b) 말초혈액 도말검사
c) 헤마토크릿수치, 망상적혈구수, 혈소판 수: 전반적인 골수 기능 평가를 위해
d) 배양검사: 해당된다면 혈액, 소변, 대변, 상처, 객담, 뇌척수액
e) 흉부 방사선 촬영
f) 해당되는 경우 심전도

2. 분석: 감별 간호진단/협력적 문제

a. 감염 위험성 (Risk for infection)

3. 계획과 수행/중재

a. 기도, 호흡, 순환 유지
b. 산소 공급
c. 가능하면 독방에 배치
d. 정질액(crystalloid fluid)과 약물 투여를 위한 정맥로 확보
e. 의학적 중재 준비 및 지원
1) 심장과 맥박 산소포화도 측정 시작
2) 면역저하 환자 간호를 위한 준비
a) 호중구 감소 주의를 위한 병원 지침 따름
b) 환자를 다른 방이나 병동으로 이동 시 마스크 착용
c) 규정된 손씻기 수행과 기구 소독과정 준수

d) 병실에 출입하는 사람의 수 제한

3) 유치도뇨관 사용 제한

4) 입원절차 지원

5) 다른 감염 환자로부터의 교차감염 위험성을 감소시키기 위해 간호사 당 환자 배정 수를 평가하여 필요 시 조정함

f. 처방에 따라 약물 투여

1) 해열제

a) 혈소판 감소증 환자는 NSAIDs투여 시 주의

2) 정맥 자극을 최소화하기 위해 모든 정맥주사 약물은 희석하고 주의하여 투여

3) 비마약성 진통제

4) 마약성 제제

5) 증상이 나타난 지 1시간 이내에 항생제를 투여해야 함

g. 환자/가족 교육

1) 질세척이나 탐폰사용 금지

2) 균형잡힌 식사 격려와 수분 섭취 증가

3) 잠재적인 감염 증상과 징후

4) 바이러스성 감염 증상을 가진 사람과의 접촉 피함

4. 평가와 지속적 감시

a. 혈역동학적 상태

b. 호흡음과 산소포화도

c. 심박동수와 리듬

d. 섭취량과 배설량

e. 통증 완화

D. 두개내 압력 증가 (INCREASED INTRACRANIAL PRESSURE)

백혈병 또는 신경모세포종, 원발성 뇌 또는 척수 종양, 폐, 유방, 고환, 갑상선, 위, 신장, 흑색종과 혈소판 감소증 또는 혈소판 기능이상은 모두 전이로 인한 두개내 압력이 상승될 수 있는 위험이 있다.

1. 계획과 수행/중재

a. 기도, 호흡, 순환 유지

b. 산소 공급

c. 정질액과 약물 투여를 위한 정맥로 확보

d. 의학적 중재 준비 및 지원

1) 심장과 맥박 산소포화도 측정을 시작

2) ICP 감소를 위해 두개내 감압을 위한 의학적 처치를 지원

a) 침대 머리를 상승시켜 정맥 배출을 증가시키고 머리와 목을 일직선으로 유지, 과도한 고관절 굴곡은 피함

3) 뇌의 대사 요구를 감소시키기 위한 중재

a) 정상체온 유지

b) 경련 예방

4) 입원과정 지원

a) 뇌 전이 치료를 위한 방사선치료

e. 처방에 따라 약물 투여

1) 코르티코이드: 염증 감소를 위해 사용, 방사선치료 전 투여 그러나 잔존하는 종양 치료를 위해 유지용량이 요구됨

E. 종양성 심장 압전 (NEOPLASTIC CARDIAC TAMPONADE)

심장 압전은 심낭에 과도한 수분이 축적되어 발생하는데 그 결과 심박출량이 감소하고 심장 기능이 저하되는 암의 치명적인 합병증이다. 심낭은 정상적으로 10~50 cc정도의 체액으로 채워져 있고 이는 심장이 마찰 없이 수축과 이완할 수 있도록 한다. 심낭의 수분 축적, 직접적 또는 전이성 종양의 심낭 침범, 방사선치료로 인한 심낭의 경화로 심장주위의 압력이 증가한다. 심막의 압력이 증가하면 좌심실 충만이 감소하고 심장의 펌프능력이 감소되면서 심박출량이 감소되어 결국은 전신 관류에 문제가 발생한다.

1. 사정

a. 주관적 자료 수집

1) 현병력/주호소

a) 후흉골 부위 흉통: 앞으로 기울이거나 누우면 통증 완화

b) 호흡곤란

c) 기침

d) 딸국질

2) 과거력

a) 기저질환

(1) 중피종(mesothelioma; 심장막을 덮는 세포에서 발생하는 악성종양)과 육종을 포함한 일차적인 심장의 종양

(2) 심막으로 전이된 종양: 폐, 유방, 위장관계, 백혈병, 호치킨 림프종과 비호치킨 림프종, 육종, 흑색종

(3) 심장이 포함되는 부위의 방사선 치료

(4) AIDS 관련 카포시 육종

(5) 심장 질환

(6) 만성 폐 질환

b) 약물

c) 알레르기

b. 객관적 자료 수집

1) 신체 검진

a) 전반적 외모

(1) 의식수준, 행동, 정서: 불안

(2) 저혈압

(3) 중등도에서 심한 정도의 고통

b) 시진

(1) 자세(좌위, 앞쪽으로 기울이거나 누운 자세)

(2) 말초 부종

(a) 경정맥 확장(Jugular vein distension, JVD)

(3) 외상 증상

(4) 심전도에서 Lewis 유도(lead Ⅱ의 변형으로 심방의 활동성을 잘 보여준다)를 통한 전기적 변화

c) 청진

(1) 심음: 희미하게 들리거나 잘 들리지 않음

2) 진단적 절차

a) 만약 환자가 호흡곤란이 있다면 동맥혈가스분석 검사

b) 전혈구계산검사(complete blood count, CBC) 및 감별계산

c) 혈당(glucose), 혈액요소질소(BUN), 크레아티닌(creatinine)을 포함한 혈청 화학검사(serum chemistries)

d) ESR: 상승

e) 크레아틴키나아제 CK (creatine kinase)와 효소: 트로포닌 I 상승

f) LDH, 아스파르테이트아미노전달효소(aspartate aminotransferase, AST): 상승

g) 갑상선 기능 검사

h) 흉부 방사선 촬영: 심장 주변의 실루엣이 커져있고 천천히 수분이 축적될 때는 심장비대가 있다.

i) 흉부 컴퓨터 단층 촬영: 늑막 삼출액이나 덩어리가 보일 수 있고 심장주변이 두꺼워짐

j) 심장초음파: 가장 정확한 진단적 검사

(1) 약간의 삼출액이 좌심실 아래와 뒤에 위치한다.

(2) 중정도의 삼출액이 심첨부분으로 확장되어 있다.

(3) 많은 양의 삼출액이 심장 주위에 있다.

k) 심전도

(1) P, QRS, T파 크기(voltage) 변화 정도

(2) PR 간격 하강

(3) 4 단계 변화

(a) 1단계: V_1를 제외한 모든 유도에서 ST분절이 상승하고 오목한 모양이 관찰된다. 흉통이 발생한지 1시간 이내에 이러한 변화가 나타나고 며칠동안 지속된다.

(b) 2단계: ST분절이 기저선으로 돌아오고 T파가 납작하게 된다.

(c) 3단계: Q파 형성없이 T파 역전

(d) 4단계: ECG가 정상으로 돌아온다

l) 심낭액 세포학적 검사

2. 분석: 감별 간호진단/협력적 문제

a. 비효과적 호흡 양상 (Ineffective breathing pattern)

b. 심박출량 감소 (Decreased cardiac output)

c. 비효과적 조직 관류: 심폐와 뇌 (Ineffective tissue perfusion: cardiopulmonary and cerebral)

d. 급성 통증 (Acute pain)

e. 불안 (Anxiety)

f. 지식 부족 (Deficient knowledge)

g. 피로 (Fatigue)

3. 계획과 수행/중재

a. 기도, 호흡, 순환 유지(1장 참조)

b. 산소 공급

c. 정질액과 약물 투여를 위한 정맥로 확보

d. 의학적 중재 준비 및 지원

1) 호흡곤란과 흉통을 최소화하기 위한 자세인 침대 머리 부분 상승

2) 심장 및 맥박 산소포화도 측정 시작

3) 심낭천자

4) 흉강절개술

5) 입원과정 지원

e. 처방에 따라 약물 투여

1) 코르티코이드: 염증의 일시적인 완화

2) 불안완화제

3) 비마약성 진통제

4) 마약성 진통제

4, 평가와 지속적 감시

a. 혈역동학적 상태

b. 호흡음과 산소 포화농도

c. 심박동수와 리듬

d. 사지의 말초 부종

F. 겸상적혈구 위기 (SICKLE CELL CRISIS)

겸상적혈구 질환은 주로 아프리카인들에게 발생하는 선천적 유전성 질환이다. 비정상적인 헤모글로빈 S가 전체 헤모글로빈의 35%를 차지하는 반면 정상 헤모글로빈 A는 65%이다. 완전히 산소화된 헤

모글로빈 S는 헤모글로빈 A와 다르지 않기 때문에 증상이 거의 없다. 위기는 소순환 폐색(혈관폐색 위기), 헤모글로빈 수치 감소(혈액학적 위기), 감염 발생(감염성 위기)으로 일어난다. 심한 저산소증, 스트레스, 차가운 온도나 물에 노출, 탈수는 겸상적혈구 위기를 촉진한다. 비산소화되는 상황이 발생하면 헤모글로빈 S를 포함하고 있는 적혈구는 양면이 오목한 모양에서 초승달 모양으로 변한다. 이러한 초승달 모양의 적혈구는 딱딱하고 작은 혈관을 통과할 수 없게 되어 모세혈관의 혈류를 폐쇄한다. 폐색은 조직 저산소증을 유발하고 이는 비산소화를 촉진시켜 적혈구를 계속 초승달 모양으로 만든다. 폐색의 증가는 조직과 장기의 경색을 초래하고 비정상적인 모양의 혈구들이 모여 비장 경색을 일으키기도 한다. 산소화는 혈구의 약 80%정도에서 겸상화 과정을 역전시킨다; 남아있는 20%정도는 비가역적으로 겸상화되고 심한 용혈성 빈혈을 일으킨다.

1. 사정

a. 주관적 자료 수집
- 1) 현병력/주호소
  - a) 통증
    - (1) 위치: 복부, 흉부, 등, 관절
    - (2) 시작: 갑자기
    - (3) 빈도: 흔히 군집성으로 발생
  - b) 정상적인 성장 양상 손상
    - (1) 성장과 발달 장애
    - (2) 전반적인 성장 실패(failure to thrive)
  - c) 감염
    - (1) 감수성 증가, 특히 폐렴구균
    - (2) 비장 기능 장애로 인한 비효율적인 박테리아 제거
- 2) 과거력
  - a) 기저질환
    - (1) 겸상적혈구 질환
    - (2) 심부전: 만성 빈혈과 저산소증으로 인한
    - (3) 만성 장기 손상
  - b) 가족 유전력
  - c) 담석형성 가능성 증가
  - d) 약물
  - e) 알레르기

b. 객관적 자료 수집
- 1) 신체 검진
  - a) 전반적 외모
    - (1) 의식수준, 행동, 정서: 25%정도 심각한 신경학적 문제 있음
    - (2) 빈맥, 빈호흡
    - (3) 기립성 증상들 있을 수 있음
    - (4) 체온 상승 가능성
    - (5) 중정도에서 심각한 고통/불편감
  - b) 시진
    - (1) 황달
    - (2) 하지 만성 궤양
    - (3) 외모: 길고 가는 사지
    - (4) 발기지속
    - (5) 눈: 초자체 출혈, 망막 박리, 경색
  - c) 청진
    - (1) 호흡음
    - (2) 심음: 수축기 박출성 심잡음
    - (3) 장음
  - d) 촉진
    - (1) 말초혈류 감소
    - (2) 모세혈관 충혈 검사: 지연
- 2) 진단적 절차
  - a) 전혈구계산검사(complete blood count, CBC) 및 감별계산
    - (1) 용혈성 빈혈: 헤마토크릿치 20~30%
    - (2) 망상적혈구 증가
    - (3) 말초혈액 도말검사: 겸상화된 적혈구
  - b) 혈색소 전기영동검사(electrophoresis): 겸상화 적혈구(hemoglobin S)
  - c) 혈액가스분석: $PaCO_2$ 감소
  - d) 빌리루빈(Bilirubin): 용혈반응 이후 이차적으로 증가
  - e) 간기능 검사(liver function test)
  - f) 혈액요소질소(BUN), 크레아티닌(creatinine)을 포함한 혈청 화학검사(serum chemistries)
  - g) 소변분석: 가임기 여성 임신여부 검사
  - h) 흉부, 복부 방사선 촬영: 감염과 급성 복부증상을 배제하기 위해
  - i) 복부 초음파: 비장 크기와 담도 결석 여부를 기록하는데 유용
  - j) 자기공명영상: 대퇴골두, 상완골두의 무혈관 괴사 확인
  - k) 두개내 도플러 초음파 검사: 뇌졸중 위험이 환자를 확인하는데 도움이 되고 어린이들은 반드시 검사 시행
  - l) 심전도: 심장 합병증 확인을 위해

2. 분석: 감별 간호진단/협력적 문제

a. 비효과적 조직 관류: 뇌, 심폐, 신장, 간, 비장 (Ineffective tissue perfusion: cerebral, cardiopulmonary, renal, hepatic, and splenic)

b. 체액 부족 위험성 (Risk for deficient fluid volume deficit)

c. 급성/만성 통증 (Acute/chronic pain)

d. 지식 부족 (Deficient knowledge)

3. 계획과 수행/ 중재

a. 기도, 호흡, 순환 유지
b. 필요 시 산소공급
c. 정질액, 혈액제제, 약물 투여를 위한 정맥로 확보
  1) 필요 시 상온의 농축 적혈구 수혈
d. 의학적 중재 준비 및 지원
  1) 심장 및 맥박 산소 포화도 측정
  2) 베개로 사지 지지
  3) 편안한 체위
  4) 필요 시 입원 과정 지원
e. 처방대로 약물 투여
  1) 비마약성 진통제
  2) 마약제제
    a) 모르핀(morphine sulfate)
    b) Hydromorphine (Dilaudid)
    c) Nalbuphine hydrochloride (Nubain)
    d) Codeine, hydrocodone
  3) 경구용 hydroxyurea: 적혈구의 겸상화를 지연시키고 산소 친화력이 높은 태아 헤모글로빈(hemoglobin F) 생산 자극
  4) 심한 대사성 산증인 경우, 중탄산 나트륨 정맥주사
f. 환자 및 가족 교육
  1) 겸상적혈구 환자 모임 또는 사회복지기관 의뢰
  2) 환자와 가족에게 대체가능한 대처방법 권유
  3) 예방방법 제공
    a) 적절한 수분 섭취
    b) 높은 고도 피하기
    c) 스트레스 상황 피하기
    d) 추운 날씨 피하기
    e) 감염과 외상 피하기
    f) 다리 상승
  4) 처방된 약물 복용
  5) 반복되는 증상, 심한 복통, 탈수를 동반하는 질병 등 응급간호가 필요한 증상과 징후에 대해 환자에게 교육

4. 평가와 지속적 감시

a. 의식수준
b. 혈역동학적 상태
c. 호흡음과 산소 포화도
d. 섭취량과 배설량
e. 심박동수와 리듬
f. 통증 완화

G. 척수 압박 (SPINAL CORD COMPRESSION)

척수 압박은 척추 안에서 종양이 발생하거나 척추에서 전이된 종양이 주위 조직을 누르고 혈류 흐름을 방해하여 신경학적 기능 이상이 초래된다. 적절히 치료되지 않으면 신경학적 응급 상황이 될 수 있다. 척수는 척추 상부 2/3정도를 차지한다. 척추에 종양이 침범하면 압력이 척수를 붕괴시키고 밀어낸다. 초기에 운동, 감각, 자율신경 기능 이상이 발생하지만 점차적으로 완전한 마비가 발생하고 응급 처치가 지연되면 운동 및 자율 신경 기능 이상이 발생한다.

1. 사정

a. 주관적 자료 수집
  1) 현병력/주호소
    a) 뇌교종, 성상세포종, 신경교종, 림프종, 정상피종, 신경아세포종, 유방, 폐, 전립선, 신장암, 흑색종, 골수종 진단
    b) 증상 발생 시간: 압박 수준 정도 결정에 도움
    c) 앙와위, 기침, 힘줄 때, 목을 굴곡할 때 통증 증가
    d) 운동 저하 또는 운동 기능이상
    e) 변비
    f) 방광 또는 대장 조절 상실
    g) 마비
    h) 촉감, 통증, 온도에 대한 감각 저하
    i) 성적 무기력
    j) 근육 위축
    k) 피로
  2) 과거력
    a) 기저질환
    b) 일차 종양의 종류
    c) 이전 방사선치료와 항암요법
    d) 약물
    e) 알레르기
b. 객관적 자료 수집
  1) 신체 검진
    a) 전반적 외모
      (1) 걸음걸이
      (2) 중정도에서 심각한 정도의 고통/불편감
    b) 촉진
      (1) 환자가 정확히 통증이 있는 곳을 가리키는 부위
      (2) 운동 반응: 허약감, 실조증, 협응능력 저하
      (3) 촉각, 통증, 냉감 또는 온감에 대한 감각 변화
  2) 진단적 절차
    a) 전혈구계산검사(complete blood count, CBC) 및 감별계산
    b) 혈액요소질소(BUN), 크레아티닌(creatinine)을 포함한 혈청 화학검사(serum chemistries)

c) 응고 검사
d) 기관의 정책이나 절차에 따라 수술적 중재 전에 필요한 추가적인 검사
e) 척추 방사선 촬영: 뼈의 비정상, 기형의 정도, 연조직 덩어리를 보여줌
f) 자기공명영상: 척수 압박을 평가하기 위한 선택적 진단적 절차
g) 컴퓨터 단층 촬영 스캔: 자기공명영상에서 나타나지 않는 척추의 안정성과 골격의 파괴 정도를 평가
h) bone scan: 척추체로의 전이 확인
i) 척추조영술: 자기공명영상이 진단적이지 못할 때 컴퓨터 단층 촬영 스캔과 같이 또는 단독으로 촬영

2. 분석: 감별 간호 진단/ 협력적 문제

a. 급성 통증 (Acute pain)
b. 신체 운동 기능 장애 (Impaired physical mobility)
c. 손상 위험성 (Risk of injury)
d. 감각 지각 장애: 촉각 (Disturbed sensory per-ception: tactile)
e. 방광과 장 배설 장애 (Impaired bladder and bowel elimination)
f. 성기능 이상 (Sexual dysfunction)
g. 비효율적 역할 수행 (Ineffective role performance)

3. 계획과 수행 /중재

a. 기도, 호흡, 순환 유지
b. 산소 공급
c. 정질액, 약물 투여를 위한 정맥로 확보
d. 의학적 중재 준비 및 지원
1) 심장 및 맥박 산소포화농도 측정 시작
2) 안정적 또는 비안정적 척추 상태에 따라 환자 움직임 결정
3) 부동상태를 유지하고 적절한 신체 선열을 유지한 상태로 움직일 수 있도록 도구나 도움을 받을 수 있는 방법 교육
4) 입원 과정 지원
a) 방사선치료: 척추 불안정이 없고 종양이 방사선 요법에 민감할 때 경막외 전이성 종양과 척추 압박을 치료하는 가장 흔한 방법
b) 수술: 종양이 방사선 요법에 반응하지 않을 때, 이전에 이미 방사선 치료를 최대한의 용량으로 사용하였던 부위, 척추후궁절제술에 의한 종양의 감압, 척추체의 절제가 필요할 때 사용

e. 처방에 따른 약물 투여
1) 코르티코이드: 척추 부종과 통증을 완화
2) 항암요법: 방사선치료와 병행요법으로 사용, 이전에 수술 또는 방사선 요법을 받았던 자리에 종양이 재발하였을 때 사용
3) 비마약성 진통제
4) 마약성 제제
5) 필요 시 항경련제
6) 필요 시 항우울제
7) 물리치료

4. 평가와 지속적 감시

a. 혈역학적 상태
b. 4~8시간마다 운동과 감각 손상 진행 정도
c. 호흡음과 산소포화농도
d. 심박동수와 리듬
e. 섭취량과 배설량
f. 통증 완화정도

H. 상대정맥 증후군 (SUPERIOR VENA CAVA SYNDROME)

상대정맥 증후군은 종양, 림프절 비대, 혈전으로 혈관의 폐쇄나 압박 때문에 상대정맥을 통한 흉부, 상지, 머리, 목의 정맥 배액이 손상되었을 때 발생한다. 상대정맥은 압력이 낮은 혈관이므로 쉽게 압박을 받고 이는 머리, 목, 흉부, 상지로부터 심장으로 돌아오는 정맥귀환을 방해한다. 이러한 압박은 정맥 압력을 증가시키고 심박출량은 감소시킨다. 진단은 종종 임상증상과 흉부의 악성 질환 병력에 근거하여 내려진다.

1. 사정

a. 주관적 자료 수집
1) 현병력/주호소
a) 숨참: 주로 앙와위
b) 흉통
c) 현기증, 실신
d) 두통
e) 시력 장애, 흐린 시야
f) 불안정
g) 얼굴과 팔 부종
h) 머리 울혈과 얼굴과 목 부위의 충만감
i) 객혈
2) 과거력
a) 기저질환
(1) 종격동을 침범한 림프종, 생식세포종과 유방암, 카포시 육종
(2) 대동맥류

b) 중심 정맥 카테터와 인공심박동기의 존재
c) 이전 종격동 방사선 치료
d) 약물
e) 알레르기

b. 객관적 자료 수집
1) 신체 검진
a) 전반적 외모
(1) 저혈압
(2) 고통과 불편감, 위독함
b) 시진
(1) 상부 흉부 청색증
(2) 얼굴 부종(아침에 증가)
(3) 결막과 눈 주위 부종과 발적
(4) 목과 흉부 정맥 확장
(5) 얼굴 홍반
(6) 흉부와 가슴부위에 측부 정맥 관찰가능; 여성은 유방 부종을 경험할 수 있음
(7) 혈관확장증: 확장된 모세혈관 또는 말초 동맥에 의해 형성된 병소
c) 청진
(1) 호흡음: 악설음
d) 촉진
(1) 흉벽에 덩어리 또는 압통
2) 진단적 절차
a) 전혈구계산검사(complete blood count, CBC) 및 감별계산
b) 혈액요소질소(BUN), 크레아티닌(Creatinine)을 포함한 혈청 화학검사(serum chemistries)
c) 응고 검사
d) 흉부 방사선 촬영: 종격동 덩어리 발견
e) 조영제 사용 컴퓨터 단층 촬영 스캔
f) 자기공명영상: 오랫동안 앙와위를 유지해야하므로 검사하기 어려울 수 있음

2. 분석: 감별 간호진단/협력적 문제

a. 비효과적 기도 청결 (Ineffective airway clearance)
b. 심박출량 감소 (Decreased cardiac output)
c. 비효율적 조직 관류: 심폐, 뇌 (Ineffective tissue perfusion: cardiopulmonary and cerebral)
d. 불안 (Anxiety)
e. 지식 부족 (Deficient knowledge)
f. 신체상 손상 (Disturbed body image)

3. 계획과 수행/중재

a. 기도, 호흡, 순환 유지
b. 산소 공급
c. 정질액과 약물 투여를 위한 정맥로 확보
1) 상지에 정맥 수액 주입 피함
d. 의학적 중재 준비 및 지원
1) 상지에 혈압 측정과 추가 정맥 천자를 피함
2) 호흡곤란 감소를 위해 침대 머리를 상승시킴
3) 환자에게 Valsalva 수기 또는 흉부내압을 증가시킬 수 있는 행위를 피하도록 교육함
4) 하지를 의존성 체위(dependent position) 유지
5) 반지나 조이는 옷을 제거
6) 움직임을 최소화하고 필요한 경우 도와줌
7) 상체의 침습적 시술 부위 압박
8) 심장 및 산소 포화농도 측정을 시작
9) 입원과정 지원
e. 처방에 따라 약물 투여
1) 항응고 치료
2) 이뇨제
3) 글루코코르티코이드

4. 평가와 지속적 감시

a. 의식수준
1) 사람, 장소, 시간에 대한 지남력 저하 가능
2) 혼돈 증가
3) 현기증과 흐린 시야 증가
4) 기면
5) 두통 증가
b. 혈역동학적 상태
c. 호흡음과 산소포화도
d. 점진적인 호흡기계 억제
1) 천명음 동반 또는 동반하지 않는 호흡수 증가
2) 불안 증가
3) 비정상적인 호흡음 출현
4) 주관적인 호흡곤란 호소 증가
e. 심박동수와 리듬
f. 점점 심해지는 부종의 징후
1) 얼굴, 팔, 목 부위 부종 증가
2) 목과 흉부의 정맥 확장 증가
g. 조직 관류 변화
1) 말초 맥박이 없어지거나 감소
2) 혈압 감소: 수축기 혈압 < 90 mmHg
3) 얼굴, 사지, 손톱밑 청색증 또는 창백함

h. 항응고요법 부작용의 증상과 징후
1) 혈뇨
2) 코피

I. 혈소판감소성 자반증 (THROMBOCYTOPENIA PURPURA)

선천적 또는 후천적 문제, 예를 들어 골수에서 혈소판 생산 감소, 비장에서의 저장 증가, 혈소판 파괴 증가는 혈소판 수치가 감소하는 혈소판 감소증을 초래한다. 정상 혈소판 수치는 150,000에서 450,000/μL이다. 가장 흔한 형태의 혈소판 감소증은 특발성 혈소판 감소성 자반증(idiopathic thrombocytopenic purpura, ITP)이고 아동들에게는 풍진, 수두와 같은 바이러스성 질환 몇 주 후 급성으로 발생한다. 만성 ITP는 20~40세 사이의 여성에게 흔하다.

1. 사정

a. 주관적 자료 수집
1) 현병력/주호소
a) 출혈
b) 멍듬
c) 발진
d) 복부통증과 압통
e) 혼돈
2) 과거력
a) 기저질환
(1) 응고 질환
(2) 영양상태
(3) 최근 바이러스성 질환, 감염, 패혈증
(4) 종양
b) 이전의 설명불가능한 출혈
c) 약물
d) 알레르기

b. 객관적 자료 수집
1) 신체 검진
a) 전반적인 외모
(1) 스트레스/불편감
b) 시진
(1) 반상출혈 부위
(2) 점상출혈
(3) 코피, 잇몸 출혈
(4) 혈뇨
(5) 위장관 출혈, 실제적 또는 잠행성
(6) 망막 출혈
c) 촉진
(1) 복부 압통

2) 진단적 절차
a) 전혈구계산검사(complete blood count, CBC) 및 감별계산: 심한 출혈 또는 감염상태라 아니라면 혈색소(hemoglobin)와 백혈구수치 정상
b) 혈소판 수치 < 150,000/μL
c) 응고 검사
(1) 출혈 시간: 정상에서 약간 연장, 유용하지 않음
(2) 프로트롬빈시간(prothrombin time, PT), 부분트롬보플라스틴시간(partial thromboplastin time, PTT): 정상
d) 필요 시, 방사선 촬영, 컴퓨터 단층 촬영, 심전도

2. 분석: 감별 간호진단/협력적 문제

a. 비효과적 조직 관류 위험성: 심폐, 뇌, 신장
(Risk for ineffective tissue perfusion: cardiopulmonary, cerebral, or renal)

3. 계획과 수행/중재

a. 기도, 순환, 호흡 유지(1장 참조)
b. 필요 시 산소 공급
c. 정질액, 혈액제제, 약물 투여를 위한 정맥로 확보
1) 혈소판 수혈
d. 의학적 중재 준비 및 지원
1) 심장 및 맥박 산소포화농도 측정
2) 환자를 조심스럽게 다룸
3) 정맥천자 부위를 5분 동안 강하게 압박
4) 다친 부위에 냉요법 적용
5) 체온을 측정 시 직장 체온계 사용 금지
6) 필요 시, 입원과정 지원
e. 처방에 따라 약물 투여
1) 근육주사, 정맥천자를 피하고 필요 시 작은 게이지의 바늘을 사용

4. 평가와 지속적 감시

a. 의식수준
b. 혈역동학적 상태
c. 심장박동수와 리듬
d. 지속적인 또는 새로운 출혈 부위

J. 종양 용해 증후군 (TUMOR LYSIS SYNDROME)

종양 세포가 급격히 사멸하면서 혈액쪽으로 세포 내 칼륨, 인, 핵산이 빠르게 방출되며 발생하는 잠재적이고 치명적인 전해질 및 대사 불균형 상태이다 [그림 12-2]. 이 증후군은 고칼륨혈증, 고요산혈증, 고인산혈증, 저칼슘혈증을 포함하며 심부정맥, 신부전, 다장기 기능부전을 초래한다.

1. 사정

a. 주관적 자료 수집

1) 현병력/주호소
  a) 심장 증상: 불규칙적인 심박동, 통증
  b) 현기증, 어지러움증(lightheadedness)
  c) 오심, 구토, 설사
  d) 근육 쇠약, 경련, 저린감, 연축, 이상감각, 마비
  e) 부종
  f) 경련
  g) 의식상태 변화/기면/졸림
2) 과거력
  a) 기저질환
    (1) 심장 질환
    (2) 신장 질환
    (3) 혈액암
      (a) 백혈병
      (b) 림프종
    (4) 고형암: 소세포폐암, 유방암, 신경아세포종
    (5) 현재 및 최근 항암요법
    (6) 현재 및 최근 방사선치료, 수술, 자연적인 종양 용해 증후군
  b) 약물
  c) 알레르기

b. 객관적 자료 수집

1) 신체 검진
2) 진단적 절차
  a) 전혈구계산검사(complete blood count, CBC) 및 감별계산: 백혈구와 혈소판 수
  b) 혈청 화학검사: 칼륨, 인, 칼슘, 이온화된 칼슘, 중탄산: 세포독성 치료 전 검사수치와 비교
  c) 혈청 마그네슘과 인: 저마그네슘혈증 가능
  d) 혈청 알부민: 저칼슘혈증과 가성저칼슘혈증 감별검사
    (1) 혈청 알부민이 10 g/L까지 감소하고 혈청 칼슘(serum calcium)이 0.2 mmol/L까지 감소
    (2) 혈청 알부민은 이온화된 칼슘에 영향을 미치지 않음
  e) 혈청 요산: 세포독성 치료 전 검사와 비교
  f) 간기능 검사(liver function test): LDH - 종양 부하량(burden)을 표시
  g) 혈액요소질소(BUN), 크레아티닌(creatinine)
  h) 소변분석 검사: pH, 요산결정체
  i) 흉부 방사선검사, 컴퓨터 단층 촬영 스캔: 병소의 침범정도와 넓이를 결정
  j) 만약 복부병변이나 신부전이 있다면 복부 초음파검사, 컴퓨터 단층 촬영 스캔
  k) 고칼륨혈증, 저칼슘혈증을 확인하기 위한 심전도
    (1) 고칼륨혈증: 크고 뾰족한 T파, 넓은 QRS파
    (2) 저칼슘혈증: QT간격 지연

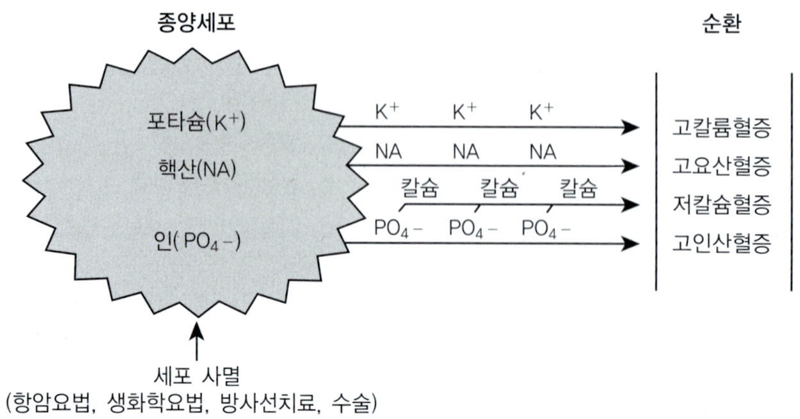

그림 12-2 세포 사멸 후 대사 변화

2. 분석: 감별 간호진단/협력적 문제

a. 심박출량 감소 (Decreased cardiac output)
b. 체액 과다 (Excess fluid volume)
c. 소변 배설 저하 (Impaired urinary elimination)
d. 비효율적인 보호 (Ineffective protection)
e. 손상 위험성 (Risk for injury)
f. 자가 간호 결핍 (Self-care deficit)

3. 계획과 수행/중재

a. 기도, 호흡, 순환 유지
b. 산소 공급
c. 정질액과 약물 투여를 위한 정맥로 확보
1) 소변량 유지를 위한 적절한 수화(hydration): 성인은 150~200 mL/hour 이상, 아동은 최소 3 mL/kg/hour 유지
d. 의학적 중재 준비 및 지원
1) 심장 및 맥박 산소 포화농도 측정
2) 입원 과정 지원
e. 처방에 따라 약물을 투여한다.
1) 중탄산 나트륨: 소변을 pH > 7 으로 알칼리화시키고 요산의 용해를 감소시킴
2) Allopurinol (Zyloprim, Aloprim): 요산의 생성을 감소시킴
a) Rasburicase와 동반 투여 금기
3) Rasburicase (Elitek): 순환하는 요산을 신장에서 배설될 수 있는 부산물로 전환시킴
a) Allopurinol 과 동반투여 금기
b) Rasburicase이 주입되고 난 후에 혈액 검사를 하고 반드시 찬 곳에 보관: Rasburicase은 생체 내에서 계속 활성화되고 검사 결과를 변화시킬 수 있음
c) Rasburicase 사용 시에는 소변의 알칼리화 권장하지 않음
4) 루프 이뇨제: 소변량이 수화상태를 의미하는 수준까지 도달하지 않으면 소변량을 유지시키기 위해 투여
5) Mannitol (Osmitrol): 루프 이뇨제로 소변량이 수화상태까지 도달하지 않으면 투여
6) 인결합제, 알루미늄포함 제산제: 고인산혈증의 교정은 자연적으로 저칼슘혈증을 교정함
7) 포타슘 수치 상승 시 고장성 포도당과 인슐린 투여
8) 중등도의 고칼륨혈증을 치료하기 위해 kayexalate를 투여
9) 심한 고칼륨혈증은 칼슘 글루코네이트를 투여
10) 신장 독성 약물은 피함
f. 환자/가족 교육
1) 칼륨과 인 섭취를 피함
a) 경구용 보충제
b) 비경구적 영양
c) 칼륨이 포함된 음식: 바나나, 오렌지, 오렌지주스, 토마토
d) 인 함유 식품: 고기, 생선, 가금류, 달걀, 치즈, 견과류, 콩류, 빵, 시리얼, 탄산음료
2) 종양 용해 증후군의 증상과 징후
3) 약물 이행의 중요성
4) 경구 수분 섭취 증가

4. 평가와 지속적 감시

a. 혈역학적 상태
b. 심박동수와 리듬
c. 섭취량과 배설량

Ⅲ. 혈액/종양 합병증
Hematologic/Oncologic Complications

A. 패혈증 (SEPSIS)

패혈증은 병원성 미생물과 혈액내 내독소와 관련된 전신적인 염증 반응이다. 이미 면역력이 저하된 환자, 특히 혈액암을 가지고 있는 환자에게 치료되지 않은 박테리아혈증은 치명적이다. 악성종양환자에게 패혈증의 유병률은 악성종양이 없는 환자보다 15배 이상 높고 항암요법이나 방사선치료 중인 환자나 동반 질환이 있는 환자들에게는 패혈증의 위험성이 높다. 중심 정맥 카테터를 삽입한 암환자들은 감염의 잠재성도 있다.

B. 항이뇨 호르몬 분비 이상 증후군 (SYNDROME OF INAPPROPRIATE ANTIDIURETIC HORMONE, SIADH)

항이뇨 호르몬 분비 이상 증후군은 체액의 균형과 전해질의 균형을 변화시키는 심각한 내분비적 응급상황이다. 신경내분비성 악성종양, 특히 소세포폐암(small cell lung cancer, SCLC)은 흔한 원인이며, 췌장, 십이지장, 대장, 방광, 전립선의 신경내분비 종양을 포함한 다른 악성 질환과 림프종, 흉선암, 일차적 뇌종양 또한 SIADH를 유발할 수 있다. 이 증후군은 항이뇨호르몬을 합성, 저장, 분비하여 수분 정체, 저나트륨혈증, 세포외액 증가를 초래하는 악성 세포 때문에 신경내분비계 종양을 가진 환자에게 볼 수 있다.

C. 과민 반응 (HYPERSENSITIVITY REACTIONS)

인체에 다른 이물질로 작용하는 것처럼 어떤 항암제제들은 과민 반응을 일으킬 수 있다. 예를 들어, paclitaxel을 투여받는 환자들

은 실제 약물의 용해제인 cremaphor에 대한 반응을 경험할 수 있다. 특히 과민반응은 처음 또는 두 번째 투여 시 발생하고 Ig E 매개반응은 아니다. 백금계(platinum family)에서 carboplatin과 다른 제제에 대한 반응은 진정한 Ig E 매개반응이고 전형적으로 5~6번째 주입 후에 발생한다. 생물학적 제제, 예를 들어 rituximab은 사이토카인(cytokine) 분비로 인한 반응을 일으킬 수 있다. 모든 항암제와 생물학적 제제들은 잠재적으로 과민 반응을 유발할 수 있다.

13장

전염성 및 감염성 질환 응급

Communicable and Infectious Disease Emergencies

Sharon Vanairsdale, MS, APRN, ACNS-BC, NP-C, CEN

주요 주제

I. 전반적 전략 General Strategy

A. 사정 (ASSESSMENT)

1. 일차 및 이차 사정/소생(1장 참조)
2. 초점 사정

a. 주관적 자료 수집

1) 현병력/주호소

a) 통증: PQRST

b) 피로, 권태감

c) 구토

d) 정신상태 변화 또는 의식 수준 저하

e) 발열

f) 호흡곤란

g) 발진

h) 부종: 부위와 유형

i) 허약

j) 체중 감소

k) 기침

l) 인후통

m) 오심, 가려움, 설사, 림프샘 부기, 출혈, 두통 등 병원균과 일치하는 다른 증상들

n) 증상 완화를 위한 노력

(1) 민간요법

(2) 대체요법

(3) 약물

(a) 처방약물

(b) 일반판매약/허브

2) 과거력

a) 기저질환

(1) 인간면역결핍바이러스(human immunodeficiency virus, HIV)

(2) 당뇨

(3) 알코올중독

(4) 신질환
(5) 고혈압 등 심혈관질환
(6) 암
(7) 결핵(tuberculosis, TB) 병력 또는 노출된 경험

b) 최근 주요 상해
c) 수술(예 췌장 절제술)
d) 유사한 과거력
e) 최근의 동물, 매개체 또는 진드기 물림
f) 수혈, 혈액투석
g) 최근 해외여행
h) 이전 홍역, 볼거리, 수두
i) 고등학생 또는 대학생 때 백신 미접종
j) 흡연력
k) 물질 및 알코올 사용/남용
l) 가임기 여성 환자의 경우 마지막 정상 생리 기간
m) 최근 투약

(1) 처방약물

(a) 항응고제
(b) 인슐린 또는 경구혈당강하제
(c) 갑상샘 호르몬
(d) 이뇨제
(e) 경구 피임약제
(f) 항레트로바이러스 물질 및 단백질분해효소 억제제
(g) 스테로이드 또는 암 치료제

(2) 일반판매약/허브

n) 알레르기
o) 예방접종 상태(질병관리본부 웹 사이트 cdc.go.kr 참조)

3) 심리/사회/환경적 요인

a) 나이: 매우 젊거나 노인의 경우 더 심할 수 있다
b) 가족력
c) 인종, 문화 및 사회 경제적 지위: 발병률 증가에 영향을 미친다.
d) 가능한/실제의 학대, 폭행, 친밀한 파트너의 폭력
e) 생활양식

(1) 알코올 및 마약(특히 IV로 주입하는)
(2) 동성애 또는 양성애자
(3) IV 마약 사용자 성교 파트너
(4) 다수의 성교 파트너
(5) 신체의 피어싱 또는 문신
(6) 태아의 자궁 내 노출
(7) 남성 또는 여성 매춘
(8) 질환에 걸릴 위험이 높은 직업
(9) 탁아소 이용
(10) 군대 캠프 거주
(11) 노숙자, 기관 거주
(12) 혼잡한 생활 조건
(13) 손 씻기, 침대/의복/식기 공유 등의 개인위생

f) 특정 병원체의 발병률이 높은 국가에서 이민 온 경우
g) 기후 또는 환경

b. 객관적 자료 수집

1) 전반적 외모

a) 의식 수준, 행동, 감정
b) 기립성 혈압/맥박을 포함한 활력 징후
c) 냄새
d) 걸음걸이
e) 위생
f) 고통/불편함 정도

2) 시진

a) 경정맥
b) 피부 발진/병변/점상 출혈
c) 피부색
d) 부종
e) 눈
f) 수막 징후
g) 우물거리는 소리, 쉰 소리 등의 음성
h) 점막
i) 외상
j) 홍반 부위
k) 머리와 음모의 서캐

3) 청진

a) 정상, 천명음, 수포음 및 기타 호흡음
b) 정상, 과활동, 저활동 및 비활동의 장음
c) S_1, S_2 및 기타(예 심잡음) 심음

4) 촉진/타진

a) 부비동 압통
b) 압통 부위
c) 부종 부위
d) 복부 팽창
e) 장기비대
f) 고열 부위
g) 림프샘
h) 흉부 및 복부의 긴장

3. 진단적 절차

a. 검사실 검사

1) 전혈구계산검사(complete blood count, CBC) 및 감별계산

2) 혈당(glucose), 혈액요소질소(BUN), 크레아티닌(creatinine)을 포함한 혈청 화학검사(serum chemistries)
3) 동맥혈 가스분석
4) 요검사(urinalysis); 가임기 여성 환자는 임신 검사를 한다.
5) 의식 변화 시 알코올 수준
6) 혈청 및 소변 독성 선별검사: 의식 변화 시 치료 수준 및 독성 섭취 확인
7) 응고 프로필: 응고검사, 부분트롬보플라스틴시간(partial thromboplastin time, PTT), 프로트롬빈시간(prothrombin time, PT)/국제표준화비율(international normalized ratio, INR)
8) 혈액형 유형 및 교차 적합
9) 간 기능 검사
10) 이호성 항체 검사(heterophile antibody titer; monospot)
11) 응급실의 경우 결핵 피부 검사와 객담 배양이 우선으로 시행될 수 있다
12) 간염 선별검사
13) 바이러스 혈청검사
14) 뇌척수액의 세포 수, 포도당 및 단백질 함량, 젖산, 배양, 그람염색
15) 혈액, 객담, 상처, 인후, 비인두 및 바이러스 배양
16) HIV
    a) 효소 결합 면역 흡착 분석법(enzyme-linked immunosorbent assay, ELISA): 초기 선별검사
    b) 단순/신속(simple/rapid, S/R) 분석법: 초기 선별검사, 대량의 선별검사에 더 많이 사용됨
    c) 웨스턴 블랏(western blot): 확진 검사, 고가
    d) 간접 면역 형광 항체(indirect immunofluorescent antibody, IFA): 확진 검사, 고가
    e) 선 면역분석법(line immunoassays, LIAs): 확진 검사, 웨스턴 블랏이나 IFA보다 저렴
17) $CD4^+$ (cluster of differentiation 4) 세포수
18) 피부찰과 표본

b. 영상검사
1) 흉부 방사선
2) 두개골과 경추 방사선사진
3) 컴퓨터 단층 촬영 스캔
4) 자기공명영상 스캔

c. 기타
1) 12-15유도 심전도(ECG)
2) 뇌파도(electroencephalogram, EEG)

B. 분석: 감별 간호진단/협력적 문제
(ANALYSIS: DIFFERENTIAL NURSING DIAGNOSES/COLLABORATIVE PROBLEMS)

1. **비효과적 기도 청결** (Ineffective airway clearance)
2. **비효과적 호흡 양상** (Ineffective breathing pattern)
3. **가스교환 장애** (Impaired gas exchange)
4. **심박출량 감소** (Decreased cardiac output)
5. **체액 부족** (Deficient fluid volume)
6. **비효과적 조직 관류** (Ineffective tissue perfusion)
7. **피부 통합성 장애** (Impaired skin integrity)
8. **언어적 의사소통 장애** (Impaired verbal communication)
9. **지식 부족** (Deficient knowledge)
10. **급성 통증** (Acute pain)
11. **불안/두려움** (Anxiety/Fear)
12. **흡인위험성** (Risk for aspiration)
13. **상해의 위험** (Risk for injury)
14. **감염위험성** (Risk for infection)

C. 계획과 수행/중재
(PLANNING AND IMPLEMENTATION/INTERVENTIONS)

1. **진료의 우선순위 결정**
    a. 기도, 호흡, 순환 유지(1장 참조)
    b. 산소공급
    c. 필요한 경우 수액/약물 투여를 위한 정맥로 확보
    d. 장비와 물품 확보 및 설치
    e. 의학적 중재 준비 및 지원
    f. 처방에 따른 약물 투여
2. **불안 완화**
3. **지지가 된다면 중요한 사람들이 같이 있도록 허용**
4. **환자/가족 교육**

D. 평가와 지속적 감시
(EVALUATION AND ONGOING MONITORING)

1. 지속적으로 모니터하고 치료
2. 환자의 반응/결과를 모니터하고 필요에 따라 간호 계획을 수정
3. 긍정적인 결과가 입증되지 않으면 사정 및 치료 계획을 재평가

E. 중재와 환자 반응 기록(DOCUMENTATION OF INTERVENTIONS AND PATIENT RESPONSE)

F. 나이와 관련된 고려사항 (AGE-RELATED CONSIDERATIONS)

1. 아동

a. 성장 또는 발달과 관련된

1) 신생아, 영아와 유아는 질환 및 부상에 취약하지만, 회복능력은 좋은 편이다.
2) 면역계가 완전히 발달하지 못하였다.
3) 신생아는 출생 이후 1~8개월까지 지속적으로 다양한 비특이적 면역력을 지닌다.
4) 21~25세 전까지 뇌 발달이 완료되지 않기 때문에 부상 위험이 크다.
5) 학교, 탁아소, 오락 프로그램 등 다른 아이들과 함께할 때 더 자주 질환에 노출되나 위생 및 감염관리에 대한 교육은 오히려 부족하다.
6) 체액 및 전해질은 중요한 요소, 유아 체중의 75~80%는 체액으로 구성되어 있어서 탈수에 취약하다.

b. 주요점

1) 특정 연령대의 아동 환자는 발달적으로 질환을 앓고 있는 동안 스스로 돌볼 수 없다(예 충분한 수분 섭취의 유지).
2) 부모는 자녀를 누구보다 잘 알고 있다.
3) 종종 가장 치료적인 중재는 안심시키는 것이다.

2. 노인

a. 나이와 관련된

1) 건강한 노인에서는 생리학적 기능의 감소가 스트레스 상황에서만 나타날 수 있다.
2) 스트레스 대응 능력이 감소한다.
3) 면역계가 손상된다.
4) 약물의 대사와 배설하는 능력이 감소하여 종종 독성 및 부작용의 발생으로 이어진다.
5) 신경계: 비복제세포(뉴런)의 손실은 영구적인 결핍으로 이어질 수 있다.
   a) 도파민성 뉴런이 손실되고 걸음걸이가 손상되고 약물의 부작용이 증가한다.
   b) 다른 신경전달물질계의 손실은 신경 내분비조절 및 정신기능의 자율 신경 기능 장애 및 변경을 초래한다.
6) 심혈관계
   a) 심장 박동수의 감소는 이완기말 및 수축기말 용적의 증가를 동반하며, 심박출량 증가를 위한 보상기전을 일상적으로 사용하며 질환으로 진행되기도 한다.
   b) 압력 수용기의 민감도가 감소하여 혈관 내 용적변화에 대한 반응이 변화하고, 직립성 저혈압이 흔하다.
7) 호흡기계: 폐포가 붕괴되는 경향이 증가하면서 작은 기도의 탄력성이 상실된다.
8) 내분비계
   a) 당불내성, 인슐린 저항 및 인슐린 분비의 비정상적 조절이 발생한다.
   b) 갑상샘 호르몬의 대사율이 감소한다; 갑상샘 질환에서 외인성 티록신(thyroxine; 갑상샘 약물)의 복용량은 대개 감소한다.
   c) 에스트로겐의 감소로 골대사가 변화하여 골다공증을 유발할 수 있다.
9) 체액 및 전해질: 용적 및 용질의 균형은 변하지 않지만 적응 기전은 손상된다.
   a) 네프론 손실 및 레닌 및 알도스테론 수치의 감소는 보상 기전이 완전히 활성화되기 전에 나트륨 손실의 증가에 기여한다.
   b) 사구체 여과율, 압력 수용기 반사 민감도, 인슐린 및 베타-아드레날린성 반응의 감소가 고칼륨 혈증의 위험을 증가시킨다.
   c) 수분 보존 및 농축능력뿐만 아니라 갈증 기전이 손상되어 탈수에 대한 감수성이 증가한다.
   d) 삼투수용체 민감도의 증가는 특정 약물복용 환자나 폐 질환자와 신경계환자에서 부적절한 항이뇨 호르몬(SIADH) 증후군의 위험을 증가시킨다.
10) 신장 시스템: 신장 혈류, 사구체 여과율 및 크레아티닌 청소율(creatinine clearance)이 감소된다.
11) 시력 및 청력
   a) 시력 감소, 굴절력 변화, 조절 상실, 백내장 및 눈물 분비 감소는 적절하게 보는 능력에 영향을 미친다.
   b) 청각상실은 말초청각계 및 대뇌 피질의 변화로 인해 발생한다.

b. 주요점

1) 노인은 활동이나 역할에 대한 감정적 참여나 활동이 감소한다.
2) 노인 환자는 환경, 건강 및 여가에 직접 영향을 미치는 요인에 관한 관심이 증가한다.

II. 구체적인 전염병 및 전염병 비상 사태 Specific Communicable and Infectious Disease Emergencies

A. 디프테리아 (DIPHTHERIA)

디프테리아는 급성의 전염성이 높은 그람 음성균인 *Corynebacterium diphtheriae*에 의한 질환으로, 전신 독소를 생성하며 위막성 비인두염(membranous nasopharyngitis)이나 폐쇄성 후두염(obstructive laryngotracheitis)을 유발하며, 피부 병변이 발생할 수 있다. 디프테리아는 공기 중 호흡기 비말에 의해 또는 호흡기 분비물이나 피부 병변의 삼출물과 직접 접촉하여 감염된다. 디프테리아의 외독소는 질환의 급격한 질환진행을 야기하는데, 예를 들어 심근염, 혈소판 감소증, 성대 마비, 급성세뇨관괴사 및 길랑-바레증후군과 유사한 상행성 마비를 포함한 광범위한 기관 손상 및 합병증을 초래할 수 있다. 디프테리아는 미국에서 보기 드문 질환으로 열대 국가의 도시와 농촌의 가난한 인구에서 가장 흔하다. 질환의 발병은 예방접종을 받은 사람과 접종을 받지 않은 사람 모두에서 나타날 수 있으나, 병의 중증도는 예방접종 상태와 직접 관련이 있으며, 질환 발병을 통제하는 가장 효과적인 유일한 방법은 예방접종이다. 발생률은 가을과 겨울에 가장 높고, 일반적으로 혼잡한 환경에서 거주하는 경우, 특히 친밀한 접촉시 전염된다. 잠복기는 2~5일이며, 완치 후 최대 4일까지 전염력이 있고, 치료되지 않은 경우 전염력은 2~4주까지이다. 활동성 질환이 발병하여도 면역이 생기지 않을 수 있으며, 인두 점막표면의 위막성 염증(pseudomembranous inflammation)은 기도폐쇄를 야기할 수 있다. 환자는 호흡기(질식) 또는 심장(심근염) 합병증으로 사망하며, 영아나 노인에서 사망률이 높고, 보통 발병 3~4일 이내에 사망한다.

1. 사정

a. 주관적 자료 수집
- 1) 현병력/주호소
  - a) 발현 후 1~2일간 지속
  - b) 인후통
  - c) 연하곤란 또는 호흡곤란
  - d) 발열: 저온 또는 고온(드물게 >39.4℃), 오한
  - e) 두통
  - f) 오심
  - g) 권태감
  - h) 지난주 발병 지역으로 여행
  - i) 혼잡한 생활 조건
  - e) 두통
- 2) 과거력
  - a) 기저질환
  - b) 아동기의 질환
  - c) 투약
  - d) 알레르기
  - e) 예방접종 상태

b. 객관적 자료 수집
- 1) 신체 검진
  - a) 전반적 외모
    - (1) 신경계 기능 변화
      - (a) 의식수준, 행동, 감정: 기면, 위축, 혼동
      - (b) 뇌신경병증
    - (2) 빈맥, 빈호흡
    - (3) 체온상승: 발열 > 38.3 ℃
    - (4) 협착음
    - (5) 심각한 고통/불편함, 위독
  - b) 시진
    - (1) 회색-흰색의 고무같은 더러운 막이 인두와 후두를 덮고 있다(막 제거시 출혈이 생김).
    - (2) 인두의 부기
    - (3) 청색증
    - (4) 보조근 사용
    - (5) 코 벌렁임
    - (6) 심장 부정맥 모니터
      - (a) 1도 방실 차단
      - (b) ST 분절 및 T파 변화
  - c) 촉진
    - (1) 경부 림프절 병증
- 2) 진단적 절차
  - a) 인후 배양: 막의 아래 또는 막의 부분에서 면봉채취한 표본, *C. diphtheriae* 의심시 실험실에 보고하며, 특수한 매체와 취급이 필요하다.
    - (1) 가까운 접촉자의 경우 코 및 인두 면봉채취
  - b) 전혈구계산검사(complete blood count, CBC) 및 감별계산: 경미한 백혈구 증가, 혈소판 감소
  - c) 디프테리아 독소에 대한 혈청 항체
  - d) 심장, 간 효소: 상승된 아스파라진산 아미노전이효소(aspartate aminotransferase, AST) 심근염 심각도와 유사
  - e) 요검사(urinalysis) 실시 및 가임기 여성은 임신 검사를 한다.
  - f) 흉부 방사선: 성문하 협착
  - g) ECG: ST-분절, T파 변화; 심장 차단, 심장관련 장애가 있는 부정맥

2. 분석: 감별 간호진단/협력적 문제

a. 비효과적 기도 청결 (Ineffective airway clearance)

b. 통증 (Pain)

c. 불안/두려움 (Anxiety/Fear)

d. 흡인위험성 (Risk for aspiration)

3. 계획과 수행/중재

a. 기도, 호흡, 순환 유지(1장 참조)

b. 산소공급
- 1) 호흡곤란 환자에게 빠른 연속 기관삽관(RSI) 및 환기 지지
- 2) 고유량 산소 공급

c. 정질액/약물을 제공하기 위한 정맥로 확보

d. 의학적 중재 준비 및 지원

1) 전문기도관리

a) 비강 또는 구강 삽관

b) 성문외 기도기(supraglottic airway), 후두마스크 기도기(LMA), 식도-기관 콤비튜브(esophageal-tracheal Combi-tube), 킹(King)

c) 수술적 기도(예 윤상갑상연골절개술)

2) 질환 통제 및 예방 센터[CDC]의 지침에 따라 엄격한 비말주의 유지

3) 심장과 맥박 산소 측정 모니터링 적용

4) 병원 입원 지원

5) 적절한 보건 당국자에게 보고

e. 처방에 따른 약물투여

1) 빠른 연속 기관삽관(RSI) 전 진정제, 진통제, 신경근육 차단제 등 약물을 투여한다.

2) 디프테리아 항독소

a) 말 혈청

b) 투여 전에 감수성 (피내 또는 점막) 시험

c) 병의 독성 때문에 진단이 확정되기 전에 종종 투여한다.

3) 항생제: erythromycin or penicillin G

4) 항우울제

5) 해열제

6) 국소 마취제

f. 환자/가족 교육

1) 가까운 지인을 확인한다.

2) 배양 및 예방적 항생제를 투여한다.

3) 5년 이내에 파상풍과 디프테리아 변성독소가 나타나지 않으면 추가접종을 한다.

4) 예방접종을 받지 않은 사람들을 위한 적극적인 예방접종 (3회 접종)을 한다.

4. 평가와 지속적 감시한다.

a. 기도유지

b. 혈역학적 상태

c. 호흡음 및 맥박 산소 측정

d. 심박수 및 리듬

B. 범유행성 질환 (전염병) (GLOBAL/PANDEMIC ILLNESSES)

전염병은 새로운 질환이 발생했거나 이전에 박멸되었던 질환이 인구집단에서 다시 나타나거나 사람과 사람의 접촉으로 퍼져 나가면서 발생한다. 전염병은 종종 바이러스 매개체에 의해 발생하지만, 대량 살상 무기 사용과 관련되어서도 발생할 수도 있다. 인플루엔자 유형 A 바이러스 감염(스페인 독감)은 1918년에 범유행한 질환으로, 이 바이러스는 미국에서 시작된 후 미국 군인에 의해 전세계적으로 급속하게 전염되었다. 이러한 바이러스성 질환의 전형적인 증상은 만성 질환을 앓고 있는 사람에게만 항상 나타나는 것은 아니다. 그러므로 바이러스가 있다고 알려진 국가로 여행 한 사람과 발열이나 기침 등의 건강상의 변화가 있는 사람은 바이러스성 질환을 의심해봐야 한다.

중증 급성 호흡기 증후군 중증 급성 호흡기 증후군(SARS)은 SARS-CoV라고 불리는 coronavirus에 의한 바이러스성 호흡기 질환이다. coronavirus는 이전에는 보고된 바 없었으나 2002년 중국에서 처음 보고된 이래 이후 24개 이상의 국가로 확산되었는데, 2002년 11월에서 2003년 7월 사이 보고된 감염사례는 8000건이 넘었고 사망자는 800건이 넘었다. 바이러스는주로 직접적 또는 간접적인 접촉 (예를 들어, 비말 표면의 접촉)을 통해 호흡기 비말로 전염된다. 잠복기간은 일반적으로 2~7일이지만 길게는 10~14일까지 길어질 수 있다. CDC에 따르면 SARS를 가진 사람은 증상이 있을 때만 전염성이 있다. 질환은 보통 고열로 시작되며 환자의 20%는 기계 환기가 필요하고, 대다수의 환자들은 폐렴을 앓게 된다.

1. 사정

a.주관적 자료 수집

1) 현병력/주호소

a) 발열 및 오한

b) 인후통

c) 기침

d) 두통

e) 근육통

f) 호흡곤란

g) 기면

h) 설사(환자의 약 10~20%에서 관찰)

2) 과거력

a) 기저질환

b) 투약

c) 알레르기

d) 예방접종 상태

b. 객관적 자료 수집

1) 신체 검진

a) 전반적 외모

(1) 체온상승

(2) 중정도에서 심각한 정도의 고통/불편함

b) 청진

(1) 기침

(2) 천명음, 수포음 등 호흡음

2) 진단적 절차

a) 전혈구계산검사(complete blood count, CBC) 및 감별계산

b) 혈청 화학검사(serum chemistries)
c) 혈액배양
d) 객담 그람염색/배양
e) 바이러스 배양
f) 동맥혈가스검사(arterial blood gas, ABGs)
g) 중증급성호흡기증후군 코로나바이러스(severe acute respiratory syndrome coronavirus; SARS-CoV) 검사
h) 흉부 방사선: 경화 및 간유리혼탁 (SARS)

2. 분석: 감별 간호진단/협력적 문제

a. 가스교환 장애 (Impaired gas exchange)
b. 불안/두려움 (Anxiety/Fear)
c. 지식 부족 (Deficient knowledge)

3. 계획과 수행/중재

a. 기도, 호흡, 순환 유지(1장 참조)
b. 산소공급
c. 정질액/약물을 제공하기 위한 정맥로 확보
d. 의학적 중재 준비 및 지원
 1) 음압실을 이용한 엄격한 격리
 2) 공기 및 비말주의 적용
 3) 심장과 맥박 산소 측정 모니터링 적용
 4) 병원 입원 지원 및 기관별 프로토콜을 단계적 적용
 5) CDC에 보고
e. 처방에 따른 약물투여
 1) 항바이러스제 - SARS 치료에 권장되는 항바이러스제는 없으며, 추가 연구가 필요하다.
  a) Oseltamir (Tamiflu): 2003년에 사용하였으나 일반적으로 권장되지 않는다.
  b) Ribavirin: 광범위한 바이러스 항바이러스 효과로 2003년에 대규모로 사용되었다.
 2) 항생제-SARS가 확인될 때까지 경험적 항생제를 투여한다.
 3) 스테로이드
 4) 해열제

4. 평가와 지속적 감시

a. 혈역학적 상태
b. 호흡음 및 맥박 산소 측정
c. 심박수 및 리듬
d. 발열관리

중동 호흡기 증후군 중동 호흡기 증후군은 최근 확인된 코로나바이러스인 MERS-CoV에 의해 발생한다. 인체 감염 바이러스는 2012년 6월 사우디아라비아에서 처음으로 확인되었으며, 인체 이외에도 낙타에서 발견된 바 있다. 이 바이러스는주로 직접적 또는 간접적인 접촉(예 비말 표면의 접촉)을 통해 호흡기 비말에 의해 전염된다. 최근의 정보에 따르면 MERS의 잠복기간은 2~14일로 알려졌지만, 일반적으로는 약 5~6일 정도이다. 가장 흔한 증상은 호흡기 질환으로 인한 열이며, 대부분의 환자는 입원이 필요하다. 당뇨병, 만성 신부전, 만성 심장 또는 폐 질환, 고혈압 및 비만과 같은 만성 질환 및 합병증이 있는 환자에서 중증 질환 더 흔하다. MERS의 주요 합병증은 급성 호흡곤란 증후군 (ARDS)이며, 현재 사망률은 약 35%이지만 기존 질환이 있는 환자의 사망률은 더 높을 수 있다. 감염된 사람의 소변과 대변에서 바이러스 흘림(Shedding of the virus)이 보고된 바 있지만, 증상이 없는 환자는 전염 위험이 낮다.

1. 사정

a. 주관적 자료 수집
 1) 현병력/주호소
  a) 발열 및 오한
  b) 인후통
  c) 흉통
  d) 두통
  e) 근육통
  f) 호흡곤란
  g) 구토
  h) 설사
  i) 감염된 사람들 또는 낙타와 최근 직접 접촉
  j) 최근 발병 국가로의 해외여행
 2) 과거력
  a) 기저질환
  b) 투약
  c) 알레르기
  d) 예방접종 상태
b. 객관적 자료 수집
 1) 신체 검진
  a) 전반적 외모
   (1) 체온상승
   (2) 중정도에서 심각한 정도의 고통/불편함
  b) 청진
   (1) 기침
   (2) 천명음, 수포음 등 호흡음
 2) 진단적 절차
  a) 전혈구계산검사(complete blood count, CBC) 및 감별계산: 림프구 감소, 백혈구 감소 및 혈소판 감소

b) 혈청 화학검사(serum chemistries): 저나트륨혈증 및 저칼륨혈증
c) 혈액배양
d) 객담 그람염색/배양
e) 바이러스 배양
f) 동맥혈가스검사(arterial blood gas, ABGs)
g) 코로나바이러스(middle east respiratory syndrome coronavirus, MERS-CoV) 검사
h) 흉부 방사선: 편측 또는 양측 반점형 밀도, 간질 침윤, 경화 및 흉막 삼출

2. 분석: 감별 간호진단/협력적 문제

a. 가스교환 장애 (Impaired gas exchange)
b. 불안/두려움 (Anxiety/Fear)
c. 지식 부족 (Deficient knowledge)

3. 계획과 수행/중재

a. 기도, 호흡, 순환 유지(1장 참조)
b. 산소공급
c. 정질액/약물을 제공하기 위한 정맥로 확보
d. 의학적 중재 준비 및 지원
1) 음압실 이용
2) 공기, 접촉, 표준주의 적용
3) 심장과 맥박 산소 측정 모니터링 적용
4) 병원 입원 지원
5) CDC에 보고
e. 알려진 치료법 없음, 필요시 지지적 요법을 제공하고 처방에 따라 약물을 투여한다.
1) 항바이러스제-MERS에게 권장되는 항바이러스제는 없으며, 추가 연구가 필요하다.
2) 항생제-MERS가 확인될 때까지 경험적 항생제를 투여한다.
3) 스테로이드
4) 해열제

4. 평가와 지속적 감시

a. 혈역학적 상태
b. 호흡음 및 맥박 산소 측정
c. 심박수 및 리듬
d. 발열관리

조류 인플루엔자 새로운 조류 바이러스가 대유행 될 것이라는 우려가 커지고 있다. 조류 독감 바이러스라고도 알려진 이 병원균은 가금류에서 발견되는 자연 발생의 바이러스로, 일반적으로 조류 인플루엔자 바이러스는 인간에게 감염되지 않지만, 1997년 이래로 아시아 전역에서 인체 감염사례가 보고되고 있다. 그러나 조류 인플루엔자 바이러스가 변화되어 개인간에 쉽게 전염될 가능성을 가지기 때문에 인간감염 사례와 개인간의 감염경로를 감시하는 것은 공중 보건에 매우 중요한다. 저병원성 조류 인플루엔자 (LPAI) A 바이러스는 결막염에서 발열, 기침, 인후통, 근육통 등의 인플류엔자 유사증상에 이르기까지 다양한 증상과 징후가 나타나며, 일부의 경우에는 입원을 요하는 폐렴이 나타나기도 한다. 한편, 고병원성 조류 인플루엔자 (HPAI) A 바이러스는 결막염, 인플류엔자 유사증상 및 다발성 경화증과 관련된 심한 호흡기 질환이 나타난다.

1. 사정

a. 주관적 자료 수집
1) 현병력/주호소
a) 발열 및 오한
b) 인후통
c) 흉통
d) 두통
e) 근육통
f) 호흡곤란
g) 구토/설사
h) 신경학적 변화
i) 감염된 가금류와의 최근 직접 접촉
j) 최근 발병 국가로의 해외여행
2) 과거력
a) 기저질환
b) 투약
c) 알레르기
d) 예방접종 상태
b. 객관적 자료 수집
1) 신체 검진
a) 전반적 외모
(1) 체온상승
(2) 중정도에서 심각한 정도의 고통/불편함
b) 청진
(1) 기침
(2) 천명음, 수포음 등 호흡음
2) 진단적 절차
a) 전혈구계산검사(complete blood count, CBC) 및 감별계산: 림프구 감소, 백혈구 감소, 혈소판 감소
b) 혈청 화학검사(serum chemistries): 저나트륨혈증, 저칼륨혈증

c) 혈액배양
d) 객담 그람염색/배양
e) 바이러스 배양
f) 동맥혈가스검사(arterial blood gas, ABGs)
g) 조류 인플루엔자 A 검사
h) 흉부 방사선: 경화 및 간유리혼탁 (SARS)

2. 분석: 감별 간호진단/협력적 문제

a. 가스교환 장애 (Impaired gas exchange)
b. 불안/두려움 (Anxiety/Fear)
c. 지식 부족 (Deficient knowledge)

3. 계획과 수행/중재

a. 기도, 호흡, 순환 유지(1장 참조)
b. 산소공급
c. 정질액/약물을 제공하기 위한 정맥로 확보
d. 의학적 중재 준비 및 지원
1) 심장과 맥박 산소 측정 모니터링 적용
2) 병원 입원 지원 및 기관별 프로토콜을 단계적 적용
3) CDC에 보고
e. 처방에 따른 약물투여
1) 항바이러스제
a) oseltamir (Tamiflu), peramivir, zanamivir가 종종 사용됨
2) 해열제
3) 지지적 요법- 증상 치료

4. 평가와 지속적 감시

a. 혈역학적 상태
b. 호흡음 및 맥박 산소 측정
c. 심박수 및 리듬
d. 발열관리

C. 출혈성 발열 (HEMORRHAGIC FEVERS)

에볼라바이러스병(Ebola virus disease, EVD), 라싸열(Lassa fever), 마르부르크(Marburg disease), 황열병(yellow fever)은 바이러스성 출혈성 질환으로 다량의 구토와 설사를 동반하는 고열을 특징으로 한다. 이들 질환은 진행됨에 따라 바이러스 부하가 증가하고 증상이 전형적으로 더욱 심해져 다장기 손상, 패혈증 및 사망으로 이어진다. 출혈은 질환 과정에서 혈소판 감소증이 발생할 때 나타나며, 사망률은 매우 높다.

1. 사정

a. 주관적 자료 수집
1) 현병력/주호소
a) 발열 및 오한
b) 오심
c) 구토-혈액을 포함할 수도 그렇지 않을 수도 있다.
d) 두통
e) 근육통
f) 호흡곤란
g) 설사-혈액을 포함할 수도 그렇지 않을 수도 있다.
h) 잇몸 출혈, 충혈된 눈
i) 발진-점상출혈이 관찰될 수 있다.
j) 감염된 사람들과의 최근 직접 접촉
k) 최근 발병 국가로의 해외여행
2) 과거력
a) 기저질환
b) 투약
c) 알레르기
d) 예방접종 상태
b. 객관적 자료 수집
1) 신체 검진
a) 전반적 외모
(1) 체온상승
(2) 중정도에서 심각한 정도의 고통/불편함
b) 청진
(1) 기침
(2) 수포음, 천명음 등 호흡음
2) 진단적 절차
a) 전혈구계산검사(complete blood count, CBC) 및 감별계산: 림프구 감소, 백혈구 감소, 혈소판 감소
b) 혈청 화학검사(serum chemistries): 저나트륨혈증 및 저칼륨혈증
c) 응고 기능
d) EVD를 포함한 병원체 특이형 바이러스 검사를 실시한다. 개별 의료기관은 지역보건당국에 확인하여 가장 가까운 검사실의 위치를 확인해야 한다.
e) 동맥혈가스검사(arterial blood gas, ABGs)
f) 말라리아 도말-말라리아는 더 흔한 병원체로 즉각적인 처치가 필요하기 때문에 배제해야 한다.
g) 필요에 따라 혈장 배양은 고려될 수 있다.
h) 흉부 방사선: 환자의 상태가 더 심각할 때 필요하며, 체액이 확인될 수 있다. 의료 시설에서는 엄격한 격리 예방 조치를 통해 안전하게 X선 촬영을 수행할 수 있도록 프로토콜을 개발해야 한다.

2. 분석: 감별 간호진단/협력적 문제

a. 가스교환 장애 (Impaired gas exchange)
b. 불안/두려움 (Anxiety/Fear)
c. 지식 부족 (Deficient knowledge)

3. 계획과 수행/중재

a. 기도, 호흡, 순환 유지(1장 참조)
b. 산소공급
c. 결정질 수액/약물을 제공하기 위한 정맥로를 확보하되, 중환자 치료 중재가 필요한 환자의 경우 중심정맥로를 고려한다.
d. 의학적 중재 준비 및 지원
1) 가능하다면 음압실을 이용; 공기주의는 기화된 액체가 생산되지 않는 한 필요하지 않을 수 있다.
2) 기말, 접촉 및 표준주의 적용
3) 심장과 맥박 산소 측정 모니터링 적용
4) 병원 입원 지원
5) CDC에 보고
6) CDC는 증상이 있는 환자를 돌보는 건강관리종사자가 모든 피부와 점막을 덮는 개인보호장비를 착용할 것을 권고한다.
7) 건강관리시설은 EVD 또는 기타 고도의 전염성 질환 환자를 안전하게 관리하기 위한 프로토콜을 개발해야 하며, 프로토콜에는 PPE, 폐기물 관리, 실험실 사용 등이 포함되어야 한다. 훈련된 건강관리종사자만이 직접적인 환자치료를 제공하도록 프로토콜에 명시해야 한다.

e. 알려진 치료법 없으며, 필요시 지지적 요법을 제공하고 처방에 따라 약물을 투여한다.
1) 항바이러스제-에볼라 또는 기타 출혈성 발열에 대한 특정 항바이러스 치료법이 권장되지 않는다. 추가 연구가 필요하다.
2) 항생제-EVD 또는 기타 출혈 발열이 확인될 때까지의 경험적인 항생제를 투여한다.
3) 필요에 따라 전해질 및 수액 보충 요법을 실시한다.
4) 해열제

4. 평가와 지속적 감시

a. 혈역학적 상태
b. 호흡음 및 맥박 산소 측정
c. 심박수 및 리듬
d. 발열관리
e. 섭취량 및 배설량

D. 간염 (HEPATITIS)

간염은 간염 삼중체(담관, 간정맥, 간동맥)와 중심 정맥을 포함하는 바이러스성 증후군으로, 세포 염증은 간 파괴로 이어진다. 간염 바이러스의 종류에 따라 잠복기와 지속 기간이 다르다. A형 간염 바이러스([표 13-1])는 일차적으로 개인간의 접촉을 통한 대변-구강 경로나 오염된 음식이나 물의 섭취로 전염된다. 바이러스는 혈청과 대변에서 발견되며, 증상발현 2주 전과 1~2주 후에 전염력이 있다. B형 간염 바이러스 (HBV) ([표 13-1] 참조)는 IV 약물사용, 성 접촉 및 수혈을 통해 흔히 전염된다. B형 간염 표면 항원 (HBsAg)은 질환 진행 초기에 나타나고, B형 간염 코어 항원 (HBcAg)의 분해 생성물로 여겨지는 B형 간염 e 항원 (HBeAg)은 B형 간염 복제의 지표로 거의 동시에 나타난다. 항체는 항원별로 생성되는데, 코어 항체는 만성 감염을, 표면 항체는 재감염에 대한 면역을, 증상없이 혈청내 HBsAg은 보균자 상태를 의미한다. C형 간염 바이러스([표 13-1] 참조)는 주로 IV 약물 사용자 및 수혈을 통해 전염되며 C형 간염 바이러스 항체의 존재 여부에 의해 확인된다. C형 간염의 75~85%가 만성화되고 면역이나 백신이 없다. D형 간염, 또는 델타 간염은 B형 간염 바이러스가 복제해야 하는 불완전한 바이러스이기 때문에 급성 또는 만성 B형 간염 환자에게서만 발견된다. IV 약물 사용과 성적 접촉에 의해 흔히 전염된다. E형 간염은 오염된 음식물이나 물의 섭취로 인해 전염되는 풍토성 장내 감염으로 A형 간염과 유사하다. E형 간염은 FDA 승인 백신이 없는 자가회복질환(self-limiting disease)이다. 모든 유형의 간염 환자는 동일한 임상 특징을 보일 수 있으므로, 실험실 검사로 유형을 구분하게 된다. A형 간염은 일반적으로 4~8주 이내에, E형 간염은 6개월에서 9월 사이에 치료되지만, 장기 이식 후 면역 억제 치료를 받는 사람에서는 E형 간염이 만성 간염으로 진행될 수도 있다. 나머지 유형은 모두 만성 상태로 계속될 수 있으며 이로 인해 간경화 및 간암이 발생할 수 있다. 이 시점에는 치료법이 없다. 그러나 interferons, ribavirin 및 직접 작용하는 새로운 항바이러스제가 질환 관리에 효과적인 것으로 보고되고 있다.

1. 사정

a. 주관적 자료 수집
1) 현병력/주호소
a) 전구증상: 초기, 황달 1주일 전 발생
(1) 낮은 등급의 발열
(2) 권태감: 가장 초기, 가장 흔한 증상
(3) 관절통
(4) 두통
(5) 인두염
(6) 오심, 구토
(7) 발진, 보통 B형 간염과 함께
(8) 황달상태로 진행될 수도 아닐 수도 있다
(9) 잠복기 및 지속기간

표 13-1 A형, B형 및 C형 간염의 비교

	A형 간염	B형 간염	C형 간염
잠복기	15 ~ 45일, 평균 28일	30 ~ 180일, 평균 120일	15 ~ 150일, 평균 45일
질병 기간	4 ~ 8주	몇 주 ~ 만성, 평생	몇 주 ~ 만성, 평생
고위험군	감염된 자의 가족 및 성적 접촉을 한 자 발병 지역 (서유럽, 일본, 호주, 뉴질랜드 및 캐나다를 제외한 모든 지역)을 여행하거나 발병 지역의 이민자들 불법 약물 사용, 정맥주입 여부 혈우병과 같은 응고 인자 장애가 있는 자	감염된 사람과 성적인 접촉을 한 자 여러 명의 성 파트너가 있는 사람, 동성 파트너 (남성) 및/또는 성병을 진단받은 자 정맥약물 사용자 감염된 어머니에게서 태어난 영아 만성 감염자의 가족과 접촉한 자 발병 지역의 이민자들 건강관리종사자 장기간 혈액투석을 받는 사람	감염된 사람과 성적인 접촉을 한 자 여러 명의 성 파트너가 있는 사람 정맥약물 사용자 혈액투석을 받는 사람 1992년 이전에 혈액 또는 장기이식 수혜자 건강관리종사자

b) 황달기
(1) 기타 증상의 소멸
(2) 오심
(3) 복부 통증
(4) 짙은 소변
(5) 가려움
(6) 황달
(7) 회색변

2) 과거력
a) 기저질환
(1) 혈우병 또는 혈액투석
b) 알코올 섭취
c) 수혈
d) 여행
e) 기관 거주
f) IV 약물 사용
g) 최근의 홍수 또는 기타 자연재해 지역에서 거주
h) 직업: 혈액 노출/바늘찔림
i) 약물: 모든 약물은 간을 통과하므로 중요
j) 알레르기
k) 예방접종 상태

b. 객관적 자료 수집

1) 신체 검진
a) 전반적 외모
(1) 체온상승
(2) 중정도의 고통/불편함
b) 시진
(1) 황달
(2) 공막 황달
(3) 발진
c) 촉진
(1) 후경부 림프절 확대
(2) 확대되고 부드러운 간
(3) 20%에서 비장 비대

2) 진단적 절차
a) 간 효소: 아스파라진산 아미노전이효소(aspartate aminotransferase, AST) 및 아스파라진산 아미노전이효소(Alanine aminotransferase, ALT) 수치: 상승
b) 직접 및 간접 빌리루빈 수치: 증가
c) 알칼리인산분해효소 및 감마-글루타밀트랜스펩티다제(gamma-glutamyl transpeptidase, GGT) 수치: 증가
d) 전혈구계산검사(complete blood count, CBC) 및 감별계산: 림프구 증가를 동반한 백혈구 감소, 비정형 림프구
e) 혈청 화학검사(serum chemistries)
f) 간염 항체/항원
(1) A형 간염 항체
(2) B형 간염 항체 및 B형 간염 표면 항원(hepatitis B surface antigen, HBsAg)
(3) C형 간염 항체
g) 응고프로필: 프로트롬빈시간(prothrombin time, PT) 지연
h) 복부 방사선사진
i) 요검사 시 빌리루빈(bilirubin) 수치가 증가함, 가임기 여성은 임신 검사를 한다.

2. 분석: 감별 간호진단/협력적 문제

a. 체액 부족 (Deficient fluid volume)

b. 지식 부족 (Deficient knowledge)

c. 불안/두려움 (Anxiety/Fear)

3. 계획과 수행/중재

a. 필요시 정질액/약물을 제공하기 위한 정맥로 확보

b. 의학적 중재 준비 및 지원

1) 의료인의 혈액, 분비물 및 대변에 대한 노출을 제한
2) 심장과 맥박 산소 측정 모니터링 적용
3) 위관삽입 및 흡입 적용
4) 병원 입원 지원
  a) 프로트롬빈시간(prothrombin time, PT) > 15 초
5) 적절한 보건 당국자에게 보고

c. 처방에 따른 약물투여

1) 예방
  a) A형 간염
    (1) 면역 혈청글로불린을 노출(가족 구성원이나 가까운 개인과 접촉) 후 7~14일 이내에 투여시 80~90%에서 효과적; 배설물-구강 분비물 및 오염된 식품, 물 또는 조개에 노출될 경우 사용
    (2) 2회 백신 접종: 외국 여행을 다녀온 자, 고유 지역(알래스카), 군대근무자, 면역 결핍 또는 HIV 위험, 만성 간질환, C형 간염 질환자 등 고위험 대상자에게 투여한다.
  b) B형: B형 간염 면역글로불린과 예방접종, 혈청, 타액, 정액, 질 분비물, 모유에 대한 노출
  c) B형: 비활성화된 HBV 백신 접종(Recombivax HB)
2) 고위험군에 대한 예방접종
  a) 혈액에 노출되는 건강관리종사자 및 보건관리종사자
  b) 발달 장애자 및 장기 보호 시설기관내 대상자 및 종사자
  c) 혈액투석받는 사람
  d) 응고 인자 농축물의 수혜자
  e) HBV 보균자의 배우자 및 성파트너
  f) HBV 감염이 발생하는 태평양 제도 및 아시아 등의 국가 입양아
  g) IV 약물 사용자
  h) 성생활이 활동적인 동성애자 및 양성애자
  i) 여러 파트너가 있는 성적으로 활동적인 남녀
  j) 장기 교도소 재소자
3) 어머니의 HBsAg 여부에 관계없이 모든 신생아에게 백신투여한다(입원시 태어나자마자 투여함).

d. 환자/가족 교육

1) 칼로리 섭취량을 증가한다.
2) 엄격한 위생을 준수한다.
3) 가능한 집에 있는 개인 욕실을 사용한다.
4) 지방이 적고, 탄수화물 함량이 적은 음식을 소량씩 자주 섭취한다. 환자는 다른 사람들이 섭취하는 음식물을 다루지 않아야 한다.
5) 출혈, 구토, 통증 증가시 응급실로 내원한다.
6) 약물은 처방대로 복용한다.
7) 주간 또는 격주로 외래를 방문한다.
8) 견딜 수 있는 만큼만 활동한다.
9) 급성 질환시 알코올 섭취를 피한다.
10) 절대적으로 필요한 경우에만 투약한다.
11) 스테로이드는 장기 치유를 지연시키므로 피한다.

4. 평가와 지속적 감시

a. 혈역학적 상태

b. 호흡음 및 맥박 산소 측정

c. 심박수 및 리듬

d. 섭취량 및 배설량

E. 포진: 전파 (HERPES: DISSEMINATED)

단순 포진 바이러스(HSV) 감염은 피부 부위에 국한될 때 상대적으로 양성 질환이지만, 모든 신체 기관에 전파되고 침범되어 심각한 질환과 사망을 초래한다. 일차 바이러스 혈증은 바이러스가 침입한 곳에서 발생하여 감수성 기관(susceptible organ)을 감염시킨다. 두 번째 단계에서 HSV는 혈액에서 사라지지만 감염된 기관의 세포 내에서 자란다. 이차 바이러스 혈증은 바이러스 생성 증가로 발생하며 다른 장기 시스템에 파종을 일으킨다. 감염된 장기와 손상 정도는 다양한데, 신생아, 영양실조 아동, 홍역 및 기타 질환이 있는 아동, 화상 및 습진과 같은 피부 질환을 가진 환자, 면역억제 및 면역결핍, 특히 HIV 감염질환자에서 호발한다. HSV는 뇌의 측두엽에서 많이 발생한다. 뇌염은 뇌 단순포진 감염의 가장 흔한 징후로 치료를 받지 않을 경우 사망률이 70%에 달하고, 치료를 받더라도 생존자의 절반이 신경학적 결손을 보인다. 이 바이러스는 감각 신경절(sensory nerve ganglion) 부위 내에 잠복하여 나중에 생명을 위협할만한 감염을 야기할 수 있다.

1. 사정

a.주관적 자료 수집

1) 현병력/주호소
  a) 발현: 보통 급성
    (1) 다른 질환 후

(2) 피부 감염 발생 후
(3) 다른 스트레스원 이후
b) 기관 계통에 따라 증상이 다름
(1) 신경계: 두통, 혼동, 발작, 혼수, 후각 환각
(2) 간: 복부 통증, 구토
(3) 폐: 기침, 발열
(4) 식도: 연하곤란, 흉골하 통증, 체중 감소
2) 과거력
a) 기저질환
(1) HSV 감염
(2) 암
(3) HIV 감염
b) 약물: 면역억제제
c) 알레르기
d) 예방접종 상태

b. 객관적 자료 수집
1) 신체 검진
a) 전반적 외모
(1) 의식수준, 행동, 감정: 국소 신경학적 징후
(a) 후각상실증(냄새 감각 상실 또는 손상)
(b) 실어증
(c) 발작
(d) 혼동, 의식 변화, 혼수
(2) 발열
(3) 심각한 정도의 고통/불편함, 위독
b) 청진
(1) 수포음 등 호흡음
2) 진단적 절차
a) 바이러스 배양: 혈액 및 피부
b) 전혈구계산검사(complete blood count, CBC) 및 감별계산
c) 표적 장기, 특히 뇌 생검
d) 파종성 혈관내응고(disseminated intravascular coagulation, DIC)의 응고 프로파일
e) 간 기능 검사
f) 요검사 실시 및 가임기 여성은 임신 검사를 한다.
g) 요추 천자: 뇌척수액 배양
h) 뇌 컴퓨터 단층 촬영 스캔, 자기공명영상: 뇌염의 분화
i) 안구혈관병증이 있는 경우 형광염색(fluorescein stain) 및 세극등검사(slit-lamp examination): 수상 돌기 병변
f) 요 검사
g) 요추 천자: 배양을 위한 뇌척수액
h) 뇌 컴퓨터 단층 촬영 스캔, 자기공명영상: 뇌염의 분화
i) 안구혈관병증이 있는 경우 형광염색 및 세극등검사: 수상 돌기 병변

2. 분석: 감별 간호진단/협력적 문제

a. 비효과적 기도 (Ineffective airway)
b. 비효과적 호흡 양상 (Ineffective breathing pattern)
c. 상해의 위험 (Risk for injury)
d. 불안/두려움 (Anxiety/Fear)

3. 계획과 수행/중재

a. 기도, 호흡, 순환 유지(1장 참조)
b. 산소공급
1) 호흡부전 환자에게 빠른 연속 기관삽관(RSI) 및 환기 지지
2) 고유량 산소
c. 정질액/약물을 제공하기 위한 정맥로 확보
d. 의학적 중재 준비 및 지원
1) 전문기도관리
a) 비강 또는 구강 삽관
b) 성문외 기도기(supraglottic airway), 후두마스크 기도기(LMA), 식도-기관 콤비튜브(esophageal-tracheal Combi-tube), 킹(King)
c) 수술적 기도(예 윤상갑상연골절개술)
2) 발작예방 및 프로토콜에 따른 혼돈환자 억제 적용
3) 심장과 맥박 산소 측정 모니터링 적용
4) 위관삽입 및 흡인 적용
5) 유치카테터 삽입
6) 병원 입원 지원
e. 처방에 따른 약물투여
1) 빠른 연속 기관삽관(RSI) 전 진정제, 진통제, 신경근육 차단제 등 약물을 투여한다.
2) 항바이러스제

4. 평가와 지속적 감시

a. 기도유지
b. 의식수준
c. 혈역학적 상태
d. 호흡음 및 맥박 산소 측정
e. 심박수 및 리듬
f. 섭취량 및 배설량

F. 인간면역결핍바이러스/후천성면역결핍증증후군 (HUMAN IMMUNODEFICIENCY VIRUS/ACQUIRED IMMUNODEFICIENCY SYNDROME)

인간 면역 결핍 바이러스(HIV)는 레트로바이러스 감염으로 발생한다. 후천성 면역 결핍 증후군(AIDS)은 생명을 위협하는 질환으로, HIV 감염의 후반기로 기회감염이 추가된다. 감염은 사람의 혈액이나 신체 분비물에 직접 접촉하였거나 HIV에 감염된 사람의 신체 분비물에 의해 발생한다. 항체 혈청 전환은 일반적으로 노출 45일 이내에 발생하지만 감염 후 최대 6개월 동안은 발생하지 않는다. 급성 HIV 감염은 노출 2~6주에 발생하는 단핵구증이나 기타 바이러스성 증후군을 특징으로 한다. 다음으로 임상적 무증상 기간에는 바이러스가 복제, 돌연변이 및 면역 체계 파괴를 일으키는 시기로 수개월에서 수년간 지속된다. 그런 다음 지속적인 일반 림프절 병증이 발생하고 체질 장애, 신경 장애, 2차 감염, 2차 암 및 폐렴과 같은 다른 감염을 포함하여 기회 감염이 발생한다. 이러한 문제의 발병은 AIDS의 시작을 의미한다. 거의 모든 HIV 감염은 어느 시점에서 AIDS로 이어진다. 치료나 약물 치료를 받지 않으면 HIV에 노출된 후 AIDS 발병까지의 평균 기간이 대략 10년보다 더 단축된다. 항레트로바이러스요법 (ART)은 HIV 감염환자의 자는 생존기간을 연장하였으며, 감염 후 치료가 빠를수록 장기적인 생존율이 높아진다.

HIV 감염은 세포 매개 면역에 결함을 일으키고 다른 기회 감염에 대한 내성을 감소시킨다. 특히, 이는 일상적인 감염을 확인하고 면역 반응을 시작하는 면역계의 초석인 CD4세포를 공격한다. 모든 AIDS 환자는 발병 초기에 심각한 면역 결핍 상태로, T-helper 세포의 감소를 동반한 T 임파구, B 림프구 및 대식세포의 수와 기능에 이상이 특징이다. HIV 감염 환자의 폐외 결핵, 특히 수막, 뼈, 관절 및 요로계의 발생율은 증가하고 있다. 기회감염은 흔히 pneumocystis carinii pneumonia (PCP), cytomegalovirus (CMV) 감염 및 Kaposi 육종으로 주요 사망 원인이다.

1. 사정

a. 주관적 자료 수집

1) 현병력/주호소
   a) 전반적이고 지속적인 림프절병증
   b) 2~4주 이상 발열
      (1) 갑작스런 고열
      (2) 지속적인 낮은 등급의 발열
   c) 2~4주 이상 설사
   d) 체중 감소
   e) 오심
   f) 호흡곤란
   g) 야간발한
   h) 권태감 또는 피로, 관절통, 근육통
   i) 경미한 기회감염
      (1) 구강 칸디다증
      (2) 대상포진
      (3) 백선
   j) 피부 병변, 발진
   k) 기침
   i) 치매를 포함한 광범위한 신경학적 장애
2) 과거력
   a) 기저질환
      (1) HIV 진단
      (2) 특히 1985년 이전 수혈
      (3) 혈우병
      (4) 조직 이식
      (5) HIV 양성인 어머니와 영아
   b) 직업적 바늘찔림, 혈액 노출
   c) IV 약물 사용
   d) 성적 접촉
      (1) 성매개감염병 (sexually transmitted infections, STIs) 병력
      (2) IV 약물 사용자와의 성적 접촉
      (3) HIV 양성 파트너와의 성 접촉
      (4) 여러 파트너, 항문 섹스, 구강 항문 섹스, 국소부위 반복 외상을 포함한 성관련 습관
   e) 최근 TB 노출
   f) 투약
      (1) 항레트로바이러스제 요법(antiretroviral therapy, ART)
      (2) 항생제
      (3) 항진균제
      (4) 단백질분해효소억제제
   g) 알레르기
   h) 예방접종 상태

b. 객관적 자료 수집

1) 신체 검진
   a) 전반적 외모
      (1) 의식수준, 행동, 감정: 내성적, 과민, 무관심, 우울, 치매
      (2) 만성 질환, 낭비 증후군; 체액 고갈 징후
      (3) 걸음걸이: 느리고 불안정, 허약하고 조정이 잘 안됨
      (4) 가능한 체온상승
      (5) 경미한 수준에서 급성의 고통/불편함
   b) 카포시육종 피부 병변 여부 시진
   c) 림프절병 여부 촉진
   d) 수포음 및 천명음 등 호흡음 청진
2) 진단적 절차
   a) 전혈구계산검사(complete blood count, CBC) 및 감별계산

(1) 빈혈: 혈장 손실 또는 골수 감염
(2) 림프구 감소
(3) 혈소판 감소

b) 동맥혈가스검사(arterial blood gas, ABGs)
c) 혈청 화학검사(serum chemistries), 간기능 검사(liver function test)
d) HIV 항체의 확인(예 ELISA 및 western blot 확인 분석을 통해)
e) CD4+세포수: 감소
f) 면역학 검사
g) 혈액 배양: 원인불명의 재발성 발열
h) 요검사 실시 및 가임기 여성은 임신 검사를 한다.
i) 대변배양, 알 및 기생충
j) 신경학적 결손 또는 두통이 있는 경우 요추 천자
k) 흉부 방사선
i) 신경학적 결손 또는 두통이 있는 경우 두부 컴퓨터 단층 촬영 스캔

2. 분석: 감별 간호진단/협력적 문제

a. 가스교환 장애 (Impaired gas exchange)
b. 감염위험성 (Risk for infection)
c. 지식 부족 (Deficient knowledge)
d. 불안/두려움 (Anxiety/Fear)

3. 계획과 수행/중재

a. 기도, 호흡, 순환 유지(1장 참조)
b. 산소공급
1) 호흡곤란 환자에게 빠른 연속 기관삽관(RSI) 및 환기 지지
2) 고유량 산소

c. 정질액/약물을 제공하기 위한 정맥로 확보
d. 의학적 중재 준비 및 지원
1) 전문기도관리
a) 비강 또는 구강 삽관
b) 성문외 기도기(supraglottic airway), 후두마스크 기도기(LMA), 식도-기관 콤비튜브(esophageal-tracheal Combi-tube), 킹(King)
c) 수술적 기도(예 윤상갑상연골절개술)

2) 혈액 및 신체 분비물과의 접촉을 최소화: 모든 환자에게 표준주의 적용
3) 환자가 기침할 경우 적절한 크기의 호흡 마스크를 착용
4) 심장과 맥박 산소 측정 모니터링 적용
5) 혈청 포도당 수치 예정

e. 처방에 따른 약물투여
1) 빠른 연속 기관삽관(RSI) 전 진정제, 진통제, 신경근육 차단제 등 약물을 투여한다.
2) 해열제
3) 항생제
4) 필요시 기타 투약

f. 환자/가족 교육
1) 보다 안전한 건강 및 성행위를 지킨다.
a) 당신의 성교 파트너를 안다.
b) 상호일부일처제 성교 관계를 가진다.
c) 성적으로 활동적이라면 콘돔을 사용한다.
d) 마약 관련 도구를 사용하지 않는다.
e) 면도기, 칫솔을 공유하지 않는다.
f) 태아 전파를 막기 위해 임신을 피한다.
g) 고위험 성행위를 피한다.

2) 발열, 기침 또는 비정상적인 피로를 즉시 의료진에게 보고한다.
3) 아픈 사람과의 접촉을 피한다.
4) 투약을 매일 정확한 시간에 정확하게 복용한다.
5) 음료를 적절히 마시고 건강한 식단을 한다.
6) 금연하시고, 다른 유형의 약물 남용(알코올, 기분전환용 약물의 사용) 최소화하거나 중단한다.

4. 평가와 지속적 감시

a. 혈역학적 상태
b. 호흡음 및 맥박 산소 측정
c. 심박수 및 리듬
d. 섭취량 및 배설량

G. 홍역 (MEASLES)

홍역은 홍역바이러스에 의한 급성의 매우 전염성이 높은 바이러스성 질환으로 늦은 겨울과 초봄에 호발한다. 감염성 비말과의 직접 접촉 또는 공기 비말을 통해 전염된다. 의료 종사자는 공기주의를 이행해야 한다. 잠복 기간은 7~21일이며, 발진발현 전후 4일까지는 전염성이 있는 것으로 간주한다. 반구진 발진은 처음 3일에서 7일 사이에 얼굴에 나타나고, 이후 4~7일 이내에 전신으로 퍼진 후 마지막에는 사지에 발생한다. 대부분 사람은 발열, 발진, 기침, 코감기 및/또는 결막염을 경험하며 자연스럽게 회복한다. 그러나 중이염, 설사, 폐렴, 세기관지염 및 뇌염과 같은 합병증도 발생할 수 있다. 뇌염으로 인해 영구적인 뇌 손상이 발생할 수 있다. 이 질환은 영아, 영양실조 아동, 면역저하 환자와 임산부에서 더욱 심각하여, 임산부는 자발적 낙태와 조기 분만이 증가한다. 1957년 이전에 태어난 대부분 사람은 질환이 있으므로 영구적으로 면역을 가지고 있다. 유년기 예방접종

을 준수하면 이 질환에 걸리지 않는다. 또한, 모든 고등학생이나 대학생들은 활동성 질환이 있거나 아동기에 2번의 예방접종을 받은 적이 있지 않은 한 다시 예방접종을 해야한다.

1. 사정

a. 주관적 자료 수집

1) 현병력/주호소
   a) 홍역에 노출된 경험
   b) 전구증상
      (1) 발열
      (2) 기침
      (3) 코감기 (비염)
      (4) 눈부심
      (5) 오심
      (6) 두통
      (7) 드물게 발작
   c) 발진
2) 과거력
   a) 기저질환
   b) 홍역을 앓은 병력
   c) 최근 나이: 1957년 이전 출생자
   d) 투약
   e) 알레르기
   f) 예방접종 상태

b. 객관적 자료 수집

1) 신체 검진
   a) 전반적 외모
      (1) 의식수준, 행동, 감정: 흥분, 목경직, 수막 징후
      (2) 체온상승
      (3) 중정도에서 심각한 정도의 고통/불편함
   b) 시진
      (1) 볼점막의 코플릭반점(Koplik spot, 적색 바탕에 청색 회 반점)이 증상 발현 2~3일 후나 발진 1~2일 전에 나타남
      (2) 결막염
      (3) 둔한 고막: 중이염
      (4) 적색, 얼룩진 발진
   c) 청진
      (1) 거친 기침
      (2) 호흡음 감소 및 천명음, 수포음 등 청진
2) 진단적 절차
   a) 바이러스 배양
   b) 면역글로불린 M (immunoglobulin M, IgM) 항체: 홍역 특이성
   c) 전혈구계산검사(complete blood count, CBC) 및 감별계산: 후기 단계의 백혈구 감소
   d) 요검사 실시 및 가임기 여성은 임신 검사를 한다.
   e) 비인두 면봉채취
   f) 요추 천자: 뇌염 의심시
   g) 흉부 방사선: 폐렴 의심시

2. 분석: 감별 간호진단/협력적 문제

a. 상해의 위험 (Risk for injury)
b. 지식 부족 (Deficient knowledge)
c. 피부 통합성 장애 (Impaired skin integrity)

3. 계획과 수행/중재

a. 의학적 중재 준비 및 지원

1) 호흡성 격리 제공
2) 대기실에서 환자나 중요 인물을 다른 사람과 격리

b. 처방에 따른 약물투여

1) acetaminophen (Tylenol)
2) 홍역에 대한 면역 반응이 없는 고위험 접촉자에 대한 노출 후 예방
   a) MMR: 72시간 이내에 투여되어야 하며, 잠복기 동안 질환의 징후와 증상을 감시한다. 12개월 미만의 유아의 경우 재접종은 12~15개월 및 4~6세에 사이에 실시한다.
   b) 면역 글로불린: 홍역 예방접종을 하지 않은 임산부, 면역저하 환자 및 홍역에 노출된지 6일 이내인 12개월 미만의 영아를 포함한 중증 질환이나 합병증 위험이 높은 사람들에게 투여한다.
3) 면역저하 환자는 이전에 예방접종을 받았더라도 면역글로불린을 투여해야 한다.

c. 환자/가족 교육

1) 잠복기가 끝날 때까지 직계 가족외의 대상자와 학교, 탁아소 및 사람들과의 접촉을 피한다.
2) 어두운 방에서 휴식을 취한다.
3) 부모는 자녀에게 적절한 시기에 예방접종을 한다.
4) 질환의 악화 또는 합병증의 징후/증상
   a) 지속적인 발열 또는 기침
   b) 정신 상태 변화 또는 발작
   c) 청력의 어려움

4. 평가와 지속적 감시

a. 발열관리

H. 수막염 (MENINGITIS)

수막염은 세균성, 바이러스성 또는 곰팡이 감염으로 뇌주위의 뇌막염 층에 염증을 유발한다. 곰팡이 감염은 일반적으로 자가면역 손상 환자에서 발생하며 cryptococcus와 candida에 의해 발생한다. 또한, 비감염성 수막염은 특정 약물, 독성 노출 및 신생물로부터 발생할 수 있다. 바이러스성 감염은 보통 경미하고 수명이 짧지만, 세균 감염은 심각하고 생명을 위협할 수 있다. streptococcus pneumoniae, haemophilus influenzae (H. flu), neisseria meningitides 및 listeria monocytogenes는 수막염을 일으키는 일반적인 세균이다. 세균은 혈액, 기저두개골 골절, 감염된 안면 구조 및 뇌 농양을 통해 침입한다. 세균은 처음에는 비 인두에 서식한다. 세균성 질환에서 지주막 공간은 고름으로 채워져, 뇌척수액 순환을 방해하여 뇌수종 및 ICP (intracranial pressure)를 증가시키게 된다. 영아와 노인 환자는 종종 수막 자극 및 발열 등 전형적인 증상이 나타나지 않을 수 있다. 사망은 진단 후 몇 시간 내에, 특히 아동들에게서 가장 흔하며, 아동 생존자의 1/3까지는 영구적인 신경장애가 있다. 열이나 비정상적인 체온을 보인 2개월 미만의 영아는 수막염에 대해 평가를 해야 한다.

1. 사정

a. 주관적 자료 수집

1) 현병력/주호소
- a) 선행 질환 또는 노출
- b) 발현: 갑자기
- c) 두통, 특히 후두부
- d) 눈부심
- e) 발열 및 오한
- f) 오심 또는 불량한 영양
- g) 구토 및 설사
- h) 권태감, 허약
- i) 통증(목과 등)
- j) 안절부절, 기면, 의식 변화
- k) 안기기 싫어함: 신생아
- i) 발작

2) 과거력
- a) 기저질환
  - (1) 간 또는 신질환
  - (2) 당뇨
  - (3) 다발골수종
  - (4) 알코올중독
  - (5) 영양 실조
  - (6) 재발성 부비동염, 폐렴, 중이염, 유양 돌기염
- b) 최근 기저두개골 골절
- c) 비특이적
- d) 투약
- e) 알레르기
- f) 아동의 경우 예방접종 상태

b. 객관적 자료 수집

1) 신체 검진
- a) 전반적 외모
  - (1) 의식수준, 행동, 감정
    - (a) 혼동, 섬망, 의식수준 저하
    - (b) 기면과 혼동은 노인의 유일한 징후일 수 있다.
    - (c) 흥분
      - (i) 발작성 흥분: 수막 자극이 있는 유아의 경우 안으면 울부짖으며 유아용 침대에 뉘면 조용해짐
    - (d) 유아의 높고 날카로운 울음
    - (e) 유아의 천문 팽륜(bulging fontanels)
  - (2) 국소 신경 징후, 뇌신경 마비
  - (3) 체온상승: > 38.3℃ 또는 < 35.6℃
  - (4) 빈맥, 저혈압, 빈호흡
  - (5) 신생아에서 서맥
  - (6) 심각한 정도의 고통/불편함, 위독
- b) 시진
  - (1) 창백해지지 않는 점상 출혈, 1~2 mm 정도 크기, 체부와 하체부위 또는 입, 눈꺼풀 및 안구 결막에 위치
  - (2) 자반
  - (3) 청색증, 얼룩진 피부, 창백
  - (4) 12개월 이상의 경우 수막자극증상
    - (a) Kernig's 징후; 다리의 굴곡 및 신전 후 슬굴곡근의 수축 및 통증
    - (b) Brudzinski 징후: 목 굴곡시 무릎과 엉덩이 굴곡됨;일측 하지의 수동적 굴곡시 다른 쪽에서도 비슷한 움직임을 유발한다.
    - (c) 목경직
    - (d) 활모양강직 (비정상적인 자세는 유아와 어린아이에서 전형적으로 발견됨; 강직되고 머리가 뒤쪽으로 기울어져 등이 활모양을 이룬 상태)
  - (5) 시신경유두부종: 드묾
- c) 촉진
  - (1) 천문 팽륜(bulging fontanels)
  - (2) 반사항진

2) 진단적 절차
- a) 혈청 포도당 수치: 6개월 미만의 영아는 저혈당을 일으키는 경향이 있다.
- b) 혈청 화학검사: 저나트륨혈증
- c) 혈액요소질소(BUN) 및 크레아티닌(creatinine) 수준

d) 혈청 삼투압: 감소 또는 상승
(1) 부적절한 바소프레신 분비로 인해 감소
(2) 탈수로 인한 상승

e) 전혈구계산검사(complete blood count, CBC) 및 감별계산
(1) 세균성: 백혈구세포수 증가
(2) 바이러스성: 정상 또는 감소된 백혈구 수
(3) 수막 구균: 백혈구 수 < 10,000

f) 혈액 배양: 요추천자와 영상 검사 이전

g) 동맥혈가스검사(arterial blood gas, ABGs): 중증의 경우

h) 응고프로필(예 프로트롬빈시간(prothrombin time, PT), 부분트롬보플라스틴시간(partial thromboplastin time, PTT), fibrinogen, fibrin split products)

i) 요추 천자: 뇌척수액 [표 13-2]
(1) Tube no. 1: 포도당과 단백질
(2) Tube no. 2: 미분화세포수
(3) Tube no. 3: 그람 염색, 배양
(4) Tube no. 4: 미분화 또는 기타 연구로 반복세포수를 유지
(a) 세균성 감염: 흐린 뇌척수액, 압력 상승, 다형핵(polymorphonuclear, PMN)세포를 포함한 백혈구 수의 증가 (2,000~20,000), 포도당 수준 감소, 단백질 수준 상승, 그람 염색시 세균(+)
(b) 바이러스성 질환: 투명한 뇌척수액, 백혈구 수는 보통 500 미만이지만 증가할 수 있다, 정상 압력, 포도당 수준 정상, 단백질 수준은 정상이거나 약간 증가, 그람 염색시 세균(−)

표 13-2 뇌척수액 분석

CSF	세균성 수막염	바이러스성 수막염*	곰팡이 수막염†
정상 개방 압력 5~15 cm H_2O	증가	정상 또는 약간 증가	정상 또는 TB시 약간 증가 곰팡이시 증가할 수 있음
백혈구수(white blood count, WBC) 정상 : 아동 및 성인의 경우 평균 5 WBCs/㎣ 미만 조산아: 평균 9 WBCs/㎣ 및 61 % PMNs 미만 영아 : 평균 8.2 WBCs/㎣, 57 % PMNs 미만	세균성 수막염을 제외하면 백혈구 수 결과를 얻을 수 없음 전형적: 세포수 1,000 WBCs/㎣, 1,000 WBCs/㎣ 초과 및 50 % PMN 초과	PMN 백분율이 약 60 %인 경우 1,000 WBCs/㎣ 초과일 수 있지만, 100 % 만큼 높을 수도 있음	Cryptococcal: 49~400 WBCs/㎣
염색도말	양성 그람 염색 부적절한 탈색은 Haemophilus influenzae 를 그람 양성 구균으로 오인할 수 있음 이전 항생제 치료는 염색 흡수를 변화시켜 그람 양성균이 그람 음성균으로 나타날 수 있음	음성 그람 염색	인도 잉크 80~90 %는 곰팡이에 효과적이며, AFB 염색은 TB에 대해 40 %의 효과를 나타냄 (적어도 5 mL의 CSF의 상층부을 염색함)
포도당 수준	감소	정상	때때로 감소
정상혈당: 혈청의 > 50 % 고혈당: 혈청의 > 30 %, 포도당 부하 후 4시간을 기다린다.			전격 세균 수막염과는 별도로 가장 낮은 CSF 포도당 농도는 결핵, 1차 아메바성 뇌수막 뇌염, 신경 낭성 증후군에서 관찰됨
총 단백질 정상: 아동 및 성인의 경우 15~45 mg/dℓ 조산아: 65~150 mg/dℓ 영아: 20~170 mg/dℓ	보통 150 mg/dℓ 초과이나 1,000 mg/dℓ만큼 높을 수 있음	약간 증가	증가; 1,000 mg/dℓ 초과, 비교적 양성인 임상 양상

AFB, acid-fast bacillus; *CSF*, 뇌척수액; *PMN*, polymorphonuclear leukocyte; *TB*, tuberculosis; *WBC*, white blood cell.

*일부 세균(예, *Mycoplasma, Listeria, Leptospira species, Borrelia burgdorferi* [Lyme], spirochetes) 은 바이러스 프로파일과 유사한 척수액 변화를 일으킬 수 있다.

† TB 및 기생 뇌막염은 곰팡이에 가깝습니다.

j) 라텍스 응집체
k) 요검사(urinalysis) 실시 가임기 여성은 임신 검사를 한다.
l) 흉부 방사선
m) 두부 컴퓨터 단층 촬영 스캔

2. 분석: 감별 간호진단/협력적 문제

a. 급성 통증(Acute pain)
b. 체액 부족(Deficient fluid volume)
c. 비효과적 뇌조직 관류(Ineffective tissue perfusion: cerebral)
d. 상해의 위험(Risk for injury)
e. 불안/두려움(Anxiety/Fear)

3. 계획과 수행/중재

a. 기도, 호흡, 순환 유지(1장 참조)
b. 산소공급
c. 정질액/약물을 제공하기 위한 정맥로 확보
1) 골수내 경로 고려
d. 의학적 중재 준비 및 지원
1) 수막염 환자의 의심이 있는 경우, 환자 격리, 음압이용 및 의료 서비스 제공자는 마스크를 착용한다.
2) ICP 감소를 위해 침상머리를 올린다.
3) 심장과 맥박 산소 측정 모니터링 적용한다.
4) 위관삽입 및 흡인 적용한다.
5) 유치도뇨관 삽입한다.
6) 신체 손상으로부터 간질환자 보호한다(침상 난간 올리기).
7) 병원 입원을 지원한다.
e. 처방에 따른 약물투여
1) 항구토제
2) 항생제(보통 ampicillins, aminoglycosides, cephalosporins)를 가능한 한 빨리 정맥 또는 골내 주입
3) Benzodiazepines
4) corticosteroid
5) 해열제
6) ICP 조절을 위한 barbiturates와 이뇨제
f. 환자/가족 교육
1) 세균성 질환에 가족, 탁아소 및 건강관리종사자가 접촉(키스, 구강 대 소생, 기관 내 기관 삽관, 흡인 등 직접 구강내 분비물에 노출된 경우)한 것으로 확인되면 24시간 이내에 처방된 예방화학요법(예 rifampin [Rifadin], ceftriaxone [Rocephin])을 실시한다.
a) 부작용으로는 위장 (GI) 장애, 기면, 운동 실조증, 오한, 발열 및 소변, 대변, 객담, 눈물, 땀의 붉은 주황색의 변색 등이 있다.
b) 소프트 콘택트 렌즈는 rifampin 사용시 영구적으로 착색될 수 있다.
c) 약물은 공복에 가장 잘 흡수되지만, GI 불내성 때문에 음식을 섭취해야 할 수도 있다.
d) 경구피임제는 rifampin을 복용하는 동안 임신 예방에 효과적이지 않을 수 있으므로, 이차 피임법을 권장한다.
e) 임산부에게는 투여하지 않는다.
2) 신생아의 부모에게 B형 인플루엔자(H. influenzae type B)에 대한 백신 예방접종 하도록 교육을 한다.

4. 평가와 지속적 감시

a. 의식수준
b. 혈역학적 상태
c. 호흡음 및 맥박 산소 측정
d. 심박수 및 리듬
e. 섭취량 및 배설량

I. 단핵구증 (MONONUCLEOSIS)

전염성 단핵구증은 3~4주간 지속되는 다양한 증상과 증상을 가진 급성 바이러스성 질환이다. 주요 원인은 헤르페스 바이러스 계열 중 하나인 EBV이며, CMV 또한 원인이 되기도 한다. 일반적인 전염은 타액을 통한 구강인두 경로에 의한 사람 대 사람이다. 잠복기는 30~50일이며, 증상은 노출된 후 보통 4~6주에 시작된다. 15~24세 연령군에서 최대로 발생하며, 고령자의 발병은 이전 면역으로 인해 흔하지 않다. 단핵구증은 백인과 사회경제수준이 높은 집단에서 발생율이 30배 정도 높다. 질환에 이환되는 대부분 사람은 EBV의 무증상 보균자에 의해 전염될 수 있어서 최근 단핵구증이 있었던 환자를 기억하지 못한다. 합병증은 10세 미만 또는 50세 이상 환자에서 가장 흔하게 발생한다. 이러한 합병증에는 비장비대, 사구체신염, 심낭염, 간염, 길랑-바레 증후군, 수막염, 뇌염, 다형 홍반 및 폐렴이 포함된다. 드물게는 비장 파열, 혈소판 감소증, 용혈성 빈혈 또는 편도 비대에 따른 기도 폐쇄 등의 합병증이 발생한다.

1. 사정

a. 주관적 자료 수집
1) 현병력/주호소
a) 3~5일간 지속되는 전구증상: 권태감, 오심, 오심 및 구토, 오한/발한, 담배에 대한 혐오, 두통, 근육통
b) 38~40℃의 발열 이후에 인후통, 설사, 귀앓이 등이 10~14일 지속됨

c) 전형적으로 발열, 인두염, 림프절병 (대부분 후경부)이 환자의 80%에서 나타남

2) 과거력

a) 기저질환

b) 일반적으로 알려지지 않은 단핵구증에 노출

c) 투약

d) 알레르기

e) 예방접종 상태

b. 객관적 자료 수집

1) 신체 검진

a) 전반적 외모

(1) 체온상승

(2) 경미한 수준에서 중정도의 고통/불편함

b) 시진

(1) 회색 삼출물이 있는 붉은 인후, 편도선은 비대될 수 있다.

(2) 구개의 점상출혈

(3) 미세한 붉은 황반형 발진

(4) 생식기 궤양은 드물게 보고되며, 드물지만 눈주위 부종이 관찰된다.

c) 촉진

(1) 특히 후경부의 림프절병 압통

(2) 간비대를 동반한 복부 압통

(3) 환자의 50%에서 비장비대

2) 진단적 절차

a) 이호성 항체 검사(Heterophile antibody titer); 질환은 2주까지 양성이 아닐 수 있으며, 아주 어린 아이들과 노인들에게서 덜민감 할 수 있다.

b) *Streptococcus* group A에 대한 인후 배양

c) 전혈구계산검사(complete blood count, CBC) 및 감별계산: 호중구 감소증, 혈소판 감소증, 비정형 림프구를 동반한 림프구 증가증, 백혈구 증가증

d) 간 기능 검사: 상승될 수 있다.

e) 요검사 실시 및 가임기 여성은 임신 검사를 한다.

f) 폐렴 의심시 흉부 방사선

2. 분석: 감별 간호진단/협력적 문제

a. 통증 (Pain)

b. 체액부족의 위험 (Risk for fluid volume deficit)

c. 지식 부족 (Deficient knowledge)

3. 계획과 수행/중재

a. 처방에 따른 약물투여

1) 해열제: 아동에게 아스피린은 금함

2) 진통제

3) corticosteroid와 항바이러스 요법은 일상적으로 권장되지는 않지만 심각한 증상시 고려될 수 있다.

b. 환자/가족 교육

1) 격리는 필요하지 않다.

2) 입에 키스하는 것을 피한다.

3) 식음료나 식기류는 공유하지 않는다.

4) 견딜 수 있는 만큼 활동하되 일반적으로 비장 파열을 예방하기 위해 활동을 제한한다.

a) 질환 초기에 여분의 휴식을 가진다.

5) 인후통에는 따뜻한 소금물로 가글한다.

6) 탈수되지 않도록 수분을 섭취한다.

7) 간의 부담을 줄이기 위해 적어도 한 달간 알코올 섭취를 피한다.

8) 소화흡수 할 수 있는 만큼 식사한다.

a) 초기에는 유동성 식이를 섭취한다.

b) 부드러운 음식을 섭취한다.

9) 완전히 회복될 때까지는 헌혈 금지

10) 질환의 악화 또는 합병증의 징후/증상

a) 발열 증가

b) 기침, 흉부 통증

c) 병의 진행

d) 호흡 곤란

e) 탈수 징후

f) 증가하는 복부 통증

4. 평가와 지속적 감시

a. 발열관리

J. 유행성 이하선염 (MUMPS)

유행성 이하선염은 편측 또는 양측 이하선과 타액선의 팽창과 압통을 유발하는 Paramyxoviridae과의 바이러스에 의해 유발되는 일반적으로 양성의 급성 바이러스 감염이다. 코나 입을 통해 들어오는 직접 접촉, 비말 핵 또는 매개물을 통해 전염되며, 잠복기는 평균은 14~18일(2~4주 범위)로, 1월~5월에 최대 발병한다. 일반적으로 질환 이환 3~4일 후에 감염성이 나타나지만, 바이러스는 이하선염 발병 7~9일 사이에 타액에 존재할 수 있으며 이하선의 팽창 전이 가장 전염성이 높다. 최대 1/3의 경우는 무증상이다. 유행성 이하선염은 주로 학교에 다니는 아동과 청소년에게 발생하며 1세 미만의 영아에게는 흔하지 않다. 사춘기 이후 연령대에서 더 심한 질환으로, 성인 남성의 20~30%는 고환부고환염을 경험한다. 고환 위축이 나타날

수 있지만, 불임은 드물며, 그 외 합병증으로 바이러스성 수막염, 심근염, 관절염, 관절통, 췌장염 및 난청이 있다.

1. 사정

a. 주관적 자료 수집
1) 현병력/주호소
a) 유행성 이하선염에 노출된 경험
b) 여행
c) 전구증상: 24시간 이내의 발열(<40℃), 오심, 권태감 및 두통
d) 통증
(1) 동측 이하선 귀통증과 압통
(2) 과일이나 쥬스섭취시 통증증가
(3) 고환 통증: 고환염
(4) 복부 통증: 췌장염
e) 뇌수막염의 경우 발열, 오한, 두통, 구토
2) 과거력
a) 기저질환
b) 이전에 유행성 이하선염을 앓은 병력
c) 투약
d) 알레르기
e) 예방접종 상태
b. 객관적 자료 수집
1) 신체 검진
a) 전반적 외모
(1) 발음과 씹기에 어려움을 겪는 입 벌림 장애
(2) 체온상승 (보통 낮은 등급 발열)
(3) 중정도의 고통/불편함
b) 시진
(1) 최대 2~3일간의 부어오른 이하선을 위로 들어 올리면 부기로 가려졌던 하악이 관찰됨
(2) 이하선 (Stensen duct) 개구부: 적색 및 부어오름
(3) 고환/음낭: 부어오름, 홍반
c) 촉진
(1) 고환/음낭: 따뜻하고 부드러움
(2) 이하선: 턱선 촉진시일측 또는 양측의 부종과 압통
2) 진단적 절차
a) 전혈구계산검사(complete blood count, CBC) 및 감별계산: 백혈구수(white blood count, WBC) 및 백분율이 정상 또는 경증 백혈구 감소
b) 혈청 아밀라아제: 2~3주 동안 상승될 수 있다.
c) 요검사 실시 및 가임기 여성은 임신 검사를 한다.
d) 진단은 임상적으로 할 수 있지만 확진을 위해 검사실 검사가 필요하다.
(1) 혈액 표본을 통한 항체 검사
(2) 협측 및 구강 면봉 채취 표본을 이용한 바이러스 채취
(3) 협측 및 구강 면봉 채취 표본을 이용한 중합효소 연쇄반응(reverse transcriptase-polymerase chain reaction, RT-PCR) 검사

2. 분석: 감별 간호진단/협력적 문제

a. 지식 부족 (Deficient knowledge)
b. 급성 통증 (Acute pain)

3. 계획과 수행/중재

a. 의학적 중재 준비 및 지원
1) 건강관리환경에서 비말주의 적용
2) 대기실에서 환자/가족을 다른 사람들로부터 격리
b. 처방에 따른 약물투여한다.
1) acetaminophen (Tylenol): 아동에게 아스피린은 금함
2) 비마약 진통제
c. 환자/가족 교육
1) 진단 당시부터 폐결핵 발현 후 적어도 5일까지 다른 환자와의 접촉을 피한다.
2) 기분이 좋을 때까지 휴식을 취한다.
3) 체액을 자극하고 불쾌감을 증가시키는 감귤류 및 기타 식품을 피한다.
4) 따뜻한 또는 차가운 팩을 적용한다.
5) 고환염 시
a) 침상안정
b) 고환 거상
c) 얼음 팩
d) 처방에 따른 통증약물 투여
6) 공중보건당국은 집단 발병 중 인구집단을 대상으로 홍역/유행성 이하선염/풍진(MMR) 백신 접종을 3회 실시 할 수 있다.

4. 평가와 지속적 감시

a. 발열관리
b. 통증 완화

K. 백일해 (PERTUSSIS)

백일해는 그람 음성균인 *Bordetella pertussis*에 의해 야기되는 인후와 기관지의 급성, 광범위하고 전염성이 강한 세균성 질환으로, 재채기와 기침으로 공기 비말에 직접 접촉하여 퍼진다. 백일해 예방접종을 받지 않은 영아와 4세 이하 아동은 예방접종을 받은 아동보다 감염될 가능성이 6배 더 높으며, 부분 면역된 아동은 덜 심각한 질환을 가지게 된다. 성인은 대개 경미한 호흡기 증상과 지속적 기침이 있다. 잠복기는 대략 7~10일이지만 6~21일에 이르기까지 다양하다. 감염된 사람은 3주 동안 전염성이 있지만, 기침이 시작된 후 약 2주까지 전염성이 가장 높으며, 최대 발병시기는 봄과 여름이다. 백일해균은 상부 호흡기의 점막을 침범하여 감기와 유사한 증상을 나타내고, 점차 악화된다. 증상으로는 발열, 저산소증, 후두근 경련으로 인한 발작성 발작이 포함되며, 유두 선상의 점상형 발진, 이염, 구토가 발생할 수도 있다. 합병증에는 폐렴(일반적인 사망 원인), 무기폐, 기흉, 발작 및 뇌염이 포함된다. 아동은 후두개소대의 열상과 비출혈을 보일 수 있다.

1. 사정

a. 주관적 자료 수집
1) 현병력/주호소
a) 백일해에 노출된 경험
b) 크게세 단계로 구분되나, 환자의 연령과 예방접종 상태에 따라 증상은 다양함
(1) “전형적 백일해”인 카타르기(catarrhal stage)는 2주까지 지속됨
(a) 결막염 및 열상
(b) 발열/오한
(c) 콧물, 재채기
(d) 홍분
(e) 피로
(f) 종종 밤에 악화되는 건조한 비생산적 기침
(2) 경해기(paroxysmal stage)는 아동에서 4~6주, 어른에서 3개월까지 지속
(a) 저산소증으로 인한 심한 기침, 끊임없는 발작, 맑고 끈적한 점액; 기침은 발작적이며, 종종 식사와 음주로 유발됨
(b) 드물게 무호흡이 발생할 수 있다
(c) 기침 후 구토
(d) 오심
(3) 회복기(convalescent stage)는일반적으로 1~2주간 지속
(a) 기침 빈도와 심각도의 점진적인 감소
2) 과거력
a) 기저질환
b) 투약 (특히 안지오텐신 전환 효소 억제제)
c) 알레르기
d) 예방접종 상태

b. 객관적 자료 수집
1) 신체 검진
a) 전반적 외모
(1) 의식수준, 행동, 감정: 안절부절
(2) 체온상승 > 38.3 ℃
(3) 장기간에 걸친 높고 고음의 흡입(high-pitched crowing inspiration)으로 끝나는 발작성 폭발성 기침(paroxysmal explosive coughing)
(4) 중정도에서 심각한 정도의 고통/불편함
b) 시진
(1) 코감기(비염)
(2) 많은 양의 맑고 끈적한 점액
(3) 안와/눈꺼풀 부종 및 결막하 출혈
(4) 특히 아동의 경우 직장 탈출증
c) 폐렴을 암시하는 호흡음 청진
d) 촉진
(1) 피하기종의 마찰음
(2) 특히 성인골절시 늑골촉진시 통증
2) 진단적 절차
a) 백일해의 진단을 위해 배양, PCR 또는 혈청학이 사용되며, 표준은 배양임
(1) 후 비인두로 15~30초 동안 깊이 흡인한다.
(2) 음성 결과: 예방접종 환자에서 흔함
b) 비인두 검체의 IFA 염색
c) 전혈구계산검사(complete blood count, CBC) 및 감별계산: 림프구 증가
d) 요검사 실시 및 가임기 여성은 임신 검사를 한다.

2. 분석: 감별 간호진단/협력적 문제

a. 비효과적 호흡 양상 (Ineffective breathing pattern)
b. 비효과적 기도 청결 (Ineffective airway clearance)
c. 급성 통증 (Acute pain)

3. 계획과 수행/중재

a. 기도, 호흡, 순환 유지(1장 참조)
b. 산소공급
1) 호흡곤란 환자에게 빠른 연속 기관삽관(RSI) 및 환기지지
2) 고유량 산소
c. 필요시 정질액/약물을 제공하기 위한 정맥로 확보
d. 의학적 중재 준비 및 지원
1) 비말주의 유지

2) 전문기도관리
   a) 비강 또는 구강 삽관
   b) 성문외 기도기(supraglottic airway), 후두마스크 기도기(LMA), 식도-기관 콤비튜브(esophageal-tracheal Combi-tube), 킹(King)
   c) 수술적 기도(예 윤상갑상연골절개술)
3) 흥분과 울음은 기침 발작을 악화시키므로 예방하거나 최소화한다.
4) 장 박동과 맥박 산소 측정 모니터링 적용
5) 1세 미만 혼자의 경우 병원 혈청 포도당 수치 지원

e. 처방에 따른 약물투여
1) 빠른 연속 기관삽관(RSI) 전 진정제, 진통제, 신경근육 차단제 등 약물을 투여한다.
2) erythromycin, azithromycin (Zithromax), 또는 clarithromycin (Biaxin) 등의 항생제
3) 기침 발작 중증도의 완화에 대한 근거는 없지만, 항우울제 투여한다.
4) 비마약 진통제
5) 해열제

f. 환자/가족 교육
1) 활동성 질환이 있는 환자는 항생제 투여 후 5일 동안 학교 또는 직장에서 격리시킨다.
2) 예방접종 완수의 중요성을 부모에게 교육한다.
3) 모든 가정 및 기타 연락처: 예방적 항생제는 질환을 차단하거나 환자를 비전염성 상태로 유지시킬 수 있다.
   a) erythromycin 14일간 또는
   b) azithromycin 5일간 또는
   c) clarithromycin 7일간
4) 예방접종 권장 사항: Tdap (tetanus toxoid, reduced diphtheria toxoid, and acellular pertussis vaccine)
5) corticosteroid 및 베타 2-아드레날린성 기관지 확장제: 제한된 증거
6) 응급실 내원이 필요한 징후와 증상
   a) 호흡의 어려움이 반복되거나 악화됨
   b) 입술이나 피부가 푸른색이 될 때
   c) 안절부절 또는 불면증이 있을 때
   d) 약품효과가 없을 때
   e) 수분섭취량 감소

4. 평가와 지속적 감시

a. 기도유지
b. 의식수준
c. 혈역학적 상태
d. 호흡음 및 맥박 산소 측정
e. 심박수 및 리듬

L. 대상포진 (SHINGLES (HERPES ZOSTER))

대상포진은 VZV로 인한 급성 국소 감염이다. 수두가 발병하는 동안 VZV는 피부 병변에서 감각 신경 신경절로 이동하여 휴면 상태가 되었다가 VZV에 대한 면역이 떨어지면 바이러스가 복제되는 것으로 추정된다. 바이러스는 감각 신경을 따라 이동하여 2~4주간 지속되는 피부 병변 및 피부 통증을 유발한다. 정확한 유발 인자는 알려지지 않았지만, 정상노화와 면역 억제가 주요 위험요인으로 고려되고 있다. 대상포진은 이전에 수두에 감염된 적이 있는 모든 연령대에서 발생가능하지만, 특히 만 60세 이상의 성인에서 가장 흔하다. 병변의 체액은 접촉을 통한 전염성이 있지만 전파전염성은 낮다. 감수성이 있는 사람이 수두바이러스에 노출되면 수두에 걸릴 수 있다. 진단은 주로 임상적 진찰에 근거하여 이루어진다. 그러나, 면역저하 환자는 전형적으로 관찰되지 않을 수 있다. 합병증은 대상포진 후의 신경통, 수개월간 지속되는 쇠약성 통증 증후군(debilitating pain syndrome), 실명, 유행성 질환 및 때로는 사망이 포함된다.

1. 사정

a. 주관적 자료 수집
1) 현병력/주호소
   a) 전구기: 영향을 받은 피부분절에서 저림, 화끈거림, 가려움증 및 감각과민이 나타나기 1~5일 정도 전에 종종 발진의 발현되기도 함
   b) 발생 이전에 나타날 수 있는 다른 증상으로는 두통, 눈부심, 그리고 권태감이 있다.
2) 과거력
   a) 기저질환
      (1) HIV 감염
      (2) 암
      (3) 혈액 순환 장애
   b) 수두 병력
   c) 만성 스테로이드 사용
   d) 투약
   e) 알레르기
   f) 예방접종 상태

b. 객관적 자료 수집
1) 신체 검진
   a) 전반적 외모
      (1) 체온상승: 낮은 등급
      (2) 눈에 침범할 경우 시력 변화
         (a) 안신경 또는 삼차신경에 침범할 경우 중증/영구적인 안구 손상을 일으킬 수 있다.

(b) 코끝의 소포(Hutchinson sign)는 안구 증상의 선행증상일 수 있다.

(c) 귀, 입 또는 인두의 병변은 삼차신경의 침범을 의미할 수 있다.

(3) 중정도에서 급성의 고통/불편함

b) 시진

(1) 발진

(a) 편측: 보통 중간선을 넘지 않는다

(b) 일반적으로 흉부 또는 요추 피부분절

(c) 적색 바탕에 체액으로 채워진 작은 소포

(d) 출혈성일 수 있다

(e) 연속적인 병변 무리가 약 1주간 생김

c) 촉진

(1) 영향을 받은 피부분절의 압통

(a) 경부 및 흉부의 피부분절이 가장 흔히 영향받음

2) 진단적 절차

a) 바이러스 배양

b) 전혈구계산검사(complete blood count, CBC) 및 감별계산

c) 신경학적 영향을 받은 환자는 요추 천자 실시

2. 분석: 감별 간호진단/협력적 문제

a. 급성 통증 (Acute pain)

b. 감염위험성 (Risk for infection)

c. 지식 부족 (Deficient knowledge)

d. 피부 통합성 장애 (Impaired skin integrity)

3. 계획과 수행/중재

a. 필요시 정질액/약물을 제공하기 위한 정맥로 확보

b. 의학적 중재 준비 및 지원

1) 감염관리 조치는 환자의 면역상태가 결핍인지 혹은 적격인지와 발진이 국소적인지 산재성인지에 달려 있다.

a) 면역적격인 경우

(1) 국소화: 표준주의를 취하고 병변을 완전히 덮어야 함

(2) 산재화: 병변이 마르고 딱딱해질 때까지 접촉 및 공기주의를 적용

b) 면역결핍인 경우

(1) 국소화: 산재성 감염이 배제될 때까지 접촉과 공기주의 사항을 준수하고, 이후 표준주의를 적용

(2) 산재화: 병변이 마르고 딱딱해질 때까지 접촉 및 공기주의를 적용

2) 안면/눈침범이 있는 경우 안과 상담

c. 처방에 따른 약물투여

1) 비마약 진통제

2) 마약

3) 항히스타민제: 노인 환자에서 신중히 사용한다. 많은 국소 항소양증 약제에는 항히스타민제(예 diphenhydramine [Benadryl])를 포함하고 있으므로 과용하지 않는다.

4) 발진 후 72시간 이내에 항바이러스제(acyclovir [Zovirax], famciclovir [Famvir], valacycolovir [Valtrex]) 를 사용하면 증상강도, 통증 및 대상 포진 후 신경통의 발생률을 줄일 수 있다.

d. 환자/가족 교육

1) 모든 병변이 딱딱해질 때까지 환자에게 학교나 직장을 쉬도록 설명한다.

2) 발생 위험이 큰 사람의 경우 예방접종을 권장한다.

a) VZIG

(1) 접종 후부터 예방효과

(2) 면역 결핍인 자(HIV 감염, AIDS, 암, 스테로이드 치료)

(3) 노출 후 96시간까지 유효하지만, 접종시간이 빠를수록 더 효과적임

3) 민감한 건강관리종사자는 예방접종을 받아야 한다.

4) 병변의 감염 예방을 위해 손톱을 짧게 자른다.

5) 가려움증을 치료하기 위해 국소적인 베이킹소다의 부착이나 목욕 및 calamine 로션을 바른다.

6) 국소 capsaicin 크림은 치유된 발병 부위의 통증 완화에 효과적이다.

7) 질환의 악화 또는 합병증의 징후/증상

a) 발열 증가

b) 기침

c) 병의 악화

d) 피부 감염 징후

4. 평가와 지속적 감시

a. 통증 완화

M. 피부 감염 (SKIN INFESTATIONS)

이 *Pediculus humanus var corporis* (체부 이, human louse, body lice); *P. humanus var capitis* (머리 이, human head louse); 및 *Pthirus pubis* (음부 이, pubic or crab louse)와 같은 세 가지 유형의 이에 의해 감염된다. 머리와 몸의 이는 2~4 mm로 회백색의 평평하며 날개가 없고 길쭉하며 뾰족한 머리를 가졌다. 음부의 이는 넓고 짧으며 게와 비슷하다. 암컷이 낳은 알은 몸의 털이나 옷감에 단단히 밀착되어 있으며, 흰색의 돌출

부처럼 보이는데, 이는 비듬으로 오인될 수 있다. 이는 중요한 피부 질환을 일으킬 수 있고 발진티푸스, 재발열 및 참호열(trench fever)과 같은 전염병의 매개체 역할을 할 수 있기 때문에 중요하게 관리해야 한다. 머릿니는 모든 사회경제적 집단에서 감염되며, 백인, 여성 및 아동 사이에서 더 흔하다. 가까운 개인의 접촉에 의해, 그리고 모자, 빗 및 브러시를 공유함으로써 옮겨진다. 몸의 이는 밀집된 환경이나 위생이 좋지 않은 곳에서 흔히 관찰된다. 이가 낳은 알은 피부보다는 옷의 이음새에 거주하다가 사람의 혈액을 섭취할 때만 의류를 이탈한다. 새끼는 최대 1개월 동안 의복에서 생존이 가능하다. 음부의 이는 성적인 접촉이나 가까운 신체 접촉으로 전염된다. 이는 주로 음모에 있지만, 눈썹, 속눈썹, 겨드랑이의 모발, 그리고 남성의 가슴과 가슴의 굵은 머리에서도 볼 수 있으며, 때때로 음부에서 머리카락으로 옮기기도 한다. 음부의 이가 있는 사람의 1/3 정도는 다른 성병 (STI)이 있을 수 있다.

1. 사정

a. 주관적 자료 수집
1) 현병력/주호소
a) 감염부위의 가려움, 두피가 심할 수 있다
b) 심각한 감염시 발열, 권태감
c) 이 (lice)에 노출된 경험
d) 의류, 침대, 빗/브러쉬의 최근 공유
e) 일반판매약 투약을 포함한 현재 감염에 대한 과거 치료요법
f) 성병 동반 증상
2) 과거력
a) 기저질환
b) 과거 감염
c) 투약
d) 알레르기
e) 예방접종 상태

b. 객관적 자료 수집
1) 신체 검진
a) 전반적 외모
(1) 경미한 정도의 고통/불편함
b) 시진
(1) 두피와 피부의 퇴화
(2) 2차세균 감염, 특히 두피의 감염
(3) 삼출성 및 딱딱한 피부
(4) 몸통의 작고, 붉은 반점(macule)과 구진(papule)
(5) 몸통에 이에 피부가 물려 항응고제가 주입되어 색이 변화된 1 cm 미만의 작고, 회색과 푸른색의 청색반점 (maculae ceruleae)
(6) 털이 있는 성충 또는 성숙한 머릿니
(7) 두껍고 건조한 피부; 만성적인 감염의 경우 목, 어깨, 등의 갈색 착색
(8) 성병 동반 증상: 생식기 분비물, 병변
c) 촉진
(1) 림프절병
2) 진단적 절차: 가능하다면 적절한 성병검사

2. 분석: 감별 간호진단/협력적 문제

a. 피부 통합성 장애의 위험 (Impaired skin integrity)
b. 감염위험성 (Risk for infection)
c. 지식 부족 (Deficient knowledge)

3. 계획과 수행/중재

a. 의학적 중재 준비 및 지원
1) 접촉 격리

b. 처방에 따른 약물투여
1) 비마약 진통제
2) 항히스타민제
3) 항생제
4) 이살충제

c. 환자/가족 교육
1) 치료가 끝날 때까지 환자/부모에게 학교나 직장을 쉬도록 설명한다.
2) 처방된 이살충제를 투여한다.
3) 성적 접촉을 관리한다.
4) 치료 후 가려움증이 계속될 수 있지만, 의사의 지시없이 치료를 중단하지 않는다.
5) 머리에서 머릿니를 제거한다.
a) 따뜻한 식초와 물을 동등한 비율로 섞은 물에 머리를 담근다.
b) 촘촘한 빗으로 빗어 머릿니를 제거한다.
c) 머릿니가 속눈썹이나 눈썹에 있으면, petroleum jelly (또는 바세린)를 하루에 두 번 10일간 바른다. 속눈썹에서 머릿니를 제거하기 위해 뽑지 않는다.
d) 빗질과 브러쉬를 살균제에 1시간 동안 담근다.
6) 뜨거운 물로 옷이나 침구류를 세탁하고, 가능한 경우 뜨거운 건조기에서 건조한다.
7) 체부의 이는 다림질한 옷을 입는다.
8) 유아가 자는 동안 긁는 행위를 줄이기 위해 취침동안 손에 양말을 씌운다.
9) 손톱은 짧게 자른다.
10) 비닐 봉지에 2~4주 동안 모자, 외투, 기타세탁할 수 없는 물건을 넣어 나머지 이를 제거한다.
11) 모자, 빗, 브러쉬를 공유하지 않는다.

12) 대상자와 부모에게 질환의 악화 또는 합병증의 징후/증상(예 감염의 징후)를 교육한다.

4. 평가와 지속적 감시

옴 옴은 가려운 진드기인 Sarcoptes scabiei var hominis에 의한 접촉성 전염성이 높은 피부 전염병이다. 알은 표피의 각질층의 바닥에 수 밀리미터의 길이의 구멍에 쌓여있다. 진드기는 심각한 피부질환을 일으키지만 다른 전염병의 매개체는 아니다. 옴은 대개 친밀한 개인적 또는 성적 접촉으로 전염되나 일반적인 접촉에 의해 의료종사자들 사이에서 퍼질 수 있다. 옴에 감염된 사람들은 주호소는 야간에 심해지는 매우 심각한 가려움이다.

1. 사정

a.주관적 자료 수집
- 1) 현병력/주호소
  - a) 강렬한 가려움증, 밤에 악화됨
  - b) 발진
  - c) 현재의 문제에 대한 이전 치료
  - d) 이전에 옴에 노출된 경험
- 2) 과거력
  - a) 기저질환
  - b) 과거 감염
  - c) 투약
  - d) 알레르기
  - e) 예방접종 상태

b. 객관적 자료 수집
- 1) 신체 검진
  - a) 전반적 외모
    - (1) 위생: 불량한 편
    - (2) 경미한 정도에서 중정도의 고통/불편함
  - b) 시진
    - (1) 발진
      - (a) 선형의 적색 구진, 박리 및 때로는 수포와 실 모양의 누공
      - (b) 손가락과 발가락의 지간공간, 손목, 앞쪽의 겨드랑이 주름, 배꼽주위, 골반대, 음경, 발목에 흔함
      - (c) 유아와 어린아이들의 경우, 발바닥, 손바닥, 얼굴, 목, 두피
      - (d) 환자의 긁기
      - (e) 감염 병변의 징후
- 2) 진단적 절차: 좀진드기의 피부찰과표본

2. 분석: 감별 간호진단/협력적 문제

a. 피부 통합성 장애의 위험 (Impaired skin integrity)

b. 감염위험성 (Risk for infection)

c. 지식 부족 (Deficient knowledge)

3. 계획과 수행/중재

a. 의학적 중재 준비 및 지원
- 1) 접촉 격리

b. 처방에 따른 약물투여
- 1) 비마약 진통제
- 2) 항히스타민제
- 3) 항생제
- 4) 이살충제

c. 환자/가족 교육
- 1) 치료가 끝날 때까지 환자/부모에게 학교나 직장을 쉬도록 설명한다.
- 2) 처방대로 이살충제를 투여한다.
- 3) 가려움증은 치료 후 최대 1주까지 지속될 수 있으므로, 지시없이 치료를 중단하지 않는다.
- 4) 뜨거운 물로 옷이나 침구류를 세탁하고, 가능한 경우 뜨거운 건조기에서 건조한다.
- 5) 유아가 자는 동안 긁는 행위를 줄이기 위해 취침동안 손에 양말을 씌운다.
- 6) 손톱은 짧게 자른다.
- 7) 1~2주 동안 모자, 외투, 기타세탁할 수 없는 물건을 넣어 나머지 진드기를 제거한다.
- 8) 대상자와 부모에게 질환의 악화 또는 합병증의 징후/증상(예 감염의 징후)를 교육한다.

4. 평가와 지속적 감시

N. 결핵 (TUBERCULOSIS)

세계에서 가장 치명적인 질환 중 하나인 결핵 (TB)은 일반적으로 폐에 침입하지만 신체의 어느 부위라도 공격할 수 있는 산성 간균(acid-fast bacillus, AFB)인 결핵 *Mycobacterium tuberculosis*에 의해 발생한다. 기침, 재채기, 말하기 또는 노래하기에 의해 내뱉어진 공기가 호흡기를 통해 전파되는데, 이는 폐포와 기관지로 직접 흡입될 정도로 비말이 충분히 작기 때문이다. 잠복성 TB 감염은 무증상이며 비감염성이지만 PPD 결과는 양성이다. 감염 2주에서 12주 후에 신체는 면역반응을 일으켜 치유되고, PPD 검사결과가 양성으로 나타난다. 활동성 결핵 질환은 증상이 있고 전염성이 있을 때 발생한다. 폐는 질환이 나타나는 주요 부위이나 환자의 15%는 폐외성 결핵을 보이는데, 흔히 영향을 받는 부위는 신장, 림프계, 흉막, 뼈 또는 관절, 혈액 (파종성 또는 속립성 결핵)이다. 진단은 다음의 2개

중 하나로 내려진다: (1) 객담 또는 다른 체액으로부터의 세균의 배양 및 (2) 양성 투베르쿨린 검사결과, 결핵의 징후와 증상 및 흉부 방사선 소견. 투약요법의 불이행이 결핵 치료의 주요 어려움으로 이로 인해 약물 내성 환자 수가 증가하고 있다.

1. 사정

a. 주관적 자료 수집

1) 현병력/주호소
   a) TB에 노출된 경험
   b) 장기간 객담섞인 기침
      (1) 2주 이상
      (2) 점점 악화
   c) 발열과 오한
   d) 야간 발한
   e) 쉽게 피로해지고 권태해짐
   f) 오심
   g) 체중 감소
   h) 객혈
   i) 최근 투베르쿨린 검사
   j) 외국 태생, 방글라데시, 인도, 인도네시아, 나이지리아 및 파키스탄과 같은 발생율이 높은 국가로의 여행(최신 정보는 CDC 또는 세계 보건기구 웹 사이트 참조)
   k) 양로원, 감옥 또는 노숙자 피난소의 거주자 또는 직원
   l) 알콜 또는 기타 약물 남용자
   m) 인종/소수 민족: 아프리카계 미국인, 히스패닉 및 아시아인
2) 과거력
   a) 기저질환
      (1) 당뇨
      (2) 악성 질환
      (3) 규폐증
      (4) 만성 신부전
      (5) 면역억제
      (6) HIV 감염 또는 AIDS
   b) Bacille Calmette–Guérin (BCG) 백신 (보통 다른 나라 출신의 사람)
   c) 약물 치료, 특히 장기간 스테로이드 치료
   d) 알레르기
   e) 예방접종 상태

b. 객관적 자료 수집

1) 신체 검진
   a) 전반적 외모
      (1) 체온상승
      (2) 중정도의 고통/불편함
   b) 시진
      (1) 마른 체형
      (2) 가능한 객혈
   c) 청진
      (1) 호흡음 감소
2) 진단적 절차
   a) 응급실에서 투베르쿨린 피부 검사를 우선적으로 시행할 수 있다.
      (1) PPD: 5mm 이상의 경결은 HIV 감염이 있거나, 새로 진단된 결핵 환자와 접촉한 경우 또는 과거에 결핵을 앓고 치료받은 적이 있고 비정상적인 방사선사진 결과를 보이면 양성으로 간주함; 10 mm 이상의 경결은 모든 경우에 양성으로 간주함 (붉게 변하는 것은 요인이 아님)
      (2) 첫 번째 PPD주사가 피하로 주입되었다면 즉시 반복할 수 있다. 두번째 시도는 2인치의 여유를 두고 삽입하며 만약 두번째 시도가 실패하면 한달 후 시도함
      (3) PPD에 대한 금기 사항은 이전 PPD 양성검사를 보인 경우만 해당
      (4) 모노백검사(mono–vacc test): PPD와 동일한 기준; 주입시 팔뚝에 장치의 받침대와 끝의 모양이 남을 만큼 충분히 세게 누름; 대량의 선별검사에 사용, 진단용이 아님; 1~2 mm라도 만져지는 모든 홍반은 양성으로 PPD로 간주
   b) TB 혈액 검사: 인터페론 감마선 방출 분석법(IGRA)
      (1) 양성: 결핵균에 감염됨; 잠복성 결핵 또는 결핵 여부를 확인하기 위해 추가적인 검사가 필요
      (2) 음성: 혈액이 검사에 반응하지 않는다; 잠복성 TB 및 결핵이 없음
      (3) 우선 검사대상자: 이전에 BCG 예방접종을 받았거나 및 피부 반응결과를 확인하기 위해 재방문이 필요하지 않는 자
   c) 아스파르테이트아미노전달효소(aspartate aminotransferase, AST) 수준: 이소니아지드(INH)를 시작하기 전 35세 이상의 성인이나 간독성 위험이 증가한 사람에게 측정
   d) 흉부 방사선: 특히 후부 상부엽의 침윤
   e) AFB 및 배양을 위한 객담: 이른 아침세 번 연속적으로 얻기
   f) 아동의 경우 삼킨 객담을 얻기 위해 위액을 흡인
   g) 심전도(electrocardiogram, ECG)

2. 분석: 감별 간호진단/협력적 문제

a. 가스교환 장애 (Impaired gas exchange)

b. 지식 부족 (Deficient knowledge)

3. 계획과 수행/중재

a. 산소공급

b. 정질액/약물을 제공하기 위한 정맥로 확보

c. 의학적 중재 준비 및 지원

1) 질환 전염의 감소

a) 기침하는 환자는 대기실에서 음압실로 격리시키고, 방 밖으로 이동시 적절한 마스크를 착용시킴

b) 기침 또는 재채기를 할 때 코와 입을 티슈로 덮도록 환자에게 교육; 비말 핵 감소

2) 심장과 맥박 산소 측정 모니터링 적용

3) 투베르쿨린 검사

4) 가능한 병원 혈청 포도당 수치 지원

5) 적절한 보건 당국에 환자 및 연락처보고

d. 처방에 따른 약물투여

1) INH

2) rifampin (Rifadin)

3) ethambutol (Myambutol)

4) 피라진아미드(PZA)

e. 환자/가족 교육

1) 활동성인 경우 환자는 다음의 경우까지 감염성으로 간주하므로 치료의 첫 2주 동안 환자를 격리한다.

a) 직접 치료관찰 14일 후까지

b) 기침 감소 및 열이 없을 때까지

c) 3번 연속적인 AFB 도말검사 상 음성이 나올 때까지

2) 외과용 마스크는 환자에게 도움이 되나, 건강관리종사자나 가족에게는 효과적이지 않으며, 이들에게는 특수 TB 마스크(N95 마스크 또는 미립자 호흡기)가 필요하다.

3) 생활 공간(예 주택 및 아파트)을 신선한 공기를 마시기 위해 환기를 시켜 외부로 오래된 공기를 배출한다. 하루에 약 20회의 환기가 필요하다.

4) 환자/가족이 결핵 검사의 결과를 확인하기 위해 외래를 방문하도록 격려한다.

5) 질환 및 전염에 대한 교육을 통해 약물 요법의 이행을 격려한다.

6) 투약에 관한 교육

a) 활동성 질환이 있는 모든 환자는 직접 관찰 치료를 고려해야 하고, 특히 약제 내성 결핵 환자 또는 노숙자, 알코올 또는 약물 남용 환자, 아동/청소년과 같은 비순응의 위험이 높은 환자는 직접관찰을 고려해야 한다.

b) 예방 치료는 6개월 동안 제공되며, 권고사항은 다음과 같다:

(1) PPD 경결이 5 mm 이상인 HIV 감염 또는 HIV 감염 의심환자 환자의 경우 12개월 동안 치료

(2) 새로 진단받은 환자의 가족 구성원과 긴밀히 접촉한 경우

(3) 최근 투베르쿨린 검사 전환기

(4) PPD 경결이 10 mm 이상이면서 HIV 음성인 정맥 약물 사용자

(5) 결핵 치료를 받지 않은 자

(6) PPD 경결이 10 mm 이상인 결핵 위험이 높은 만성질환자(예 당뇨, 신부전, 백혈병, 저체중, 영양실조)

(7) PPD 경결이 10mm 이상이고 기타 위험요인이 없는 35세 미만인 자

c) 약물요법: 예방요법 및 치료요법은 일반적으로 4가지를 사용

(1) INH

(2) pyridoxine (vitamin B6): INH로 인한 말초 신경 병증 예방

(3) rifampin (Rifadin): 체액의 변색과 소프트 콘택트 렌즈의 영구적인 변색

(4) PZA

(5) ethambutol (Myambutol)

(6) 알코올 및 acetaminophen 섭취를 피한다.

(7) 기분이 좋아졌더라도 매일 같은 시간에 처방약을 복용하고 의사의 지시없이 치료를 중단하지 않는다.

7) HIV 검사를 격려한다.

8) 사회복지사업 의뢰 제공

4. 평가와 지속적 감시

a. 호흡기능 향상

b. 호흡음 및 맥박 산소 측정

c. 심박수 및 리듬

O. 수두 (VARICELLA (CHICKENPOX))

수두는 varicella zoster virus (VZV)로 인해 유발되는 전염성이 매우 높은 질환이다. 감염된 사람과 직접 접촉하거나 호흡기 분비물의 공기 비말에 노출되거나 소포의 수액과 접촉되었을 때 전염된다. 잠복기는 10~21일이며, 질환의 평균 발병기간은 14~16일이다. 전염성 기간은 발진이 있기 1~2일 전부터 시작되며 모든 병변이 가피로 변하면 끝나는데, 보통 발진 후 4~5일까지이다. 미국의 대부분 사례는 10세 미만의 아동에게서 발생한다. 청소년, 성인 및 면역저하 환자는 더 심각한 질환과 합병증의 위험이 있다. 합병증에는 병변의 세

균 감염, 폐렴, 혈소판 감소증, 신부전, 뇌염 및 라이 증후군이 포함된다. 선천성 수두 증후군은 임신 초기 상반기에 발생하며, 감염된 어머니에게서 태어난 신생아의 사망률은 31%이다. 아동기 예방접종을 준수하면 수두에 걸리지 않으며, 수두노출의 감수성이 있는 건강관리종사자는 부주의한 질환 확산을 예방하기 위해 노출 후 10~21일에는 근무를 해서는 안 된다.

1. 사정

a. 주관적 자료 수집

1) 현병력/주호소
   a) 수두에 노출된 경험
   b) 전구증상(발진 48시간 전): 발열, 기침, 권태감, 두통, 자주 발진 가려움
2) 과거력
   a) 기저질환
      (1) HIV 감염
      (2) 암
      (3) 혈액 순환 장애
      (4) 기타 면역 저하 상태
   b) 임신중 또는 임신하려고 노력 중
   c) 투약
   d) 알레르기
   e) 예방접종 상태

b. 객관적 자료 수집

1) 신체 검진
   a) 전반적 외모
      (1) 의식수준, 행동, 감정: 불안, 흥분, 혼동
      (2) 체온상승: 발열, 낮은 등급
      (3) 경미한 정도에서 중정도의 고통/불편함; 기타 합병증이 있으면 위독해 보일수 있다.
   b) 시진
      (1) 전형적으로 250-500개의 발진
         (a) 몸통에서 시작하는 희미한 붉은 색 반점
         (b) 붉은 바탕에 물방울 모양의 소포, 건조하고 껍질을 덮음
         (c) 새로운 소낭이 여러 단계에서 며칠에 걸쳐 나타난다.
         (d) 손바닥과 발바닥에는 없을 수 있다.
         (e) 소포는 어느 점막에도 발생하여 파열되어 얕은 궤양이 될 수 있다.
      (2) 찰과상에 의한 피부 착색
      (3) 병변의 증상 징후: 적색, 부기, 압통
   c) 청진
      (1) 기침
      (2) 천명음, 수포음 등 호흡음 청진가능
2) 진단적 절차
   a) 일반적으로 없으므로, 임상적으로 진단
   b) 요검사 실시 및 가임기 여성은 임신 검사를 한다.
   c) 의심스러울 경우, Tzanck 도말 검사, 혈청 검사, PCR 또는 간접 면역 형광법을 사용할 수 있다.
   d) 간 기능 검사: 질병의 심각성
   e) 요추 천자: 국소 신경학적 소견
   f) 흉부 방사선: 수두 폐렴

2. 분석: 감별 간호진단/협력적 문제

a. 통증 (Pain)
b. 체액부족 위험성 (Risk for fluid volume deficit)
c. 지식 부족 (Deficient knowledge)
d. 감염위험성 (Risk for infection)
e. 피부 통합성 장애 (Impaired skin integrity)

3. 계획과 수행/중재

a. 의학적 중재 준비 및 지원

1) 공기 (호흡기) 및 접촉 예방 조치를 제공한다.
2) 대기실에서 환자/가족을 다른 사람과 격리시킨다.

b. 처방에 따른 약물투여

1) acetaminophen (Tylenol): 아스피린은 라이증후군의 위험요인이므로 금함
2) 항히스타민제
3) 정맥이나 구강으로 항바이러스제를 투여하여 학령기 아동과 성인에게 질환의 중증도를 줄인다.

c. 환자/가족 교육

1) 모든 병변이 딱딱해질 때까지 환자에게 학교나 직장을 쉬도록 설명한다.
2) 고위험군에 대한 예방접종
   a) varicella-zoster immune globulin (VZIG)
      (1) 노출후 예방
      (2) 면역 결핍 환자 (HIV 감염, AIDS, 암, 스테로이드 치료)
      (3) 노출 후 96시간 이내에 접종할 것, 빠르면 빠를수록 좋다
      (4) 감수성있는 건강 관리 종사자는 역가를 확인하고 필요할 경우 예방접종을 받아야 한다.
3) 병변의 감염 예방
   a) 유아가 자는 동안 긁는 행위를 줄이기 위해 취침동안 손에 양말을 씌운다.
   b) 병변의 감염 예방을 위해 손톱을 짧게 자른다.

c) 가려움증을 치료하기 위해 국소 베이킹 소다를 부착하거나 calamine 로션을 바른다.
d) 첫 며칠 동안은 3~4시간마다 냉습식 압박기를 적용하거나 미온수나 냉수를 이용한 목욕을 한다. 단, 몸을 가볍게 두드리면서 문지르지 않는다.
4) 많은 국소적인 항정신병제에는 항히스타민 제가 포함되어 있으므로(예 diphenhydramine [Benadryl]), 과용하지 않는다.
5) 특히 구강내 소포가 있을 때 차갑고 부드럽고 자극없는 음식을 섭취한다.
6) 부모는 자녀에게 적절한 시기에 예방접종을 한다.
7) 질환의 악화 또는 합병증의 징후/증상을 교육한다.
a) 발열
b) 기침
c) 병의 악화
d) 피부 감염 징후

4. 평가와 지속적 감시

a. 발열관리

P. 바이러스성 뇌염 (VIRAL ENCEPHALITIS)

뇌염은 뇌 조직의 염증 반응을 일으키는 뇌의 감염이다. 종종 수막염과 같이 나타나며 인식할 수 없는 경증의 경우부터 심각한 신경학적 침범에 이르기까지 다양한 증상과 증상을 나타낸다. 북아메리카의 대부분의 사례는 arboviruses, 단순 포진 바이러스 (HSV) 1 형, varicella-zoster virus (VZV) 및 Epstein-Barr virus (EBV)로 인해 유발되는 바이러스성 질환이다. 전염은 동물에 의해 물리거나 계절성 매개체(예 모기, 진드기 및 아르보 바이러스, 라임병, 로키산 홍반열 등의 작은 곤충)에 의해 발생하기도 한다. 더 일반적인 인간 바이러스는 비말 또는 병변의 삼출물을 통해 전달된다. 그런 다음 바이러스는 혈액을 통해 신경계에 들어간다. 바이러스가 뇌의 신경세포에 들어가면 염증, 신경 장애, 손상을 일으킨다. 뇌염은 모든 연령대에서 발생하며, 사망률은 아르보 바이러스 감염에서 5~10%, 광견병에 대해서는 거의 100%이다.

1. 사정

a. 주관적 자료 수집
1) 현병력/주호소
a) 발열
b) 두통
c) 눈부심
d) 오심, 구토
e) 혼동, 기면, 혼수, 기타 감각 변화
f) 새로운 정신병적 증상
2) 과거력
a) 기저질환
(1) 최근의 바이러스성 질환 또는 대상 포진에 걸린 병력
(2) 면역 장애
b) 최근 동물 또는 진드기 물린 경험
c) 여행경험: 시기
d) 투약
e) 알레르기
f) 예방접종 상태

b. 객관적 자료 수집
1) 신체 검진
a) 전반적 외모
(1) 의식수준, 행동, 감정: 혼동, 발작, 혼수
(2) 체온상승
(3) 중정도에서 심각한 정도의 고통, 위독
b) 시진
(1) 원인에 따른 발진
(2) 비정상적인 근육 운동
(3) 수막종
(4) 국소 신경학적 소견
c) 촉진/타진
(1) 반사 신경의 변화
2) 진단적 절차
a) 전혈구계산검사(complete blood count, CBC) 및 감별계산: 결과 및 원인에 따라 다름
b) 혈액배양
c) 혈청 화학검사(serum chemistries)
d) 바이러스 혈청검사: arbovirus 확진을 도움
e) 응고프로필
f) 요검사 실시 및 가임기 여성은 임신 검사를 한다.
g) 요추 천자
h) 두부 컴퓨터 단층 촬영 스캔, 자기공명영상
i) 뇌전도(electroencephalogram, EEG)
j) 심전도(electrocardiogram, ECG)

2. 분석: 감별 간호진단/협력적 문제

a. 상해의 위험 (Risk for injury)
b. 비효과적 기도 청결 위험성 (Risk for ineffective airway clearance)
c. 언어적 의사소통 장애 (Impaired verbal communication)

3. 계획과 수행/중재

a. 기도, 호흡, 순환 유지(1장 참조)

b. 산소공급

1) 호흡곤란 환자에게 빠른 연속 기관삽관(RSI) 및 환기 지지
2) 고유량 산소

c. 정질액/약물을 제공하기 위한 정맥로 확보

1) 뇌 부종을 피하기 위해 체액 과부하 최소화

d. 의학적 중재 준비 및 지원

1) 원인 규명이 확인될 때까지 표준주의 준수 및 격리
2) 전문기도관리
   a) 비강 또는 구강 삽관
   b) 성문외 기도기(supraglottic airway), 후두마스크 기도기(LMA), 식도-기관 콤비튜브(esophageal-tracheal Combi-tube), 킹(King)
   c) 수술적 기도(예 윤상갑상연골절개술)
3) 침상머리 30도 올리기
4) 발작 예방 적용
5) 심장과 맥박 산소 측정 모니터링 적용
6) 위관삽입
7) 유치카테터 삽입
8) 정상체온 유지
9) 병원 입원 지원

e. 처방에 따른 약물투여

1) 빠른 연속 기관삽관(RSI) 전 진정제, 진통제, 신경근육 차단제 등 약물을 투여한다.
2) 항생제
3) 항바이러스제
4) 스테로이드
5) 이뇨제

4. 평가와 지속적 감시

a. 기도유지

b. 의식수준

c. 혈역학적 상태

d. 호흡음 및 맥박 산소 측정

e. 심박수 및 리듬

f. 섭취량 및 배설량

14장

내과적 응급

Medical Emergencies

Teri Arruda, DNP, FNP-BC, CEN

주요 주제

전반적 전략

- 사정
- 분석: 감별 간호진단/협력적 문제
- 계획과 수행/중재
- 평가와 지속적 감시
- 중재와 환자반응 기록
- 나이와 관련된 고려사항

특정 응급 상황

- 알레르기 반응 /아나필락시스(Allergic Reaction/Anaphylaxis)
- 만성 피로증후군(Chronic Fatigue Syndrome)
- 열병(Fever)
- 섬유근육통(Fibromyalgia)
- 통풍/가성통풍(Gout/Pseudogout)
- 라이 증후군(Reye Syndrome)
- 류마티스 관절염(Rheumatoid Arthritis)
- 전신성 홍반성 루푸스(Systemic Lupus Erythematosus)

I. 전반적 전략 General Strategy

A. 사정 (ASSESSMENT)

1. 일차 및 이차 사정/소생(1장 참조)

2. 초점 사정

a. 주관적 자료 수집

1) 현병력/주호소

a) 통증: PQRST

b) 외상: 기전 및 시간

c) 피로, 권태감, 식욕변화

d) 관절 통증, 근육통, 허약

e) 오심, 구토, 설사, 오심

f) 정신상태 변화 또는 의식수준 저하

g) 발열

h) 기침, 호흡곤란

i) 발진, 두드러기, 가려움

j) 부종: 위치 및 유형

k) 인후통

l) 증상완화 노력

(1) 가정에서 사용하는 자연요법(민간요법) 또는 일반 판매약 투약

(2) 대체요법/동종 요법 치료

(3) 처방받은 약물

(a) 처방약물

(b) 일반판매약/허브

2) 과거력

a) 기저질환

(1) 심혈관질환

(2) 당뇨

(3) 물질 남용 또는 알코올 중독의 병력

(4) 겸상 적혈구 빈혈

(5) 혈우병

(6) 비장 절제술: 면역 반응을 변화시킴

(7) 바이러스성, 세균성, 곰팡이성, 리케치아 또는 기생충 감염과 같은 전염병 과정의 최근 또는 과거 병력

(8) 최근 투약

(9) 가임기 여성의 마지막 생리 기간

3) 심리/사회/환경적 요인

a) 나이: 매우 젊거나 노인의 경우 더 심할 수 있다.

b) 가족력

c) 성별 :일부 질환은 성별과 관련이 있다.

d) 인종: 발병율 증가와 관련이 있다.

e) 생활 양식

4) 영양 상태: 영양 부족 또는 과영양

5) 학대, 폭행, 친밀한 상대의 폭력(3장, 30장 참조)

b. 객관적 자료 수집

1) 전반적 외모
 a) 의식수준, 행동, 감정
 b) 활력징후
 c) 냄새
 d) 걸음걸이
 e) 위생
 f) 체중
 g) 고통/불편함의 정도
2) 시진
 a) 경정맥
 b) 피부색
 c) 발진 또는 두드러기
 d) 점막
 e) 외상
 f) 홍반 부위
 g) 모니터 상의 심장 부정맥
3) 청진
 a) 호흡음: 정상, 천명음, 수포음 등
 b) 장음: 정상, 항진, 저하, 소실 등
 c) 심음: S_1, S_2, 기타 심잡음 등
4) 촉진/타진
 a) 부비동 압통
 b) 압통 부위
 c) 피부의 온도, 수분도, 탄력도
 d) 고열 부위
 e) 말초 동맥의 균등성
 f) 정맥 충만 및 정맥류
 g) 림프절
 h) 흉부 타진 음에 주의
 i) 복부의 둔탁음 부위

3. 진단적 절차

a. 검사실 검사

1) 전혈구계산검사(complete blood count, CBC) 및 감별계산
2) 혈당(glucose), 혈액요소질소(BUN), 크레아티닌(creatinine)을 포함한 혈청 화학검사(serum chemistries)
3) 요검사(urinalysis) 실시 및 가임기 여성은 임신 검사
4) 동맥혈가스검사(arterial blood gas, ABGs)
5) 적혈구침강속도(Erythrocyte sedimentation rate, ESR)
6) 혈청 및 소변 독성 선별검사: 약물의 치료적 범위 및 독성 섭취 확인인
7) 응고 검사: 부분트롬보플라스틴시간(partial thromboplastin time, PTT), 프로트롬빈시간(prothrombin time, PT)
8) 혈액형과 교차시험
9) 혈청 암모니아 농도
10) 일산화탄소헤모글로빈 농도
11) 혈청 요산 수치
12) 간 효소 수치
13) 겸상 적혈구 선별검사
14) 간염 선별검사
15) 혈청 케톤 수치
16) 갑상선 기능 검사
17) 뇌척수액의 세포 수, 포도당 및 단백질 수, 배양

b. 영상 검사

1) 흉부 방사선
2) 컴퓨터 단층 촬영 스캔
3) 자기공명영상

c. 기타

1) 12 유도 심전도(ECG)
2) 뇌파도(Electroencephalogram, EEG)
3) 관절천자

B. 분석: 감별 간호진단/협력적 문제 (ANALYSIS: DIFFERENTIAL NURSING DIAGNOSES/COLLABORATIVE PROBLEMS)

1. **비효과적 기도 청결** (Ineffective airway clearance)
2. **가스교환 장애** (Impaired gas exchange)
3. **심박출량 감소** (Decreased cardiac output)
4. **체액부족/과다** (Deficient/excess fluid volume)
5. **비효과적 조직관류** (Ineffective tissue perfusion)
6. **불안/두려움** (Anxiety/fear)
7. **피로** (Fatigue)
8. **피부 통합성 장애** (Impaired skin integrity)
9. **지식 부족** (Deficient knowledge)
10. **기억장애** (Impaired memory)
11. **비효과적 대처** (Ineffective coping)
12. **급성/만성 통증** (Acute/chronic pain)
13. **감염의 위험** (Risk for infection)
14. **상해의 위험** (Risk for injury)
15. **수면 양상 장애** (Disturbed sleep patterns)

C. 계획과 수행/중재 (PLANNING AND IMPLEMENTATION/INTERVENTIONS)

1. 진료의 우선 순위 결정

a. 기도, 호흡, 순환 유지(1장 참조)
b. 산소공급
c. 필요시 수액/약물을 제공하기 위한 정맥로 확보
d. 장비와 물품 설치
e. 의료 절차 준비/지원
f. 처방에 따른 약물투여
g. 불안 완화
h. 지지가 된다면 중요한 사람들이 같이 있도록 허용
I. 환자/가족 교육

D. 평가와 지속적 감시 (EVALUATION AND ONGOING MONITORING)

1. 지속적으로 모니터하고 치료

2. 환자의 반응/결과를 모니터하고 필요에 따라 간호 계획을 수정

3. 긍정적인 결과가 입증되지 않으면 사정 및/또는 치료 계획을 재평가

E. 중재와 환자반응 기록 (DOCUMENTATION OF INTERVENTIONS AND PATIENT RESPONSE)

F. 나이와 관련된 고려사항 (AGE-RELATED CONSIDERATIONS)

1. 아동

a. 성장 발달
1) 수분량이 적고 체표면적이 크며 신진 대사율이 높아 탈수가 급격히 발생한다.
2) 신진 대사율의 증가하면 포도당/글리코겐 저장이 증가한다.
3) 신생아, 영아나 유아는 미성숙한 면역계로 인해 질환에 더욱 취약하다.

b.주요점
1) 사회적 미소의 부족은 잠재적으로 아픈 아이를 확인하는 중요한 지표 중 하나이다.
2) 아동은 질환을 앓고 있는 동안 자신 스스로를 돌보지 못한다.
3) 신생아가 놀라지 않도록 만지기 전에 주의하여 시진한다.
4) 발열 정도가 질환의 중증도를 의미하지 않는다.
5) 아동의 체중을 기준으로 약물을 투여한다.

2. 노인

a. 노화관련
1) 골다공증, 골관절염, 관절 연골 위축, 통풍의 빈도가 증가한다.
2) 면역 체계가 손상되어 감염 위험이 증가한다.
3) 스트레스에 반응하는 예비 용량이 감소한다.

b. 주요점
1) 감염의 증상이 발열 또는 백혈구 수 증가보다는 낙상 또는 전신쇠약으로 나타날 수 있다.
2) 지남력, 식욕 또는 기분의 미묘한 변화는 의학적 문제를 의미할 수 있다.

II. 특정 응급 상황 Specific Medical Emergencies

A. 알레르기 반응/아나필락시스 (ALLERGIC REACTION/ANAPHYLAXIS)

아나필락시스의 대한 정의는 명확하지 않으며, 이로 인해 정확한 발생율도 알려지지 않고 있지만, 발생빈도는 증가하는 추세이다. 이는 잠재적인 알레르기원과 그것에 노출되는 인구의 증가와 연관이 있다.

경미한 알레르기 반응은 두드러기와 가려움증과 같은 피부 증상의 발현과 관련이 있다. 종종 문제의 알레르기 항원은 확인되지 않지만, 피부 반응은 대개 자가회복(self-limiting)된다. 더 심각한 아나필락시스 반응은 두드러진 피부 및 전신 증상과 징후가 동반되어 생명을 위협하는 상태가 되는 것이다. 전신적인 아나필락시스 증상(full-blown syndrome)은 저혈압, 기관지경련을 동반하는 두드러기 및/또는 혈관부종이며, 90% 이상의 환자가 두드러기, 홍반, 가려움또는 혈관부종의 증상이 병합하여 나타난다. 면역 매개 질환과 유사한 임상 증상을 보이지만, 면역 매개 질환은 아니다. 아나필락시스는 신속하게 사정하여 치료해야 하는 분명한 의학적 응급상황으로 간주된다.

아나필락시스는 자극이 되는 물질에 노출된 후 점막의 분비 증가, 기관지 평활근의 긴장 증가, 혈관 평활근의 긴장 감소 및 모세 혈관 투과성 증가 등이 빠르게 발생한다. 이는 히스타민, 류코트리엔 C_4, 프로스타글란딘 D_2 및 트립신분해효소(tryptase)를 포함하는 매개체의 방출에 의한다. 전형적인 아나필락시스의 경우, 항원 (알레르겐)이 이전에 감작된 호염기구나 비만세포에 부착된 항원 특이적 면역글로불린 E (IgE)와 결합하면 거의 즉시 매개체가 방출된다. 반면, 아나필락시스성 반응은 자극이 되는 물질에 의해 매개체가 직접적으로 방출되며, 이 과정에서 IgE의 매개 역할이 없는 것이다. 점액 분비의 증가, 기관지 평활근의 긴장 증가 및 기도 부종은 아나필락시스에서 관찰되는 호흡기 증상의 원인이 된다. 심혈관 긴장의 감소와 모세 혈관 누출시 심혈관계에 영향을 미치게 되며,히스타민 방출은 피부의 두드러기, 눈물, 결막 충혈, 눈 주위의 가려움 등을 유발한다.

아나필락시스의 가장 흔한 발병 원인은 비경구 항생제(특히

penicillin), 정맥내 조영제, 벌목계 자상(말벌, 말벌, 노란색 재킷 및 불개미) 및 특정 식품(특히 땅콩)이다. 경구 투약하는 약물 또는 다양한 다른 노출 경로를 통해서도 발생할 수 있으며, 약물에 노출된 과거력이 없는 경우에도 아나필락시스가 나타날 수 있다. 또한 아나필락시스는 특발성일 수 있다. 비경구 노출의 경우 더 빠르고 심각한 반응을 일으키고, 반응이 빠를수록 상태가 심각한 경향이 있다. 대부분의 반응은 수 시간 내에 발생하지만, 일부 증상은 노출 후 3~4일까지도 나타나지 않을 수 있다.

1. 사정

a. 주관적 자료 수집

1) 현병력/주호소
   a) 알고 있는 알레르기 반응 촉진에 대해 설명 (예 알레르기 항원에 찔림, 섭취, 또는 접촉)
   b) 알레르기항원 접촉 부위
   c) 접촉 후 경과 시간
   d) 환자/가족의 알레르기 병력
   e) 호흡곤란
   f) 구토
   g) 복부 경련; 설사
   h) 가려움
   i) 자극받은 부위
   j) 병원진료 전
2) 과거력
   a) 기저질환
   b) 투약
   c) 고려해야 할 일반적인 알레르기 항원
      (1) 투약
         (a) Penicillin과 cephalosporin 항생제는 아나필락시스에서 가장 흔히 보고되는 약물. 그러나 penicillin이나 cephalosporin 알레르기 과거력은 신뢰하기 어려운 경우가 많고, 과거력만으로 알레르기 반응을 예측할 수 있는 것은 아니다.
         (b) 아스피린과 다른 NSAIDs는 알레르기 반응 및 아나필락시스가 흔히 일어나는 약물이다.
      (2) 정맥내 방사성 조영제
         (a) 조개 또는 "요오드 알레르기"는 정맥내 조영제 사용의 금기가 아니며 전처방(premedication)이 필수사항은 아니다.
         (b) "요오드 알레르기"라는 용어는 잘못된 명명이다. 요오드는 인체에 존재하는 필수 미량 원소이기 때문에, 요오드에 대한 알레르기는 있을 수 없다. 요오드 알레르기 과거력을 보고하는 경우, 이는 대개 이전의 조영제 알레르기 반응 또는 조개 알레르기 반응을 의미하는 것일 수 있다.
         (c) 고삼투성 정맥내 조영제를 받은 환자의 약 1~3%가 알레르기 반응을 경험한다. 저분자량(LMW) 조영제의 사용시 알레르기 반응의 발생율이 약 0.5%로 감소된다.
      (3) 벌목(벌과 개미류) 쏘임(9장 참조)
         (a) 알레르기 반응과 아나필락시스의 일반적인 원인
      (4) 기타 알레르기항원
         (a) 흔한 음식 알레르기항원: 견과류(특히 땅콩), 콩과 식물, 어류, 어패류, 우유, 계란
         (b) 라텍스

b. 객관적 자료 수집

1) 신체 검진
   a) 전반적 외모
      (1) 의식수준, 행동, 감정: 어지러움, 불안, 안절부절, 방향 감각 상실, 발작, 혼수
      (2) 빈호흡, 협착음, 저혈압, 빈맥, 서맥, 청색증
      (3) 경증에서 중증의 고통/불편함
   b) 시진
      (1) 혈관부종: 혀와 입술의 뚜렷한 부종
      (2) 붉은 피부 부위
      (3) 국소적 홍반과 부종
      (4) 두드러기
      (5) 결막염
   c) 청진
      (1) 천명음과 같은 우발음
      (2) 쉰 목소리

2. 분석: 감별 간호진단/협력적 문제

a. 비효과적 기도 청결의 위험 (Risk for ineffective airway clearance)
b. 통증 (Pain)
c. 불안/두려움 (Anxiety/fear)
d. 지식 부족 (Deficient knowledge)

3. 계획과 수행/중재

a. 아나필락시스의 경우

1) 기도, 호흡, 순환 유지(1장 참조)
   a) 호흡/심장의 손상이 있는 경우 프로토콜에 따라 기본소생술(Basic Life Support, BLS) 및 전문소생술(Advanced Life Support, ALS)을 시작하거나 지속
2) 산소공급
   a) 기도가 손상된 환자의 빠른 연속 기관삽관 및 환기지지
   b) 고유량 산소

3) ACLS, 정질액/약물을 제공하기 위한 큰 구경의 정맥로 확보
4) 의학적 절차 준비/지원
  a) 전문기도관리
    (1) 비강 또는 구강 삽관
    (2) 성문외 기도기(예 King, 콤비튜브, 후두 마스크 기도)
    (3) 수술적 기도(예 윤상갑상막절개술)
  b) 심장과 맥박산소측정기 모니터링 적용
  c) 위관삽입 및 흡인 적용
  d) 유치도뇨관 삽입
  e) 정상체온 유지
  f) 입원절차 지원
5) 다음과 같이 처방에 따른 약물을 투여한다.
  a) 빠른 연속 기관삽관 전처치 약물: 기관삽관이 필요한 경우 진정제, 마취제, 신경근육차단제
  b) 에피네프린(epinephrine): 알레르기 반응 시 피하주사로; 생명을 위협하는 아나필락시스 반응에는 정맥주사로 투여 가능
  c) 프로토콜에 따라 ACLS 약물 투여
  d) 항히스타민제 diphenhydramine (Benadryl)
  e) Histamine-2 blockers (예 ranitidine [Zantac], cimetidine [Tagamet])
  f) 코르티코스테로이드(corticosteroid) (예 methylprednisolone [Solu-Medrol]): 특히 불응성 기관지 경련치료에 효과적; 작용은 몇 시간 지연되어 나타난다.
  g) 기관지 경련에 대한 흡입성 베타-효현제(예 albuterol [Proventil, Ventolin])
  h) 글루카곤은 베타 차단제 복용으로 수액요법에 불응하는 저혈압이 있는 환자에게 유용하다. 또한, 체내 cAMP (cyclic adenosine monophosphate) 수치를 증가시키므로 에피네프린 투여 환자에게도 유용하다.
  i) 에피네프린 및 기관지확장제 치료 후에도 심한 기관지 경련이 지속되는 경우, aminophylline 을 투여한다.
  j) Levarterenol (Levophed) 또는 dopamine (Intropin)과 같은 알파-아드레날린성 혈압상승제는 불응성 저혈압 환자에서 고려될 수 있다.

b. 경미한 피부알레르기의 반응
1) 처방에 따른 약물투여
  a) Diphenhydramine (Benadryl)
  b) Epinephrine: 피하주사
  c) Cimetidine (Tagamet)
  d) Hydroxyzine (Atarax, Vistaril)
2) 환자/가족 교육
  a) 알고 있는 알레르기 자극을 피한다.

c. 국소적인 반응인 경우, 접촉부위를 치료한다(9장 참조).
1) 의학적 절차 준비/지원
  a) 영향받은 부위의 안정을 취한다.
  b) 곤충 침이 존재하는 경우 제거하고, 추가적인 독의 방출을 최소화하기위해 접촉부위를 꼬집거나 쥐어짜지 않도록 한다.
  c) 해당 부위에 냉요법을 적용한다.
  d) 약한 소독 비누와 물로 씻는다.
2) 처방에 따른 약물투여
  a) 고기 연화제를 사용하여 파파인 반죽을 발라 독을 비활성화한다.
  b) 파상풍 예방접종을 실시한다.
3) 환자/가족 교육
  a) 필요시 냉요법을 적용한다.
  b) 감염징후를 관찰한다.
  c) 피해야 할 상황
    (1) 향수, 스프레이, 달콤하고 끈적거리는 물질의 사용 및 밝은 색의 의복은 곤충을 유인함
    (2) 특히 목주위의 광범위한 피부 노출
    (3) 꽃, 나무, 수풀이 많은 지역에 앉거나 눕기
    (4) 맨발로 다니는 것
  d) 벌레에 물린 경우를 대비해 응급약품세트 및 Epi-pen 주입법을 익히고 익숙해진다.
  e) 환자에게 의료정보가 새겨진 팔찌(Medic-Alert bracelet)의 착용을 격려한다.
  f) 환자나 가족, 또는 차량 및 학교/직장에 Epi-pen을 휴대하도록 한다.

4. 평가와 지속적 감시

a. 기도유지
b. 의식수준
c. 혈역학적 상태
d. 호흡음 및 맥박산소포화도
e. 심박수 및 리듬
f. 섭취량 및 배설량
g. 두드러기 변화

B. 만성 피로 증후군 (CHRONIC FATIGUE SYNDROME)

만성 피로 증후군(chronic fatigue syndrome, CSF) 또는 전신성 활동불내성 질환(systemic exertion intolerance disease, SEID)은 감염성 바이러스 질환과 연관이 있을 수 있지만 정확한 원인은 알려지지 않았다. 충분한 휴식에도 불구하고 지속되는 피로가

6개월 이상되고, 다음의 증상 중 4가지 이상의 증상이 동반될 때 진단할 수 있다: 실질적인 단기 기억이나 집중력 손상, 인후통, 낮은 등급의 열, 림프절 압통, 근육통, 부종이나 발적이 없는 다발성 관절 통증, 새로운 유형, 양상 또는 심각성을 보이는 두통, 불면증 또는 과수면증, 24시간 이상 지속되는 운동 후 권태감. 언어 실독증이 있을 수 있어 환자는 정확한 단어를 찾지 못해 자신이 원하는 대로 표현할 수 없다. CFS는 다른 나라보다 미국에서 더 흔하며, 중년의 젊은 여성에게서 가장 호발한다. 응급실 관리의 초점은 증상을 보이는 환자 중 악성 종양, 자가 면역 질환, 내분비증 또는 만성 정신병과 같은 다른 만성 질환을 배제하고, 생명을 위협하는 다른 질환을 제외하는 것 초점이며, 이후 CFS 환자를 감별하면 환자의 후속 지원을 위해 적절한 관련 전문의에게 의뢰하는 것이 중요하다.

1. 사정

a. 주관적 자료 수집
1) 현병력/주호소
a) 6개월 이상의 피로
b) 휴식과 수면에도 불구하고 발생
2) 인지 장애
a) 단기 기억 문제
b) 언어 실독증
c) 일상 업무를 수행할 수 없다는 좌절
3) 과거력
a) 기저질환
(1) 우울
b) 발현 이전의 활동성 감염
(1) EBV 감염이나 전염성 단핵구증의 병력
(2) 환자는 이전 감염을 기억하지 못할 수 있다.
c) 투약
d) 알레르기

b. 객관적 자료 수집
1) 신체 검진
a) 전반적 외모
(1) 의식 수준, 행동, 감정: 차분한 행동, 우울
(2) 경도 또는 중등도의 고통/불편함
b) 시진
(1) 편도선 전방 기둥의 초승달 모양의 진홍빛 변화
c) 촉진
(1) 목, 겨드랑이, 사타구니 부위의 작고 부드럽지 않은 림프절
2) 진단적 절차
a) 항체역가
(1) IgG VCA EBV 역가 및 *Chlamydia pneumoniae* 역가: 상승할 수 있으나, 이것으로 만성피로증후군을 진단할 수는 없다.
b) 전혈구계산검사(complete blood count, CBC), 일반화학검사(chemistry), 적혈구침강속도(ESR)
c) 원인 질환을 배제하기 위한 갑상선 및 부신 기능 검사
d) 컴퓨터 단층촬영: 뇌의 전두엽 영역의 저관류가 나타날 수 있다.

2. 분석: 감별 간호진단/협력적 문제

a. 피로 (Fatigue)
b. 감염의 위험 (Risk for infection)

3. 계획과 수행/중재

a. 의학적 절차 준비/지원
1) 기질적 질환 배제
a) 갑상선 기능 항진증, 부신 기능 부전, 악성 질환, 라임병, 후천면역결핍증후군, 간 및/또는 신질환
2) 감염 전문의와의 상담
b. 환자/가족 교육
1) 질환에 따른 정서적 영향을 지지한다.
2) 스트레스와 운동으로 악화될 수 있음을 환자에게 교육한다.
3) 휴식을 격려한다.
4) 전문의에 의해 항바이러스제와 베타-카로틴을 투여할 수 있다.

4. 평가와 지속적 감시

a. 의식수준
b. 혈역학적 상태

C. 발열 (FEVER)

발열은 신생물, 면역계의 질환, 혈관 염증, 급성 대사 장애, 조직 경색 및 외상뿐만 아니라 세균성, 바이러스성, 리케치아 및 기생충 감염을 수반 할 수 있다. 갑작스러운 호흡기 증상, 오심, 구토 및 설사, 심한 권태감, 관절통, 급성 림프절 및 비장비대, 뇌수막 징후, 백혈구 수 > 12,000/㎣ 또는 < 5,000/㎣, 배뇨장애 또는 옆구리 통증, 발진, 또는 봉와직염 등과 함께 열이 발생한 경우, 감염을 의심할 수 있다.

세균반응으로 나타나는 조직 염증은 histamine, bradykinin 및 serotonin을 방출하여 모세 혈관의 국소 혈류와 투과성을 증가시킨다. 다량의 누출된 체액, 단백질 및 피브리노겐은 손상된 조직 주위에 응고를 형성하고 그 부위를 격리시킨다. 일부 세균은 조직 독성 때문에 빠르게 격리된다. 다른 물질은 응고와 격리가 일어나기 전에 몸 전체로 이동한다. 호중구의 골수 생성 증가를 자극하는 백혈구 증식 인자가 염증 조직으로부터의 방출되기 때문에 수 시간 내에 호중구 감소증(백혈구 증가)이 발생한다. 생후 28일 이전의 신생아, 고령자, 면역억제환자의 경우, 열을 비롯하여 비정상적인 체온이 관찰되면 심

각한 세균감염이 있는 것으로 추정해야 한다.

아동의 경우 직장 체온이 38℃를 초과하면 열이 있다고 판단한다. 아동의 중추 체온는 일반적으로 하루 동안 0.5~0.8℃ 만큼 변화하며 병리적 문제여부와 관계없이 증가할 수 있다. Prostaglandin은 인체의 열 조절에 관여하는데, 시상 하부에서 혈관 수축 및 기타 열 생산 및/또는 방출 기전을 변경하여 열에 대한 인체의 반응에 영향을 미친다. 한편 발열원(pyrogen)은 prostaglandin E_1 및 D_2를 방출한다. 발열원은 백혈구에 의해 생성된 저분자량 (LMW) 단백질이다. 종합병원 응급실의 소아과를 방문하여 발열 검사를 받은 환자의 거의 절반에서 확인된다. 잠재적으로 생명을 위협하는 사건은 급성 열성 아동 환자의 약 1%에서 발생한다. 심각한 세균 감염에는 뇌수막염, 균혈증 또는 패혈증, 장염, 폐렴, 심낭염, 골수염, 패혈증성 관절염 또는 봉와직염이 있다. 열성 환자는 중이염, 인후염, 부비동염, 요로 감염, 장염 및 맹장염과 같은 다른 일반적인 세균성 질환, 또는 상부 호흡기 감염, 세기관지염, 장 바이러스 증상, 위장염 및 인플루엔자 유사질환과 같은 바이러스성 질환을 보일 수 있다.

열은 어느 연령대에서도 발생할 수 있다. 신생아(28일 미만)와 어린 영아(60일 미만)는 전통적으로 소아 열병 환자군으로 분류된다. 24개월 미만의 아동은 소아 열병 환자군의 또 다른 하위 집단이다. 신생아에 대한 평가는 직장 체온 변화의 유무에 대한 기록을 포함해야 하는데, 귀-탐침 체온계값은 직장 체온계값만큼 정확하지 않을 수 있다. 일부 연구에 따르면 조작자 오류가 귀-탐침 체온계의 부정확성의 주요 원인이라고 한다. 어린 아동의 체온을 정확하게 측정하려면 직장 체온계를 사용하는 것이 좋다.

발열이 있을 때, 신생아나 영아는 패혈증 위험이 있다고 간주된다. 이 연령대는 전통적으로 두 가지 이유로 아동보다 더 큰 위험에 처하는 것으로 간주된다. 첫째, 신생아와 영아의 세균성 병원균과 아동의 병원균 종류가 다르며, 둘째로 이들의 면역체계는 아동에 비해 감염에 대응하는 힘이 약하다. 모든 패혈증 신생아가 열이 있는 것은 아니며, 오히려 저체온증이 있을 수도 있다. 그러므로 영아기의 잠재적인 패혈증의 징후와 증상들, 예를 들어 부적절한 수유, 과민 반응, 기면 등을 함께 평가해야 한다. 중이염, 폐렴과 같이 특정부위에 국한된 세균성 감염일지라도 신생아의 경우 패혈증을 배제할 수 있는 추가 검사를 광범위하게 시행해야 한다.

신생아 응급 처치에 대한 지침이 적용되어야 한다. 전통적으로 열이 있는 신생아(체온 > 38.0℃ 이상)인 경우에는 CBC, 혈액 배양 1회, 흉부 방사선 촬영, 소변 검사 및 소변 배양(카테터 또는 치골상 방광흡인법) 및 뇌척수액 분석을 위한 요추 천자를 포함한 full sepsis workup을 실시한다.

잠재적 세균혈증은 특이 증상과 징후없이 체온이 상승한 것으로, 1980년대와 1990년대 24개월 미만의 아동의 약 3~5%에서에서 발생하였으나, 1990년대 이후에는 폐렴구균(pneumococcal) 및 *Haemophilus influenzae B* 백신의 효과로 비율이 감소하였다.

일부 아동은 보호자가 고체온을 확인하여 응급실로 내원하지만, 응급실에 내원하면 열이 나지 않는 경우가 있다. 부모는 실제로 체온계로 체온을 측정하여 체온상승을 보고하지만 기록이 없을 수도 있고, 주관적인 정보(예 아이의 몸통 또는 사지를 만지거나 이마 감각을 느끼는 것)에 근거하여 보고할 수도 있는데, 이는 열이 존재한다는 신뢰할만한 지표이다. 연구에 따르면 부모가 측정한 아동의 체온에 대한 평가는 보통 정확하다고 하였다.

아동의 체중에 근거하여 적절하게 해열제를 투여하였는지를 평가하고, 부모에게 이에 대해 교육하는 것은 매우 중요하다. 일반판매약의 경우, 2세 미만 아동을 위한 체중에 근거한 정확한 용량이 항상 제시되어 있지는 않으며, 일부는 간단히 '의사에게 문의'라고 적혀있다. 부모는 자녀에게 적절한 용량의 해열제를 투여하기 위해 자녀의 체중이 수시로 변화할 때마다 복용량을 다시 계산해야 할 필요가 있음을 교육받아야 한다.

발열의 비감염성 원인으로는 외부의 높은 외부 온도, 옷을 너무 두둑하게 입힌 경우와 같은 환경적 요인과 악성질환, 류마티스질환, 최근의 예방접종 등이 포함된다. 일부 저자는 의견이 다르지만, 선행연구에서 젖니가 날 때 산발적으로 체온상승이 있을 수 있다고 하였다.

열성 경련은 일반적으로 생후 5개월에서 5년 사이에 발생하며, 최대 호발시기는 생후 8개월에서 20개월 사이이다. 아동의 신경계는 미성숙한 단계에 있기때문에, 발열은 신경세포의 불안정성을 증가시키고, 경련에 더 민감하게 만든다. 경련은 실제 체온값보다 체온의 상승 속도에 의해 발생한다.

1. 사정

a. 주관적 자료 수집

1) 현병력/주호소
   - a) 발열 발현 및 관련 증상
     - (1) 급격하게
     - (2) 점진적으로
   - b) 전구증상
   - c) 이전에 비슷한 사건
   - d) 통증
     - (1) 귀와 목
     - (2) 흉부 또는 흉막
     - (3) 복부
     - (4) 두통
     - (5) 배뇨곤란
     - (6) 근육통 및 관절통
   - e) 발작
   - f) 오심 또는 구토 및 설사
   - g) 발진
   - h) 기타 가족구성원이나 친구의 질환
   - i) 아동의 경우, 활동의 수준, 눈 맞춤, 낯선 사람에 대한 반응, 수분 섭취, 대변 패턴, 수면 패턴 변경 및 출생 이력에 대해 질문

j) 최근 다른 나라로의 여행
k) 최근 예방접종
(1) 디프테리아, 파상풍, 백일해 (DTP) 백신의 투여는 몇 시간 내에 발열을 일으킬 수 있으며 최대 48시간 지속될 수 있다.
(2) 홍역, 유행성 이하선염, 풍진 (MMR) 백신과 같은 살아있는 바이러스 백신의 투여는 백신 투여 후 7~10일까지 체온 상승을 초래할 수 있다.
l) 최근 외과적 또는 기타 침습적 절차
m) 정수처리되지 않은 물의 섭취
2) 과거력
a) 기저질환
b) 최근의 질환/전염병에 대한 노출
c) 가임기 여성 환자의 경우 마지막 정상 생리 기간
d) 투약
e) 알레르기
f) 예방접종 상태

b. 객관적 자료 수집
1) 신체 검진
a) 전반적 외모
(1) 의식수준, 행동, 감정
(a) 기면: 의식 수준의 감소; 아동이 부모나 돌봄 제공자를 인식하지 못하고, 검진자와의 시선을 마주치지 못하고, 연령에 맞는 환경에서 환경과 상호 작용하지 못하는 것이 특징
(b) 발작 또는 발작 후
(2) 청색증 또는 기타 호흡곤란 징후
(3) 빈맥, 빈호흡, 호흡곤란, 그렁거림, 코 벌렁임 또는 수축: 빈호흡은 하부 호흡기 감염의 가장 민감한 지표이며, 근본적인 산증의 지표임
(4) 체온 상승 또는 비정상 체온
(5) 경증에서 중증의 고통/불편함, 위독할 수도
b) 시진
(1) 수화 수준: 마른 점막, 가라앉은 천문, 울 때 눈물이 마름 및/또는 소변배출 부족
(2) 뇌수막 징후: Kernig 징후(누운 상태에서 다리를 완전히 똑바로 할 수 없으며 허리 통증) 또는 Brudzinski 징후(목의 수동 굴곡시 팔, 엉덩이 및 무릎의 불수의적 굴곡)
(3) 이차 감염이 있는 병변 또는 국소 피부 감염
(4) 발진: 점상 또는 비점상출혈, 출혈성 발진은 전형적으로 수막 구균에 의한 압도적인 전신성 세균 감염의 결과로 발현
(5) 귀와 인두의 염증
(6) 생식기 분비물
c) 청진
(1) 수포음 및 천명음, 감소된 호흡음 및/또는 비정상 호흡음
(2) 장음
d) 촉진/타진
(1) 지연된 모세 혈관 재충전과 관련된 불량한 관류. 신속한 조기 저산소증 평가. 모세 혈관 재충전 시간이 3초 이상 지연되면 저관류를 의미
(2) 복부 압통 또는 복부를 보호하는 자세
(3) 경부강직
(4) 국소적 고열, 압통
(5) 자궁 및 부속기 압통
(6) 옆구리 압통
2) 진단적 절차
a) 전혈구계산검사(complete blood count, CBC) 및 감별계산: 백혈구수(white blood count, WBC) 상승
b) 요검사(urinalysis) 및 가임기 여성은 임신 검사
c) 혈당(glucose), 혈액요소질소(BUN), 크레아티닌(creatinine)을 포함한 혈청 화학검사(serum chemistries)
d) 배양: 혈액, 소변, 상처, 자궁경부, 객담, 비인두, 관절액
e) 흉부 및 복부 방사선사진; 신생아 및 어린 유아에서 흉부 방사선은 패혈증 후유증 관찰을 위해 일상적으로 수행
f) 요추 천자
(1) 생후 12개월 이전에 첫 발작이 있거나 체온이 41 ℃ (106 ℉) 이상인 경우 실시
(2) 성인의 경우 경부강직, 두통, 원인불명의 열이 있는 경우
(3) 적극적인 해열 치료 후 불안정 또는 기면 상태가 지속되는 아동의 경우

2. 분석: 감별 간호진단/협력적 문제

a. 감염의 위험 (Risk for infection)
b. 체액부족위험성 (Risk for fluid volume deficit)
c. 상해의 위험 (Risk for injury)
d. 지식 부족 (Deficient knowledge)

3. 계획과 수행/중재

a. 기도, 호흡, 순환 유지(1장 참조)
b. 산소공급
c. 필요시 정질액/약물을 제공하기 위한 정맥로 확보

d. 의학적 절차 준비/지원

1) 심장과 맥박산소측정기 모니터링 적용
2) 적응증인 경우, 유치도뇨관 삽입
3) 정상 체온 유지: 옷 벗기기 등 실시
4) 골반 검진
5) 요추 천자
6) 염증이 있는 사지의 거상 및 고정
7) 신체적 상해로부터 환자 보호(예 침상난간 올리기 및 침대고정)
8) 명확한 발열 또는 감염원이 확인되지 않은 경우, 유아 및 노인 환자의 병원 입원 지원

e. 다음과 같이 처방에 따른 약물투여

1) >38.3℃인 경우 acetaminophen (Tylenol) 또는 ibuprofen (Advil, Motrin) 투여
2) 항생제
3) 저혈당 치료를 위한 정맥내 포도당 수액 주입
4) 항경련제 정맥 주사: diazepam (Valium), lorazepam (Ativan), phenobarbital, phenytoin (Dilantin), 또는 fosphenytoin (Cerebyx)

f. 환자/가족 교육

1) 발열 조절 정도를 확인한다.
2) 감염의 원인 없이도 체온이 상승할 수 있으므로, 항생제 처방이 반드시 필요한 것은 아니다.
3) 처방된 약물에는 해열제, 항생제, 항경련제, 항구토제 등이 포함되어 있을 수 있다.
4) 탈수 방지를 위해 적절한 수분을 보충한다.
5) 응급실 내원이 필요한 징후와 증상을 교육한다.
   a) 열이 조절되지 않을 때
   b) 경련이 재발생했을 때
   c) 의식수준에 변화가 있을 때
   d) 상태 호전이 없거나, 상태가 악화될 때

4. 평가와 지속적 감시

a. 의식수준

b. 혈역학적 상태

c. 체온 조절

d. 호흡음 및 말초산소포화도

e. 심박수 및 리듬

f. 섭취량 및 배설량

g. 경련

D. 섬유근육통 (FIBROMYALGIA)

섬유근육통는 만성 광범위한 통증, 피로 및 여러 신체 증상으로 특징지어지며, 20~50세의 여성에게서 더 흔하다. 중추 신경계에서 생화학적 변화가 나타나 통증에 과민 반응을 일으키고 통증 자극을 비정상적으로 처리하게 된다. 그 원인은 아직 알려지지 않았지만, 많은 가정이 있다. 환자는 종종 인지장애와 급성통증을 호소로 응급실을 내원한다. 진단과 최선의 중재에 대한 결정은 비응급상황에서 진행되는 것이 좋으며, 지속적인 추후관리 및 관리의 연속성을 유지하는 것이 필요하다.

1. 사정

a. 주관적 자료 수집

1) 현병력/주호소
   a) 통증
      (1) 종종 화끈거림과 피로함과 관련
      (2) 대근육을 침범
      (3) 검사시 여러 개의 압통점
      (4) 발현: 최근 또는 진행 중(3개월 이상)
      (5) 위치: 국소적 또는 전신적
   b) 피로
      (1) 종종 불량한 수면과 관련
2) 과거력
   a) 기저질환
   b) 기억력 문제
   c) 투약
   d) 알레르기

b. 객관적 자료 수집

1) 신체 검진
   a) 통증계를 이용한 검사시 18개 압통점 중 11개 이상의 통증
2) 진단적 절차
   a) 기타 질환(예 갑상선 기능 저하증, 류마티스성 관절염[rheumatoid arthritis, RA])을 배재하기 위한 검사 실시
   b) Serotonin 수치: 비정상적으로 낮음

2. 분석: 감별 간호진단/협력적 문제

a. 활동 지속성 장애 (Activity intolerance)

b. 만성 통증 (Chronic pain)

c. 신체 기동성 장애 (Impaired physical mobility)

d. 자기돌봄 결핍 (Self-care deficit)

3. 계획과 수행/중재

a. 처방에 따른 약물투여

1) 항우울제: amitriptyline (Elavil)
2) 진통제: NSAIDs, tramadol (Ultram)
3) 골격근 이완제
4) 항경련제: gabapentin (통증완화를 위한 뉴론틴 Neurontin)
5) 기침 및 진해제(dextromethorphan)

b. 환자/가족 교육

1) 마사지, 운동, 온요법 등의 물리요법을 격려한다.
2) 질환관리에 대해 교육한다.
   a) 스트레스 요인에 의해 증상이 유발될 수 있다.
   b) 식이에 변화를 피하도록 한다.
   c) 지시에 따라 운동하도록 한다.
   d) 환자는 활동을 자신의 상태에 맞게 조절하고, 그 범위를 알고 있어야 한다.
   e) 수면 부족 또는 불량한 수면상태는 증상을 악화시킬 수 있다.

4. 의뢰

류마티스 전문의, 심리상담사, 정신과 또는 신경과 전문의 등에게 적절하게 의뢰

5. 평가와 지속적 감시

a. 통증 완화

E. 통풍/가성통풍 (GOUT/PSEUDOGOUT)

통풍과 가성통풍은 요산의 과도한 생산 또는 분비감소로 인해 관절 통증과 염증 증상을 야기하는 질환이다. 치료의 목표는 질병조기에 개입하여 관절에 영구적인 손상을 방지하는 것이다. 질병은 관절 공간에 결정이 형성되는데, 통풍과 가성통풍은 종종 구별하기 어렵다. 이들 질환은 납 중독, 혈액증식성 장애 및 신장 질환 등 여러 요인에 의해 발생할 수 있다. 두 질환의 초기 치료는 종종 동일하며, 항염증제 사용이 핵심이다.

통풍은 자가면역장애 및 대사장애와 많은 관련이 있다. 전형적으로 통풍은 무증상의 고요산혈증, 급성 통풍, 결절성 통풍의 3단계로 발병한다. 통풍 또는 통풍성 관절염의 첫 발병은 보통 엄지발가락(첫 번째 중족지간관절)에서 가장 흔하다. 남성의 발생율이 여성보다 9배 높다. 아킬레스건, 귓 바퀴, 팔꿈치 윤활낭 주위를 따라 요산일나트륨(monosodium urate, MSU)의 침착과 통풍 결절을 흔히 확인할 수 있다. 기저질환을 치료하는 것이 주요 치료법이다.

가성통풍은 칼슘인산염 결정에 의한 관절의 염증으로, 노화, 외상 및 부갑상선 기능항진증이나 혈색소침작증과 같은 대사 이상과 관련이 있다. 임상적으로 통풍과 종종 구별하기 어렵다. 급성 단일 관절염 및 패혈증성 관절염과 같은 여러 다른 질환과 증상이 유사하다[표 14-1]. 불행히도 기저질환을 치료할 구체적인 치료요법은 없다.

1. 사정

a. 주관적 자료 수집

1) 현병력/주호소
   a) 통증
      (1) 위치
         (a) 첫 에피소드: 통증, 부종 및 염증의 자연 발현; 단일 관절, 보통 제 1 중족 지간 관절
         (b) 재발성 에피소드: 다관절, 발등에 영향을 미칠 수 있다
         (c) 발목, 발 뒤꿈치, 무릎, 손목, 손가락 및 팔꿈치
         (d) 질환이 확인된 관절을 제외한, 매우 드물게 나타나는 다른 관절 부위
      (2) 통증의 시기/발현: 종종 밤에
      (3) 통증의 특성
         (a) 참을 수 없는 통증
         (b) 옷입기, 움직임, 체중을 싣는 활동 등을 전혀 할 수 없음
   b) 발열
      (1) 첫 에피소드일 때 미열이 흔히 동반
2) 과거력
   a) 기저질환
      (1) 고혈압
      (2) 고중성지질혈증
   b) 위험인자: 임질, 최근 관절의 찔린 상처 또는 손상, 전신적인 감염 징후와 같은 통풍 또는 연조직감염, 패혈증성 관절염
   c) 최근 투약
   d) 알레르기

b. 객관적 자료 수집

1) 신체 검진
   a) 전반적 외모
      (1) 체온상승
      (2) 걸음걸이: 변화된, 말단 사용을 꺼리는
      (3) 중정도의 고통/불편함
   b) 시진
      (1) 영향받은 관절의 홍반
      (2) 영향받은 관절의 부종
   c) 촉진
      (1) 고열 부위
      (2) 영향받은 관절의 압통
2) 진단적 절차
   a) 요산: 정상 또는 상승

표 14-1 통풍, 가성통증, 단일관절 관절염 및 패혈성 관절염의 비교

통풍	가성통풍	단일관절 관절염	패혈성 관절염
자발적인 통증의 발현 엄지 발가락의 중족 지간 관절의 부종과 염증은 통풍의 가장 일반적인 증상 다른 호발 부위는 발목, 손목 및 무릎 증상은 몇 시간에 걸쳐 급속하게 발생하는 경향이 있음 통풍은 열감, 홍반, 압통이 있는 단일 관절과 비대칭성 부종이 관찰됨 흔하지는 않지만 급성 통풍에서 수근관 증후군이 관찰됨	가성통풍 관절염의 가장 흔한 부위는 무릎, 손목 및 어깨 가성통풍의 초기증상으로 손목굴증후군이 보고된 보고가 있음 가성통풍의 증상은 보통 잠행성으로 몇 일에 걸쳐 발생할 수 있음	가성통풍의 결과일 수 있는 결정-유발성 관절염인 상완 관절을 제외한 말초 단일 관절의 급성 염증질환자에서 이 진단을 고려한다. 결정-유발성 관절염은 단일 관절염에서 흔하지만, 그렇다고 다발성 급성 진행도 드물지 않으므로 다양한 관절에 동시다발적으로 빠르게 침범할 수 있다. 염증이 엄지발가락에서 시작되어 발바닥과 발목까지 진행되듯이 같은 사지의 여러 관절이 동시에 영향을 받기도 한다.	연조직 염증 또는 패혈성 관절염의 고위험 병력이 있는 환자가 발열, 오한 및 권태감을 보이면 패혈성 관절염을 의심한다. 임질에 노출되었을 가능성, 최근 관절에 대한 자상 또는 파종성 감염의 전신징후가 있을 경우가 그 예이다. 환자가 결정-유발성 관절염의 병력이 있는 경우에도 패혈성 관절염의 가능성을 항상 고려해야 한다. 패혈성 관절염이 진단되면 신속하게 치료를 제공해야 한다. 비가역적 손상이 4~6시간 안에 발생하며, 24~48시간 내에 관절이 완전히 파괴될 수 있다.

(1) 남성의 경우 > 7 mg/dL

(2) 여성의 경우 > 6 mg/dL

b) 혈당(glucose), 혈액요소질소(BUN), 크레아티닌(creatinine)을 포함한 혈청 화학검사(serum chemistries)

c) 갑상선 기능 검사

d) 관절 천자: 영향받은 관절의 활액흡인시 다음의 결과를 확인할 수 있다.

(1) WBCs의 요산일나트륨 결정(monosodium urate crystals, MUC): 결정 유도 관절염인 경우, 관절액의 백혈구 수는 보통 50,000 ~ 100,000 mm^3

(2) 관절액: 백혈구(white blood count, WBC) 외에도 세포 수 및 감별계산, 그람 염색, 균 배양 및 감수성 검사, 결정(crystal)에 대한 현미경 분석 등을 실시; 결정이 보일 경우, 편광된 빛 아래에서 외양적 형태와 모양을 현미경으로 분석하는 것이 진단에 도움이 됨

(a) 통풍(gout): MSU의 결정은 바늘 모양으로 세포내외에서 확인됨; 적색 보상기(red compensator)의 축에 평행하게 정렬되면 노란색으로 보이지만, 편광 방향을 따라 정렬되면 파란색으로 변한다.

(b) 가성통풍: CPP (calcium pyrophosphate) 결정은 적색 보상기의 정렬 방향에 따라 색이 변하지 않는다.

e) 관절 방사선사진

(1) 만성 통풍: 병변은 관절표면의 경화된 부위가 돌출되어 보임

(2) 새로 발현된 급성 통풍: 일반적으로 방사선 사진에서 확인되지 않는다.

(3) 가성 통풍: 연조직, 건 또는 윤활낭의 퇴행성 관절 변화 및 석회화

f) 뼈 스캔: 영향받은 부위에서의 핵종 농도 증가

g) 자기공명영상: 질환의 침범 정도 결정에 유용

(1) 가돌리늄(gadolinium) 조영제를 사용하는 MRI를 통해 건초(tendon sheath) 침범 여부 및 골수염 등을 평가할 수 있다.

2. 분석: 감별 간호진단/협력적 문제

a. 통증 (Pain)

b. 불안/두려움 (Anxiety/fear)

c. 지식 부족 (Deficient knowledge)

3. 계획과 수행/중재

a. 건강관리제공자는 합병증, 과거 치료에 대한 반응 및 환자 선호도를 고려하여 약물 치료를 고려할 수 있다.

1) 초기 치료는 비스테로이드 항염증제 (NSAID)임

2) Colchicine은 NSAIDs에 효과가 없는 환자를 위한 대안임

3) Corticosteroid

4) Glucocorticoid의 관절내주사

5) 주사제가 이차적인 선택이 아닌 다관절 질환의 경우 prednisone과 같은 경구 gluco corticoids 투여
6) 글루코 코르티코이드 정맥주사는 경구용 약물에 효과가 없거나 또는 관절내로 주사를 할 수 없는 입원 환자에게 일반적으로 사용한다.

b. 환자/가족 교육

1) 질환 과정을 설명한다.
2) 위험 요인을 피하도록 하고, 질환 관리를 위한 교육을 통해 이를 실천할 수 있도록 격려한다.
   a) 저퓨린식(low purine diet): 퓨린(예 청어, 홍합, 효모, 연어, 정어리, 멸치, 송아지, 베이컨)이 많이 함유된 식품에 대한 교육을 위해 식이 상담을 의뢰한다.
   b) 생활양식변화의 중요성을 강조; 금주, 적정 체중 유지 등
3) 통제할 수 없는 통증이나 약물 부작용과 같이 중재가 필요한 징후 및 증상에 대해 이야기한다.
4) 건강관리 제공자와의 추후 관리 일정을 준수하도록 격려한다.

4. 평가와 지속적 감시

a. 통증 완화

F. 라이 증후군 (REYE SYNDROME)

라이 증후군은 수두, 인플루엔자 A 또는 B 와 같은 바이러스성 증후군 이후에 간, 대사, 신경계의 3대 기능장애를 특징으로 하는 급성 비감염성 뇌증으로 겨울과 봄에 흔하게 발병하며, 호발연령은 6세와 11세이다. 6세의 경우, 수두를 앓은 후 라이 증후군에 걸릴 확률이 높은 반면, 11세의 경우 B형 인플루엔자 증후군을 앓은 후 라이 증후군에 걸릴 경향이 높다. 1980년대 아스피린이 위험 요인으로 밝혀지면서 수두나 인플루엔자와 같이 열성질환을 앓고 있는 아동에게 아스피린 사용금지에 대한 권고가 내려진 이래로 환자 수는 급격히 감소했다.

주요한 손상부위는 미토콘드리아이다. 글리코겐 저장은 장기간의 구토 및 포도당신합성 효소 경로의 기능 장애로 인해 고갈된다. 지방산 분해가 정상적으로 일어나지 않기 때문에 대체 에너지원을 이용할 수 없다. 따라서, 신체가 폐기물을 효과적으로 제거할 수 없으므로 산이 축적된다. 암모니아를 요소로 전환시키는 간 효소 시스템이 손상되어 암모니아가 축적된다. 또한, 간과 신세뇨관이 붓고 지방 비말이 침윤된다. 심장내 지방 침윤물은 심낭 내 점상출혈을 야기하고, 그 외 고암모니아 혈증, 저혈당증 및 산증은 신경 장애, 뇌부종 및 혼수상태을 유발한다.

라이 증후군의 증상은 이 증후군에만 국한된 것이 아니다. 라이 증후군 진단에 유용한 특이 검사가 없다. 라이 증후군의 징후와 증상은 병기와 상관이 있다. 임상적으로 탈수증 유무에 관계없이 지속적인 구토를 보이고, 황달이 거의 없는 발열 환자에서는 뇌증이 발생하고, 환자의 50%에서는 간비대가 발생한다[표 14-2]. 일부 전문가들은 구충제가 조기 증상을 감출 수 있다고 하지만, 다른 전문가들은 구충제가 병의 원인이 될 수 있다고 보고하고 있다. 드문 경우이지만, 의식변화와 구토가 있는 아동은 라이 증후군을 고려해야 한다. 그리고 감별진단을 위해 라이 증후군의 증상과 유사한 증상을 보이는 모든 아동에게 선천성 신진 대사 장애 (inborn error of metabolism, IEM) 등의 영향을 고려하기 위해 적절한 병력을 조사해야한다. 설사와 과환기는 2세 미만의 아동에게 나타나는 첫 징후일 수 있다.

1. 사정

a. 주관적 자료 수집

1) 현병력/주호소
   a) 발현
      (1) 증상 발현 3주 전 바이러스성 질환에 노출되고, 바이러스성 질환 후 12시간에서 3주 사이에 악성 구토가 급격하게 발생한다. 평균적으로 의식수준 및 행동의 경미한 변화, 흥분, 안절부절, 섬망, 경련, 혼수와 같은 증상이 3일간 지속되며, 신경학적 증상은 보통 구토 발현 후 24~48시간에 발생한다. 기면은 대개 첫 번째 신경 징후이다.

표 14-2 라이증후군의 단계

Stage	징후와 증상
Stage 0	각성
Stage I	구토와 기면 또는 졸림 명령에 반응할 수 있음 간 기능 장애 뇌파 변화
Stage II	섬망, 전투적, 과반사, 느린 반응을 동반한 동공확대, 빈맥, 유해 자극에 대한 적절한 반응, 간기능장애, 뇌파 이상
Stage III	과환기, 둔감, 혼수 상태, 피질제거자세, 정상적인 동공 및 안구전정반사, 지속적인 간 변화, 뇌파 변화
Stage IV	깊은 혼수 상태, 대뇌제거경직, 고정 및 확대된 동공, 눈머리반사 상실, 비정상적인 안구전정반사, 경미한 간기능 장애, 비정상적인 뇌파 소견
Stage V	발작, 근이완, 확장, 무반사, 확대되고 무반응성 동공, 무호흡증, 등전성 뇌파 소견
Stage VI	의식 수준을 변화시키는 약물치료를 받았기 때문에 분류할 수 없는 환자

2) 과거력
 a) 기저질환
 b) 투약
  (1) 살리실산염(salicylate) (환자의 82%의 혈액에서 검출 가능), 페노티아진(phenothiazine), 충혈제거제(decongestant) 사용
 c) 알레르기
 d) 예방접종 상태

b. 객관적 자료 수집
1) 신체 검진
 a) 전반적 외모
  (1) 의식수준, 행동, 감정: 기면, 안절부절, 섬망, 발작, 공격적
  (2) 불분명한 발음
  (3) 중증의 고통/불편함, 위독
 b) 시진
  (1) 동공의 이완과 느린반응
  (2) 박동이 소실되고 충혈이 된 망막 정맥
  (3) 지속적인 구토: 위장관 출혈은 후기에 나타나는 증상임
 c) 촉진/타진
  (1) 간비대
  (2) 비정상적 굴곡 또는 신전을 동반한 근육 긴장도의 증가 또는 저하
2) 진단적 절차
 a) 혈청 암모니아 농도(serum ammonia level): 정상의 1.5 배(1,200 mcg/dL)까지 증가할 수 있다.
 b) 간 효소 수치: 증가할 수 있다.
  (1) 알라닌아미노전달효소(alanine aminotransferase, ALT), 아스파르테이트아미노전달효소(aspartate aminotransferase, AST)는 정상의 3배 정도 증가하지만 4-5단계의 중증도에서는 정상범위로 돌아갈 수 있다.
 c) 골격근 및 심장의 동종효소: 크레아틴키나아제(CK), 크레아틴키나아제 MB (CK-MB) 상승
 d) 응고검사: 프로트롬빈시간(prothrombin time, PT) 및 부분트롬보플라스틴시간(partial thromboplastin time, PTT) 변화
 e) 혈당(glucose), 혈액요소질소(BUN), 크레아티닌(creatinine)을 포함한 혈청 화학검사(serum chemistries)
  (1) 혈당 감소; 1세 미만의 아동은 신진 대사가 높고 글리코겐 저장량이 낮아서 저혈당증이 나타난다.
  (2) 크레아티닌(creatinine) 및 혈액요소질소(BUN): 탈수 및 산증으로 경미한 정도에서 중정도로 증가
 f) 아미노산 및 유리 지방산 수치(예 글루타민[glutamine], 알라닌[alanine], 라이신[lysine]): 상승
 g) 인자 분석(factor assays): 간의 합성 활동의 붕괴로 인해 factor II, VII, IX, X 및 피브리노겐의 감소
 h) 동맥혈가스검사(arterial blood gas, ABGs)
  (1) 대사성 산증: 음이온차이 (anion gap) 증가
  (2) 호흡성 알칼리증
 i) 혈청 중탄산염(serum bicarbonate): 구토에 의해 이차적으로 감소
 j) 젖산탈수소효소(lactate dehydrogenase, LDH): 높거나 낮음
 k) 빌리루빈(bilirubin): 환자의 10~15%에서 2 mg/dL 이상(보통 3 mg/dL 미만); 직접 빌리루빈(bilirubin)이 총빌리루빈의 15% 이상이거나 총빌리루빈이 3 mg/dL 이상인 경우 다른 진단을 고려
 l) 소변 비중 증가; 환자의 80%에서 케톤뇨 발생
 m) 뇌파: 초기 단계에서는 느린 파형 활동을 나타내고, 진행 단계에서는 평평한 파형을 나타냄
 n) 뇌척수액(cerebral spinal fluid, CSF) 평가: 개방 압력이 증가하거나 증가하지 않을 수 있다; WBCs (대개 림프구)는 9×10^9/L (<9/㎣) 정도
 o) 두부 컴퓨터 단층촬영: 뇌부종이 나타날 수 있지만 일반적으로 정상소견을 보임

2. 분석: 감별 간호진단/협력적 문제

a. 비효과적 기도청결의 위험 (Risk for ineffective airway clearance)
b. 가스교환 장애 (Impaired gas exchange)
c. 체액 부족의 위험 (Risk for fluid volume deficit)
d. 비효과적 뇌조직 관류 (Ineffective tissue perfusion: cerebral)
e. 비효과적 가족 대처 (Ineffective family coping)

3. 계획과 수행/중재

a. ACLS 가이드라인에 따른 기도, 호흡, 순환 유지(1장 참조)
b. 산소공급
 1) 환자에게 빠른 연속 기관삽관(rapid-sequence intubation, RSI) 및 환기 지지
 2) 고유량 산소

c. 필요시 정질액/약물을 제공하기 위한 정맥로 확보

1) 필요시 0.9% 생리식염수를 투여한다.

2) 뇌 부종시 수액 과부하를 피하고, 저삼투액 주입을 주의한다.

3) 혈관내 용적을 유지하기 위해 교질 수액(colloid solutions) (예 알부민)을 투여한다.

d. 의학적 중재 준비 및 지원

1) 전문기도관리

a) 비강 또는 구강 삽관

b) 성문외 기도기(예 King, Combitube, 후두 마스크기도기)

c) 수술적 기도(예 윤상갑상막절개술)

2) 심장과 맥박산소측정기 모니터링 적용

3) 위관삽입 및 흡인 적용

4) 유치도뇨관 삽입

5) 카테터 삽입 및 동맥압 모니터링

6) 카테터 삽입 및 두개내압 모니터링

7) 정상 체온 또는 약간의 저체온 유지

8) 상해로부터 환자 보호(예 환자가 공격적인 경우 보호 장치나 침대 난간 적용 및 침대 고정이 필요할 수 있다)

9) 병원 입원 지원

10) 임상 증상의 치료를 위해 다음 보조적 치료요법을 고려한다.

a) 저혈당 조절을 위해 포도당을 주입한다.

(1) 환자가 초기에 저혈당증인 경우 1~2 mL/kg의 용량으로 dextrose 25%를 정맥으로 덩이주사(IV bolus)한다.

(2) 초기 pH가 7.2보다 낮으면 다소 논란의 여지가 있지만 중탄산염을 시간당 1 mEq/kg까지 투여하는 것을 고려하되, 신속한 또는 과도한 교정은 피한다.

b) 체액 과부하 조절을 위해 furosemide (Lasix)을 투여한다.

c) 혈당유지를 위해 인슐린을 투여한다.

d) 고암모니아 혈증시 sodium phenylacetate/sodium benzoate (Ammonul)를 투여한다. 암모니아 농도가 > 500 mcg/dL이거나 환자의 상태가 sodium phenylacetate/sodium benzoate의 초기 투여량에 반응하지 않는 경우 투석을 시작하되 혈액투석이 적절하다.

e) Sodium phenylacetate/sodium benzoate의 초기 투여 첫 15 분 동안 0.15 mg/kg의 ondansetron (Zofran) 투여한다(8시간마다 8 mg을 초과하지 않는다). 이는 sodium phenylacetate/sodium benzoate의 위장관 효과를 상쇄시키는 데 도움이 된다.

f) 발작시 phenytoin (Dilantin) 10~20 mg/kg을 정맥주입 후 1일 5 mg/kg 용량을 6시간마다 정맥 분할 투여하거나 또는 fosphenytoin (Cerebyx)을 10~20 mg/kg 용량으로 투여한다.

g) 삼투성 이뇨제 mannitol (Osmitrol)을 투여한다.

h) 적응증이 되는 경우 스테로이드를 투여한다.

i) 해열제(i.e., acetaminophen [Tylenol])를 투여하되, salicylate는 투여하지 않는다.

4. 평가와 지속적 감시

a. 기도유지

b. 의식수준

c. 혈역학적 상태

d. 호흡음 및 맥박산소측정

e. 심박수 및 리듬

f. 섭취량 및 배설량

g. 혈청 전해질 수준

G. 류마티스 관절염 (RHEUMATOID ARTHRITIS)

류마티스 관절염(RA)은 관절의 부기, 온각, 압통을 특징으로 하는 대칭적인 염증성 질환으로, 활액막과 관련된 원인 불명의 만성 질환이다. 환자는 종종 RA의 진단이나 류마티스 발적 (악화증상) 없이 통증을 주호소로 응급실로 내원하는데, RA가 의심되는 경우, 류마티스 전문의에게 즉시 의뢰하여 관절 공간협소 및 장기간의 장애를 예방하기 위한 항류마티스 약물을 처방받을 수 있도록 해야한다. 류마티스 발적 환자의 경우, 지지 요법과 적절한 약물 치료가 필요하다. 다양한 장기에 염증성 문제나 장애가 있을 수 있는데, 심장(심장염, 심낭염)를 포함하여, 폐(늑막염, 간질 섬유증, 폐내 결절), 간(간염), 안구(공막염, 상공막염, 안구건조), 혈관(혈관염) 등이 대표적이다.

1. 사정

a.주관적 자료 수집

1) 현병력/주호소

a) 통증: 잠행성 또는 갑작스러움

(1) 아침에 30분 이상 지속되는 말단 관절의 관절 경직/통증

2) 과거력

a) 기저질환

b) 투약

c) 알레르기

b. 객관적 자료 수집

1) 신체 검진

a) 전반적 외모

b) 활액막염

c) 붓거나 압통이 있는 관절과 제한된 관절 운동; 류마티스 결절과 같은 관절외 증상

2) 진단적 절차

a) 초기 검사를 위한 류마티스인자 및 항CCP 항체

b) 전혈구계산검사(complete blood count, CBC) 및 감별계산, 대사성 검사 및 요검사(urinalysis)

c) 전형적으로 상승된 ESR 및 CRP (C-reactive protein)

d) 전형적으로 환자의 1/3에서 상승된 anfinuclear antibody (ANA)

e) 관절 삼출이 있으면 통풍, 가성통풍, 전염성 관절염을 배제시키고, 관절부종이 비대칭적이면 관절활액 검사를 실시

f) 비대칭 관절 부종 시 관절 방사선사진을 고려한다.

g) 경추 방사선사진은 연골, 뼈, 인대의 염증 및/또는 파괴를 확인하기 위해 고려될 수 있다.

2. 분석: 감별 간호진단/협력적 문제

a. 활동 지속성 장애 (Activity intolerance)

b. 만성 통증 (Chronic pain)

c. 신체 기동성 장애 (Impaired physical mobility)

d. 자기돌봄 결핍 (Self-care deficit)

3. 계획과 수행/중재

a. 의학적 절차 준비/지원

1) 관절 흡인: 패혈성 관절 배제

2) 합병증 감별: 심장막염, 흉막염, 혈관염

b. 처방에 따른 약물투여

1) 질환 치료용 항류마티즘제(disease-modifying antirheumatologic drugs, DMARDs)

2) 발적 기간동안 단기적으로 마약성 진통제가 필요할 수 있다

c. 환자/가족 교육

1) 물리요법 격려(예 마사지, 운동, 열요법)

2) 질환관리에 대한 환자교육

a) 적절한 영양

b) 유연성을 높일 수 있는 충격이 적은 운동

c) 스트레스 감소

3) 적절한 전문의에게 의뢰(예 류마티스 전문의)

4. 평가와 지속적 감시

a. 통증 완화

H. 전신성 홍반성 루푸스 (SYSTEMIC LUPUS ERYTHEMATOSUS)

전신성 홍반성 루푸스(SLE)는 가임기 여성에게 가장 흔히 나타나는 다장기 자가면역질환이다. 이 질환은 자가면역반응을 자극하여 자가항체를 생산하지만, 이를 억제하지 못하여 발생한다. 응급실 진료는 질환이 악화되어 심장, 호흡기, 복부, 신경계 또는 신장 장애를 유발할 때 요구된다. 질환관리는 환자의 생명을 위협하는 합병증을 보이기 전에 선행해서 제공되어야 한다.

1. 사정

a. 주관적 자료 수집

1) 현병력/주호소

a) 통증)

(1) 기침을 동반한 흉막성 통증

(2) 복부 통증, 경련, 설사

(3) 난치성 두통; 감광성

b) 증상 발현

(1) 급성 vs. 만성

c) 오심 및 구토와 관련된 체중 감소

2) 과거력

a) 기저질환

b) 흔히 삼출물을 동반하는 관절통

c) 통증이 있거나 통증이 없는 경구, 비강 또는 질 궤양

d) 나비(malar) 발진; 원반형 발진

e) 피로

f) 투약

g) 알레르기

b. 객관적 자료 수집

1) 신체 검진

a) 전반적 외모

(1) 의식수준, 행동, 감정: 혼동, 치매, 정신병, 발작

(2) 체온상승

(3) 빈호흡

(4) 중정도의 고통/불편함

b) 시진

(1) 확산성 안면 홍반: 나비 무늬

(2) 객혈

c) 청진

(1) 심음: 심잡음

d) 촉진

(1) 복부 압통

2) 진단적 절차

a) 전혈구계산검사(complete blood count, CBC) 및 감별계산: 빈혈이 흔함

b) 부분트롬보플라스틴시간(partial thromboplastin time, PTT)
c) 요검사(urinalysis)시 단백뇨 또는 혈뇨를 나타낼 수 있으며, 가임기 여성은 임신 검사를 한다.
d) 혈액요소질소(BUN) 및 크레아티닌(creatinine)
e) 항핵 항체(antinuclear antibody, ANA): SLE에 대한 높은 역가
f) 흉부 방사선
g) 심초음파: 삼출
h) 두부 컴퓨터 단층 촬영/자기공명영상 스캔

2. 분석: 감별 간호진단/협력적 문제

a. 급성 통증 (Acute pain)
b. 피로 (Fatigue)

3. 계획과 수행/중재

a. 급성 악화
1) 흉막염
2) 심장막염
3) 장천공
4) 신부전
5) 뇌졸중
6) 발열

b. 의학적 절차 준비/지원
1) 류마티스내과 전문의, 감염내과 전문의, 신경과, 심장 전문의, 소화기계 전문의, 호흡기 전문의, 신장내과 전문의 및 피부과 전문의를 포함한 해당 전문 분야 전문가에게 문의한다.
2) 악성 질환, 원인 불명의 열, 약물로 인해 유발된 루푸스, 감염성 심내막염과 같은 질환을 배제한다.

c. 처방에 따라 약물요법을 한다.
1) NSAIDs
2) Corticosteroid
3) 항말라리아제
4) 면역억제제

4. 평가와 지속적 감시

a. 의식수준
b. 혈역학적 상태

15장
신경계 응급
Neurologic Emergencies

Cynthia S. Baxter, RN, DNP, ACNS-BC, NEA-BC, VHA-CM

주요 주제

전반적 전략
- 사정
- 분석: 감별 간호진단/협력적 문제
- 계획과 수행/중재
- 평가와 지속적 감시
- 중재와 환자의 반응기록
- 나이와 관련된 고려사항

특정 신경계 응급상황
- 치매
- 길리안-바레 증후군
- 두통
- 경련
- 뇌졸중
- 뇌실단락술

I. 전반적 전략 General Strategy

A. 사정 (ASSESSMENT)

1. 일차 및 이차 사정/소생술(1장 참조)

2. 초점 사정

a. 주관적 자료 수집
1) 현병력/주호소
a) 신경계 증상의 발생 및 시간에 따른 경과
b) 의식수준
(1) 의식소실: 발생시간과 기간
(2) 의식변화: 변동, 지속적 감퇴 또는 개선
c) 지적 기능
(1) 기억력
(2) 인지기능의 변화(예 문제해결)
(3) 길을 잃거나 일상적 정보(예 이름, 날짜, 장소 등)를 잊어버림
d) 인성의 변화
e) 정서적 불안정 또는 기분 변화, 성급함
f) 건강이나 개인 습관, 일상생활 동작의 변화
g) 의사소통의 변화
(1) 발음의 변화: 느려짐, expressive aphasia
(2) 이해력 부족: receptive aphasia
h) 운동기능의 변화
(1) 약화
(2) 마비
(3) 협응 불능
(4) 진전, 연축, 속상연축
i) 감각 변화
j) 성기능 변화
k) 시각변화
(1) 시력상실, 흐려짐이나 시력이나 시야의 감소
(2) 일측성 또는 양측성 복시
l) 상해 또는 낙상
(1) 기전
(2) 발생 후 경과시간
(3) 임상적 상태의 변화
m) 동통(PQRST)
n) 두통
o) 경련
p) 구토
q) 실금
r) 증상완화를 위한 노력
(1) 민간요법
(2) 대체보완요법
(3) 약물: 처방약물, 일반판매약/허브

2) 과거력
  a) 기저질환 및 치료계획
  b) 수술적 중재
    (1) 심혈관계 질환
    (2) 신경계 이상
  c) 흡연력
  d) 물질 또는 알코올 사용/남용
  e) 여성의 경우: 최종 월경일, 출산연령
  f) 현재 복용약물: 처방약물, 일반판매약/허브
  g) 알레르기: 음식이나 약물
  h) 예방접종 상태
3) 신경계 응급상태와 관련된 심리/사회/환경적 요인
  a) 스트레스 요인
  b) 동거형태, 돌봄 제공자
    (1) 생활습관
    (2) 대처양식
    (3) 촉발사건
    (4) 폭행, 학대나 배우자/동거인의 폭력 상황이나 가능성(3장, 30장 참조)
  c) 개인적 습관/치장의 변화

b. 객관적 자료 수집

1) 전반적 외모
  a) 의식수준, 행동, 정서
  b) 활력징후
  c) 냄새
  d) 보행: 균형과 조정, 비정상적 발의 움직임
  e) 개인위생
  f) 불편감의 정도
2) 시진
  a) 표면적 상처
  b) 움직임의 대칭성: 안면, 사지
  c) 뇌척수액 누출: 이루, 비루
  d) 경련
  e) 비정상적 자세: 굴곡/신전
3) 청진
  a) 심음
  b) 호흡음
  c) 경동맥 잡음
4) 촉진/타진
  a) 압통
  b) 심부건 반사
  c) 근력과 감각
5) 신경계 검진
  a) 뇌신경 사정 [표 15-1]
  b) Glasgow coma scale (GCS): 성인 또는 아동)
  c) National Institutes of Health Stroke Scale (NIHSS)
    (1) 뇌졸중 중증도 점수화, 재조합 조직플라스미노겐 활성제(recombinant tissue plasminogen activator [rt-PA]) 투여의 적절성 결정을 위해 사용되는 표준화된 도구
  d) FOUR Score Coma Scale [그림 15-1]
  e) 안구대뇌 반사(oculocephalic reflex) (Doll's eye)
    (1) 안구가 머리가 움직이는 반대 방향으로 움직이는 경우에 양성
    (2) 뇌간은 손상되지 않았으나 대뇌피질 손상이 있는 경우 발생
    (3) 안구가 움직이지 않을 경우 심간한 뇌간 손상 의미
    (4) 경부 손상이 의심되는 경우 금기
  f) 안구전정 반사(caloric testing)

표 15-1 뇌신경 사정

뇌신경	사정
안구 징후/운동	
2번: 안신경	시력(2번)
3번: 동안신경	시야(중심, 말초, 측면)(3, 4, 6번)
4번: 활차신경	외안 운동(3, 4, 6번)
6번: 외전신경	
발음 근육	
7번: 안면신경	입술(7번): "미, 미, 미"
9번: 설인신경	구개(9, 10번): "가-가, 카-카"
10번: 미주신경	
12번: 설하신경	혀(12번): "라, 라, 라"
보호반사	
5번: 삼차신경	각막반사(5번, 7번)
7번: 안면신경	
9번: 설인신경	연하반사(9번, 10번)
10번: 미주신경	
기타	
1번: 후신경	후각(1번)
5번: 삼차신경	이마, 볼과 턱의 감각(5번)
7번: 안면신경	안면 움직임과 표현(찡그림, 눈썹 올리기, 미소짓기)(7번)
8번: 청신경	청각(8번)
11번: 부신경	고개돌리기, 어깨 움츠리기(11번)

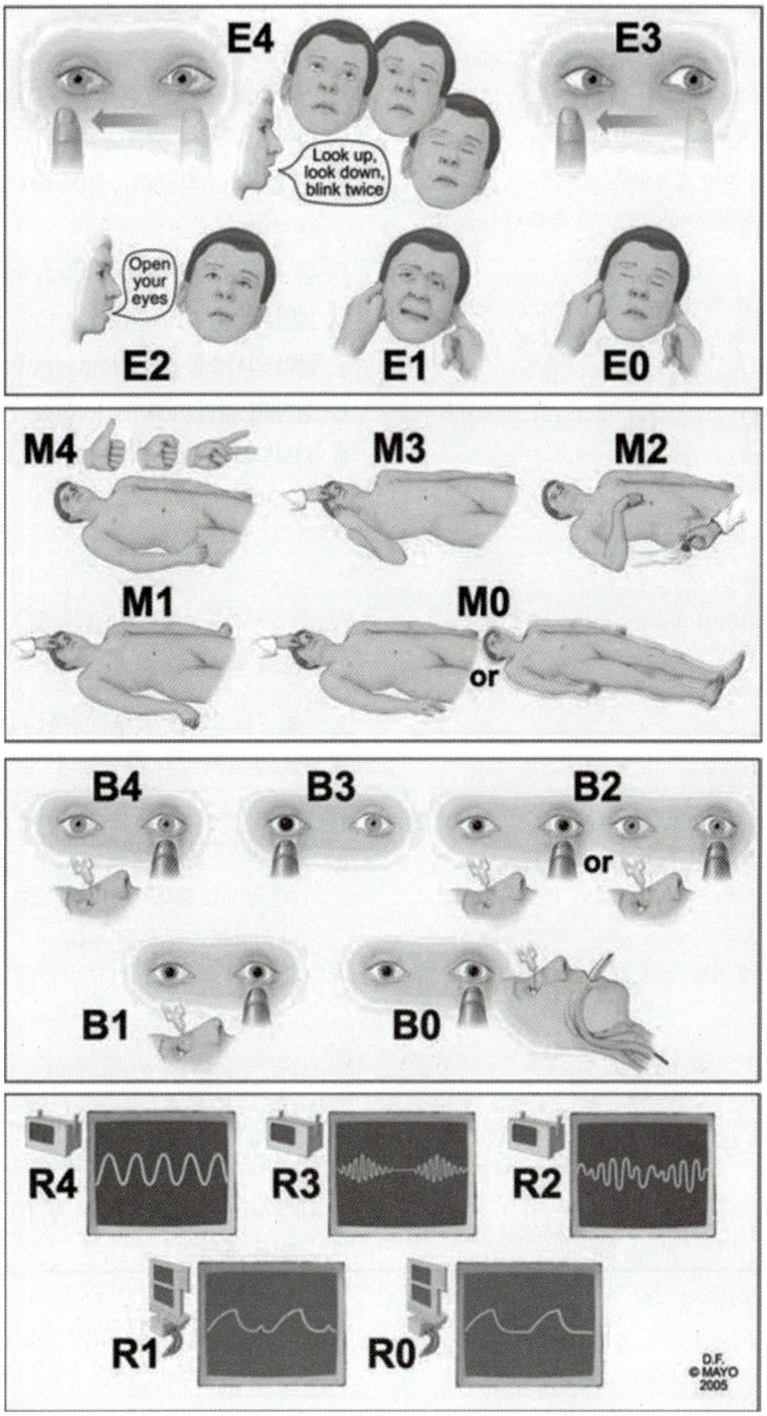

그림 15-1 FOUR Score Coma Scale

(From Iyer, V. N., Mandrekar, J. N., Danielson, R. D., Zubkov, A. Y., Elmer, J. L., & Wijdicks, E. F. M. (2009). Validity of the FOUR Score Coma Scale in the Medical Intensive Care Unit. *Mayo Clinic Proceedings, 84*, 694–701. Retrieved from http://www.sciencedirect.com/science/article/pii/S0025619611605193.)

(1) 찬물로 자극된 귀를 향해 안구가 움직이는 경우에 양성
(2) 뇌간은 손상되지 않았으나 대뇌반구의 손상이 있는 경우 발생
(3) 안구가 움직이지 않을 경우 심각한 뇌간 손상의미
(4) 대게 안구 대뇌 반사보다 늦게까지 보존됨

g) 무호흡 검사: 이산화탄소가 축적되도록 하여 호흡을 자극하고 대상자의 자발 호흡여부를 확인
h) 뇌간 반사의 소실(동공, 연하, 기침 및 각막 반사)

6) 뇌막 징후
a) 경직된 목, 광과민성, 목 굴곡 시 통증
b) Brudzinski 징후 양성(목을 굴곡시켰을 때 무릎/고관절의 불수의적 굴곡)
c) Kernig 징후 양성(앙와위에서 대상자의 고관절을 90도로 굴곡시킬 때 다리를 완전히 펼 수 없음)

3. 진단적 절차

a. 검사실 검사
1) 전혈구계산검사(complete blood count, CBC) 및 감별계산
2) 적혈구 침강속도
3) 혈당(glucose), 혈액요소질소(BUN), 크레아티닌(creatinine)을 포함한 혈청 화학검사(serum chemistries)
4) 혈청과 소변 독극물 검사
5) 응고출혈 검사
6) 동맥혈 가스 분석
7) 요검사: 가임기 여성의 경우, 임신검사 포함
8) 특정 약물 농도 검사
9) 뇌척수액 분석

b. 영상검사
1) 조영제 사용하지 않는 뇌 컴퓨터 단층촬영, 컴퓨터 단층촬영 혈관조영술
2) 경추 촬영(전후, 측면, 치아 포함)
3) 경추 컴퓨터 단층촬영: 손상 기전에 따라
4) 척추 방사선 또는 컴퓨터 단층촬영
5) 흉부 방사선
6) 자기공명영상
7) 자기공명 혈관조영술

c. 기타
1) 대뇌혈관조영술
2) 경동맥 초음파검사
3) 뇌파검사
4) 12 또는 15 유도 심전도
5) 요추천자: 뇌압 상승의 경우 금기

B. 분석: 감별간호진단/협력적 문제 (ANALYSIS: DIFFERENTIAL NURSING DIAGNOSES/COLLABORATIVE PROBLEMS)

1. **비효과적 기도청결의 위험** (Risk for ineffective airway clearance)
2. **가스교환 장애** (Impaired gas exchange)
3. **심박출량 감소** (Decreased cardiac output)
4. **비효과적 조직관류: 뇌** (Ineffective tissue perfusion: cerebral)
5. **급성/만성 통증** (Acute/chronic pain)
6. **불안/두려움** (Anxiety/Fear)
7. **언어 의사소통 장애** (Impaired verbal communication)
8. **상해의 위험** (Risk for injury)
9. **지식부족** (Deficient knowledge)
10. **불이행** (Noncompliance)

C. 계획과 수행/중재 (PLANNING AND IMPLEMENTATION/INTERVENTIONS)

1. 간호의 우선순위 결정

a. 기도, 호흡 및 순환 유지(1장 참조)
b. 필요시 추가 산소 투여
c. 정질액과 약물 투여를 위한 정맥로 확보
d. 장비와 물품 준비
e. 의학적 중재의 준비 및 조력
f. 처방에 따른 약물 투여

D. 평가와 지속적 감시 (EVALUATION AND ONGOING MONITORING)

1. **지속적 감시와 치료**
2. **대상자의 반응/결과 감시, 간호계획을 적절하게 보완**
3. **대상자의 결과의 긍정적 변화가 보이지 않을 경우, 사정과 계획을 재평가**

E. 중재와 환자반응기록 (DOCUMENTATION OF INTERVENTIONS AND PATIENT RESPONSE)

F. 나이와 관련된 고려사항 (AGE-RELATED CONSIDERATIONS)

1. 아동

a. 성장이나 발달관련
1) 어린이는 대사율이 더 높고, 신장 예비율이 낮다.
2) 바빈스키 반사의 존재는 2세까지 정상이다.

3) 천문폐쇄: 대천문은 9~18개월 사이, 소천문은 2개월 내
4) 영아는 정상적으로 굴곡 자세이며 늘어진 신전자세는 비정상이다.
5) 영아는 강직성 간대 경련 대신 목의 과신전과 사지 강직을 보일 수 있다(opisthtonos positioning).

b. 주요점
1) 억제대 적용을 최소화한다.
2) 요추천자 체위동안 호흡 상태를 면밀히 감시한다.
3) 아동의 휴식을 주목하여 근력을 사정한다.
4) 영아의 뇌막자극 증상은 날카롭고 찢어지는 울음, 불안정, 그리고 식욕저하로 나타날 수도 있다.
5) 2~5세 아동에게는 아동용 Glasgow 혼수척도를 적용한다(부록 A).
6) 발달지연 과거력, 나이에 맞지 않는 행동, 점진적인 약화 또는 학습장애는 신경학적 비정상의 징후를 제시하는 것일 수 있다.

2. 노인

a. 나이 관련
1) 65세 이상 노인의 75% 정도가 일정 정도의 인지기능 손상이 있다.
2) 의식적 및 반사적 반응 시간이 점차 느려진다.
3) 미세 식별 능력이 손상된다.
4) 각막 민감성의 감속, 시각적 반사 둔화, 시력과 깊이 지각의 감소, 위상방 주시의 감소, 동공축소를 보인다.
5) 청력이 감소한다.
6) 약물 내성과 반응이 변화된다.

b. 주요점
1) 더 강한 자극을 사용하고 반응 시간을 더 허용한다.
2) 감각반응 사정을 위해 좀 더 날카로운 도구 사용한다.
3) 보호적 환경을 확실하게 한다.
4) 대상자를 직접 보고, 더 낮고 큰 목소리를 사용한다.
5) 한번에 한가지씩 질문하고 대상자가 대답하는 동안 과도한 자극은 피한다.

II. 특수 신경계 응급상황 Specific Neurologic Emergencies

A. 치매 (DEMENTIA)

치매는 의식소실 없이 일상생활이나 독립성을 저해하는 하나 또는 둘 이상의 영역에서 기본 인지 기능의 유의미한 손상이 특징인 기관 장애이다. 가장 흔히 손상되는 인지기능은 기억력이다. 알츠하이머 질환이 치매의 60~70%를 차지하며, 기타로는 Lewy bodies, 전두측두엽 치매, 혈관성 치매, 그리고 파킨슨 병과 동반되는 치매이다. 치매는 미국에서 5백만명 이상의 환자로 추정되며 이는 매년 증가하고 있다. 나이는 치매의 가장 강력한 위험요인으로 특히, 알츠하이머 병은 경우 60세 이후 부터는 10년 마다 배가되는 것으로 알려져 있따.

치매와 관련된 위험요인들은 허혈성 뇌졸중, 고혈압의 심혈관계 위험요인, 흡연, 고지혈증, 비만, 당뇨, 그리고 고 호모시스테인혈증이다. 알츠하이머 병은 유전적 및 가족력과 연관되며, 복잡한 경로를 포함한다. 알츠하이머 병의 경과는 손상된 신경전달물질, 특히 콜리너직 시스템과 뇌기능의 저해와 반점을 유발하는 베타-아밀로이드 단백질에 의해 진행된다.

1. 사정

a. 주관적 자료 수집
1) 현병력/주호소, 다음의 인지영역 중 독립생활을 저해하는 유의한 감퇴
   a) 언어와 기억력
   b) 언어
   c) 실행력
   d) 복잡(complex) 주의력
   e) 인식-운동 (perceptual-motor) 기능
   f) 사회적 기능
      (1) 발생: 만성적 인지기능 상실에 더해 급성 기능 손상은 섬망이나 다른 원인을 제시할 수도 있다.
      (2) 지속기간: 치매 발병의 내재적 특성 상 종종 지속기간을 특정하기가 어렵다.
   g) 일상생활 동작이나 익숙한 과업 수행의 어려움
   h) 초조(agitation) 또는 퇴행(withdrawal)
   i) 기분변화
   j) 기본 신경학적 상태
   k) 반복적 행동이나 움직임
   l) 성격변화
   m) 주도력 상실
   n) 언어문제
   o) 판단력 감소
   p) 물건의 잘못된 배치
   q) 지남력 상실
   r) 수면장애
   s) 보행장애
2) 과거력
   a) 기저질환
      (1) 노인성 치매: 알츠하이머 형
      (2) 심혈관계 질환, 이전의 뇌졸중
      (3) 파킨슨 병
      (4) 정신장애, 우울
   b) 두부손상

c) 만성 물질/알콜 사용이나 남용
d) 약물: 진통제, 항우울제나 항히스타민제와 같이 증상의 악화나 변화를 유발하거나 상호작용할 수 있는 약물의 추가
e) 알레르기

b. 객관적 자료 수집

1) 신체검진
a) 전반적 외모
(1) 의식수준, 행동, 정서: 주변환경과 부합되지 않을 수 있음
(2) 외모치장: 부적절
(3) 중정도에서 심각한 정도의 고통/불편감
b) 완전한 신경학적 검진
(1) 진단기준 [BOX 15-1]
(2) 간이 정신상태 검진(Mini-Mental State Examination): 0점인 영역은 반드시 평가해야 하며, 총점 22점 미만은 치매나 섬망을 의심할 수 있다(민감도 87%, 특이도 82%).
(3) 간이 인지검사(Mini-cog)는 시계-그리기 검사(clock-drawing test, CDT) 사용하며, 무관한 3단어 기억을 사용한다. 3단어 중 하나도 기억하지 못하는 경우 치매를 의심할 수 있으며 3단어 모두 기억하는 경우 정상이다. 시계-그리기 검사는 단어 기억검사와 함께 치매를 결정하는데 사용한다(MMSE의 25점 기준으로 비교할 때, Mini-cog도 유사하게 치매진단에 있어 76%의 민감도와 89%의 특이도를 갖는다).

2) 진단적 절차
a) 전혈구계산검사(complete blood count, CBC) 및 감별계산
b) 혈당(glucose)을 포함한 혈청 화학검사(serum chemistries)
c) 비타민 B12
d) 매독, Lyme 병, 후천적 면역결핍증 바이러스 감염
e) 갑상선 기능검사
f) 소변분석검사
g) 흉부 방사선
h) 두부 컴퓨터 단층촬영 또는 자기공명영상
(1) Single-photon emission CT (SPECT), positron emission tomography (PET)는 치매의 병리적 원인을 규명할 수 있다.
(2) 미래 비교할 수 있는 기본을 제공한다.

2. 분석: 감별진단/협력적 문제

a. 불안 (Anxiety)
b. 상해의 위험 (Risk for injury)
c. 비효과적 대처 (Ineffective coping)
d. 돌봄제공자 역할 긴장의 위험 (Risk for caregiver role strain)
e. 절망감의 위험 (Risk for hopelessness)
f. 지식부족의 위험 (Risk for deficient knowledge)

Box 15-1 치매와 알츠하이머 진단 기준 (DSM IV)

다음을 보이는 다양한 인지 결손:
1. 기억력 결손(새로운 정보 습득 능력이나 이미 알고 있는 정보 재생 능력의 손상)
2. 다음 중 적어도 한가지
   • 실어증(aphasia) (언어장애)
   • 실행증(apraxia) (정상운동기능에도 불구하고 운동행위 수행의 손상)
   • 실인증(agnosia) (정상감각기능에도 불구하고 대상을 인식하거나 알아보지 못함)
   • 실행기능의 손상(즉, 계획, 조직화, 추상화, 규칙적 서열화[sequencing])
3. 인지결손이 일이나 사회적 활동을 현저하게 방해하고, 중대한 감소를 보인다.
4. 점진적으로 발생하여 지속되는 인지적 감소
5. 중추신경계 상태(뇌혈관계 질환, 파킨슨병, 헌팅턴 병, 지주막하 출혈, 종양 등)나 치매를 유발하는 전신 질환(예 갑상선 기증저하증, 비타민 B12 나 나이아신 결핍; 신경매독; AIDS)로 인한 인지적 결손이 아님
6. 결손은 섬망 상태 중에 나타나지 않는다.
7. 비기질성 정신질환(예 조현병, 주요 우울장애)으로 설명될 수 없는 장애

Modified from Dynamed. (2006). Dementia. Retrieved from http://dynamed101.epnet.com/Detail.aspx?id=115618; Dynamed. (2006). Alzheimer's disease. Retrieved from http://dynamed101.epnet.com/Detail.aspx?id=114193.

3. 계획과 수행/중재

a. 필요시 추가 산소 투여
b. 정질액과 약물 투여를 위한 정맥로 확보
c. 의학적 중재의 준비 및 조력
 1) 대상자를 손상으로부터 보호하고 안전한 환경제공
 2) 필요시 병원 입원 돕기
d. 처방에 따른 약물 투여
e. 환자/가족 교육
 1) 필요시 의뢰 제공

4. 평가와 지속적 사정

a. 의식수준
b. 인지기능

B. 길리안-바레 증후군 (GUILLAIN-BARRÉ SYNDROME)

길리안-바레 증후군은 단기간에 진행하는 상행성 허약을 유발하는 급성 말초신경병증으로 세균이나 바이러스 질환과 관련된 자가면역성 질환으로 보고 있다. 가장 흔한 원인으로는 *Campylobacter jejuni*, cytomegalovirus (CMV), Epstein-Barr virus (EBV) 및 *Mycoplasma pneumoniae* 등이 관련된다. 점진적 허약은 4주까지 지속될 수 있으며, 10~30% 정도에서 호흡지지가 필요하다.

허약은 보통 다리에서 시작되며, 반정도는 안면허약, 손과 발의 저림증상, 그리고 자율신경이상(빈맥, 요정체, 교대로 발생하는 고혈압과 저혈압, 빈맥, 발한 부재) 등이 나타난다.

사망률은 약 10% 이며, 생존자의 20%는 심각한 장애를 남긴다. 발생률은 인구 10만명 당 1.3명으로 남자와 젊은 사람에서 더 많이 발생한다.

질병의 3가지 주요양상은 (1) 급성 운동축삭 신경병증(acute motor axonal neuropathy, AMAN), (2) 급성 감각운동 축삭 신경병(acute motorsensory axonal neuropathy, AMSAN), (3) 급성 염증성 탈수초 다발성신경병증(acute inflammatory demyelinating polyneuropathy, AIDP). AIDP 는 유럽과 북미에서 가장 흔한 반면, AMAN은 동아시아 국가에서 흔하다. AMAN 은 기본적으로 운동성 질환이며, AIDP 는 감각과 운동 모두 손상되는 탈수초 질환이다.

1. 사정

a. 주관적 자료수집
 1) 현병력/주호소
  a) 사건 순서
   (1) 하체에서 주로 시작되어 상행하는 허약감
   (2) 증상은 1~4주 사이에 최고조
  b) 의식 수준의 변화없이 운동 기능의 변화
  c) 통증
  d) 호흡의 어려움
 2) 과거력
  a) 기저질환
   (1) 신경계 질환이나 가족력
   (2) 선행 상기도 감염이나 설사 양상 질환
   (3) 만성적인 의학적 문제
  b) 약물
  c) 알레르기
  d) 예방접종 상태
b. 객관적 자료 수집
 1) 신체 검진
  a) 전반적 외모
   (1) 기립성 저혈압 가능성
   (2) 걸음걸이 변화
   (3) 중정도에서 심각한 정도의 고통/불편감
  b) 시진: 하지 허약의 가능성
  c) 청진
   (1) 정상 또는 감소된 호흡음
  d) 촉진/타진
   (1) 방광팽만
   (2) 사지 약화와 감각변화
   (3) 심부건 반사 변화(AIDP에서 감소, AMAN에서 증가)
 2) 진단적 절차
  a) 전혈구계산검사(complete blood count, CBC) 및 감별계산: 약화의 다른 원인 감별을 위해
  b) 혈당(glucose)을 포함한 혈청 화학검사(serum chemistries)
  c) CMV, EBV, *Mycoplasma* 검사: 역학적 차원에서 길리안-바레 증후군 원인 확립에 도움이 될 수 있다.
  d) 항체검사
  e) 다른 질환을 감별하기 위한 혈액검사
   (1) 갑상선 기능검사
   (2) 류마티스 검사
   (3) 적혈구 침강속도
   (4) 면역영동검사 또는 혈청 단백질과 중금속 검사
  f) 요추천자와 뇌척수액검사
   (1) 백혈구 상승이 없는 단백질 증가(>0.55g/L)
  g) 신경전도 검사: 근전도 검사, 단 응급실에서는 시행되지 않음
  h) 폐기능 검사: 침상에서 시행 가능
   (1) 폐활량(vital capacity, VC): 기침과 객담배출 능력 평가를 위해 시행; < 10 mL/kg의 경우 기도 유지를 위해 삽관 필요할 수도 있다.

(2) 음압 흡기 기능(negative inspiratory function, NIF): 근력과 효과적 환기 유지 능력을 측정하기 위해, <−20 cm/H_2O는 삽관과 기계적 환기가 필요할 수 있다(즉, −30 cm/H_2O 가 더 좋고 −15 cm/H_2O 는 더 나쁨을 의미).

i) 흉부 방사선 검사

j) 두부 컴퓨터 단층촬영 또는 자기공명영상: 다른 원인을 감별하기 위해

2. 분석:감별진단/협력적 문제

a. 비효과적 기도청결의 위험 (Risk for ineffective airway clearance)

b. 비효과적 호흡양상의 위험 (Risk for ineffective breathing pattern)

c. 불안/두려움 (Anxiety/Fear)

d. 상해의 위험 (Risk for injury)

e. 지식부족 (Deficient knowledge)

f. 피부통합성 장애의 위험 (Risk for impaired skin integrity)

3. 계획과 수행/중재

a. 기도, 호흡, 순환 유지(1장 참조)

b. 필요시 추가 산소 투여

1) 호흡기능 장애가 있을 시 RSI와 환기지지 제공

2) 고유량 산소

c. 정질액과 약물 투여를 위한 정맥로 확보

d. 의학적 중재의 준비 및 조력

1) 전문 기도관리

a) 비강 또는 기관 삽관

b) 성문외 기도기(supraglottic airway), 후두마스크 기도기(LMA), 식도-기관 콤비튜브(esophageal-tracheal Combi-tube), 킹(King)

c) 수술적 기도(예 윤상갑상연골절개술)

2) 침상 머리를 상승시키고 머리와 목의 적절한 체위로 정맥의 흐름 증진

3) 심장과 맥박산소측정기 모니터링 시행

4) 위관 삽입과 흡인

5) 유치도뇨 시행

6) 필요시 병원 입원 돕기

e. 처방에 따른 약물 투여

1) RSI 전처치 약물: 진정제, 진통제, 신경근육 차단제 등

2) 진통제

4. 평가와 지속적 사정

a. 기도개방성

b. 의식수준

c. 혈역동학적 상태

d. 호흡음과 말초동맥 산소포화도 측정

e. 심박동 수와 리듬

f. 섭취량과 배설량

g. 운동과 감각 변화

C. 두통 (HEADACHES)

응급실 방문 환자의 4.5%가 두통을 경험하며, 이 중 치명적인 상태에 동반되는 두통을 규명하는 것이 일차적 목표이다. 두통은 뇌 또는 주변 조직의 견인, 압력, 변위, 염증 또는 통각 수용기(통각 수용체)의 확장이 있을 때 발생한다. 일차 두통은 기질적 원인이 없이 지속적으로 발생하는 편두통, 긴장성 두통이나 군발두통이다. 관련 부비동 증상이 동반되는 두통은 성인과 아동에서 모두 80~90%가 편두통이 기준을 충족하며, 긴장성 두통은 8%이다[표 15-2].

이차 두통은 종양, 동맥류, 뇌막염이나 측두동맥염과 같은 기질적 원인과 관련된다. 심각한 원인을 의심하여야 하는 두통의 특성은 급격하게 발생하여 1분 내에 최강의 강도를 도달하며, 예전에 발생한 적이 없는 정도의 두통이며, 열이 있거나 없이 감염발생, 의식수준 변화, 운동시 두통, 50세 이상의 대상자에서 처음 발생하거나; 면역억제, 두통과 연결된 신경학적 비정상, 목의 경직, 유두부종, 그리고/또는 독물이 포함된다.

1. 사정

a. 주관적 자료수집

1) 현병력/주호소

a) 통증

(1) 유발요인

(a) 정서적 또는 스트레스

(b) 대사성(열/생리)

(c) 강한 불빛

(d) 알콜 또는 카페인 금단 이나 남용

(e) 수면박탈

(f) 생리주기

(g) 음식: 초콜릿, 질산염(nitrate), 조미료(MSG), 티라민(wine, cheese)

(h) 성행위

(i) 체위변경: 저혈압이나 체위성 저혈압

(j) 경미한 두부외상

(k) 근육 경련

(2) 질: 박동성(throbbing), 광범위 또는 국소적으로

(3) 부위/방사: 전두동, 목의 긴장, 양측성 또는 일측성, 후두
(4) 증상의 심각성: 연관증상과 함께 증가 또는 감소
(5) 발병시점, 빈도, 증상이 없는 기간
b) 연관증상: 눈물, 오심, 현훈
(1) 전조증상(시각이나 체감각성, 대부분의 편두통과 관련됨)
(2) 오심과 구토
(3) 광선공포증, 소리공포증
(4) 시각변화
(5) 집중 어려움
2) 과거력
a) 기저질환
(1) 이전의 두통력이나 두통의 가족력; 편두통은 가족력과 관련이 높고 군발두통은 관련이 적음
(a) 일상적 두통력의 변화 또는 유사함
(2) 경련성 질환
(3) 이전의 부비동 감염: "부비동성 두통"을 호소하는 많은 환자들이 실제로 편두통 진단기준에 해당할 수 있다.
b) 여성이나 가임기 여성에서 마지막 생리일
c) 약물
(1) 경구피임약: 편두통과의 관련성은 명확하지 않음
(2) 진통제 사용 증가는 두통 빈도를 증가시킬 수 있다.
(3) 진통제 투여중단
(4) 최근 새로 시작된 약물
(5) 스테로이드 치료나 투여중단
(6) 증상을 개선시키는 약물

b. 객관적 자료수집

1) 신체검진
a) 전반적 외모
(1) 의식수준, 행동, 정서: 명료에서 혼수, 불안정, 우울
(2) 체온상승
(3) 중정도에서 심각한 정도의 고통/불편감, 치명적 질환의 가능성
b) 시진
(1) 피부: 창백한 색
(2) 발진: 세균성 뇌막염을 제시하는 점상이나 반상
c) 청진
(1) 호흡음과 심음: 정상
d) 촉진/타진
(1) 부비동 압통
(2) 피부: 발한, 열
(3) 동측성 자율신경계 징후:눈물, 콧물, 안구충혈(군발두통)
(4) 위험 신호: SNOOP
(a) 전신증상(Systemic symptoms), 질병이나 상태
(b) 신경학적 비정상 징후(Neurological abnormal signs)
(c) 새롭게 발생(Onset is new)
(d) 다른 관련 징후나 상태(Other associated signs or conditions)
(e) 이전 두통력(Previous headache history): 이전 두통과 양상이 다름
2) 진단적 절차: 기질적 질환이 의심되는 경우
a) 적혈구 침강속도
b) 전혈구계산검사(complete blood count, CBC) 및 감별계산: 환자가 열이 있거나 측두동맥염이 의심되는 경우 실시
c) 두개골/부비동 방사선 검사
d) 두부 컴퓨터 단층촬영 및 자기공명영상: 편두통과 정상 신경학적 검진 소견을 보이는 환자에게 영상검사를 일상적으로 실시하는 것은 권장되지 않는다; 영상검사가 고려되어야 하는 경우는 다음과 같다.
(1) 1분 내 최고조에 달하는 통증의 갑작스러운 발생
(a) 지주막하 출혈과 같은 심각한 중추신경계 질환의 가능성과 관련
(2) 신체적 노력, 성행위나 기침 등과 함께 발생하는 두통
(3) 신경학적 검진 결과가 다른 두통
(4) 경부강직
(5) 상태악화
(6) 암 병력이 있는 환자에서 새롭게 발생하는 두통
(7) 면역억제 상태
(8) 55세 이상에서 새롭게 발생하는 두통
(9) 일상적 두통 양상에 변화가 있는 경우
e) 뇌파 검사: 경련증상과 관련
f) 요추천자
(1) 정상 CT 소견을 보이는 지주막하 출혈환자나 뇌막염이 의심된느 경우
(2) 요추 천자의 위험성을 감소시키기 위해 뇌영상검사를 최우선으로 한다.
(3) 뇌압 상승의 징후 보이는 경우 금기
(4) 뇌막염을 제시하는 결과들: 높은 개구부 압력(>200 mmHg), 세포 수 상승, 포도당 감소

표 15-2 일차성 두통 증상군과 진단기준

유형	일반적인 증상	국제 두통 진단 기준
편두통(migraine) 무전조증상(without aura) 전조증상(with aura) 복합성(complicated)	**무전조 증상(가장 흔한)** 4~72시간 지속되는 두통 일측성, 편측성 맥동성 중등도에서 중증도의 통증 일상적인 활동의 악화 오심, 광선과민(빛 공포), 음성과민(소리 공포)	**무전조증상** 5회 이상 증상이 나타남: 성인에서는 4~72시간, 15세 미만 어린이에서는 2~48시간 지속됨 적어도 2가지의 증상이 나타남: 편측성, 맥박, 중등도/중증도 통증(일상생활 금지), 신체활동의 악화 적어도 1가지 증상이 나타남: 오심, 구토, 광선과민, 음성과민
	전조증상 대뇌피질, 뇌간에 국한 보통 5~20분 이상, 60분 미만 지속 오심, 광선과민 또는 음성과민의 직접적인 증상이 있거나 무증상으로 1시간 미만 간격을 가짐 4~72시간 두통이 지속되거나 발생하지 않을 수 있음	**전조증상** 적어도 2가지의 증상이 나타남 다음 3~4가지 증상 중에서 나타남 : 1. 하나 이상의 완전한 가역성 증상이 나타날 경우, 대뇌 피질 또는 뇌간의 기능장애와 함께 2. 4분 이상에 걸친 전조증상 또는 2개 이상 연속적인 증상이 나타날 경우 3. 전조증상이 60분 이상 지속 될 경우(하나의 전조 증상이 나타날 경우 각각의 시간을 추가함) 4. 두통 증상이 60분 이상/증상없는
	복합성 심각한 신경질환으로 인한 지속되는 두통 편마비(심각한 혈관 경련의 결과) Basilar(대부분의 15~25세 젊은 여성, 시각적인 증상의 발생) 척추뇌바닥 증상: 구음장애(불분명한 발음), 안면 및 혀의 감각마비, 연하곤란(삼키기 어려움), 씹기 어려움, 시야 결손, 한쪽 감각 상실; 현기증; 비틀거리는 걸음걸이; 불균형; 감각이상; 30분 이내의 후두부 두통; 혼미한 상태 및 혼란스러움; 수 시간 지속 불쾌감(혼란이 있는 편두통)	**눈근육마비** 적어도 2개의 두통 증상으로 인한 뇌신경 Ⅱ, Ⅳ, 또는 Ⅵ의 마비 **망막성** 적어도 2개의 증상: 완전 가역성 단안성 암점 또는 60분 이상의 지속적인 실명 무증상 간격으로 시각적 증상에 따른 두통
군발두통(cluster)	심한, 예민한 무시무시한 고통 한 쪽의 눈물과 코 막힘(눈꺼풀의 부종, 충혈 된 눈, 발한, 창백함) 증상 중에는 거의 볼 수 없으나, 환자는 통증부분을 문지르거나 두드릴 수 있음 안와주위(80%), 일시적인 위치 보통 무조짐 증상(14%의 결과) 엄격한 편측성, 10~15%의 환자가 변화함 활동기간 중 일반적으로 광선과민증, 음성과민증 환자 중 54%가 1시간 미만 지속됨 빈도: 1~8회/일, 일반적으로 60~90분 수면 후, 15~180분간 지속되며, 1주일에서 수 개월, 수 년까지 재발 할 수 있음(계절성으로 봄과 가을에 나타남) 알코올, 히스타민, 니트로글리세린에 의해 촉발됨	적어도 5개의 증상: 1. 심각한 편측성 안와, 안와 위, 또는 일신적인 통증 15~180분 (치료되지 않음); 시간 경과에 따라 공격이 덜 심각하고 빈번하며 짧게 나타날 수 있음 2. 한 개 이상의 동반된 증상: 눈꺼풀 부종, 이마 및 안면의 발한, 안검 하수증, 불안감 등 1일 1~8회의 빈도

(계속)

표 15-2 일차성 두통 증상군과 진단기준 (계속)

유형	일반적인 증상	국제 두통 진단 기준
긴장성 두통(tension type) 간헐성(episodic) 만성(chronic)	무딘, 맥동성이 없는 보통 후두부에서 시작하여 정면으로 양측성으로 나타남 7일 이상 지속될 수 있음 재발, 대개 동일한 위치에서 발생함 드물게 오심 또는 구토와 관련 있음 광선과민, 음성과민증 또는 전조증상 없음. 팽팽하거나 부드러운 후부와 목 근육 우울증, 월경전증후군, 섬유근육통 또는 기타 신체장애와 관련 될 수 있음	**가끔 발생하는** 적어도 10개의 두통 증상: 두통기간 3분 ~7일 다음 중 적어도 2가지 해당: 1. 압박/팽팽한, 맥동성이 없는 2. 경도/중등도(활동을 금지하지만 금지하지는 않음) 3. 양측성의 위치 4. 신체활동으로 인한 악화 없음. 오심이나 구토 없음(식욕 감소가 나타날 수 있음) 광선과민, 음성과민이 하나도 없음 두통이 발생하는 날 1년 180일 이상, 1개월 15일 이상 **만성적인** 빈도를 제외한 동일한 기준: 1개월 15일 이상(1년 180일 이상), 6개월 동안

*Assumes that the history, physical, and neurologic examination do not indicate other disorders.
Data from Dynamed. (2006). Migraine. Retrieved from http://dynamed101.epnet.com/Detail.aspx?id=114718; Dynamed. (2006). Cluster headache. Retrieved from http://dynamed101.epnet.com/detial.aspx?id=116292; Dynamed. (2006). Tension headache. Retrieved from http://dynamed101.epnet.com/Detail.aspx?style=1&docid=/dynamed/4689fa8c501833e8852562d8005337df.

(5) 두 개내 고혈압을 제시하는 결과들: 높은 개구부 압력, 정상 세포수와 단백질

(6) 지주막하 출혈을 제시하는 결과들: 육안적인 출혈소견, 8시간이 지나면 황색변색증(xanthochromia)(세포 파괴로 생성된 빌리루빈[bilirubin]에 의한 노란색)

(7) 건강력 상 의심되는 경우 독물학 검사

2. 분석: 감별간호진단/협력적 문제

a. 비효과적 기도청결의 위험 (Risk for ineffective airway clearance)

b. 급성/만성 통증 (Acute/chronic pain)

c. 급성 혼돈의 위험 (Risk for acute confusion)

d. 상해의 위험 (Risk for injury)

e. 지식부족(자가 간호, 두통) (Knowledge deficit [self-care, headache])

3. 계획과 수행/중재

a. 기도, 호흡, 순환 유지(1장 참조)

b. 필요시 추가 산소 투여

1) 혼수 환자의 경우 삽관과 인공환기

c. 정질액과 약물 투여를 위한 정맥로 확보

d. 의학적 중재의 준비 및 조력

1) 전문 기도관리

a) 비강 또는 기관 삽관

b) 성문외 기도기(supraglottic airway), 후두마스크 기도기(LMA), 식도-기관 콤비튜브(esophageal-tracheal Combi-tube), 킹(King)

c) 수술적 기도(예 윤상갑상연골절개술)

2) 대상자를 어둡고 조용한 방에 배치

3) 심장과 맥박산소측정기 모니터링 적용

4) 필요시 위관 삽입 후 흡인

5) 필요시 유치도뇨 시행

6) 필요시 병원 입원 돕기

e. 처방에 따른 약물 투여

1) 비마약성 진통제: NSAIDs, 도파민 억제제

2) 마약성 진통제

4. 평가와 지속적 사정

a. 기도개방성

b. 의식수준

c. 혈역학적 상태

d. 통증 완화

D. 경련 (SEIZURES)

경련은 한 군의 신경원의 급격하고 발작적인 흥분으로 초래된 움직임, 감각 또는 기억의 일시적 손상으로, 의식 손상이 있을 수도 있고 없을 수도 있다.

하나의 자극원이 뇌의 정상 신경 전도를 저해하는 전기 자극원을 유발하는데, 원인은 3가지, 즉 유전적, 구조적 또는 대사성, 그리고 알려지지 않은 원인으로 분류 된다.

유전적 원인들은 핵심 증상으로 경련과 함께 알려지거나 추정되는 원인들이다. 구조적 장애는 유전적이거나 또는 후천적 원인(뇌졸중, 종양, 감염 등)일 수 있고, 대사성 장애는 열이나 고혈당 뿐만 아니라 전해질 변화(산염기 변화, 전해질 불균형, 과호흡)도 포함한다. 알려지지 않은 원인들은 정상적인 영상검사 소견과 함께 다른 원인이 확인되지 않는 모든 경련을 포함한다. International League Against Epilepsy(ILAE) 분류에 의하면, 경련은 전신, 부분, 그리고 그 외 알 수 없는 경련으로 구분할 수 있다**[표 15-3]**.

최초 경련을 경험하는 환자에서 재발의 위험은 향후 2년 이내 40~50% 정도로 가장 높다. 항경련 약물 치료는 개인별 위험과 이익에 대한 판단에 근거한다. 미국의 경우 최초 경련을 경험하는 운전가능 나이의 환자는 주정부의 교통과(Department of Motor Vehicle)에 보고하도록 하고 있다.

많은 수의 경련이 2세 미만 어린이나 65세 이상 노인에서 발생하며, 새로 발병하는 모든 경련환자의 40%가 18세 미만으로 대부분 열성 경련이다. 경련 발병의 위험이 높은 환자에는 이전의 두부손상, 뇌졸중, 중추신경계 감염과 퇴행성 중추신경계 질환(다발성 경화증, 알츠하이머 병과 헌팅턴 무도병). 경련중첩증(status epilepticus)은 경련 사이에 기본적 신경학적 상태의 회복없이 일련의 경련이 지속되는 응급상태로 사망을 초래하고, 저산소증, 산증, 저혈당증, 자율신경장애와 고칼슘혈증 등을 초래한다.

진성 경련과 가성 경련(심인성 발작[psychogenic paroxysmal events])을 구분하는 몇가지 일반적 기준은 목소리나 촉각/통각 자극에 의한 경련의 중단, 갑작스런 의식의 회복과 후속 의식손실, 간대성 또는 긴장성 동작의 변동, 쓰러지면서 팔을 뻗치는 것과 같은 보호 행동과 함께 급격한 긴장 소실, 꼭 감은 눈, 통증 자극의 회피 또는 "Arm on face" 수기의 양성반응(환자 안면 위 12 inch에서 떨어뜨렸을 때 이완된 팔이 얼굴을 치는 것을 피함), 그리고 경련 발작 중 우는 것이다.

외과적 중재는 항경련 약물 요법 실패한 경우 적용할 수 있는데, 일부 경련에서 경련이 시작되는 부위의 외과적 절제가 가능하다. 미주신경 자극기기는 부분경련의 경우 적용가능하며 절반의 환자에서 경련의 빈도를 50%까지 감소시키는 것으로 나타났는데, 이 기기는 측면 흉곽의 피부에 이식하고 좌측 미주신경에 부착된 자극성 전극에 연결하는 것이다.

1. 사정

a. 주관적 자료수집

1) 현병력/주호소
   a) 악화요인: 열, 질환
   b) 경련 발생과 파급의 진원
   c) 운동기능
   d) 경련의 기간과 빈도
   e) 의식 소실 또는 각성수준의 변화
   f) 경련 후 행위
   g) 실금
2) 과거력
   a) 기저질환
      (1) 이전 경련의 질병력
      (2) 최근 감염이나 질병
      (3) 당뇨병이나 다른 대상성 질환
      (4) 신경성 질환이나 선천성 비정상
   b) 이전의 두부손상
   c) 약물이나 알콜 사용/남용
   d) 약물(기본 경련 조절을 위한 약물은 30가지 이상)
   e) 알레르기
   f) 예방접종 상태

b. 객관적 자료수집

1) 신체검진
   a) 전반적 외모
      (1) 의식수준, 행동, 정서: 경련발작 시 행위, 경련 후 상태
      (2) 체온상승의 가능성
      (3) 중정도에서 심각한 정도의 고통/불편감
   b) 시진
      (1) 요실금 또는 변실금
   c) 청진
      (1) 호흡음: 정상
2) 진단적 절차:
   a) 전혈구계산검사(complete blood count, CBC) 및 감별계산
   b) 혈당(glucose)을 포함한 혈청 화학검사(serum chemistries)
   c) 혈청 및 소변 독극물 검사: 항경련 약물의 혈청 농도는 임상적 의사결정에 도움이 되나, 주요 관심은 환자의 개별적 반응에 두어야 한다.
   d) 두부 컴퓨터 단층촬영 또는 자기공명영상: 경련의 과거력이 없는 경우 시행
      (1) 자기공명영상은 경련의 원인부위를 찾는데 컴퓨터 단층촬영보다 진단적 가치가 있다.
      (2) Fast spin echo(FSE)나 inversion-recovery (IR) sequence를 이용한 얇은 관상면을 포함한 SPECT 나 자기공명영상은 수술 가능 부위를 특정하는데 도움이 될 것이다.
   e) 뇌파 검사: 특정 형태의 뇌파(예 수면, 유발[provoked]) 검사는 신경과 의사에게 의뢰한다.
   f) 요추천자: 열이 있거나 뇌막염을 진단하기 위해

2. 분석: 감별간호진단/협력적 문제

a. 비효과적 기도청결의 위험 (Risk for ineffective airway clearance)
b. 비효과적 호흡양상의 위험 (Risk for ineffective breathing pattern)
c. 상해의 위험 (Risk for injury)
d. 가스교환 장애의 위험 (Risk for impaired gas exchange)
e. 불안 (Anxiety)
f. 지식부족의 위험 (Risk for deficient knowledge)

3. 계획과 수행/중재

a. 기도, 호흡, 순환 유지(1장 참조)
b. 필요시 추가 산소 투여
c. 정질액과 약물 투여를 위한 정맥로 확보
d. 의학적 중재의 준비 및 조력
  1) 환자를 측위로 하고 필요시 비강과 구강 흡인
  2) 외상 예방(머리 보호 등)
  3) 열성 경련의 경우 체온 저하를 위해 탈의시킴
  4) 심장과 맥박 산소 측정기 모니터링
  5) 필요시 병원 입원 돕기
e. 처방에 따른 약물 투여
  1) 항경련제: phenytoin (Dilantin), 50 mg/min 미만의 속도로 정맥주입
  2) Phenobarbital
  3) 벤조다이제핀계열: lorazepam(Ativan), diazepam (Valium)

표 15-3 간질성 발작 국제분류와 항경련 약물관리

분류	항경련 약물
부분발작(Partial seizure[focal, local] A. 단순부분 발작 (의식손상 없음) 1. 운동성 증상동반 2. 신체감각성 또는 특별감각성 증상 동반 3. 자율신경계 증상동반 (발한, 심박동) 4. 정신증상 동반 B. 복합 부분 발작 (의식손상 동반) 1. 단순부분 발작으로 시작하여 의식손상으로 진행 a. 다른 양상 동반없음 b. 단순발작의 양상들 동반 c. 자동현상(automatism): 통제되지 않음; 입술 깨물기, 방황, 옷 잡아뜯기 등) 2. 시작부터 의식손상 동반 a. 다른 양상 동반없음 b. 단순발작의 양상들 동반 c. 자동현상(automatism)	**부분(이차적 전신발작포함)** Cabamazepine(Tegretol) Phenytoin(Dilantin) Lamotrigine(Lamictal) Oxcabazepine(Trileptal)
전신발작(Generalized seizure) A. 소발작(absence seizure) B. 근간대성 발작(myoclonicseizure) C. 간대성 발작(clonic seizure) D. 강직성 발작(tonic seizure) E. 강직성 간대성 발작(nonic-clonic seizure) F. 무긴장성 발작(atonic seizure)	**일차성 전신발작** Valproate(Depakote) Phenytoin(Dilantin) Cabamazepine(Tegretol) **소발작** Ethosuximide Valproate(Depakote) **비전형적 소발작** Valproate(Depakote) Lamotrigine(Lamictal)
분류되지 않는 발작(Unclassified epileptic seizures) 비적절하거나 불완전한 자료로 구분이 불가하거나 기존 분류에 맞지 않는 모든 종류의 발작 포함. 신생아 발작도 포함(즉, 규칙적인 안구 움직임, 씹기와 수영동작)	

4) 저혈당인 경우 50% 포도당 용액
5) 영양결핍의 경우, 티아민과 영양 보충제제
6) 열이 있는 경우 해열제

f. 환자/가족 교육
1) 추후관리와 전문가 자문
2) 처방 약물에 대한 교육

4. 평가와 지속적 사정

a. 의식수준
b. 혈역동학적 상태
c. 경련 발작
d. 호흡음과 맥박산소측정
e. 심박동수와 리듬
f. 체온조절

E. 뇌졸중 (STROKE)

뇌졸중은 급격하거나 점진적인 비경련성 신경학적 손상이 특징인 신경계 증후군으로 혈관에 영향을 미치고 부분적 신경학적 손상을 초래한다. 뇌졸중은 뇌영역에 혈액공급이 중단되거나 변경될 때 발생하며, 크게 허혈성과 출혈성의 두가지 형태로 분류된다.

허혈성 뇌졸중은 죽상경화증, 죽상경화성 반(plaque)나 혈전에 의한 뇌순환 폐색에 의해 혈관 내강을 좁게하고 적절한 뇌혈류를 막는다. 출혈성 뇌졸중은 뇌동맥에 가해지는 압력의 증가로 약해진 혈관부위의 파열과 혈액누출이 뇌부위(대뇌출혈, intracerebral hemorrhage[ICH]) 나 지주막하(지주막하출혈, subarachnoid hemorrhage[SAH])에 발생한다. 미국의 경우, 원인별로 87%가 허혈성, 10%가 대뇌출혈, 3%가 지주막하 출혈로, 매년 795,000명(77% 신규발생, 23% 재발)의 환자가 발생하며, 장애의 주요 원인이다.

뇌졸중의 위험집단은 고지혈증, 심부전, 승모판막 질환, 심방세동, 당뇨, 고혈압, 그리고 비만, 흡연이나 물질남용의 기왕력이 있는 사람들이다. 뇌졸중은 75세 이상, 흑인이나 라틴 아메리카인, 미국 남동부 지역에서 빈발한다.

세포 수준에서, 뇌 조직으로 혈류공급이 한번 중단되면, 허혈 지속과 후속되는 염증과정이 신경원의 사망과 이에 의한 경색을 초래한다. 혈류공급 차단을 예방, 복원 또는 제한하는 것이 뇌졸중 치료의 기본이며, 최근 뇌졸중 치료 초기에 치료적 저체온증 상태에 대한 연구에서 지속적이고 개선된 결과는 보이지 않았으므로 실제 치료에서 권장되지는 않는다.

1. 사정

a. 주관적 자료수집
1) 현병력/주호소
a) 신경학적 증상의 발생과 전개의 시간적 경과
(1) 증상 발생시점: 혈전용해제 치료 여부 결정에 중요
(a) 목격자가 있는 경우: 증상이 시작된 시간
(b) 목격자가 없는 경우: 환자의 기본적 신경학적 상태가 보인 후 경과시간
(2) 증상 개선과 기본상태 회복
(a) 일과성 허혈성 발작(transient ischemic attack, TAI): 신경계 손상이 수분에서 24시간까지 지속
(3) 진전이나 개선없이 증상의 최대화: 종결된 뇌졸중
b) 변화에 선행된 연관증상(예 통증, 출혈과 관련된 두통)
c) 일측성 허약: 전면 순환(anterior circulation) 저해 시 좀 더 흔함
d) 감각결손: 대게 얼굴, 다음으로 팔과 다리
e) 시각 변화
(1) 일과성흑암시(amaurosis fugax): 무통성, 점진적으로 회색그림자가 덮힘.
(2) 복시나 시야 소실
f) 실금
g) 현훈, 어지러움: 후면 순환(posterior circulation) 저해 시 좀 더 흔함
h) 언어장애: 구음장애(dysarthria)와(또는) 실어증(표현성: 적절한 단어 사용 불가, 수용성: 단어 이해 불가)
i) 보행 장애: 운동실조증
j) 오심과 구토: 두개내 출혈과 연관
k) 경부강직: 두개내 출혈과 연관 가능성
l) 광선공포증과(또는) 소리공포증: 지주막하 출혈과 연관 가능성
2) 과거력
a) 기저질환
(1) 당뇨
(2) 심혈관계 질환: 심방세동, 고혈압, 류마티스성 심질환, 심장판막치환술, 관상동맥 질환, 심부전
(3) 편두통
(4) 나이: 증가할수록 위험 상승
(5) 알콜 남용
b) 약물
(1) 코카인이나 다른 자극제들은 뇌졸중의 위험을 상승시킨다.
c) 알레르기

b. 객관적 자료수집
1) 신체검진
a) 전반적 외모
(1) 의식수준, 행동, 정서: 명료에서 혼수, 언어장애

(2) 고혈압
(3) 중정도에서 심각한 정도의 고통/불편감, 치명적 질환의 가능성

b) 시진
(1) 일측성 안면 마비
(2) 일측성 회내 이동(pronator drift)
(3) 뇌졸중 발생한 뇌부위와 동측의 뇌신경 장애
(4) 안구진탕증

c) 청진
(1) 경동맥 잡음의 가능성
(2) 호흡음: 정상
(3) 심음: 심잡음이나 판막 치환술의 경우 클릭(click)

d) 촉진/타진
(1) 뇌졸중 발생 뇌부위 반대측의 근육약화나 반신 마비
(2) 심부건 반사:동측에서 감소
(3) 경부 강직

e) National Institutes of Health Stroke Scale (NIHSS)

2) 진단적 절차

a) 전혈구계산검사(complete blood count, CBC) 및 감별계산: 다혈구혈증, 혈소판증가증 또는 감소증, 백혈병, 빈혈의 가능성

b) 혈당(glucose), 혈액요소질소(BUN), 크레아티닌(creatinine)을 포함한 혈청 화학검사(serum chemistries)

c) 응고검사: 응고장애 확인; 혈전용해제나 항응고제 치료를 위한 기본 제공

d) 심장 효소: 뇌졸중과 심장 질환이 의심되는 경우

e) 조영제 사용하지 않는 응급 두부 컴퓨터 단층촬영: 미국 심장협회/뇌졸중 협회의 목표는 도착 후 25분내에 검사 실행, 45분내에 결과 확인

g) 가임기 여성의 경우 임신 검사
(1) 허혈성과 출혈성의 감별, 치료 우선순위(허혈성과 출혈성 뇌졸중의 치료가 다르므로)를 결정하는 구분을 위해
(2) 허혈성 뇌졸중 발생 6시간내 정상 컴퓨터 단층촬영 소견
(3) 허혈성 뇌졸중 발생 6~12시간 이후에는 부분적 저밀도를 보일 것이다.
(4) 출혈성 뇌졸중의 경우 컴퓨터 단층촬영 소견 상 고밀도
(5) 지주막하 출혈의 5%는 정상 컴퓨터 단층촬영 소견을 보일 수 있으며 진단을 위해 요추천자가 필요하다.
(6) 1 cm 미만의 대뇌출혈은 컴퓨터 단층촬영에 나타나지 않을 수 있으며, 자기공명영상 검사가 필요하다.

h) 경동맥 이중 초음파 검사(carotid duplex scanning): 급성 허혈성 뇌졸중 환자에서 경동맥 경화나 폐색을 확인하기 위해

i) 자기공명영상 혈관조영술(MRA): 혈관조영술을 적용할 수 없을 때 혈류 흐름과 비정상을 확인하기 위해

j) 심초음파: 허혈성 뇌졸중의 원인이 되는 심장색전을 평가하기 위해

k) 자기공명영상: 대뇌나 열공구조(lacunar structure)를 침범한 허혈성 뇌졸중의 경우 유용하나 비용이 소요되므로 모든 상황에서 적용가능하지 않을 수 있다.

l) 심전도: 뇌졸중을 유발하는 심장 색전의 60%는 심방세동이나 급성 심근경색과 관련된다.

m) 혈관조영술: 급성 허혈성 뇌졸중에서 rt-PA, 혈관 코일링, 스텐팅이나 가능한 외과적 치료와 같은 적절한 치료법 규명에 유용함

2. 분석: 감별간호진단/협력적 문제

a. 비효과적 기도청결의 위험 (Risk for ineffective airway clearance)
b. 비효과적 호흡양상의 위험 (Risk for ineffective breathing pattern)
c. 비효과적 조직관류: 대뇌 (Ineffective tissue perfusion, cerebral)
d. 가스교환장애의 위험 (Risk for impaired gas exchange)
e. 급성 혼돈의 위험 (Risk for acute confusion)
f. 불안 (Anxiety)
g. 흡인의 위험 (Risk for aspiration)
h. 상해의 위험 (Risk for injury)
i. 일측성 무시의 위험 (Potential for unilateral neglect)
j. 지식부족 (Deficient knowledge)
k. 대처 장애의 위험 (Risk for impaired coping)
l. 슬픔 (Grief)

3. 계획과 수행/중재

a. 기도, 호흡, 순환 유지(1장 참조)
b. 필요시 추가 산소 투여
1) 즉각적 빠른 연속 기관삽관(Rapid-sequence intubation [RSI])와 환기 지지: GSC 8점 미만 또는 기도 유지가 불가능한 경우
2) 고유량 산소

c. 정질액과 약물 투여를 위한 정맥로 확보

1) 2개의 정맥로 확보

2) 수액을 주의하여 투여: 수분과다는 뇌허혈 부위에 수분 축적 증가를 유발할 수 있다.

d. 의학적 중재의 준비 및 조력

1) 상급 기도관리

a) 비강 또는 기관 삽관

b) 성문외 기도기(supraglottic airway), 후두마스크 기도기(LMA), 식도-기관 콤비튜브(esophageal-tracheal Combi-tube), 킹(King)

c) 수술적 기도(예 윤상갑상연골절개술)

2) 출혈성 뇌졸중의 경우, 침상 머리 상승과 두경부의 적절한 체위를 통해 정맥의 외부유출을 증진한다. 허혈성 뇌의 경우 침상머리를 낮게 유지하여 뇌 조직관류를 증진한다.

3) 심장과 맥박산소측정기 모니터링 적용

4) 필요시 병원 입원 돕거나 뇌졸중 센터로 전원

e. 처방에 따른 약물 투여

1) 기도삽관의 전처치: 진정제, 진통제, 신경근육차단제

2) 항고혈압제: 수축기압 < 185 mmHg, 이완기압 <110 mmHg로 유지

a) 저혈압을 피한다.

b) 권고 약물들

(1) Labetalol (Normodyne, Trandate) 10~20 mg을 1~2분간 정맥주사 투여, 1회 반복 또는

(2) Nicardipine 5 mg/h IV (원하는 혈압에 도달할 때 까지 매 5~15분마다 2.5 mg/h 조정; 최대 15 mg/h 까지 조절가능)

c) 칼슘채널차단제는 지주막하 출혈에서 혈관경련을 감소시키거나 막을 수 있다.

(1) 경구 설하제인 nifedipine 사용은 심한 저혈압을 유발할 수 있으므로 자제한다.

3) 허혈성 뇌졸중에서 혈전용해제의 사용: 환자가 가이드라인에 부합할 경우 rt-PA 사용

a) 정맥주사를 통한 rt-PA 투여는 증상발생 또는 상태가 제대로 알려진 이후 3시간 내에 시행: 0.9 mg/kg, 최대 90 mg/kg, 10%는 덩이주사(bolus)로 투여 후, 나머지는 1시간 이상 주입한다. 상황에 따라 상태 확인된 이후 4.5시간 이내까지도 투여할 수 있다.

b) 동맥내 투여는 증상발생 6시간 내에 투여; 대체로 총 30 mg 까지로 제한

c) 약물 포장과 기관별로 제시한 포함기준과 제외기준을 충족해야만 한다.

(1) 위험과 이익 평가: 다른 동반질환이 있는 경우 출혈위험 증가, 시간 지연될수록 위험증가

(2) NIHSS 점수, 지속적 점수확인(기본, 시작 전, 투여동안, 투여 직후 및 이후 지속)

4) 혈관내 중재 고려(기계적 혈전제거술)

5) 항경련제: 경련이 발생하는 경우

6) 비 rt-PA: 아스피린, 항혈소판제제, 스타틴, 해열제

4. 평가와 지속적 사정

a. 기도개방성

b. 의식수준

c. 혈역동학적 상태

d. 호흡음과 말초동맥산소포화도

e. 심박동수와 리듬

f. 섭취와 배설량

g. 운동능력과 감각의 변화

F. 뇌실단락술 (VENTRICULAR SHUNT)

뇌실단락술은 측뇌실로부터 다른 체강으로 뇌척수액 흐름을 전환하여 수두증으로 상승된 두개내압을 감소시키기 위해 시행한다. 가장 흔한 합병증은 감염과 단락술의 기능부전으로, 감염은 단락술 자체, 뇌수막염, 또는 뇌실염에 의해서 발생하며, 기능부전은 단락술의 폐색(맥락막총 막힘, 혈전이나 찌꺼지) 또는 기계적 손상(양끝의 분리나 위치이상).

1. 사정

a. 주관적 자료수집

1) 현병력/주호소

a) 단락술의 형태와 시행일

b) 단락술 시행의 이유

c) 단락술의 길이, 말초부위와 근위부의 위치

d) 신경학적 변화나 경향

e) 발열

f) 비정상적 동통이나 두통

g) 상처의 감염성 변화: 최근에 단락술을 시행한 경우

h) 오심/구토

2) 과거력

a) 기저질환

b) 이전의 단락술 기능부전이나 감염

c) 약물이나 알콜 사용/남용

d) 약물

e) 알레르기

f) 예방접종 상태

b. 객관적 자료수집

1) 신체검진

a) 전반적 외모

(1) 의식수준, 행동, 정서: 무기력, 날카로운 울음

(2) 체온상승: 감염이 있을 경우

b) 시진

(1) 복부팽만

c) 촉진

(1) 긴장된 천문, 복부 압통

2) 진단적 절차:

a) 전혈구계산검사(complete blood count, CBC) 및 감별계산

b) 혈당(glucose)을 포함한 혈청 화학검사(serum chemistries)

c) 두부 및 복부 컴퓨터 단층촬영

d) 뇌척수액 분석과 배양검사, 단락술 직접흡인이나 요추천자

e) 혈액배양검사(blood cultures)

2. 분석: 감별간호진단/협력적 문제

a. 비효과적 기도청결의 위험 (Risk for ineffective airway clearance)

b. 비효과적 호흡양상의 위험 (Risk for ineffective breathing pattern)

c. 급성혼돈의 위험 (Risk for acute confusion)

d. 감염의 위험 (Risk for infection)

e. 지식부족의 위험 (Risk for deficient knowledge)

3. 계획과 수행/중재

a. 기도, 호흡, 순환 유지(1장 참조)

b. 필요시 추가 산소 투여

c. 정질액과 약물 투여를 위한 정맥로 확보

1) 수분과다 방지를 위해 주의하여 수액 투여

d. 의학적 중재 준비 및 지지

1) 심장과 맥박 산소 측정 모니터링

2) 필요시 병원 입원이나 적절한 전원 돕기

e. 처방에 따른 약물 투여

1) 항생제: 감염이 있을 경우

2) 항구토제

f. 환자/가족에게 적절한 자문 제공

4. 평가와 지속적 사정

a. 기도개방성

b. 의식수준

c. 혈역동학적 상태

d. 호흡음과 맥박산소측정

e. 심박동수와 리듬

16장
산부인과 응급
Obstetric and Gynecologic Emergencies

Kathleen Sanders Jordan, DNP, MS, RN, FNP-BC, ENP-BC, SANE-P

주요 주제

전반적 전략
- 사정
- 분석: 감별 간호진단/협력적 문제
- 계획과 수행/중재
- 평가와 지속적 감시
- 중재와 환자 반응 기록
- 나이과 관련된 고려사항

특정 산과 응급상황
- 자궁외임신
- 응급분만
- 임신성고혈압: 자간전증,자간증,HELLP 증후군
- 임신오조
- 신생아소생술
- 전치태반 및 태반조기박리
- 산후출혈
- 자연유산

특정 부인과 응급상황
- 골반염증성 질환
- 골반통
- 성전파성감염
- 질출혈/기능장애 자궁출혈
- 질염

I. 전반적 전략 General Strategy

A. 사정 (ASSESSMENT)

1. 일차 및 이차 사정/소생술(1장 참조)

2. 초점 사정

a. 주관적 자료 수집

1) 현병력/주호소

a) 마지막 정상 월경주기(LNMP): 가임기 여성 환자

b) 임신반응검사: 날짜, 장소(출혈과 같은 초기 합병증이 있었는지 확인하기 위함), 방법(소변 또는 혈액)

c) 분만예정일(Expected date of delvery, EDD)

d) 질출혈: 양, 색깔, 혈액덩어리/조직 유무, 사용한 패드/탐폰 수(1개당 최대 30 ml 혈액 흡수), 출혈이 시작된 이후 색의 변화

e) 질분비물: 양, 색깔, 양상, 냄새, 소양증, 작열감, 질분비물 변화시기, 성전파성감염 노출 가능성, 마지막 성관계, 새로운 약물 복용 여부

f) 통증: 복부/골반통, 악화요인, 양상, 방사통 여부, 강도, 시간

g) 오심, 구토

h) 발열/오한

i) 시력장애, 두통, 급격한 체중증가, 부종

j) 태동 변화

k) 양막파열: 시간, 색깔, 냄새

l) 자궁수축: 시작 시간, 빈도, 강도

m) 빈뇨, 소변장애, 긴급뇨, 혈뇨

n) 외상: 손상기전

o) 증상 완화를 위한 노력

(1) 민간요법

(2) 대체요법

(3) 약물

(a) 처방된 약물

(b) 일반판매약/허브

2) 과거력

a) 기저질환

(1) 심혈관계 질환

(2) 심부정맥혈전

(3) 폐질환/폐색전

(4) 고혈압

(5) 당뇨병

(6) 갑상샘질환

(7) 신질환/요로감염

(8) 면역억제질환

b) 산과력: 모든 임신 날짜(조산, 자연유산/치료적유산, 만삭분만, 살아있는 자녀 포함) 분만날짜 및 형태, 산전 또는 산후 합병증
c) 산전관리
d) 복부/골반 수술
e) 성생활: 최근 3개월 이내의 새로운 성파트너, 최근 6개월 이내의 다수의 성파트너, 고위험행위
f) 피임: 방법 및 기간
g) 성전파성 감염/골반염증성 질환, 간염, 사람면역결핍 바이러스
h) 흡연력
i) 약물, 음주 여부/남용
j) 현재 복용 약물
(1) 처방된 약물
(2) 일반판매약/허브
k) 알레르기
l) 예방접종
3) 심리적, 사회적, 환경적 요인
a) 나이: 11~55세 여성에서는 임신가능성 고려
b) 국적/민족
c) 직업
d) 경제적 상태
e) 사회적지지 체계
f) 영양상태
g) 유전력
h) 가능한/실제적 남용, 학대, 친밀한 사람에 의한 폭력 상태(3장, 30장 참조)

b. 객관적 자료 수집
1) 전반적 외모
a) 의식수준, 행동, 감정, 기분
b) 활력징후: 기립성저혈압; 임신 20주 이상인 경우 앙와위저혈압 예방을 위해 좌측위
c) 냄새
d) 걸음걸이
e) 위생상태
f) 고통/불편감 정도
2) 시진
a) 부종: 얼굴, 말초, 전신
b) 피부: 색깔
c) 복부 또는 회음 상처 부위
d) 질출혈: 색깔, 양, 혈액덩어리 또는 조직 배출 여부
e) 양수: 색깔, pH → 양수는 투명하며 pH는 중성
3) 청진
a) 장음
b) 태아심박동수: 임신 14주 이상인 경우(임신 14주경 자궁은 복부에서 촉지 가능하며 빠르면 12주에도 가능, 태아심음은 130~160회/분이어야 함)
4) 촉진
a) 복부압통, 반동압통
b) 자궁크기, 자궁저부높이, 자궁수축
c) 피부온도, 습도
5) 골반검진
a) 외생식기: 찰과상, 홍반, 소포성 병변
b) 질점막: 색깔, 부종, 분비물, 병변; 요도, 바톨린샘, 스킨샘의 홍반, 부종, 분비물, 압통
c) 질과 자궁경부: 병변, 미란, 궤양, 출혈, 분비물
d) 양손검진: 자궁촉진(크기, 형태, 강도, 경부 이동시 압통), 부속기(압통, 팽만감, 덩어리)

3. 진단적 절차

a. 검사실 검사
1) 전혈구계산검사(complete blood count, CBC) 및 감별계산
2) 응고검사: 프로트롬빈시간(prothrombin time, PT), 부분트롬보플라스틴시간(partial thromboplastin time, PTT), fibrinogen, 섬유소분해산물(fibrin split products)
3) 혈당(glucose), 혈액요소질소(BUN), 크레아티닌(creatinine)을 포함한 혈청 화학검사(serum chemistries)
4) 요검사(urinalysis), 임신반응검사(가임기 여성인 경우 HCG 확인을 위해 혈청 또는 소변으로 검사)
5) 혈청 및 요 독성학 검사
6) 적혈구 침강속도(ESR)
7) 혈액 교차반응 검사: 혈액형, Rh 인자
8) 갑상샘 기능검사
9) 간효소 및 요산
10) 동맥/정맥혈 가스
11) Kleihauer-Betke test: 태아모체 출혈 여부 및 정도 사정
12) C 반응성 단백검사: 염증성 질환의 경로 및 강도를 평가하기 위한 비특이적 방법. 양성인 경우 급성 감염이 있음을 나타냄
13) 성전파성감염 검사: 클라미디아, 임질, 트리코모나스, 매독, B형 간염, HIV
14) 습식도말검사: 생리식염수, 수산화칼륨(KOH) 준비

b. 영상검사
1) 흉부 단순 방사선 촬영

2) 초음파: 골반초음파/질초음파
3) 컴퓨터 단층 촬영 스캔

c. 기타
1) 12유도 심전도
2) 맹낭천자
3) 태아심박동 및 자궁수축 모니터링
4) 양수 pH 검사

B. 분석: 감별 간호진단/협력적 문제 (ANALYSIS: DIFFERENTIAL NURSING DIAGNOSES/ COLLABORATIVE PROBLEMS)

1. **급성 통증** (Acute pain)
2. **체액 부족** (Deficient fluid volume)
3. **비효과적 조직관류** (Ineffective tissue perfusion)
4. **불안** (Anxiety)
5. **두려움** (Fear)
6. **감염의 위험** (Risk for infection)
7. **지식 부족** (Deficient knowledge)
8. **예측된 슬픔** (Anticipatory grieving)
9. **체액과 전해질의 변화** (Alteration of fluids and electrolytes)

C. 계획과 수행/중재 (PLANNING AND IMPLEMENTATION/INTERVENTIONS)

1. 우선순위 결정

a. 기도유지, 호흡, 순환(1장 참조)
b. 처방에 따른 산소 공급
c. 정질액/혈액/약물 투여을 위한 정맥로 확보
d. 장비 및 물품 확보 및 설치
e. 의학적 중재 준비 및 지원
f. 처방에 따른 약물 투여

2. 불안 완화
3. 환자와 가족 같이 있게 하기
4. 환자/가족 교육

D. 평가와 지속적 감시 (EVALUATION AND ONGOING MONITORING)

1. 지속적인 관찰 및 치료
2. 환자 반응/결과 관찰, 간호계획 수정
3. 환자 결과가 긍정적이지 않은 경우 사정 및 계획 재평가

E. 중재와 환자 반응 기록 (DOCUMENTATION OF INTERVENTIONS AND PATIENT RESPONSE)

F. 나이와 관련된 고려사항 (AGE-RELATED CONSIDERATIONS)

1. 아동

a. 성장 또는 발달 관련
1) 유방발달은 사춘기 시작 징후이며 일반적으로 8~11세 사이에 나타남
2) 평균 초경 연령은 13세임
3) 에스트로겐과 프로게스테론은 사춘기에 증가함
4) 사춘기에 자궁은 골반 아래로 하강함

b. 주요점
1) 부인과적 불편감이 있는 경우 아동학대가 고려되어야 하나 성적 학대 아동의 90% 이상이 정상임. 현병력이 평가의 가장 중요한 부분이며 세밀히 사정되어야 함
2) 외음질염과 질분비물은 연령에 따른 원인이 다양하지만 사춘기 및 사춘기 이전 소녀들에게 일반적인 문제임. 사춘기 이전 아동에서의 성전파성감염 발생이 증가하고 있으며, 성적학대 가능성을 조사해야함. 다른 원인으로 개인위생 불량, 화학물질에 의한 자극(비누, 거품목욕, 질세척), 감염, 알레르기 반응, 이물질, 선천성 기형 등이 있음
3) 성적으로 활동적인 청소년에서 성전파성감염이 가자 높음; 이 집단은 골반염증성질환 위험 또한 높으나 증상을 보고하거나 경험하는 것은 소수임
4) 초경이후 청소년의 골반통 원인은 성인과 같음
5) 십대들은 임신, 진통, 및 분만 동안 합병증 발생 위험이 높음

2. 노인

a. 나이 관련
1) 출혈의 가장 중요한 원인이 악성질환이므로 악성질환의 가능성이 항상 고려되어야 함. 폐경 후 호르몬 변화는 기능성자궁출혈의 원인이 될 수 있음

b. 주요점
1) 출혈의 양은 질환의 중증도와 관련 없음
2) 질출혈이 있는 환자는 자궁암 위험이 증가되어 있음

II. 산과 응급 Specific Obstetric Emergencies

A. 자궁외 임신 (ECTOPIC PREGNANCY)

자궁외 임신은 수정란이 정상적인 자궁강의 바깥쪽에 착상하는 것으로 정의된다. 98%의 자궁외 임신은 난관에서 발생하며, 오른쪽 난관에 자주 발생한다. 나머지 자궁외 임신은 복강, 자궁각, 난소, 자궁경부에서 발생한다. 만약 자궁외임신이 난관벽을 너무 깊게 침범하거나 너무 크게 자란 경우 난관파열이 발생한다. 이러한 파열은 심각한 통증, 복강내 출혈, 및 출혈성 쇼크를 초래한다. 자궁외 임신은 임

신 1기 임신 관련 모체사망을 초래한다. 자궁외 임신의 발생빈도는 전세계적으로 증가하고 있으며, 최근 몇 십년 동안 선진국에서는 골반염증성질환의 증가로 인해 자궁외 임신의 발생이 4배 가까운 증가를 보였다. 미국에서 자궁외 임신 발생은 약 2% 정도이나 자궁외 임신으로 인한 합병증은 모체사망의 4~10%를 차지하고 있다. 자궁외 임신의 원인은 해부학적, 기능적, 및 보조생식술로 분류된다. 해부학적 폐쇄는 난관의 좁아짐으로 인해 발생하는데 이는 수정란의 정상적인 운반을 방해한다. 수정란이 자궁에 도달하는 것은 지연시키는 해부학적 폐쇄를 초래하는 원인은 골반염증성질환(PID), 난관염, 난관수술, 난관결찰, 이전의 자궁외 임신, 자궁내 장치(IUD) 사용, 종양, 난관의 발달 장애 등이다. 자궁외 임신의 기능적 원인은 감염이나 호르몬 변화로 인한 난관의 운동성 변화이다. 배란유도와 시험관내 시술 등의 보조생식술은 자궁외 임신의 위험을 증가시킨다. 또한 고령 임부와 아프리카-아메리칸계 여성인 경우 자궁외 임신의 위험이 증가한다. 그러나 50% 이상의 자궁외 임신 여성에서 이러한 위험요인을 전혀 가지고 있지 않은 것으로 평가되었다. 치료적 접근은 난관절제술에서 난관을 보존하는 방법으로 변화하고 있다.

1. 사정

a. 주관적 자료 수집
1) 현병력/주호소
a) 통증
(1) 복부통증: 비특이적; 광범위한(diffuse), 일측성 또는 양측성; 막연한 불편감에서 시작해서 날카롭고 경련성 통증으로 진행; 특징적으로 통증은 골반영역에 국한됨; 난관파열은 갑작스럽고, 날카로우며, 심각한 통증을 초래하고 중간 또는 상복부로 퍼질 수 있음
(2) 횡격막신경 자극으로 인한 어깨통증
b) 질출혈: 불규칙적, 보통, 또는 없음
c) 피로, 현기증, 가벼운 어지러움, 실신
d) 임신 증상
2) 과거력
a) 기저질환
b) 마지막 정상월경 주기: 무월경 또는 비정상 월경 과거력
c) 산과력(임신력, 분만력, 이전의 자궁외 임신)
d) 골반염증성질환 또는 성전파성감염 과거력
e) 자궁내장치 사용
f) 난관수술
g) 난임치료
h) 약물
i) 알레르기
j) 약물남용

b. 객관적 자료 수집
1) 신체 검진
a) 전반적 외모
(1) 기립성 저혈압, 빈맥
(2) 중정도에서 심각한 정도의 불편감
b) 청진
(1) 태아심박동수
c) 촉진: 복부압통
d) 골반검진: 자궁경부 이동시 압통; 부속기 팽만감, 덩어리, 또는 압통
2) 진단적 절차
a) 혈청 및 요 임신검사: β-HCG; 초음파 결과와 비교
b) 전혈구계산검사(complete blood count, CBC) 및 감별계산
c) 혈액 교차반응 검사: 혈액형, Rh 인자
d) 응고인자: 프로트롬빈시간(prothrombin time, PT), 부분트롬보플라스틴시간(partial thromboplastin time, PTT)
e) 혈청 화학검사(serum chemistries)
f) 골반초음파/질초음파
g) 맹낭천자: 드물게 실시함

2. 분석: 감별 간호진단/협력적 문제

a. 체액 부족 (Deficient fluid volume)
b. 급성 통증 (Acute pain)
c. 슬픔 (Grieving)

3. 계획과 수행/중재

a. 기도유지, 호흡, 순환(1장 참조)
b. 처방에 따른 산소 공급
c. 정질액/혈액/약물 투여을 위한 정맥로 확보
d. 의학적 중재 준비 및 지원
1) 골반검진
2) 입원 및 수술 중재를 위한 지원
e. 처방에 다른 약물 투여
1) 메토트렉세이트(methotrexate [Folex]): 자궁외 임신 종결을 위해 사용하는 대사길항제; 철저한 추적관찰 필요. 혈역학적으로 안정적이며, 치료 후 추적관찰을 준수할 수 있고, 태아심박동이 없으며, 혈청 HCG가 5,000 IU/L 미만인 경우 사용 가능

4. 평가와 지속적 감시

a. 모체의 혈역학적 상태
b. 통증완화

B. 응급분만 (EMERGENCY DELIVERY)

임신한 대상자가 응급실에 도착하고 분만이 임박했을 때 신속하게 산과 관련 과거력 및 분만 관련 신체사정을 실시하는 것이 필수적이다. 자궁수축 하나만으로 분만이 진행되었음을 암시하는 것은 아니며, 자궁경부의 개대와 소실에 충분한 정도의 자궁수축 기간(30초), 빈도(5분 마다), 강도를 보여야 한다. 분만 임박 징후는 자궁경부의 완전개대(10 cm)와 소실, 태아 측지, 회음부 팽륜, 그리고 외음질부위의 확대이다. 분만 1기는 규칙적 자궁수축시작에서 자궁경부의 완전개대까지이다. 분만 2기는 자궁경부 완전개대부터 태아 만출까지로 이 시기 동안 산부는 아래로 미는 힘이 주어짐을 느끼게 된다. 분만 3기는 태아만출에서 태반만출까지이다.

1. 사정

a. 주관적 자료 수집
1) 현병력/주호소
a) 자궁수축: 빈도, 강도, 기간
b) 양막파열: 시간, 색깔, 냄새
c) 혈성이슬 증가
d) 직장 압박감 또는 대변 배출
2) 과거력
a) 기저질환
b) 산과력: 임신력, 분만력, 분만예정일
c) 이번 임신 기간 중에 받았던 산과적 치료
d) 합병증을 포함한 진통 및 분만 과거력
e) 약물
f) 알레르기

b. 객관적 자료 수집
1) 신체 검진
a) 전반적 외모
(1) 확실한 임신
(2) 중정도에서 심각한 정도의 불편감
b) 시진
(1) 질출혈: 양, 색깔
(2) 회음부 팽륜, 태아부분 존재
c) 청진
(1) 태아심박동수
d) 촉진
(1) 자궁 크기/긴장도(tone), 자극과민성, 수축성
e) 골반검진
(1) 자궁경부 소실
(2) 자궁경부 개대
(3) 자궁경부 경도(부드러움 또는 단단함)
(4) 태아머리 하강 정도
(5) 양막 상태 및 파막된 경우 양수 색깔
2) 진단적 절차
a) 양수의 pH 검사: 양수의 pH는 중성

2. 분석: 감별 간호진단/협력적 문제

a. 통증 (Pain)
b. 불안/두려움 (Anxiety/Fear)

3. 계획과 수행/중재

a. 정질액/약물 투여를 위한 정맥로 확보
b. 의학적 중재 준비 및 지원
1) 분만 과정
a) 편안한 체위 유지: 쇄석위 또는 다리가 지지된 수정된 파울러씨 체위
b) 적절한 호흡을 위한 산부 보조. 태아 머리가 보일 때는 산부와 태아 외상 예방을 위해 산부에게 "강아지처럼 숨 내뿜기(pant like a puppy)"를 격려
c) 주로 사용하는 손의 손가락을 태아 머리위에 뻗어서 태아 머리가 천천히 나오도록 조절
d) 태아 머리가 만출되면 손가락으로 태아 목 주변에 제대가 감겨있는지 확인; 제대가 만져지면 태아머리 위로 미끄러지도록 해야 함; 제대가 팽팽하게(tight) 만져지면 두 곳을 묶은 후 자르기
e) 신생아 얼굴을 닦아주기, 입안 먼저 흡인 후 양수 및 혈액 흡인을 최소화하기 위해 콧구멍 흡인
f) 신생아 머리 지지하면서 어깨 만출: 나머지 부분도 빠르게 만출
g) 필요한 경우 만출 직후 신생아 머리를 지지하면서 입과 코로 흡인 실시
h) 제대의 박동이 중지되면 신생아 복부로부터 4 cm 및 5 cm 지점을 클램프로 묶은 후 제대자르기
2) 열손실을 최소화하기 위해 신생아를 닦아주고 감싸준 후 엄마 품에 안기도록 해주기
3) 1분과 5분에 APGAR 점수 측정([표 16-1]), 7점 미만인 경우 매 5분마다 반복 측정
4) 태반만출(신생아 분만 후 최대 30분까지)시까지 자궁마사지와 제대 조작 금지
5) 조기 모유수유 또는 모아 애착 허용
6) 분만실 퇴원 및 병동 입원 지원

c. 처방에 따른 약물 투여
1) Oxytocin (Pitocin): 분만 후 자궁수축 시작 및 유지
2) Methylergonovine (Methergine) 또는 prostaglandin: 산후 출혈 예방 또는 산후 출혈이 지속되는 경우 치료를 위해 근육주사

표 16-1 APGAR scoring

	점수		
객관적 징후	0	1	2
심박동수	없음	100회/분 미만	100회/분 이상
호흡노력	없음	불규칙, 느림	힘찬 울음
근육긴장도	늘어짐	일부 굴곡	적극적 움직임
반사	무반응	얼굴찡그림, 약한 울음	재채기, 기침, 울음
피부색	청색	몸체 분홍, 사지 청색	전체 분홍색

4. 평가와 지속적 감시

a. 산부 및 신생아 혈역학적 상태
b. 질출혈

C. 임신성 고혈압: 자간전증, 자간증, HELLP 증후군 (GESTATIONAL HYPERTENSION: PREECLAMPSIA, ECLAMPSIA, AND HEMOLYSIS, ELEVATED LIVER ENZYMES, LOW PLATELETS (HELLP))

임신성 고혈압(pregnancyinduced hypertension, PIH)은 임신 20주 이후에 고혈압(수축기혈압 > 140 mmHg/이완기혈압 > 90 mmHg)이 발병하는 것으로 정의된다. 전자간증(preeclampsia)은 정상혈압을 가진 여성에서 임신 20주 이후에 고혈압과 단백뇨 또는 말단기관의 기능장애가 나타나는 것이다. 자간증(eclampsia)은 자간전증이 진행된 것으로 경련이나 혼수 또는 둘 다 나타나는 것으로 정의되며, 임신 중에 나타날 수 있으나 산욕 초기에도 나타날 수 있다. 용혈(hemolysis), 간효소 증가(elevated liver enzymes), 혈소판 감소(low platelets)로 정의되는 HELLP 증후군은 자간전증의 심각한 형태이다.

자간전증의 정확한 원인은 알려지지 않았으나 기본적인 병리적 기전은 태반의 기능장애와 관련이 있는데, 전신의 혈관경련을 자극해서 말초혈관의 저항성이 증가된다는 것이다. 혈관경련은 혈관 내 공간을 축소시키게 되고 이로 인해 자간전증 환자는 혈액량이 감소하고 혈액량 감소로 인해 발생하는 합병증 발생의 위험이 증가하게 된다. 이러한 혈관경련은 자궁태반순환 또한 감소시켜 태아에게 전달되는 산소와 영양물질 감소를 초래하게 된다. 전자간증은 가장 흔한 임신합병증으로 미국에서는 4~8%의 임신에서 발생한다. 자간전증은 첫 번째 임신에서 잘 발생하며, 모성사망을 초래하는 원인 중의 하나이다. 위험요인은 첫 임신, 고령, 융모성고혈압, 자간전증 과거력, 자간전증 가족력, 다태임신, 당뇨병, 결합조직 질환, 및 혈관질환이다.

1. 사정

a. 주관적 자료 수집
1) 현병력/주호소
a) 지속적인/심각한 두통
b) 심와부(epigastric) 또는 우측상부(RUQ) 압통; 오심/구토
c) 사지, 얼굴, 또는 전신 부종
d) 수명(photophobia), 흐린 시야, 또는 일시적 시각상실 등을 포함하는 시력장애
e) 소변량 감소
f) 숨참, 운동성 호흡곤란
g) 불안, 걱정
2) 과거력
a) 기저질환
(1) 만성고혈압
(2) 당뇨병
(3) 결합조직 질환, 혈관질환
b) 임신기간: 분만예정일, 마지막 월경주기
c) 나이: 사춘기 또는 35세 이상, 초임부
d) 자간전증–자간증 과거력 또는 가족력
e) 다태임신
f) 약물
g) 알레르기

b. 객관적 자료 수집
1) 신체 검진
a) 전반적 외모
(1) 의식수준, 행위, 감정: 명료~혼란, 경련, 혼수상태
(2) 혈압: 1단계 고혈압은 임신 20주 이후에 측정한 혈압이 140/90 mmHg 이거나 기저혈압에 비해 수축기압 30 mmHg, 이완기압 15 mmHg 이상 상승한 경우로 정의함. 진단을 위해 임부를 좌측위로 눕힌 상태에서 6시간 이상의 간격을 두고 2회 이상 측정해야함
(3) 중정도의 불편감, 중환 가능성
b) 시진
(1) 비의존성 부종 및 과도한 체중증가
c) 청진
(1) 태아심박동수
d) 촉진
(1) 심와부 및 우측상부 압통
(2) 자궁크기, 긴장도
(3) 반사항진(hyperreflexia)
2) 진단적 절차
a) 요검사(urinalysis): 단백뇨 1+

b) 전혈구계산검사(complete blood count, CBC) 및 감별계산: 빈혈, 혈소판감소증(HELLP)

(1) 빈혈: 미세혈관병증용혈빈혈과 임신으로 인한 생리적 빈혈

(2) 혈소판감소증: 혈소판 수치 < 100,000

c) 아스파르테이트아미노전달효소(aspartate aminotransferase, AST): 상승

(1) 크레아티닌(creatinine): 혈액량 감소 및 사구체여과율(GFR) 감소로 인해 상승

d) 간기능 검사(liver function test): HELLP 증후군

(1) SGOT (Serum glutamic-oxaloacetic transaminase): 72 units/L

(2) LDH (Lactate dehydrogenase): > 600 units/L

(3) Total bilirubin: > 1.2 mg/dL

e) 응고인자: 프로트롬빈시간(prothrombin time, PT)/부분트롬보플라스틴시간(partial thromboplastin time, PTT), 섬유소분해산물(fibrin split products), 피브리노겐(fibrinogen)

f) 골반초음파

g) 뇌 컴퓨터 단층촬영

2. 분석: 감별 간호진단/협력적 문제

a. 비효과적 조직관류: 모체와 태아 (Ineffective tissue perfusion: maternal and fetal)

b. 상해의 위험 (Risk for injury)

c. 불안/두려움 (Anxiety/Fear)

3. 계획과 수행/중재

a. 기도, 호흡, 순환 유지(1장 참조)

b. 처방에 따른 산소 공급

c. 정질액 및 약물 투여을 위한 정맥로 확보

d. 좌측위 유지

e. 의학적 중재 준비 및 지원

1) 심전도 및 산소포화도 모니터링

2) 처방에 따라 유치도뇨관 삽입

3) 경련 예방 조치

4) 외부 자극 최소화

5) 임신 30주 이상인 경우는 응급 분만에 대비한 준비: 최종 치료

6) 입원 지원

f. 처방에 따른 약물 투여

1) 황산마그네슘(magnesium sulfate): 경련 예방을 위해 혈관 또는 근육으로 투여

2) 벤조디아제핀(benzodiazepine): 항경련제

3) 고혈압치료

- Hydralazine, labetalol (Normodyne, Trandate), nifedipine (Adalat, Procardia)
- Nitroprusside (Nipride): labetalol이나 nifedipine이 효과 없는 경우
- 부적절한 자궁-태반순환 및 태아스트레스 예방을 위해 이완기압 90~100 mmHg 유지

g. 환자/가족 교육

1) 활동 감소/침상 안정

2) 처방된 약물 복용

3) 두통, 시력 장애, 얼굴/손가락/전신 부종 증가, 심와부 또는 우측 상복부 통증, 떨림(tremor), 자궁수축, 질 출혈이 있는 경우 응급실 내원

4) 처방에 따라 산과 내원

4. 평가와 지속적 감시

a. 의식수준

b. 모체의 혈역학적 상태

c. 호흡음 및 산호포화도

d. 심박동 양상 및 심박동수

e. 태아심박동수

f. 섭취량과 배설량

g. 마그네슘 독성 징후: 무릎반사 감소 또는 소실, 호흡 감소, 심정지 → 독성 징후가 나타난 경우 해독제인 calcium gluconate 투여

D. 임신오조 (HYPEREMESIS GRAVIDARUM)

임신오조(hyperemesis gravidarum)는 임신시 가장 심각한 형태의 오심과 구토로, 지속적인 오심, 구토, 케톤증, 체중감소(5% 이상의 체중감소)로 특징지어진다. 임신 8~12주에 가장 많이 발생한다. 임신오조는 흔하지 않으며 병원 입원이 필요할 정도의 심각한 사례는 전체 임신의 2% 정도에 해당한다. 임신오조는 모체와 태아의 안녕이 위협을 받기 때문에 일반적으로 병원 입원이 필요하다. 임신오조의 정확한 원인은 모르는 상태이나 단백질 대사 변화로 인한 비타민 B_6 결핍, 부신피질 기능 장애, 갑상샘기능항진증과 HCG의 과도한 분비, 심리적 요인, 위장관계 생리 변화, 과민성 반응, 영양부족 등이 관련 있는 것으로 추정된다. 임신오조의 일차적인 임상증상은 지속적이고 잦은 구토로 보통 4~8주 정도 지속되는데, 이는 심각한 체중감소와 탈수를 초래하고, 대사성 산증, 케톤뇨, 저칼륨혈성알칼리증, 핍뇨, 혈액농축, 변비 등으로 진행된다. 임신오조의 합병증은 위장관 출혈, 말로리-바이스 증후군(Mallory-Weiss tears), 부르하버 증후군(Boerhaave esophageal disruption) 등이 있으며, 티아민 결핍으로 인한 베르니케뇌증(Wernicke encephalopathy)이 드물게 나타날 수

있다. 임신오조 발생 위험은 초산모, 젊은 여성, 비흡연 여성, 다태임신, 기태임신 과거력, 과체중(이상적인 체중의 25% 이상) 여성에서 증가한다.

1. 사정

a. 주관적 자료 수집
- 1) 현병력/주호소
  - a) 오심과 구토: 심각도, 기간
  - b) 체중감소
- 2) 과거력
  - a) 기저질환
  - b) 산과력
  - c) 임신기간: 분만예정일, 마지막 월경주기
  - d) 약물
  - e) 알레르기

b. 객관적 자료 수집
- 1) 신체 사정
  - a) 전반적 외모: 점막 상태, 피부 긴장도, 목정맥, 정신상태
    - (1) 기립성 저혈압
    - (2) 불편감
  - b) 청진
    - (1) 태아심박동수
- 2) 진단적 절차
  - a) 전혈구계산검사(complete blood count, CBC) 및 감별계산
  - b) 혈당(glucose), 혈액요소질소(BUN), 크레아티닌(creatinine)을 포함한 혈청 화학검사(serum chemistries)
  - c) 간효소, 빌리루빈(Bilirubin), 아밀라제, 리파제(lipase)
  - d) 혈청 케톤(serum ketones)
  - e) 요검사(urinalysis): 비중, 케톤
  - f) 혈청/요 임신 검사

2. 분석: 감별 간호진단/협력적 문제

a. 체액 부족 (Deficient fluid volume)

b. 영양불균형: 영양결핍 (Imbalanced nutrition: less than body requirements)

c. 지식 부족 (Deficient knowledge)

d. 체액과 전해질 불균형 (Imbalanced fluids and electrolytes)

3. 계획과 수행/중재

a. 기도, 호흡, 순환 유지(1장 참조)

b. 정질액 및 약물 투여를 위한 정맥로 확보
- 1) 생리식염수 또는 하트만 수액 1~2 L 빠른 투여
- 2) 케톤증 예방을 위해 포도당 수액 천천히 투여

c. 의학적 중재 준비 및 지원
- 1) 처방에 따라 위장관 튜브 삽입 및 흡인
- 2) 구토가 계속되는 경우 입원 지원
- 3) 점진적인 경구 수분보충

d. 처방에 따른 약물 투여
- 1) 항구토제: diphenhydramine (Benadryl), melizine (Antivert), metroclopramide (Reglan), promethazine (Phenergan); ondansetron (Zofran)은 금기

e. 환자/가족 교육
- 1) 점진적인 경구 수분 섭취, 소화가 잘되는 고열량 음식 자주 섭취
- 2) 처방된 약물 복용
- 3) 구토가 지속되는 경우 응급실 내원
- 4) 중간 정도의 활동
- 5) 처방에 따라 산과 내원

4. 평가와 지속적 감시

a. 모체의 혈역학적 상태

b. 섭취량과 배설량

E. 신생아 소생술 (NEONATAL RESUSCITATION)

신생아 소생술은 심혈관 또는 호흡기 손상 징후가 있는 신생아에게 필요하다. 고위험 신생아는 조산(37주 이전), 둔위, 다태임신, 분만 전 태변 배출, 1분과 5분의 아프가 점수 7점 이하, 분만 전 또는 분만 직후 신생아 손상이 있는 경우이다. 신생아 질식은 태반기능장애가 있거나 태반의 정상적인 기능에도 불구하고 신생아가 자궁 밖에서의 호흡을 적절히 하지 못하는 경우 발생하며, 저산소증, 과탄산증, 산증 등을 초래한다. 그러나 대부분의 신생아들은 질식 상태로 태어나지 않으며 체온 유지, 기도흡인, 보통 수준의 자극 정도를 필요로 한다. 6% 정도의 신생아가 소생술을 필요로 한다. 모든 신생아 소생술은 순서적이고 체계적으로 실시되어야 하며, 모든 중재는 추가적이고 불필요한 행위를 예방하기 위해 재사정되어야 한다.

1. 사정

a. 주관적 자료 수집
- 1) 현병력/주호소
  - a) 임신기간: 분만예정일, 마지막 월경주기
  - b) 분만지연/분만합병증
  - c) 양막파열 지연
  - d) 제대탈출
  - e) 둔위, 다른 선진부 이상

f) 태변이 섞인 양수
g) 다태임신
h) 급속분만
i) 수술분만
j) 진통과 분만 중 투여된 약물
k) 태아스트레스 징후
2) 모체 과거력
a) 기저질환
(1) 임신성고혈압
(2) 당뇨병
(3) 심혈관질환
(4) 갑상샘질환
b) 산과력: 임신력, 출산력
c) 이번 임신 기간 동안 받았던 산과적 치료
d) 임부 나이: 16세 이하 또는 35세 이상
e) 물질 사용/남용
f) 약물
g) 알레르기

b. 객관적 자료 수집
1) 신체 검진
a) 전반적 외모
(1) 반응감소/무반응 신생아
(2) 심각한 스트레스, 위독한 상태
b) 시진
(1) 1분과 5분 아프가 점수: 감소
(2) 태변 섞인 양수
c) 출생시 체중
2) 진단적 절차
a) 혈당
b) 전혈구계산검사(complete blood count, CBC) 및 감별계산
c) 정맥혈 pH, 동맥혈 가스검사
d) 심전도(ECG)
e) 가슴과 복부 단순 방사선 촬영

2. 분석: 감별 간호진단/협력적 문제

a. 비효과적 기도 청결 (Ineffective airway clearance)
b. 가스교환 장애 (Impaired gas exchange)
c. 심박출량 감소 (Decreased cardiac output)
d. 비효과적 조직관류 (Ineffective tissue perfusion)

3. 계획과 수행/중재

a. 모체의 기도, 호흡, 순환 유지(1장 참조)
b. 의학적 중재 준비 및 지원
1) 체온유지를 위해 신생아 표면의 양수를 빠르게 건조시킨 후 온열기 아래에 두기
2) 신생아는 등을 대고 눕히거나 목을 똑바로 해서 옆으로 눕히기; 기도폐쇄가 초래될 수 있으므로 신생아의 호흡이 없거나 느리거나 어려움이 있는 경우에 한해 기도를 부드럽게 흡인
3) 필요시 발바닥을 때리거나 등을 문지르는 촉각적 자극 제공
4) 얕은 호흡이나 느린 호흡을 하는 경우 산소 공급
5) 호흡이 부적절하거나 헐떡거리는 경우 100% 산소와 40~60회/분의 양압환기 실시
6) 심박동수가 60~80회/분 이하이며 양압환기를 실시했음에도 30~60초 이내에 빠르게 증가하지 않는 경우 가슴압박 시작
7) 필요한 경우 기도삽관 지원
8) 제대 정맥을 통한 혈관 또는 골내(intraosseous) 경로 확보
(1) 저혈량 신생아를 위한 체액보충: 생리식염수 또는 하트만 용액; 알부민/식염수; 전혈
9) 심장과 맥박 산소 측정기 모니터링
10) 입원 및 신생아중환자실로 이동 지원

c. 처방에 따른 약물 투여
1) 신생아 용량 준비
a) Epinephrine
b) Naloxone (Narcan)
c) 혈당(glucose)
d) Sodium bicarbonate (소생술이 지연된 경우)

d. 가족과 신생아 상태에 대한 의사소통 상태 유지
e. 사회복지사, 목사, 또는 위기 중재사들과 상담 시작
f. 가능한 빨리 가족들이 신생아 볼 수 있게 해 주기

4. 평가와 지속적 감시

a. 모체의 혈역학적 상태
b. 신생아 기도 개방성
c. 신생아의 호흡 노력
d. 신생아 심혈관계 상태, 특히 심박동수
e. 신생아의 점막 색깔(전신 색깔과 비교)과 피부 온기

F. 전치태반과 태반조기박리 (PLACENTA PREVIA AND ABRUPTIO PLACENTAE)

전치태반(placenta previa)과 태반조기박리(abruptio placentae)는 임신 2기 및 3기 질출혈의 가장 심각한 원인으로 산모와 태아 모두에게 심각한 문제를 초래한다. 전치태반은 태반이 비정

상적으로 자궁의 아래 부분에 위치하는 것으로 자궁경부를 부분적 또는 완전히 폐쇄한다. 임신 여성의 45% 정도는 임신 2기 동안 전치태반이 발생하나 임신 말기 발생율을 1% 미만인데, 이는 자궁의 아래 부분이 임신 3기 동안 자라면서 태반 부착 부위를 위로 밀어 올려 자궁경부와 멀어지게 하기 때문이다. 분만에 대비한 자궁하부의 부드러움과 자궁경부의 소실로 인해 착상된 전치태반부위가 찢어지면서 무통성의 밝은 적색 질출혈이 나타난다. 출혈은 자궁경부의 계속적인 개대와 소실을 초래할 수 있다. 전치태반의 원인을 밝혀지지 않았으나 다산부, 다태임신, 고령 임신, 제왕절개술이나 근종절제술로 인해 초래된 자궁의 상처, 전치태반 과거력, 흡연, 및 비정상태반 등과 관련이 있다.

태반조기박리는 태아만출 이전에 태반이 박리되는 산과적 응급상황이다. 전체 임신의 3% 미만에서 발생하나 주산기 사망의 15% 정도를 차지한다. 태반의 부분 또는 완전박리가 나타날 수 있으며, 이는 소량에서부터 다량의 질출혈 또는 은닉 출혈을 초래한다. 태반혈관의 손상은 다량의 혈액손실을 초래하여 모체의 저혈압 및 저혈량성 쇼크가 나타날 수 있다. 태반순환의 손실은 태아곤란증 및 태아사망을 초래한다. 응고장애나 파종성혈관내응고(disseminated intravascular coagulopathy, DIC)가 나타날 수 있다. 태반조기박리의 특징적 증상은 자궁의 통증이나 압통이 동반된 질 출혈이다. 태반조기박리의 원인은 알려져 있지 않으나 위험요인은 모체고혈압, 고령 임신, 외상(37장 참조), 불법 약물 사용(코카인 등), 조기양막파열, 짧은 제대, 자궁기형 또는 종양, 커진 자궁에 의한 하대정맥 압박, 낮은 사회경제적 상태, 영양부족 등이다.

1. 사정

a. 주관적 자료 수집

1) 현병력/주호소
   a) 출혈: 발생시기, 기간, 양, 특성
      (1) 전치태반: 갑작스런 밝은 적색의 질출혈; 양이 많을 수 있음
      (2) 태반조기박리: 어두운 적색의 질출혈; 은닉 출혈이 있을 수 있어 양은 다양함
   b) 통증: 복부, 골반, 등
      (1) 전치태반: 일반적으로 없음
      (2) 태반조기박리: 다양한 강도를 나타냄
   c) 임신기간(마지막 월경주기, 분만예정일)
   d) 모체나이: 나이가 많을수록 위험 증가
   e) 최근의 외상
   f) 최근의 성관계
   g) 태동의 감소/소실
2) 과거력
   a) 기저질환
   b) 다출산력
   c) 양막조기파열
   d) 전치태반, 태반조기박리, 제왕절개 분만 과거력
   e) 약물 사용/남용
   f) 흡연
   g) 낮은 사회경제적 상태
   h) 약물
   i) 알레르기
   j) 산전관리 부족

b. 객관적 자료 수집

1) 신체 검진
   a) 전반적 외모
      (1) 기립성 저혈압
      (2) 경미한 정도에서 중정도의 고통/불편감, 중환일 수 있음
   b) 청진
      (1) 태아심박동수
   c) 촉진
      (1) 복부압통, 자궁긴장도, 자궁수축
   d) 회음부 검진: 출혈 흔적(임신 2기 및 3기의 질경검진 또는 골반검진은 초음파 검사에서 태반의 위치가 확실하게 확인되고 전치태반이 배제될 때까지는 금기이다)
2) 진단적 절차
   a) 전혈구계산검사(complete blood count, CBC) 및 감별계산
   b) 응고인자: 프로트롬빈시간(prothrombin time, PT), 부분트롬보플라스틴시간(partial thromboplastin time, PTT), 피브리노겐(fibrinogen), 섬유소분해산물(fibrin split products)
   c) 혈액교차검사
   d) Kleihauer-Betke test
   e) 혈청 화학검사(serum chemistries)
   f) 골반초음파
   g) 태아심박동 및 자궁수축 모니터링

2. 분석: 감별 간호진단/협력적 문제

a. 체액 부족 (Deficient fluid volume)
b. 비효과적 조직관류: 모체 및 태아 (Ineffective tissue perfusion: maternal and fetal)
c. 불안/두려움 (Anxiety/Fear)
d. 예측된 슬픔 (Anticipatory grieving)

3. 계획과 수행/중재

a. 기도, 호흡, 순환 유지(1장 참조)

b. 처방에 따른 산소 공급

c. 정질액/혈액/약물 투여를 위한 정맥로 확보

d. 좌측위 유지

e. 의학적 중재 준비 및 지원

1) 응급 제왕절개분만

2) 응급 질식분만 및 신생아 소생술

3) 혈역학적으로 안정적인 경우 입원 및 분만실 전원 지원

f. 처방에 따른 약물 투여

1) Rh-negative 여성에게 Rh 면역글로불린(RhoGAM or Rhophylac) 투여

4. 평가와 지속적 감시

a. 모체 및 태아의 혈역학적 상태

b. 질출혈: 색깔, 양, 혈액덩어리 또는 조직 배출

c. 복부통증/자궁수축

d. 자궁저부높이(은닉출혈인 경우 상승되었을 수 있음, 센치미터 단위로 측정, 비만이 없는 경우 자궁저부높이는 임신주수와 관련 있음)

e. 태아심박동수

f. 통증 완화

G. 산후출혈 (POSTPARTUM HEMORRHAGE)

산후출혈(postpartum hemorrhage, PPH)은 태반과 자궁내막의 배출 후 혈역학적으로 불안정한 증상 및 징후를 초래하는 출혈로 정의된다. 산후출혈은 질식분만과 제왕절개분만 둘 다에서 발생할 수 있으며, 모체 사망을 초래할 수 있다. 산후출혈은 분만 후 24시간 이내에 발생하는 조기산후출혈과 분만 후 24시간~6주에 발생하는 후기산후출혈로 구분할 수 있다. 후기산후출혈은 보통 분만 후 6~10일 경에 발생한다. 조기산후출혈의 가장 흔한 원인은 자궁이완으로 전체 산후출혈의 90% 정도가 자궁이완에 의해 발생한다. 다른 원인은 자궁경부나 질의 열상, 태반조직 잔류, 유착태반, 자궁내번, 자궁파열, 모체 응고장애 등이다. 후기산후출혈의 원인은 임신산물의 잔류, 산후자궁내막염, 태반부착부위 퇴축부전, 회음절개부위 파열, 혈종, 성관계로 인한 외상 등이다. 양수과다, 다태임신, 및 거대아 임신으로 인한 자궁의 과다신전, 다산부, 옥시토신 투여 후의 분만지연 또는 난산, 산후출혈 과거력, 자간전증, 전치태반, 아시아 또는 히스패닉 민족, 중측방회음절개술, 응고장애인 경우 산후출혈 위험이 높다.

1. 사정

a. 주관적 자료 수집

1) 현병력/주호소

a) 최근의 분만

b) 질출혈: 양, 특성

c) 쉽게 멍이 듬/출혈

2) 과거력

a) 기저질환

(1) 자간전증

(2) 전치태반

(3) 응고장애

b) 산과력

c) 분만 관련 합병증

d) 이전의 산후출혈

e) 약물

f) 알레르기

b. 객관적 자료 수집

1) 신체 검진

a) 전반적 외모

(1) 기립성 저혈압

(2) 중정도의 고통/불편감, 중환일 수 있음

b) 시진

(1) 질출혈: 양, 색깔

c) 촉진

(1) 자궁크기/긴장도

d) 골반검진: 태반잔류여부 사정

2) 진단적 절차

a) 전혈구계산검사(complete blood count, CBC) 및 감별계산

b) 응고 프로필, 피브리노겐(fibrinogen), 섬유소분해산물(fibrin split products)

c) 혈액교차반응검사

d) 골반/질 초음파 검사

2. 분석: 감별 간호진단/협력적 문제

a. 체액 부족 (Deficient fluid volume)

b. 비효과적 조직관류 (Ineffective tissue perfusion)

3. 계획과 수행/중재

a. 기도, 호흡, 순환 유지(1장 참조)

b. 처방에 따라 산소 공급

c. 정질액/혈액/약물 투여를 위한 정맥로 확보

d. 의학적 중재 준비 및 지원

1) 심장과 맥박 산소 측정기 모니터링

2) 자궁이완 감소

a) 자궁저부가 촉진되는 경우 자궁저부 마사지

b) 수기 또는 소파술로 잔류태반조직 제거

3) 혈역학적 상태가 안정적이면 입원 및 분만실로 전원 지원
a) 생식기 열상 수술적 봉합
b) 약물 중재에 반응하지 않는 지속적인 출혈인 경우 수술적 중재가 필요할 수 있음(자궁, 난소, 하복벽 동맥 결찰; 완전 또는 부분 자궁절제술)

e. 처방에 따른 약물 투여
1) 자궁수축 시작 및 유지를 위한 옥시토신(oxytocin [Pitocin]) 정맥 투여
2) 출혈이 지속되는 경우 메틸에르고노빈(methylergonovine [Methergine]) 또는 프로스타글란딘(prostaglandin) 투여

4. 평가와 지속적 감시

a. 모체의 혈역학적 상태
b. 질출혈, 혈액덩어리/조직/잔류 태반 배출

표 16-2 자연유산 유형

형태	설명
절박유산	자궁경부 개대 없는 가벼운 질출혈과 약한 자궁수축
불가피유산	자궁경부 개대가 동반된 중간 정도의 질출혈과 자궁수축, 양막파열로 진행
불완전유산	자궁경부 개대가 동반된 다량의 질출혈과 심한 자궁수축, 임신산물의 불완전한 배출
완전유산	자궁경부 개대 없는 가벼운 질출혈과 약한 자궁수축, 임신산물의 완전한 배출
계류유산	가벼운 질출혈, 자궁경부 개대 및 자궁수축 없음, 사망한 태아 보유
패혈유산	악취나는 질출혈/질분비물, 자궁경부 개대 및 자궁수축 없음, 열, 자궁내 감염

H. 자연유산 (SPONTANEOUS ABORTION)

임신 초기 가장 흔한 합병증인 자연유산(spontaneous abortion)은 태아가 생존력을 가지기 이전인 임신 20주 이전 또는 태아 몸무게가 500g 이하인 경우에 임신이 소실되는 것이다. 자연유산은 질출혈로 응급실에 내원한 모든 가임기 여성에서 고려되어야 하는 문제이다. 미국에서 자연유산의 발생율은 진단된 임신의 8~20%, 진단되지 않은 모든 임신의 13~26% 정도이다. 대부분 임신 8주 이전에 발생하나 많은 임신이 진단되기 이전에 종료됨을 고려하면 실질적인 자연유산 발생율은 이보다 더 높다. 자연유산의 원인은 밝혀져 있지 않으나, 염색체 이상, 내분비장애, 배아의 비정상적 발달, 및 외상과 관련이 있으며, 모체 감염, 고령 임신, 자연유산 과거력, 영양부족, 약물남용(과도한 흡연, 음주, 코카인 등), 수정 전후의 NASAID 사용, 엽산부족, 모체 비만, 면역학적 부적합, 임신 중의 수술, 생식기관의 구조적 이상 등이 있는 경우 발생 위험이 증가한다. 자연유산은 절박유산, 불가피유산, 불완전유산, 완전유산, 계류유산, 패혈유산으로 분류한다**[표 16-2]**.

1. 사정

a. 주관적 자료 수집
1) 현병력/주호소
a) 통증
(1) 골반통: 경련성, 통증정도는 다양; 둔한 양상, 지속적이거나 간헐적일 수 있음
(2) 요통, 골반 압박감
b) 질출혈: 색깔, 양(출혈양이나 양상은 다양, 신뢰할 수 있는 예측 변수 아님)
c) 혈액덩어리 또는 태아조직 배출
d) 임신양성반응 또는 초음파를 통한 임식 확진: 날짜, 방법
e) 피로, 어지럼증, 현기증, 두통, 오심, 구토, 실신
2) 과거력
a) 기저질환
b) 임신기간: 마지막 월경주기, 분만예정일
c) 산과력
d) 피임력
e) 산전관리
f) 물질 사용/남용
g) 약물
h) 알레르기

b. 객관적 자료 수집
1) 신체 검진
a) 전반적 외모
(1) 기립성 저혈압, 빈맥
(2) 경미한 정도에서 중정도의 고통/불편감
b) 청진
(1) 임신 13주 이상인 경우 태아심박동수
c) 출혈양과 출혈부위, 자궁경부 개대 여부, 조직 배출 등을 확인하기 위해 골반검진이 필수적으로 실시되어야 함. 자궁이 출혈의 근원지인지를 확인하고 자궁경부나 질에 임신 산물이 존재하는지 확인하기 위해 질경검사를 실시해야 함. 자궁크기를 확인하기 위해 양손검진 실시
2) 진단적 절차
a) 혈청/요 임신검사: hCG 수치 확인
b) 전혈구계산검사(complete blood count, CBC) 및 감별계산

c) 혈액교차검사: 혈액형, Rh 유형
d) 요검사(urinalysis)
e) 성전파성감염 검사
f) 자궁외임신 배제, 태아생존가능성 및 임신기간 사정, 임신산물 잔류 확인을 위한 골반초음파 검사
g) 모든 임신산물은 병리학적 검사실로 보내기

2. 분석: 감별 간호진단/협력적 문제

a. 급성 통증 (Acute pain)
b. 예측된 슬픔 (Anticipatory grieving)
c. 지식 부족 (Deficient knowledge)
d. 체액 부족 (Deficient fluid volume)

3. 계획과 수행/중재

a. 기도, 호흡, 순환 유지(1장 참조)
b. 정질액/혈액/약물 주입을 위한 정맥로 확보
c. 의학적 중재 준비 및 지원
1) 골반검진
2) 자궁경부 개대 및 흡입술
3) 병원 입원 지원
d. 처방에 따른 약물 투여
1) Rh-negative 여성에게 Rh 면역글로불린(RhoGAM or Rhophylac) 투여
2) 출혈 조절을 위해 옥시토신 또는 메틸에르고노빈 투여
3) 진통제
4) 항생제
e. 환자/가족 교육
1) 절박유산인 경우 퇴원 교육
a) 24~48시간 또는 출혈이 진정될 때까지 침상안정 유지
b) 출혈이나 통증이 멈출 때까지 골반 안정(성관계 금지)
c) 위생적인 패드 사용; 탐폰 금지
d) 출혈이나 통증이 증가할 경우 응급실 방문
e) 혈액덩어리나 조직이 배출된 경우 응급실이나 외래 방문시 가지고 오기
f) 적절한 추후관리에 대해 의사와 상의
2) 완전유산인 경우 퇴원 교육
a) 가벼운 통증은 몇 일 정도 지속될 수 있음
b) 위생적인 패드 사용; 탐폰 금지
c) 1일 4회 체온 측정
d) 처방에 따른 약물 복용
(1) 메틸에르고노빈(methylergonovine [Methergine])
(2) 비마약성 진통제
(3) 비스테로이드항염증제(NSAIDS)
(4) 항생제
e) 출혈은 붉은 색에서 분홍색(짙은 색에서 밝은 색으로)으로 변화며 양은 줄어듬
f) 골반 안정
g) 적절한 추후관리에 대해 의사와 상의
h) 38℃ 이상의 고열, 통증의 악화, 악취나는 질분비물이 있는 경우 응급실 내원

4. 평가와 지속적 감시

a. 모체의 혈역학적 상태
b. 질출혈, 혈액덩어리/조직/임신 산물 배출
c. 통증 완화

III. 부인과 응급 Specific Gynecologic Emergencies

A. 골반염증성 질환 (PELVIC INFLAMMATORY DISEASE)

골반염증성질환(pelvic inflammatory disease, PID)은 자궁내막, 난관, 난소, 골반복강, 골반결합조직의 감염을 표현할 때 사용하는 용어이다. 감염은 급성, 아급성, 만성일 수 있다. 임균과 트리코마 클라미디아가 골반염증성질환을 일으키는 가장 흔한 균주로 같이 공존하는 경우가 흔하다. 대부분의 골반염증성질환은 생식기감염이 상행하여 발생하며 기구에 의한 균주 유입으로 발생하기도 한다. 상부 생식기로의 균주 확산을 촉진하는 요인은 월경에 의한 자궁경부 장벽 소실, 자궁경부 점액의 세균억제력을 감소시키는 호르몬 변화, 부인과 시술, 자궁내장치(IUD) 삽입 등이다. 임균 감염은 월경과 관련하여 흔히 발생하는데, 자궁경부에서 자궁내막으로의 질병 확산은 월경 시작 5~7일 경에 발생한다. 트리코마 클라미디아 감염은 일반적으로 월경과 관련 없으며, 비특이적으로 발생한다. 트리코마 클라미디아 감염은 특별한 증상이 없음에도 불구하고 난임을 초래하는 심각한 난관 손상이 발생할 수 있다. 급성골반염증성질환은 증상 및 징후가 매우 다양하기 때문에 진단에 어려움이 있는 경우가 많다. 병력이나 신체 검진 도는 검사실 검사 하나만으로는 진단에 어려움이 있기 때문에 일반적으로 임상병력과 신체 검진에 근거해서 진단을 내리게 된다. 골반염증성질환은 만성골반통, 성교통, 난임, 자궁외임신과 같은 장기적인 합병증을 초래할 수 있다. 골반염증성질환은 서서히 진행되기 때문에 질환발생 위험을 증가시키는 요인들에 대해 확인하는 것이 필수적이다. 청소년들은 골반염증성질환 발생 위험이 특히 더 증가되어 있는 고위험군으로, 청소년의 발생위험을 증가시키는 요인은 미성숙된 면역체계, 넓은 자궁경부 변위 구역, 얇은 자궁경부 점액, 다수의 성파트너에 노출될 가능성 증가 등이 있다. 다른 위험요인으로는 다수의 성파트너, 잦은 성관계, 최근의 성전파성 질환 감염, 비장벽성 피임, 자궁내장치, 최근의 부인과시술, 질세척, 흡연, 월경시작에 근접 등이 있다.

1. 사정

a. 주관적 자료 수집

1) 현병력/주호소
   a) 복부통증
      (1) 움직임, 성관계, 발살바 조작에 의해 악화: 월경 중에 발생하거나 정도가 심해짐
      (2) 둔하고 쑤시는 정도에서 날까롭고 지속적인 통증까지 다양
      (3) 골반염증성질환과 관련된 간주위염인 경우 우상부 통증이 있을 수 있음(Fitz-Hugh-Curtis syndrome)
   b) 질분비물: 점액성 농, 악취
   c) 질출혈: 월경량 증가, 돌발성 출혈
   d) 배뇨장애
   e) 열, 오한
   f) 구토
2) 과거력
   a) 기저질환
   b) 마지막 월경주기: 가임기 여성 환자
   c) 이전의 골반감염
   d) 성생활: 최근 2개월 이내의 새로운 성파트너, 다수의 성파트너, 비장벽성 피임
   e) 최근의 부인과 시술/도구
   f) 약물
   g) 알레르기

b. 객관적 자료 수집

1) 신체 검진
   a) 전반적 외모
      (1) 38.5℃ 이상의 체온상승
      (2) 빈맥
      (3) 중정도의 고통/불편감
   b) 촉진
      (1) 하복부 압통, 반동압통
   c) 골반검진: 비정상 질분비물, 자궁경부 이동시 압통, 자궁/부속기 압통
2) 진단적 절차
   a) 전혈구계산검사(complete blood count, CBC) 및 감별계산: 백혈구증가증
   b) 적혈구침강속도(ESR): 상승
   c) C-반응성 단백검사: 상승
   d) 혈액요소질소(BUN), 크레아티닌(creatinine) 포함
   e) 혈액배양검사(blood cultures)
   f) 혈청/요 임신검사: 가임기 여성환자인 경우
   g) 요검사(urinalysis)
   h) 내자궁경부 배양검사, 그람 염색
   i) 임질과 클라미디아 확인을 위한 요 핵산증폭검사
   j) 습식도말검사(생리식염수, 수산화칼륨)
   k) 골반초음파
   l) 복부 컴퓨터 단층촬영
   m) 진단적 복강경검사

2. 분석: 감별 간호진단/협력적 문제

a. 감염 위험성 (Risk for infection)

b. 급성 통증 (Acute pain)

c. 지식 부족 (Deficient knowledge)

3. 계획과 수행/중재

a. 경질액/약물 주입을 위한 정맥 확보

b. 의학적 중재 준비 및 지원

1) 골반검진
2) 심전도 및 산소포화도 모니터링
3) 다음의 경우 입원 지원
   a) 체온: 38.5℃ 이상
   b) 골반 또는 난소난관농양 의심
   c) 경구항생제 치료를 방해하는 오심과 구토
   d) 임신
   e) 간주위염
   f) 청소년, 아동, 미임부
   g) 자궁내장치 사용
   h) 면역억제상태 환자
   i) 48~72시간의 외래 방문 치료에 대한 반응 없음

c. 처방에 따른 약물 투여

1) 진통제
2) 항생제

d. 환자/가족 교육

1) 감염치료 약물: 목적, 용량, 투약 일정, 항생제 복용 완료의 중요성, 부작용
2) 진통제 복용법
3) 72시간 이내에 외래 방문
4) 증상이 지속되거나 악화되는 경우 병원 방문: 열, 오한, 복부통증, 오심, 구토
5) 재발 방지
   a) 치료 후 검진시까지 성관계 금지
   b) 파트너 검사 및 치료
   c) 예방적 위험감소 행위 및 방법 사용
   d) 다수의 성파트너가 있는 성적으로 활발한 환자인 경우 주기적인 성전파성질환 검진

e) 고위험군인 경우 HIV 검사 및 상담

4. 평가와 지속적 감시

a. 혈역학적 상태
b. 심전도 및 산소포화도 모니터링
c. 통증 완화
d. 섭취량과 배설량

B. 골반통 (PELVIC PAIN)

하복부 또는 골반 통증은 다양한 원인에 의해 발생한다. 이 통증은 하복부/골반내에 위치하는 장기들로부터 발생하며, 비뇨기계나 위장관계 등 인접한 장기들로부터 발생하기도 한다. 경계가 확실하지 않은 국소적 내부 장기 통증은 기관에서 발생하며 기관은 자율신경에 의해 자극되는데, 속이 빈 장기(난관 또는 확장된 장)의 확장, 실질기관의 캡슐 확장, 또는 골반 인대의 확장 또는 유착에 의해 발생한다. 반면, 경계가 명확한 국소적 통증은 감염된 장기 또는 혈액이나 화농성 액체(자궁외 임신 파열, 급성 충수염)에 의한 벽측복막 자극과 같은 체신경의 자극으로 인해 발생한다. 골반통의 원인은 급성, 만성, 재발성으로 분류한다. 일시적인 재발성 골반통은 월경주기와 관련있다. 통증을 초래한 상태가 삶을 위협하는 상태일수도 있기 때문에 정확한 병력확인은 정확한 진단을 함에 있어 필수적이다**[표 16-3]**.

1. 사정

a. 객관적 자료 수집
1) 현병력/주호소
a) 통증
b) 열/오한
c) 오심/구토
d) 월경주기와 관련성
e) 질분비물
f) 장 또는 방광기능의 변화
2) 과거력
a) 기저질환
b) 마지막 월경주기, 월경력
c) 복통/골반통 과거력
d) 산과력
e) 복부/골반 수술 과거력
f) 외상: 둔한 또는 관통하는 물체
g) 약물
h) 알레르기

b. 객관적 자료 수집
1) 신체 검진
a) 전반적 외모
(1) 기립성 저혈압
(2) 중정도의 고통/불편감
b) 청진
(1) 장음
c) 촉진
(1) 복부 압통
(2) 복부 긴장(abodminal guarding)
(3) 복부 덩어리
d) 골반검진: 비정상 질분비물, 경부 이동시 압통, 부속기 압통
2) 진단적 절차
a) 전혈구계산검사(complete blood count, CBC) 및 감별계산
b) 적혈구침강속도
c) C-반응 단백
d) 혈당(glucose), 혈액요소질소(BUN), 크레아티닌(creatinine)을 포함한 혈청 화학검사(serum chemistries)
e) 혈액배양검사(blood cultures)
f) 혈청/요 임신검사: 가임기 여성환자인 경우
g) 요검사(urinalysis)
h) 성전파성감염 검사
i) 습식도말검사(생리식염수, 수산화칼륨)
j) 골반/질 초음파
k) 복부 컴퓨터 단층촬영
l) 진단적 복강경

2. 분석: 감별 간호진단/협력적 문제

a. 급성/만성 통증 (Acute/chronic pain)
b. 지식 부족 (Deficient knowledge)

3. 계획과 수행/중재

a. 정질액/약물 투여를 위한 정맥 확보
b. 의학적 중재 준비 및 지원
1) 골반검진
2) 입원 지원
c. 처방에 따른 약물 투여
1) 비마약성 진통제
2) 마약성 진통제
3) 항생제

4. 평가와 지속적 감시

a. 통증 완화

표 16-3 골반통의 원인

통증 특성		열 (+/−)	오심,구토	발생 (onset)	관련요인	임신반응 검사(+/−)	통증부위	수술 과거력	시기	악화요인	질분비물
부인과											
종양	둔한 통증 ~ 갑자기 날카로운 통증	−	없음	느림	만성골반혈관 울혈, 섬유종	−	중심부 또는 전신	비특이적	지속적	월경, 스트레스, 불안	없음
자궁외임신 (파열)	날카로움	−	오심이 있을 수 있음	급성	골반염, 자궁외임신으로 인한 수술, 난임수술, 자궁내장치, 첫 임신시 산모 나이가 고령	+	골반	난관수술, 난임수술 등	지속적	움직임	없음, 가벼운 출혈이 있을 수 있음
불완전, 절박, 패혈유산	날카로움 또는 경련성	±	없음	급성	골반염, 유산	±	골반 전체	자궁내장치, 유산	지속적	움직임	±
자궁내막증	날카로움	+	없음	월경시작 2~7일	가족력, 임신지연, 아시아인, 선천적 기형	−	골반뒤쪽, 옆쪽	난임수술, 피임시술	월경기간 동안 지속적	성관계, 배변, 유착	질출혈
배란	날카로움	−	없음	급성	성숙난포 파열	−	중심부	비특이적	월경주기 중간	없음	없음
난소낭종(파열)	날카로움	−	없음	급성	보통 성관계 중 발생	−	골반	비특이적	지속적	움직임	없음
골반염*	날카로움	+	오심	급성	골반염 과거력, 성전파성질환, 잦은 성관계, 다수의 성파트너	−	골반 옆쪽	유산, 자궁내장치	지속적	성관계, 월경, 움직임	있음
월경전 증후군	경련성	−	오심이 있을 수 있음	급성	월경전증후군 과거력	−	중심부	비특이적	월경 전 1~6일	없음	없음
일차성 월경통	경련성	−	없음	급성	일차성 월경통 과거력	−	전신	비특이적	월경시 발생	움직임	없음
패혈성 골반혈전	날카로움	+	없음	급성	임신 또는 산후 상태	±	골반	비특이적	throbbig	자세	없음
난소, 육경, 낭종, 종양의 꼬임	극심함, 날카로움	±	오심, 구토	급성	낭종, 섬유종	−	골반 편측 또는 양측	비특이적	지속적	움직임,자세	없음
난소-난관 농양	날카로움	+	오심이 있을 수 있음	급성	골반염 과거력 (특히 임질)	−	편측 또는 양측	비특이적	지속적	움직임	화농성

(계속)

표 16-3 골반통의 원인 (계속)

통증 특성		열 (+/–)	오심,구토	발생 (onset)	관련요인	임신반응 검사(+/–)	통증부위	수술 과거력	시기	악화요인	질분비물
비부인과적											
충수염	둔하다가 날카로워짐	낮은 정도	오심	느리다가 급성으로 변함	없음	–	배꼽주변에서 시작, 우측하 복부 통증	비특이적	지속적	움직임	없음
게실염	경련성	±	없음	느림	땅콩 등에 의한 게실의 폐쇄	–	좌측하복부	비특이적	간헐적	식이	없음
당뇨성 케톤산증#	심각함, 날카로움	±	오심, 구토	급성	당뇨병	–	분산됨	비특이적	지속적	산증, 고혈당증	없음
위염	경련성	±	오심, 구토	급성	바이러스감염, 식이, 설사	–	분산됨	비특이적	지속적	음식, 연동운동	없음
탈장(꼬인 탈장)	둔함 또는 날카로움	+	오심, 구토	느림	근막, 근육, 또는 복막 부족	–	일반적 복막염	가능	간헐적	연동운동	없음
장중첩증	경련성	±	구토	느림	가족력	–	하복부	없음	간헐적	식사	없음
복부대동맥류 누출	심각함	–	없음	급성	고혈압, 복부대동맥류 가족력		대동맥류 부위 또는 인접 부위	비특이적	지속적	고혈압, 저산소증, 출혈	없음
복막염(내장파열에 의한 복막염)	모호하다가 날카로워짐	+	오심	느림 또는 급성	비특이적	±	다양함	비특이적	지속적	움직임	없음
겸상적혈구 질환	심각함	+	오심, 구토	급성	저산소증, 산증, 탈수, 감염	–	분산됨	비특이적	지속적	체위	없음
소장 폐쇄	경련성, 더부룩함, 심각함	–	오심, 시간 경과 후 구토	느림	암, 유착, 탈장, 분변매복, 이물질, 꼬임, 장중첩증	–	분산됨, 국소적일 수 있음	수술 과거력	간헐적, 지속적으로 변화	연동운동, 식사	없음
요도결석	날카로움	–	가능함	급성	요도결석 과거력, 가족력	–	편측 옆구리에서 서혜부	비특이적	간헐적	요도의 연동운동	없음
요로감염	작열감	±	없음	급성	개인위생불량, 잦은 성관계, 다수의 성파트너	–	골반	비특이적	간헐적	배뇨	없음
장의 꼬임	날카로움		오심, 구토	급성	수술 과거력		이전 수술 부위	수술 과거력	간헐적, 지속적으로 변화	연동운동	없음

* 난관염, 자궁내막염, 골반복막염 포함

감염의 결과로 보여지기 때문에 열이 존재한다.

C. 성전파성감염 (SEXUALLY TRANSMITTED INFECTIONS)

응급치료 제공자들은 성전파성감염(sexually transmitted infections, STIs)의 예방과 치료에 필수적인 역할을 한다. 성전파성감염은 감염방법이 성행위라는 것에 의해 분류된다. 일차적인 성전파성감염과 병원균은 임균, 클라미디아 크리코마티스, 트리포네마 팔리듐(매독), 세균성 질염, 첨형콘딜로마(성병 사마귀), 단순포진 바이러스, 인간면역결핍 바이러스(HIV)이다[표 16-4].

A형 간염, B형 간염, C형 간염 또한 성전파성감염에 해당된다. A형 간염과 B형 간염은 둘다 예방접종으로 예방가능하다. 성전파성감염과 관련된 주요한 합병증은 질염, 경관염, 골반염증성질환, 요도염, 부고환염, 인두염, 직장염, 피부 및 점막 병변, HIV 감염과 관련된 후천성면역결핍증(AIDS) 등이다. 성전파성질환의 사정 및 치료는 [표 16-4]에 요약되어 있다.

D. 질출혈/기능장애 자궁출혈 (VAGINAL BLEEDING/ DYSFUNCTIONAL UTERINE BLEEDING)

비임신 환자에서 질출혈은 자궁근종, 월경주기 불규칙, 외상, 감염, 악성질환, 응고장애와 같은 다양한 원인에 의해 발생한다. 기능장애 자궁출혈(dysfunctional uterine bleeding, DUB)은 비정상 질출혈의 가장 흔한 형태로 호르몬 불균형에 의해 발생한다. 기능장애 자궁출혈은 가임기의 시작과 끝에 흔히 발생하는 무배란에 의해 이차적으로 종종 발생한다. 기능장애 자궁출혈의 원인은 시상하부-뇌하수체-난소 축의 기능장애, 갑상선이나 부신 질환, 호르몬대체요법, 또는 스테로이드, 안드로겐, 강심제 및 항응고제 사용 등이다. 기능성 자궁출혈은 전형적이고, 지속적이며, 통증없는 출혈과 혈액덩어리나 조직이 없는 것이 특징이다.

1. 사정

a. 주관적 자료 수집
1) 현병력/주호소
a) 질출혈
(1) 양: 점적출혈에서 지속적인 출혈; 시간당 사용한 패드나 탐폰의 유형(미니, 대형)과 개수, 정상적인 월경과 비교했을 때의 양
(2) 기간: 발생시기; 몇 시간 또는 몇일, 정상적인 월경기간과 비교
(3) 질: 색깔-밝은 적색에서 갈색; 혈액덩어리나 조직 존재
(4) 성관계와의 관련성
b) 통증: 복통/경련(cramping)
c) 열/오한
d) 피로, 어지럼증, 현기증, 실신
2) 과거력
a) 기저질환
b) 마지막 월경주기: 가임기 여성환자
c) 산과력
d) 성적 병력
e) 나이와 관련된 사항: 초경, 성조숙증, 폐경
f) 피임력: 자궁내장치 사용, 경구피임약 등
g) 외상 또는 수술 과거력
h) 약물
i) 알레르기

b. 객관적 자료 수집
1) 신체 검진
a) 전반적 외모
(1) 기립성 저혈압
(2) 중정도의 고통/불편감
b) 시진
(1) 질출혈
2) 진단적 절차
a) 혈청/요 임신검사: 가임기 여성환자
b) 전혈구계산검사(complete blood count, CBC) 및 감별계산
c) 응고 프로파일: 프로트롬빈시간(prothrombin time, PT), 부분트롬보플라스틴시간(partial thromboplastin time, PTT), 섬유소분해 산물
d) 갑상샘 기능검사, 간기능 검사(liver function test), 난포자극호르몬 및 황체화호르몬 수치
e) 혈액교차검사
f) 요검사(urinalysis)
g) 성전파성질환 검사
h) 골반/질 초음파

2. 분석: 감별 간호진단/협력적 문제

a. 체액 부족 (Deficient fluid volume)
b. 지식 부족 (Deficient knowledge)

3. 계획과 수행/중재

a. 처방에 따른 산소 공급
b. 정질액/혈액/약물 투여를 위한 정맥로 확보
c. 의학적 중재 준비 및 지원
1) 골반검진
2) 진단적/치료적 소파술: 시술을 위한 진정
3) 입원 지원
d. 처방에 따른 약물 투여
1) 저용량 복합 경구 피임제: 프로게스테론, 에스트로겐
2) 시술을 위한 진정제
e. 환자/가족 교육
1) 적절한 추후 관리
2) 적절한 활동

3) 38.1℃ 이상의 체온 상승, 출혈, 통증이 있는 경우 응급실 내원

4. 평가와 지속적 감시

a. 혈역학적 상태

b. 질출혈, 혈액덩어리나 조직 배출

c. 통증 완화

E. 질염 (VAGINITIS)

질분비물은 모든 연령의 여성들에게 정상적인 생리적 현상이다. 그러나 질감염은 응급실을 찾게되는 일반적인 원인이다. 비정상 질분비물의 가장 일반적인 원인은 박테리아, 이스트나 곰팡이, 기생충이다. 질염(vaginitis)은 매우 일반적이며 여성에게 심각한 불편감을 초래할 수 있다. 가장 흔한 감염은 박테리아성 질염(40~50%), 칸디다질염(20~25%), 트리코모나스질염(15~20%)이다. 다수의 감염물질이 동시에 존재할 수 있으며 성행위에 의해 감염될 수도 있다 [표 16-5]. 이물질 보유, 화확물질, 호르몬 변화, 질내 세균총 변화와 같은 비감염적 과정 또한 질염을 초래할 수 있다. 정상 질내 세균총의 변화를 초래하는 원인은 임신, 최근의 항생제 사용, 당뇨병, HIV 감염, 고탄수화물 섭취, 위생불량, 스트레스, 질 과민반응/알레르기 반응 등이 있다.

1. 사정

a. 주관적 자료 수집

1) 현병력/주호소

a) 질분비물: 색깔, 냄새, 기간, 양

b) 질 가려움증/자극

c) 질의 홍반, 부종

d) 배뇨통, 빈뇨

e) 성교통(성관계 중의 비정상적인 통증), 성관계시 출혈

2) 과거력

a) 기저질환

(1) 당뇨병

(2) HIV 감염

b) 유사한 증상 과거력

c) 마지막 월경주기: 가임기 여성환자

d) 산과력, 피임 방법

e) 성행위

f) 최근의 항생제 사용

g) 약물

h) 알레르기

b. 객관적 자료 수집

1) 신체 검진

a) 전반적 외모

(1) 의식수준, 행위, 감정

(2) 경미한 정도에서 중정도의 고통/불편감

b) 시진

(1) 질분비물

(2) 질 가려움증, 병변

c) 촉진

(1) 복부 압통

d) 골반검진

2) 진단적 절차

a) 질분비물 pH: 정상은 3.8~4.2

b) 습식도말검사(생리식염수 및 수산화칼륨)

c) 아민냄새(KOH whiff test)

d) 자궁경관내 배양 및 그람 염색

e) 혈청/요 임신검사: 가임기 여성환자

f) 요검사(urinalysis) 및 요배양검사

g) 성전파성감염 검사

2. 분석: 감별 간호진단/협력적 문제

a. 급성 통증 (Acute pain)

b. 지식 부족 (Deficient knowledge)

3. 계획과 수행/중재

a. 의학적 중재 준비 및 지원

1) 골반검진

b. 처방에 따른 약물 투여

1) 항생제

c. 환자/가족 교육

1) 약물

a) 용량, 투약 일정, 약물 복용 완료

b) 부작용

2) 필요한 경우 개인위생에 대한 교육 제공(회음부는 앞에서 뒤로 닦기, 스프레이, 향기나는 비누, 및 질세척 금기, 면 소재의 속옷 입기, 타이트한 복장 피하기 등)

3) 재발 방지

a) 치료가 완료되고 증상이 없어질 때까지 성관계 금지

b) 파트너 검사 및 치료(트리코모나스 질염인 경우)

c) 위험감소 행위 및 방법 사용

d) 다수의 성파트너가 있는 성적으로 활발한 대상자인 경우 주기적인 성전파성감염 검사 실시

e) HIV 고위험군인 경우 상담 및 검사 실시

4. 평가와 지속적 감시

a. 통증 완화

표 16-4 성전파성질환: 사정과 중재

질환 또는 원인균	잠복기	질분비물	병변	통증	관련 증상	응급실치료	가정치료	퇴원교육	특별 지시
임균	3~5일	노란색, 점액농성	없음	남: 배뇨장애 여: 무증상 또는 골반염 증상	빈뇨 비정상질출혈	Ceftriaxone (Rocephin) Cefixime (Suprax)	없음	완치될 때까지 성관계 금지, 파트너 치료 성전파성질환 감염 예방을 위해 콘돔과 같은 장벽적 방법 피임법 사용 7~10일 후 추후 방문 HIV, B형 간염, 매독 위험성 고려	
클라미디아	5~10일 또는 그 이상	점액농성	없음	남 : 배뇨시작열감, 요도가려움증, 부고환염 증상 여: 무증상		Azithromycin (Zithromax), Doxycycline	Doxycycline (Vibramycin), Erythromycin, Ofloxacin		
매독	3주	없음	생식기, 직장, 입, 입술의 단단한 궤양 (경성하감)	없음	열, 임파선 증대가 있을 수 있음	Benzathine PCN (Bicillin L-A)	Doxycycline Erythromycin		
트리코모나스 질염	1주 월경 후 급격히 악화됨 임신 중에는 대부분 급성	녹색을 띤 회색 ; 얇고, 거품이 있음; 양이 많고 악취	없음	심각한 소양증	생식기 부종, 질점막의 홍반	Metronidazole (Flagyl)	Metronidazole		병변과의 접촉 피하기
첨형콘딜로마 (생식기사마귀)	3~6개월 임신 중에 심해질 수 있음	없음	분홍-회색의 부드러운 병변, 넓이보다 높음, 하나 또는 여러 개가 동시에 생김, 출혈이 있을 수 있음	없음	없음	Imiquimod cream 도포; Podofilix 0.5% 용액 또는 젤; Sinecatechins 연고(비임신시), 50% trichloroacetic acid, 액체질소			

(계속)

표 16-4 성전파성질환: 사정과 중재 (계속)

질환 또는 원인균	잠복기	질분비물	병변	통증	관련 증상	응급실치료	가정치료	퇴원교육	특별 지시
연성하감	3~14일	없음	경계가 불분명항 단단하지 않은 궤양	매우 심각함 배뇨시 증가됨	크고 부드러운 서혜부 분비샘	Ceftriaxone Azithromycin Erythromycin	Ciprofloxacin amoxicillin-clavulante (Augmentin)		병변은 1주일 정도면 치료되나 그 기간 동안에는 감염될 수 있으므로 접촉 피하기
단순포진 바이러스 type 2	2~12일	화농성 질분비물	생식기, 엉덩이, 허벅지의수포 여성인 경우 대부분 자궁경부와 외음에 발생 남성은 대부분 귀두, 포피에 발생	매우 심각한 배뇨통	서혜부 임파선 증대가 있을 수 있음 통증과 관련된 소변 정체가 있을 수 있음 열, 두통, 권태감, 근육통이 있을 수 있음 오리걸음(뒤뚱거리는 걸음)	Famcyclovir (Famvir) Vancyclovir (Valtrex) Acyclovir	Acyclovir (Zovirax) 온욕(warm baths) 국소적 마취 연고 헐렁한 옷 입기 중복감염을 위한 항균제가 필요할 수 있음		환자의 절반 정도에서 2개월마다 재발됨 국소적인 감각 과민은 수포 성병변 파열 24시간 전에 일어남 34시간의 전구기를 포함한 감염 기간 동안에는 성관계 금지, 병변이 마를 때 까지 성관계 금지

표 16-5 질염의 감별진단

	상태			
진단기준	정상	세균성 질염	트리코모나스 질염	칸디다 질염
질의 pH	3.8	< 4.5	> 4.5	< 4.5 (일반적으로)
질분비물	흰색, 투명	얇고, 균질하며, 흰색; 질벽에 붙어있음	물기가 많고, 노란색, 회색 또는 녹색, 거품이 많음	흰색, 치즈같이 굳은 형태; 질벽에 붙어있음
아민냄새 (KOH whif f test)	없음	있음(생선냄새)	있을 수 있음(생선냄새)	없음
주요 호소	없음	분비물, 악취(성관계후 심해짐), 가려움증이 있을 수 있음	거품나는 분비물, 소양증, 배뇨통	소양증/작열감, 분비물

17장
정형외과 응급
Orthopedic Emergencies

Mary Jo Cerepani, DNP, FNP-BC, CEN

주요 주제

전반적 전략
- 사정
- 분석: 감별 간호진단/협력적 문제
- 계획과 수행/중재
- 평가와 지속적 감시
- 중재와 환자의 반응 기록
- 나이와 관련된 고려사항

특정 연조직 응급상황
- 허리 통증
- 과다사용/누적 외상장애
- 활액낭염
- 신경 포착증후군
- 건염

특정 골격 응급상황
- 늑연골염
- 관절삼출
- 골관절염
- 골다공증

I. 전반적 전략 General Strategy

정형외과 응급환자의 일차목표는 기능의 회복과 보존이다.

A. 사정 (ASSESSMENT)

1. 일차 및 이차 사정/소생(1장 참조)

2. 초점 사정

a. 주관적 자료 수집
- 1) 현병력 / 주호소
  - a) 통증: PQRST
  - b) 관련 증상
    - (1) 신경 혈관 기능의 변화
    - (2) 무게 지탱 능력
    - (3) 동작 범위
    - (4) 약화와 통증 징후
  - c) 부종 부위
    - (1) 시작
    - (2) 크기
    - (3) 위치
    - (4) 증상: 통증, 압통, 감각 장애, 쇠약
  - d) 증상 완화를 위한 노력
    - (1) 민간요법
    - (2) 대체요법
    - (3) 의약품
      - (a) 처방
      - (b) 일반판매약/허브
- 2) 과거력
  - a) 기저질환
    - (1) 빈혈, 출혈, 응고 장애
    - (2) 심혈관 질환: 말초 혈관 질환
    - (3) 당뇨병: 말초 신경병증 및 미세 순환 감소
    - (4) 관절염: 퇴행성 또는 류마티스성
    - (5) 급성 염증성 질환
    - (6) 파젯병: 국소화 된 뼈 부위 교체 후 교체 과다 발달, 가볍고, 부드럽고 다공성인 뼈와 기형과 관련 있다. 같은 부분의 농축과 같은 두개골과 체중 부하의 굽힘 뼈; 원인 불명
    - (7) 골절의 위험이 있는 약물 사용: 페니토인 나트륨 및 코르티코스테로이드
    - (8) 말초신경 손상과 관련된 장애: 알콜 중독, 갑자기 현저한 체중 감소, 암종 신경 병증, 또는 당뇨병성 주변부 신경 장해
    - (9) 이전의 상해 또는 말단부의 수술
    - (10) 기존의 장애
    - (11) 골감소증 또는 골다공증
    - (12) 감염: 아동에서 패혈성 관절염 또는 골수염 원인 가능성

(a) 연쇄상구균 감염
(b) 요로감염
(c) 상기도 감염
(d) 귀 감염
(e) 기타 감염 질환

b) 현재 건강 상태
(1) 최근의 부상 또는 손발에 발생한 문제
(2) 임신: 부종이 과사용 증후군을 촉진; 골반 인대가 이완되면 줄어들다.
(3) 비타민 결핍

c) 최근의 정상 생리: 가임 여성 환자
d) 흡연력
e) 유해물질 및/또는 알코올 사용/남용
f) 최근에 복용한 약
(1) 처방
(2) 일반판매약/허브

g) 알레르기
h) 피부 통합성이 손상되는 경우에는 예방접종상태 확인
(1) 파상풍, 디프테리아 및 백일해

3) 정형외과 응급상황과 관련한 심리/사회/환경적 요인
a) 과사용 증후군을 위해 다음의 병력청취
(1) 반복적인 동작
(2) 빠른 속도의 힘
(3) 어색한 관절 자세 또는 오래 동안 지속된 부자연스러운 자세
(4) 직접적인 압력(예 팔꿈치로 기대기, 무릎 꿇기)
(5) 진동(예 동력 도구 사용)

b) 잠재적/실제적 공격, 학대, 친지의 폭력 상황(3장, 30장 참조)

b. 객관적 자료 수집
1) 전반적 외모
a) 의식 수준
b) 활력 징후
c) 냄새
e) 위생 상태

2) 시진
a) 대칭, 윤곽, 크기, 정렬 상태를 확인할 수 있도록 신체의 양쪽을 비교한다.
(1) 외반(valgus): 중앙선 바깥 쪽으로 각이 벗어난 관절 바깥 부분의 기형(예 외반슬, 무지외반증)
(2) 내반(varus): 중앙선 안쪽으로 각이 벗어난 관절 바깥 부분의 기형(예 내반슬 및 내번족)

b) 피부 및 연조직
(1) 말초혈관병과 연관이 있는 변색 및 모발 감소
(2) 연조직 종창 또는 반상출혈
(3) 심한 기형: 관절염, 종양 또는 종창과 연관이 있다.
(4) 근육량: 비대 및 위축
(5) 이전의 상처, 수술, 침습적 시술 또는 정맥주사(IV) 약품 남용을 보여주는 흉터

c) 관절
(1) 기형 (예 손가락, 발가락, 무릎의 종창)
(2) 부종: 염증, 감염 또는 외상에 의한 것
(3) 홍반: 감염, 봉와직염 또는 통풍성 관절염과 연관이 있는 염증에 의한 것
(4) 동작 범위: 수동적 및 능동적
(5) 회전: 관절 또는 손발의 위치 및 안쪽으로/바깥쪽으로 회전할 수 있는 능력
(6) 체온
(7) 종창 및 함요부종
(a) 근긴장도

3) 촉진
a) 피부 및 연조직
(1) 감소: 근골격, 신경, 대사 또는 감염 질환 및/또는 피로의 결과
(2) 증가: 전해질 장애, 신경계 상태 또는 감염(파상풍)과 연관된 떨림(tremor), 연축, 손상, 또는 경련

b) 근력: 근육 수축으로 통증이 발생하여 추가 진찰이 어려울 수 있으므로 근력 평가 전에 동작 범위를 평가한다.
(1) 환자에게 움직임에 맞서거나 또는 맞서는 힘에 대응하여 움직여보도록 한다.
(2) 근력은 진찰자가 주관적으로 1~5의 점수를 부여한다.
모든 결과는 기록되어 기초자료로 사용된다.
0: 마비. 근육 수축이 감지되지 않는다.
1: 약간 수축하지만 관절의 움직임이 없다.
2: 능동적으로 움직이고, 중력이 없으면 자유롭게 움직인다.
3: 능동적으로 움직이고, 중력이 있어도 자유롭게 움직인다.
4: 능동적으로 움직이고, 중력과 약간의 저항이 있어도 자유롭게 움직인다.
5: 능동적으로 움직이고, 저항이 많아도 자유롭게 움직인다.

c) 심부건반사(DTRs)
(1) 주요 반사 반응을 평가한다. 이두박근, 상완요골근, 삼두박근, 슬개반사 및 아킬레스건
(2) 반사 점수: 0, 없음; +1: 정상 이하; +2: 평균; +3: 평균 이상; +4: 간헐성 경련

d) 관절
(1) 체온
(2) 촉진 시 통증 또는 압통
(3) 움직임 시 뼈가 부딪히는 소리
(4) 수동적인 동작 범위 (진찰자가 실행)
(5) 관절 이완 및 안정성; 관절마다 다르다.

e) 뼈
(1) 뼈를 따라 압통 발생
(2) 변형력에 대한 저항
(3) 기형, 뼈마찰음 또는 압통

4) 말초신경 사정 [표 17-1]

5) 말초혈관 사정

a) 시진
(1) 피부: 급성(창백) 및/또는 만성(청색증, 색소침착) 혈액순환 변화
(2) 모발의 양과 분포
(3) 피부 궤양
(4) 혈관 확장 여부: 편측성 또는 양측성

b) 촉진/타진
(1) 체온/피부결
(2) 함몰 수종
(3) 경동맥 맥박의 질: 상완, 요골, 척골동맥, 대퇴부, 오금, 후경골동맥 및 족배동맥. 맥박이 있어도 동맥 손상을 배제하지 않는다.

표 17-1 말초신경 사정

신경	운동	감각
요골 신경	손목 또는 엄지손가락을 뻗는다.	엄지손가락 등을 만진다.
정중 신경	새끼손가락의 아래 부분에 엄지 손가락을 누른다.	검지손가락 끝을 만진다.
척골 신경	손가락을 외전시킨다.	새끼손가락 끝을 만진다.
경골 신경	발가락을 안으로 구부린다.	발바닥을 만진다.
천비골 신경	발을 바깥쪽으로 돌린다.	발등의 측면을 만진다.
심비골 신경	발가락을 위로 올린다.	첫 번째 발사이(첫째 발가락과 둘째 발가락 사이)의 공간을 만진다.

(4) 맥박의 질 점수
0: 맥박 없음
1: 맥박이 약하고 압박을 주면 쉽게 없어진다.
2: 맥박을 찾기 어렵지만 위치를 확인하면 쉽게 느낄 수 있다.
3: 맥박을 쉽게 찾아 정상으로 판단된다.
4: 맥박이 뚜렷하게 뛴다.

(5) 모세혈관 재 충만 검사
(a) 깁스: 부목 또는 드레싱 등으로 맥박을 확인할 수 없을 때 이용한다.
(b) 비 특이성 조직관류 측정값으로 여러 요인들의 영향을 받을 수 있다.
(c) 창백해진 후에 원래 색(色)으로 되돌아오는 정상적 시간은 2초 이하이다.

3. 진단적 절차

a. 검사실 검사

1) 전혈구계산검사(complete blood count, CBC) 및 감별계산
2) 적혈구 침강 속도
3) 혈당(glucose)을 포함한 혈청 화학검사(serum chemistries)
4) 요검사(urinalysis): 가임 여성 환자의 임신 검사

b. 영상검사

1) 단순 방사선 촬영

뼈와 관절의 변화에 대한 자료를 제공한다; 개방관절손상 진단에 유용하다(관절 공간에 공기가 보인다); 급성 골절 및 탈구의 표준이다; 종창을 제외하고는 연조직 장애를 보여주지는 못한다.

a) 16세 이하 환자의 관절 방사선 사진 비교
(1) WEAK 연상기호: 손목(wrist), 팔꿈치(elbow), 발목(ankle), 무릎관절(knee joints)

2) 정확한 진단을 위한 컴퓨터 단층촬영(CT)
a) 뼈 이상
b) 전이 과정

3) 혈관 조영검사

혈관 손상의 진단 및 치료, 출혈 방지 및 허혈 완화에 사용한다. 관통상으로 인한 혈관 손상이 의심될 때 동맥 도관을 통해 주요 출혈 혈관을 인지하고 선택적으로 색전할 때 유용하다.

4) 자기공명영상

인대 손상, 반월 손상, 건 파열, 근육 파열, 종양, 혈종, 척추 구조, 감염 및 퇴행성 장애와 같은 연조직 장애에 유용하다.

5) 뼈스캔(bone scan)
숨은골절 및 전이성 질환에 사용된다.

6) 도플러 초음파검사

c. 기타

1) 12유도 심전도

2) 관절경 검사
관절 조직의 손상 정도를 확인할 때 사용한다.

B. 분석: 감별 간호 진단 / 협력적 문제 (ANALYSIS: DIFFERENTIAL NURSING DIAGNOSES/ COLLABORATIVE PROBLEMS)

1. **급성/만성 통증** (Acute/chronic pain)
2. **피부 통합성 장애** (Impaired skin integrity)
3. **비효과적 조직관류** (Ineffective tissue perfusion)
4. **활동 지속성 장애** (Activity intolerance)
5. **상해/낙상의 위험** (Risk for injury/falls)
6. **감염의 위험** (Risk for infection)
7. **불안/두려움** (Anxiety/fear)
8. **지식 부족** (Deficient knowledge)

C. 계획과 수행/중재 (PLANNING AND IMPLEMENTATION/ INTERVENTIONS)

1. 우선순위 결정

a. 기도, 호흡 및 순환을 유지한다(1장 참조).

b. 처방에 따른 산소를 공급한다.

c. 정질액/혈액/약물 투여을 위한 정맥로를 확보한다.

d. 장비와 관련 비품을 확보하고 설치한다.

e. 의료 개입을 준비하고 지원한다.

f. 지시 받은 바대로 약물치료를 실시한다.

2. 불안/걱정을 해소한다.

3. 도움이 되는 경우에는 중요한 역할을 담당하는 사람을 환자 옆에 둔다.

4. 환자 및 중요한 역할을 담당하는 사람들에게 교육을 실시한다.

D. 평가와 지속적 감시 (EVALUATION AND ONGOING MONITORING)

1. 명시된 바대로 지속적으로 모니터링하고 치료

2. 환자의 반응/결과를 모니터링하고 간호 계획을 적절하게 수정

3. 환자에 대한 검사 결과가 긍정적으로 나타나지 않는 경우에는 평가 및/또는 간호 계획을 재평가

E. 중재와 환자 반응 기록 (DOCUMENTATION OF INTERVENTIONS AND PATIENT RESPONSE)

F. 나이와 관련된 고려 사항 (AGE-RELATED CONSIDERATIONS)

1. 아동

a. 성장 또는 발달 관련 사항

1) 아이들의 뼈 구조는 성인과 다르다. 아이들은 골격적으로 성숙하지 않았다는 것을 고려한다.

a) 성장판(뼈끝판[epiphyseal plate] 또는 성장판[physis]): 아이들과 청소년의 긴 뼈 끝에서 조직이 성장하는 부분

2) 영아와 어린 아이들의 골격은 연골로 되어 있고, 뼈의 폭이 좁고 유연하다.

3) 뼈막이 두껍고 잘 파열되지 않는다.

a) 뼈에 혈액이 순환되고 영양분이 공급된다.

b) 뼈가 한층 유연해져서 잘 골절되지 않는다.

4) 전반적 외모

a) 아이들이 걸을 때 다리를 관찰한다.

(1) 2~3세가 되기 전까지 영아들은 내반슬(각변형) 모습을 보인다.

(2) 영아와 걸음마를 배우는 아이들은 발을 바깥쪽으로 돌리고 발의 안쪽으로 걷는 경향이 있다.

(3) 3살이 되면 아이들은 외반슬(각변형)의 모습을 보인다.

(4) 정상적인 다리 모습은 대략 6~7세 때에 나타나야 한다.

b) 평발

(1) 대략 2살이 될 때까지 보통 내측 종족공이 지방에 가려진다.

(2) 앉아 있거나 발끝으로 설 때처럼 아이에게 체중부하가 없는 경우에 종족공의 윤곽이 드러난다.

c) 아이들은 보통 발끝이 안쪽을 향하게 걷는다(내번족).

(1) 골격이 형성되면 다리의 회전 정렬에 변화가 발생하면서 자연스럽게 정상 상태가 된다.

(2) 발, 하지 또는 엉덩이의 장애에 의해 병적인 변화가 나타날 수 있다.

b. 주요점

1) 팔을 잡아당겨 부상이 발생하면 요골두가 불완전 탈구("팔꿈치 아탈구")로 이어질 수 있고, 대개 2~3살 때 나타난다.

2) 아이들이 절룩거리는 것은 흔하지 않다. 이런 모습이 나타나면 엉덩이 장애를 의심할 수 있다.
3) 체중 부하에 불편해하는 경우에는 구체적인 조사가 필요하다.

2. 노인

a. 나이와 관련된 고려사항
1) 뼈의 무기질과 질량 감소
a) 재생이 지연된다.
b) 뼈가 잘 부서진다.
c) 압박으로 인한 척추체 높이의 감소가 정상적인 노화로 발생하며 이는 척추후만증을 유발할 수 있다.
2) 나이가 들면 없어진 섬유를 대체하는 새로운 섬유를 재생할 수 있는 근육의 능력이 줄어들어 위축 현상이 나타나게 된다.
a) 근력과 지구력이 줄어들고 질질 끄는 걸음걸이가 된다.
b) 수축 시간이 길어지고 쉽게 피곤을 느끼며, 쉴 때에도 근육이 떨릴 수 있다.

b. 주요점
1) 관절 경직과 퇴행적 변화로 기동성이 나빠진다.
2) 나이와 연관된 변화의 영향을 받는 자세
3) 자세, 균형감각, 근력 및 유연함의 영향을 받는 걸음걸이
4) 발의 변화가 흔하게 나타난다.
a) 피하지방의 감소로 발의 크기가 줄어든다.
b) 피부가 전조해진다. 압력이 가해지는 부분에 티눈과 굳은 살이 생긴다. 표피가 얇아지고 자연 함수가 줄어든다.
c) 말초현관질환으로 혈액 순환이 나빠져 치유 시간이 길어진다. 정맥 울혈 또는 동맥 폐쇄로 궤양이 발생한다.
d) 발톱이 두꺼워져서 신발이 맞지 않는다.
e) 엄지건막류, 발가락이 겹치거나 발가락 아래로 들어가는 증상이 나타날 수 있다.
5) 골다공증으로 특히 척추체, 갈비 및 대퇴골 근위부에 골절이 발생한다.
6) 퇴행성 관절염(움직이는 관절의 퇴행)이 무릎, 척추골 및 손과 발의 작은 관절과 같은 체중 부하 관절에 영향을 준다.
7) 류마티스 관절염(결합조직의 전신 질환이 관절의 염증을 초래)으로 관절의 종창, 뻣뻣함, 강직, 발적이 발생한다.
8) 파젯병
a) 과도한 골흡수 및 골침착을 유발하는 대사성 질환
b) 주로 중년 및 노년의 남성들에게 발생한다.
c) 영향을 받는 뼈는 쉽게 골절한다.
9) 낙상 성향
10) 낙상 예방법
a) 조명을 충분하게 유지한다.
b) 느슨한 깔개와 전기선 등을 치운다.
c) 목욕/샤워 의자와 가로대를 이용한다.
d) 보행기 또는 지팡이와 같은 보조 기구를 이용한다.
e) 지지 신발을 착용한다.

II. 특정 연조직 관련 응급상황
Specific Soft Tissue Emergencies

사지의 연조직에는 피부, 근육, 건, 인대, 신경 및 혈관이 포함된다. 이들이 부상을 입으면 뼈의 손상이 수반될 수도 있고 그렇지 않을 수도 있다. 어떤 경우에는 진단을 내리기가 매우 어렵다. 문제를 확인하려면 골격 외상을 배제할 수 있도록 방사선 검사와 함께 신중하게 임상적 관찰을 진행해야 한다. 어떤 장애는 만성적인 과다사용으로 인할 것일 수도 있고, 급성 손상의 병력이 없을 수도 있다.

A. 허리 통증 (LOW BACK PAIN)

허리 통증(low back pain)은 사람들의 60~80%가 영향을 받는 경미한 증상으로 치료가 가능하다. 허리 통증의 주요 원인은 추간판질환과 탈출증으로, 30세~40세의 건강한 사람들에게 자주 나타난다. 나이가 들면 디스크 퇴행이 자연스럽게 발생한다. 가장 불편한 것이 통증으로, 허리에 국한되거나 엉덩이 또는 하체로 퍼질 수 있다. 연관된 구체적인 부위에 따라 증상이 다를 수 있다. 위험 인자에는 비만, 부실한 신체역학, 무거운 물건을 들어올리거나 옮기는 경우, 오랫동안 앉아 있는 경우, 부실하게 설계된 사무 가구 및 딱딱한 바닥 등이 있다. 허리 통증의 90%는 근골격과 관련이 있지만, 정밀한 진단을 받지 않는다. 요추 척추관이 체중 부하, 척수 보호 및 몸통 움직임을 관장한다.

1. 사정

a. 주관적 자료 수집
1) 현병력/주호소
a) 통증
b) 최근의 외상 또는 만성적 상해
c) 발생 시간
(1) 급성: < 7일
(2) 아급성: 7일~7주
(3) 만성: > 7주
d) 연관 증상: 손발 저림, 통증 확대, 방광 또는 장기 기능 손상, 또는 성기능 손상

e) 사회심리학적 스트레스 요인
f) 과거 치료법의 성공

2) 과거력
a) 기저질환
b) 이전의 허리 부상 또는 염좌
c) 비만
d) 업무 또는 직업
e) 현재 임신 중이거나 부인과 문제, 가임 여성 환자의 최근의 정상적인 생리 기간
f) 이전의 치료, 외과적 처치 및 약물 치료
g) 흡연: 부실한 영양 상태 및 치유 지연과 관련이 있을 수 있다.
h) 유해물질 남용: 영양 상태 및 기타 연관된 의학적 문제와 관련이 있을 수 있다.
i) 약물
j) 알레르기

b. 객관적 자료 수집
1) 신체 검진
a) 전반적 외모
(1) 걸음 걸이 및 자세
(a) 발처짐걸음, 족하수보행
(b) 아픈 쪽으로 무릎을 구부리면 그쪽으로 몸이 기울어진다.
(c) 경직되고 굳은 몸통
(2) 조금 심한 또는 아주 심한 고통/불편
b) 시진
(1) 비정상적인 척추 만곡: 척추전만증, 척추후만증 또는 척추측만증
c) 촉진
(1) 부분 압통 또는 전반적인 압통
(2) 종창
(3) 근육 경련
d) 척추의 운동 범위
e) 심부건 반사(DTRs)
(1) 점수: 0, 없음; +1, 정상 이하; +2, 평균; +3, 평균 이상; +4, 매우 강함(간대성 경련)
f) 운동 기능
(1) 발뒤꿈치/발가락으로 걷는 힘 감소
(2) 발처짐: 완전한 배굴 기능 손상
(a) 계단을 잘 오르지 못한다.
g) 감각 검사
(1) 뾰족하고 뭉툭한 것 구별
h) 기타 검사
(1) 직장 검사(예 조임근 상태)
(2) 안장 무감각 확인을 위한 안쪽 허벅지 및 회음의 감각 검사
(3) 동맥성 맥박 및 복부 검사(예 복부대동맥류)

2) 진단적 절차
a) 환자 선별
(1) 전혈구계산검사(complete blood count, CBC) 및 감별계산
(2) 적혈구 침강속도
(3) 요검사(urinalysis): 가임 여성 환자의 임신 검사
(4) 요추, 천골 및 골반 방사선 사진
(5) 흉부/척추 컴퓨터 단층 촬영
(6) 자기공명영상

2. 분석: 감별 간호 진단/협력적 문제

a. 급성/만성 통증 (Acute/chronic pain)
b. 활동 지속성 장애 (Activity intolerance)
c. 상해/낙상의 위험 (Risk for injury/falls)
d. 불안/두려움 (Anxiety/Fear)
e. 지식 부족 (Deficient knowledge)

3. 계획과 수행/중재

a. 의학적 중재 준비 및 지원
1) 편안한 위치: 골반을 기울이면 통증이 줄어들 수 있다.
2) 다루기 힘든 통증은 입원을 통해 도움을 준다.

b. 처방에 따른 약물 투여
1) 비마약성 진통제
2) 마약제
3) 비스테로이드 소염제 (NSAIDs)

c. 환자/가족 교육
1) 물리적 보조기구의 사용을 교육한다(예 보행기, 지팡이).
2) 적절한 신체 역학 방법을 교육한다.
3) 가정 안전을 교육한다. 가로대를 설치하고, 느슨한 깔개를 치운다.
4) 추후관리를 적절히 받을 수 있게 한다.

4. 평가와 지속적 감시

a. 통증 완화

B. 과다사용 및 누적 외상장애 (OVERUSE/CUMULATIVE TRAUMA DISORDERS)

업무 여건이나 여가 활동의 일부로서 사지를 반복적으로 또는 강제적으로 사용할 때 주로 과다사용 증상이 나타난다. 손상은 컨디션 부족, 과다사용, 잘못된 사용, 외상 등에 의한 요인으로 발생할 수 있

다. 스트레스가 반복되면 연조직의 미세 마모와 염증을 유발하고, 이는 건 염증과 건막염, 근육 파열(주로 근건 집합부에서 발생), 인대 장애, 퇴행성 관절 질환, 점액낭염 및 신경 통증으로 이어질 수 있다.

점액낭염 점액낭염(bursitis)은 점액낭에 발생하는 염증으로, 점액낭은 뼈, 근육 및 건의 뼈가 돌출된 부위를 덮고 있는 주머니 형태의 구조이다. 점액낭에는 소량의 점성 유체가 포함되어 있다. 점액낭의 염증은 외상(예 직접적인 타격 또는 장기간 반복적으로 사용하여 발생하는 만성적 부상) 또는 감염(박테리아 또는 균류)에 의해 발생한다. 점액낭염이 흔하게 발생하는 부위는 어깨, 팔꿈치, 엉덩이, 무릎, 발뒤꿈치이다. 정확한 치료 방법이 달라질 수 있으므로 점액낭염이 염증에 의한 것인지 또는 감염에 의한 것인지 확인하는 일이 중요하다.

1. 사정

a. 주관적 자료 수집
1) 현병력/주호소
a) 최근의 급성 상해
b) 최근의 국소 상해
c) 특정 부위의 반복적 사용: 격렬한 운동 실시, 팔꿈치로 기대거나 무릎 꿇기, 발 뒤쪽을 누르는 신발의 압력
d) 통증: 갑자기 또는 점진적으로 나타날 수 있고, 며칠 동안 지속되다 갑자기 또는 점진적으로 없어질 수 있다.
e) 관절의 운동 범위 감소
2) 과거력
a) 기저질환
(1) 이전의 또는 현재의 점액낭염
(2) 감염
(3) 관절염
b) 약물
c) 알레르기

b. 객관적 자료 수집
1) 신체 검진
a) 전반적 외모
(1) 경미한 정도에서 중정도의 고통/불편감
b) 시진
(1) 해당 부위의 발적 및 열감
(2) 부위의 종창
(3) 제한적인 사지 운동 범위
(4) 활동 시 통증 증가: 감염을 의심할 수 있는 심각한 통증
(5) 어깨(견관절): 상완골 및 견관절 부위의 통증. 목과 손가락 말단으로 통증이 확대될 수 있다.
(6) 팔꿈치(주두): 급성 외상에 의한 종창 부위
(7) 발뒤꿈치(후종골): 발뒤꿈치 뒤쪽에 염증이 발생하여 두꺼워진 부위
c) 촉진
(1) 열감 부위
(2) 부드럽거나 단단한 부위
(3) 엉덩이: 대전자 전체의 압통. 환자의 엉덩이가 위를 향하고 동측 무릎을 약간 편 상태에서 옆으로 눕도록 하는 것이 가장 좋다.
(4) 무릎: 무릎관절 비포함. 슬개전낭 부위에서 "하녀슬(housemaid's knee)"이라고 하는 국소화된 유동적인 덩어리가 촉진될 수 있다.

2. 분석: 감별 간호 진단/협력적 문제

a. 급성/만성 통증 (Acute/chronic pain)
b. 활동 지속성 장애 (Activity intolerance)
c. 상해의 위험 (Risk for injury)
d. 불안/두려움 (Anxiety/Fear)
e. 지식 부족 (Deficient knowledge)

3. 계획과 수행/중재

a. 의학적 중재 준비 및 지원
1) 부목으로 관절을 고정한다.

b. 처방에 따른 약물 투여
1) NSAIDs
2) 비마약성 진통제
3) 항생제: 점액낭을 채취하여 감염을 확인하는 경우

c. 환자/가족 교육
1) 영향 받은 부위를 안정시킨다.
2) 발뒤꿈치 위에 몰스킨(moleskin)을 사용한다. 발에 잘 맞는 신발을 신는다.
3) 급성 단계에서는 영향 받은 부위에 얼음을 대준다.
4) 고정 장치를 사용한다(예 부목, 슬링)
5) 압박 드레싱을 적용하고 제거한다.
6) 손상된 사지를 상승시킨다.
7) 처방약물에 대한 적응증과 주의점을 설명한다.
8) 정형외과 추후관리를 알려주고 다음의 가능성을 설명한다.
a) 점액낭 주사
b) 감염된 경우, 점액낭 흡인(吸引)하고 절개 또는 제거
c) 물리 치료

4. 평가와 지속적 감시

a. 통증 완화

신경 포착증후군 신경포착증후군(nerve entrapment syndrome)은 말초신경이 폐쇄된 공간을 통과할 때 압박을 받아 발생한다. 동일한 공간에 있는 다른 부위는 부풀어오르고 신경 섬유가 압박을 받을 수 있다. 손목의 정중신경이 압박을 받는 손목터널증후군(carpal tunnel syndrome)은 가장 흔한 신경포착증후군이다. 주관절터널증후군(cubital tunnel syndrome)은 팔꿈치의 척골 신경이 압박을 받는다. 족근관 증후군(tarsal tunnel syndrome)은 안쪽 복사의 내측 경골신경이 압박을 받으면 발생한다. 환자의 80% 이상은 진단 시 나이가 40세 이상이다. 신경 포착증후군은 남성보다 여성에게 2배 많이 발생한다. 체액저류로 인하여 임산부는 손목터널증후군 발생 위험이 많다. 반복적인 동작을 하는 환자들은 신경 포착증후군이 발생하기 쉽다.

1. 사정

a. 주관적 자료 수집
1) 현병력/주호소
a) 과다사용 위험 인자
b) 통증. 근육군, 관절, 건 또는 영향받는 신경의 분포에 따라 발생
c) 손발 저림, 아린감 또는 무감각
d) 임신
2) 과거력
a) 기저질환
(1) 류마티스 관절염
(2) 퇴행성 관절염
(3) 성장 호르몬 이상 (예 말단비대증)
(4) 결합조직장애 (예 유전분증)
b) 약물
c) 알레르기

b. 객관적 자료 수집
1) 신체 검진
a) 전반적 외모
(1) 경미한 정도에서 중정도의 고통/불편감
b) 시진
(1) 연조직 종창
(2) 주변 조직의 위축 가능성
(3) 근육 허약
2) 진단적 절차
a) 티넬(Tinel) 징후: 정중신경이 손바닥 손목에 닿으면 손이 저린 느낌이 나타난다. 손목터널증후군 진단
b) 팔렌(Phalen) 검사: 손목을 최소 1분 동안 억지로 펴면 정중신경이 분포된 부위를 따라 감각이 없어진다. 손목터널증후군 진단.
c) 근전도 검사(EMG): 해부학적 부위에 전기 충격를 보낼 때 근육 장애 또는 결함이 나타난다.

2. 분석: 감별 간호 진단/협력적 문제

a. 급성/만성 통증 (Acute/chronic pain)
b. 활동 지속성 장애 (Activity intolerance)
c. 상해/낙상의 위험 (Risk for injury/falls)
d. 불안/두려움 (Anxiety/Fear)
e. 지식 부족 (Deficient knowledge)

3. 계획과 수행/중재

a. 의학적 절차 준비 및 지원
1) 종창이 있으면 얼음을 사용한다.
2) 종창이 있으면 해당 부위를 상승시킨다.

b. 처방에 따른 약물 투여
1) NSAIDs
2) 비마약성 진통제
3) 마약제

c. 환자/가족 교육
1) 영향을 받은 부위를 고정 장치를 이용하여 안정시킨다 (특히 야간에는 부목을 사용한다; 팔꿈치 부목)
2) 딱딱하지 않은 신발 깔창을 사용한다.
3) 얼음 팩을 사용한다.
4) 하루에 두 번씩 압박 드레싱을 적용한다.
5) 영향을 받은 부위를 상승시킨다.
6) 처방약물에 대한 적응증과 주의점을 설명한다.
7) 정형외과 추후관리를 설명한다.

4. 평가와 지속적 감시

a. 통증 완화

건염 건염(tendinitis)은 건과 건-근육 결합 부위에 발생하는 염증이다. 평소와 다른 과도한 반복적 스트레스로 염증이 나타난다. 염증은 급성 또는 만성일 수 있다. 건염은 주로 어깨(회전근 건염), 팔꿈치(외측 상과염 또는 "tennis elbow" 및 내측 상과염 또는 "golfer's elbow"), 무릎(슬개건염 또는 "jumper's knee") 및 발뒤꿈치(아킬레스 건염)에서 발생한다.

1. 사정

a. 주관적 자료 수집
1) 현병력/주호소
a) 영향을 받는 사지의 반복적인 동작
b) 장시간 책상에 팔꿈치를 괴는 동작처럼 특정 부위를 오랫동안 사용

c) 통증. 깊은 통증으로 설명되는 국소 통증, 움직임이 많으면 나빠지는 경우가 많다.

2) 과거력

a) 기저질환

b) 이전에 건염 발생

c) 약물 치료

d) 알레르기

b. 객관적 자료 수집

1) 신체 검진

a) 전반적 외모

(1) 경미한 정도에서 중정도의 고통/불편감

b) 시진

(1) 해당 부위의 종창

c) 촉진

(1) 건 위쪽을 굴리듯 문질러 압박하면 압통 생

2) 진단적 절차: 석회화 발생 여부 확인을 위한 방사선 사진. 건은 다른 신체 기관과 달리 관 형태가 아니기 때문에 건염은 석회화 침전물이 생길 수 있다.

2. 분석: 감별 간호진단/협력적 문제

a. 급성/만성 통증 (Acute/chronic pain)

b. 활동 지속성 장애 (Activity intolerance)

c. 상해/낙상의 위험 (Risk for injury/falls)

d. 불안/두려움 (Anxiety/Fear)

e. 지식 부족 (Deficient knowledge)

3. 계획과 수행/중재

a. 의학적 절차 준비/지원

1) 관절을 지지하기 위해 압박 드레싱을 적용한다.

2) 부종감소를 위해 해당 부위를 상승시킨다.

b. 처방에 따른 약물 투여

1) 비마약성 진통제

2) NSAIDs

c. 환자/가족 교육

1) 건(tendon)을 쓰지 않고 안정을 취하도록 한다: 건을 고정시키고 영향을 받은 부위를 상승시킨다.

2) 하루에 두 번씩 압박 드레싱을 적용한다.

3) 처방약물에 대한 적응증과 주의점을 설명한다.

4) 추후관리를 설명한다.

a) 정형외과적 평가

b) 물리 치료

4. 평가 및 지속적 감시

a. 통증 완화

III. 특정 골격 응급상황
Specific Bony Skeleton Emergencies

A. 늑연골염 (COSTOCHONDRITIS)

늑연골염(costochondritis)은 갈비 연골과 흉골 접합부의 자기 제한적 급성 염증으로 하나 또는 몇 개의 접합부가 연관될 수 있다. 염증은 물리적 운동이나 반복적인 동작으로 인하여 발생할 수 있다. 이 부위의 통증은 갈비 골절 또는 심근경색의 통증과 유사하다. 심근 허혈의 위험이 있고 가슴 통증이 나타나는 환자는 해당 증상이 근골격과 연관이 있는지 확인하기 전에 심장 검사를 받아야 한다. 늑연골염은 20세 이상에서 주로 발생한다.

1. 사정

a. 주관적 자료 수집

1) 현병력/주호소

a) 통증

(1) 특징: 통증이 심하고, 늑막성이며, 일측성 또는 흉골주위에 발생

b) 증상을 악화 또는 완화시키는 요인: 움직임, 심호흡

c) 약물

2) 과거력

a) 기저질환

(1) 심장병 또는 염증 진행

(2) 상기도 감염

b) 최근의 상해 또는 수술

c) 약물

d) 알레르기

b. 객관적 자료 수집

1) 신체 검진

a) 전반적 외모

(1) 움직이면 중정도의 고통/불편함이 있다.

b) 시진

(1) 흉곽 전면부의 종창, 반상출혈 또는 기형

(2) 심호흡을 하거나, 팔을 움직이거나 기침을 하면 통증으로 얼굴을 찡그린다.

c) 촉진

(1) 흉벽을 촉진하면 압통 발생

2) 진단적 절차

a) 전혈구계산검사(complete blood count, CBC) 및 감별계산

b) 적혈구침강속도(ESR)

c) C-반응성 단백질

d) 흉부 방사선 사진

e) 심장병 여부 확인을 위한 심전도

2. 분석: 감별 간호 진단/협력적 문제

a. 급성/만성 통증 (Acute/chronic pain)
b. 활동 지속성 장애 (Activity intolerance)
c. 상해의 위험 (Risk for injury)
d. 불안/두려움 (Anxiety/Fear)
e. 지식 부족 (Deficient knowledge)

3. 계획과 수행/중재

a. 처방에 따른 약물 투여
1) 비마약성 진통제
2) 마약제
3) NSAID
b. 환자/가족 교육
1) 안정
2) 호흡기 합병증 예방을 위해 심호흡을 하도록 한다.
3) 증상을 악화시킬 수 있는 운동을 하지 않도록 한다.
4) 증상이 심해지면 보고하도록 한다.
5) 추후관리 준비 및 지침

4. 평가와 지속적 감시

a. 통증 완화

B. 관절 삼출 (JOINT EFFUSIONS)

관절 삼출(joint effusions)은 염증 진행, 이전의 수술 또는 외상으로 인하여 관절에 체액이 축적되는 것이다. 부종은 주로 무릎 관절에서 발생한다. 무릎 인대가 과도하게 늘어나면 반월상 연골이 미세하게 파열되어 관절액이 축적될 수 있다. 이전에 무릎 수술을 받았거나 외상을 입은 경험이 있는 환자는 관절 삼출의 위험이 있다. 혈우병 환자의 무릎에 경미한 압력이 가해지면 관절혈종(관절 공간에 혈액이 모인다)의 위험이 있다.

1. 사정

a. 주관적 자료 수집
1) 현병력/주호소
a) 현재 또는 과거의 외상 이력
b) 침범된 관절: 하나 또는 다수
c) 최근의 외과적 처치
d) 최근의 감염
e) 물질 남용: 화농성 관절염 위험
f) 약물: 고요산혈증과 연관이 있는 이뇨제를 사용하면 통풍성 관절염으로 이어질 수 있다.
g) 관절의 반복적 사용
h) 체액 축적 발현과 속도
i) 제대로 체중을 견딜 수 없음
j) 발열, 오한
2) 과거력
a) 기저질환
(1) 관절염
(2) 통풍
(3) 관절 수술
(4) 감염 과정
(5) 성 관계를 통한 감염
(6) 출혈성 질환
b) 약물
c) 알레르기
b. 객관적 자료 수집
1) 신체 검진
a) 전반적 외모
(1) 중정도의 고통/불편감
b) 시진
(1) 해당 부위의 종창
(2) 홍반
(3) 피부 변화
c) 촉진
2) 진단적 절차
a) 전혈구계산검사(complete blood count, CBC) 및 감별계산
b) 적혈구침강속도(ESR)
c) 요검사
d) 성병(VDRL) 검사 또는 급속혈장리아진(rapid plasma reagin, RPR) 검사
e) B형 간염
f) C-반응 단백질
g) 관절 방사선 사진: 다른 사지의 사진과 비교
h) 관절 흡인

2. 분석: 감별 간호진단/협력적 문제

a. 급성/만성 통증 (Acute/chronic pain)
b. 활동 지속성 장애 (Activity intolerance)
c. 상해/낙상의 위험 (Risk for injury/falls)
d. 감염의 위험 (Risk for infection)
e. 피부통합성장애 (Impaired skin integrity)
f. 불안/두려움 (Anxiety/Fear)
g. 지식 부족 (Deficient knowledge)

3. 계획과 수행/중재

a. 의학적 절차 준비 및 지원
1) 영향 받은 부분을 고정한다.
2) 관절 천자
a) 관절 혈종과 감염 또는 염증 과정을 구분한다.
b) 백혈구 수: 염증 과정과 연관이 있는 것 백혈구 20,000~60,000. 감염과 연관이 있는 백혈구 100,000

b. 처방에 따른 약물 투여
1) 비마약성 진통제
2) 마약제
3) 스테로이드
4) NSAIDs
5) 항생제

c. 환자/가족 교육
1) 집에서 자가관리하는 방법을 교육한다.
2) 의료적 재평가가 필요한 구체적인 징후와 증상에 대해 알려준다.
3) 취업을 위한 서류 작성을 촉진한다.

4. 평가와 지속적 감시

a. 통증 완화

C. 퇴행성 관절염 (OSTEOARTHRITIS)

퇴행성 관절 질환으로 부르기도 하는 퇴행성 관절염(osteoarthritis)은 가장 흔한 관절 질환으로 관절의 관절연골이 퇴행하면서 나타난다. 단백질로 이루어진 관절연골은 뼈 사이에서 완충 역할을 한다. 관절연골이 얇아지면 관절 표면의 모서리에 뼈돌기가 형성되는 것을 볼 수 있다. 정확한 이유는 알 수 없지만, 관절연골에 생화학적 이상이 있는 것으로 보인다. 45세 이하의 남성과 55세 이상의 여성에게 발생한다.

1. 사정

a. 주관적 자료 수집
1) 현병력/주호소
a) 통증: 오후에 심하다.
b) 장시간 움직이지 않으면 통증이 있고 뻣뻣해진다.
c) 반복적으로 사용하여 영향을 받은 관절의 통증은 주로 엉덩이, 무릎, 척추골 및 손가락에 나타난다.
2) 과거력
a) 기저질환
b) 과도한 관절 사용, 남용 또는 비만
c) 외상(급성 또는 반복적 외상)
d) 유전적 영향
e) 약물
f) 알레르기

b. 객관적 자료 수집
1) 신체 검진
a) 전반적 외모
(1) 중정도의 고통/불편감
b) 시진
(1) 하나, 둘 또는 그 이상의 관절에 통증이 있거나 붓는다(특히 활동 후)
(2) 류마티스 관절염보다 뻣뻣한 경우가 덜 발생한다.
(3) 체중 부하가 있는 관절 또는 손가락 관절의 움직임이 제한된다.
(4) 헤베르덴(Heberden) 결절: 손가락 일부 또는 전부의 외측 관절에 마디 모양으로 뼈가 커진다.
c) 촉진
(1) 뼈 마찰음(crepitus): 관절 내 뼈의 이상으로 긁히는 소리가 들인다.
2) 진단적 절차
a) 방사선 사진: 골비대, 돌출부위 형성, 관절연골 파열을 보여준다.
b) 관절 천자: 다른 질환, 감염, 통풍 또는 기타 유형의 관절염 여부 분석에 필요한 관절액 흡인
c) 관절경 검사: 관절액에 관찰 튜브를 넣어 실행하는 외과적 처치. 연골이 손상된 경우에는 복원 처치를 동시에 실시한다.

2. 분석: 감별 간호진단/협력적 문제

a. 급성/만성 통증 (Acute/chronic pain)
b. 활동 지속성 장애 (Activity intolerance)
c. 상해/낙상의 위험 (Risk for injury/falls)
d. 불안/두려움 (Anxiety/Fear)
e. 지식 부족 (Deficient knowledge)

3. 계획과 수행/중재

a. 의학적 절차 준비 및 지원
1) 관절 천자

b. 처방에 따른 약물 투여
1) 비마약성 진통제
2) NSAIDs

c. 환자/가족 교육
1) 체중 부하 관절에 대한 스트레스를 줄일 수 있도록 의료적 감독 하에 체중 감량 프로그램의 중요성을 강조한다.

2) 통증을 촉발하는 활동을 피한다.
3) 해당 관절이 쉬도록 한다: 과도하게 사용하면 증상이 악화되고 퇴행이 빨라진다.
4) 부목, 보조기 또는 요천추 지지벨트 등을 이용한다.
5) 올바른 자세와 신체역학을 교육한다.
6) 물리치료 및 직업 치료
7) 활동의 강도 및 빈도를 줄일 수 있도록 쉰다.
8) 관절을 지지하는 근육 강화를 위한 운동 프로그램

4. 평가와 지속적 감시

a. 통증 완화

D. 골다공증 (OSTEOPOROSIS)

골다공증(osteoporosis)은 뼈가 충분하게 형성되지 않거나, 과도하게 없어지거나 또는 이들 두 가지가 결합되어 발생한다. 결과적으로 뼈가 얇아진다. 골다공증은 여성, 스테로이드 약제를 복용하는 사람, 음주하는 사람들에게 많이 발생한다. 미세한 골절이나 확실한 골절로 인한 통증이 있고, 키가 줄어들 수 있다.

1. 사정

a. 주관적 자료 수집
1) 현병력/주호소
a) 통증
(1) 요통 (특히 흉요추)
(a) 보통 "삐끗한" 느낌 후에 시작된다.
(b) 갈비 또는 엉덩뼈 능선을 따라 통증이 퍼져나간다.
(2) 엉덩이 통증
(a) 엉덩이 또는 골반 골절이 의심되거나 실제 골절이 있다.
(b) 엉덩이 통증과 연관된 절뚝거림
(c) 방사선 사진이 정상이라도 골절이 있을 수 있다.
(3) 손목 통증
(a) 낙상 후에 손목 골절이 흔하게 발생한다.
2) 과거력
a) 기저질환
b) 관절 부상 또는 문제
c) 폐경 상태
d) 음주
e) 키 감소
f) 약물
(1) 스테로이드 사용
g) 알레르기

b. 객관적 자료 수집
1) 신체 검진
a) 전반적 외모
(1) 경미한 정도에서 중정도의 고통/불편감
b) 시진
(1) 요골 하단 골절
(a) 65세 이하의 여성에게 골다공증 징후가 자주 나타난다.
(b) 척추후만증(과부 혹[dowager's hump]): 척추가 붕괴되어 몸통이 작아 보인다.
2) 진단적 절차
a) 방사선 사진으로 골절을 확인한다.
b) 특별한 진찰로 미세 골절을 확인한다.
(1) 컴퓨터 단층 촬영, 자기공명영상 및 뼈스캔
(2) 1차 진료제공자(PCP)에게 의뢰하여 정확하게 확인한다(예 이중 에너지원 방사선 사진 흡광 촬영)

2. 분석: 감별 간호진단/협력적 문제

a. 급성/만성 통증 (Acute/chronic pain)
b. 활동 지속성 장애 (Activity intolerance)
c. 상해/낙상의 위험 (Risk for injury/falls)
d. 불안/두려움 (Anxiety/Fear)
e. 지식 부족 (Deficient knowledge)

3. 계획과 수행/중재

a. 처방에 따른 약물 투여
b. 환자/가족 교육
1) 확실한 검사를 위해 PCP 또는 정형외과 전문의에게 의뢰
2) 충분한 칼슘 섭취와 규칙적인 운동으로 뼈질량을 유지

4, 평가와 지속적 감시

a. 통증 완화
b. 골절 예방

18장

독성학 응급

Toxicologic Emergencies

Michael De Laby, MSN, RN, CCRN, CFRN, NRP

주요 주제

전반적 전략

- 사정
- 분석: 감별 간호진단/협력적 문제
- 계획과 수행/중재
- 평가와 지속적 감시
- 중재와 환자 반응 기록
- 나이 관련된 고려사항

특정 독성학 응급

- 아세트아미노펜 중독(Acetaminophen Poisoning)
- 알코올 사용(Alcohol use)
- 암페타민 사용(Amphetamine Use)
- 베타 차단제 독성(Beta-Blocker Toxicity)
- 칼슘 채널 차단제 독성(Calcium Channel Blocker Toxicity)
- 일산화탄소 중독(Carbon Monoxide Poisoning)
- 코카인 사용(Cocaine Use)
- 시안화물 중독(Cyanide Poisoning)
- 디곡신 독성(Digoxin Toxicity)
- 에틸렌 글리콜 및 메탄올 중독(Ethylene Glycol and Methanol Poisoning)
- 감마 하이드록시 부티레이트 사용(Gamma-Hydroxybutyrate Use)
- 중금속 중독(Heavy Metal Poisoning)
- 흡입제 사용(Inhalant Use)
- 철 중독(Iron Poisoning)
- 리세르그산 디에틸아미드 사용(Lysergic Acid Diethylamide Use)
- 마리화나(Marijuana, 대마초)
- 아편제 사용(Opiate Use)
- 유기 인산염 중독(Organophosphate Poisoning)
- 석유 증류물 중독(Petroleum Distillate Poisoning)
- 펜시클리딘 사용(Phencyclidine Use)
- 식물 중독(Petroleum Distillate Poisoning)
- 살리실산염 중독(Salicylate Poisoning)
- 진정수면제와 바비튜레이트 계 약물 중독(Sedative-Hypnotic and Barbiturate Poisoning)
- 선택적 세로토닌 재 흡수 억제제 및 비정형 항우울제 중독(Selective Serotonin Reuptake Inhibitor and Atypical Antidepressant Poisoning)
- 합성 약물 남용(Synthetic Drugs of Abuse)
- 삼환계 항우울제 중독(Tricyclic Antidepressant Poisoning, TCP)

독성학 응급은 급성 음독과 약물남용을 포함한다. 이러한 상황들은 응급실 간호사에게 특별한 도전이 된다. 미국 독극물 관리센터 협회(The American Association of Poison Control centers, AAPCC)의 2013년 연간보고서에 의하면 93%가 집에서 발생하고, 그 중 48%는 6살 미만, 35.5%는 3살 미만의 소아에게 일어난다. 게다가 독성 노출의 87.9%가 급성이며, 79.9%는 비의도적으로 발생한다고 보고하였다. 약을 두 배 용량으로 복용하거나 잘못된 약을 복용하는 치료 약물 오류는 12.5%나 된다. 잠재적인 중독 상황에서 항히스타민 제제, 소화기계 약, 지사제 등의 일반판매약을 단독 또는 같이 복용하는 경우에는 급성 중독을 혼동하게 하거나 가려질 수 있다. 2011년 한해 동안 처방약물과 일반판매약(over the counter, OTC), 흡입제 및 불법마약을 남용하거나 잘못 복용하여 응급실에 내원하는 경우가 5만 건이나 된다. 또한 환자들은 한 개 이상의 약물을 혼용하여 다종약물남용을 초래할 수도 있고, 알코올과 같이 복용하여 사망에 이르게 할 수도 있다. 의식변화가 있는 환자들의 경우에는 갑상선 질환, 저혈당, 저산소증, 독성 또는 화학 물질에 의도적또는 비의도적 노출과 같은 기질적 원인이 있는지 확인해야 한다.

치료의 방향은 독성물질의 흡수를 막거나, 흡수를 줄이는 것이다 **[표 18-1]**. 이는 약물 제거를 증가시키거나(**[표 18-2]**), 해독제를 투여하여 독성약물을 중화할 수 있도록 하는 것이다(**[표 18-3]**).

표 18-1 약물 또는 화학품의 흡수 감소 또는 예방법

	절차	적응증	금기사항과 예방	비고
눈의 오염 제거				
세척(irrigation)	물이나 식염수(saline)를 이용하여 세척, 필요 시 Morgan 렌즈도 사용		장시간 세척이 필요시 알칼리 용액(alkali solution) 사용 세척 중단 전에 pH 농도를 중성으로 맞추기	알칼리 용액 세척 또는 지속적인 세척이 필요한 경우 안과의사에게 의뢰
피부 오염 제거				
세척(irrigation)	오염된 옷을 제거 물이나 식염수(saline)로 피부 표면, 머리카락, 손톱 밑을 세척	유기 인산염 살충제(organophosphate insecticide) 가솔린(gasoline), 하이드로카본(hydrocarbons) 산(acids), 알칼리(alkali) 피부에 화상을 입힐 수 있는 화학물질	화학물질이 물과 같이 사용될 때 가연성이 없는지 확인 필요	보호 장비 필요
위장관계 오염 제거(경구 섭취 시)				
이페칵(ipecac) 용액으로 위 비우기		비고 참조	발작을 포함하여 중추신경계를 억제시키는 약물(예 삼환계 항우울제), 부식제(caustics or corrosives) 또는 흡인 가능성 있는 약물은 금기	사용에는 논란의 여지가 있음 American Academy of Pediatrics Policy Statement (2003)와 American Association of Poison Control Centers Guidline (2005)에서는 병원 밖에서의 사용을 제한 또는 금지하도록 권고함 응급실 내 사용에 대한 권고 사항은 없음
위 세척(gastric lavage)	큰 내강(36-40 F) 입위관(orogastric) 튜브를 사용 약물 섭취 후 60분 내에 시행하는 경우 효과적임		흡인 가능성 주의 가성이나 부식성의 물질을 섭취 시 주의 날카로운 사물을 같이 섭취하였거나 무독성 물질을 섭취하였을 때 금기	효과는 논란의 여지가 있음
하제 투여(cathartic administration)	황산마그네슘(magnesium sulfate), 황산구연산염(magnesium citrate), 소르비톨(sorbitol) 사용 활성탄(activated charcoal)을 구강 또는 위 세척관, 비위관으로 투여 일회분을 투여하고, 여러 번 반복하지 않기	활성탄 제거를 위해 사용할 수 있음	장음이 들리지 않거나 신부전, 심부전이 있을 경우 금기	심한 구토나 설사를 유발할 수 있음

(계속)

표 18-1 약물 또는 화학품의 흡수 감소 또는 예방법 (계속)

	절차	적응증	금기사항과 예방	비고
위장관계 오염 제거(경구 섭취 시)				
장 세척 (whole bowel irrigation): 논란의 여지가 있음	비 위관과 위장관 세척관을 통하여 위장에 흡수되지 않고 배설되는 물질을 사용 (Colyte, GoLYTELY)	장에서 녹지 않도록 코팅(enteric-coated) 되거나 서서히 배출(sustained-release) 되어 결석을 형성하는 물질 섭취 시 사용(예 아스피린) Body packer (약물을 운반하거나 법 집행을 피하려고 꾸러미, 콘돔 등에 포장된 약물을 삼켜버리는 사람), 활성탄(activated charcoal)으로 흡수되지 않는 약물(예 철, 리튬)을 섭취한 환자에게 사용	이전에 위장관계 질병, 장폐색증(ileus) 가능성이 있거나, 장천공(perforation), 장폐색(obstruction)이 있을 경우 사용금지 소아 환자의 경우 주의 필요	오심, 구토, 복부경련, 전해질 불균형을 초래할 수 있음
경구 섭취시 약물이나 화학용품 흡수/흡착 제한 또는 예방				
활성탄 (activated charcoal)	어른: 1 g/kg (체중에따라) 소아: 0.5 g/kg	대부분의 화학물질을 흡착하는데 사용됨	부식성, 가성의 물질을 섭취하였을 때, 장음이 감소 되었을 때, 활성탄과 흡착되지 않는 물질을 섭취하였을 때는 사용 금기	아스피린 같은 약물을 섭취하였을 때 여러 번 복용할 수도 있음

Data from Olson, K.(2004). *Poisoning and drug overdose*(4th ed.). East Norwalk, CT: Appleton & Lange; Dart, R. C.(Ed.).(2004). *Medical toxicology*(3rd ed.). Philadelphia. PA: Lippincott Williams & Wilkins; Flomenbaum, N.E., Goldfrank, L.R., Hoffman, R.S., Howland, M.A., Lewin, N.A.,& Nelson, N.A.(2006), *Goldfrank's toxicologic emergencies*(8th ed.), New York, NY: McGraw-Hill.

표 18-2 약물이나 화학물질을 제거하기위한 치료법

	절차	적응증	금기사항과 예방	비고
중탄산나트륨(sodium bicarbonate)으로 소변 알칼리화(urinary alkalinization)	중탄산 나트륨 (sodium bicarbonate) 정맥 투여	아스피린과 같이 pH를 변화시키는 경우 사용	폐부종, 신부전, 수액 과다 투여(fluid overload) 가능성이 있을 경우 사용 금기	pH와 전해질 농도(특히 칼륨)를 자주 확인해야 함
혈액 투석 (hemodialysis)	정맥혈이 세포막을 통과해 보내지며, 투석물(dialysate)과 제거된 독소들이 함께 내보내짐	살리실산염(salicylate)/아스피린, 발프로산(valproic acids), 메탄올, 에틸렌글리콜, 기타 장기간 약물 사용으로 신 기능 장애가 생긴 경우(예 lithium)	응고장애가 있는 환자의 경우 금기	이미 많이 흡수, 분포된 경우 투석이 항상 효과적이지는 않음
혈액 관류법 (hemoperfusion)	혈액 투석 시 활성탄 필터 사용	페노바비탈(phenobarbital) 테오필린(theophylline), 기타	혈소판 감소증 (thrombocytopenia)이 발생할 수 있음	청소율 (clearance)이 높아질 수는 있으나 선택적 치료법이 아닐 수 있음

Data from Olson, K. (2004). *Poisoning and drug overdose* (4th ed.). East Norwalk, CT: Appleton & Lange; Dart, R. C. (Ed.). (2004). *Medical toxicology* (3rd ed.). Philadelphia, PA: Lippincott Williams & Wilkins; Flomenbaum, N. E., Goldfrank, L. R., Hoffman, R. S., Howland, M. A., Lewin, N. A., & Nelson L. S. (2006). *Goldfrank's toxicologic emergencies* (8th ed.). New York, NY: McGraw-Hill.

표 18-3 특정 해독제(Specific Antidotes)

해독제(Antidotes)	중독(Poisoning)
N-아세틸시스테인 (N-acetylsystein) 뮤코미스트(mucomyst): 경구용 아세타도트(acetadote): 정맥용	아세트아미노펜(타이레놀)
아트로핀(Atropine)	살충제(Organophosphate), 카르바민산염 살충제(Carbamate insecticide) 독성으로 발생된 서맥
항사독소(Antivenins) Polyvalent equine Polyvalent immune Fab-Ovine/Cro-Fab 흑색 과부거미(black widow spider)	 방울뱀과 살모사 독 방울뱀과 살모사 독 흑색 과부거미에 물림
디메르카프롤(Dimercaprol)	중금속
보툴리누스균(Botulinum) 항독소	보툴리누스 중독(Botulism)
칼슘 클로라이드 또는 칼슘 글루콘산(Calcium chloride or gluconate)	칼슘 채널 차단제(Calcium channel blocker), 플루오르화 수소산(hydrofluoric acid): 피부 노출 및 독성, 저칼슘혈증(hypocalcemia)
시안화물 해독제 키트 (Cyanide antidote kit)	시안화물(청산가리)
데페록사민(Deferoxamine)	철(iron)
포도당(Dextrose)	독성으로 야기된 저혈당
디곡신 Fab (Digoxin Fab)	디곡신, 협죽도(oleander)
DMSA (Dimercaptosuccinic acid) (Succimer)(Chemet)	중금속(특히 납, 수은)
에데테이트 디소디움(Edetate disodium), D-페니실라민 (D-Penicillamine)	중금속
Ethanol intravenously 10%	에틸렌글리콜, 메탄올
플루마제닐 (Flumazenil (Romazicon))	벤조디아제핀 계 (Benzodiazepine)
엽산(Folic acid)	메탄올
포메피졸(Fomepizole (4 MP)) (Antizol)	에틸렌글리콜, 메탄올
글루카곤(Glucagon)	베타 수용체 차단제(beta-blocker), 칼슘 채널 차단제 (calcium channel blocker)
메틸렌블루(Methylene blue)	Methemoglobinemia
날록손(Naloxone)	마약(Narcotic) 과다투여
산소/고압 산소	일산화탄소(Carbon monoxide)
옥트레오타이드(Octreotide) (산도스타틴(Sandostatin))	경구용 혈당강하제; 설포닐요소(Sulfonylurea) 저혈당 (Hypoglycemia)
파이소스티그민(Physostigmine) / Antilirium	항콜린성 제제(Anticholinergic)
Pralidoxime (2-PAM) (Protopam)	유기인산염(organophosphate)
프로타민(Protamine)	헤파린(Heparin)
피리독신(Pyridoxine)	이소니코틴산 히드라지드 (Isonicotinic acid hydrazide, INH), 에틸렌글리콜
프러시안 블루 (Prussian blue, 청색 안료)	탈륨(Thallium), 방사성 세슘 (radioactive cesium)
중탄산 나트륨 (Sodium bicarbonate)	나트륨 채널 차단제(Sodium channel blockers), 소변과 혈액의 알칼리화(alkalinization)
티오 황산나트륨 (Sodium thiosulfate)	시안화물(Cyanide)
티아민(Thiamine)	에틸렌글리콜, 베르니케 증후군(Wernick's syndrome, gyromitra 버섯, 하이드라진 (hydrazine)
비타민 K	와파린(Warfarin), 쥐약(warfarin-based rodenticides)

Data from Tintinalli, J. E., Stapczynski, J. S., Cline, D. M., Ma, O. J., Cydulka, R. K., & Meckler, G. D. (Eds.). (2011). *Emergency medicine: A comprehensive study guide* (7th ed.). New York, NY: McGraw-Hill; Olson, K. (2004). *Poisoning and drug overdose* (4th ed.). East Norwalk, CT: Appleton & Lange; Poisondex System (Internet database, updated periodically). Greenwood Village, CO: Thomson Micromedex. Retrieved from http://www.thomsonhc.com.

I. 전반적 전략 General Strategy

A. 사정 (ASSESSMENT)

1. 일차 및 이차 사정/소생술(1장 참조)

2. 초점 사정

a. 주관적 자료 수집

1) 현병력/주호소

a) 환자, 가족, 친구로부터 복용/남용/섭취에 관한 정보

(1) 약물의 이름과 용량

(2) 복용 또는 중독 시간

(3) 급성 또는 만성 복용

(4) 구토, 호흡곤란, 흉통/심계항진을 포함하여 경험한 증상

(5) 중독 발생 장소

(6) 구토 유발, 오염제거를 포함한 응급실/병원 도착 전 응급처치

b) 노출 경로

(1) 구강 섭취

(2) 흡입, 코로 흡입 또는 연기

(3) 피부 접촉

(4) 주사 또는 비경구

(5) 안구 노출

(6) 직장

(7) 기타

c) 노출 이유

(1) 비의도적 또는 사고

(2) 의도적인: 자살 시도, 약물 남용

(3) 오락용

(4) 직업

(a) 화학 물질 노출

(b) 살충제 사용

(c) 산성 또는 중금속 노출: 스테인드글라스 작업자(납), 자동차 도금(불화수소산)

(d) 기타: 일산화탄소

(5) 생물 테러 또는 기타 환경 이벤트(9장, 31장 참조)

d) 증상 완화를 위한 노력

(1) 민간요법

(2) 대체 요법

(3) 의약품

(a) 처방약물

(b) 일반판매약/허브

2) 과거력

a) 기저질환

(1) 간염

(2) 결핵

(3) 심내막염

(4) 인간 면역결핍 바이러스(Human immunodeficiency virus, HIV) 감염 또는 후천성 면역결핍 증후군(acquired immunodeficiency syndrome, AIDS)

(5) 정신 질환

b) 낙상, 두부 손상을 포함한 이전의 외상

c) 이전 입원경력

d) 금단 이력

e) 약물 및(또는) 알코올 사용/남용: 다중약물남용은 증상을 가릴 수 있음

(1) 처방 약물(예 마약)

(2) 일반판매약 및 제품(흡입제)

(3) 약물 남용 치료를 위해 사용한 약물: 메타돈(methadone), 디설피람(disulfiram), 안타부스(antabuse)

f) 마지막 정상 월경 기간: 가임기 여성

g) 현재 복용 약물

h) 알레르기

3) 심리적/사회적/환경적 요인

a) 심리적

(1) 자살에 대한 표현/의도 및 이전 시도; 이전 과다복용

(2) 환자는 증상이 없다면 중독이나 과다복용에 대한 치료를 원하지 않을 가능성 있음,

(3) 성격적 특성 및 정신 병력; 스트레스/죄책감 증가는 응급상황을 초래할 수 있음

(4) 중독/과다 복용으로 인한 발달 단계의 변화

(5) 약물 남용은 가정, 직장, 학교에서 해야할 의무의 불이행을 초래할 수 있음

(6) 환자 연령

(7) 현재 생활 상황: 내과 또는 정신과 질환, 외상

(8) 가능한/실제 폭행, 학대 또는 배우자 또는 친밀한 파트너의 폭력 상황(3장, 30장 참조)

b) 사회적

(1) 지지체계

(a) 가족, 중요한 사람(significant others), 친구

(b) 사회 및 법률 기관: 보호 단체의 관여 또는 법률 제도

(c) 부모 및 가족 보호: 소아 또는 노인의 경우 소홀할 수 있음

(2) 직업적 노출

(3) 재정 상태: 보험은 요양치료를 가능하게 할 수 있음

(4) 문화 및 종교적 신념

c) 환경적

(1) 거주형태: 노숙자, 아파트, 주택; 시골, 도시

(2) 다른 거주자 또는 협력자

(3) 약물, 의약품, 알코올의 가용성

(4) 약물의 보관: 원래 용기에 보관, 어린이 보호 안전 캡

(5) 자연 재해나 생물 테러 사건과 관련된 대량 재난

d) 위험 요소

(1) 약물 사용/남용/중독의 가족력

(2) 중독되기 전에 초기 약물(gateway substance)의 사용

(a) 알코올

(b) 마리화나(대마초)

(c) 담배

(d) 흡입제

(3) 또래 집단 약물남용

(4) 정신 장애, 특히 우울증 또는 조울증

(5) 소아와 노인의 보호 소홀

b. 객관적 자료 수집

1) 전반적 외모

a) 의식 수준, 행동, 정서

b) 활력 징후

c) 발작

d) 냄새

e) 걸음 걸이

f) 위생상태

g) 고통/불편함의 정도

2) 시진

a) 피부: 색, 모세혈관 재충혈, 주사 흔적, 멍, 발진, 농양, 봉와직염

b) 떨림, 틱(tic)

c) 동공 크기, 반응성, 안구 진탕증(nystagmus)

d) 비공: 비출혈, 비중격 천공

3) 청진

a) 심음: 심 잡음, 모니터 상 부정맥

b) 호흡음: 수포음(crackles), 천명음(wheezes), 나음(rhonchi)

c) 장음: 운동

4) 촉진: 약물 용품이나 사용된 주사 바늘이 숨겨져 있는 경우를 대비하여 주의

a) 피부 수분상태

b) 맥박, 질(quality)과 대칭성

c) 복부: 크기, 통증, 압통, 복수

d) 사지 변형

3. 진단적 절차

a. 검사실 검사

1) 임상적인 상태, 병력에 따른 치료 약물 농도(therapeutic drug level)

2) 혈당검사(fingerstick glucose)

3) 혈청 및 요 독성 검사(serum and urine toxicology)

4) 혈청 알콜 농도(serum alcohol level) 또는 음주측정기

5) 전혈구계산검사(complete blood count, CBC) 및 감별계산

6) 혈당(glucose), 혈청 lactate, 혈액요소질소(BUN), 크레아티닌(creatinine)을 포함한 혈청 화학검사(serum chemistries)

7) 동맥혈가스검사(arterial blood gas, ABGs)

8) 간기능 검사(liver function test)

9) 응고 검사: 프로트롬빈시간(prothrombin time, PT), 부분트롬보플라스틴시간(partial thromboplastin time, PTT), INR, 피브리노겐

10) 요검사: 가임기 여성의 임신반응 검사

11) 혈중 일산화탄소 결합 헤모글로빈(COHb) 수준

b. 영상 검사

1) 흉부 방사선 촬영

2) 복부 방사선 촬영

3) 외상이 의심되는 경우 C- spine 방사선 촬영

4) 병력에 기반한 컴퓨터 단층 촬영, 자기공명 영상

c. 기타

1) 12~15 리드 심전도(ECG)

2) 식도경 검사

B. 분석: 감별 간호진단/협력적 문제
(ANALYSIS: DIFFERENTIAL NURSING DIAGNOSES/COLLABORATIVE PROBLEMS)

1. **불안/두려움** (Anxiety/fear)
2. **비효과적 대처** (Ineffective coping)
3. **상해/낙상 위험** (Risk for injury/falls)
4. **중독의 위험** (Risk for poisoning)
5. **자신/타인에 대한 폭력의 위험** (Risk for self/other-directed violence)
6. **감각/지각 장애: 시각, 청각, 운동 감각** (Disturbed sensory/perception: visual, auditory, kinesthetic)
7. **심박출량 감소 위험** (Risk for decreased cardiac output)
8. **가스교환 장애의 위험** (Risk for impaired gas exchange)
9. **비효과적 기도 청결** (Risk for ineffective airway clearance)

10. **비효과적 호흡양상** (Risk for ineffective breathing pattern)
11. **흡인의 위험** (Risk for aspiration)
12. **발작의 위험** (Risk for seizures)
13. **외상의 위험** (Risk for trauma)

C. 계획과 수행/중재 (PLANNING AND IMPLEMENTATION/INTERVENTIONS)

1. 간호의 우선 순위 결정
   a. 기도 유지, 호흡, 순환(1장 참조)
   b. 처방된 산소 공급
   c. 필요시 정질액/약물 투여를 위한 정맥로 확보
   d. 장비와 물품 확보 및 준비
   e. 의학적 중재 준비 및 지원
   f. 처방에 따른 약물 투여
2. 불안/걱정 완화
3. 지지적이라면 환자와 가족이 함께 있도록 허용
4. 환자/가족 교육

D. 평가와 지속적 감시 (EVALUATION AND ONGOING MONITORING)

1. 처방에 따른 지속적인 모니터링과 치료
2. 환자 반응/결과를 모니터링하고 간호계획을 적절하게 수정
3. 환자 결과가 긍정적이지 않으면 사정 및(또는) 간호계획 재평가

E. 중재와 환자반응 기록 (DOCUMENTATION OF INTERVENTIONS AND PATIENT RESPONSE)

F. 나이와 관련된 고려 사항 (AGE-RELATED CONSIDERATIONS)

1. 소아
   a. 성장 또는 발달 관련
      1) 6개월 이하 어린 나이의 감소된 신장 청소율(renal clearance)은 약물의 지속기간과 반감기에 직접적인 영향을 미침
      2) 유아는 약물에 대한 결합 부위가 적기 때문에 독성 효과가 더 커질 수 있음
      3) 글리코겐 저장 장소가 더 적은 아이들은 약물 섭취로 인한 저혈당 발생 위험이 큼
   b. 주요점
      1) 중독은 6세 이하, 가정에서 주로 발생함
      2) 중독은 주로 비의도적이거나 사고로 발생하며, 아이들의 환경이나 잘못된 투여량에 의해 생길 수 있음
      3) 아동학대의 형태인 뮌하우젠증후군은 중독의 의도적인 형태로 나타날 수 있다.
      4) 아주 어린 소아의 경우 아세트아미노펜 과량 투여로 인한 간 독성의 발병 가능성이 낮음
      5) 청소년은 약물을 사용하는 또래 집단이나 가까운 어른들의 영향을 받아 약물 남용의 위험이 높음
      6) 오락성 약물을 사용하는 청소년들은 학교 성적 저하와 같은 변화, 옷 스타일 변화 또는 또래 집단의 친밀감 변화 등이 나타날 수 있음
      7) 자살 시도는 드물게 죽음을 초래할 수 있음
2. 노인
   a. 노화 관련
      1) 건강 상태로 인해 더 많은 양의 약물을 복용하게 되고 이로인해 치료적 투약 오류 위험이 높음
      2) 신장 청소율(renal clearance)이 감소하여 독성이 나타날 수 있음
      3) 약물의 신진 대사가 느려져 독성 위험이 높음
   b. 주요점
      1) 혼돈상태인 노인에서 만성 살리실리즘(살리실산에 의한 중독) 고려
      2) 비정상적인 행동, 증상 또는 반응은 약물 독성으로 나타날 수 있음
      3) 정신 질환, 약물 남용 또는 우울증에 대해 평가
      4) 고령자는 자주 약을 복용하는 것을 잊거나 사고로 추가 약물 복용할 수 있음

II. 특정 독성학 Specific Toxicologic Emergencies

A. 아세트아미노펜 독성 (ACETAMINOPHEN POISONING)

가장 일반적인 진통제인 아세트아미노펜은 다른 일반판매약(처방전 없이 살 수 있는 약)과 함께 사용된다. 아세트아미노펜은 위장관계에서 빠르게 흡수되며 간에서 대사된다. 아세트아미노펜은 부작용이 적고 약물 상호작용이 적어서 광범위하게 사용된다. 아세트아미노펜의 독성은 응고장애(coagulopathy)는 물론 간 괴사, 간기능 수치(liver function test, LFTs)를 증가시킨다. 아이들은 상대적으로 많은 양을 섭취해도 어른들보다 아세트아미노펜 대사작용이 빠르기 때문에 간에 미치는 독성이 적다. 간 독성은 아세트아미노펜과 술을 동시에 섭취하거나, 간 대사작용을 이끌어내는 다른 약물을 같이 복용할 때 등의 잘못 복용하는 경우에 생길 수 있다.

아세트아미노펜을 함량하고 있는 약물 중에는 감기약(NyQuil), 진통제(Percogesic)와 타이레놀이 대표적이며, 사용법은 농도(drops vs elixir, extended relief vs standard)에 따라 달라질 수 있다. 그렇기 때문에 부모들은 사용법을 미리 숙지해야 한다.

1. 사정

a. 주관적 자료 수집

1) 현병력/주호소

a) 급성 또는 만성 복용

b) 알코올 또는 다른 약물과 함께 사용

c) 노출 이유(예 자살, 만성 통증)

d) 복용 형태: 규칙적 또는 장기 지속 제품; 흡수에 영향을 미침

e) 증상

(1) 초기(24~48 시간 이내): 불안, 오심, 구토

(2) 후기: 대사성 산증, 오른쪽 상복부의 통증, 소변량 감소, 황달 동반한 간기능 수치(LFTs) 상승, 저혈당, 혈액 응고장애(파종혈관 내 응고(disseminated intravascular coagulation, DIC)), 패혈증

2) 과거력

a) 기저질환

(1) 정신과적 병력

(2) 알코올 사용/남용력

(3) 기존 간 질환

b) 약물

c) 알레르기

b. 객관적 자료 수집

1) 신체 사정

a) 전반적 외모

(1) 의식 수준, 행동, 정서: 깨어있다가 기면상태로 변화

(2) 경미함에서 심각한 고통/불편함

b) 시진

(1) 간부전 후반기의 황달

c) 촉진

(1) 우측 상복부의 압통

(2) 간 비대

2) 진단적 절차

a) 섭취 4 시간 후 혈중 아세트아미노펜 농도: 간 독성 최종 결과의 중요한 지표; 급성 아세트아미노펜 독성의 노모 그램과 비교(노모 그램은 장기 노출 시 유효하지 않음)

b) 간기능 검사(liver function test)

c) 전혈구계산검사(complete blood count, CBC) 및 감별계산

d) 혈청 화학검사(serum chemistries)

e) 응고인자검사(coagulation profile)

f) 혈청 및 요 독성 검사(serum and urine toxicology)

g) 요검사; 가임기 여성 환자의 임신반응 검사

2. 분석: 감별 간호 진단/협력적 문제

a. 중독의 위험 (Risk for poisoning)

3. 계획과 수행/중재

a. 기도 유지, 호흡, 순환(1장 참조)

b. 처방된 산소 공급.

c. 정질액/약물 투여를 위한 정맥로 확보

d. 의학적 중재 준비 및 지원

1) 심장과 맥박 산소 측정기 모니터링

2) 처방에 따른 비위관 삽입

3) 입원 지원

e. 처방에 따른 약물 투여

1) 하제를 동반하거나 동반하지 않은 활성탄 투여

2) 경구로 N-아세틸시스테인 (Mucomyst), 비위관 또는 정맥으로 Acetadote

f. 혈액 투석

4. 평가와 지속적 감시

a. 혈역학적 상태

b. 아세트아미노펜 농도

c. 부모/보호자에게 아세트아미노펜의 독성과 투여량에 대한 교육

d. 환자/가족을 사회/봉사 단체에 의뢰

B. 알코올 사용 (ALCOHOL USE)

알코올은 미국에서 가장 흔하게 사용되는 약물 중 하나이며, 2013년 미국인 성인 중에서 대략 16.6만이 알코올 사용 장애(alcohol use disorders)를 겪는다. 알코올 사용 장애란, 환자가 음주 후 고통을 호소하거나 상해를 입는 것을 의미하며, 1.3만명이 알코올 사용 장애로 특정한 기관에서 전문적인 치료를 받았다. 응급실에서 남용 사례의 대략 70%가 알코올 남용에 해당된다. 알코올 중독은 만성적이며 신체적, 정신적, 사회적 장애를 초래한다. 알코올은 전반적인 사회경제적 수준에 영향을 끼치며 남성환자가 여성보다 조금 더 많다. 알코올은 다른 약물 남용의 시작이 될 수도 있으며 다른 마약과 함께 사용될 수도 있다. 알코올은 음료, 향수, 가글과 같이 많은 일반판매약에 포함되어 있다.

알코올은 간에서 대사되며 중추신경계, 위장계, 심혈관계를 포함한 모든 신체에 영향을 끼친다. 알코올 사용은 운동 장애, 환각, 폭력적인 행동, 사고에 의한 상해 및 죽음을 일으킬 수 있다. 경막하 혈종의 발생은 만성 알코올 중독에서 흔하게 볼 수 있는 현상이다. 알코올은 처음에는 행복감을 느끼게 할지라도, 실제적으로는 중추신경계(CNS)를 억제시킨다.

1. 사정

a. 주관적 자료
1) 현병력/주호소
a) 증상은 알코올 중독과 관련이 있을 수도 없을 수도 있음
b) 낙상/두부 손상으로 인한 외상
c) 음주 습관: 양, 시간, 알코올 농도
d) 떨림(tremor)
e) 의식 수준의 변화
2) 과거력
a) 기저질환
(1) 발작/간질
(2) 간 질환
(3) 위장관 출혈 또는 정맥류
(4) 외상 또는 최근 골절
(5) 자살에 대한 표현, 불안, 우울증의 기왕력
b) 병용 약물 사용
(1) 처방 또는 일반판매약
(2) 리튬 또는 디설피람(Antabuse) 사용
(3) 발작 치료 약물
c) 알코올 사용/남용의 패턴
(1) 알코올의 소비 패턴 및 유형
(2) 마지막 섭취 이후 경과 시간
(3) 기억상실(black out) 과거력
(4) 주량의 변화
(5) 금주 시도 여부, 프로그램 유형, 금주 기간
3) 위험 요인
a) 알코올 중독의 가족력
b) 과도한 음주: 한 자리에서 5잔 이상
c) 다른 약의 사용(처방약물, 불법약물, 일반판매약)

b. 객관적 자료 수집
1) 신체 사정
a) 전반적 외모
(1) 의식 수준, 행동, 정서: 혼돈에서 의식 저하로 변화
(2) 체온 저하 또는 상승
(3) 보행: 비틀 거림, 운동 실조증
(4) 냄새: 알코올, 호흡 시 박하향, 구강 세정제
(5) 위생: 청결한지, 단정하지 못한 모습으로 변했는지
(6) 중정도에서 심각한 정도의 고통/불편함
b) 시진
(1) 안구 진탕증: 중독
(2) 떨림(tremor), 환각, 발한: 금단증상
(3) 거미 혈관종
(4) 이전 낙상으로 인한 상처
(5) 다발성 멍
(6) 최근 또는 치유된 화상
(7) 여성형 유방
(8) 황달, 공막의 황달(icteric sclera)
c) 촉진
(1) 복부 압통, 복수
(2) 간비대
2) 진단적 절차
a) 혈청 알콜 농도(serum alcohol level) 및(또는) 음주 측정기
b) 전혈구계산검사(complete blood count, CBC) 및 감별계산
c) 혈당(glucose)과 암모니아 수치를 포함한 혈청 화학 검사(serum chemistries)
d) 혈청 및 요 독성 검사(serum and urine toxicology)
e) 간기능 검사(liver function test)
f) 응고인자검사(coagulation profile)
g) 요검사; 가임기 여성에서 임신반응 검사
h) 경추(C- spine) 방사선 촬영
i) 흉부 방사선 촬영
j) 두부 컴퓨터 단층촬영 또는 자기공명영상
k) 심전도(ECG)

2. 분석: 감별 간호 진단/협력적 문제

a. 급성/만성 혼돈 (Acute/chronic confusion)
b. 감각 지각 장애 (Disturbed sensory perception)
c. 중독의 위험 (Risk for poisoning)
d. 상해의 위험 (Risk for injury)
e. 비효과적 기도 청결 (Risk for ineffective airway clearance)
f. 체액부족위험성 (Risk for deficient fluid volume)
g. 심박출량 감소의 위험 (Risk for decreased cardiac output)
h. 알코올 중독으로 인한 가족과정 기능 장애 (Dysfunctional family processes due to alcoholism)
i. 자신/타인에 대한 폭력의 위험 (Risk for self/other-directed violence)
j. 외상의 위험 (Risk for trauma)

3. 계획과 수행/중재

a. 기도 유지, 호흡, 순환(1장 참조)
1) 처방된 산소 공급
a) 호흡 정지 및 기능저하 환자에게 인공호흡기 적용
b) 고농도 산소

b. 정질액/약물 투여를 위한 정맥로 확보
1) 전문적 기도 관리
a) 빠른 연속 기도 삽관(RSI)
b) 비강 또는 구강의 기도삽관
c) 성문외 기도기(supraglottic airway), 후두마스크 기도기(LMA), 식도-기관 콤비튜브(esophageal-tracheal Combi-tube), 킹(King)
d) 수술적 기도(예 윤상갑상연골절개술)
2) 심장과 맥박 산소 측정기 모니터링
3) 감각 변화 줄이기 위해 자극을 최소화
a) 조용한 환경조성
b) 시각적 환각과 그림자 줄이기 위해서 조명을 켜두기
4) 폭력 가능성을 줄이기 위해서 행동이 격해지는 것을 최소화
a) 필요에 따라 자극 및 소음 줄이기
b) 행동이 격해지는 것을 예방하기 위해 환자 행동을 철저히 모니터링
c) 기관 프로토콜에 따라 억제대 적용: 화학적 강박(chemical restraints), 부드러운 재질이나 가죽 억제대를 이용한 신체적 강박
5) 상해 예방
a) 낙상을 예방하기 위해 환자 보행을 제한
b) 기관 프로토콜에 따라 발작 예방법 개시
c) 자신이나 타인에게 끼치는 해를 예방하는 행동을 격려
6) 처방에 따라 위관 삽입
a) 위 세척: 논란의 여지가 있으나 섭취 후 1~4 시간 이내에 시행한 경우 효과적임.
7) 처방에 따라 유치 도뇨관 삽입
8) 가능한 입원 지원

c. 의학적 중재 준비/지원

d. 처방에 따른 약물 투여
1) 빠른 연속 기도 삽관(RSI) 전 투약: 진정제, 진통제, 신경근 차단제
2) 저혈당 인 경우 포도당 50 %(D50W)
3) 베르니케-코르사코프 증후군(Wernicke-Korsakoff syndrome) 및 영양 실조 예방을 위해 티아민(thiamine, vitamin B1)과 종합 비타민
4) 필요에 따라 부족한 전해질 보충: 칼륨, 마그네슘
5) 벤조디아제핀제제(Benzodiazepines): 과다복용 또는 금단으로 인한 불안(agitation)과 발작을 위한 chlordiazepoxide hydrochloride (Librium), lorazepam (Ativan), diazepam (Valium).
6) 항정신성약물: 섬망과 초조에 할로페리돌(haloperidol, Haldol)

e. 환자/보호자 교육
1) 필요하다면 사회 봉사단체 상담 또는 정신과적 평가 시작
2) 환자 및 가족과 함께 퇴원약물 확인
3) 환자/가족을 사회 봉사단체 및/또는 지원 그룹(예 알코올 중독자)에 의뢰
4) 금주 장려를 위해 주기적으로 일차 진료를 follow-up 할 수 있도록 격려
5) 환자/가족을 재활/회복시키기 위한 자원에 의뢰

4. 평가와 지속적 감시

a. 기도유지
b. 의식 수준
c. 혈역학적 상태
d. 발작
e. 호흡 및 산소포화도
f. 맥박과 리듬
g. 섭취량 및 배설량
h. 거동 능력
i. 환각이 지속적으로 있는지, 없는지
j. 약물 농도(drug level)

C. 암페타민 사용 (AMPHETAMINE USE)

암페타민은 중추신경계(CNS)를 흥분시키고 에너지가 넘치는 것처럼 느끼게 해주는 합성 교감신경 흥분제이다.

암페타민은 식욕을 억제시키며, 기분을 좋게 하고, 각성 상태로 있게 하며 집중 장애를 조절하는데 사용되며, 경구, 비강 내, 비경구를 통해 사용될 수 있다. 보통의 암페타민은 크리스탈 메탐페타민(crystal methamphetamine), 덱스트로암페타민(dextroamphetamine), 메틸페니데이트(methylphenidate, Ritalin), 메탐페타민(methamphetamine, meth, crystal, chalk, ice)으로 알려져 있다. 메탐페타민은 중독성이 강해 정신적, 의학적, 사회적으로 심각한 결과를 초래할 수도 있다. 메탐페타민은 담배처럼 피울 수도, 흡입할 수도, 주입할 수도 있고 섭취할 수도 있다. 얼음과 같은 결정질암 형태는 피울 수 있다.

바디 패커(Body packer)는 약물을 운반하거나 법 집행을 피하려고 꾸러미, 콘돔 등에 포장된 암페타민을 삼켜버리는 사람들로 응급실에서 볼 수 있다. 암페타민과 관련있는 다른 약물로는 엑스타시(Ecstasy) 또는 몰리(Molly)라고도 알려져 있는 MDMA가 있다. MDMA는 합성 향정신성 약물로 메스칼린(mescaline)의 환각 증상과 암페타민의 작용을 증가시킨다. MDMA 경구 투여 시는 에너지를 증가시키고 행복감을 느끼게 하거나, 따뜻한 감정, 타인에 대한 동정을 일으킨다.

1. 사정

a. 주관적 자료 수집

1) 현병력/주호소

a) 섭취한 약물의 유형

b) 경로: 구강, 연기, 코로 흡입, 정맥 주사, 바디 패킹(body packing)

c) 섭취량 및 시간: 바디 패킹(body packing)이 터진 경우 한번에 다량 흡수될 수 있음

d) 섭취 이유: 자살 시도, 오락용, 의도적, 체중 감량

e) 발현 증상: 코카인과 동일하지만 기간이 좀 더 김

2) 과거력

a) 기저질환

(1) 비만

(2) 주의력 결핍 장애

(3) 과다 활동

(4) 기면증

(5) 정신과적 병력

b) 이전 약물 사용/남용

c) 약물

d) 알레르기

b. 객관적인 자료 수집

1) 신체 사정

a) 전반적 외모

(1) 의식 수준, 행동, 정서: 불안, 편집증/망상, 환각, 발작

(2) 위생: 아마도 유지되지 않음

(3) 고혈압, 빈맥, 부정맥, 고열

(4) 중정도의 고통/불편함

b) 시진

(1) 동공 반응: 동공 확대(mydriasis)

(2) 떨림(tremor)

(3) 마르고 쇠약해진 모습

(4) 구강: "meth-mouth"-심각한 충치

(5) 의양증(formication)(피부에 개미/곤충이 기어다니는 것처럼 느끼는 감각 이상)

c) 청진

(1) 심음: 리듬/규칙성; 심 잡음

2) 진단적 절차

a) 혈청 및 요 독성 검사(serum and urine toxicology)

b) 요검사; 가임기 여성에서 임신반응 검사

c) 복부 방사선 촬영: 바디 패킹(body packing) 사정

d) 심전도(ECG)

e) 심 초음파 검사

f) 컴퓨터 단층 촬영(CT) 스캔

2. 분석: 감별 간호 진단/협력적 문제

a. 심박출량 감소 (Decreased cardiac output)

b. 중독의 위험 (Risk for poisoning)

c. 고열의 위험 (Risk for hyperthermia)

d. 비효과적인 대처, 절망감 (Ineffective coping, hopelessness)

e. 자살 및/또는 자신/타인에 대한 폭력의 위험 (Risk for suicide and/or self/other-directed violence)

f. 외상의 위험 (Risk for trauma)

g. 감염위험성 (Risk for infection)

3. 계획과 수행/중재

a. 기도 유지, 호흡, 순환(1장 참조)

b. 처방된 산소 제공

c. 정질액/약물 투여를 위한 정맥로 확보

d. 의학적 중재를 위한 준비/지원

1) 심장과 맥박 산소 측정기 모니터링

2) 처방에 따라 위관 삽입

a) 위 세척; 논란의 여지가 있으나, 중독이 즉각적으로 생명을 위협하는 경우에 효과적임. 흡인 위험 있으므로 구토 금기

b) 바디패커(body packer)인 경우 위관을 통한 장세척이 처방될 수 있음

3) 정상 체온 유지: 고체온 치료를 위한 냉요법

4) 폭력의 위험 감소; 환자와 직원 보호

a) 조용한 환경에 두어 감각 자극을 감소

b) 일관성 있고 비판단적인 보호자: 행동에 적절한 제한을 둠

c) 다른 방법이 실패한 경우 직원 및 환자의 상해 예방을 위해 정책이나 절차에 따라 억제대 적용: 부드러운 재질이나 가죽 억제대를 이용한 신체적 강박, 화학적 강박(chemical restraints)

e. 처방에 따른 약물 투여

1) 활성탄 투여: 흡수 예방

2) 벤조디아제핀 계(Benzodiazepines): 진정 효과

3) 폴리에틸렌 글리콜(Polyethylene glycol)과 GoLYTELY 같은 전해질 용액으로 장 세척

f. 환자/보호자 교육

1) 환자/가족을 사회 봉사단체 및/또는 지원 그룹(예 알코올 중독자)에 의뢰

2) 암페타민(Amphetamine)이 신체에 미치는 영향

3) 환자/가족을 재활/회복시키기 위한 자원에 의뢰

4. 평가와 지속적 감시

a. 혈역학적 상태
b. 맥박과 리듬
c. 발작
d. 섭취량 및 배설량
e. 심부 체온(Core temperature)
f. 환각이나 불안(agitation)의 유무

D. 베타 차단제 독성 (BETA-BLOCKER TOXICITY)

베타 수용체 차단제(Beta-adrenergic receptor blocking agents)는 베타 1 수용체(심근에 분포)와 베타 2 수용체(혈관, 호흡 근육에 분포)의 작용을 억제하여 심박 수를 떨어뜨려 안정 시에나 운동 시에 심박출량을 감소시키고 저혈압을 일으킨다. 그래서 이 약물들은 만성 심부전이나, 불안, 고혈압 등의 치료에 사용된다. 최근 연구에서는 베타 차단제가 심근경색에서 생존율을 높이기 때문에 사용을 권장하고 있다.

베타 차단제는 편두통 치료에도 쓰인다. 베타 차단제를 과량으로 사용하면 심한 저혈압과 서맥이 발생되어 심정지를 일으켜서 사망에 이르게도 한다. 갑작스럽게 중단할 경우 rebound hyperactivity (반동으로 과반응을 일으키는 것)가 생겨서 비정형성 협심증과 심근경색을 일으키기도 한다. 가장 많이 사용되는 베타 차단제는 프로프라놀롤(propranolol, Inderal), 메토프롤롤(metoprolol, Lopressor, Toprol XL), 아테놀올(atenolol, Tenormin)이며, 대부분 서방정의 형태로 조제되어 이행율(compliance)를 높인다.

1. 사정

a. 주관적 자료 수집
1) 현병력/주호소
a) 노출 상황: 비의도적, 의도적
b) 병행 치료법(concurrent therapy): 칼슘 채널 차단제
c) 오심/구토
d) 쇠약
2) 과거력
a) 기저질환
(1) 심혈관계 질환
(2) 편두통 병력
(3) 천식
b) 약물
c) 알레르기

b. 객관적인 자료 수집
1) 신체 사정
a) 전반적 외모
(1) 의식 수준, 행동, 정서: 섬망에서 혼수상태로의 변화, 발작(특히 프로프라놀롤 복용한 경우)
(2) 저혈압, 서맥, 심정지
(3) 중정도에서 심각한 정도의 고통/불편감
b) 시진
(1) 모니터 상의 심 부정맥: 방실 차단
c) 청진
(1) 호흡음: 수포음(crackles), 천명음(wheezes)
2) 진단적 절차
a) 혈당(glucose)을 포함한 혈청 화학검사(serum chemistries): 저혈당
b) 동맥혈가스검사(arterial blood gas, ABGs)
c) 요검사; 가임기 여성에서 임신반응 검사
d) 흉부 방사선 촬영
e) 심전도(ECG)

2. 분석: 감별 간호 진단/협력적 문제

a. 심박출량 감소 (Decreased cardiac output)
b. 중독의 위험 (Risk for poisoning)
c. 지식 부족 (Deficient knowledge)

3. 계획과 수행/중재

a. 기도 유지, 호흡, 순환(1장 참조)
b. 산소 공급
c. 정질액/약물 투여를 위한 정맥로 확보
d. 의학적 중재를 위한 준비/지원
1) 심장과 맥박 산소 측정기 모니터링
2) 가능한 체외 인공 심박동기 및 심박조율기(pacemaker) 삽입
3) 처방에 따라 위관 삽입
a) 위 세척
(1) 논란의 여지가 있으나 섭취 후 1~2시간 이내에 시행한 경우 효과적임
(2) 미주 신경 자극으로 심박수 및 전도 감소를 초래할 수 있으므로 주의해서 삽입
4) 가능하다면 폐 및/또는 동맥압 측정 위한 관 삽입과 모니터링
5) 입원 지원: 위장관 오염제거 후 12시간 동안의 관찰에서 증상이 없는 경우 퇴원을 고려
6) 정신과 상담 지원
e. 처방에 따른 약물 투여
1) 하제를 동반하거나 동반하지 않은 활성탄 투여
2) 아트로핀 또는 글루카곤: 심박수와 심장 수축력을 증가시킴
3) 페니토인(Dilantin), 리도카인: 부정맥 치료; 심장 기능을 더 저하시킬 수 있으므로 퀴니딘(quinidine)이나 프로카인아미드(procainamide(Pronestyl))는 피함

4) 이소프로테레놀(Isoproterenol, Isuprel), 황산 마그네슘(magnesium sulfate): 다형성 심실빈맥(torsades de pointes) 치료
5) 베타 2 자극제(알부테롤): 기관지 발작 치료
6) 혈관수축제(도파민(Intropin),도부타민(Dobutrex)): 저혈압 치료
7) Phenytoin(Dilantin), diazepam(Valium): 발작 조절
8) 50 % 포도당: 저혈당 치료

f. 환자/보호자 교육
1) 독성/치료의 범위가 좁기 때문에 약물치료에 집중 감시가 필요함

4. 평가와 지속적 감시

a. 혈역학적 모니터링
b. 호흡 및 산소포화도
c. 맥박과 리듬
d. 섭취량 및 배설량

E. 칼슘 채널 차단제 독성 (CALCIUM CHANNEL BLOCKER TOXICITY)

칼슘 채널 차단제(느린 채널 차단제, 또는 칼슘 길항제)는 칼슘이 세포막을 통과하지 못하도록 한다. 칼슘이 활동전위와 수축을 일으키는데 필요한 물질이므로, 칼슘 채널을 차단하는 것은 심근 수축력과 자동성(심전도 생성), 전도 속도를 낮추는 것이다.

칼슘 채널 차단제는 관상동맥을 넓히고 동맥 혈압을 안정시키지만 반사성 빈맥을 일으킬 수 있다. 흔히 쓰이는 칼슘 채널 차단제는 베라파밀(verapamil, Calan), 니페디핀(nifedipine, Procadia), 딜티아젬(Diltiazem, Cardizem) 등이 포함되어 있고, 서방정의 형태로 조제된다. 치료 허용 범위는 작다; 따라서 이 약물들의 독성, 특히 과량으로 복용했거나 잘못 복용한 경우 심각한 심박출량의 감소와 접합부 리듬(junctional rhythms)의 감소 또는 심장 차단(heart blocks)을 일으킨다.

1. 사정

a. 주관적 자료 수집
1) 현병력/주호소
a) 노출 상황: 비의도적, 의도적인
b) 경로: 피부, 경구, 비경구
c) 제형: 서방형
d) 호흡 곤란
e) 어지러움
f) 오심/구토

2) 과거력
a) 기저질환
(1) 신장 질환
(2) 간 질환
(3) 정신과적 병력
(4) 심혈관계 질환
b) 약물
(1) 베타-아드레날린성 차단제 사용: 심박수를 늦출 수 있음
c) 알레르기

b. 객관적 자료 수집
1) 신체 사정
a) 전반적 외모
(1) 심한 저혈압
(2) 서맥
(3) 중정도에서 심각한 정도의 고통/불편함
b) 시진
(1) 모니터 상 심 부정맥: 접합부 리듬, 서맥, 심장 차단(heart blocks)
2) 진단적 절차
a) 전혈구계산검사(complete blood count, CBC) 및 감별계산
b) 혈당(glucose)을 포함한 혈청 화학검사(serum chemistries): 인슐린 분비 장애로 인한 고혈당
c) 동맥혈가스검사(arterial blood gas, ABGs)
d) 요검사: 가임기 여성에서 임신 반응검사
e) 심전도(ECG)

2. 분석: 감별 간호진단/협력적 문제

a. 심박출량 감소 (Decreased cardiac output)
b. 중독의 위험 (Risk for poisoning)
c. 지식 부족 (Deficient knowledge)

3. 계획과 수행/중재

a. 기도 유지, 호흡, 순환(1장 참조)
b. 처방된 산소 공급
c. 정질액/약물 투여를 위한 정맥로 확보
d. 의학적 중재를 위한 준비/지원
1) 심장과 맥박 산소 측정기 모니터링
2) 가능한 체외 인공 심박동기 및 심박조율기(pacemaker) 삽입
3) 가능한 심장율동전환(cardioversion) 시행
4) 처방된 위관 삽입
a) 위 세척: 논란의 여지가 있으나, 섭취 후 1~2 시간 내 시행한 경우 효과적임.

b) 장 세척 고려

5) 입원 지원: 위장관 오염제거 후 12시간 동안의 관찰에서 증상이 없는 경우 퇴원을 고려

e. 처방에 따른 약물 투여

1) 하제를 동반하거나 동반하지 않은 활성탄 투여

2) 아트로핀 또는 글루카곤: 서맥 치료

3) 염화칼슘 또는 글루콘산 칼슘: 감소된 수축성의 회복을 위해

4) 혈관수축제(예 도파민(인트로핀), 에피네프린, 암리논): 혈압을 유지하기 위해

5) 리도카인(Lidocaine) 또는 프로카인아미드(procainamide, Pronestyl): 빠른 심실비율(rapic ventricular rate)이 있는 경우

f. 환자/보호자 교육

1) 독성/치료의 범위가 좁기 때문에 약물치료에 집중 감시가 필요

4. 평가와 지속적 감시

a. 혈역학적 상태

b. 맥박과 리듬

c. 섭취량 및 배설량

F. 일산화탄소 중독 (CARBON MONOXIDE POISONING)

일산화탄소(carbon Monoxide, CO)는 무색, 무취, 무미의 기체이며 헤모글로빈과 쉽게 결합해 혈중 일산화탄소 결합 헤모글로빈(COHb)를 형성한다. 이 결합으로 인해 혈액의 산소 운반량이 낮아져 심각한 저산소증을 야기한다. 일산화탄소는 밀폐된 공간이나 통풍이 원활하지 않은 공간에서 연소할 때 생겨난다. 일산화탄소는 자동 배출 시스템, 나무 연소, 프로판 히터, 히바치 그릴 또는 바베큐, 스테르노 스토브와 용광로의 결함으로 인해 주로 생겨나며, 가스 노출 시간이 중독에 영향을 미친다. 혈청 일산화탄소 결합 헤모글로빈 농도가 20% 미만인 환자들에서 드물게 증상이 나타나기도 하지만 혈청 일산화탄소 결합 헤모글로빈 농도와 증상은 거의 관련이 없다. 흡연자들은 기본적으로 10% 의 일산화탄소 결합 헤모글로빈 농도를 보인다. 임산부 환자는 일산화탄소 결합 헤모글로빈 농도가 낮은 환경에 있더라도 태아에 미치는 영향이 크기 때문에 특별히 조심해야 한다. 일산화탄소 중독에 의한 사망은 주로 부정맥에 의해서 발생된다.

1. 사정

a. 주관적 자료 수집

1) 현병력/주호소

a) 환기: 밀폐된 공간

b) 노출 당시 수면/술이나 약물에 취해 있었는지 여부(위험도 높음)

(1) 화상을 입었을 경우(24장 참조)

c) 노출 정도: 시간, 방법(예 불)

d) 직업적/의도적 노출(예 자살)

e) 임신

f) 증상

(1) 두통: 가장 흔한 것

(2) 오심과 구토, 현기증

(3) 흉통

2) 과거력

a) 기저질환

(1) 심혈관계 질환, 특히 부정맥

(2) 폐 질환

(3) 자살 성향

b) 최근의 위기/외상으로인한 비효과적 대처 방법

c) 약물

d) 알레르기

b. 객관적 자료 수집

1) 신체 사정

a) 전반적 외모

(1) 의식 수준, 행동, 정서: 명료에서 혼수상태로의 변화

(2) 저혈압

(3) 발작: 높은 일산화탄소 결합 헤모글로빈(COHb) 농도

(4) 중정도에서 심각한 정도의 고통/불편함

b) 시진

(1) "체리 레드" 피부와 점막: 말기 증상

(2) 모니터 상의 심 부정맥: 허혈 또는 경색 시 ST 분절 및 T 파 변화

2) 진단적 절차

a) 동맥혈가스검사(arterial blood gas, ABGs)

b) 일산화탄소 결합 헤모글로빈(COHb) 농도: 반감기는 4~5 시간

c) 심장효소검사(cardicac enzymes)

d) 요검사: 마이오글로블린(myoglobin); 가임기 여성에서 임신반응 검사

e) 흉부 방사선 촬영: 폐 부종 또는 급성 호흡곤란 증후군 발생 가능성 있음

f) 두부 컴퓨터 단층촬영/자기공명영상

g) 심전도(ECG)

(1) 허혈 또는 경색 시 ST 분절 및 T 파 변화

2. 분석: 감별 간호진단/협력적 문제

a. 가스 교환 장애 (Impaired gas exchange)

b. 심박출량 감소 (Decreased cardiac output)

c. 중독의 위험 (Risk for poisoning)

3. 계획과 수행/중재

a. 기도 유지, 호흡, 순환(1장 참조)

b. 처방된 산소 공급
 a) 호흡 정지 및 기능저하 환자에게 인공호흡기 적용
 b) 고용량 산소: 100 % 산소는 혈중 일산화탄소 결합 헤모글로빈(COHb)의 반감기 감소

c. 정질액/약물 투여를 위한 정맥로 확보

d. 의학적 중재를 위한 준비/지원
 1) 상급 기도 관리
  a) 빠른 연속 기도 삽관(RSI)
  b) 비강 또는 구강 삽관
  c) 성문외 기도기(supraglottic airway), 후두마스크 기도기(LMA), 식도-기관 콤비튜브(esophageal-tracheal Combi-tube), 킹(King)
  d) 수술적 기도(예 윤상갑상연골절개술)
 2) 심장과 맥박 산소 측정기 모니터링
 3) 처방된 위관 삽입 및 흡인기 연결
 4) 처방된 유치 도뇨관 삽입
 5) 필요시 정신과 상담 의뢰
 6) 입원 또는 고압 산소(hyperbaric oxygen, HBO) 요법이 가능한 시설로 이송 지원

e. 처방에 따른 약물 투여
 1) 빠른 연속기도삽관(RSI) 전 투약: 진정제, 진통제, 신경근 차단제

f. 환자/보호자 교육
 1) 위기/외상 대처를 도와주기 위해 사회 봉사단체에 의뢰
 2) 일산화탄소(CO) 중독의 원인
 3) 중독 증상을 검토하고 노출 예방 교육 제공
 4) 환자에게 가연성 물질이 있는 공간을 잘 환기하도록 교육
 5) 가정/사무실에서 일산화탄소(CO) 탐지기 사용 교육
 6) 스토브/보일러 유지 관리

4. 평가와 지속적 감시

a. 기도 유지

b. 의식 수준

c. 혈역학적 상태

d. 호흡 및 산소포화도

e. 맥박과 리듬

f. 섭취량 및 배설량

G. 코카인 사용 (COCAINE USE)

코카인은 세계에서 두 번째로 많이 사용되고 있는 불법 마약이다. 콧구멍이나 비강 내의 구멍을 통해 흡입한다. 하지만 주사로 주입되거나 흡입할 수도 있다. Crack cocaine (피울 수 있는 형태의 코카인)은 훨씬 더 정제된 형태로 정맥 주사와 비슷하게 빠른 효과를 내기 때문에 더 높은 중독성을 가지고 있다.

코카인은 중추신경계(CNS)와 자율신경계를 자극해 아드레날린성 신경말단에서 나오는 카테콜라민의 분비를 늘린다. 코카인은 도파민과 노르에피네프린의 재흡수를 방해해서 더 많이 활동하게 하며, 불면증, 행복감이 늘어나는 등의 증상을 보이게 한다. 코카인은 다른 약물이나 술과 같이 결합할 때가 더 위험하다. 예를 들어서, 스피드볼이라고 불리는 코카인과 헤로인의 결합은 치사량까지 도달하게 만든다. 코카인 사용으로 인해 응급실에 있는 환자들은 주로 2차적인 문제도 함께 갖고 있다. 이런 것들을 교정하는데 중점적인 치료가 이루어져야 할 것이다. 의학적으로 코카인은 마취제와 비강 수술에 사용되는 혈관 수축제로 쓰인다.

1. 사정

a. 주관적 자료 수집
 1) 현병력/주호소
  a) 섭취 경로
  b) 섭취량(알고 있는 경우)과 시간: 코카인의 효과는 다른 중추신경계 자극제와 비교해서 짧음
  c) 다중약물남용: 알코올, 진정제 또는 스피드 볼(헤로인과 코카인의 결합)은 효과를 강화
  d) 바디패킹(body packing): 사법 기관의 감시를 피하기 위해 풍선/콘돔에 코카인을 다량 채워서 섭취
  e) 증상
   (1) 정서 변화: 행복감, 피로 감소, 에너지 증가, 흥분, 공격성
   (2) 심장: 심계항진, 가슴 통증
   (3) 동공: 확장된 동공은 전형적인 특징
   (4) 발작
   (5) 기타: 안절부절, 초조함, 불안함, 수다스러워짐, 체중 감소, 코카인에 대한 열망, 청각 또는 시각적 환각, 장기간 사용한 경우 “코카인 벌레”(formication: 피부 아래에서 곤충이 기어 다니는 느낌) 같은 촉각적 환각
   (6) 고열 및 발한증
 2) 과거력
  a) 기저질환
   (1) 심혈관계 질환
   (2) 뇌졸중, 발작
  b) 정신과적 병력: 자살 충동, 약물 사용/남용력

c) 항체 상태: HIV 감염, 간염, 결핵
d) 약물 사용/남용의 가족력
e) 마지막 정상 월경 기간: 코카인은 자연 유산의 가능성을 높임
f) 약물
g) 알레르기

b. 객관적 자료 수집

1) 신체 사정

a) 전반적 외모
(1) 의식 수준, 행동, 정서: 가벼운 감정에서 행복감이나 우울함에 이르기까지 다양함.
(2) 외상/상해의 유무
(3) 발작
(4) 고혈압, 빈맥, 고열
(5) 중정도에서 심각한 정도의 고통/불편함

b) 시진
(1) 동공 반응: 동공 확대(mydriasis), 눈부심; 광기피증(photophobia)
(2) 코를 찔러서 구멍 뚫린 비강 중격
(3) 피부 감염/농양

c) 청진
(1) 호흡음: 호흡 패턴; 수포음(crackles), 나음(rhonchi)
(2) 심음: 속도/리듬; 마찰음, 심 잡음

2) 진단적 절차

a) 혈청 및 요 독성 검사(serum and urine toxicology)
b) 일반혈액검사(blood count), 혈청 락테이트(lactate)를 포함한 혈청 화학검사(serum chemistries)
c) 요검사: 마이오글로블린(myoglobin); 가임기 여성에서 임신반응 검사
d) 흉부 방사선 촬영
e) 두부 컴퓨터 단층 촬영/자기공명영상: 두개 내 출혈, 뇌졸중(CVA)
f) 심전도(ECG)
g) 심 초음파

2. 분석: 감별 간호진단/협력적 문제

a. 가스 교환 장애 (Impaired gas exchange)
b. 조직 관류 장애 (Impaired tissue perfusion)
c. 심박출량 감소 (Decreased cardiac output)
d. 절망감 (Hopelessness)
e. 자살의 위험 (Risk for suicide)
f. 자신/타인에 대한 폭력의 위험 (Risk for self/other-directed violence)
g. 비효과적 대응 (Ineffective coping)
h. 중독 또는 상해 위험 (Risk for poisoning or injury)
i. 외상의 위험 (Risk for trauma)
j. 감염의 위험 (Risk for infection)

3. 계획과 수행/중재

a. 기도 유지, 호흡, 순환(1장 참조)
b. 처방된 산소 공급
c. 정질액/약물 투여를 위한 정맥로 확보
d. 의학적 중재를 위한 준비/지원
1) 심장과 맥박 산소 측정기 모니터링
2) 처방된 위관 삽입
a) 바디패커(body packer)인 경우 위관을 통한 장세척이 처방될 수 있음
e. 처방에 따른 약물 투여
1) 심혈관과 중추신경계(CNS) 효과를 위해 벤조디아제핀계(Benzodiazepines) 고려
2) 장 세척 전에 활성탄 투여
3) GoLYTELY 같은 전해질 용액과 폴리에틸렌 글리콜(Polyethylene glycol)을 사용한 장세척이 처방될 수 있음. 중독 증상이 있는 경우 외과 협진 시행
f. 환자/보호자 교육
1) 코카인이 신체에 미치는 영향에 대한 지식
2) 코카인 중독/의존
3) 사회 봉사단체 및/또는 지원 그룹에 의뢰
4) 해독 절차에 대한 정보 제공
5) 환자 및 가족의 재활/회복을 위한 자원에 의뢰

4. 평가와 지속적 감시

a. 혈역학적 상태
b. 맥박과 리듬

H. 시안화물 중독 (CYANIDE POISONING)

시안화물은 기체로 흡입했을 때 2분 안에 죽을 수 있을 정도로 매우 위험한 약물이다. 시안화물은 세포 호흡을 방해하며 조직 산소 이용률을 낮춘다. 이로 인해 정맥혈이 정상에서 높은 수준의 산소헤모글로빈 포화도를 지니게 되어 밝은 색을 띈다. 시안화물은 입으로 섭취, 흡입하거나 훈증물질, 살충제, 금속 도금에서 발견된다. 또한 체리, 복숭아, 살구 같은 핵과류(stone fruits) 안에 존재하며 이들을 연소시키게 되면 발생된다. 의학적으로 시안화물은 니트로프루시드(nitroprusside)의 장기간 사용으로 생길 수 있다.

1. 사정

a. 주관적 자료 수집

1) 현병력/주호소
   a) 노출 상황: 직업적인, 의도적인, 사고로, 의학적, 육체적인 체벌
   b) 경로: 경구, 흡입
   c) 노출 시간
2) 과거력
   a) 기저질환
      (1) 정신과적 병력: 자살 충동
   b) 원인에 기여하는 약물 사용: 레트릴(laetrile), 니트로프루시드(nitroprusside)
   c) 직업 재해
   d) 약물
   e) 알레르기

b. 객관적 자료 수집

1) 신체 사정
   a) 전반적 외모
      (1) 의식 수준, 행동, 정서: 발작, 혼수 상태
      (2) 호흡 시 냄새: 쓴 아몬드의 특징적인 냄새
      (3) 고혈압, 서맥, 저혈압 및 빈맥, 심정지
      (4) 초기에는 빈맥, 그 이후 서서히 호흡 정지가 발생
      (5) 심각한 고통/위독함
2) 진단적 절차
   a) 혈청 시안화물 농도(serum cyanide level)
   b) 혈청 젖산염(serum lactate)
   c) 혈청 화학검사(serum chemistries)
   d) 전혈구계산검사(complete blood count, CBC) 및 감별계산
   e) 정맥과 혈액 가스 및 동맥혈가스검사(arterial blood gas, ABGs)
   f) 요검사: 가임기 여성에서 임신 반응검사
   g) 심전도

2. 분석: 감별 간호진단/협력적 문제

a. 가스 교환 장애 (Impaired gas exchange)
b. 중독의 위험 (Risk for poisoning)

3. 계획과 수행/중재

a. 기도 유지, 호흡, 순환(1장 참조)

1) 호흡 또는 심정지 발생한 경우 프로토콜에 따라 BLS 및 ALS를 시작하거나 지속
2) 시안화물 증기가 환자로부터 흡입 될 수 있기 때문에 구강 대 구강 소생술 시행하지 말기

b. 처방된 산소 공급

1) 인공호흡기 적용
2) 고용량 산소

c. 정질액/약물 투여를 위한 정맥로 확보

d. 의학적 중재를 위한 준비/지원

1) 상급 기도 관리
   a) 빠른 연속 기도 삽관법(RSI)
   b) 비강 또는 구강 삽관
   c) 성문외 기도기(supraglottic airway), 후두마스크 기도기(LMA), 식도-기관 콤비튜브(esophageal-tracheal Combi-tube), 킹(King)
   d) 수술적 기도(예 윤상갑상연골절개술)
2) 심장과 맥박 산소 측정기 모니터링
3) 비위관 삽입하고 흡입기 연결
4) 유치 도뇨관 삽입
5) 환자가 회복되면 입원 지원

e. 처방에 따른 약물 투여

1) 메트 헤모글로빈혈증(methemoglobinemia)의 경우 시안화물 해독제 키트(cyanide antidote kit) 사용
   a) 아질산 아밀(amyl nitrite): 비강 또는 마스크 안에 적용
   b) 아질산 나트륨(sodium nitrite): 정맥 주입
   c) 티오 황산나트륨(sodium thiosulfate): 정맥 주입
2) 혈관수축제: 저혈압
3) 벤조디아제핀 계(Benzodiazepines): 발작 조절
4) 프로토콜에 따라 ALS 약물

f. 환자/보호자 교육

1) 작업 환경에서 시안화물의 적절한 보관, 취급, 라벨링 및 폐기
2) 예방 조치: 고무 장갑, 방독 마스크 사용, 보호복
3) 시/도 단위의 현장 평가 권장

4. 평가와 지속적 감시

a. 혈역학적 상태
b. 호흡 및 산소포화도
c. 맥박과 리듬
d. 섭취량 및 배설량

I. 디곡신 중독 (DIGOXIN TOXICITY)

디지탈리스와 디곡신은 중년층과 노년층에서 심근 수축력(myocardial contractility)을 높히기 위해 많이 사용되는 약물이다. 디곡신은 심근수축력을 높히며 심박수를 낮춘다. 심방 세동(atrial fibrillation)과 발작성 심방 빈맥(paroxysmal atrial tachycardia)을 치료하기 위해 사용된다. 디곡신 중독은 과다 복용, 저칼륨혈증, 전도 장애를 동반한 중증 심질환, 또는 이들의 복합적인 작용으로 인해 초래된다. 또한 신장에서 약물 제거 기능이 낮아졌을 때 발생하기도 한다.

약물 관리와 치료법의 오류로 독성이 발생할 수 있다. 아이들의 경우, 독성은 심방 리듬장애(atrial dysrhythmias)로 인해 나타난다. 디곡신 중독은 중독 기준이 혈중 치료 농도에서 약간 높기 때문에 비교적 흔하게 나타난다.

1. 사정

a. 주관적 자료 수집
- 1) 현병력/주호소
  - a) 노출 상황: 의도적인, 사고로, 최근 수술력
  - b) 급성 또는 만성 복용
  - c) 저칼륨혈증을 일으킬 수 있는 이뇨제 치료
  - d) 최근 심근 경색 또는 심장 발작
  - e) 오심/구토
  - f) 시각 장애: 사물 주변에 황색 후광(달무리)
  - g) 쇠약
- 2) 과거력
  - a) 기저질환
    - (1) 신부전
    - (2) 정신과적 병력
    - (3) 전해질 불균형
    - (4) 심혈관계 질환
  - b) 약물
  - c) 알레르기

b. 객관적 자료 수집
- 1) 신체 사정
  - a) 전반적 외모
    - (1) 의식 수준, 행동, 정서: 지남력 장애
    - (2) 저혈압; 어린 아이에서는 서맥
    - (3) 중정도에서 심각한 정도의 고통/불편함
  - b) 시진
    - (1) 눈부심; 광 기피증(photophobia)
    - (2) 동공 확대(mydriasis)
    - (3) 시력 저하
  - c) 촉진
    - (1) 복부 압통
- 2) 진단적 절차
  - a) 혈청 디곡신 농도(serum digoxin level)
  - b) 칼륨, 칼슘, 마그네슘, 혈액요소질소(BUN), 크레아티닌(creatinine)을 포함한 혈청 화학검사(serum chemistries)
  - c) 간기능 검사(liver function test)
  - d) 요검사: 가임기 여성에서 임신 반응검사
  - e) 심전도(ECG)

2. 분석: 감별 간호진단/협력적 문제

a. 중독의 위험 (Risk for poisoning)

b. 심박출량 감소 (Decreased cardiac output)

c. 지식 부족 (Deficient knowledge)

3. 계획과 수행/중재

a. 기도 유지, 호흡, 순환(1장 참조)

b. 처방된 산소 공급

c. 정질액/약물 투여를 위한 정맥로 확보

d. 의학적 중재를 위한 준비/지원
- 1) 심장과 맥박 산소 측정기 모니터링
- 2) 가능한 체외 인공 심박동기 및 심박조율기(pacemaker) 삽입
- 3) 심각한 급성 독성 치료위해 혈액 투석
- 4) 입원 지원
- 5) 자살 가능성이 있는 경우 정신과 상담 의뢰

e. 처방에 따른 약물 투여
- 1) 활성탄 투여: 설사와 전해질 불균형 가능성이 있으므로 하제 없이 사용
- 2) 필요시 칼륨과 마그네슘 보충
- 3) Lidocaine 또는 phenytoin(Dilantin): 부정맥
- 4) 베타 차단제와 퀴니딘 투여 중단: 디곡신 효과를 추가시킬 수 있음
- 5) Digoxin immune Fab(Digibind): 생명을 위협하는 부정맥 치료; 증상이 있는 소아에게 투여

f. 환자/보호자 교육
- 1) 디곡신의 안전한 보관과 사용 방법
- 2) 계획된대로 매일 디곡신 복용하고, 의료진에게 알리지 않고 복용을 중단하지 말기

4. 평가와 지속적 감시

a. 혈역학적 상태

b. 맥박과 리듬

c. 섭취량 및 배설량

d. 약물 농도 및 전해질 수치

J. 에틸렌 글리콜 및 메탄올 중독 (ETHYLENE GLYCOL AND METHANOL POISONING)

에틸렌 글리콜은 부동액에 쓰인 최초의 약물로, 단맛이 나고 끈적끈적해서 아이나 애완동물이 흥미를 갖기 좋다. 메탄올은 자동차 창문 닦는 워셔액, 페인트 제거제와 다른 용해물질에서 흔히 발견된다. 두 물질 모두 적은 양으로 중독되기 쉬우며, 알코올 중독 환자나 에탄올의 대체품으로 흔히 사용된다. 두 물질은 알코올 탈 수소효소(dehydrogenase)로 formic acid (메탄올)나 oxalic acid, glycolic acid (에틸렌 글리콜)를 생산하여 천천히 대사작용되며, 만약 환자가 적시에 치료받지 않으면 대사성 산증(metabolic acidosis), 신부전, 사망할 수도 있다.

1. 사정

a. 주관적 자료 수집
1) 현병력/주호소
a) 가정이나 직장에서 화학 물질에 노출된 이력
b) 알코올 중독, 음주력 사정
c) 의식 수준 변화
d) 시각적 변화: 실명(메탄올)
e) 오심/구토
2) 과거력
a) 기저질환
(1) 알코올 중독
(2) 신부전
(3) 자살에 대한 표현, 불안 또는 우울증
(4) 발작
(5) 위장관 출혈이나 장애
b) 약물
c) 알레르기

b. 객관적 자료 수집
1) 신체 사정("알코올 사용" 참조)
a) 전반적 외모
(1) 의식 수준, 행동, 정서: 처음에는 술에 취한 것처럼 보이다가 점차적으로 혼수 상태로 변화; 소아에서는 흥분상태로 보임.
(2) 비정상적인 보행: 운동 실조증, 비틀 거리기
(3) 불분명한 발음
(4) 심각한 고통/불편함
b) 촉진
(1) 복부 압통
(2) 복수(알코올 중독)
2) 진단적 절차
a) 에틸렌글리콜 또는 메탄올 농도
b) 혈청 알콜 농도(serum alcohol level)
c) 혈액요소질소(BUN), 크레아티닌(creatinine)
(1) 에틸렌글리콜 신장 효과: 섭취 후 6~12시간
(2) 메탄올 신장 효과: 섭취 후 6~30 시간
d) 혈청 화학검사(serum chemistries)
e) 동맥혈가스검사(arterial blood gas, ABGs): 대사성 산증, 음이온 차(anion gap) 증가
f) 전혈구계산검사(complete blood count, CBC) 및 감별계산
g) 응고인자검사(coagulation profile)
h) 혈청 삼투질농도(serum osmolality)
i) 요검사: 가임기 여성에서 임신 반응검사
(1) 자외선 측정 검사에서 칼슘 옥살레이트 결정체(calcium oxalate crystal)가 보일 수 있음(에틸렌 글리콜)

2. 분석: 감별 간호진단/협력적 문제

a. 중독의 위험 (Risk for poisoning)

3. 계획과 수행/중재

a. 기도 유지, 호흡, 순환(1장 참조)
b. 처방된 산소 공급
c. 정질액/약물 투여를 위한 정맥로 확보
d. 의학적 중재를 위한 준비/지원
1) 심장과 맥박 산소 측정기 모니터링
2) 비위관 삽입
3) 혈액 투석을 위한 입원 지원
4) 자살 가능성이 있는 경우 정신과 상담 의뢰
e. 처방에 따른 약물 투여
1) 대사성 산증에 대한 중탄산 나트륨
2) 활성탄은 비효과적
3) 엽산, 피리독신(비타민 B6), 티아민: 비독성 대사 산물로 신진대사를 강화하는 보조 인자
4) 10% 에탄올 또는 포메피졸(fomepizole, 안티졸) 정맥 투여: 에틸렌 글리콜과 메탄올이 독성 대사 산물로 신진대사 하는 것을 예방
f. 환자/보호자 교육
1) 안전한 사용과 화학물질 보관에 대해 환자와 가족 교육

4. 평가와 지속적 감시

a. 의식 및 발작 수준
b. 혈역학적 상태
c. 호흡 및 산소포화도
d. 맥박과 리듬
e. 섭취량 및 배설량
f. 약물 농도

K. 감마 - 하이드록시 부티레이트 사용 (GAMMA-HYDROXYBUTYRATE USE)

펜사이크리딘(phencyclidin, PCP)과 같이 감마-하이드록시 부티레이트(gamma-hydroxibutyrate, GHB)는 원래 마취제(anesthetic agent) 용도로 사용되지만 간대성 근경련증(myoclonus)과 초조(agitation)와 같은 부작용으로 인해 사용이 중단되었다. 감마-하이드록시 부티레이트는 엑스터시(Ecstasy)와 다른 약물들과 같이 "디자이너 약물(designer drugs, 즉, 기존 약물을 변경하여 제조된 약물)"로 분류되었고, 댄스 클럽이나 광란의 장면(rave scene)에서 광범위하게 사용된다. 감마-하이드록시 부티레이트는 근육 강화제(building agent), 다이어트 보조제, 진정제(sedative-hypnotic)와 성욕 증가(sexual enhancer)를 위해 팔리며, 데이트 강간용 약물로도 쓰이며 술과 같이 섭취된다. 인터넷에서 구입할 수 있고, 청소용품이나 식물 성장 촉진제로 판매되고 있다. 감마-하이드록시 부티레이트(액체 형태의 에스터시(estasy), 심각한 신체적 상해)와 감마-하이드록시 부티레이트의 전구물질인 감마-부티롤락톤(gamma-butyrolacton, GBL)(Renewtrient, Blue Nitro), 1,4-butanediol(1,4 BD)(cherry bomb, Amino flex, Serenity)는 1급 규제 약물로 관리되며 소지하거나 사용한 경우 무거운 형벌이 가해진다. 감마-하이드록시 부티레이트는 진정상태(sedation), 기억상실(amnesia), 호흡 억제(respiratory depression)와 의식 저하를 야기할 수도 있다. 디자이너 약물로 분류되는 다른 약물에는 Rohypnol, Ketamine, MDMA/Ecstasy가 있다.

1. 사정

a. 주관적 자료 수집
- 1) 현병력/주호소
  - a) 노출 경로: 섭취
  - b) 사용 환경: 오락용 또는 데이트 강간
  - c) 알코올 또는 다른 약물과 함께 사용
  - d) 섭취 시간: 섭취 후 효과가 빠르며, 대부분 15분 이내 나타남
  - e) 섭취량: 소량에서도 효과 나타날 수 있음; 특히,알코올 또는 다른 약물과 섞어 마심; 음료수에 섞인 경우 인식 못할 수도 있음
- 2) 과거력
  - a) 기저질환
  - b) 이전에 감마-하이드록시 부티레이트 또는 다른 오락용 약물 사용
  - c) 외상: 강간이나 신체적 학대 의심되는지
  - d) 약물
  - e) 알레르기

b. 객관적 자료 수집
- 1) 신체 사정
  - a) 전반적 외모
    - (1) 의식주준, 행동, 정서: 기면 상태에서 깊은 혼수 상태로의 변화
    - (2) 호흡 억제: 무호흡, 호흡곤란
    - (3) 전신성 또는 강직성 간대 발작
    - (4) 고혈압, 서맥
    - (5) 중정도에서 심각한 정도의 고통/불편함
  - b) 시진
    - (1) 성폭력이나 신체적 폭행의 증거
    - (2) 입 및 구강 점막: 물질 제조과정에서 화학 약품이 사용된 경우 화상이 있는 지 확인
  - c) 청진
    - (1) 호흡음: 수포음(crackles)
- 2) 진단적 절차
  - a) 혈청 및 요 독성 검사(serum and urine toxicology)
  - b) GHB 농도 검사는 하는 곳이 많지 않아 쉽게 하기 어려움
  - c) 동맥혈가스검사(arterial blood gas, ABGs)
  - d) 혈청 화학검사(serum chemistries)
  - e) 요검사: 마이오글로블린(myoglobin); 가임기 여성에서 임신반응 검사

2. 분석: 감별 간호진단/협력적 문제

a. 비효과적 호흡 양상 (Ineffective breathing pattern)
b. 가스 교환 장애 (Impaired gas exchange)
c. 중독의 위험 (Risk for poisoning)
d. 강간/외상 증후군 (Rape/trauma syndrome)

3. 계획과 수행/중재

a. 기도 유지, 호흡, 순환(1장 참조)

b. 처방된 산소 공급
- 1) 환자가 호흡곤란을 일으킬 경우 신속 기도 삽관법(RSI) 및 인공 호흡기 적용
- 2) 고용량 산소

c. 정질액/약물 투여를 위한 정맥로 확보

d. 의학적 중재를 위한 준비/지원
- 1) 상급 기도 관리
  - a) 비강 또는 구강 삽관
  - b) 성문외 기도기(supraglottic airway), 후두마스크 기도기(LMA), 식도-기관 콤비튜브(esophageal-tracheal Combi-tube), 킹(King)
  - c) 수술적 기도(예 윤상갑상연골절개술)

2) 심장과 맥박 산소 측정기 모니터링
3) 처방에 따라 신체적 및 법의학적인 증거 수집 및 보존 지원(3장 참조)

e. 처방에 따른 약물 투여
1) 빠른 연속 기도 삽관법(RSI) 전 투약: 진정제, 진통제, 신경근 차단제
2) 사용 가능한 해독제 없음
3) 발작 조절: 벤조디아제핀 계(Benzodiazepines)(단기간)

f. 환자/보호자 교육
1) 강간 또는 폭행 상담 봉사단체에 의뢰

4. 평가와 지속적 감시

a. 기도 유지
b. 의식 수준과 발작 유무
c. 혈역학적 상태
d. 호흡 및 산소포화도
e. 맥박과 리듬
f. 섭취량 및 배설량

L. 중금속 중독 (HEAVY METAL POISONING)

중금속 중독은 중추신경계(CNS), 심장, 폐, 간과 신장을 포함한 모든 신체기관에 영향을 미칠 수 있다. 이러한 중금속들은 체내에 축적되어 천천히 배출된다. 아이들은 종종 벗겨진 페인트 조각(chipped paint)을 먹음으로써 납에 노출되기도 한다. 다른 중금속에는 아연(zinc), 납(lead), 수은(mercury)과 같은 것들이 포함되며, 환경적으로 음식이나 물에 있기도 한다. 조울증(bipolar disorder) 치료 위해 사용되는 리튬 탄산염(lithium carbonate)에도 중금속이 포함되어 있다.

1. 사정

a. 주관적 자료 수집
1) 현병력/주호소
a) 노출 이유: 비의도적, 의도적인, 직업상의(배관공, 강철 용접공, 유리 제조인[metal fume fever, 금속열]), 정신 질환(조울증)
b) 노출 경로: 흡입, 구강(납), 피부
c) 제품 유형
d) 불면증
e) 두통
f) 혼돈
g) 입술과 입 주위의 감각, 발작
h) 식욕 부진, 오심 및 구토, 금속 맛, 갈증
i) 심계항진, 흉통
j) 호흡 곤란
k) 발열, 오한, 불쾌감(금속열)
2) 과거력
a) 기저질환
(1) 신경학적 병력: 발작, 지적 장애
(2) 신장 질환
b) 직업적 또는 1960년 이전 납 함유 페인트로 칠한 집에서 거주하여 만성 노출된 경우
c) 약물
d) 알레르기

b. 객관적 자료 수집
1) 신체 사정
a) 전반적 외모
(1) 의식주준, 행동, 정서: 흥분, 기면
(2) 운동 실조증
(3) 체온 상승
(4) 중정도에서 심각한 정도의 고통/불편함
b) 시진
(1) 화상: 아연
(2) 모니터 상 심 부정맥: 심실 세동 또는 빈맥
c) 청진
(1) 호흡음: 수포음(crackles)
2) 진단적 절차
a) 전혈구계산검사(complete blood count, CBC) 및 감별계산
b) 혈액요소질소(BUN), 크레아티닌(creatinine)
c) 요검사: 가임기 여성에서 임신 반응검사
d) 간기능 검사(liver function test)
e) 혈액 및 소변 납, 수은, 비소 농도
f) 적혈구 프로토포르피린(protoporphyrin) 농도
g) 복부 방사선 촬영: 납 입자는 방사선 비투과성임
h) 심전도: T 파 변화

2. 분석: 감별 간호진단/협력적 문제

a. 중독의 위험 (Risk for poisoning)
b. 지식 부족 (Deficient knowledge)

3. 계획과 수행/중재

a. 기도 유지, 호흡, 순환(1장 참조)
b. 처방된 산소 공급
c. 정질액/약물 투여를 위한 정맥로 확보
d. 의학적 중재를 위한 준비/지원
1) 심장과 맥박 산소 측정기 모니터링 감시
2) 입원 지원: 신기능 장애 치료를 위해 혈액 투석

3) 납 노출 사례 관리 및 출처 조사 담당하는 공중 보건 부서에 보고

e. 처방에 따른 약물 투여

1) 킬레이트화 요법(Chelation therapy): 금속 활성을 억제할 수 있음
   a) 납: 석시머(Succimer, Chemet), 디메카프로롤(Dimercaprol, BAL in oil) 또는 edetate disodium (EDTA)
   b) 비소 및 수은: 디메르카프롤(dimercaprol), 페니실라민(D-페니실라민, Cuprimine)
   c) 아연: EDTA, 디메르카프롤(dimercaprol)
2) 벤조디아제핀 계(Benzodiazepines): 발작 조절
3) 비 마약성 진통제
4) 해열제
5) 리튬 카보네이트(lithium carbonate, 탄산 리튬) 섭취한 경우 장 세척

f. 환자/보호자 교육

1) 직업적 노출과 재발 예방을 위해 안전한 실무 및 보호장비 착용
2) 직업적 또는 오락용으로 식이, 약물 또는 환경적 물질(즉, 1960년 이전 납 함유 페인트가 칠해진 집에서 거주)에 노출 가능성이 있는지 확인
3) 자녀 또는 이미증(pica, 먹을 수 없는 제품 섭취)이 있는 다른 아이들 관찰 및 손을 자주 입에 대는지 관찰

4. 평가와 지속적 감시

a. 의식 및 발작 수준
b. 혈역학적 상태
c. 호흡 및 산소포화도
d. 맥박과 리듬
e. 섭취량 및 배설량
f. 중금속 농도

M. 흡입제 사용 (INHALANT USE)

젊은 층에서 용매제나 탄화 수소에 있는 휘발성의 증기를 흡입하는 것은 매우 흔하다. 이런 물질들은 쉽게 구할 수 있을 뿐만 아니라 규제받지 않기 때문에 저렴하고 쉽게 구할 수 있다. 톨루엔(toluene)이 포함된 제품들이 흔히 남용되며 금속 스프레이용 페인트, 접착제, 살충제용 스프레이 캔에 포함되어 있다. 금속 금색 스프레이 페인트는 가장 원하는 효과를 줄 수 있다. 청소 액체, 페인트, 락카(lacquer), 탈취제(deodorizes), 컴퓨터 키보드 먼지 청소제와 에어컨에서 나오는 프레온 등에서도 쉽게 냄새를 맡을 수 있다. 탄화수소를 흡입했을 때 붕 뜨는 것 같은 느낌, 멍한 느낌, 행복감이 느껴진다. 이 물질을 종이나 비닐 가방에 부어서 흡입 또는 냄새를 맡거나, 용기에 대고 맡을 수도 있다. 흡입된 증기는 혈관에 흡수되어 혈액-뇌 장벽(blood-brain barrier)를 통과해 뇌로 바로 들어간다. 장기적으로 노출되면 신경계, 신장계 및 심혈관계 질환을 겪을 수 있다.

1. 사정

a. 주관적 자료 수집

1) 현병력/주호소
   a) 환자의 나이
   b) 흡입한/비어있는 용매 캔의 종류
   c) 흡입 방법: 냄새 맡거나, 흡입, 용기에 담아서
   d) 다중약물남용
   e) 증상
      (1) 위장관계: 오심
      (2) 근육 약화/마비, 발작
      (3) 신경학적: 두통, 불분명한 발음, 현기증, 의식 수준의 변화, 혼수 상태
      (4) 중독: 행복감, 운동 실조증, 혼돈, 환각, 지남력 장애
2) 과거력
   a) 기저질환
      (1) 정신과적 병력
   b) 두부 외상
   c) 약물
   d) 알레르기

b. 객관적 자료 수집

1) 신체 사정
   a) 전반적 외모
      (1) 의식주준, 행동, 정서: 행복한 상태에서 도취된 모습, 혼수상태 까지 다양함
      (2) 냄새: 유기용제, 탈취제 냄새
      (3) 보행: 운동 실조증, 뒤뚱뒤뚱 걷는 모습
      (4) 중정도에서 심각한 정도의 고통/불편함
   b) 시진
      (1) 입과 코: 스프레이 페인트, 수정액을 사용한 경우 주변의 붉은 반점; 코피, 코에 궤양, 에어컨의 프레온(Freon)에 의한 열 화상
      (2) 모니터 상 심 부정맥: 갑작스런 죽음의 원인(sudden sniffing death)
      (3) 손/얼굴에 묻은 페인트/접착제, 충혈된 눈
   c) 청진
      (1) 호흡음: 천명음(wheezes)

d) 촉진/타진

(1) 감각 저하

(2) 근력 저하

(3) 말초신경 반사 감소

2) 진단적 절차

a) 인을 포함한 혈청 화학검사(serum chemistries)

b) 간기능 검사(liver function test)

c) 혈액요소질소(BUN), 크레아티닌(creatinine)

d) 요검사: 혈뇨, 단백뇨, 마이오글로블린(myoglobin); 가임기 여성에서 임신반응 검사

e) 동맥혈가스검사(arterial blood gas, ABGs)

f) 심전도(ECG)

2. 분석: 감별 간호진단/협력적 문제

a. 중독의 위험 (Risk for poisoning)

b. 비효과적 호흡양상 (Risk for ineffective breathing pattern)

c. 심박출량 감소의 위험 (Risk for decreased cardiac output)

d. 조직 관류 장애 (Impaired tissue perfusion)

3. 계획과 수행/중재

a. 기도 유지, 호흡, 순환(1장 참조)

b. 처방된 산소 공급

c. 정질액/약물 투여를 위한 정맥로 확보

d. 의학적 중재를 위한 준비/지원

1) 심장과 맥박 산소 측정기 모니터링

e. 처방에 따른 약물 투여

1) 대사성 산증 치료에 중탄산 나트륨 투여

2) 전해질 보충, 특히 칼륨

f. 환자/보호자 교육

1) 환자/가족을 사회 봉사단체 및/또는 지원 그룹(예 약물 중독자 모임)에 의뢰

2) 환자 및 가족의 재활/회복을 위한 자원에 의뢰

4. 평가와 지속적 감시

a. 의식 수준

b. 혈역학적 상태

c. 호흡 및 산소포화도

d. 맥박과 리듬

N. 철 중독 (IRON POISONING)

철 중독은 소아에게 가장 치명적이다. 대부분의 중독은 유아 때부터 소아용 비타민과 임산부용 비타민을 과다섭취 했을 때 발생한다. 최근에 임산부용 비타민 포장이 발달함에 따라 소아 중독은 줄었다. 조제할 때에 들어있는 철의 양에 의해서도 중독된다. 철 남용은 위장관계 출혈을 발생시킬 수 있으며, 심혈관 허탈을 초래할 수 있다.

1. 사정

a. 주관적 자료 수집

1) 현병력/주호소

a) 섭취한 정제(tablet)의 수와 종류

b) 철의 종류와 양: 철분 성분 40~60 mg/kg 은 심한 증상 발생 가능

c) 노출된 시간 및 섭취 사유

d) 같이 섭취한 물질

e) 독성 단계에 따른 증상[표 18-4]

2) 과거력

a) 기저질환

(1) 임신

(2) 빈혈

b) 약물

c) 알레르기

b. 객관적 자료 수집

1) 신체 사정

표 18-4 철 중독의 단계(phases)

phase 1	
섭취 후 6시간 이전	위장관을 부식시킴; 구토, 복통, 혈액석인 설사, 기면
phase 2	
섭취 후 6~12시간	"회복 단계": 환자가 좋아지는 것처럼 보임.
phase 3	
섭취 후 12~48시간	심혈관 허탈, 쇽(shock), 대사성 산증, 위장관계 출혈, 응고장애, 간 손상, 패혈증과 혼수
phase 4	
48시간 이후	환자가 이전 단계에서 살아남는다면, 장폐색이나 유문 협착 등이 보일 수 있음

Data from Olson, K. (2004). *Poisoning and drug overdose* (4th ed.). East Norwalk, CT: Appleton & Lange; Poisondex System (Internet database, updated periodically). Greenwood Village, CO: Thomson Micromedex. Retrieved from http://www.thomsonhc.com.

a) 전반적 외모
(1) 의식주준, 행동, 정서: 기면
(2) 저혈압, 빈맥
(3) 심각한 정도의 고통/불편감, 위독함
b) 촉진
(1) 복부 압통
(2) 대변이나 구토물에 포함되어 있는 잠혈이나 붉은 혈액
2) 진단적 절차
a) 혈중 철 농도의 최고치는 섭취 후 3~5 시간
b) 혈청 총 철결합능(TIBC)
c) 잠혈 검사: 대변, 구토, 소변
d) 간기능 검사(liver function test)
e) 응고인자검사(coagulation profile)
f) 혈액형과 교차시험(type and crossmatch)
g) 동맥혈가스검사(arterial blood gas, ABGs)
h) 요검사: 가임기여성 환자의 임신 반응검사
i) 복부 방사선 촬영: 철분 정제는 방사선 비투과성임

2. 분석: 감별 간호진단/협력적 문제

a. 체액량 부족 (Deficient fluid volume)
b. 중독의 위험 (Risk for poisoning)

3. 계획과 수행/중재

a. 기도 유지, 호흡, 순환(1장 참조)
1) 심정지 발생한 경우 프로토콜에 따라 BLS 및 ACLS를 시작하거나 지속
b. 처방된 산소 공급
1) 호흡 정지 및 기능저하 환자에게 인공호흡기 적용
2) 고용량 산소
c. 정질액/약물 투여를 위한 정맥로 확보
d. 의학적 중재를 위한 준비/지원
1) 상급 기도 관리
a) 빠른 연속 기도 삽관법(RSI)
b) 비강 또는 구강 삽관
c) 성문외 기도기(supraglottic airway), 후두마스크 기도기(LMA), 식도-기관 콤비튜브(esophageal-tracheal Combi-tube), 킹(King)
d) 수술적 기도(예 윤상갑상연골절개술)
2) 심장과 맥박 산소 측정기 모니터링
3) 처방된 위관 삽입
a) 위 세척: 논란의 여지가 있으나, 크기 때문에 철분 정제를 제거하기 어려우며, 섭취한지 1~2시간 이내에 시행한 경우 효과적임
4) 장 세척 고려
5) 입원 지원
6) 자살 가능성이 있는 경우 정신과 상담 의뢰
e. 처방에 따른 약물 투여
1) 프로토콜에 따라 ALS 약물 투여
2) 활성탄 투여: 철분과 결합하지 않기 때문에 금기
3) Deferoxamine(Desferal): 철분과 함께 결합하여 신장 배설을 증가시키는 킬레이트 화합물 분홍색 또는 적색("장미색 포도주")의 소변을 생성하지만 특징적인 증상은 아님
4) 중탄산 나트륨: 산증 교정
5) 폴리에틸렌 글리콜(Polyethylene glycol) 및 전해질 용액(예 GoLYTELY)으로 장 세척 시행
f. 환자/보호자 교육
1) 철 독성과 약물의 안전한 보관방법에 대해 보호자에게 교육

4. 평가와 지속적 감시

a. 기도 유지
b. 의식 수준
c. 혈역학적 상태
d. 호흡 및 산소포화도
e. 맥박과 리듬
f. 섭취량 및 배설량
g. 철분

O. 리세르그산 디에틸아미드 사용 (LYSERGIC ACID DIETHYLAMIDE USE)

리세르그산 디에틸아미드(lysergic acid diethylamide, LSD)와 같은 환각제는 사고, 기분, 지각 및 의식의 변화를 일으킬 수 있다. 리세르그산 디에틸아미드는 acid, blotter, doses, hits, microdots, sugar cube, tabs나 window panes로 알려져 있다. 환각제는 6~12시간 동안 효과가 지속되며 환영, 환청과 색깔이 바뀌어 보인다. 리세르그산 디에틸아미드는 무색, 무취, 무미로 액체나 알약 형태이며 피부를 통해서도 흡수될 수 있다. 리세르그산 디에틸아미드는 처음에는 교감신경(tachycardia, tachypnea, and fight-or-flight 반응)을 흥분시킨다. 리세르그산 디에틸아미드는 펜시클리딘(Phencyclidine, PCP), 스트리크닌(strychnine)이나 코카인과 같이 결합된다. 다른 약물들과 다르게 리세르그산 디에틸아미드는 금단 증상이 없고, 신체적으로 의존 증상을 보이지 않는다. 리세르그산 디에틸아미드와 비슷한 환각증상을 일으키는 물질들은 psilocybin(magic mushroom, shrooms, boomers, and little smoke라고 불림), peyote(buttons, cactus, mesc), DMT(Dimitri), ayahuasca(hoasca,aya, yage)등이 있다.

환각을 일으키는 식물 추출 마약 중에는 멕시코에서 생산되는 salvia(Salvia divinorum)가 있다. 이 식물을 섭취하게 되면 분리성 환각증상을 일으켜 현실세계에서 분리되는 듯한 느낌을 일으킨다. 흔히 매직 민트(magic mint), Maria pastora, sally D. 라고 부른다.

1. 사정

a. 주관적 자료 수집
1) 현병력/주호소
a) 섭취 경로
b) 사용 시간
c) 사용 이유 :사고로, 오락용으로
d) 약에 타거나 약과 혼합하기 위해 사용한 약물
e) 다중약물 사용
f) 증상
(1) 편집증
(2) 환각, 특히 강렬한 색상, 물체가 흐르는 것 처럼 보이는 시각적 변화
(3) 기분 변화: 판단력 부족, 짧은 집중기간
2) 과거력
a) 기저질환
(1) 정신과적 병력
b) 이전 리세르그산 디에틸아미드 사용
c) 약물
d) 알레르기

b. 객관적 자료 수집
1) 신체 사정
a) 전반적 외모
(1) 의식주준, 행동, 정서: 행복감에서 두려움, 불안으로의 변화 및 공황, 빠른 감정 변화, 환각, 편집증, 정신질환
(2) 빈맥, 고혈압, 고열
(3) 중정도에서 심각한 정도의 고통/불편함
b) 시진
(1) 동공 반응: 동공 확대(mydriasis)
2) 진단적 절차
a) 혈청 및 요 독성 검사(serum and urine toxicology)
b) 요검사; 가임기 여성 환자의 임신반응 검사
c) 표준적인 진단검사 이외에 다른 검사

2. 분석: 감별 간호진단/협력적 문제

a. 급성/만성 혼돈 (Acute/chronic confusion)
b. 감각 지각 장애 (Disturbed sensory perception)
c. 자기/타인에 대한 폭력의 위험 (Risk for injury or self/other-directed violence)
d. 불안/두려움 (Anxiety/fear)
e. 외상의 위험 (Risk for trauma)
f. 감염의 위험 (Risk for infection)

3. 계획과 수행/중재

a. 기도 유지, 호흡, 순환(1장 참조)
b. 처방된 산소 공급
c. 정질액/약물 투여를 위한 정맥로 확보
d. 의학적 중재를 위한 준비/지원
1) 감각 – 지각 변화를 최소화
a) 환자에게 약의 효과는 시간 제한이 있다는 것을 강화시킴
b) 현실에서 환각을 분리시키기 위해 환자를 돕기
c) 감각 자극 감소
2) 폭력의 위험 감소; 환자와 직원 보호
a) 난폭하고 불안해하는 환자를 진정시키기
b) 조용하고 비판적이지 않은 태도를 유지하고 안심 시키기
c) 직원 및 환자의 상해 예방을 위해 기관 프로토콜에 따라 억제대 적용: 부드러운 재질이나 가죽 억제대를 이용한 신체적 강박, 화학적 강박(chemical restraints)
e. 처방에 따른 약물 투여
1) 벤조디아제핀 계(Benzodiazepines): 초조(agitation)
2) 항 정신성 약물: 할로페리돌(haloperidol, Haldol): 정신증(psychosis)
f. 환자/보호자 교육
1) 환자/가족을 사회 봉사단체 및/또는 지원 그룹에 의뢰
2) 환자 및 가족의 재활/회복을 위한 자원에 의뢰

4. 평가와 지속적 감시

a. 혈역학적 상태
b. 환각의 유무

P. 마리화나(대마초) (MARIJUANA)

대마초나 칸나비스는 cannabis sativa의 잎, 꽃, 줄기와 씨앗을 말린 것을 의미한다. 대마초는 미국에서 가장 흔하게 사용되는 불법 약물이며 훈제나 음식을 통해 섭취할 수 있다. 마리화나 식물은 테트라히드로카나비놀(tetrahydrocannabinol, THC)을 포함하고 있으며 뇌 세포 수용체에 작용하여 시간, 기분, 기억, 사고, 조정(coordination) 등의 감각 장애를 일으킨다. 대마 추출물 사용량은 점점 증가하고 있으며 잘게 썰거나, 꿀 제형의 오일, 왁스, shatter와 같은 고형 물질도 있으며 THC를 90%까지 포함할 수 있다.

대마 오일, 왁스, 고형 물질의 사용은 심각한 환각을 유발하며 이러한 환자가 응급실에 오는 횟수가 점차 증가하고 있다. 장기간 복용 시 대마초는 우울증, 불안감, 십대 층에서는 자살 충동까지 이어진다. 대마 추출물을 얻기 위해 부탄가스를 사용하다 화재와 폭발로 인하여 심각한 화상을 입기도 한다.

1. 사정

a. 주관적 자료 수집
1) 현병력/주호소
a) 노출 경로: 훈제, 섭취
b) 사용 환경: 오락용 또는 약물로
c) 알코올 또는 다른 약물과 함께 사용
d) 섭취 시간: 효과가 빠르게 나타나며, 흡연 후 몇 초에서 몇 분 안에 나타남.
e) 섭취 한 양
2) 과거력
a) 기저질환
b) 이전 대마초 또는 기타 다른 오락용 약물 사용
c) 외상
d) 약물
e) 알레르기

b. 객관적 자료 수집
1) 신체 사정
a) 전반적 외모
(1) 의식 수준, 행동, 정서, 반응 시간, 어지러움
(2) 호흡기, 얕은 호흡, 빠른 호흡
(3) 눈: 충혈, 확장된 동공
b) 시진
(1) 입 및 구강 점막: 물질 제조과정에서 화학 약품이 사용된 경우 화상이 있는 지 확인
c) 청진
(1) 호흡음: 수포음(crackles)
2) 진단적 절차
a) 혈청 및 요 독성 검사(serum and urine toxicology)
b) 동맥혈가스검사(arterial blood gas, ABGs)
c) 혈청 화학검사(serum chemistries)

2. 분석: 감별 간호진단/협력적 문제

a. 비효과적 호흡양상 (Ineffective breathing pattern)
b. 가스 교환 장애 (Impaired gas exchange)
c. 중독의 위험 (Risk for poisoning)
d. 외상의 위험 (Risk for trauma)

3. 계획과 수행/중재

a. 기도 유지, 호흡, 순환(1장 참조)
b. 처방된 산소 공급
1) 호흡 저하 시 인공 호흡기 적용
2) 고용량 산소
c. 정질액/약물 투여를 위한 정맥로 확보
d. 의학적 중재를 위한 준비/지원
1) 감각 - 지각 변화를 최소화
a) 가능하다면 조용하고, 자극이 없는 방 사용
b) 환자를 혼자 두지 않기; 필요한 경우 보안직원 대기 고려
c) 낙상 예방 위해 사이드 레일 올린 상태 유지
2) 폭력의 위험 감소
a) 직원 및 환자의 상해 예방을 위해 기관 프로토콜에 따라 억제대 적용: 화학적 강박(chemical restraints), 가죽 억제대를 이용한 신체적 강박
(1) 화학 물질: benzodiazepines, 할로페리돌(haloperidol, Haldol)
3) 급성기 치료 후 불안감/우울증 치료를 위해 정신과 상담 고려
4) 심장과 맥박 산소 측정기 모니터링
e. 처방에 따른 약물 투여
1) 벤조디아제핀 계(Benzodiazepines): 불안(agitation)
2) 항 정신성 약물: 할로페리돌(haloperidol, Haldol)
f. 환자/보호자 교육
1) 환자/가족을 사회 봉사단체 및/또는 지원 그룹에 의뢰
2) 환자 및 가족의 재활/회복을 위한 자원에 의뢰

4. 평가와 지속적 감시

a. 기도 유지
b. 의식 수준과 발작 유무
c. 혈역학적 상태
d. 호흡 및 산소포화도
e. 맥박과 리듬
f. 섭취량 및 배설량

Q. 아편제 사용 (OPIATE USE)

아편은 양귀비에서 추출되며 마취성분이 있으며, 뇌와 몸 속 오피오이드(Opioid) 수용체에 작용하는 물질이다. 아편은 처방 받을 수도 있고, 불법적으로 구할 수 있다. 모르핀 황산염(morphine sulfate) 같은 천연 아편제와 하이드로코돈(hydrocodone), 옥시코돈(oxycodone), 헤로인(heroin)과 같은 반 합성 유도체나 펜타닐(fentanyl)과 같이 합성유도체를 포함한다. 아편은 심한 통증을 줄여주는데 처방된다. 아편은 통증에 대한 인식을 무디게 하고, 수술 전 진정 작용과 마취 보조제로 사용된다. 오피오이드(Opioid)는 기쁨이나 꿈을 꾸는 것 같은 느낌을 주며 잠깐이나마 행복감을 느끼게 할 수 있다.

아편이 주는 행복감(기쁨/몽환적) 때문에 쉽게 남용된다. 오피오이드(Opioid)의 빈번한 사용은 의존도를 넘어서 중독까지 이어질 수 있다. 약물의 부작용인 호흡정지나 폐부종으로 사망할 수도 있다.

1. 사정

a. 주관적 자료 수집
1) 현병력/주호소
2) 과거력
a) 섭취 물질 및 양
b) 섭취 경로: 경구, 정맥 주사, 코로 흡입, 연기, 피하 주사, 국소
c) 섭취 시간: 단기, 장기 사용, 내성
d) 다중약물 남용: 약물을 "자르거나" 희석시키는 데 사용(예 퀴닌, 설탕, 전분)한 화학물질과 그 효과를 강화시키는 다른 약물
e) 증상: 동공 축동(pinpoint pupil), 호흡음 감소 및 혼수
(1) 의식 수준 감소/혼수
(2) 호흡 억제/심정지: 분당 3~4회의 느리고 깊은 호흡
(3) 발작: 메페리딘(meperidine), 트라마돌(tramadol)과 관련
(4) 오심/구토, 변비
2) 과거력
a) 기저질환
(1) HIV 감염 또는 에이즈(AIDS)
(2) 간염
(3) 심내막염
(4) 결핵
b) 자살 의도/행동
c) 해독 이력, 재활/회복 이력
d) 약물
e) 알레르기

b. 객관적 자료 수집
1) 신체 사정
a) 전반적 외모
(1) 의식 수준, 행동, 정서: 무관심, 기면, 혼수, 발작
(2) 호흡기계: 무호흡 또는 심정지
(3) 저혈압, 서맥
(4) 중정도에서 심각한 정도의 고통/불편함
b) 시간
(1) 동공: 동공 축동(pinpoint pupil)이 마약 남용의 특징적인 증상
(2) 피부: 잦은 주사로 생긴 자국(track marks), 피하주사에 의한 2차 병변, 농양, 청색증
c) 청진
(1) 호흡음: 비정상적인 호흡음
2) 진단적 절차
a) 혈청 및 요 독성 검사(serum and urine toxicology)
b) 요검사: 가임기 여성에서 임신반응 검사
c) 동맥혈가스검사(arterial blood gas, ABGs)
d) 흉부 방사선 촬영

2. 분석: 감별 간호 진단/협력적 문제

a. 비효과적 기도청결 (Risk for ineffective airway clearance)
b. 가스 교환 장애 (Impaired gas exchange)
c. 비효과적 호흡양상 (Ineffective breathing pattern)
d. 중독의 위험 (Risk for poisoning)
e. 비효과적인 대처, 절망감, 자살의 위험 (Risk for ineffective coping, hopelessness, suicide)
f. 자기/타인에 대한 폭력의 위험 (Risk for self/other-directed violence)
g. 외상의 위험 (Risk for trauma)
h. 감염의 위험 (Risk for infection)

3. 계획과 수행/중재

a. 기도 유지, 호흡, 순환(1장 참조)
b. 처방된 산소 공급
1) 호흡 정지 및 기능저하 환자에게 인공호흡기 적용
c. 정질액/약물 투여를 위한 정맥로 확보
d. 의학적 중재를 위한 준비/지원
1) 심장과 맥박 산소 측정기 모니터링
2) 처방된 위관 삽입
a) 위 세척: 논란의 여지가 있으나 섭취한지 1 시간 이내에 시행한 경우 효과적임

e. 처방에 따른 약물 투여

1) 날록손(Naloxone, Narcan)): 속효성(short acting) 마약 길항제

a) 작용: 오피오이드(Opioid) 길항제 및 금단 효과

b) 정맥, 비강 내 또는 근육 내 투여; 작용 기간이 짧아서 2차 용량으로 반복 투여

c) 반복적인 날록손 요법 고려

d) 소아와 신생아의 경우 과량 복용하거나 약물 중독이 의심되는 경우 날록손을 반드시 투여 받아야 함

2) 하제를 동반 또는 동반하지 않은 활성탄 투여

f. 환자/보호자 교육

1) 환자/가족을 사회 봉사단체 및/또는 지원 그룹에 의뢰

2) 해독 절차에 대한 정보 제공

3) 환자/가족에게 재활/회복 위한 자원 연계

4. 평가 및 지속적 감시

a. 기도 유지

b. 의식 수준

c. 혈역학적 상태

d. 호흡음 및 산소포화도

e. 맥박과 리듬

f. 발작

R. 유기 인산염 중독 (ORGANOPHOSPHATE POISONING)

유기 인산염 농약(pesticides)은 아세틸콜린에스테라아제(acetylcholinesterase)를 억제하며, 니코틴(nicotinic), 무스카린(muscarinic)과 중추신경계(CNS) 증상을 유발 할 수 있다. 다한, 다뇨, 많은 눈물을 흘리거나(lacrimation), 타액 분비 증가, 설사, 동공 축소, 근육 경련(fasciculation), 간질, 사지 떨림, 사지 힘 빠짐 등의 증상을 유발하며, 저혈압, 쇼크, 호흡곤란 등을 야기한다. 유기 인산염은 살충제, 거대한 폭발을 일으키는 무기들에서 발견되며 강한 독성에서부터 약한 강도의 독성까지 범위가 넓다. 소아와 노년층은 이러한 독성에 약한데 그들의 콜린에스테라아제(cholinesterase) 활동이 약하기 때문이다. 살충제 성분들에 포함된 유기 인산화합물(organochlorate)로 인해 생산된 탄화수소들이 독성으로 된다. 최근에는 생화학 테러의 두려움으로 인해 그 유기 인산화합물(organophosphate)의 중요성과 위험성이 주목되고 있다.

1. 사정

a. 주관적 자료 수집

1) 현병력/주호소

a) 노출 경로: 피부, 안구, 섭취, 흡입

b) 노출 상황: 비의도적인, 의도적인, 직업적인

c) 증상: MUDDLES

(1) Miosis 축동(pinpoint pupil)

(2) Urination 배뇨: 증가

(3) Defecation 배설

(4) Diaphoresis 다한

(5) Lacrimation 눈물 분비

(6) Excitation 흥분

(7) Salivation 타액 분비

2) 과거력

a) 기저질환

(1) 폐 질환

(2) 심혈관계 질환

b) 만성 노출

c) 약물

d) 알레르기

b. 객관적 자료 수집

1) 신체 사정

a) 전반적 외모

(1) 의식주준, 행동, 정서: 혼돈에서 혼수 상태로 변화, 발작

(2) 저혈압, 서맥

(3) 중정도에서 심각한 정도의 고통/불편함

b) 시진

(1) 과다 분비: 눈물 분비, 타액 분비, 배뇨, 배변, 구토, 설사

c) 청진

(1) 호흡음: 수포음(crackles)

d) 촉진

(1) 이완성 마비(flaccid paralysis)

2) 진단적 절차

a) 전혈구계산검사(complete blood count, CBC) 및 감별계산

b) 가성 콜린에스테라아제(pseudocholine-sterase) 농도

c) 혈액요소질소(BUN), 크레아티닌(creatinine)

d) 간기능 검사(liver function test)

e) 동맥혈가스검사(arterial blood gas, ABGs)

f) 크레아틴 포스포키나제(creatine phosphokinase, CPK)

g) 요검사: 가임기 여성에서 임신 반응검사

h) 흉부 방사선 촬영

i) 심전도(ECG)

2. 분석: 감별 간호진단/협력적 문제

a. 중독의 위험 (Risk for poisoning)
b. 비효과적 기도청결 (Ineffective airway clearance)
c. 비효과적 호흡양상 (Ineffective breathing pattern)
d. 외상의 위험 (Risk for injury)

3. 계획과 수행/중재

a. 기도 유지, 호흡, 순환(1장 참조)
b. 처방된 산소 공급
1) 호흡 정지 및 기능저하 환자에게 인공호흡기 적용
2) 고용량 산소
c. 정질액/약물 투여를 위한 정맥로 확보
d. 의학적 중재를 위한 준비/지원
1) 의료 종사자의 보호 보장
a) 2차 오염 예방을 위해 보호복 착용
b) 환자의 모든 신체 표면을 물과 비누를 이용하여 철저하게 오염제거
2) 상급 기도 관리
a) 빠른 연속 기도 삽관법(RSI)
b) 비강 또는 구강 삽관
c) 성문외 기도기(supraglottic airway), 후두마스크 기도기(LMA), 식도-기관 콤비튜브(esophageal-tracheal Combi-tube), 킹(King)
d) 수술적 기도(예 윤상갑상연골절개술)
3) 심장과 맥박 산소 측정기 모니터링
4) 비위관 삽입과 흡입기 연결
5) 유치 도뇨관 삽입
6) 병원 프로토콜에 따라 발작 예방 조치 시작
7) 입원 지원: 노출 시간이 짧은 환자에서 증상이 없고 오염제거 된 경우 8시간 후에 퇴원 가능
e. 처방에 따른 약물 투여
1) 빠른 연속 기도 삽관법(RSI) 전 투약: 진정제, 진통제, 신경근 차단제
2) 처방에 따라 아트로핀(atropine)과 pralidoxime(2-PAM) 투여; 장기간 많은 양이 필요할 수 있음
3) 항생제: 탄화수소성 폐렴(hydrocarbon pneumonitis)
4) 벤조디아제핀 계(Benzodiazepines): 발작 조절
f. 환자/보호자 교육
1) 살충제의 적절한 사용, 취급 및 보관
2) 유기 인산염과의 접촉할 때 보호복과 호흡기계 보호구를 착용

4. 평가와 지속적 감시

a. 기도 유지
b. 의식 수준
c. 혈역학적 상태
d. 호흡 및 산소포화도
e. 맥박과 리듬
f. 섭취량 및 배설량

S. 석유 증류물 중독 (PETROLEUM DISTILLATE POISONING)

석유 증류물은 탄화수소로 알려져 있고, 가솔린, 등유, 페인트 신나, 모터 오일, 미네랄 오일(가구 광낼 때 사용하는 물질)에 포함되어 있다. 일부 살충제는 석유로 만들어진다. 모터 오일과 진한 윤활제 같은 고 점성 제품은 독성이 낮고, 미네랄 오일과 같이 낮은 점성의 제품들은 호흡 시 치명적이기 때문에 독성이 강하다. 이러한 제품들은 폐 표면으로 퍼지며 화학적인 폐렴(pneumonitis)을 일으킨다. 메틸렌 클로라이드(methylene chlorid)와 같은 일부 할로겐화된 탄화수소는 리듬장애(dysrhythmias)와 발작(seizures)과 같은 전신 효과를 일으킨다. 주입된 경우 괴사(necrosis)를 일으킨다.

1. 사정

a. 주관적 자료 수집
1) 현병력/주호소
a) 경로: 경구, 흡입, 피부
b) 상황: 비의도적, 의도적, 직업적인
c) 제품 유형: 순수한 석유 증류액 또는 중금속과 혼합된 제품 또는 살충제
d) 현기증
e) 기침, 질식
2) 과거력
a) 기저질환
(1) 신경계 질환
(2) 심혈관계 질환
(3) 위장관계 질환
(4) 호흡기계 질환
b) 약물
c) 알레르기
b. 객관적 자료 수집
1) 신체 사정
a) 전반적 외모
(1) 의식 수준, 행동, 정서: 행복감, 환각, 발작
(2) 운동 실조증
(3) 석유 냄새
(4) 체온 상승, 빈 호흡
(5) 중정도에서 심각한 정도의 고통/불편함

b) 청진

(1) 호흡 소리: 수포음(crackles), 천명음(wheezes), 나음(rhonchi)

2) 진단적 절차

a) 전혈구계산검사(complete blood count, CBC) 및 감별계산

b) 혈당검사를 포함한 혈청 화학검사(serum chemistries)

c) 간기능 검사(liver function test)

d) 동맥혈가스검사(arterial blood gas, ABGs)

e) 요검사: 가임기 여성에서 임신 반응검사

f) 흉부 방사선 촬영

g) 심전도

2. 분석: 감별 간호진단/협력적 문제

a. 흡인 위험 (Risk for aspiration)

b. 가스 교환 장애 (Impaired gas exchange)

c. 피부 통합성 장애 (Impaired skin integrity)

d. 중독의 위험 (Risk for poisoning)

3. 계획과 수행/중재

a. 기도 유지, 호흡, 순환(1장 참조)

b. 처방된 산소 공급

1) 호흡 정지 및 기능저하 환자에게 인공호흡기 적용

2) 고용량 산소

c. 정질액/약물 투여를 위한 정맥로 확보

d. 의학적 중재를 위한 준비/지원

1) 상급 기도 관리

a) 빠른 연속 기도 삽관법(RSI)

b) 비강 또는 구강 삽관

c) 성문외 기도기(supraglottic airway), 후두마스크 기도기(LMA), 식도-기관 콤비튜브(esophageal-tracheal Combi-tube), 킹(King)

d) 수술적 기도(예 윤상갑상연골절개술)

2) 심장과 맥박 산소 측정기 모니터링

3) 화학적 화상을 예방하고 피부 통합성 유지

a) 오염된 의복 제거

b) 잔류 물을 제거위해 피부를 비눗물로 깨끗이 씻기

4) 가능한 입원 지원: 6시간 동안 관찰한 후 증상이 없으면 퇴원 가능

e. 처방에 따른 약물 투여

1) 빠른 연속 기도 삽관법(RSI) 전 투약: 진정제, 진통제, 신경근 차단제

2) 교감신경 흥분제(예 알부테롤): 리듬장애(dysrhythmias) 가능성 때문에 주의하여 사용

3) 항생제: 폐렴

4. 평가와 지속적 감시

a. 혈역학적 상태

b. 호흡 및 산소포화도

c. 맥박과 리듬

T. 펜시클리딘 사용 (PHENCYCLIDINE USE)

펜시클리딘(Phencyclidine, PCP)은 넓리 알려진 길거리 약물로 주변에 대한 인식을 저하시키는 해리성 마취제(dissociative anaesthetic)이다. 펜시클리딘은 케타민(ketamine)과 비슷한 특성을 가지며 초기에는 동물과 사람의 외과적인 수술에 사용되었다. 펜시클리딘은 약물의 효과가 감소되고, 환자가 망상(delusion)에 빠지거나 편집증(paranoia)과 같은 반응을 보이면 사용을 중단했다.

펜시클리딘은 가루로 만들어서 담배에 뿌리거나 담배로 피우고, 알약으로 삼키거나, 코로 흡입하거나, 피부 접촉을 통해 흡수될 수 있다. 빠르게 혈관에 침투해 조직에 분산되며 지방에 흡수된다. 펜시클리딘은 중추신경계(CNS)에 영향을 끼치며, 콜린성(cholinergic)의 효과를 나타낸다. 이 효과에는 근육 강직, 인지장애, 폭력성, 초조(agitation) 등이 있다. 일반적으로 angel dust, cadillac, cj, killer weed, magic mist, cyclones라 불린다. 근육 강직은 횡문근 용해증과 신부전을 일으킨다. 다른 합병증으로는 호흡 억제, 무호흡, 뇌출혈, 정신병증이 있다. 다른 해리성 약물로는 ketamine (K, special K, cat Valium), DXM-dextromethorphan (Robo), salvia divinorum이 있다.

1. 사정

a. 주관적 자료 수집

1) 현병력/주호소

a) 노출 경로

b) 사용 환경: 사고로, 오락용, 의도적인 사용

c) 병용 약물 사용

d) 증상

(1) 폭력적인 행동, 증가된 힘, 통증 감각 부족

(2) 동공 변화: 깨어있는 환자에서의 양방향 안구 진탕증(Nystagmus)은 전형적인 증상, 축동(pinpoint pupil)

(3) 떨림(tremor)/증가된 힘: 통증 피드백 기전의 감소로 인한 "초인간적인" 힘

(4) 오심, 구토, 복통

2) 과거력

a) 기저질환

(1) HIV 감염

(2) 정신과적 병력

(3) 간염
(4) 결핵
b) 이전 펜시클리딘 사용
c) 최근 외상 경험: 사망의 경우 외상/상해와 관련 됨
d) 약물
e) 알레르기

b. 객관적 자료 수집
1) 신체 사정
a) 전반적 외모
(1) 의식주준, 행동, 정서: 졸린 상태에서 흥분에 이르기까지 다양하며, 행복감과 극심한 초조, 특이한 또는 전투적인 행동, 편집증, 발작
(2) 빈맥, 고혈압
(3) 보행: 장애, 운동 실조증
(4) 중정도에서 심각한 정도의 고통/불편함
b) 시진
(1) 안구 진탕증(nystagmus): 양방향(수평, 수직, 회전)
(2) 떨림(tremor) 및 활동 항진(hyperactivity)
(3) 근위축증 또는 근 강직
(4) 침을 계속 흘림(drooling)
c) 촉진
(1) 아픈 자극에 대한 무감각증
2) 진단적 절차
a) 혈청 및 요 독성 검사(serum and urine toxicology)
b) 크레아틴키나아제 CK (creatine kinase)
c) 혈청 화학검사(serum chemistries): 저혈당 확인 위해 혈당 검사 포함
d) 요검사: 마이오글로블린(myoglobin); 가임기 여성에서 임신반응 검사

2. 분석: 감별 간호진단/협력적 문제

a. 자신/타인에 대한 폭력의 위험 (Risk for injury and self/other-directed violence)
b. 심박출량 감소 (Decreased cardiac output)
c. 중독의 위험 (Risk for poisoning)
d. 고열에 대한 위험 (Risk for hyperthermia)
e. 외상의 위험 (Risk for trauma)
f. 감염의 위험 (Risk for infection)

3. 계획과 수행/중재

a. 기도 유지, 호흡, 순환(1장 참조)
b. 처방된 산소 공급
c. 정질액/약물 투여를 위한 정맥로 확보
d. 의학적 중재를 위한 준비/지원
1) 감각 – 지각 변화를 최소화
a) 가능하다면 조용하고 자극이 없는 방 사용
b) 환자를 혼자 두지 않기; 필요한 경우 보안직원 대기 고려
c) 낙상 예방 위해 사이드 레일 올린 상태 유지
2) 폭력의 위험 감소: 환자와 직원을 보호하고; 펜시클리딘(PCP)에 의한 장애 환자는 힘이 증가되고, 약물의 마취 효과 때문에 통증을 못 느낌; 가죽 억제대를 풀 수 있을 정도로 강함
a) 환자는 쉽게 초조해지고 폭력적으로 변하므로 진정시키려는 시도를 하지 말기
b) 직원 및 환자의 상해 예방을 위해 기관 프로토콜에 따라 화학적 강박(chemical restraints), 가죽을 이용한 신체적 강박 적용
(1) 가죽(부드러운 재질의 억제대는 일반적으로 효과 없음)
(2) 약물: 벤조디아제핀 계(benzodiazepines), 할로페리돌(haloperidol, Haldol); 단 기간 마비
(3) 수갑: 경찰이 적용
c) 필요에 따라 보안 지원을 위해 사법 기관에 문의
d) PCP가 피부를 통해 흡수 될 수 있기 때문에 환자 접촉 시 장갑 착용
3) 급성 치료 후 불안감/우울증 치료를 위해 정신과 상담 고려
e. 처방에 따른 약물 투여
1) 디아제팜(Diazepam, Valium), 할로페리돌(haloperidol, Haldol), 로라제팜(lorazepam, Ativan): 환각 감소
2) 단 시간 마비: 기도 확보 및 환기
3) 페노티아진 제(Phenothiazines) 금기; 발작을 일으킬 수 있음
f. 환자/보호자 교육
1) 환자/가족을 사회 봉사단체 및/또는 지원 그룹에 의뢰
2) 환자 및 가족의 재활/회복을 위한 자원에 의뢰

4. 평가와 지속적 감시

a. 혈역학적 상태
b. 초조(agitation) 유무, 발작, 환각

U. 식물 중독 (PLANT POISONING)

많은 종류의 식물(plant)에는 독성이 들어있다. 협죽도(oleander), 디기탈리스(foxglove)와 백합(lily of the valley)과 같은 강심제 효능이 있는 식물은 심장 흥분을 줄어들게 하며 고칼륨혈증

(hyperkalemia)을 일으킬 수도 있다. 부교감 신경 억제제의 효능(anticholinergic property)이 있는 식물들은 신경수용체의 아세틸콜린(acetylcholine) 길항작용으로, 빈맥(tachycardia), 동공 확대(mydriasis)와 고열 등의 전형적인 항콜린성 작용을 일으킬 수 있다. 흰독말풀(jimsonweed), 벨라도나(deadly nightshade)와 감자잎이 포함되며, 그 중 일부는 오락용으로 남용될 수 있다. 옥살산(oxalic acid)을 포함하고 있는 식물들은 바늘모양의 칼슘 옥살산염 결정체(calcium oxalate crystal)를 형성하여 섭취하였을 때 심각한 통증을 유발할 수 있다. 이런 식물들은 열대 아메리칸산 식물(dieffenbachia), 등나무(philodendron), 장군풀(rhubarb)이 있다.

1. 사정

a. 주관적 자료 수집

1) 현병력/주호소
   a) 섭취한 식물의 종류와 섭취한 부분(뿌리, 꽃, 잎)
   b) 단기간 또는 장기간 노출
   c) 증상
      (1) 강심 배당체(cardiac glycoside, 식물에서 얻는 강심제): 구토
      (2) 항콜린성 작용: 초조, 섬망, 지남력 장애, 시각적 환각
      (3) 옥살산(oxalic acid): 피가 섞인 구토와 설사, 통증 및 구강 내 타는 듯한 느낌

2) 과거력
   a) 기저질환
      (1) 심혈관계 질환
      (2) 위장관계 질환
      (3) 정신과적 병력
   b) 약물
   c) 알레르기

b. 객관적 자료 수집

1) 신체 사정
   a) 전반적 외모
      (1) 초조주준, 행동, 정서: 환각, 발작, 항콜린성 작용에 의한 초조
      (2) 강심 배당체에 의한 서맥; 항콜린성 작용에 의한 빈맥
      (3) 체온 상승: 항콜린성 작용
      (4) 고혈압: 항콜린성 작용
      (5) 중정도에서 심각한 정도의 고통/불편함
   b) 시진
      (1) 동공 확대(Mydriasis): 항콜린성 작용
      (2) 홍조, 뜨거운 피부: 항콜린성 작용
      (3) 건조한 점막: 항콜린성 작용
      (4) 부어 오른 입, 혀: 옥살산
      (5) 타액 분비: 옥살산
   c) 청진
      (1) 호흡음: 수포음(crackles); 옥살산
      (2) 장음: 감소; 항콜린성 작용

2) 진단적 절차
   a) 혈청 화학 검사(강심 배당체 및 옥살산)
   b) 간기능 검사(liver function test)(항콜린성 물질)
   c) 요검사; 가임기 여성에서 임신반응 검사
   d) 심전도(ECG): 항콜린성 물질에 의해 QRS 군 확대

2. 분석: 감별 간호진단/협력적 문제

a. 중독의 위험 (Risk for poisoning)

b. 심박출량 감소 (Decreased cardiac output)

3. 계획과 수행/중재

a. 기도 유지, 호흡, 순환(1장 참조)

b. 처방된 산소 공급

c. 정질액/약물 투여를 위한 정맥로 확보

d. 의학적 중재를 위한 준비/지원

1) 이물질/질식 위험 있으므로 입안 닦아내기
2) 부종 감소를 위하여 입술과 구강 부위에 얼음 적용
3) 옥살산 결정체를 씻어내기 위해 물로 구강 세정
4) 심장과 맥박 산소 측정기 모니터링
5) 가능한 체외 인공 심박동기 삽입
6) 입원 지원
7) 만성적인 식물 섭취에 대한 정신과 상담

e. 처방에 따른 약물 투여

1) 하제를 동반 또는 동반하지 않은 활성탄 투여
2) 페니토인(Phenytoin, Dilantin): 부정맥
3) 벤조디아제핀 계(Benzodiazepines): 초조 또는 발작 조절
4) 전해질 공급
5) 중탄산 나트륨: QRS 군 확대
6) 피소스티그민(Physostigmine, Antilirium) 투여 고려: 항콜린성 효과

f. 환자/보호자 교육

1) 손이 닿지 않는 곳에 식물 보관
2) 오락용으로 식물 사용 시 위험

4. 평가와 지속적 감시

a. 의식 및 발작 수준

b. 혈역학적 상태

c. 호흡 및 산소포화도

d. 맥박과 리듬

V. 살리실산염 중독 (SALICYLATE POISONING)

살리실산염은 해열제(antipyretic), 진통제(analgesic), 항염증제(anti-inflammatory) 일반판매약 제품에 많이 사용된다. 200개 이상의 제품에 아스피린과 살리실산염이 들어있다. 독성은 단기간 혹은 장기간의 노출로 인해 발생하며, 특히 아이와 노년층에 취약하다. 하지만 통증 완화제와 해열제로 아세트아미노펜의 사용량이 증가하면서 예전보다는 독성 노출 발생률이 낮아졌다. 살리실산염 합병증으로 발생하는 라이 증후군(Reye syndrome)이 생명을 위협할 정도로 심각하여 바이러스 감염 후에 살리실산염을 사용하는 것이 줄었다. 그러나 노년층에서는 신장의 기능이 감소하고 여러 다른 의학적 문제로 아스피린 사용이 증가함에 따라 만성적인 독성의 위험이 증가하고 있다. 이는 노년층의 출혈, 궤양, 호흡성 알칼리증(respiratory alkalosis), 대사성 산증(metabolic acidosis)의 위험성을 증가시킨다.

살리실산염 중독은 위장관계 점막, 응고, 신경계 계통과 산염기 상태에 영향을 미친다. 아이들에게는 대사성 산증이 흔하며, 성인에게는 중추신경계 호흡중추의 자극으로 호흡성 알칼리증이 흔하다. 혈중 최고농도는 섭취 후 6시간 이지만 알약의 유형에 따라 다르게 나타난다. 장에서 녹지 않도록 코팅된(enteric-coated) 경우 효과가 더 오래 지속된다.

많은 양을 복용했을 때 장 내에 응결물(concretion)이 생기며, 이는 오랜 시간에 걸쳐서 방출되거나 위장관계를 부식시킨다. 독성량(Toxic dose)은 150~200 mg/kg이며 500 mg/kg이 넘으면 치사량이 된다. 100 mg/kg을 하루나 이틀 이상 복용했을 때 장기간 중독되었다고 판단한다. 투석은 약물 농도가 높거나 증가하는 양상을 보이는 환자들에게 적용된다. 살리실산염을 포함하고 있는 물질에는 Pepto-Bismol, Excedrin, Alka-Seltzer가 있다. Wintergreen topical agent 오일은 살리실산염 농도가 높기 때문에 독성을 지니고 있다.

살리실산염 중독은 적극적으로 치료해야하며 면밀히 관찰해야 한다. 나타나는 증상이 적고 잘못 해석되는 경우가 많기 때문에 응급실로 입원 후 몇 시간 안에 죽음에 이를 수도 있다.

1. 사정

a. 주관적 자료 수집

1) 현병력/주호소
 a) 장기간 또는 단기간 노출: 장기간 노출은 주로 노인에서 보임.
 b) 사용 이유: 자살 시도, 사고로 노출, 아동 학대
 c) 점진적인 만성 용량 복용의 위험
 d) 투여 형태: 발포성, 비코팅된, 장에서 녹지 않도록 코팅(enteric-coated)된
  (1) 장에서 녹지 않도록 코팅(enteric-coated)된 정제는 장 내에서 분해되고 위 점막 효과를 감소시킴
  (2) 최대 혈중 살리실산염 농도는 코팅된 장용성 정제 섭취 6~9 시간 후이며, 장용성 약물 또는 변형된 살리실레이트 과다 섭취 후 60시간 까지 지연 될 수 있다.
 e) 오심/구토
 f) 이명
2) 과거력
 a) 기저질환
  (1) 정신과적 병력, 특히 우울증
  (2) 만성 통증
  (3) 간 질환
 b) 모유수유 중인 경우 살리실산염을 복용하는지
 c) 약물
 d) 알레르기

b. 객관적 자료 수집

1) 신체 사정
 a) 전반적 외모
  (1) 의식 주준, 행동, 정서: 혼수/혼미(stupor, 불길한 사인), 발작
  (2) 빈맥, 고열, 빈맥, 발한
  (3) 중정도에서 심각한 정도의 고통/불편함
 b) 시진
  (1) 피부 반상출혈(ecchymosis)
 c) 청진
  (1) 호흡음: 수포음(crackles)
2) 진단적 절차
 a) 혈중 살리실산염 농도: 도착 시 및 섭취 후 6시간; 독성 노모 그램과의 농도 비교. 단, 예상보다 일찍 농도가 상승하는지 면밀한 감시 필요
 b) 전혈구계산검사(complete blood count, CBC) 및 감별계산
 c) 혈청 화학검사(serum chemistries): 저혈당 확인 위해 혈당 검사 포함
 d) 동맥혈가스검사(arterial blood gas, ABGs): 산증, 알칼리증
 e) 응고인자검사(coagulation profile)
 f) 요검사: 가임기 여성에서 임신 반응검사
 g) 구토, 대변 검사: 잠혈
 h) 흉부 방사선 촬영
 i) 심전도(ECG)

2. 분석: 감별 간호진단/협력적 문제

a. 비효과적 호흡양상 (Ineffective breathing pattern)
b. 가스 교환 장애 (Impaired gas exchange)
c. 중독의 위험 (Risk for poisoning)

3. 계획과 수행/중재

a. 기도 유지, 호흡, 순환(1장 참조)

b. 처방된 산소 공급

1) 산증이 있는 경우 과호흡(hyperventilation)이 필요할 수 있고, 저환기(hypoventilation)는 치명적인 결과를 일으킬 수 있음

2) 심한 대사성 산증은 기관 삽관과 인공호흡기 적용 필요; 과 호흡이 유지되지 않으면 산증 상태가 심각해 질 수 있음

c. 정질액/약물 투여를 위한 정맥로 확보

1) 신장 청소율과 수분공급을 위하여 다량의 생리 식염수 주입 필요

d. 의학적 중재를 위한 준비/지원

1) 심장과 맥박 산소 측정기 모니터링

2) 흡수 예방

a) 처방된 위관 삽입

(1) 위 세척: 논란의 여지가 있으나 섭취한지 1 시간 이내에 시행한 경우 효과적임.

(2) 장 세척 고려

3) 입원 지원

a) 심각한 단기 또는 장기간 섭취시 혈액투석을 위한 입원 지원

e. 처방에 따른 약물 투여

1) 하제를 동반 또는 동반하지 않은 활성탄 투여(투여 전 위장관 출혈 확인)

2) 중탄산 나트륨: 산증 교정 및 소변의 알칼리화

3) 전해질 보충: 특히 칼륨

4) 저혈당의 경우 50 % 포도당 투여

f. 환자/보호자 교육

1) 단기간 및 장기간 아스피린 사용의 영향

2) 소아 및 노인에서 아스피린 사용

4. 평가와 지속적 감시

a. 의식 및 발작 수준

b. 혈역학적 상태

c. 호흡 및 산소포화도

d. 맥박과 리듬

e. 섭취량 및 배설량

f. 살리실산염 농도

W. 진정수면제와 바비튜레이트 계 약물 중독 (SEDATIVE-HYPNOTIC AND BARBITURATE POISONING)

진정수면제는 중추신경계(CNS)를 억제한다. 가장 중요한 효과는 호흡을 억제하는 것이고, 술이나 다른 억제 약물과 같이 섭취하면 그 효과는 증가한다. 이 약물은 중독성도 강하고 주로 수면 유도제나 항불안제로 처방된다.

이 약들은 불안을 완화시켜주고, 기분을 전환시켜주며, 항경련제의 효과가 있다. 진정수면제는 다음과 같은 약을 포함한다: 페노바비탈; 벤조디아제핀 계(benzodiazepines diazepam, Valium), 알프라졸람(alprazolam, xanax), 플루라제팜(flurazepam, dalmane), 클로르디아제폭시드 (chlordiazepoxide, Librium), 하이드록시진(hydroxyzine, Atarax, vistaril)의 항히스타민 제제, 벤조디아제핀계(Benzodiazepine) 계열은 단독 섭취 시에는 독성이 약하지만 그렇지 않을 시에는 저혈압과 깊은 혼수상태를 일으킨다. 바비튜레이트계(Barbiturate) 약물은 독성이 강하고, 희열을 느끼게 해주기 때문에 남용할 확률이 높으며 작용 기간에 따라 분류되어 있다. 지방조직에 흡수되기 때문에 효과가 오래 지속 가능하며, 과량 복용시 제거하기 어렵다.

로힙놀(Rohypnol)은 Valium, xanax와 화학적으로 비슷한 형태로 처방되는 벤조디아제핀 계(benzodiazepine)의 약물로 디자이너 약물(designer drug)로 분류된다. 주로 10대나 20대 초반의 청년들이 광란의 파티, 나이트 클럽 등에서 사용한다. 감마 히드록시 부티르산(gamma hydroxybutyrate, GHB)은 사람을 무기력하게 만들어 성폭력 등에 사용되어 왔다.

약물 중독 엄마에게서 태어난 아기들은 신체적으로 똑같이 약물에 의존하는 모습을 보이며, 태어난 지 72시간 이내에 구토, 떨림, 발작, 고음으로 우는 등의 금단 증상을 보이기도 한다.

1. 사정

a. 주관적 자료 수집

1) 현병력/주호소

a) 작용: 속효성 또는 지속성

b) 경로: 경구 또는 비경구

c) 다른 약물 섭취: 마약, 환각제, 알코올, 삼환계 항우울제-이 조합은 치명적일 수 있음

2) 과거력

a) 기저질환

(1) 정신과적(예 자살 충동, 불안)

(2) 발작

b) 약물

c) 알레르기

b. 객관적 자료 수집

1) 신체 사정

a) 전반적 외모

(1) 의식 수준, 행동, 정서

(a) 경미한 사용: 졸음, 행복감, 기억과 판단 장애, 불분명한 발음, 운동 실조증
(b) 과도한 사용: 중추신경계(CNS) 억제
(2) 저혈압: 과도한 사용 시
(3) 저체온증
(4) 중정도에서 심각한 정도의 고통/불편함
b) 시진
(1) "코마 물집(Coma blister)" 또는 "바브 물집(barb blister)": 섭취한지 대략 4 시간이 지난 후 압력이 가해진 주위에 출혈성 물집이 생김
(2) 모니터 상 심부정맥
(3) 동공 변화
c) 청진
(1) 장음 감소(바비튜레이트[barbiturate])
2) 진단적 절차
a) 혈청 및 요 독성 검사(serum and urine toxicology)
b) 혈당(glucose)
c) 혈청근육효소검사(serum muscle enzymes): 크레아틴키나아제(creatine kinase)
d) 치료 약물 농도
e) 동맥혈가스검사(arterial blood gas, ABGs)
f) 요검사: 마이오글로블린(myoglobin); 가임기 여성에서 임신반응 검사
g) 흉부 방사선 촬영: 폐부종/폐렴 가능성 있음
h) 심전도(ECG)

2. 분석: 감별 간호진단/협력적 문제

a. 비효과적 기도청결 (Ineffective airway clearance)
b. 비효과적 호흡양상 (Ineffective breathing)
c. 심박출량 감소 (Decreased cardiac output)
d. 중독의 위험 (Risk for poisoning)
e. 자살의 위험 (Risk for suicide)

3. 계획과 수행/중재

a. 기도 유지, 호흡, 순환(1장 참조)
b. 처방된 산소 공급
1) 호흡저하 시 인공 호흡기 적용
2) 고용량 산소
c. 정질액/약물 투여를 위한 정맥로 확보
1) 생리식염수 용액 주입
d. 의학적 중재를 위한 준비/지원
1) 상급 기도 관리
a) 빠른 연속 기도 삽관법(RSI)
b) 비강 또는 구강 삽관
c) 성문외 기도기(supraglottic airway), 후두마스크 기도기(LMA), 식도-기관 콤비튜브(esophageal-tracheal Combi-tube), 킹(King)
d) 수술적 기도(예 윤상갑상연골절개술)
2) 심장과 맥박 산소 측정기 모니터링
3) 가능하다면 폐 및/또는 동맥압 측정 위한 관 삽입과 모니터링
4) 처방된 위관 삽입
5) "바브 물집(barb blister)"은 부분층 화상(partial thickness burn)으로 간주하여 치료(24장 참조)
6) 가능한 입원 지원: 혈액 투석, 바비튜레이트에 대한 혈액관류(hemoperfusion)
7) 자살 가능성이 있는 경우 정신과 상담 의뢰

e. 처방에 따른 약물 투여
1) 빠른 연속 기도 삽관법(RSI) 전 투약: 진정제, 진통제, 신경근 차단제
2) 하제를 동반 또는 동반하지 않은 활성탄 투여: 바비튜레이트(barbiturate) 복용 시 여러 번 투여해야 할 수 있음; 발작 및 호흡 저하의 가능성이 있어 토근(ipecac) 시럽은 금기
3) 플루마제닐(Flumazenil, Romazicon): 벤조디아제핀 계(Benzodiazepines) 과다 복용 시 만성적으로 벤조디아제핀 계(Benzodiazepines) 약물 복용이나 병용 가능성으로 인한 발작 예방을 위해 신중하게 투여
4) 중탄산 나트륨: 바비튜레이트(barbiturate) 과다 복용 시 소변 및 혈액의 알칼리화를 위하여 투여
5) 승압제(예 도파민(인트로핀)): 저혈압

f. 환자/보호자 교육
1) 정신과적 평가를 위해 의뢰
2) 환자/가족을 사회 봉사단체 및/또는 지원 그룹에 의뢰
3) 환자 및 가족의 재활/회복을 위한 자원에 의뢰

4. 평가와 지속적 감시

a. 의식 수준
b. 혈역학적 상태
c. 호흡 및 산소포화도
d. 맥박과 리듬
e. 약물 농도: 바비튜레이트(barbiturate)

X. 선택적 세로토닌 재흡수 억제제와 비정형 항우울제의 남용 (SELECTIVE SEROTONIN REUPTAKE INHIBITOR AND ATYPICAL ANTIDEPRESSANT POISONING)

20년 동안, 선택적 세로토닌 재흡수 억제제(Selective Serotonin Reuptake Inhibitor, SSRI)와 비정형 항우울제는 부작용이 적고 상대적으로 안전하기 때문에 삼환계 항우울제(TCAs)의 대체제로 사용되어 왔다. 주로 처방되는 형태는 trazodone (Desyrel), fluoxetine (Prozac), paroxetine (Paxil), sertraline (Zoloft), Venlafaxine (Effexor), escitalopram (Lexapro), bupropion (wellbutrin, Zyban) 등으로 처방되며, 그 중 몇 개는 서방정의 형태로 처방된다. 약의 기전은 확실하게 밝혀진 것은 없지만, 우울증의 중요한 역할을 하는 도파민과 세로토닌 수용체에 적절하게 작용한다. SSRI는 덱스트로메토르판(dextromethorphan)과 메페리딘(meperidine, demerol)과 상호작용하여 고열, 다한, 불안, 혼동, 강직성 간대 발작, 강직, 고혈압, 심계항진 등을 보이는 "세로토닌 증후군"(serotonin syndrome)을 일으킨다.

1. 사정

a. 주관적 자료 수집
- 1) 현병력/주호소
  - a) 섭취한 약물의 양과 시간
  - b) 약물의 종류
- 2) 과거력
  - a) 기저질환
    - (1) 심혈관계 질환
    - (2) 신경계 질환: 발작
    - (3) 정신과 질환: 우울증, 자살 시도 경험
  - b) 약물
  - c) 알레르기

b. 객관적 자료 수집
- 1) 신체 사정
  - a) 전반적 외모
    - (1) 의식주준, 행동, 정서: 일반적으로 중추신경계(CNS) 억제, 혼돈, 세로토닌 증후군을 동반한 초조, 발작
    - (2) 호흡 억제: 단독 또는 에탄올과 함께 복용 시
    - (3) 빈맥
    - (4) 세로토닌 증후군을 동반한 고열
    - (5) 중정도에서 심각한 정도의 고통/불편함
  - b) 시진
    - (1) 세로토닌 증후군을 동반한 근육 간대성 경련 또는 강직성 간대 발작
    - (2) 트라조돈(Trazodone)에 의한 지속 발기증(priapism)
- 2) 진단적 절차
  - a) 혈청 및 요 독성 검사(serum and urine toxicology)
  - b) 요검사: 가임기 여성에서 임신 반응검사
  - c) 정확하지는 않지만 가능성이 있는 약물의 농도

2. 분석: 감별 간호진단/협력적 문제

a. 심박출량 감소 (Decreased cardiac output)

b. 자살의 위험 (Risk for suicide)

c. 중독의 위험 (Risk for poisoning)

3. 계획과 수행/중재

a. 기도 유지, 호흡, 순환(1장 참조)

b. 처방된 산소 공급

c. 정질액/약물 투여를 위한 정맥로 확보

d. 의학적 중재를 위한 준비/지원
- 1) 발작 예방 조치 시작
- 2) 심장과 맥박 산소 측정기 모니터링
- 3) 자살 가능성이 있는 경우 정신과 상담 의뢰

e. 처방에 따른 약물 투여
- 1) 하제를 동반 또는 동반하지 않은 활성탄 투여
- 2) 서방성 제형(Sustained-release formulation)으로 장세척
- 3) 벤조디아제핀 계(Benzodiazepines): 발작 조절

4. 평가와 지속적 감시

a. 기도 유지

b. 의식 및 발작 수준

c. 맥박과 리듬

Y. 합성 약물의 남용 (SYNTHETIC DRUGS OF ABUSE)

합성 약물(synthetic drugs)은 다양한 불법 약물의 효과를 따라하기 위해서 만들어진 약물들이다. 가장 흔한 약물은 목욕 소금(bath salt, 신종 마약의 일종), 합성 대마초 두 종류이다. 목욕 소금은 경구, 정맥 섭취되거나 흡입하며, 희열을 일으키며 사교성을 증가시키며, 성욕을 증가시킨다. 몇몇은 환청, 편집증, 불안, 섬망, 공격적인 행동을 보이는 등의 심각한 증상을 겪기도 한다. 목욕 소금은 백색 또는 갈색의 가루 분말로 섭취되며, 사람이 섭취하기 위한 것은 아니라는 라벨과 함께 호일로 감싸져 있다. 목욕 소금은 식물을 키우거나, 보석 클리너, 핸드폰 액정 클리너로 사용된다. 목욕 소금은 cloud nine, cosmic blast, ivory wave, scarface, anc vanilla sky로 불린다.

합성 대마(K2,spice)는 대마초(마리화나)에서 THC와 관련된 인공 칸나비노이드 화학물질을 함유한 허브 혼합물에서 다양하게 볼 수 있다.

인공 화학물질은 건조된 식물 재료를 흡연하거나 또는 증발 될 수 있는 액체로 사용되어 전자 담배 또는 기타 장치로 흡입(액체 향)할 수 있도록 사용된다.

합성 칸나비노이드는 때때로 합성 대마초(마리화나)라고 불리고, "새로운 향정신성 물질"(NPS), 규제되지 않은 향정신성 물질의 약물 그룹에 포함되어 있다.

효과에는 기분 상승, 지각 장애, 정신병, 과도한 불안, 혼돈, 편집증, 환각이 있고, 부작용에는 폭력적 행동과 자살 충동이 있다.

1. 사정

a. 주관적 자료 수집
- 1) 현병력/주호소
  - a) 노출 경로: 섭취, 정맥 주사, 흡연, 전자 담배
  - b) 알코올 또는 다른 약물과 함께 사용
  - c) 섭취한 시간
  - d) 섭취한 양
- 2) 과거력
  - a) 기저질환
  - b) 다른 오락용 약물의 이전 사용
  - c) 외상
  - d) 약물
  - e) 알레르기

b. 객관적 자료 수집
- 1) 신체 사정
  - a) 전반적 외모
    - (1) 의식 수준, 행동, 정서, 환각, 초조, 편집증
    - (2) 호흡 곤란
    - (3) 전신 또는 강직성 간대 발작
    - (4) 폭력적인 행동, 자살 충동
    - (5) 고혈압, 서맥
    - (6) 중정도에서 심각한 정도의 고통/불편함
  - b) 시진
    - (1) 입 및 구강 점막: 물질 제조과정에서 화학 약품이 사용된 경우 화상이 있는 지 확인
  - c) 청진
    - (1) 호흡음: 수포음(crackles)
- 2) 진단적 절차
  - a) 혈청 및 요 독성 검사(serum and urine toxicology)
  - b) 동맥혈가스검사(arterial blood gas, ABGs)
  - c) 혈청 화학검사(serum chemistries)
  - d) 요검사: 마이오글로블린(myoglobin); 가임기 여성에서 임신반응 검사

2. 분석: 감별 간호진단/협력적 문제

a. 비효과적 호흡양상 (Ineffective breathing pattern)

b. 가스 교환 장애 (Impaired gas exchange)

c. 중독의 위험 (Risk for poisoning)

d. 강간/외상 증후군 (Rape/trauma syndrome)

3. 계획과 수행/중재

a. 기도 유지, 호흡, 순환(1장 참조)

b. 처방된 산소 공급
- 1) 환자가 둔감한 상태이면 신속 기도 삽관법(RSI) 및 인공 호흡기 적용
- 2) 고용량 산소

c. 정질액/약물 투여를 위한 정맥로 확보

d. 의학적 중재를 위한 준비/지원
- 1) 감각-지각 변화를 최소화
  - a) 가능하다면 조용하고, 자극이 없는 방 사용
  - b) 환자를 혼자 두지 않기; 필요한 경우 보안직원 대기 고려
  - c) 낙상 예방 위해 사이드 레일 올린 상태 유지
- 2) 폭력의 위험 감소
  - a) 직원 및 환자의 상해 예방을 위해 기관 프로토콜에 따라 억제대 적용: 화학적 강박(chemical restraints), 가죽 억제대를 이용한 신체적 강박
    - (1) 약물: 벤조디아제핀 계(benzodiazepines), 할로페리돌(haloperidol, Haldol)
- 3) 급성기 치료 후 불안/우울증 치료를 위하여 정신과 상담 고려
- 4) 심장과 맥박 산소 측정기 모니터링

e. 처방에 따른 약물 투여
- 1) 벤조디아제핀 계(Benzodiazepines): 초조(agitation)
- 2) 항 정신성 약물: 할로페리돌(haloperidol, Haldol)

f. 환자/보호자 교육
- 1) 환자/가족을 사회 봉사단체 및/또는 지원 그룹에 의뢰
- 2) 환자 및 가족의 재활/회복을 위한 자원에 의뢰

4. 평가와 지속적 감시

a. 기도 유지

b. 의식 수준과 발작 유무

c. 혈역학적 상태

d. 호흡 및 산소포화도

e. 맥박과 리듬

f. 섭취량 및 배설량

Z. 삼환계 항우울제 중독 (TRICYCLIC ANTIDEPRESSANT POISONING)

삼환계 항우울제(tricyclic antidepressant, TCA)의 과량복용은 치명적이며, 적극적으로 치료해야 한다. 이 약들의 치사율은 그 약의 치료 용량지수(유효농도와 독성농도 사이의 비율)와 연관되어 있다. 이들 물질은 Phenothiazine 계, 알파 수용체를 막는 물질들이다.

이 약들은 심장 독성을 일으키며 중추신경계를 억제하여 사망에 이르도록 한다. 삼환계 항우울제는 소화기계에서 흡수되며, 빠르게 퍼진다. 이들은 한번 흡수되면, 혈장 단백질과 빠르게 결합하여 몸에서 제거하기 어려워진다. 주로 심장 독성에 의해서 사망한다. 삼환계 항우울제에는 amitriptyline (Elavil), desipramine, doxepin (Sinequan), trazodone (Desyrel), nortriptyline 등이 있다. 우울증에 처방되는 양은 이전에 비해 줄었지만, 통증 관리나 야뇨증을 가진 소아들에게 처방된다.

1. 사정

a. 주관적 자료 수집
- 1) 현병력/주호소
  - a) 섭취한 약물의 양과 시간
  - b) 약물의 종류
- 2) 과거력
  - a) 기저질환
    - (1) 심혈관계 질환
    - (2) 신경계 질환
    - (3) 약물 남용, 재활, 회복
    - (4) 정신질환: 우울증, 자살시도 경험, 야뇨증
  - b) 약물
  - c) 알레르기

b. 객관적 자료 수집
- 1) 신체 사정
  - a) 전반적 외모
    - (1) 의식 수준, 행동, 정서: 명료에서 혼돈 상태, 기면에서 혼수상태로 변화; 진행속도가 빠르고 항콜린성 작용으로 인한 발작
    - (2) 저혈압
    - (3) 심정지 가능성 있는지
    - (4) 심각한 정도의 고통/불편함
  - b) 시진
    - (1) 모니터 상 심 부정맥
      - (a) 동성 빈맥: 민감성이 높고, 초기 독성 지표
      - (b) 조기 심실 수축(PVCs)
      - (c) 상실상 빈맥(SVT)
      - (d) 심실 빈맥(VT)
      - (e) QRS 군 확장
    - (2) 미세한 떨림(tremors)
  - c) 청진
    - (1) 장음: 감소
- 2) 진단적 절차
  - a) 혈청 및 요 독성 검사(serum and urine toxicology)
  - b) 심장효소검사(cardicac enzymes)
  - c) 혈청 화학검사(serum chemistries)
  - d) 동맥혈가스검사(arterial blood gas, ABGs)
  - e) 요검사: 마이오글로블린(myoglobin); 가임기 여성에서 임신반응 검사
  - f) 심전도(ECG)
    - (1) 연장된 PR 간격
    - (2) QRS 군 확장
    - (3) QT 연장
    - (4) ST 분절 하강
    - (5) 방실(AV) 전도 장애

2. 분석: 감별 간호 진단/협력적 문제

a. 중독의 위험

b. 자살의 위험

c. 비효과적인 기도청결

d. 심박출량 감소의 위험

3. 계획과 수행/중재

a. 기도 유지, 호흡, 순환(1장 참조)

b. 처방된 산소 공급
- 1) 둔감한 환자에게 인공호흡기 적용
- 2) 고용량 산소

c. 정질액/약물 투여를 위한 정맥로 확보

d. 의학적 중재를 위한 준비/지원
- 1) 상급 기도관리
  - a) 빠른 연속 기도 삽관법(RSI)
  - b) 비강 또는 구강의 기도삽관
  - c) 성문외 기도기(supraglottic airway), 후두마스크 기도기(LMA), 식도-기관 콤비튜브(esophageal-tracheal Combi-tube), 킹(King)
  - d) 수술적 기도(예 윤상갑상연골절개술)
- 2) 처방된 위관 삽입
  - a) 위 세척: 논란의 여지가 있으며, 증상이 빠르게 나타날 경우 효과적이며 섭취 후 1.5~2 시간 이내에 시행
- 3) 심장과 맥박 산소 측정기 모니터링
- 4) 초기 발작 예방
- 5) 가능한 입원 지원: 최소 6시간 동안은 심전도 모니터
- 6) 자살 가능성이 있는 경우 정신과 상담 의뢰

e. 처방에 따른 약물 투여
  1) 빠른 연속 기도 삽관법(RSI) 전 투약: 진정제, 진통제, 신경근 차단제
  2) 하제를 동반한 또는 동반하지 않은 활성탄 투여
  3) 중탄산 나트륨: QRS 군 확대, 발작 후 이차적으로 나타나는 산성증
  4) 벤조디아제핀 계(Benzodiazepines): 발작 조절
  5) 노르에피네프린(Levophed): 저혈압

4. 평가와 지속적 감시

a. 기도 유지
b. 혈역학적 상태
c. 의식 수준과 발작 유무
d. 맥박과 리듬
e. 호흡 및 산소포화도
f. 섭취량 및 배설량

19장
정신/심리사회 응급
Psychiatric/Psychosocial Emergencies

Jaime V. Pitner, MSN, RN, MICP, CEN, RHC

주요 주제

전반적 전략
- 안전
- 사정
- 분석: 감별 간호진단/협력적 문제
- 계획과 수행/중재
- 평가와 지속적 감시
- 중재와 환자반응 기록
- 나이와 관련된 고려사항

특정 심리사회 응급
- 불안과 공황반응(Anxiety and Panic Reactions)
- 조울증(Bipolar Disorder)
- 우울(Depression)
- 식이장애(Eating Disorders)
- 슬픔(Grief)
- 살인 또는 폭력적 행동(Homicidal or Violent Behavior)
- 비효과적인 대응과 상황적 위기(Ineffective Coping and Situational Crisis)
- 정신병적 행동(Psychotic, or Brief Psychotic, Behavior)
- 자살 또는 자살행동(Suicide or Suicidal Behavior)

I. 전반적 전략 General Strategy

A. 안전 (SAFETY)

1. 환자를 위해 안전하고 모니터링되고, 자신이나 다른 사람을 해칠 도구가 없는 환경을 제공
2. 정신과적 검사에 앞서 환자의 내과적 요구를 확인

B. 사정 (ASSESSMENT)

1. 일차, 이차 사정/소생술(1장 참조)
2. 초점 사정

a. 주관적 자료 수집
1) 현병력/주호소: 환자와 가족의 관점
a) 행동변화
b) 육체적 증상
c) 환각 또는 사고장애
d) 자신이나 타인을 해칠 생각
e) 촉진요인
f) 손상기전과 손상시간
(1) 비의도적
(2) 의도적
g) 증상을 감소하기 위한 노력
(1) 약물
(a) 처방약물
(b) 불법마약
(c) 알코올 사용
(d) 일반판매약/허브
2) 과거력
a) 기저질환(특히 신경학적 기능, 정신상태에 영향을 주는)
(1) 당뇨
(2) 알코올중독/약물의존
(a) 최근 사용
(b) 최근/과거 금단 경험: 발작 또는 진전 섬망증
(3) Guillain-Barre 증후군, 다발성 경화증, 근위축성 측색 경화증과 같은 중추신경계 질환
(4) 정신과적 과거력
b) 머리 외상
c) 이전의 비슷한 사건
d) 이전의 병원입원: 장애의 빈도와 만성성(chronicity) 확인

e) 약물 및(또는) 알콜 사용/남용
f) 마지막 정상 월경 기간: 가임기 여성 환자
g) 현재 복용 약물
(1) 처방약물
(a) 향정신제
(b) 항경련제
(c) 저혈당제
(2) 일반판매약/허브
h) 알레르기
i) 예방접종 상태
3) 정신/사회/환경 요인
a) 정신질환의 가족력
b) 생화학 불균형
c) 최근의 개인적 어려움
d) 사회적 지지체계 부족
(1) 가족 관계의 균열, 최근의 관계 손상/위기
(2) 범죄조직 회원
(3) 사회적 관계의 분열
e) 지식부족과 지역사회 지지체계, 재활 서비스 가용성
f) 조절 상실/폭력
(1) 가능한/실제 폭행, 학대, 연인 또는 배우자 폭행(3장, 30장 참조)
g) 공포
h) 죄책감 또는 분노
i) 자기이미지 또는 자존감의 저하
j) 건강하지 못한 직장생활
k) 영적가치
l) 문화적 영향

b. 객관적 자료수집
1) 전반적 외모
a) 의식수준, 행동, 정서
b) 활력징후
c) 걸음걸이
d) 위생, 냄새
e) 고통/불편감의 정도, 통증(얼굴 표정)
2) 시진
a) 근긴장 이상의 증거가 될 수 있는 경련 또는 떨림
b) 동공: 크기, 반응
c) 조절과 움직임
d) 뚜렷한 손상
3) 청진
a) 호흡음
b) 심장음
c) 장음
4) 촉진/타진
a) 사지의 관절운동범위
b) 심부건 반사
c) 압통의 부위

3. 진단적 절차

a. 검사실 검사
1) 전혈구계산검사(complete blood count, CBC) 및 감별계산
2) 혈당(glucose), 혈액요소질소(BUN), 크레아티닌(Creatinine)을 포함한 혈청 화학검사(serum chemistries)
3) 혈청 및 요 독성 검사(serum and urine toxicology), 치료적 약물 수준
4) 갑상선기능검사(thyroid function test)
5) 간기능 검사(liver function test)
6) 요검사(urinalysis); 가임기 여성 환자인 경우 임신 반응 검사

b. 영상검사
1) 머리 컴퓨터단층촬영

c. 기타
1) 12리드 심전도

C. 분석: 감별 간호진단/협력적 문제
(ANALYSIS: DIFFERENTIAL NURSING DIAGNOSES/COLLABORATIVE PROBLEMS)

1. **불안** (Anxiety)
2. **언어적 의사소통 장애** (Impaired verbal communication)
3. **비효과적 대처** (Ineffective coping)
4. **만성적/상황적 자존감 저하** (Chronic/situational low self-esteem)
5. **가족과정 손상** (Interrupted family processes)
6. **수면양상 장애** (Disturbed sleep patterns)
7. **감각지각 장애** (Disturbed sensory perception)
8. **사고과정 장애** (Disturbed thought processes)
9. **영양불균형: 신체 요구량보다 적음** (Imbalanced nutrition: less than body requirements)
10. **기능이상 슬픔** (Dysfunctional grieving)
11. **자살의 위험** (Risk for suicide)
12. **타인/자신에 대한 폭력의 위험** (Risk for other-directed/self-directed violence)
13. **지식부족** (Deficient knowledge)

D. 계획과 수행/중재 (PLANNING AND IMPLEMENTATION/INTERVENTIONS)

1. 치료의 우선순위 확인

a. 기도, 호흡, 순환 유지(1장 참조)
b. 처방된 산소 공급
c. 정질액/혈액제제/약물 투여를 위한 정맥로 확보
d. 장비와 물품 확보 및 준비
e. 의학적 중재 준비 및 지원
f. 처방에 따른 약물 투여

2. 불안/걱정 완화

a. 심호흡과 점진적인 근육이완 교육 제공

3. 지지적이라면 환자와 가족이 함께 있도록 허용

4. 환자/가족 교육

E. 평가와 지속적 감시 (EVALUATION AND ONGOING MONITORING)

1. 처방에 따른 지속적인 감시와 치료
2. 환자 반응/결과 감시, 적절하게 간호계획을 수정
3. 긍정적인 환자결과가 나타나지 않으면 사정 및(또는) 간호계획을 재평가

F. 중재와 환자반응 기록 (DOCUMENTATION OF INTERVENTIONS AND PATIENT RESPONSE)

G. 나이와 관련된 고려사항 (AGE-RELATED CONSIDERATIONS)

1. 소아

a. 성장 또는 발달관련
1) 적절한 행동은 나이에 따라 다양
2) 많은 질환들은 특정나이에 따라 발현; 다른 것들은 모든 나이에 따라 또는 나이의 다양한 시기에 발생

b. 주요점
1) 아동의 행동이 비정상인지 또는 그저 인생의 발달적 도전에 대한 정상적 적응단계의 부분인지 확인하기가 어렵다. 행동이 개인, 가족, 또는 사회적 적응을 심각하게 저해 한다면 정상에서 벗어난 것이며 주의를 요한다.
2) 많은 아동과 청소년들은 감정을 표현하기 위해서 행동화에 의존한다. 이러한 상황은 행동이 사회적으로나 문화적으로 받아들여지지 않을 때 문제를 나타낼 수 있다. 이러한 아동들이나 청소년들은 경찰, 학교, 가족에 의해 왔을 때 응급과 직원의 주의를 받을 수 있다.

2. 노인

a. 노화 관련
1) 건강저하가 원인이 될 수 있음
2) 치매와 알츠하이머 질환
3) 가장 흔한 문제는 우울, 자살 가능성, 의심, 변화된 지각, 불안, 상황적 위기, 수면양상 방해를 포함

b. 주요점
1) 사정은 약물/알코올 남용, 자살 위험의 확인을 포함해야 함
2) 처방된 약물요법과 용량 일정에 대한 철저한 사정: 일정 약물은 우울을 일으킬 수 있음(예 propranolol[Inderal], chloral hydrate, digitalis, corticosteroids, sulfonamides)
3) 평가는 정신건강 징후의 기질적 원인을 배제해야 함
4) 중장년층에서 자주 보여지는 사회경제적 스트레스와 개인적 손실은 정서장애를 촉발할 수 있음

II. 특정 심리사회 응급 Specific Psychosocial Emergencies

A. 불안과 공황반응 (ANXIETY AND PANIC REACTIONS)

응급실에 오는 모든 환자는 어느 정도의 스트레스와 불안을 경험한다고 가정해야 한다. 스트레스 감소 중재는 증상을 감소시키고 임상결과를 향상시키기 위해 치료기준으로서 적용되야 한다. 불안은 상황적 사건으로서 야기될 수 있거나 비효과적 대응 기술로 인한 만성적 반응일 수 있다. 불안은 투쟁도피 스트레스 반응을 시작한다. 내과적 응급, 치료 또는 건강상태와 관련된 스트레스는 종종 부수적인 불안과 관련된다. 불안의 경도에서 심각한 정도까지 나타나며 가벼운 불편감에서 기능적 저하를 나타내는 공황반응을 포함한다. 불안은 모호한 불편감에서 임박한 재해 또는 죽음의 느낌에 이르는 개인의 주관적 경험이다. 미국 성인의 대략 18%가 불안장애를 가지고 있다. 범불안장애(general anxiety disorder, GAD)는 6개월 동안 증상을 보이고 극도의 걱정을 하는 것으로 정의된다. 불안은 자신, 자존감, 정체성 위협의 결과로 발생하며 알고 있는 또는 상상한 위협에 대한 걱정으로 나타날 수 있다. 극도의 노력이 상황적 위기에 대응해 필요할 때; 또는 흡입된 베타작용제, 암페타민, 알코올, 진정제 같은 의원성 물질, 자극제의 사용으로 불안은 발달 변화 동안 고조될 수 있다. 공황장애는 공황 발작으로 알려진 공포의 갑작스럽고 만성적 발작과 함께 보여진다. 공황발작은 조절의 상실, 죽음, 또는 실제 위험이 존재하지 않을 때 재앙에 대한 공포이다. 환자들은 심박동수 증가, 호흡곤란, 어지럼증, 힘이 없음, 지각이상, 그리고 가슴이나 복부 통증을 포함하는 신체반응을 보일 수 있다.

1. 사정

a. 주관적 자료수집

1) 현병력/손상/ 주호소 [표 19-1]
   a) 이전의 사건
   b) 촉진요인
   c) 환자에 의해 행해진 유익한 조치
   d) 기질성 질환과 불안장애의 가족력
   e) 발달주기 동안의 발생
      (1) 아동: 부모와의 분리
      (2) 청소년: 극단적 동료압력, 지각된 실연, 성취의 실패
      (3) 성인: 중년 위기, 결혼, 이혼, 폐경, 목표성취 실패
      (5) 노인: 가족과의 이별, 가정의 소실, 증가된 의존, 친구의 죽음
   f) 통증 또는 기능의 장애를 초래하는 신체적 질병
   g) 뇌졸중, 청력손상, 시력손상, 언어능력 손상으로 인한 의사소통 능력 장애
   h) 이전에 사용했던 대처방법의 비효율성
   i) 건강의 급성변화
   j) 가능한 자원에 대한 지식부족
   k) 학대와 관련된 부적절한 부모대응(3장 참조)
   l) 최근의 삶의 변화(예 직업, 관계, 책임)
   m) 수면장애
   n) 분노를 초래하는 사건
   o) 위협에 대한 수동성
   p) 심장발작 또는 질식을 포함한 임박한 죽음에 대한 느낌
   q) 성교통, 성욕저하, 발기부전을 포함한 성기능장애
2) 과거력
   a) 기저질환
      (1) 불안장애
      (2) 전환장애
      (3) 외상 후 스트레스 장애
   b) 공포증
   c) 과호흡 증후군
   d) 약물남용
   e) 약물
   f) 알레르기
   g) 예방접종 상태

표 19-1 불안 정도와 특징

Level	특징
Level Ⅰ	가벼운 상태: 환자는 다양한 환경 자극을 앎; 문제 해결 가능; 정보이해 가능; 통찰력 있음; 활력징후는 약간 상승
Level Ⅱ	중간 상태: 환자는 환경자극을 알지만 즉각적인 문제에 초점을 맞춤; 우려 표명; 간호사와 협조; 지시나 설명을 따름; 신체반응 약간 상승(예 얼굴경련, 입술떨림)
Level Ⅲ	심한 불안 상태: 환자는 세부사항에 초점을 맞춤; 전체상황을 파악하지 않음; 다양한 자극에 반응; 우선순위 이벤트에 초점을 둘 수 없음; 스타틀 반응을 나타냄; 퇴보하는 행동, 불안, 동요, 불면 나타냄; 지시를 따르기 어렵고 지시를 계속 질문; 높은 어조, 음높이, 속도; 지속되는, 의미있는 의사소통의 어려움; 저하된 정리능력; 문제해결을 타인에게 의지; 감소된 눈 마주침
Level Ⅳ	공황 불안 상태: 환자는 문제해결을 못하거나 논리적으로 생각할 수 없음; 지각의 장애 때문에 안전 조치가 필요; 공포에 떨고, 내향적, 무심함을 나타냄; 극심한 신경과민, 불안 또는 의미없는 행동을 보임; 환경적 상황으로부터 분리; 자신에게 완전히 몰두함; 의사소통하지 않을 수 있음; 자극을 잘못 해석하고 타인과 대화; 숨가쁨; 저하된 운동협응을 보임; 창백한 피부와 점막; 근육경축; 성격분열을 경험할 수 있음

b. 객관적 자료수집

1) 신체검진 [표 19-1]
   a) 전반적 외모
      (1) 의식수준, 행동, 정서: 흥분, 과각성
      (2) 빈맥, 고혈압, 과호흡
      (3) 증가된 체온
      (4) 보통에서 심각한 고통/불편감
   b) 시진
      (1) 동공확장
      (2) 안검하수(윗눈꺼풀의 처짐)는 근육피로, 안구운동 신경 기능장애, 만성 눈꺼풀 부종에 의해 나타날 수 있음
      (3) 피부 모발의 섬
      (4) 안구진탕증: 반고리관의 자극, 눈귀 반사, 대뇌피질 기능에 의한 눈 움직임
      (5) 떨림: 긴장된 근육계
      (6) 스타틀반응(startle reaction)
      (7) 서성거림
      (8) 모니터 상 심장 부정맥: 조기 전위
   c) 청진
      (1) 호읍음: 정상
      (2) 장음: 정상에서 과운동
      (3) 심장음: 빈맥

d) 촉진/타진
(1) 증가된 반사 반응, 서투른 움직임
(2) 복부 팽만: 교감신경계 자극
(3) 차고 축축한 피부
2) 진단적 절차
a) 전혈구계산검사(complete blood count, CBC) 및 감별계산
b) 혈청 화학검사(serum chemistries)
c) 혈청 및 요 독성 검사(serum and urine toxicology)
d) 심전도(ECG)

2. 분석: 감별 간호진단/협력적 문제

a. 불안/두려움(Anxiety/fear)
b. 가스교환 장애(Impaired gas exchange)
c. 언어적 의사소통 장애(Impaired verbal communication)
d. 비효과적 개인 또는 가족 대처(Ineffective individual or family coping)
e. 상해의 위험(Risk for injury)
f. 지식부족(Deficient knowledge)
g. 사고과정 장애(Disturbed thought processes)

3. 계획과 수행/중재

a. 기도, 호흡, 순환 유지(1장 참조)
b. 처방된 산소 공급
1) 환자가 과환기 시 기질적 원인을 배제한 후 천천히, 횡격막 호흡을 격려하고 이완요법을 적용, 산소 공급없이 종이백 재호흡 또는 얼굴 산소마스크를 적용하는 등의 테크닉을 사용하지 말아야 함. 이러한 것들은 급성심근경색증, 폐색전, 기흉과 같은 것들로 인해 환자의 사망과 관련됨
c. 필요시 정질액/약물 투여를 위한 정맥로 확보
d. 의학적 중재 준비 및 지원
1) 심장모니터, 맥박산소측정 시작
2) 신뢰 관계를 형성
a) 환자에게 자기소개, 역할 설명
b) 환자의 불안을 인식하고 안심시킴으로써 수용과 자존감을 향상시킴
c) 안전과 보안을 제공
3) 침착한 태도로 대화
a) 간단하고 이해될 수 있는 용어로 모든 절차를 설명
b) 수용적인 태도로 전달
4) 지시적 심상요법, 근육이완, 심호흡을 이용하고 치료적 의사소통을 이용한 스트레스 감소 기술을 이용
5) 불안의 원인과 결과를 인지하는데 있어 환자를 도움
6) 문제해결 과정을 시작하는데 있어 초점을 다시 맞추도록 환자를 안내
a) 환자의 감정표현을 도움
b) 현실적 지각을 강조
7) 문제해결 활동을 하는 환자를 도움
a) 촉발사건을 확인
b) 문제해결을 위해 이미 취해진 조치를 확인
c) 평상시 대응 기법을 확인
8) 가능한 옵션을 확인
a) 가장 바람직한 옵션을 선택
b) 직접적 도움을 제공
c) 환자에 의한 적절한 문제해결에 대해 긍정적으로 말하고 구두로 인정
9) 공포를 확인하고 공포를 완화시키는 수단을 찾는데 있어 환자를 도움
10) 중독과 외상과 관련된 손상 가능성이 있으면 위기 사정, 자살위험 사정에 의뢰
11) 면밀히 관찰되어질 수 있는 곳에 환자 배치
12) 사고과정이 변하면 현실에 환자를 맞춤; 판단이 흐려졌는지 확인하기 위해 정신과적 평가를 위한 의뢰; 적절하고 안전한 퇴원 배치를 위해 도움
13) 급성 불안단계가 줄어들 때 까지 퇴원이 적절한지 지지적 환경이 필요한지를 확인하기 위해 건강관리 팀과 함께 일함
e. 처방에 따른 약물 투여
1) 항불안제
a) Diazepam(Valium): 장기 작용
b) Chlordiazepoxide(Librium): 중간 작용
c) Lorazepam(Ativan): 단기 작용
2) 항공황제
a) Clonazepam(Klonopin)
f. 환자/가족 교육
1) 환자가 건강유지에 변화가 온다면 장애의 종류를 파악하고 적절한 후속조치를 위해 의뢰
2) 지식부족의 정도를 확인하고 최신정보를 제공
3) 환자의 근원적 문제에 따라 적절한 금주모임, 상담서비스, 사회지지서비스, 지역사회 정신건강센터, 위기중재 상담전화 같은 지역사회 자원에 의뢰
4) 환자가 육아를 힘들어하면 그 심각도를 확인하고 적절한 서비스에 의뢰: 가족 상담센터, 지역사회 지원활동 서비스, 정부 아동보호 서비스
5) 수면장애가 있으면 수면위생 조치를 교육; 처방된 약물에 관해 의사와 상의
6) 처방된 약물의 적절한 사용에 대해 환자를 교육

4. 평가와 지속적 감시

a. 불안수준을 감소
b. 혈류역학 상태
c. 호흡음과 맥박산소측정
d. 심장박동수와 리듬

B. 조울증 (BIPOLAR DISORDER)

조울증 또는 양극성 정동장애는 행복감과 우울의 기간을 번갈아가면서 나타내는 것으로 특징지어진다. 감정은 기분 변화가 몇 분, 몇 시간 또는 며칠 내에 발생하기도 하고 사건들 사이에 긴 안정기를 가지기도 하는 등 예측이 어렵고 불안정하다. 조증상태에서 환자는 행복감에 빠질 수 있으며 과하게 사교적이고 또는 성적으로 부적절할 수 있다. 생각의 장애는 사고비약, 과장과 함께 나타날 수 있다. 과대환청이 나타날 수도 있으며 사고의 미묘한 장애는 부족한 사회적 판단, 과장된 자존감 그리고 오만으로 증명될 수 있다. 환자는 스트레스 받을 때 안절부절 못하고 적대적이며 편집증적일 수 있다. 기이한 행동이 대담한 행동, 충동적인 행동, 혼란한 활동과 함께 보여질 수 있다. 보통 조울증의 가족력이 있으며 반복적인 주기가 있다. 항우울치료, 약물남용, 기질적 문제가 조증을 촉발할 수 있다. 조울증을 가진 임신여성 환자는 산후 정신병으로 발전할 위험이 있다. 조울증 환자는 약물, 치료와 함께 병전 기능으로 돌아간다.

1. 사정

a. 주관적 자료수집
1) 현병력/손상/주호소
a) 이전의 조증, 또는 우울증상
b) 환자가 아주 적은 수면을 필요로 하는 느낌을 가진 수면패턴 장애
c) 2주 동안에 빠른 증상발현
d) 불안정한 감정; 희열과 우울
e) 처방된 약물요법 불이행(예 lithium, divalproex sodium[Tegretol], clonazepam[Klonopin])
2) 과거력
a) 기저질환
(1) 조증과 우울의 반복되는 주기
(2) 감염
(3) 내분비 질환
(4) 종양질환
b) 약물 및(또는) 알코올 남용
c) 약물
d) 알레르기
e) 예방접종 상태

b. 객관적 자료수집
1) 신체검진
a) 전반적 외모
(1) 의식수준, 행동, 정서: 환각, 사고비약; 슬픔
(2) 위생: 안좋음, 단정하지 못한 외모 또는 과장된, 밝은 옷
(3) 중정도에서 심각한 고통/불편감
b) 시진
(1) 빠르고 병적인 수다, 또는 낮고 우울한 언어패턴
(2) 언어의 과장된 내용 또는 단조로운 목소리
(3) 온전한 지적능력
(4) 과다활동/활동저하
2) 진단적 절차
a) 전혈구계산검사(complete blood count, CBC) 및 감별계산
b) 적혈구침강속도(erythrocyte sedimentation rate, ESR)
c) 혈당(glucose), 혈액요소질소(BUN), 크레아티닌(creatinine)을 포함한 혈청 화학검사(serum chemistries)
d) 혈청 및 요 독성 검사(serum and urine toxicology) 와 약물 수준
e) 혈청 알콜 농도(serum alcohol level)
f) 갑상선기능검사(thyroid function test)
g) 요검사; 가임기 여성 환자의 임신검사
h) 심전도(ECG)

2. 분석: 감별 간호진단/협력적 문제

a. 사고과정 장애 (Disturbed thought processes)
b. 상해의 위험 (Risk for injury)
c. 감각지각 장애: 시각 또는 청각 (Disturbed sensory perception: visual or auditory)
d. 비효과적 대처 (Ineffective coping)
e. 불이행 (Noncompliance)

3. 계획과 수행/중재

a. 기도, 호흡, 순환 유지(1장 참조)
b. 처방된 산소 공급
c. 필요시 정질액/약물 투여를 위한 정맥로 확보
d. 의학적 중재 준비 및 지원
1) 심장모니터, 맥박산소측정 시작
2) 환자가 망상성이면 사고장애를 알게 하고 현실에 맞춤

3) 필요시, 지속적인 관찰을 위해 기관정책에 따라 억제대로 안전 제공
4) 정신적 행동의 결과로 지속된 손상을 치료
5) 부드럽게 말함으로써 환자를 진정시키고 자극적 환경으로부터 떨어지게 함
6) 환자나 타인에게 손상을 끼칠 수 있는 모든 물건들을 제거
7) 영양실조로 인해 나타난 내과적 문제 치료(예 탈수, 전해질 불균형)
8) 환자의 판단이 조증 또는 우울로 인한 거라면 적은 자극이 있는 곳에 외부자극을 제거함으로써 보호; 환자는 항상 관찰되어져야 함
9) 지지적 환경에 적절히 배치하기 위해서 건강관리요원과 일함

e. 처방에 따른 약물 투여
1) 리튬(lithium)
2) 항경련제
3) 항정신성 약물
4) 항불안제

f. 환자/가족 교육
1) 환자의 사정을 위해 위기중재 간호사 또는 정신과의사에게 의뢰
2) 처방된 약물 복용의 중요성에 대해 환자에게 교육

4. 평가와 지속적 감시

a. 혈류역학 상태
b. 심박동수 리듬

C. 우울 (DEPRESSION)

우울은 활동과 흥미수준의 변화로 나타나는 신체적인 변화와 종종 부정적인 자아개념을 동반하는 기분의 특정한 변화로 이뤄진다. 우울은 다음 특징들의 최소 다섯 가지가 2주 동안 지속될 때 의심된다: (1) 평상 시 활동에 대한 흥미상실, (2) 우울한 기분, (3) 체중변화와 함께 식욕증가 또는 저하, (4) 불면 또는 과수면 (5) 피로 (6) 정신운동흥분 또는 지연, (7) 사고능력의 저하 (8) 반복되는 죽음의 생각, 또는 (9) 무가치한 느낌. 임상의 우울증 증상은 사별, 건강상태 또는 약물남용 같은 상황적 사건으로 발생할 수 있는 것과는 다르다.

1. 사정

a. 주관적 자료수집
1) 현병력/손상/주호소
a) 촉진요인
b) 활동과 사회적 관계에서 우울감정과 흥미상실
c) 피로과 불면 또는 과다수면
d) 신체적 불편감
(1) 요통
(2) 피로
(3) 두통
e) 체중변화: 저하 또는 증가
f) 정신운동흥분 또는 지연
g) 집중의 어려움
h) 반복되는 죽음과 자살의 생각
i) 무가치한 느낌
j) 약물남용, 알코올, 처방, 또는 일반판매약 사용의 증가
k) 상황적 위기
(1) 최근의 분만(산후 우울증)
(2) 가족 또는 지지체계의 상실
(3) 급성 건강 변화
(4) 장기간 치료요법의 끊임없는 압박으로 인한 만성 질환
(5) 역할수행, 직업적 상태, 및 권력(power base)의 변화
(6) 영적 또는 문화적 배경으로부터 분리
l) 발달 주기 동안 발생
(1) 아동은 과다행동, 야뇨증, 또는 퇴행행동을 나타낼 수 있음
(2) 청소년은 외상과 관련된 손상 또는 비행의 결과로 나타날 수 있음; 냉소적이거나 분리, 화, 적대, 환멸, 외로움을 느낄 수 있음; 문란한 성행위, 행동화, 알코올과 약물남용이 있을 수 있음
(3) 노인을 포함해서 성인은 청소년과 비슷한 증상을 가질 수 있음; 위생상태가 떨어질수 있으며 사회적 활동에서 흥미를 잃거나 성적활동의 저하, 집중을 못할 수 있음
m) 독성물질 섭취(18장 참조)
2) 과거력
a) 기저질환
(1) 우울의 가족력을 포함한 우울증
(2) 장기적이고 고통스러운 치료요법을 필요로 하거나 치료법이 알려져 있지 않은 질병
b) 쇠약/만성통증을 야기하는 손상
c) 약물
d) 알레르기
e) 예방접종 상태

b. 객관적 자료수집
1) 신체검진
a) 전반적 외모
(1) 의식수준, 행동, 정서: 조용하고 내성적인 태도, 제한된 감정(제한된 감정표현), 불쾌기분

(2) 느린 걸음걸이
(3) 단정하기 못한, 저하된 위생상태
(4) 중정도에서 심각한 고통/불편감

b) 시진
(1) 울기
(2) 증가된/감소된 언어표현

c) 청진
(1) 호흡음: 정상
(2) 장음: 저하

2) 진단적 절차
a) 갑상선기능검사(thyroid function test)
b) 혈청 및 요 독성 검사(serum and urine toxicology)
c) 혈청 알콜 농도(serum alcohol level)
d) 요검사(urinalysis); 가임기 여성 환자의 임신검사
e) 뇌 컴퓨터단층촬영 또는 자기공명영상
f) 심전도(ECG)

2. 분석: 감별 간호진단/협력적 문제

a. 언어적 의사소통 장애 (Impaired verbal communication)
b. 비효과적 대처 (Ineffective coping)
c. 상해의 위험 (Risk for injury)
d. 지식부족 (Deficient knowledge)
e. 사고과정 장애 (Disturbed thought processes)

3. 계획과 수행/중재

a. 기도, 호흡, 순환 유지(1장 참조)
b. 처방된 산소 제공
c. 필요시 정질액/약물 투여를 위한 정맥로 확보
d. 의학적 중재 준비 및 지원
1) 심장모니터, 맥박산소측정 시작
2) 수용적인 태도를 전달
3) 감정을 알도록 환자를 격려
4) 우울의 원인과 결과를 인식하도록 환자를 도움
5) 환자를 안전하고 관찰 가능한 곳에 배치
6) 독성물질을 섭취했는지 확인 후 치료: 처방에 따른 활성탄, 위세척
7) 자살위험의 위기평가를 위한 의뢰(자살 또는 자살행동 참조)
8) 전반적으로 손상된 건강을 위해 환자가 손상의 종류를 파악하고 생활방식에서 필요한 수정을 할 수 있도록 도움
9) 영적믿음이나 지지체계가 감정에 영향을 줄 수 있는지 파악
10) 사고과정이 변했으면 현실을 인지시켜줌
11) 퇴원이 적절한지, 우울의 급성단계가 약해질 때까지 지지체계가 필요한지 확인하기 위해 건강관리팀과 일함

e. 처방에 따른 약물 투여
f. 환자/가족 교육
1) 영양과다가 있으면 체중조절과 행동변화를 위해 지역사회 프로그램에 의뢰
2) 지식부족의 정도를 확인하고 최신 정보를 제공
3) 알코올 의존을 위한 금주모임, 육아 어려움을 위한 정부 가족 보호서비스 또는 가족상담서비스, 경제적 어려움, 사회적 고립을 위한 사회지지체계 서비스, 자기개념의 장애를 위한 상담, 급성 고통을 위한 위기중재 핫라인 같은 지역사회 자원에 의뢰
4) 처방 약물에 관해 정신과 전문의/의사와 상의하고 처방 약물의 적절한 사용에 대해 환자를 교육
5) 환자가 현지인이 아니면 문화원(cultural center)에 의뢰하고 환자가 요구하면 종교적 상담을 의뢰

4. 평가와 지속적 감시

a. 우울증의 호전
b. 혈류역학 모니터
c. 호흡음과 산소맥박 측정
d. 심박동수와 리듬

D. 식이장애 (EATING DISORDERS)

식이장애(eating disorders)는 보통 응급으로 여겨지지 않지만 심리장애 중 가장 높은 사망률을 보인다. 식이장애를 가진 환자는 그들이 진단받기 전에 흔히 응급상태에 다다른다. 여성은 모든 식이장애 입원의 88%를 차지한다. 입원환자의 진단은 불특정(39%), 신경성 식욕부진(34%), 신경성 식욕항진(21%), 이식증(6%), 정신성구토(2%) 등이 있다. 모든 식이장애 입원의 거의 절반은 19~45세의 나이에 발생한다. 이 질환의 신체적 결과는 탈수, 영양학적 결핍, 전해질 불균형, 심부정맥을 포함할 수 있다. 이러한 환자들은 중환자실에 입원이 필요할 수 있다. 이차적 진단은 급성 간 또는 신부전(4%)을 포함할 수 있다. 저체중, 무월경, 노란 피부(과카로틴혈증), 근육약화, 변비, 사지의 차가운 피부, 탈수증상을 보이며 응급실에 내원하는 청소년 또는 성인여성 환자는 식이장애의 가능성을 사정해야 한다. 기분장애는 식이장애를 가진 입원 환자의 36%에서 주요 진단이다. 응급실에 오게 만드는 생리적 증상들에 따라 응급실에서의 즉각적인 케어가 이뤄져야 한다. 그러나 치료계획은 근본적인 원인으로서 식이장애를 고려해야 한다.

1. 사정

a. 주관적 자료수집
1) 현병력/주호소
a) 식욕과 체중변화

b) 운동패턴
c) 통증
d) 구토, 설사
2) 과거력
a) 기저질환
(1) 심리장애
(2) 신경성 식욕부진증/항진증
b) 약물 및(또는) 알코올 사용/남용
c) 설사약, 살 빼는 약 사용
d) 마지막 정상 월경기간: 가임기 여성 환자
e) 현재 복용 약물
(1) 처방 약물
(2) 일반판매약/허브
f) 알레르기
g) 예방접종 상태

b. 객관적 자료수집
1) 신체검진
a) 전반적 외모
(1) 의식수준, 행동, 정서: 우울증의 가능성
(2) 저혈압, 빈맥 또는 기립 가능성
(3) 중정도에서 심각한 고통/불편감
b) 시진
(1) 마름(thinness)
(2) 건조하고 잘 끊어지는 모발
(3) 노란 피부
(4) 치아 법랑질 부식
(5) 심장 부정맥
c) 촉진/타진
(1) 심부건 반사의 약화
(2) 차고 건조한 피부
(3) 피부 긴장감 저하
2) 진단적 절차
a) 전혈구계산검사(complete blood count, CBC) 및 감별계산
b) 혈당(glucose), 혈액요소질소(BUN), 크레아티닌(Creatinine)을 포함한 혈청 화학검사(serum chemistries)
(1) 저나트륨혈증
(2) 저혈당증
(3) 저칼륨혈증
(4) 저마그네슘혈증
(5) 혈액요소질소: 증가할 수 있음
c) 동맥혈가스검사(arterial blood gas , ABGs)
(1) 장기간의 구토와 관련된 대사성 알칼리증
(2) 설사약 남용과 관련된 대사성 산증
d) 적혈구침강속도(erythrocyte sedimentation rate, ESR): 증가 시 기질적 원인에 의할 수 있음
e) 혈청 및 요 독성 검사(serum and urine toxicology)
f) 요검사(urinalysis); 가임기 여성 환자의 임신검사
g) 갑상선기능검사(thyroid function test)
h) 심전도(ECG)

2. 분석: 감별 간호진단/협력적 문제

a. 영양불균형: 신체 요구량보다 적음 (Imbalanced nutrition: less than body requirements)
b. 상황적/만성 자존감 저하 (Situational/chronic low self-esteem)

3. 계획과 수행/중재

a. 기도, 호흡, 순환 유지(1장 참조)
b. 처방된 산소 제공
c. 정질액/약물 투여를 위한 정맥로 확보
d. 의학적 중재 준비 및 지원
1) 심장모니터, 맥박산소측정 시작
2) 심리상담 지원
3) 입원 지원
e. 처방에 따른 약물 투여
1) 전해질 보충
f. 환자/가족 교육
1) 영양학적으로 균형 잡힌 식단의 중요성

4. 평가와 지속적 감시

a. 혈류역학 상태
b. 심박동수와 리듬

E. 슬픔 (GRIEF)

급성 슬픔은 상실에 대한 정상적인 감정적 반응이다. 사망이 상실의 가장 중요한 종류이지만, 다른 종류의 상실로 건강, 신체기능, 신체부분, 정신건강, 자아상, 관계, 경제적 안정, 독립, 물질적 부, 그리고 주택의 변화가 있다. 응급실에서 슬픔은 타인이 목숨을 잃고 본인은 살아남은 환자나 사랑하는 사람의 갑작스런 죽음에 대처해야하는 가족에서 보여질 수 있다. 슬픔을 경험하는 사람이 누구인지와는 상관없이 수용, 상실의 이해 및 정서적 분리의 고통스러운 과정은 응급실에서 시작된다. 슬픔의 단계는 부정 또는 고립, 분노, 협상, 우울, 수용이다. 사람들은 항상 이 단계대로 슬픔을 경험하는 것은 아니다. 슬픔의 과정을 이해하는데 가이드로서 사용할 수 있다. 사람들은 매우 감정적이고 슬픔을 드러내어 표현할 수도 있고 슬픔을 내적으로 경험할 수 있다. 응급실 간호사는 환자가 슬픔을 어느 정도 표현해야 한다 또는 표현하지 않아야 한다는 것을 판단하지 않도록 주의해야 한다.

1. 사정

a. 주관적 자료수집

1) 현병력/손상/주호소
   a) 실제로 또는 위협받은 상실에 대해 파악
   b) 성공적, 비성공적으로 상황을 해결했던 시도나 방법 서술
   c) 신체적 불편감
      (1) 복부통증
      (2) 사망한 가족, 친구와 비슷한 모호한 증상
   d) 실신
2) 과거력
   a) 기저질환
      (1) 심장혈관 질환
      (2) 폐질환
   b) 약물
   c) 알레르기

b. 객관적 자료수집

1) 신체검진
   a) 전반적 외모
      (1) 의식수준, 행동, 정서: 불안, 위축
      (2) 빈호흡, 빈맥
      (3) 경미함에서 중정도의 고통/불편감
2) 진단적 절차
   a) 갑상선기능검사(thyroid function test)
   b) 혈청 및 요 독성 검사(serum and urine toxicology)
   c) 혈청 알콜 농도(serum alcohol level)
   d) 요검사(urinalysis); 가임기 여성 환자의 임신검사
   e) 심전도(ECG)

2. 분석: 감별 간호진단/협력적 문제

a. 예상된/기능장애성 (Anticipatory/dysfunctional grieving)

3. 계획과 수행/중재

a. 기도, 호흡, 순환 유지(1장 참조)

b. 처방된 산소 제공

c. 정질액/약물 투여를 위한 정맥로 확보

d. 의학적 중재 준비 및 지원

1) 심장모니터, 맥박산소측정 시작
2) 자신감을 나타내고 믿음있는 관계를 만들고, 서두르지 않는 시간 허용
3) 개인 방으로 안내
4) 걱정, 근심, 감정의 표현을 도움
5) 진행상황에 대한 최신 정보나 진행이 되지 않은 부분에 대한 주기적인 정보 제공; 모든 정보는 정직하고 배려하는 태도로 전달해야 함
6) 필요시 슬픔을 경험하는 개인을 돕고 지지, 함께해주기 위해 병원 건강관리 팀요원(예 사회복지사, 성직자, 정신과 전문간호사, 정신건강 간호 팀멤버) 이용
7) 생존자가 어려움을 이겨내고 예상되는 슬픔에 준비하는 것을 돕고 지속적인 지지를 제공하기 위해 사회 네트워크(가족, 친구, 성직자 또는 영적 조언자)에 요청함
8) 생존자가 어려움을 이겨내고 예상된 사망이나 상실을 준비하도록 돕기 위해 "만약 ~라면 어떻게 될까요?" 상황을 제안
9) 임박한 상실과 그 의미에 관해 말하도록 생존자를 격려
10) 반응에 대해 적극적 경청
11) 모든 행동적 반응을 허용(예 부정, 호전된 상태에 대한 희망, 침묵); 말을 하도록 강요하지 않음
12) 생존자의 대처능력을 평가하고 대처능력에 대한 신뢰감을 표현
13) 사망이 일어났을 때
    a) 의사와 사망자의 이름을 언급하고 생존자 또는 가족에게 사망에 대해 알림
    b) 소생/사망에 대해 간단하고 이해 가능한 용어로 설명
    c) 사별을 한 대상자에게 정서적 지지; 종교적, 문화적 요구에 대해 인지
    d) 시신을 볼 수 있는 기회 제공(반복될 수 있음)
       (1) 사망자의 신체적인 외모 변형(외상에 의해 야기)에 대해 생존자들을 준비
       (2) 생존자와 함께 하되 사생활을 보호하기 위해 불필요하게 관심을 두지 않음
    e) 법적 관계자에게 사망을 보고
    f) 즉각적 행동을 필요로 하는 결정에 초점을 맞추도록 생존자를 도움
       (1) 장기 및 조직 기부
       (2) 가족이 원하면 부검
       (3) 사망자의 귀중품, 재산, 의복을 등록
       (4) 장례식장의 잠정적인 선택
    g) 특히 아동에게 사망에 대해 어떻게 말할지 연습하도록 생존자를 도움; "그가 또는 그녀가 사망했다"라고 강조
    h) 시간이 된다면 생존자가 작별을 고할 수 있게 도움

e. 처방에 따른 약물 투여

f. 환자/가족 교육

1) 4~6주 안에 적절한 후속조치(전화)를 시작하도록 적절한 의뢰를 하거나 가능하다면 생존자와 함께 계획
2) 필요에 따라 지역사회 기관에 의뢰

F. 살인 또는 폭력적 행동 (HOMICIDAL OR VIOLENT BEHAVIOR)

폭력은 두려움이나 원하는 목표를 성취하기 위한 분노의 행동화(acting out)이다. 폭력은 정신증, 반사회적 행동 또는 기질적 질환으로 나타날 수 있다. 폭력은 해치거나 파괴하려는 의도를 가진 사람 또는 사물에 대한 폭행으로 표현된다. 살인행동은 타인을 죽이려는 의도를 가진 폭력이다. 폭력 또는 살인 동안에 판단력의 상실과 함께 고도의 공황이 있을 수 있다. 폭력은 개인이 감정적으로 또는 신체적으로 공격당하는 느낌을 가질 때 가족의 보호 또는 자기보호의 방어기전으로 사용될 수 있다. 환자는 공격자 또는 피해자일 수 있다. 응급실에서 폭력적 행동은 증가하고 있으며, 폭력으로부터 의료진들과 환자를 보호하기 위해 조치를 취하는 것은 반드시 필요하다.

1. 사정

a. 주관적 자료수집
1) 현병력/손상/주호소
a) 촉진요인
b) 약물 및(또는) 알코올 사용/남용
c) 이전의 살인 또는 폭력행동
d) 자살 생각
e) 아동학대
f) 성적 생각과 공상에 대한 집착
g) 아동의 야뇨증, 방화, 동물학대, 싸움, 학교문제의 과거력
2) 과거력
a) 기저질환
(1) 정신병
(2) 기질병: 측두엽 간질
(3) 머리손상
b) 약물
c) 알레르기
d) 예방접종 상태

b. 객관적 자료수집
1) 신체검진
a) 전반적 외모
(1) 의식수준, 행동, 정서: 의식명료, 불안
(2) 빈맥, 고혈압
(3) 중정도에서 심각한 고통/불편감
b) 시진
(1) 가능한 뚜렷한 손상
(2) 피부색: 창백
(3) 심장부정맥: 조기심방수축
c) 촉진
(1) 피부 발한
2) 진단적 절차
a) 전혈구계산검사(complete blood count, CBC) 및 감별계산: 백혈구는 손상에 의해 조금 상승될 수 있음
b) 혈청 화학검사(serum chemistries): 칼륨은 손상에 의해 상승될 수 있음
c) 혈청 및 요 독성 검사(serum and urine toxicology)
d) 혈청 알콜 농도(serum alcohol level)
e) 심전도(ECG)

2. 분석: 감별 간호진단/협력적 문제

a. 비효과적 대처 (Ineffective coping)
b. 사고과정 장애 (Disturbed thought processes)
c. 자신/타인에 대한 폭력의 위험 (Risk for self-directed or other-directed violence)
d. 상해의 위험 (Risk for injury)
e. 불안/두려움 (Anxiety/fear)

3. 계획과 수행/중재

a. 기도, 호흡, 순환 유지(1장 참조)
b. 처방된 산소 제공
c. 필요시 정질액/약물 투여를 위한 정맥로 확보
d. 의학적 중재 준비 및 지원
1) 필요시 심장모니터, 맥박산소측정 시작
2) 폭력적인/살인한 대상자에게 중재하기 전에 자신과 타인의 안전 확보
3) 환자 손상 치료
4) 환자에게 감정을 인지하도록 격려
5) 비효과적 대응에 대한 원인과 결과, 가능한 해결방안을 찾도록 환자를 도움
6) 현실에 대해 환자를 인지시킴(시간, 장소, 사람)
7) 환자 또는 타인이 피해를 받을 수 있는, 사고과정이 변하면 환자를 지지적 환경에 두기 위해 건강관리 요원과 함께 일함
8) 타인을 해칠 수 있는 총기, 칼, 성냥, 또는 다른 도구를 제거함: 안전요원 또는 경찰을 이용
9) 기계적 구속과 함께 기관의 정책에 따라 환자를 제지함
10) 안전 환경을 제공; 가능한 환자를 타인과 떨어져 관찰할 수 있는 곳에 위치하게 함
11) 환자를 가두는 느낌이 들지 않게 문을 열어둠
12) 가족 절차가 변한다면 조사를 위해 정부 관계자에게 보고
13) 객관적으로 경청하며 개방된 의사소통을 도움
14) 역할수행, 개인 정체성, 자존감, 신체상, 건강향상을 위한 장애물에 관해 방향 제시

15) 영적 믿음과 지지체계가 현재상황에서 이용될 수 있는지 환자에게 결정하도록 도움
16) 환자가 요구하면 영적 지도자에게 연락

e. 처방에 따른 약물 투여
1) 향정신성 약물: Haloperidol(Haldol)

f. 환자/가족 교육
1) 정신상담자, 정신건강센터, 위기중재 핫라인을 포함하여 지역사회 자원에 의뢰
2) 환자가 경찰서에 구금중이면 정신 후속조치 케어를 주선

4. 예상되는 결과/평가

a. 의식수준
b. 혈류역학 상태
c. 호흡음과 맥박산소측정
d. 심박동수와 리듬

G. 비효과적인 대응과 상황적 위기 (INEFFECTIVE COPING AND SITUATIONAL CRISIS)

개인이 문제를 해결할 수 없거나 내적, 외적 스트레스를 겪을 때 비효과적 대응이 나타난다. 사건(event)은 예상하지 못한 결과를 초래하며 예상할 수도 있으며 예상하지 못할 수도 있다. 상황적 위기는 고조된 감정반응과 함께 쇼크로 종종 시작되고 기능의 상실로 이어지는데, 이는 피로와 소진을 야기할 수 있다. 상황적 위기는 과도한 알코올 섭취, 약물남용, 자살, 살인 또는 범죄행동을 포함하는 행동을 촉발할 수 있다. 위기를 겪는 개인은 상황에 의해 지나치게 압도되어 도움을 적절하게 사용할 수 없게 된다. 사회적 고립은 개인이 불안에 대응하는 시도의 결과로 나타날 수 있으며 질병의 악화동안 만성질환을 가진 환자에게 종종 나타난다.

1. 사정

a. 주관적 자료수집
1) 현병력/손상/주호소
a) 촉진요인 또는 기존의 기능수준 변화
b) 신체외모의 변화 또는 최근의 상실
c) 지속적 스트레스 또는 갑작스런, 최근의 스트레스
(1) 새로운 고용
(2) 새로운 지리적 위치로의 이동
(3) 잦은 질병 또는 사고
(4) 학교 또는 직장/가족의 요구
d) 환자 또는 가족의 성숙 위기(예 출산, 결혼, 퇴직)
e) 기분변화를 위한 약물복용
f) 비효과적인 또는 부적절한 대응전략에 의존
g) 자연재해
2) 과거력
a) 기저질환
(1) 폐질환
(2) 당뇨
(3) 심혈관계 질환
b) 약물 또는 알코올 사용/남용
c) 약물
d) 알레르기
e) 예방접종 상태

b. 객관적 자료수집
1) 신체검진
a) 전반적 외모
(1) 의식수준, 행동, 정서: 불안, 떨림, 긴장, 감정변화, 사고과정 변화
(2) 위생: 단정하지 않은 외모
(3) 중정도에서 심각한 고통/불편감
b) 시진
(1) 떨림
(2) 충동조절 감소
(3) 육체적 폭력 또는 자기파괴적 행동의 증거
2) 진단적 절차
a) 전혈구계산검사(complete blood count, CBC) 및 감별계산
b) 혈청 화학검사(serum chemistries)
c) 혈청 및 요 독성 검사(serum and urine toxicology)

2. 분석: 감별 간호진단/협력적 문제

a. 비효과적 개인 또는 가족의 대처 (Ineffective individual or family coping)
b. 상황적 자존감 저하 (Situational low self-esteem)
c. 사고과정 장애 (Disturbed thought processes)
d. 슬픔반응 장애 (Dysfunctional grieving)
e. 불안/두려움 (Anxiety/fear)
f. 비효과적 건강유지 (Ineffective health maintenance)

3. 계획과 수행/중재

a. 기도, 호흡, 순환 유지(1장 참조)
b. 처방된 산소 제공
c. 필요시 정질액/약물 투여를 위한 정맥로 확보
d. 의학적 중재 준비 및 지원
1) 심장모니터, 맥박산소측정 시작
2) 촉발사건을 찾기 위해 환자를 도움
3) 평소 대응방법과 함께 문제를 해결하기 위한 조치를 찾도록 환자를 도움

4) 현실적 선택을 찾고 명확히 하기 위해 환자를 도움
5) 문제해결 중재를 위한 우선순위를 구조화
6) 의사소통을 위한 시간과 기회를 제공하고 응급실에서 도움을 구하는 환자를 지지
7) 사고과정이 장애를 받으면 손상으로부터 환자를 보호

e. 처방에 따른 약물 투여

f. 환자/가족 교육
1) 금주모임, 상담서비스, 사회지지 서비스, 지역사회 또는 정신건강센터 같은 지역사회 자원에 의뢰
2) 현실적 간호계획을 확립하기 위해 정신건강케어 팀 또는 정신건강전문가, 사회복지사에게 환자를 의뢰

4. 평가와 지속적 감시

a. 감소된 불안, 긴장
b. 혈류역학 상태
c. 호흡음과 맥박산소측정
d. 심박동수와 리듬

H. 정신병적 행동 (PSYCHOTIC, OR BRIEF PSYCHOTIC, BEHAVIOR)

병리적 과정의 결과인 정신병적 행동은 왜곡된 지각, 사고혼란, 판단부족, 결정장애, 퇴행과 함께 급성이거나 만성일 수 있다. 징후는 감정, 행동, 지각, 사고영역에 나타난다. 기분은 무감정(flat affet)에서 행복감에 이를 수 있다. 나타난 행동은 행동화, 충동성, 정신운동 지연 또는 불안을 포함한다. 정신병적 행동은 착각, 환각, 이인증 같은 지각의 변화를 포함할 수 있다. 사고장애는 망상, 연상이완, 지리멸렬로 나타난다. 정신병은 기능적이거나 기질적일 수 있다. 기능적 종류는 조현병, 조증, 정신병적 우울, 그리고 단기 반응성 정신병을 포함한다. 기질적 정신병은 치매, 섬망, 그리고 독성약물 요인 정신병을 포함한다[표 19-2].

1. 사정

a. 주관적 자료수집
1) 현병력/손상/주호소
a) 조현병: 가족력과 45세 이전 발현
(1) 사회환경 또는 직장에서의 기능, 자기케어 능력의 저하를 포함하여 기이한 행동
(2) 망상
(3) 환청
(4) 편집증
b) 조증
(1) 이전의 사건
(2) 수면의 저하
(3) 증가된 육체적 활동
(4) 편집증이 있을 수 있음
(5) 충동적이고 대담한 행동
(6) 이상행복감
(7) 비현실적인 계획 또는 생각
c) 정신병성 우울
(1) 에너지와 즐거움의 저하
(2) 명령환각
(3) 불안
(4) 타인과 의사소통 부족
(5) 정신운동의 지연
(6) 자기돌봄 능력의 저하
d) 섬망(기질적 질환은 배제되야 함)
(1) 증상의 빠른 발현, 변동
(2) 초조, 불면, 악몽
(3) 문제에 대한 통찰력이 없으며 사고를 명료하게 하는데 어려움
(4) 기질의 변화
e) 치매
(1) 증상의 점진적인 발현
(2) 뚜렷한 성격변화
(3) 기억력 저하와 혼미
(4) 편집망상
(5) "sundowning": 아침에 의식이 또렷하나 밤에 악화
2) 과거력
a) 기저질환
(1) 알려진 정신질환
b) 약물/알코올 사용/남용
c) 약물
d) 알레르기
e) 예방접종 상태

b. 객관적 자료수집
1) 신체검진
a) 전반적 외모
(1) 의식수준, 행동, 정서: 불안, 환각
(2) 빈맥, 고혈압, 빈호흡
(3) 심각한 고통/불편감
b) 시진 [표 19-2]
2) 진단적 절차
a) 전혈구계산검사(complete blood count, CBC) 및 감별계산: 감염이 있으면 증가된 백혈구검사
b) 혈당(glucose), 혈액요소질소(BUN), 크레아티닌(creatinine)을 포함한 혈청 화학검사(serum chemistries)
c) 혈청 및 요 독성 검사(serum and urine toxicology)

표 19-2 정신장애

장애	특징
조현병	가족력; 45세 이전에 발현; 사회환경 또는 직장에서의 기능, 자기케어 능력의 저하를 포함하여 기이한 행동
조증	과대망상; 환청; 불안정하고 기쁨의 정동; 빠르고 유창한 말투; 성적인 생각과 말
정신병적 우울증	정신운동의 지연; 언어 결핍; 환청 또는 후각환각; 무질서한 사고; 죽음과 병적인 생각에 사로잡힘; 인지장애의 가능성
섬망	빠른 발현/오르내리는 과정; 촉각, 시각, 후각 환각; 시간, 장소, 사람에 대한 지남력장애; 기억 장애; 둔화 정동; 작화증; 기질적 원인을 가질 수 있음
치매	반복되는 말; 최근의 기억 저하와 지남력장애; 문제의 인식 부족; 지적 인지 장애

d) 요검사(urinalysis): 감염 시 백혈구 존재; 가임기 여성환자의 임신검사
e) 갑상선기능검사(thyroid function test)
f) 매독선별검사: Venereal Disease Research Laboratories (VDRL) 또는 Rapid Plasma Reagin (RPR) test
g) 동맥혈가스검사(arterial blood gas , ABGs)
h) 분분변잠혈반응(stool for occult blood)
i) 요추천자: 뇌척수액 검사
j) 심전도(ECG)
k) 뇌 컴퓨터단층촬영

2. 분석: 감별 간호진단/협력적 문제

a. 감각지각 장애: 시각 또는 청각(Disturbed sensory perception: visual or auditory)
b. 언어적 의사소통 장애(Impaired verbal communication)
c. 상해의 위험(Risk for injury)
d. 비효과적 대처(Ineffective coping)

3. 계획과 수행/중재

a. 기도, 호흡, 순환 유지(1장 참조)
b. 처방된 산소 제공
c. 필요시 정질액/약물 투여를 위한 정맥로 확보
d. 의학적 중재 준비 및 지원
1) 심장모니터, 맥박산소측정 시작
2) 현실에 대해 환자를 인지시킴(시간, 장소, 사람)
3) 필요시 지속적인 관찰을 통해, 억제대를 통해 병원의 지침에 따라 안전 제공; 추가된 자극으로 인한 악화를 피하기 위해 혼잡한 곳으로부터 환자를 분리시킴
4) 환각 또는 망상에 대해 환자를 교육; 시각과 청각현상이 없음을 강조
5) 개방적이고 객관적인 의사소통을 위한 분위기 제공
6) 정신병적 행동의 결과로 지속된 손상을 치료
7) 환경적 노출 가능성이 존재하면 환자를 치료
8) 자극적 환경으로부터 멀리하고 부드럽게 말함으로써 환자를 진정시킴
9) 환자나 타인을 해칠 수 있는 모든 도구들을 제거; 보안요원 또는 경찰관계자에게 도움 요청
10) 환자가 과대망상 또는 자기정체성을 왜곡하는 다른 징후를 보인다면 현실을 알림
11) 보호적 환경, 적절한 배치를 만들기 위해 건강관리요원과 일함; 환자가 정신적으로 안정되면 후속조치와 함께 퇴원, 또는 지속적인 지지적 환경을 위해 병원에 입원

e. 처방에 따른 약물 투여
1) 향정신성 약물: haloperidol(Haldol), ziprasidone(Geodon), olanzapine(Zyprexa)
2) 항불안제: Lorazepam(Ativan)

f. 환자/가족 교육
1) 대응, 가족 과정 또는 건강유지가 문제된다면 개인이나 가족케어를 위해 적절한 의료제공자에게 의뢰; 상담, 정신서비스 또는 가족서비스과에 의뢰

4. 평가와 지속적 감시

a. 환각의 감소
b. 혈류역학 상태
c. 호흡음과 맥박산소측정
d. 심박동수와 리듬

I. 자살 또는 자살행동 (SUICIDE OR SUICIDAL BEHAVIOR)

자살행동(suicidal behavior)은 자해의 행동, 자살성 사고 또는 의도, 자살시도, 자살의 위험을 나타내는 사고와 행동을 포함한다. 자살(suicide)은 미국에서 사망의 열 번째 주요 원인이며 자살시도는 응급실 내원의 정신건강 관련 주요 요인이다. 자살은 다음의 연령군에서 가장 많이 이뤄진다.: 45~64세, 85세 이상, 15~24세. 모든 자살의 80%는 남자에 의해 이뤄지고 반면 자살시도는 여성에서 많다. 여성 환자가 더 많이 자살을 시도하지만 자살로 사망하는 남성 대 여성의 비율은 4대 1이다. 참전용사는 모든 자살의 22%를 차지하는 높

은 위험군이다. 총기로 인한 자살이 남성(56%), 여성(30%) 모두에서 자살을 하는 가장 흔한 방법이다. 자살의 위험은 정신질환(우울이 가장 흔함), 이전의 시도, 자살의 가족력, 심각한 의학적 상태와 통증, 환경적 스트레스원, 자살전염, 그리고 치명적 방법에 대한 접근성이 포함된다. 응급케어를 위해 내원한 환자는 자해를 한 방법에 따라 생명을 위협하는 상황에 대해 즉각적인 중재를 필요로 할 수 있다. 자살행동을 보이는 환자는 자주 우울과 불안을 경험한다.

1. 사정

a. 자살 검사 도구는 행동건강문제 또는 질환을 보이는 응급 환자를 위해 사정과정의 부분으로 사용되어져야 함

b. 주관적 자료수집
  1) 현병력/부상/주호소
    a) 촉진요인
    b) 자살에 대한 시도나 성공의 가족력
    c) 신체변화와 함께 최근에 진단받은 질환
    d) 약물 및(또는) 알코올 사용/남용
    e) 우울의 징후
    f) 이전의 정신과적 병력
    g) 이전의 자살시도
      (1) 자살 또는 자살시도의 병력이 있으면, 아래에 대한 내용 사정
        (a) 의도: 발견 또는 발견되지 않은 시도
        (b) 치명적: 고도로 치명적인지 덜 치명적인지?
        (c) 환자가 신체적 해를 입었는지?
    h) 충동적이고 폭력적인 기질의 존재
  2) 과거력
    a) 기저질환
      (1) 다발성 경화증, 근위축성 측색경화증 같은 심신을 쇠약하게 만드는 질환
      (2) 암, 에이즈, 인간면역결핍 바이러스 감염 또는 파킨슨 질환 같은 만성질환
      (3) 우울 질병
      (4) 알코올중독증
      (5) 조현병
    b) 약물사용/남용
    c) 약물
    d) 알레르기
    e) 예방접종 상태

b. 객관적 자료수집
  1) 신체검진
    a) 전반적 외모
      (1) 의식수준, 행동, 정서; 우울, 불안, 발작, 혼수
      (2) 저혈압, 호흡저하, 빈맥
      (3) 중간에서 심각한 고통/불편감
    b) 시진
      (1) 약물 복용과 함께 동공변화(18장 참조)
      (2) 뚜렷한 손상
      (3) 심장부정맥
    c) 촉진/타진
      (1) 심부건 반사의 저하
  2) 진단적 절차
    a) 혈청 및 요 독성 검사(serum and urine toxicology)
    b) 혈청 알콜 농도(serum alcohol level)
    c) 요검사(urinalysis); 가임기 여성 환자의 임신검사
    d) 뇌척수액 5-하이드로옥시인돌초산: 낮으면 자살시도와 관련
    e) 심전도(ECG)
      (1) QRS복합과 QT-간격 연장
      (2) 전도장애
      (3) 동성빈맥, 심방세동, 심실 부정맥

2. 분석: 감별 간호진단/협력적 문제

a. 비효과적 대처 (Ineffective coping)
b. 자신에 대한 폭력의 위험 (Risk for violence: self-directed)
c. 사고과정 장애 (Disturbed thought processes)

3. 계획과 수행/중재

a. 기도, 호흡, 순환 유지(1장 참조)
b. 처방된 산소 제공
c. 필요시 정질액/약물 투여를 위한 정맥로 확보
d. 의학적 중재 준비 및 지원
  1) 심장모니터, 맥박산소측정 시작
  2) 환자의 감정 파악하도록 격려
  3) 환자에게 비효과적 대응과 공포에 대한 원인, 결과, 잠재적 해결에 대해 파악하도록 도움
  4) 환자를 현실에 맞춤
  5) 환자를 보호하기 위해 안전한 환경 제공(관찰가능한 곳에 위치시키고 약물, 총기, 칼, 날카로운 도구, 성냥, 환자를 해칠 수 있는 다른 도구들을 제거)
  6) 필요시 환자 안전을 위해 억제대로 병원방침에 따라 환자를 억제
  7) 독성물질 섭취를 치료(18장 참조)
  8) 외상을 치료
  9) 정신과적 상담을 의뢰
  10) 환자의 자살계획에 관해 상담가에게 정보를 제공
    a) 계획이 구체적인가?
    b) 환자는 이용 가능한 도구를 가지고 있는가?

c) 도구가 얼마나 치명적인가?

d) 환자의 행동이 충동적인가?

11) 지식부족의 정도를 알아내고 정보를 제공

12) 역할수행, 자기정체성, 자존감, 건강에 대해 인지된 장애에 관해 현실적 방향을 제시

13) 영적믿음과 지지체계가 감정과 상황에 영향을 줄 수 있는지 질문

14) 퇴원이 적절한지 내과적 또는 정신과적 안정을 위해 입원이 필요한지를 결정하기 위해 건강관리 요원과 협력

15) 퇴원한다면, 아래의 사항을 반드시 확인

a) 총기, 치명적 약물은 안전하고 환자가 접근할 수 없음

b) 지지적인 개인이 있고 후속조치 관찰과 의사소통을 이해함

c) 정신건강 관계자와의 후속조치 약속이 잡혀있음

d) 응급상황이 발생할 때 연락할 수 있는 의료인의 이름과 전화번호가 제공되었음

e) 위기서비스 전화번호를 제공하였음

e. 처방에 따른 약물 투여

f. 환자/가족 교육

1) 환자가 가정유지 관리에 대한 어려움을 표현하면 그 심각성을 검토하고 적절한 가정건강케어 서비스에 의뢰: 가족 상담, 지역사회 확장서비스, 가족보호를 위한 정부에이전시

2) 퇴원이 적합하면 적절한 지역사회 자원에 의뢰

4. 예상되는 결과/평가

a. 의식수준

b. 혈류역학 상태

c. 호흡음과 맥박산소측정

d. 심박동수와 리듬

20장

호흡기계 응급

Respiratory Emergencies

Justin J. Milici, MSN, RN, CEN, CPEN, CFRN, CCRN

주요 주제

전반적 전략

- 사정
- 분석: 감별 간호진단/협렵적 문제
- 계획과 수행/중재
- 평가와 지속적 감시
- 중재와 환자반응 기록
- 나이와 관련된 고려사항

특정 호흡기 응급상황

- 급성 기관지염(Acute Bronchitis)
- 급성 호흡곤란 증후군(Acute Respiratory Distress Syndrome)
- 천식(Asthma)
- 세기관지염(Bronchiolitis)
- 만성 폐쇄성 폐질환(Chronic Obstructive Pulmonary Disease)
- 크룹(Laryngotracheobronchitis)
- 과다환기 증후군(Hyperventilation Syndrome)
- 흉수, 흉막삼출액(Pleural Effusion)
- 폐렴(Pneumonia)
- 기흉(Pneumothorax) (병원성 및 자발성) 및 기종격(Pneumomediastinum)
- 폐색전증(Pulmonary Embolism)

I. 전반적 전략 General Strategy

A. 사정 (ASSESSMENT)

1. 일차 및 이차 사정/소생(1장 참조)

2. 초점 사정

a. 주관적 자료 수집

1) 현병력/주호소

a) 호흡일량(work of breathing)의 증가, 짧은 호흡

b) 통증: PQRST

c) 기침, 질식

d) 객혈(hemoptysis)

e) 객담(Sputum) 생성

f) 피부색: 창백, 청색증, 홍조

g) 발한(Diaphoresis)

h) 쉰 목소리(hoarseness)

i) 연하장애(dysphagia)

j) 비정상적인 호흡음(예 천명음[wheezing], 나음[rhonchi], 악설음[crackles], 협착음[stridor])

l) 증상 발현시기

m) 운동과의 연관성

n) 흉통과의 연관성

o) 발열, 오한

p) 오심, 구토, 설사

q) 식욕부진, 체중 감소

r) 증상 완화를 위한 노력

(1) 민간요법, 특정 문화적 관행

(2) 대체 요법

(3) 의약품

(a) 처방약

(b) 일반판매약/허브

2) 과거력

a) 기저질환

(1) 폐 질환

(2) 심혈관 질환

(3) 신장 질환

(4) 자가 면역 장애

(5) 수술 후 회복 또는 움직이지 않음

(6) 대사 장애

(7) 신경근 장애
(8) 악성 종양
(9) 면역 결핍 상태: 인간 면역 결핍 바이러스(Human Immunodeficiency Virus, HIV) 감염, 치료적 면역 억제, 손상된 폐방어체계 기저 질환
(10) 파종성혈관내응고(Disseminated Intravascular Coagulation, DIC)
(11) 호흡기 감염: 최근의 호흡기 감염은 다른 호흡기 감염의 민감성을 증가시킬 수 있다.

b) 최근 흡인
c) 흡연력
d) 약물 및(또는) 알코올 사용/남용
e) 가스, 동물성 제품, 화학 물질, 분진, 금속, 목재 분진, 의약품 및 기타 분진, 스프레이 및 식물성 물질과 같은 독성 또는 부식성 물질의 흡입
f) 최근 여행
g) 마지막 정상 월경 기간: 가임기 여성 환자
h) 현재 복용 중인 약물
(1) 처방약
(2) 일반판매약/허브
i) 물질 또는 원료에 대한 알레르기, 아토피(항원 존재로 인해 즉각적인 알레르기 반응을 경험하는 경향)
j) 예방접종 상태

b. 객관적 자료 수집

1) 전박적 외모
a) 의식수준, 행동, 정서
b) 기이맥(pulsus paradoxus), 산소포화도 및 통증 정도를 포함한 활력징후(vital sign)
c) 숨을 쉬면서 말하는 능력
d) 걸음 걸이
e) 냄새
f) 고통/불편감 정도

2) 시진
a) 호흡 양상, 깊이, 노력
b) 자세(세발자세, tripod)
c) 피부와 손발톱 색깔
d) 동공 크기와 반응
e) 경부 또는 안면 부종
f) 수족 경련(carpopedal spasm)
g) 코 벌렁임(nasal flaring)
h) 부속 근육의 사용
i) 기관지 위치(후기 징후)
j) 경정맥(후기 징후)
k) 인두
l) 흉곽
(1) 흉부 모양: 기형, 대칭, 전후 직경; 술통형가슴(barrel chest)은 만성 폐쇄성 폐질환 시 나타날 수 있다.
(2) 상처: 수술 흉터
(3) 부속 근육의 사용
(4) 공간 내의 비정상적인 견축 또는 팽창
m) 부속 근육의 사용
n) 자세(세발자세, tripod)
o) 경부 또는 안면 부종

3) 촉진/타진
a) 압통, 마찰음, 기형 위치
b) 호흡운동
c) 진동음(가슴벽의 떨리는 진동)
d) 피하 기종(subcutaneous emphysema)
e) 기관 위치, 움직임
f) 횡격막 위치와 운동범위
g) 피부와 점막: 온도
h) 타진음 위치

4) 청진
a) 호흡음
(1) 유무, 대칭성
(2) 분포
b) 비정상 호흡음
(1) 천명음(wheezing)
(2) 악설음(crackles): 분비물 또는 약간 닫힌 기도를 통과하는 공기의 통과로 생성되는 작은 터지는 소리
(3) 나음(rhonchi): 코골이, 좁은 통로를 통과하는 공기에 의해 생성되는 천명음과 유사한 저음의 소리
(4) 흉막 마찰 마찰음(pleural friction rub): 흉막 표면의 염증으로 인해 흡기, 호기 시 들리는 거슬리는 소리
c) 음성: 질병으로 인해 말소리가 증가, 감소 또는 변형될 수 있다.
d) 심음

5) 심리/사회/환경적 요인
a) 유전: 천식과 같은 특정 호흡기 질환의 발병은 유전될 수 있다.
b) 비만
c) 환경 오염
d) 작업장 노출(예 소방관, 석탄 광부, 면화 공장 근로자)

e) 날씨 변화: 덥거나 추운 곳; 습도 변화

f) 운동 관련

g) 스트레스 요인

(1) 정서적 고통: 천식 악화를 초래할 수 있다.

(2) 잠재적/실제적인 폭행, 학대 또는 동거 배우자의 폭력(3및 40장 참조)

3. 진단적 절차

a. 검사실 검사

1) 전혈구계산검사(complete blood count, CBC) 및 감별계산

2) 혈당(glucose), 혈액요소질소(BUN), 크레아티닌(Creatinine)을 포함한 혈청 화학검사(serum chemistries)

3) 동맥혈가스검사(arterial blood gas, ABGs) (**[표 20-1]** 및 **[표 20-2]**); 모세혈관가스, 정맥가스

4) 요검사: 가임기 여성 환자의 임신 검사

5) 혈청 알콜 농도(serum alcohol level): 상승 시 호흡 억제 및 흡인을 초래할 수 있다.

6) 혈청 및 요 독성 검사(serum and urine toxicology): 비정상 호흡의 원인을 설명할 수 있다.

7) 응고 검사: 프로트롬빈시간(prothrombin time, PT), 부분트롬보플라스틴시간(partial thromboplastin time, PTT), 프로트롬빈시간국제표준비율(prothrombin time International Normalized Ratio, PT-INR)

8) 흉수 분석(thoracentesis fluid analysis)

9) 디 이중체(D-dimer)

10) 젖산(Lactate)

11) B-type natriuretic peptide (BNP)

b. 영상검사

1) 흉부 방사선 사진

2) 전산화 단층 촬영 스캔(CT)

3) CT 혈관 조영술

4) 자기 공명 영상(MRI)

5) 식도 조영술

6) 폐 스캔(환기-관류[V/Q] 스캔)

7) 도플러 초음파 검사

8) 폐동맥 조영술

c. 기타 검사

1) 12~15 lead 심전도(ECG)

2) 식도경 검사

3) 기관지 내시경 검사

표 20-1 동맥혈가스검사: 정상 수치

변수 (Variable)	동맥 (arterial)	모세혈관 (capillary)	정맥 (venous)
pH	7.35~7.45	7.35~7.45	7.31~7.41
PaO_2	80~100	40~60	35~40
$PaCO_2$	35~45	35~45	41~51
HCO_3-	22~26	22~26	22~26
BE	±2	±2	±2
Acid/base	pH 7.35~7.45	pH 상승 = 알칼리증(alkalosis) > 7.45 pH 감소 = 산증(acidosis) <7.35	
대사성 성분 (Metabolic component)	HCO_3^- 22~26 mEq	HCO_3^- 증가 = 대사성 알칼리증 (metabolic alkalosis) >26 mEq HCO_3^- 감소= 대사성 산증 (metabolic acidosis) <22 mEq	
호흡성 성분 (Respiratory component)	$PaCO_2$ 35~40 mmHg	$PaCO_2$ 증가 = 호흡성 산증 (respiratory acidosis) >40 mmHg $PaCO_2$ 감소 = 호흡성 알칼리증 (respiratory alkalosis) <35 mmHg	

BE, Base excess; *HCO_3^-*, bicarbonate radical; *$PaCO_2$*, partial pressure of arterial carbon dioxide; *PaO_2*, partial pressure of arteri al oxygen.

From Tipsord-Klinkhammer, B., & Andreoni, C. P. (1998). *Quick reference for emergency nursing*. Philadelphia, PA: WB Saunders.

표 20-2 동맥혈가스검사 해석

변수(Variable)	pH	PCO_2	HCO_3^-
호흡성 산증(Respiratory acidosis)	감소	증가	정상
대사성 보상이 있는 호흡성 산증 (Respiratory acidosis with metabolic compensation)	감소	증가	증가
대사성 산증(Metabolic acidosis)	감소	정상	감소
대사 및 호흡성 산증(Metabolic and respiratory acidosis)	감소	증가	감소
대사성 알칼리증(Metabolic alkalosis)	증가	정상	증가
호흡성 보상이 있는 대사성 알칼리증 (Metabolic alkalosis with respiratory compensation)	증가	증가	증가
호흡성 알칼리증(Respiratory alkalosis)	증가	감소	정상
대사 및 호흡성 알칼리증(Metabolic and respiratory alkalosis)	증가	감소	증가

HCO_3^-, Bicarbonate radical; *PCO_2*, partial pressure of carbon dioxide.

4) 단순 폐활량 측정: 환자의 호기능력 추정(천식에서 중요함)
5) 최고 호기 기류량(Peak flow rate)(천식시 선택, 측정); peak flow 감소는 기도가 좁아져 있을 가능성이 높음
6) 강제 호기량(FEV_1): 1초 이내에 폐로부터 배출시키는 공기의 양; 예상 1회 호흡량의 80 % 미만인 FEV_1은 폐색성 폐질환을 의미함

B. 분석: 감별 간호진단/협력적 문제 (ANALYSIS: DIFFERENTIAL NURSING DIAGNOSES/COLLABORATIVE PROBLEMS)

1. **비효과적 기도청결** (Ineffective airway clearance)
2. **비효과적 호흡 양상** (Ineffective breathing pattern)
3. **가스교환 장애** (Impaired gas exchange)
4. **심박출량 감소** (Decreased cardiac output)
5. **체액 과다/부족** (Deficient/excess fluid volume)
6. **급성 통증** (Acute pain)
7. **감염위험성** (Risk for infection)
8. **불안/두려움** (Anxiety/fear)
9. **지식 부족** (Deficient knowledge)
10. **불이행** (Noncompliance)

C. 계획과 수행/중재 (PLANNING AND IMPLEMENTATION/INTERVENTIONS)

1. 간호의 우선순위 결정
   a. 기도, 호흡, 순환 유지(1장 참조)
   b. 적절한 환기 및 산소요법 유지
   c. 처방에 따라 산소요법
   d. 필요시 수액/약물 투여를 위한 정맥로 확보
   e. 기구와 물품 준비
   f. 의학적 중재 준비 및 지원
   g. 처방에 따른 약물 투여
2. 불안/걱정 완화
3. 지지적이라면 환자와 가족이 함께 있도록 허용
4. 질병 과정과 치료에 대한 환자/가족 교육

D. 평가와 지속적 감시 (EVALUATION AND ONGOING MONITORING)

1. 처방에 따라 지속적인 감시와 치료
2. 환자 반응/결과를 감시하고 적절하게 간호 계획을 수정
3. 환자 결과가 긍정적이지 않으면 사정 및(또는) 간호 계획을 재평가

E. 중재와 환자반응 기록 (DOCUMENTATION OF INTERVENTIONS AND PATIENT RESPONSE)

F. 나이와 관련된 고려 사항 (AGE-RELATED CONSIDERATIONS)

1. 아동
   a. 성장 발달 관련
      1) 늑골이 더 유연하다: 20세에 성인 수준이 된다.
      2) 종격동 두께가 얇고 이동성이 좋다.
      3) 유아는 주로 코로 숨을 쉰다; 아이들은 적절한 흉부 확장을 위해 횡격막에 의존한다; 호흡곤란으로 머리를 끄덕이거나 그렁거림(grunting)이 나타날 수 있다.
      4) 기도 크기가 작고 부종이나 점액으로 쉽게 막힌다.
      5) 아동의 신진 대사율과 산소 소비량은 성인보다 훨씬 높다.
   b. 주요점
      1) 호흡곤란은 영유아의 심장 마비의 주요 원인이다.
      2) 유아의 기도 저항은 성인보다 15배 더 크다.
      3) 호흡곤란 증후군에 걸린 유아는 호흡, 보조 근육 사용 증가 및 글리코겐 저장 감소로 인해 빨리 피로해진다.
      4) 넓은 체표면적과 빈호흡은 감염과 발열로 급격한 열 및 불감성 체액 손실을 야기한다.
      5) 늑간근이 약하므로 호흡 노력이 증가 시 수축을 관찰할 수 있다.
   c. 사정
      1) 호흡일량 평가
         a) 빈호흡 또는 완서호흡(bradypnea)
         b) 호흡 노력
         c) 코 벌렁임(nasal flaring)
         d) 협착음, 천명음, 그렁거림과 같은 비정상적인 기도 소리
         e) 빈맥
         f) 피부 징후: 창백함, 발한
2. 노인
   a. 노화 관련
      1) 폐활량, 강제호기량(FEV_1), 최대날숨중간유량/최대중간호기유량(maximum midexpiratory flow) 감소
      2) 잔기량 및 기능적 잔기량 증가
      3) 정적근 강도 및 폐 순응도 감소
      4) 호흡일량 증가

5) 확산능력 및 동맥 산소화 감소
6) 환기/관류(V/Q) 불균형, 폐포동맥간산소분압차 증가

b. 주요점

1) 폐 방어기전이 감소되어 노인은 감염되기 쉽다.
2) 저산소증 및 과탄산 변화(hypercapnic challenge)에 대한 환기 반응이 약화된다.
3) 노인은 호흡곤란(dyspnea)을 보고할 수 있다.
4) 노인들의 호흡곤란의 원인은 다음과 같다.
   a) 호흡 또는 심폐계의 기능 장애
   b) 혈액학적 기능 장애로 인한 산소 전달 손상
5) 급성 관상 동맥 증후군은 호흡곤란으로 나타날 수 있기 때문에 심전도 검사는 필수적이다.
6) 흡인 사망률은 40~70% 이다. 호흡기 이환율의 중요 원인임
7) 폐렴은 노인에게 사망을 초래하는 감염병이다. 첫 번째 징후는 일반적인 건강 상태의 악화일 수 있다; 허약감과 기면상태와 같은 비폐렴적 증상은 흔하다; 폐렴 구균 백신은 반드시 폐렴 구균성 폐렴을 예방하는 것은 아니다; 류마티스성 관절염, 전신성홍반성루푸스(SLE) 또는 알코올 중독증을 가진 노인 환자는 폐렴 구균 백신에 항체 반응이 나타나지 않아 폐렴 구균에 감염되기 쉽다.
8) 60세 이상의 환자의 호흡시 1초 안에 폐활량의 75%를 배출하는 것은 정상이다.
   a) 65~75%: 경미한 폐쇄
   b) 50~65%: 중간 정도의 폐쇄
   c) <50%: 중증의 폐쇄

II. 특정 호흡기 응급상황
Specific Respiratory Emergencies

A. 급성 기관지염 (ACUTE BRONCHITIS)

기관지염은 꽃가루, 흡연 등과 같은 기타 기관기 점막 자극 물질 흡입으로 인해 발생한 기관지 및/또는 기관의 염증이다. 급성 기관지염은 일반적으로 상부호흡기감염(URI)이 발생하거나 그 직후에 나타나며 일반적으로 인플루엔자, 파라인플루엔자, *adenovirus* 또는 *rhinovirus*에 의해 발생한다. 2차 감염이 발생할 수도 있지만 만성 질환이 없으면 치료없이도 일반적인 급성 증상이 사라진다. 만성 폐쇄성 폐질환(COPD)으로 진행될 수 있는 급성 기관지염은 종종 중년층에서 발생하며, 여성보다 남성에서 더 흔하고 겨울철에 가장 많이 발생한다. 과도한 기관지 점액이 지속적으로 생성되는 경우 만성 기관지염이라고 할 수 있다.

1. 사정

a. 주관적 자료 수집

1) 현병력/주호소
   a) 호흡곤란, 천명음
   b) 기침: 초기에 마른 기침, 이후 객담
   c) 발열
   d) 통증: 흉부/등
   e) 권태감
   f) 반복적 호흡기 감염
   g) 환경 이력: 흡연, 직업 요인(예 석탄 광부, 화학 노동자)
2) 과거력
   a) 기저질환
      (1) 최근 상기도감염(upper respiratory infection, URI)
      (2) 폐 질환
   b) 흡연력
   c) 약물
   d) 알레르기
   e) 예방접종 상태

b. 객관적 자료 수집

1) 신체 검진
   a) 전반적 외모
      (1) 경미한 빈호흡
      (2) 중정도의 고통/불편감
   b) 시진
      (1) 호흡시 부속근육의 사용
      (2) 지연된 호기
      (3) 객담: 묽고 투명하거나 끈적하고 화농성
      (4) 폐심장증(cor pulmonale)인 경우 만성기관지염으로 인한 폐심장증의 경우 경정맥 팽창
   c) 청진
      (1) 호흡음: 기침 후에 깨끗해지는 나음(rhonchi)
   d) 타진
      (1) 공명음
2) 진단적 절차
   a) 전혈구계산검사(complete blood count, CBC) 및 감별계산
   b) 혈청 화학검사(serum chemistries)
   c) 객담 검사: Gram stain, 배양과 민감성(C&S)
   d) 흉부 방사선 검사: 폐렴 제외
   e) 폐기능검사(PFTs)

2. 분석: 감별 간호 진단/협력적 문제

a. 비효과적 기도청결 (ineffective airway clearance)
b. 가스교환장애 (Impaired gas exchange)
c. 불안/두려움 (Anxiety/fear)
d. 지식 부족 (Deficient knowledge)

3. 계획과 수행/중재

a. 처방에 따라 산소요법
b. 필요시 수액/약물 투여를 위한 정맥로 확보
c. 의학적 중재 준비 및 지원
1) 호흡을 돕기 위한 자세
2) 가온 분무 치료 제공
3) 심장 및 산소포화도 모니터
4) 처방에 따라 체위 배액 실시
d. 처방에 따른 약물 투여
1) 비 마약성 진통제
2) 해열제
3) 기관지 확장제: 분무기 치료
4) 거담제 및 진해제
5) 코르티코스테로이드
6) 항불안제
7) 항바이러스제, 인플루엔자 예방접종
a) 인플루엔자 A, B 모두를 광범위하게 다루므로 효과적으로 예방한다.
b) Amantadine (Symmetrel)과 rimantadine (Flumadine)은 인플루엔자 A 유행에 유용
8) 항생제: COPD 또는 심폐 기능 저하환자에게 유용하다.
e. 환자/가족 교육
1) 환경적 자극 물질을 제거(흡연 포함)
2) 구강액을 증가시켜 분비물 액화

4. 평가와 지속적 감시

a. 혈역학적 상태
b. 호흡음, 산소포화도
c. 심장 박동수와 리듬

B. 급성 호흡 곤란 증후군 (ACUTE RESPIRATORY DISTRESS SYNDROME)

급성 호흡곤란 증후군(acute respiratory distress syndrome, ARDS)은 저산소증, 저산소혈증, 광범위한 양측 폐침윤을 특징으로 하는 급성 진행성인 중증 폐질환이다. 급성 호흡곤란 증후군은 성인 유리질막병(hyaline membrane disease), 부종 폐(wet lung), 외상 후 폐기능 부전, 다낭의 폐(Da Nang lung), 쇼크 폐(shock lung) 및 급성 폐손상(ALI)으로도 알려져 있다. 급성 호흡곤란 증후군은 급성 질환이나 상해로 인한 2차 폐손상으로 자주 간주된다. 만성질환이나 폐질환이 없는 성인에서 주로 발병하여 연간 약 150,000명의 성인에게 영향을 미치며 사망 위험은 40~70%이다. 이는 직접적인 폐손상, 전신질환 또는 외상으로 인해 유발된다. 특정 폐손상은 폐렴, 색전증, 흡인, 연기 또는 독소의 흡입, 장기간 산소 노출, 고지대 폐부종 및 폐타박상 시 발생한다. 급성 호흡곤란 증후군을 유발하는 간접적인 폐손상은 패혈증, 파종성혈관내응고, 췌장염, 요독증, 과민증, 약물과다, 자간증, 방사선 요법, 쇼크, 다체계외상(mutisystem trauma) 및 대규모 수혈 등에 의해 초래된다. 폐 조직은 폐의 미세혈관계에 있는 확산성 염증 반응으로 자극(assault)에 반응한다. 화학매개체, 사이토카인, 폐포대식세포(alveolar macrophages) 및 혈관 활성 물질의 방출은 모세 혈관 및 폐포막의 투과성을 증가시켜 비심장성폐부종(noncardiogenic pulmonary edema)을 유발한다. 폐포 상피 손상은 가스교환 장애, 계면활성제 감소, 폐포 및 간질 부종을 유발하여 폐의 순응도 감소를 일으킨다. 그에 따라 발생한 무기폐는 심한 호흡곤란을 유발하여 호흡부전을 초래할 수 있다. 환자가 생존하더라도 폐는 전형적인 흔적을 갖게 된다. 연구 치료 양식은 파괴적 작용을 억제하는 화학매개체 약물요법과 대안적 기계환기 요법이 시도되고 있다.

1. 사정

a. 주관적 자료 수집
1) 현병력/주호소
a) 갑작스런 호흡곤란
b) 최근 손상
c) 쇼크(shock)
d) 반복 수혈
e) 체액과부하(fluid overload)
f) 폐색전증
g) 약물 과다 복용
h) 익사 사고
i) 독성 물질 흡입
j) 폐좌상(pulmonary contusion)
k) 화상
l) 흡인
m) 방사선 노출
n) 요독증(uremia)
o) 임신성 고혈압
p) 패혈증
q) 복합 골절

2) 과거력
a) 기저질환
(1) 심혈관계 질환
(2) 폐질환
(3) 췌장질환
(4) 중추 신경계(CNS) 장애
b) 수술력
c) 흡연력
d) 약물 사용/남용
e) 마지막 정상 월경 기간: 가임기 여성 환자
f) 약물
g) 알레르기

b. 객관적 자료 수집
1) 신체 검진
a) 전반적 외모
(1) 의식 수준, 행동, 정서: 안절부절못함, 불안
(2) 빈호흡: 초기 징후
(3) 저산소증, 호흡일량의 증가, 호흡곤란
(4) 저혈압(후기 징후), 빈맥
(5) 심각한 고통, 위독함
b) 시진
(1) 청색증(후기 징후)
(2) 부속근 사용
c) 청진
(1) 호흡음: 미세하거나 거친 악설음
(2) 약한 호흡음
2) 진단적 절차
a) 동맥혈/정맥혈가스검사(arterial blood gas, ABG/vein bloold gas, VBG): 저산소증
(1) 초기에 호흡기 알칼리증
(2) 질환이 진행됨에 따라 호흡성 산증과 고칼슘증이 발생
b) 전혈구계산검사(complete blood count, CBC) 및 감별계산
c) 혈액요소질소(BUN), 크레아티닌(creatinine), 혈당(glucose), 전해질을 포함한 혈청 화학검사(serum chemistries)
d) 감염이 의심되는 심한 ARDS의 경우 혈액 배양: 패혈증은 가장 흔한 원인
e) 요검사; 가임기 여성 환자의 임신 검사
f) 흉부 방사선 사진
g) 흉부 컴퓨터단층촬영
(1) 질병 초기의 침윤의 가능성
(2) 심장 비대가 없는 양측성, 확산성, 백색 침윤
(3) 질병이 진행됨에 따라 폐 영역이 완전히 하얗게 됨(whiteout)
h) 호흡 기능 측정치(FEV_1, 강제적인 생체 용량[FVC])
i) 폐 단락 검사

2. 분석: 감별 간호진단/협력적 문제

a. 비효과적 기도청결 (Ineffective airway clearance)
b. 가스교환 장애 (Impaired gas exchange)
c. 심박출량 감소 (Decreased cardiac output)
d. 체액 과다 (Excess fluid volume)
e. 불안/두려움 (Anxiety/fear)

3. 계획과 수행/중재

a. 기도, 호흡, 순환 유지(1, 3장 참조)
b. 적절한 환기 및 산소화 유지
c. 산소요법
1) 호흡곤란 환자에서 빠른 연속기도삽관(Rapid sequence intubation, RSI)과 인공호흡기 지원
2) 고유량(High-flow) 산소
d. 필요 시 수액/약물 투여를 위한 정맥로 확보
e. 의학적 중재 준비 및 지원
1) 전문적인 기도 관리
a) 비강 또는 구강 삽관
b) 성문외 기도기(supraglottic airway), 후두마스크 기도기(LMA), 식도-기관 콤비튜브(esophageal-tracheal Combi-tube), 킹(King)
c) 수술적 기도(예 윤상갑상연골절개술)
2) 가능한 경우 환기를 극대화 할 수 있는 체위
3) 심장, 산소포화도, 호기말 CO_2 모니터링 설치
4) 처방에 따라 흡인
a) 심호흡과 기침
b) 분비물을 묽게 하고 기침을 촉진시키기 위해 강화 폐활량계를 사용; 처방에 따라 흡인
5) 중심 정맥, 동맥 및 폐압력의 카테터 삽입 및 모니터(7장 참조)
6) 필요 시 흉관 삽입
a) 높은 최대압력(즉, 물 > 50 cm)은 기흉을 의미
7) 유치도뇨관 삽입
8) 입원 지원
f. 처방에 따른 약물 투여
1) RSI 전 투약: 진정제, 진통제, 신경근 차단제
2) 비 마약성 진통제

3) 코르티코스테로이드: 적절한 경우 (천식)

4) 항생제(필요시): 일상적 또는 예방적 사용으로 인해 여러 약물 내성 감염이 발생할 수 있으므로 논란의 여지가 있음

4. 평가와 지속적 감시

a. 기도 개방성

b. 의식 수준

c. 혈역학적 상태

d. 호흡음, 산소포화도, 호기말 CO_2

e. 심장 박동수와 리듬

f. 섭취량과 배설량

C. 천식 (ASTHMA)

천식(asthma)은 기도 염증, 자극에 대한 기도 반응(기관지 경련) 증가 및 점액 막힘으로 인한 만성적이고 가역적인 폐색성 폐질환이다. 미국의 1천 1백만에서 1천 5백만 명의 사람들이 천식을 앓고 있다. 이 질병은 여성 환자보다 남성에 더 많은 영향을 미치며 소아 환자에게 가장 흔한 만성 질환이다.

천식은 아동의 약 5~10%에 영향을 미치며 유전성 아토피 질환을 동반한 저소득층 도심의 흑인 아동, 출생 시 체중이 낮은 아동, 엄마의 연령이 어린 아동에게 더 널리 퍼져 있다. 천식 환자의 2/3는 40세까지 진단된다. 천식의 사망률은 여성 환자와 아프리카계 미국인에서 더 높다.

전형적인 증상은 호흡곤란, 천명음, 기침 증상이다. 여러 가지 원인이 증상 악화와 관련될 수 있으며, 생화학적, 면역학, 내분비, 전염성, 자율 신경 및 심리적 촉진 요인들(precipitators)이 포함된다. 전형적으로 환경적 요인은 질병에 유전되는 경향이 있는 개인에서 반응을 유발한다. 알레르기 항원 또는 자극제는 B 림프구가 기관지 벽에 있는 비만세포 및 호염기구에 부착하는 면역글로불린 E(IgE)를 생성하도록 한다. 이 세포들은 히스타민, 프로스타글란딘, 브라디키닌, 아나필락시스의 느리게 반응하는 물질(SRS-A), 류코트리엔 등의 화학 매개체를 방출한다. 스테로이드는 점액 분비, 염증 및 기관지 경련을 유발하는 화학 매개체의 방출을 저해할 수 있다. 만성 염증은 운동이나 냉기에 자극을 받을 수 있는 기도의 과민 반응을 일으킨다.

세계천식기구(Global Initiative for Asthma)는 천식의 장기외래 관리를 성공적으로 관리하기 위한 가이드 라인이 적용된 단계별 치료 모델을 개발했다. 관리에는 (1) 폐 기능의 객관적 측정, (2) 환경 관리 및 위험 요인 제거, (3) 포괄적인 약물 치료 (4) 환자 교육이 포함된다. 다른 전략으로 악화 관리 및 정기적인 추후 관리가 포함된다. 치료 전에 증상 유병률과 폐 기능 측정에 근거한 천식의 중증도를 확인해야 한다[표 20-3].

천식 발작(급성, 중증의 천식 악화)은 생명을 위협하는 응급 상황이다. 기관지 경련은 전통적 치료에 반응하지 않으므로 치료하지 않을 경우, 결국 저산소혈증, 산-염기 불균형, 호흡 정지로 이어진다.

1. 사정

a. 주관적 자료 수집

1) 현병력/주호소

a) 호흡일량, 기침 및 천명음 증가

b) 저산소증으로 인한 불안

c) 흉부 압박감

d) 감염의 증상: 가래찬 기침, 발열, 권태, 인후통, 코 막힘과 같은 일반적인 상부 호흡기 증상

e) 알레르기 항원 또는 알레르기 유발 인자에 노출

f) 정서적 요소

g) 환경적 요소: 열/추위, 습기, 먼지, 곰팡이, 연기, 애완 동물에 노출

h) 증상 발현 시간

2) 과거력

a) 기저질환

(1) 심혈관 질환

(2) 폐 질환

표 20-3 천식의 심각도 분류

	증상이 있는 날들	증상이 있는 밤	PEF or FEV_1	PEF Variability
1단계: mild intermittent	최대 2주	최대 2개월	80% 또는 80%이상	<20%
2단계: mild persistent	3~6주	3~4개월	80% 또는 80%이상	20~30%
3단계: moderate persistent	매일	5개월 또는 더 이상	>60 % ~ <80 %	>30%
4단계: severe persistent	계속	자주	최대 60%	>30%

*Percentage of predicted values for forced expiratory volume in 1 second (FEV1) and percentage of personal best for peak expiratory flow (PEF) (relevant for children 4 years old or older who can use these devices).

b) 마지막 응급실 방문, 병원 입원 또는 기도 삽관을 포함한 이전의 천식 문제
c) 유전성 천식/알레르기 문제
d) 약물
e) 알레르기
f) 예방접종상태

b. 객관적 자료 수집
1) 신체검진
a) 전반적 외모
(1) 의식수준, 행동, 정서: 안절부절못함; 심각한 과탄산혈증(hypercarbia)를 가진 아동은 졸림을 나타낼 수 있다.
(2) 빈호흡, 빈맥: 아동의 경우 심각한 저산소혈증이나 고탄산혈증 시 호흡 노력 저하, 서맥 및 주기적인 무호흡 증상으로 나타남
(3) 완전한 문장을 말할 수 없음
(4) 기이맥(Pulsus paradoxus): 일부 환자에게 나타남
(5) 앉은 자세
(6) 중정도에서 심각한 고통/불편감
b) 시진
(1) 긴 호기
(2) 부속 근육의 사용
(3) 창백 및/또는 청색증(후기 징후)
(4) 발한
(5) 탈진
c) 청진
(1) 호흡음: 호기시 천명음; 질병이 진행된 경우 흡기 시 천명음; 공기 이동 정지 시 호흡음 감소 및 소실
d) 타진
(1) 과다공명음
2) 진단적 절차
a) 전혈구계산검사(complete blood count, CBC) 및 감별계산: 백혈구 증가, 호산구 증가, 헤마토크리트 증가(가능하면 기관지 확장제 및 스테로이드 치료 전 채혈)
b) 혈청 화학검사(serum chemistries): 지속적 호흡성 산증 시 포타슘 및 염화물 감소
c) 동맥혈가스검사(arterial blood gas, ABGs): 초기에는 정상 또는 호흡성 알칼리증을 나타낼 수 있으며, 이후에는 저산소혈증 및 고탄산혈증으로 인한 호흡성 산증
d) 객담 배양 검사
e) 약물 수치 검사(예 테오필린 수치)
f) 흉부 방사선 사진: 과팽창(hyperinflation); 결과는 다른 반응성 기도 원인을 배제하는데 유용(예 알레르기성 아스페르질루스증(allergic bronchopulmonary aspergillosis) 또는 유육종증(sarcoidosis)).
g) 부비동 CT 스캔: 급성 또는 만성 부비동염유발 요인을 배제하는데 유용
h) 기류 폐쇄의 객관적 측정: 폐활량계, 피크 유량계
i) 성인환자의 경우 심전도

2. 분석: 감별 간호진단/협력적 문제

a. 비효과적 기도청결 (ineffective airway clearance)
b. 가스교환 장애 (Impaired gas exchange)
c. 비효과적 호흡 양상 (Ineffective breathing pattern)
d. 불안/두려움 (Anxiety/fear)
e. 지식 부족 (Deficient knowledge)

3. 계획과 수행/중재

a. 기도, 호흡, 순환 유지(1장 참조)
b. 적절한 환기 및 산소화 유지
c. 처방에 따른 산소요법
1) 호흡기 손상 또는 천식 환자에서 빠른 연속기도삽관(Rapid sequence intubation, RSI)과 인공호흡기 지원
2) 고유량(High-flow) 산소
d. 필요 시 수액/약물 투여를 위한 정맥로 확보
e. 의학적 중재 준비 및 지원
1) 전문 기도 관리
a) 비강 또는 구강 기도 삽관
b) 성문외 기도기(supraglottic airway), 후두마스크 기도기(LMA), 식도-기관 콤비튜브(esophageal-tracheal Combi-tube), 킹(King)
c) 수술적 기도(예 윤상갑상연골절개술)
2) 최대한 환기를 극대화 할 수 있는 체위
3) 기도 분비물 제거: 기침, 심호흡 운동, 필요시 흡입
4) 심장, 산소포화도, 호기말 CO_2 모니터링
5) 입원 지원
f. 처방에 따른 약물 투여
1) RSI 사전 처방: 진정제, 진통제, 신경근 차단제
2) 기관지 확장제
a) 속효성 베타 작용제, 휴대용 분무기 치료
b) 황산 마그네슘: 기도 평활근 세포로의 칼슘 유입을 억제

3) 구급 의약품
a) 속효성 베타 작용제
b) 항콜린제: 중증 악화 시 사용
c) 코르티코스테로이드
4) 경구 또는 정맥 수액 요법
5) 금식(NPO)

g. 환자/가족 교육
1) 알레르기원 및 악화 요인 조절
2) 약물: 목적, 경로, 용량 및 부작용
a) 코르티코스테로이드 치료가 갑자기 중단되면 안되며 처방에 따라 감량되어야 함
b) 악화 예방을 위한 통원 약물치료
3) 수분공급의 중요성
4) 가정용 분무기 및 피크 유량계의 사용
5) 이완 요법 및 호흡 조절 정보
6) 연기가 없는 환경, 알레르기 유발 물질, 동물의 털 노출, 곰팡이, 먼지 진드기 및 기타 해충을 줄이기 위한 환경 관리의 중요성
7) 아동의 경우, 학교 및 보건 기관에 특이사항, 약물 및 신체 활동 제한에 관한 정보 업데이트의 필요성

4. 평가와 지속적 감시

a. 기도 개방성
b. 의식 수준
c. 혈역학적 상태
d. 호흡음, 산소포화도
e. 심장 박동수와 리듬
f. 호흡 노력

D. 세기관지염 (BRONCHIOLITIS)

세기관지염(bronchiolitis)은 염증성 기도 폐쇄로 특징지어지는 하부 호흡기 감염이다. 이 감염은 주로 2세 미만의 아동, 특히 1세 미만의 영아에게 주로 발생한다. 일반적으로 성인의 경우, 증상이 경미하다. 호흡기세포융합바이러스(respiratory syncytial virus, RSV)는 소아의 세기관지염 감염원인의 90%를 차지하며 겨울철에 호발된다. 다른 원인으로는 파라 인플루엔자, 인플루엔자, 아데노바이러스(매우 심한 질병을 일으킴), 라이노바이러스, 엔테로바이러스, 헤르페스 심플렉스 및 마이코플라스마 폐렴이 있다.

원인 바이러스는 호흡기 분비물 증가, 기관지 및 세기관지(소기관)의 폐색을 유발하고 세포 파편 및 섬유소를 생성하는 괴사성 반응을 일으켜 상기도 염증 반응을 초래한다. 기도가 막히면 공기의 흐름이 차단되고, 저항이 높아지며, 무기폐(흉부 방사선 사진에서 뾰족한 침윤)가 발생한다. 그 결과 V/Q 결함, 저산소혈증 및 최종 피로가 유발된다. 심각한 질병이나 합병증의 위험요인은 소아, 만성폐질환이 있는 미숙아 및 소아, 혈역학적 변화를 초래한 선천성 심장 질환 및 면역 결핍 또는 이전의 기계 환기의 병력이 있는 소아의 경우이다. 세기관지염/RSV는 천식을 유발하는 중요한 위험 요소이다.

1. 사정

a. 주관적 자료 수집
1) 현병력/주호소
a) 콧물, 기침 및 미열 증상을 동반한 경증/중등도 상기도감염 이 호흡곤란으로 진행
b) 기침 증가
c) 식이 부족, 구토
d) 과민 반응
e) 수면 감소
2) 과거력
a) 기저질환
(1) 만성 폐 질환
(2) 의미있는 혈역학적 변화를 동반한(hemodynamic com-promise) 선천성 심질환(Congenital heart disease)
(3) 면역 결핍
b) 약물
c) 알레르기
d) 예방접종상태

b. 객관적 자료 수집
1) 신체검진
a) 전반적 외모
(1) 의식수준, 행동, 정서: 기면(lethargy)
(2) 유아인 경우 빈호흡, 무호흡
(3) 빈맥
(4) 체온 상승
(5) 중정도에서 심각한 고통/불편감, 위독함
b) 시진
(1) 그렁거림, 코 벌렁임, 늑간 및 흉골 상부의 견축(retractions)
(2) 청색증
c) 청진
(1) 호흡음: 천명음
d) 촉진
(1) 천문 함몰: 탈수인 경우
2) 진단적 절차
a) 급성기 혹은 기계 환기 필요시 모세혈관가스 또는 동맥혈가스검사(arterial blood gas, ABGs)
b) 전혈구계산검사(complete blood count, CBC) 및 감별계산: 백혈구수(white blood count, WBC)는 일반적으로 정상이므로 유용하지 않음

c) 요비중(urine specific gravity)은 체액 균형과 탈수증에 대해 유용한 정보를 제공함

d) 혈청 화학검사(serum chemistries): 감염에 직접적으로 영향을 받지 않지만 탈수 정도를 파악하는데 유용

e) 흉부 방사선 사진: 폐의 과팽창(Hyperinflation)이나 고르지 못한 음영(patchy infiltrates); 다른 진단명을 의미할 수 있음(예 호흡기 폐렴, 심부전 또는 이물 흡입).

2. 분석: 감별 간호진단/협력적 문제

a. 비효과적 기도 청결 (Ineffective airway clearance)

b. 비효과적 호흡 양상 (Ineffective breathing pattern)

c. 가스교환 장애 (Impaired gas exchange)

d. 활동 지속성 장애 (Activity intolerance)

e. 지식 부족 (Deficient knowledge)

3. 계획과 수행/중재

a. 기도, 호흡, 순환 유지(1장 참조)

b. 산소요법

1) 산소 불어주기(Blow-by oxygen): 유아

2) 실내 공기 산소포화도 < 94% 인 경우 가습

c. 필요 시 수액/약물 투여를 위한 정맥로 확보

d. 의학적 중재 준비 및 지원

1) 심장 및 산소포화도 모니터

2) 다음과 같은 경우 병원에 입원 권장

a) 호흡기 피로 또는 임박한 호흡 부전

b) 산소포화도 < 90% 지속

c) 호흡수 > 70회/분 지속

d) 무호흡증

e. 처방에 따른 약물 투여

1) 항콜린제: 평활근 수축을 억제하여 심각한 기관지 경련 증상이 있는 환자에게 유용

2) 항생제: 박테리아 감염 시(예 중독된 모습, 고열증(hyperpyrexia), 합병증 또는 흉부 방사선 사진의 국소 폐엽 침윤, 백혈구 증가, 양성 세균 배양)

3) 아드레날린 제제: 기관지 평활근을 이완시켜서 가역성 기관지 경련 완화

4) 코르티코스테로이드: 기관지염 치료에는 효과가 없으나 반응성기도 질환의 병력이 있는 환자에게 유용

5) Ribavirin(Virazole): 바이러스 복제를 억제하는 nucleoside analogue

f. 환자/가족 교육

1) 가정용 분무기 사용법

2) 고체온 관리

3) 식이요법: 소량씩 자주

4) 증가하는 호흡곤란 징후

5) 의료진의 추후 관리

a) 24시간 내에 재평가

b) 고위험 환자(예 조산아)를 위한 예방적 항바이러스성 면역글로불린(palivizumab [Synagis])의 투여 가능성

4. 평가와 지속적 감시

a. 의식 수준

b. 혈역학적 상태

c. 호흡음, 산소포화도

d. 심장 박동과 리듬

e. 섭취량과 배설량

E. 만성 폐쇄성 폐질환 (CHRONIC OBSTRUCTIVE PULMONARY DISEASE)

만성 폐쇄성 폐질환(chronic obstructive pulmonary disease, COPD)은 만성 또는 재발성 기류 장애를 특징으로 한다. 흡연, 환경오염, 화학 물질에 대한 직업적 노출, 결핵, 노화 및 유전은 만성 폐쇄성 폐질환의 원인이 된다. 이 자극제, 질병 및 유전적 요인은 기관지 점막 부종, 평활근 수축(기도 저항 증가) 및 반동 탄성 감소를 유발한다. 생리학적 변화로 인해 호기가 어렵고 폐포 가스 교환이 어려워진다. 만성 폐쇄성 폐질환은 천식(기도 반응)(천식 참조), 만성 폐쇄성 기관지염(기도 염증) 및 폐기종(기도 허탈)을 포함한다. 환자들은 세 가지 질환을 모두 가지고 있지만, 일반적으로 한 가지 유형이 우세하다. 만성 폐쇄성 폐질환은 일반적으로 45세 이상의 남성에게 영향을 미치지만, 여성에게도 간접흡연으로 인해 발병한다.

만성 폐쇄성 기관지염은 점액 생성과 만성 기침을 유발하는 기관지의 염증을 특징으로 한다**[표 20-4]**. 2년 연속 적어도 3개월 동안 증상이 지속되면 진단되어진다. 만성 자극은 점액 세포의 수와 크기를 증가시켜 점액 생성이 증가되고 섬모운동을 손상시킨다. 이러한 생리적 변화는 감염에 대한 정상적인 방어 기전을 억제한다. 기도 폐색으로 인해 고탄산혈증을 동반한 기도 허탈 및 공기걸림(air-trapping), 만성 저산소증이 발생할 수 있다. 호흡 운동은 높은 동맥이산화탄소분압($PaCO_2$)에 의해 유발된다. 그러나 만성 폐쇄성 기관지염 환자는 동맥이산화탄소분압($PaCO_2$)이 만성적으로 상승되어 있어 호흡운동이 유발되는 호흡자극이 소실되어 있을 수도 있다. 저산소증은 호흡운동을 자극할 수 있으나, 과도한 산소 투여는 호흡 운동 유발을 저해할 수 있다. 고혈압 및 폐 고혈압은 폐성심(corpulmonale)을 초래할 수 있다.

폐성심은 말초부종, 전신부종(심각한, 일반 부종) 및 만성 목정맥 팽창의 증상과 함께 전형적인 "blue bloater"이 나타난다. 폐기종

표 20-4 만성 폐쇄성 기관지염과 폐기종의 증상 비교

만성 폐쇄성 기관지염	폐기종
"Blue bloater"	"Pink puffer"
젖은 기침/가래를 동반한 기침	드문 기침
땅딸막한, 단단한 체구	가늘고 마른 체구
발병 40~50세	발병 50~75세
정상호흡수	빈호흡
저산소증	PaO_2 정상 또는 약간 감소
$PaCO_2$ 증가	최종 단계까지 일반적으로 $PaCO_2$가 낮거나 정상임
청색증	술통형 가슴
적혈구증	부속근육 사용
폐심장증	앉아있는 동안 기대고 있음
말초부종	입술 오므리고 숨쉬기
폐색전증 위험	타진에 대한 과다공명
방사선 사진은 확대된 심장을 보여줌	폐 과잉 팽창, 낮은 횡경막

$PaCO_2$, Partial pressure of arterial carbon dioxide; *PaO_2*, partial pressure of arterial oxygen.

은 공기 공간의 영구적인 과잉 팽창, 폐포벽 파괴, 부분기도 붕괴 및 폐의 탄성 반동의 상실로 인해 호기가 저해되는 호흡 장애이다. 폐 실질과 폐포 사이에 형성된 공기 포켓은 호흡시 사강을 증가시키고 기능적 폐 조직을 감소시켜 호흡일량을 증가시킨다. 또한, 효소 활성에 의해 근본적으로 폐모세혈관망이 제거되어 그 결과, 산소 관류 및 환기가 감소한다. 두 효소, 프로테아제와 엘라스타제는 폐의 알파-항 트립신을 포함한 정상 방어 기전을 파괴하여 폐기종의 조직-파괴에 관여하는 것으로 보인다. 폐기종의 증상은 수면 중 호흡곤란으로 시작하여 휴식시 호흡곤란과 빈 호흡에 이른다[**표 20-4**]. 폐기종의 증상은 수면 중 호흡곤란으로 시작하여 휴식시 호흡곤란과 빈호흡이 동반된다[**표 20-4**]. 기침은 전형적이지 않으나 호흡기 감염은 일반적이다. 이는 정상 호흡 방어 및 면역의 변화로 인해 호흡부전을 일으킬 수 있기 있다.

1. 사정 [표 20-4]

a. 주관적 자료 수집
  1) 현병력/주호소
    a) 호흡곤란
    b) 최근 상기도감염
    c) 대기 오염 노출
  2) 과거력
    a) 기저질환
      (1) 폐 질환
      (2) 최근 상기도감염
      (3) 심장질환
    b) 흡연 및 간접흡연
    c) 약물
    d) 알레르기
    e) 예방접종 상태: 폐렴 구균 예방 접종

b. 객관적 자료 수집
  1) 신체검진
    a) 전반적 외모
      (1) 의식수준, 행동, 정서: 혼돈, 동요
      (2) 호흡에 집중하지 않고는 완전한 문장으로 말할 수 없음
      (3) 빈맥, 심전도상의 심장 부정맥
      (4) 체온상승: 감염을 동반한 경우
      (5) 중정도에서 심각한 고통/불편감
    b) 시진
      (1) 입술 오므리기 호흡(pursed-lip breathing)
    c) 청진
      (1) 호흡음: 악설음(crackles), 나음(rhonchi), 호기시 천명음(wheezing)
  2) 진단적 절차
    a) 동맥혈가스검사(arterial blood gas, ABGs): 저산소혈증(hypoxemia), 고탄산혈증(hypercarbia)
    b) 전혈구계산검사(complete blood count, CBC) 및 감별계산
      (1) 만성 저산소혈증으로 인한 속발성 적혈구증가증(polycythemia)
      (2) 남성 환자 적혈구용적률(hematocrit) > 52 % 와 여성 환자 적혈구용적률(hematocrit) > 47% 질환 의미
      (3) 호산구 증가, 백혈구 증가
    c) BNP 수치: COPD와 심부전 감별시 유용
    d) 객담(sputum): 배양 및 민감성 검사
      (1) 안정된 만성 기관지염에 있는 점액성 객담
      (2) 악화된 농가진 객담
      (3) 악화 시 폐렴연쇄상구균(*streptococcus pneumoniae*) 및 *Haemophilus influenzae* 가장 흔한 병원체
    e) 효소: α1-antitrypsin (폐기종을 나타내는 결핍증)
      (1) 40세 미만의 모든 환자 또는 폐기종의 가족력이 있는 환자는 조기 측정
      (2) 수치가 낮으면 표현형을 확인해야 함

f) 흉부 방사선 사진: 과팽창, 평평한 횡격막, 증가된 흉골 공기 공간, 길고 좁은 심장 그림자
(1) 폐기종: 방사선의 투과가 과도한 급속하게 가늘어진 혈관 그림자
(2) 합병된 폐 고혈압: 현저한 폐문(hilar) 혈관 그림자, 우심실 확장 가능성, 하부 흉골후방의 공기 공간 불투명도
g) 흉부 CT 스캔: 표준 흉부 방사선 사진보다 민감한 고해상도 CT(HRCT) 스캔
(1) 윤곽이 형성된 대기포는 방사선 사진에서 항상 보이지 않기 때문에 HRCT는 폐기종 진단에 매우 유용함
(2) 치료가 변경되지 않기 때문에 COPD 환자의 일상적인 관리에는 유용하지 않음
h) 폐기능 검사
(1) 질병의 중증도 진단 및 평가에 필수적임
(2) 폐활량 측정법(Spirometry): 경미한기도 폐쇄에 대한 순서를 결정하는 가장 좋은 방법
(a) FEV_1 및 FVC의 측정
(b) 가장 유용하고 유용한 PFT
(c) 만 45세 이상의 모든 흡연자에게 COPD 검사를 실시해야 함
(3) 피크 유량계

2. 분석: 감별 감별진단/협력적 문제

a. 비효과적 기도청결 (ineffective airway clearance)
b. 가스교환 장애 (Impaired gas exchange)
c. 불안/두려움 (Anxiety/fear)
d. 지식 부족 (Deficient knowledge)

3. 계획과 수행/중재

a. 기도, 호흡, 순환 유지(1장 참조)
b. 보충 산소요법
1) 지속양압기(Continuous Positive Airway Pressure, CPAP) 또는 이중압력양압기(Biphasic Positive Airway Pressure, Bi-PAP) 환기 보조
c. 필요한 경우 수액/약물 투여를 위한 정맥로 확보
d. 의학적 중재 준비 및 지원
1) 호흡을 돕기 위한 자세
2) 심장 및 산소포화도 모니터 설치
3) 입원 지원
e. 처방에 따른 약물 투여
1) 베타-아드레날린 작용제 및 항콜린성 약제 조합
2) 기관지 확장제: 장기간 작용
3) 점액 용해제
4) 항염증제, 흡입 및 경구 스테로이드
5) 항생제
6) Helox: 논란의 여지가 있으며, 단기 작용 효과가 있음
7) 항우울제
8) 니코틴 패치
f. 환자/가족 교육
1) 최적의 공기 교환을 위한 자세 유지
2) 소량의 잦은 식사
3) 운동의 중요성
4) 기침 및 심호흡 운동
5) 적절한 수분 유지
6) 약물 이행: 흡입기, 분무기, 폐렴 구균 및 바이러스 예방접종 필요성
7) 금연

4. 평가와 지속적 감시

a. 의식 수준
b. 혈역학적 상태
c. 호흡음, 산소포화도
d. 심장 박동수와 리듬
e. 섭취량과 배설량

F. 크룹(폐쇄성 후두염) (CROUP (LARYNGOTRACHEOBRONCHITIS))

크룹(croup)은 개짖는 듯한 기침, 쉰 목소리, 흡기성 협착음, 다양한 호흡곤란 등이 특징인 급성 바이러스성 증후군이다. 6~36개월 남아에게 호발하며, 늦가을과 초겨울에 가장 빈발한다. 가장 흔한 원인은 파라인플루엔자 바이러스(parainfluenza virus) I 형이며 매년 겨울철 유행한다. 다른 원인으로는 파라인플루엔자 바이러스 III 형, 아데노바이러스, RSV 및 A형 인플루엔자 바이러스(매우 심한 경우)가 있다. 처음 증상은 비인두에서 나타나며, 후두와 기관으로 퍼져서 기관지 벽의 홍반과 부종을 일으킨다. 염증성 삼출물이 생성되고 성대가 부풀어 오르면서 전형적인 협착음, 쉰 목소리, 개짖는 듯한 기침 증상이 있다. 증상은 일반적으로 밤에 발생하거나 재발하며, 적절한 습도가 유지되면 해결되며 완전 폐색은 거의 발생하지 않는다.

1. 사정

a. 주관적 자료 수집
1) 현병력/주호소
a) 개짖는 듯한 기침
b) 1~2일 동안 상기도감염 증상
c) 저온에서 중간정도의 발열, 드물게 39℃
d) 현재 복용 중인 약물

e) 육체 피로

2) 과거력

a) 기저질환

(1) 최근 홍역, 아데노바이러스, 인플루엔자 A, B, 라이노바이러스, 파라 인플루엔자

b) 약물

c) 알레르기

d) 예방접종 상태

b. 객관적 자료 수집

1) 신체검진

a) 전반적 외모

(1) 의식수준, 행동, 정서: 기면에서 불안정한 상태까지

(2) 크룹 기침: 거칠고 개짓는 듯한 기침

(3) 최소한의 침 흘림

(4) 열

(5) 빈호흡, 빈맥

(6) 협착음: 흡기 및 호기

(7) 중정도에서 심각한 고통/불편감

b) 시진

(1) 염증 가능성이 있는 인두염

(2) 흉골 상부 견축

c) 청진

(1) 호흡음: 정상에서 감소까지

2) 진단적 절차

a) 전혈구계산검사(complete blood count, CBC) 및 감별계산: 일반적으로 정상 참조 범위내에 있는 백혈구 수; 그러나 림프구 증이나 백혈구 감소증이 나타날 수 있음

b) 동맥혈가스검사(arterial blood gas, ABGs) 또는 모세혈가스(capillary blood gas)검사

(1) 심각한 에피소드가 있는 저산소증

c) 목의 연조직 방사선 사진

(1) 감별된 후두개염

(2) 중증 질환에서 부종으로 인한 성문하 협착 가능성

(3) 흡기동안 인두 아래의 팽창 가능성

(4) 성대 아래로 좁아지는 후두 공기 기둥, 성문하부위가 좁아짐(첨탑 징후, steeple sign)

d) 안정된 아동에게 직접 후두경 검사

(1) 편도 주위 농양과 같은 다른 기관을 제외함

(2) 창백하고 축축한 후두 점막

(3) 세균성 기관염: 다량의 고름 삼출물 및 가성막

(4) 경련성 크룹(spasmodic croup): 점막 염증, 벨벳 같은 모습의 홍반

e) 흉부 방사선 사진: 진단이 문제가 아닌 이상 불필요함

2. 분석: 감별 간호진단/ 협력적 문제

a. 비효과적 기도청결 (ineffective airway clearance)

b. 불안/두려움 (Anxiety/fear)

c. 지식 부족 (Deficient knowledge)

3. 계획과 수행/중재

a. 보충 산소요법

1) 차갑고 가습된 산소

b. 의학적 중재 준비 및 지원

1) 호흡을 돕기 위한 자세

2) 심장 및 산소포화도 모니터 설치

3) 입원 지원

c. 처방에 따른 약물 투여

1) Racemic 에피네프린

a) 부종을 줄이고 후두를 팽창시킴

b) 협착음을 줄이는데 효과적임

c) 1~1.5 시간 후에 환자가 회복할 수 있으므로 관찰 기간이 필요함

2) 코르티코스테로이드 :기도 염증 감소

a) 일상적인 사용은 논란의 여지가 있음

b) 중증, 중등도, 경미한 크룹에 투약

d. 환자/가족 교육

1) 호흡곤란 징후

2) 질병과정

3) 적절한 온도와 습도 유지, 수액 공급 및 추후관리

4. 평가와 지속적 감시

a. 의식 수준

b. 혈역학적 상태

c. 호흡음, 산소포화도

G. 과다환기 증후군 (HYPERVENTILATION SYNDROME)

과다환기 증후군(HVS)은 급속 호흡의 징후로서 호흡 중 CO_2 양을 증가시킨다. 흔히 불안(26장 참조)으로 인해 발생되며 심근 경색, 뇌내 출혈, 케톤산증 또는 살리실산 과다와 같은 질병 과정에 의해 발생할 수 있다. 치료 시작 전에 원인을 파악해야 한다. 과다환기는 CO_2의 분압(PCO_2)이 감소시켜 뇌혈관계, 호흡성 알칼리증 및 테타니 수축을 일으킨다. 진단을 위해 전형적인 징후 및 증상을 파악하고 유사한 증상을 유발할 수 있는 관상동맥질환 및 폐색전증(PE)과 같은 심각한 원인을 감별해야 한다. 전형적인 징후와 증상은 젊고 건강한 환자에서 호흡곤란, 불안, 현기증, 비정형 흉통, 빈호흡 및 과환기, 감각 이상 및 carpopedal 경련이다. 생명을 위협하는 원인이 배제되면 환자에게 호흡과다 원인을 설명하는 것만으로 쉽게 증상을

종료시킬 수 있다.

맥박 산소 측정으로 심한 저산소 상태를 초래하는 폐색전증 또는 기타 원발성 폐질환 환자를 감별할 수 있다. 과다환기는 가스 교환의 심각한 결함을 가릴 수 있기 때문에 맥박 산소 측정법은 항상 도움이 되는 것은 아니다. 만성 폐색전증 환자의 일부는 보상적으로 만성 과환기 상태일 수 있다. 과다환기 증후군의 진단이 명확할 때, 일반적으로 영상검사(imaging studies) 결과는 정상이므로 추가 검사는불필요하다. 폐색전증은 과다환기 증후군과 동일한 결과를 나타낼 수 있기 때문에 급성 과다환기 증후군이 처음 발생한 경우 V/Q 스캔, CT 스캔 또는 폐동맥 혈관 조영술로 감별할 수 있다.

1. 사정

a. 주관적 자료 수집

1) 현병력/주호소
   a) 호흡곤란 또는 공기부족(기아)
   b) 사지, 입술의 욱신거리는 감각이나 무감각
   c) 어지러움
   d) 발한
   e) 두통
   f) 흉부의 불편함
   g) 최근의 불안감 유발 상황
   h) 임신
   i) 운동
   j) 발열
   k) 발병 시간
2) 과거력
   a) 기저질환
      (1) 심장병
      (2) 당뇨병
      (3) 공황 발작(18장 참조)
   b) 독성
   c) 약물
   d) 알레르기

b. 객관적 자료 수집

1) 신체검진
   a) 전반적 외모
      (1) 의식수준, 행동, 정서: 불안하거나 공황 상태
      (2) 빈호흡
      (3) 중정도의 고통/불편감
   b) 시진
      (1) 수축경련(carpopedal spasm)(과다환기 증후군에서 때때로 볼 수 있는 손발의 경련)
   c) 청진
      (1) 호흡음: 정상
2) 진단적 절차
   a) 동맥혈가스검사(arterial blood gas, ABGs): 표시가 있는 경우
      (1) 환자의 근본적인 호흡 상태에 관한 질문이 존재함
      (2) 과다환기 증후군으로 인한 산증이 의심되는 경우, 단락(shunt) 또는 폐 가스교환 손상을 고려해야 할 경우 유용
      (3) 대다수의 경우 보상된 호흡성 알칼리증: pH와 PCO_2가 낮고 중탄산염(HCO_3)이 적음
   b) 혈청 및 요 독성 검사(serum and urine toxicology)
   c) 정량적 효소결합면역흡착측정(enzyme-linked immunosorbent assay, ELISA) 디 이중체(D-dimer) 분석: 급성 폐색전증을 고려
   d) 흉부 방사선 검사: 심장 또는 폐 병리검사에서 고위험군 환자 또는 진단이 명확하지 않은 환자
   e) 심전도: 가능한 결과
      (1) 연장된 QT 간격
      (2) ST 분절 하강 또는 상승
      (3) T파 전도(T-wave inversion)
      (4) 동성빈맥(sinus tachycardia)

2. 분석: 감별 간호진단/협력적 문제

a. 가스 교환 장애 (Impaired gas exchange)
b. 불안/두려움 (Anxiety/fear)
c. 지식부족 (Deficient knowledge)

3. 계획과 수행/중재

a. 의학적 중재 준비 및 지원

1) 호흡을 돕기 위한 자세
2) 과다환기 감소에 대한 환자 교육
   a) 상부흉곽을 물리적으로 최대한 호기하여 폐의 과팽창 감소
   b) 환자에게 복부로 호흡하도록 교육: 흉벽보다는 횡격막을 사용하면 주관적 호흡곤란을 개선하고 관련 증상을 완화시킴
   c) 횡경막 호흡은 호흡 속도를 느리게 함
3) 재호흡 과정 중에 환자와 함께 있어야 함
4) 심장 및 산소포화도 모니터 설치
5) 과다환기의 대사성 원인 중재
   a) 당뇨병 케톤산증(7장 참조)
   b) 중독
   c) 심근 경색(5장 참조)
   d) 뇌내 출혈(24장 참조)

b. 처방에 따른 약물 투여
1) 항불안제: 과환기의 원인을 재설정하고 스트레스 해소를 위한 벤조디아제핀 투여

c. 환자/가족 교육
1) 취약한 상황의 조기 인식, 재호흡 운동
2) 횡격막 호흡 기술에 대해 환자에게 교육하고 이 접근법을 강화할 수 있는 물리치료사, 심리학자, 정신과의사, 가정의, 내과 또는 호흡기 치료사와 같은 전문가에게 의뢰

4. 평가와 지속적 감시

a. 의식 수준
b. 혈역학적 상태
c. 호흡음, 산소포화도
d. carpopedal 경련의 해결

H. 흉막삼출액 (PLEURAL EFFUSION)

흉막삼출액은 늑막 공간에 과도한 수분(>15 mL)이 축적된 상태이다. 정상적인 생리 조건 하에서 이 액은 벽측 흉막에 의해 형성되고 내측 흉막으로 흡수된다. 삼출액의 증가는 다음과 같은 결과를 초래한다. (1) 심부전에서와 같이 흉막 아래 모세혈관 압력 증가 (2) 간 및 신부전과 같은 모세혈관 삼투압 감소 (3) 감염과 같은 염증성 질환 또는 (4) 림프액의 손상/장애. 흉막 삼출의 흔한 원인은 심부전, 폐렴, 악성질환 및 폐색전증 순이다. 환자는 호흡곤란과 통증이 있으며 둔한 통증이 있거나 없을 수 있다. 호흡곤란은 폐 팽창을 억제하는 액체 축적에 의해 유발된다. 삼출액이 과도하면 종격동 이동을 일으킬 수 있다. 적은 양의 삼출액(250 mL)은 무증상일 수 있으며 방사선검사 상으로 확인할 수 있다. 흉강천자는 진단과 삼출액 제거를 위해 시행된다. 체액은 출혈, 유미성(흰색/두꺼운) 또는 화농성(농흉)일 수 있다. 배액으로 치료되지 않는 농흉은 섬유화되고 수축되어 수술적 치료가 필요하며 영구적인 폐손상을 일으킬 수 있다. 삼출액은 반복적인 배액이 필요하며, 치료적으로 벽측 흉막과 내측 흉막의 유착 형성이 필요할 수도 있다.

1. 사정

a. 주관적 자료 수집
1) 현병력/주호소
a) 호흡곤란
b) 기침
c) 혈액 투석
d) 흉막 통증
2) 과거력
a) 기저질환
(1) 심혈관 질환
(2) 폐색전증
(3) 세균성 폐렴
(4) 특히 폐 또는 유방의 악성 질환
(5) 결핵
(6) 췌장염
(7) 복부 수술, 경막 외 농양 또는 간농양
b) 약물
c) 알레르기

b. 객관적 자료 수집
1) 신체검진
a) 전반적 외모
(1) 의식수준, 행동, 정서: 혼란
(2) 빈호흡
(3) 열
(4) 중정도에서 심각한 고통/불편감
b) 시진
(1) 호흡시 부속 근육의 사용
(2) 흉벽의 움직임 감소
c) 청진
(1) 호흡음: 삼출액 감소 또는 결핍
(2) 양명성음, 염소 울음소리(Egophony): 삼출 부위를 통해 청진할 때 "ä"로 들리는 "e-"소리
d) 타진
(1) 삼출액이 약간 많으면 진동음 증가, 삼출액이 많으면 진동음 안 들림
(2) 삼출물에 대한 둔탁음(dullness)
2) 진단적 절차
a) 전혈구계산검사(complete blood count, CBC) 및 감별계산: 백혈구 상승
b) 흉부 방사선 사진
(1) 삼출의 원인이 될 수 있는 진단 단서
(2) 흉막 삼출막은 작은 흉막 삼출을 보다 확실하게 검출함
c) 초음파 검사: 흉강 천자 부위 확인
d) 흉부 CT 스캔, 나선형 CT
e) 체액 분석을 위한 흉강천자: 양, 단백질, 젖산탈수소효소(lactate dehydrogenase, LDH), 아밀라아제, 포도당, 감별계산, pH, 그람 염색, 세포학
f) 심전도(ECG)

2. 분석: 감별 간호 진단/협력적 문제

a. 가스교환 장애 (Impaired gas exchange)
b. 통증 (Pain)
c. 불안/두려움 (Anxiety/fear)
d. 지식 부족 (Deficient knowledge)

3. 계획과 수행/중재

a. 기도, 호흡, 순환 유지(1장 참조)
b. 처방에 따라 산소요법
c. 필요한 경우 수액/약물 투여를 위한 정맥로 확보
d. 의학적 중재 준비 및 지원
 1) 심장 및 산소포화도 모니터 설치
 2) 흉강천자 과정/튜브 흉관삽입술 지원
 3) 흉막유착술(흉막경화증)
 4) 입원 지원
e. 처방에 따른 약물 투여
 1) 비 마약성 진통제
 2) 마약
 3) 항생제

4. 평가와 지속적 감시

a. 의식 수준
b. 혈역학적 상태
c. 심장 박동과 리듬
d. 호흡음, 산소포화도
e. 통증 완화

I. 폐렴 (PNEUMONIA)

지역사회획득폐렴(Community-Acquired Pneumonia, CAP)은 가장 흔한 전염병 중 하나이며 전 세계 사망률과 이환율의 주요 원인 중 하나이다. 만성기관지염과 만성폐쇄성폐질환을 가진 고령자는 치료를 위해 자주 입원하게 된다. 지역사회획득폐렴은 일반적으로 병원성 미생물의 흡인 또는 흡입에 의한 폐분절 또는 엽(lobe)에 흡수된다. 또한 대장균 요로감염 및/또는 균혈증과 같은 2차 균혈증으로 인해 발생할 수 있다. 구강인두의 흡인으로 인한 지역사회획득폐렴은 여러 병원체가 있는 지역사회획득폐렴의 유일한 형태이다. 요양원에서 획득된 폐렴(Nursing home-acquired pneumonia, NHAP)이 흔하며 병과 관련된 병원체 목록은 지역사회획득폐렴과 매우 유사하다. 지역사회획득폐렴의 중증도는 손상된 심폐 기능 또는 비장 기능에 의해 결정된다.

폐렴은 흡입, 흡인 또는 혈액 매개 병원균에 의한 조직 침범으로 인한 폐 실질의 염증이다. 병원균이 폐포에 도달하여 복제를 시작하면, 체액 및 항염증세포가 폐포에 들어가 감염을 일으킴으로써 폐렴 증상과 방사선 검사 시 비정상 징후를 유발하게 된다.

질병은 경증에서 생명을 위협하는 정도까지 다양하다. 가장 흔한 폐렴 병원균은 바이러스성(60~90%), 세균성(사망자의 대부분을 차지함) 또는 마이코플라스마성이다. 다른 원인으로는 곰팡이, 리케차, 기생충, 때로는 비감염성 손상이 있다. [표 20-5]는 지역사회획득폐렴과 관련된 가장 전형적인 세균성 폐렴에 대한 내용이다. 추가 원인으로는 레지오넬라뉴모필라 및 클라미디아가 있다. 바이러스성 원인에는 RSV, 인플루엔자, 거대세포바이러스(CMV), 단순포진, 수두, 엡스타인-바 바이러스가 포함된다.

바이러스성 폐렴과 세균성 폐렴을 구별하는 것은 어려울 수 있다. 바이러스성 감염은 일반적으로 겨울에 발생하며 약 2주간 지속된다. 세균성 폐렴은 전형적으로 증상이 더 심하며 고열, 기침 및 흉통을 동반한다. 아동의 경우, 폐렴 징후와 증상은 나이, 특정 병원체 및 질병의 중증도에 따라 다르게 나타난다. 유아는 일반적으로 증상이 경하지만 합병증의 위험이 더 크다. RSV와 인플루엔자는 1세 미만의 아동에게 가장 흔한 바이러스 원인이다. 나이가 많은 아동에서 폐렴은 보통 아급성이며 징후와 증상에는 마른 기침(nonproductive cough), 중등도의 열, 두통, 인후통, 전신 피로가 포함된다.

고령 인구에서 균혈증과 수막염과 같은 합병증이 폐렴으로 진행될 수 있다. 고위험군은 만성 질환, 선천성 기형, 폐 질환 및 면역이 억제된 환자이다.

1. 사정

a. 주관적 자료 수집
 1) 현병력/주호소
  a) 호흡곤란
  b) 기침
   (1) *Legionella*: 잦은 기침 또는 마른 기침
   (2) *Mycoplasma pneumoniae or Chlamydia pneumoniae*: 마른 기침
  c) 통증
   (1) 흉부, 등, 복부
   (2) 흉통은 지역사회획득폐렴의 비정형 병원체에서 자주 나타남, *Legionella* 지역사회획득폐렴은 흉통이 있음
  d) 열/오한
  e) 감각의 변화: 노인 환자에서 증상을 나타낼 수 있음
  f) 최근 상기도감염 또는 독감
  g) 설사: mycoplasma, *Legionella*
  h) 복통: 소아 및 노인에서 흔함
  i) 유아: 구토, 섭취부족(poor feeding), 탈수
 2) 과거력
  a) 기저질환
   (1) 심혈관 질환
   (2) 폐질환: 만성 폐쇄성 폐질환(폐렴은 이 환자들에게 생명을 위협하는 상황임)
   (3) 면역 억제
   (4) 인간면역결핍바이러스(HIV) 감염, 알려진 HIV 감염 또는 후천성면역결핍증후군(AIDS)에 대한 고위험 범주
   (5) 선천성 이상
   (6) 낭포성 섬유증, 뇌성 마비

표 20-5 지역사회 획득폐렴의 병원균

	폐렴 연쇄상구균 *(Streptococcus pneumoniae)*	황색포도상구균 *(Staphylococcus aureus)*	폐렴간균 *(Klebsiella pneumoniae)*	녹농균 *(Pseudomonas aeruginosa)*	헤모필루스인플루엔자 *(Haemophilus influenzae)*
위험 요인	면역 억제, 알코올 중독, 심폐질환, 당뇨병	약물남용, 면역억제, 인플루엔자 전염병의 합병증	남성, 알코올 중독, 연령>50세, 심폐질환, 당뇨병, 흡인	알코올 중독, 원내 감염, 면역 억제, 당뇨병	알코올 중독, 연령>50세, 심폐질환, 면역 억제, 당뇨병
증상/징후	불쾌감, 인후통, 오한/발열, 기침, 녹색 가래, 흉통, 구토, 복통, 호흡곤란, 빈호흡 빈맥, 감소된 호흡 소리, 수포음(rales)	발열, 오한, 기침, 흉통, 화농성 가래(purulent sputum), 빈호흡, 빈맥, 수포음(rales), 나음(rhonchi)	발열, 기침, 객혈(hemoptysis), 호흡곤란, 빈호흡	*Klebsiella*와 동일	저열, 호흡곤란, 경미한 빈맥 및 빈호흡
진단 결과	핵 좌방이동(left shift)된 백혈구수 증가, 흉막 침윤	백혈구수 증가, 하엽 침범, 늑막 삼출액 또는 농양이 생길 수 있다.	백혈구수 증가 또는 감소, 흉막 합병증, 흉막 농양 또는 삼출액	핵 좌방이동(left shift)된 백혈구수 증가, 하부 흉막 침윤	백혈구수 증가, 하부 흉막 침윤, 흉막 삼출액
치료	Macrolides (azithromycin [Zithromax], clarithromycin [Biaxin], 에리스로마이신); 독시싸이클린(바이브라마이신); 플루오로퀴놀론(levofloxacin) [Levaquin]) 또는 아목시실린 – 클라불라네이트 (Augmentin) 환자가 3개월 이내에 항생제를 투여받은 경우; 심폐질환이나 요양원 환자의 경우 추가 3세대 세팔로스포린	플루오로퀴놀론 (levofloxacin [Levaquin]); 내성 있다면, 반코마이신 (Vancocin)	3세대 세팔로스포린 + 아미노글리코사이드	세페피임(Maxipime), 이미펨글라스타틴 (Primaxin),메로페넴 (Merrem), 또는 피페라실린(Zosyn), + 시프로플록사신(Cipro)	마크로라이드(아지트로마이신[Zithromax], 클라리트로마이신[Biaxin], 에리스로마이신); 2세대 또는 3세대 세팔로스포린

b) 흡연력

c) 이전 폐렴의 경험

d) 약물

e) 알레르기

f) 예방접종 상태: pneumococcal, *Haemophilus*

b. 객관적 자료 수집

1) 신체검진

a) 전반적 외모

(1) 의식수준, 행동, 정서: 명료에서 혼란, 유아기에 기면

(2) 열: 영아 및 노인 환자에서 비정상일 수 있음

(3) 빈호흡, 빈맥

(4) 중정도에서 심각한 고통/불편감

b) 시진

(1) 청색증

(2) 통증 후 호흡운동 감소

(3) 유아: 견축

(4) 객담

(a) 세균성 병원균과 함께 화농성

(b) 폐렴 구균, *Klebsiella*, *Legionella* 감염으로 피가 섞인 가래

c) 청진

(1) 호흡음: 감염 부위의 전반적 기관지 호흡음, 거친 악설음

(2) 흉막마찰음

(3) 유아에서의 그렁거림

d) 타진/촉진

(1) 둔탁음

(2) 진탕음 증가

2) 진단적 절차

a) 전혈구계산검사(complete blood count, CBC) 및 감별계산: 세균 발생원이 있는 백혈구 증가

b) 객담배양과 Gram stain
(1) 객담 직접형광항체(Direct fluorescent antibody, DFA) 검사: 항생제 치료 전에 조기에 레지오넬라균의 진단을 도움
c) 혈액 배양: 항생제 투여 전에 적어도 15분 간격으로 두 번
(1) S. pneumoniae 및 H. influenzae: 양성 혈액 배양과 관련이 있음
(2) M. catarrhalis 균혈증은 흔하지 않음
d) 차가운 적혈구 응집반응: 마이코 플라스마 감염에 유용함
e) 요검사: 가임기 여성의 임신 검사
f) 동맥혈가스검사(arterial blood gas, ABGs)
g) 흉부 방사선 사진: 침윤의 존재 확인
(1) 초기 지역사회획득폐렴에서 음성일 수 있음
(2) 바이러스성 폐렴: 침윤이 거의 없거나 전혀 없음
(3) 세균성 폐렴: 국소, 분절성, 또는 국소 침윤 분포
(4) 재향군인병(Legionnaires disease): 신속한 진행성, 비대칭 침윤성, 흉부 방사선 사진은 대체 진단 및/ 또는 관련 조건을 확인하는데 유용할 수 있음
h) 흉부 CT: 기저 기관지 원성암이 제시되거나 어떤 이상이 진단과 일치하지 않을 때 사용
i) 심전도(ECG)

2. 분석: 감별 간호진단/협력적 문제

a. 비효과적 기도청결 (ineffective airway clearance)
b. 가스교환 장애 (Impaired gas exchange)
c. 불안 (Anxiety)

3. 계획과 수행/중재

a. 적절한 환기 및 산소화 유지(1장 참조)
b. 처방에 따라 산소요법
1) 임박한 호흡 부전의 경우 RSI 및 인공호흡기 지원
2) CPAP 또는 Bi-PAP 환기 지원
3) 고유량(High-flow) 산소
c. 필요한 경우 수액/약물 투여를 위한 정맥로 확보
d. 의학적 중재 준비 및 지원
1) 전문적인 기도 관리
a) 비강 또는 구강 삽관
b) 성문외 기도기(supraglottic airway), 후두마스크 기도기(LMA), 식도-기관 콤비튜브(esophageal-tracheal Combi-tube), 킹(King)
c) 수술적 기도(예 윤상갑상연골절개술)
2) 호흡을 돕기 위한 자세
3) 심장 및 산소포화도 모니터 설치
4) 처방에 따라 유치도뇨관 삽입
5) 입원 지원
e. 처방에 따른 약물 투여
1) RSI 사전 처방: 진정제, 진통제, 신경근 차단제
2) 항생제: 응급실 진료 시간을 포함하여 입원 후 4시간 이내에 투여해야 함
a) 테트라 사이클린은 임신 또는 10세 미만의 환자에게는 투여하지 않아야 한다.
b) 플루오로 퀴놀론의 속효성 작용은 6세 이상의 환자에게 안전하다.
c) CAP의 바람직한 단일 요법은 독시사이클린(Dynapen) 또는 레보플록사신(Levofloxacin, Levaquin)
3) 기관지 확장제
4) 해열제
f. 환자/가족 교육
1) 의약품 순응도의 중요성
2) 수분 섭취를 늘림
3) 추적 관찰의 중요성

4. 평가와 지속적 감시

a. 의식 수준
b. 혈역학 상태
c. 심장 박동과 리듬
d. 호흡음, 산소포화도
e. 섭취량과 배설량

J. 기흉(병원성 및 자발성) 및 기종격 (PNEUMOTHORAX (IATROGENIC AND SPONTANEOUS) AND PNEUMOMEDIASTINUM)

기흉(pneumothorax)은 흉막 내 공간의 공기가 찬 것이다. 기흉의 다른 원인으로는 (1) 외상(28장 참조), (2) 명백한 근본적인 폐질환이 없는 일차 자연 발생, (3) 근본적인 폐질환으로 인한 이차 자연 발생, (4) 의사의 부주의로 발생하는 의인성 발생이 있다. 폐포가 더 큰 평균 팽창 압력을 받아서 흉막염 및 파열을 유발하기 때문에 자연 기흉은 후두엽의 기저성 수포 종괴, 흡연력 또는 신장의 증가로 인해 발생할 수 있다. 병원성 기흉은 쇄골 하와 쇄골 상부 바늘 삽입, 흉강 천자, 기도 압력 증가, 기관지 및 폐 생검, 심폐 소생술 및 기관 절제술을 이용한 기계적 환기와 같은 경흉각 바늘 흡인 과정으로 발생할 수 있다. 기흉은 흉막 내 압력 증가로 인한 폐렴, 천식, 흡연 마리화나, 코카인 흡입, 운동 경기, 호흡기 감염, 분만(출산 중), 구토, 심한 기침, 기계 환기, 외상 또는 구강 인두, 식도 또는 호흡 기계 점막의 수술 장애로 발생할 수도 있다.

1. 사정

a. 주관적 자료 수집

1) 현병력/주호소

a) 전신적 불쾌감: 특히 원발성 자연 기흉

b) 호흡 곤란: 종종 이차성 자연 기흉과 함께 기흉의 크기에 비례함

c) 통증: 흉부

(1) 원발성 자연 기흉: 급성 발병, 동측성 통증

(2) 이차성 자연 기흉: 동측성 통증

(3) 기종격: 목과 등, 어깨에 방사되는 흉공 하부 통증과 깊은 호기, 기침, 앙와위 자세에서 악화됨

d) 구토

2) 과거력

a) 기저질환

b) 흡연력

c) 물질 사용/남용

d) 약물

e) 알레르기

b. 객관적 자료 수집

1) 신체검진

a) 전반적 외모

(1) 빈호흡: 일차 및 이차 자연 기흉

(2) 빈맥: 이차적 자연 기흉

(3) 저산소증: 일차 및 이차 자연 기흉

(4) 저혈압: 이차적 자연 기흉

(5) 중정도에서 심각한 고통/불편감

b) 시진

(1) 청색증: 이차적 자연 기흉(후기 신호)

c) 청진

(1) 호흡음: 기흉 옆에 감소 또는 없음

(2) Hamman sign: 심장 박동과 함께, 종격동에서 흡기동안 두드러진 단단한 것이 부서지는 소리(crunching noise); 기종격에서 발생

d) 타진/촉진

(1) 기흉 이상의 과다공명

(2) 피하 기종(Subcutaneous emphysema); 기종격에서; 가장 일관된 표시

2) 진단적 절차

a) 기흉 및/또는 기종격의 평가를 위한 흉부 방사선 사진

(1) 기흉: 흉벽과 평행선이 명확하게 정의되어 있고, 흉벽과 폐 가장자리 사이에 음영(lung markings)이 없음

(2) 기종격: 얇은, 방사선 투과선은 심장 윤곽선을 묘사한다; 종격동 내 얇은 수직 방사선 투과성의 스테이크 모양; 폐동맥 주위의 명확한 방사선 투과성; 측면에서의 흉골 공기

b) 조영 증강 식도조영술: 구토인 경우

2. 분석: 감별 간호 진단/협력적 문제

a. 가스교환 장애 (Impaired gas exchange)

b. 심박출량 감소 (Decreased cardiac output)

c. 통증 (Pain)

d. 불안/두려움 (Anxiety/fear)

e. 지식 부족 (Deficient knowledge)

3. 계획과 수행/중재

a. 기도, 호흡, 순환 유지(1장 참조)

b. 처방에 따라 산소요법

c. 필요한 경우 수액/약물 투여를 위한 정맥로 확보

d. 의학적 중재 준비 및 지원

1) 심장 및 산소포화도 모니터 설치

2) 튜브 흉관삽입술 지원: 환자가 혈역학적으로 안정적이면, 단기작용 마약 및 벤조디아제핀의 조심스런 적정량 사용의 진정제를 고려함(9장 참조)

3) 바늘 또는 카테터 흡인: 기흉의 $< 15\%$

a) 성공의 정도를 평가하기 위해 흉부 방사선 사진 촬영

b) 반복적인 공기 축적이 없음을 확인하기 위해 4시간 이내에 두 번째 흉부 방사선 사진 촬영

(1) 재발이 없다면, 카테터를 제거하고 환자에게 적절한 지시를 내림

(2) 기흉이 지속되면 Heimlich 밸브 또는 물막이를 부착하고 환자를 입원 시킴

4) 재발의 위험을 줄이기 위해 탈크 및 테트라사이클린 유도체와 함께 흉막유착(pleurodesis)(흉막관에 멸균 자극제를 삽입하여 내장과 벽측 흉막 사이의 섬유성 유착을 외과적으로 생성)

5) 입원 지원

e. 처방에 따른 약물 투여

1) 비 마약성 진통제

2) 마약

3) 항생제: 농흉 위험을 줄이기 위해 흉관 삽입 후

4) 절차 진정제(4장 참조)

4. 평가와 지속적 감시

a. 의식 수준
b. 혈역학적 상태
c. 호흡음, 산소포화도
d. 심장 박동수와 리듬
e. 통증 경감

K. 폐색전증 (PULMONARY EMBOLISM)

폐색전증(pulmonary embolism, PE)은 하지와 골반의 정맥계 혹은 우심장으로부터 발생된 혈전에 의해 발생한다. 색전은 지방, 뼈, 양수로 구성되기도 하지만 대부분은 응고된 혈액으로 폐동맥 가지에 위치하여 전체 또는 부분 폐색 및 잠재적 경색을 유발한다. 결과적으로, 이환된 폐가 환기되지만 관류는 부적절하게 된다. 히스타민과 프로스타글란딘이 방출되고, 기관지 수축과 폐 혈관 수축을 일으켜 폐포 저환기와 폐내 단락을 일으킨다. 관류 감소는 계면활성제를 감소시켜 이차적으로 무기폐를 초래한다. 폐색전증은 증상이 비전형적이고 비침습적 진단 검사의 특이도 때문에 진단하기가 어렵다. 폐색전증으로 사망한 환자의 부검결과, 80~100%는 심부정맥혈전증(DVT)이 있었으나 그 중 40% 만 심부정맥혈정증의 임상증상을 보였다. 급성 폐색전증 환자의 10%가 첫 한 시간 이내에 사망하고 생존한 사람들은 폐색전증 재발의 위험이 있으며, 폐고혈압 발생은 70%에 이른다. 폐색전증은 모든 환자의 집단에서 발생할 수 있지만 아동에게는 드물고, 연령 증가와 함께 위험이 증가한다. 그러므로 폐색전증은 호흡이 곤란한 노인 환자에서 항상 고려되어야 한다. 인지된 폐색전증의 발생률은 입원 환자의 경우 가장 높고, 입원 중에 사망한 노인 환자 부검 결과, 70~90%에서 폐색전증이 발견되었다.

1. 사정

a. 주관적 자료 수집
1) 현병력/주호소
a) 호흡 곤란
b) 통증(3장 참조): 흉부
c) 기침
2) 과거력
a) 기저질환
(1) 혈전증의 병력
(2) 부동/장기간 앉는 자세
(3) 비만
(4) 임신
b) 최근 외상
c) 최근 장기간 뼈 골절/수술
d) 약물: 경구 피임약
e) 알레르기

b. 객관적 자료 수집
1) 신체검진
a) 전반적 외모
(1) 의식수준, 행동, 정서: 불안, 안절부절 못함
(2) 빈호흡, 빈맥 가장 흔함
(3) 큰 폐색전증의 경우 저혈압
(4) 중정도에서 심각한 고통/불편감
b) 시진
(1) 청색증: 큰 폐색전증
(2) 점상출혈: 지방색전
c) 청진
(1) 호흡음: 악설음
(2) 흉막마찰음
(3) 심장 소리: 강조된 S_2
2) 진단적 절차
a) 전혈구계산검사(complete blood count, CBC) 및 감별계산: 정상 또는 증가된 백혈구
b) 적혈구침강속도(erythrocyte sedimentation rate, ESR): 상승
c) 섬유소분해산물(Fibrin split products): 증가된 섬유소 분해 산물
d) 동맥혈가스검사(arterial blood gas, ABGs)
e) 디 이중체(D-dimer): 섬유소분해산물에 대한 보다 구체적인 검사. 수준이 > 500 mg/mL이면 양성
f) 흉부 방사선 사진: 보통 초기 방사선 사진
(1) 드문 경우이지만, 혈관 근위부의 붕괴와 함께 색전 근위의 폐혈관의 팽창, 때로는 날카로운 컷오프를 나타내는 westermark 표시가 드물게 나타남
(2) 처음에는 정상적인 방사선 사진에서 무기폐가 나타나기 시작하여 작은 흉막 삼출과 증가된 횡격막 증을 유발할 수 있음
(3) 24~72시간 후에 국소 침윤이 발생할 수 있음
g) 정맥-도플러 초음파검사
h) V/Q 검사: 다중탐지기 CT 혈관조영술을 사용할 수 없는 경우 중요함
i) 폐혈관 조영술
j) 경식도 심초음파(TEE) 또는 MRI를 시행 할 수 있는 나선형 CT
(1) 고해상도 다중탐지기 CT 혈관조영술(MDCTA)은 폐혈관 조영술과 비교할 때 민감도와 특이도가 비슷함
(2) 고해상도 다중탐지기 CT 혈관조영술(MDCTA): 폐색전증를 진단하거나 배제하기 위한 기본 진단 방식 및 기준 표준

k) 이중 초음파검사

l) 심전도: 비 특이성 ST 분절 및 T파 이상이 가장 흔한 발견

(1) S1–Q3–T3 패턴: lead I의 두드러진 S파, lead III의 Q파, lead III의 약간의 S 및 T파 상승과 T파 전도

(2) Tall peaked P waves, right axis 편차, 우각블록(right bundle branch block, RBBB)

2. 분석: 감별 간호 진단/협력적 문제

a. 가스교환장애 (Impaired gas exchange)

b. 불안/두려움 (Anxiety/fear)

3. 계획과 수행/중재

a. 기도, 호흡, 순환 유지(1장 참조)

b. 처방에 따라 산소요법

c. 필요한 경우 수액/약물 투여를 위한 정맥로 확보

d. 의학적 중재 준비 및 지원

1) 심장 및 산소포화도 모니터 설치

2) 압박스타킹 사용

3) 입원 지원

e. 처방에 따른 약물 투여

1) 항응고제: 헤파린, 저분자량헤파린

2) 섬유소 용해제

3) 진통제

4. 평가와 지속적 감시

a. 혈역학적 상태

b. 의식 수준

c. 심장 박동수와 리듬

d. 호흡음, 산소포화도

e. 섭취량과 배설량

f. 통증 경감

21장
쇼크 응급
Shock Emergencies

Reneé Semonin Holleran, FNP-BC, PhD, CEN, CCRN (emeritus), CFRN, and CTRN (retired), FAEN

주요 주제

전반적 전략
- 사정
- 분석: 감별 간호진단/협력적 문제
- 계획과 수행/중재
- 평가와 지속적 감시
- 중재와 환자반응 기록
- 나이와 관련된 고려사항

특정 쇼크 응급상황
- 심인성
- 분배성
- 저혈량성
- 폐색성

Ⅰ. 전반적 전략 General Strategy

쇼크는 질환이 아니고 신체가 조직으로 적절하게 혈액공급을 하지 못해 나타나는 임상 증상이다. 쇼크는 부적절한 조직 혈류 공급과 세포의 산소 공급이 감소하는 질환(또는 손상)에 대한 전신적 반응으로 순환 체액의 변화(저혈량성), 심장 펌프기능의 변화(심인성), 말초 혈관 저항 또는 말초에서 혈액 재분배의 변화(분배성), 심장과 폐와 같은 중요 기관의 혈액 공급능력 변화(폐색성)로 인해 발생한다. 쇼크의 원인이 무엇이든 중재가 실패하였을 경우, 신체 여러 기관의 부전과 사망을 초래한다.

쇼크가 일어나는 동안 병태생리학적 변화는 대략 3가지 단계로 나눌 수 있는데 보상, 비보상, 불가역적 단계가 있고 [표 21-1]에 요약되어 있다.

A. 사정 (ASSESSMENT)

1. 일차와 이차적 사정/소생(1장 참조)

표 21-1 쇼크의 단계

단계	병태생리
보상 (비진행성)	다양한 수용체들이 혈압의 감소를 감지하여 생리적 변화를 시작한다. 혈액학적 보상 기전은 교감신경계에 의해 매개되는데 교감신경계가 활성화되어 적절한 조직 관류를 회복시키고 뇌과 심장과 같은 주요 기관의 기능을 보존한다. 상대적으로 덜 중요한 기관으로의 산소 공급(oxygen delivery, DO_2)은 세포의 요구(산소 소모[VO_2]로 측정됨)를 충족시킬 정도로 충분하지 않다. 생존을 위해 세포는 유산소에서 무산소성 대사로 전환된다. 이러한 전환은 초기에는 효과적이나 심한 에너지 생산의 감소와 무산소성 대사의 부산물인 젖산 축적을 초래한다. 젖산혈증은 세포 손상을 초래하고 만성 폐색성 폐부종 또는 심혈관계 질환과 같은 이전 질환과 환자의 나이는 이러한 과정 중에 추가적인 스트레스를 유발한다.
비보상 (진행성)	보상기전이 중요 기관에 적절한 관류를 유지하는데 실패하기 시작한다. 초기에 효과적이었던 기전은 점점 비효과적으로 되고 추가적인 조직 손상을 유발한다. 모든 기관에서 세포 교란 또는 사망이 이 시점에서 시작된다. 쇼크에 대한 추가적인 병리적 반응(예 심한 젖산혈증과 염증/면역 시스템 활성화)은 여러 시스템의 악화 또는 부전을 일으키고 DO_2가 충분하더라도 일부 세포들은 세포 손상으로 인해 산소를 공급받지 못하게 된다.
불가역적 (불응적)	쇼크의 마지막 단계는 어떤 치료도 이 과정을 되돌릴 수 없는 치명적인 시기이다. 세포 파괴가 매우 심하고 사망이 불가피하다. 이 단계에서는 쇼크의 원인을 감별할 수 없다. 각 환자의 쇼크 단계는 다르고 임상적 진행 과정은 몇 가지 요인에 의해 변화된다. 환자의 나이, 저관류의 중증도와 기간, 기존의 기저 질환의 존재 여부 등이 이러한 요소에 포함된다.

2. 초점 사정

a. 주관적 자료 수집

1) 현병력/손상/주호소
  a) 통증: PQRST
  b) 상해
    (1) 기전
    (2) 시간
    (3) 보호 장구 사용
  c) 감염
    (1) 최근 노출
    (2) 침습적인 기구 삽입(예 말초로 삽입된 중심정맥 카테터(PICC), 위관 영양 튜브, 유치도뇨관)
    (3) 외국 여행
  d) 증상
    (1) 피로, 전신적 허약감
    (2) 실신, 현기증
    (3) 호흡곤란과 기좌호흡
    (4) 심계항진
    (5) 구토와 토혈
    (6) 설사, 흑색변, 혈변
    (7) 두통
    (8) 의식 수준 변화
    (9) 행동 변화
    (10) 엄습하는 공포감, 불안, 안절부절
    (11) 질 출혈
    (12) 복부 경련 또는 통증
    (13) 코피 또는 객혈
    (14) 갈증
    (15) 다뇨
    (16) 무뇨
    (17) 냉감
    (18) 설명할 수 없는 발진과 멍듬
    (19) 운동과 감각 기능 변화
    (20) 두드러기
  e) 증상 완화를 위한 노력
    (1) 민간요법
    (2) 대체 요법
    (3) 약물
      (a) 처방약
      (b) 일반판매약/허브
2) 과거력
  a) 기저질환
    (1) 면역 저하
      (a) 사람 면역 결핍 바이러스(HIV) 양성
      (b) 이식 수혜자
      (c) 항암요법을 받는 환자
    (2) 당뇨병
    (3) 심혈관 질환
    (4) 폐 질환
    (5) 혈액 질환
    (6) 위장관 질환
    (7) 암
  b) 최근 수술력
  c) 최근 침습적인 시술
    (1) 대장내시경
    (2) 위관 영양 튜브 삽입
    (3) PICC line 삽입
    (4) 유치도뇨관
  d) 최근 외국 여행
  e) 이전 비장절제술
  f) 감염성 질환자와의 접촉
  g) 흡연력
  h) 약물 또는 알코올 사용/남용
  i) 마지막 정상 월경기간: 가임기 여성
  j) 생물화학적 공격(31장 참조)
  k) 현재 복용 중인 약물
    (1) 처방약
      (a) 코르티코이드제
      (b) 항생제
      (c) 항암요법
      (d) 면역억제제
      (e) 인슐린
    (2) 일반판매약/허브
  l) 다음에 대한 알레르기
    (1) 약물
    (2) 알려진 환경 물질
    (3) 음식
    (4) 환경에서 새로운 물건
  m) 예방접종 상태
3) 쇼크 응급상황과 관련된 정신적/사회적/환경적 요소
  a) 스트레스 요소
    (1) 생활 습관
    (2) 지식 부족, 손상 예방법에 대한
    (3) 부동/전신적 쇠약감
    (4) 영양결핍
    (5) 가능한/실제적 남용, 폭행, 근친 배우자의 폭력상황(3장, 30장 참조)
  b) 연령 1세보다 어리거나 65세 이상 노인
  c) 대처 양상
  d) 촉발 사건

(1) 약물요법 불이행

b. 객관적 자료 수집

1) 전반적 외모
  a) 의식수준, 행동, 정서
  b) 활력징후
    (1) 혈압: 좁은 맥압은 쇼크의 불길한 증상임
    (2) 기립(orthostasis)
  c) 냄새
  d) 위생상태
  e) 고통/불편감 정도
2) 시진
  a) 기도 개방성
  b) 호흡 노력(호흡수, 호흡부속근 사용)
  c) 피부 색깔
    (1) 분홍색
    (2) 창백
    (3) 얼룩덜룩한 피부
  d) 외적 출혈의 명백한 증상
  e) 납작한 또는 팽창된 외경정맥
  f) 흉부, 복부, 사지의 분명한 출혈 증상 또는 기혈, 골절 또는 연조직 손상
  g) 멍듬
  h) 발진
  i) 점상 출혈
  j) 자반증
  k) 의료 기구
    (1) 기관절개관 튜브
    (2) 정맥 접근 기구
    (3) 위관영양 튜브
    (4) 유치도뇨관
3) 청진
  a) 호흡음: 악설음, 천명음, 수포음
  b) 심음: 희미하게 들리거나 잘 들리지 않는
  c) 장음: 감소 또는 없음
4) 촉진/타진
  a) 말초와 중심 맥박
  b) 피부 온도
  c) 피부 습기
  d) 탁음은 혈액이 찬 공간을 의미
  e) 공명음은 공기가 찬 공간을 의미

3. 진단적 절차

a. 검사실 검사

1) 전혈구계산검사(complete blood count, CBC) 및 감별계산
2) 혈액형과 교차시험(type and crossmatch)
3) 혈액요소질소(BUN), 크레아티닌(Creatinine)을 포함한 혈청 화학검사(serum chemistries)
4) 간기능 검사(liver function test)
5) 혈청 락테이트
6) 응고인자검사(coagulation profile)
7) 동맥혈가스검사(arterial blood gas , ABGs)
8) 혈청 및 요 독성 검사(serum and urine toxicology)
9) 심근효소(cardiac enzymes)
10) 요검사: 가임기 여성의 임신 반응 검사
11) 배양검사(cultures): 혈액, 카테터, 상처, 침습적 기구

b. 영상 검사

1) 흉부 방사선 촬영
2) 골반 방사선 촬영
3) 장골 방사선 촬영
4) 의심되는 부위(머리, 목, 가슴, 복부)의 컴퓨터 단층 촬영
5) 의심되는 부위(머리, 목, 가슴, 복부)의 자기공명영상
6) Focused Assessment Sonography for Trauma (FAST)

c. 기타

1) 12~18유도 심전도(ECG)
2) 진단적 복강 세척(diagnostic peritoneal lavage, DPL)
3) 기관지내시경
4) 복수천자
5) 위내시경 또는 내시경

B. 분석: 감별 간호진단/협력적 문제
(ANALYSIS: DIFFERENTIAL NURSING DIAGNOSES/ COLLABORATIVE PROBLEMS)

1. **비효과적 기도 청결** (Ineffective airway clearance)
2. **비효과적 호흡양상** (Ineffective breathing pattern)
3. **가스 교환 장애** (Impaired gas exchange)
4. **체액 부족** (Deficient fluid volume)
5. **체액 과다** (Excess fluid volume)
6. **불안/공포** (Anxiety/fear)
7. **상해의 위험** (Risk for injury)
8. **급성 통증** (Acute pain)
9. **피부 통합성 장애** (Impaired skin integrity)

C. 계획과 수행/중재 (PLANNING AND IMPLEMENTATION/INTERVENTIONS)

1. 우선적인 간호 결정

a. 기도, 호흡, 순환 유지하기(1장 참조)
b. 처방된 산소공급
c. 수액, 혈액제제, 약물 투여를 위한 정맥로 확보
d. 기구와 물품 준비
e. 의학적 중재 준비 및 지원
g. 처방에 따라 약물 투여

2. 불안/걱정 완화
3. 지지적이라면 환자와 가족이 함께 있도록 허용
4. 환자/가족 교육

D. 평가와 지속적 감시 (EVALUATION AND ONGOING MONITORING)

1. 처방에 따른 지속적인 감시와 치료
2. 환자의 반응과 결과를 감시, 적절하게 간호계획 수정
3. 긍정적인 환자 결과가 나타나지 않을 경우, 사정 및 (또는) 간호계획 재평가

E. 중재와 환자의 반응 기록 (DOCUMENTATION OF INTERVENTIONS AND PATIENT RESPONSE)

F. 나이와 관련된 고려사항 (AGE-RELATED CONSIDERATIONS)

1. 소아

a. 성장과 발달 관련
1) 아동은 체중의 수분 비율이 높음
2) 소아의 심근 섬유는 더 짧고 순응도가 낮다. 아동의 심박동수는 심박출량 증가에 따라 반드시 증가함
3) 유아의 심박출량은 더 많고 산소 보유량은 적음
4) 유아의 순환 혈액양은 90 mL/kg이고 아동은 80 mL/kg이다. 적은 양의 혈액소실이라도 유아나 아동에게는 중요함
5) 유아나 아동의 저혈압은 순환기계 문제의 후기 증상임

b. 주요점
1) 아동은 체액소실로 탈수의 위험성이 매우 높음
2) 어린 아동은 심박출량 증가를 위해 심박동수를 증가시키기 때문에 아동의 쇼크 정도를 결정하는데 심박동수를 사용하는 것은 정확하지 않을 수 있음
3) 아동의 중심과 말초 맥박 촉진과 모세혈관 재충혈시간 관찰은 아동의 쇼크 정도를 사정하고 수액 공급과 같은 중재에 대한 반응 판단에 유용한 방법
4) 우발적인 저체온증은 쇼크 중재 동안에 발생할 수 있으며 아동과 유아에게 위험함
5) 유아와 어린 아동은 두개내 출혈과 두피 찰과상으로 인한 혈액 소실로 저혈량이 될 수 있음

2. 노인

a. 나이 관련
1) 심장기능이 거의 50%까지 감소
2) 심박출량과 1회 박출량 감소
3) 말초 기관에 조직 관류 감소
4) 폐 환기보유량 감소
5) 이미 존재하는 만성질환과 이러한 질환을 치료하기 위한 약물들

b. 주요점
1) 이미 존재하고 있는 심혈관 질환은 쇼크상태를 보상하기 위한 환자의 능력을 제한하고 체액 소실과 함께 저산소증을 유발할 수 있음
2) 노인 환자는 말초기관 관류 변화에 잘 견디지 못하므로 빨리 다장기부전 발생
3) 나이와 관련된 변화는 쇼크의 중증도와 중재에 대한 반응을 정확하게 사정하는데 어려움을 유발함
4) 쇼크를 보상하려는 환자의 능력을 방해하는 약물들
5) 많은 노인 환자들은 치료 전에 고려해야 하는 여러 선행 지시사항들이 있음

II. 특정 쇼크 응급상황 Specific Shock Emergencies

A. 심인성 (CARDIOGENIC)

심인성 쇼크는 심장의 펌프 기능 변화에 의해 발생한다. 심실 허혈, 구조적 변화, 심근경색증, 심장 충격, 부정맥은 쇼크를 유발하는 심장 문제를 일으키는 원인이다. 일반적으로 좌심실 기능의 40%이상 손상을 받은 심근경색증 환자는 심인성 쇼크의 위험성이 높다. 약물과 기계적 도움에도 불구하고 심인성 쇼크의 사망률은 높다.

1. 사정

a. 주관적 자료 수집
1) 현병력/상해/주호소
a) 통증: 흉부
(1) 움직임과 관련 또는 관련없는 발생: 심함
(2) 가슴 부위가 둔하고 짜는 듯한, 조이는 느낌, 짓누르는 듯한 양상

(3) 종격동 부위에서 턱이나 등, 양쪽 팔로 방사되는 통증

b) 호흡곤란

c) 오심과 구토

d) 발한

2) 과거력

a) 기저질환

(1) 심혈관 질환

(a) 심근병증

(b) 판막 질환

(a) 이전의 심근 경색증

(2) 폐 질환

b) 최근 흉부 외상

c) 약물

(1) 혈압 조절제

(2) 베타 차단제

(3) 인슐린 또는 혈당 조절 약물

(4) 콜레스테롤제 저하제

(5) 나이트로글리세린

(6) 항응고제

d) 알레르기

(1) 의식 수준, 행동, 정서: 불안, 안절부절, 혼돈, 혼수

(2) 빈맥/서맥, 저혈압, 빈호흡

(3) 심각한 고통/불편감, 위독함

b. 객관적 자료 수집

1) 신체 검진

a) 전반적 외모

b) 시진

(1) 창백

(2) 경정맥 팽창

(3) 모니터 상에 심부정맥

c) 청진

(1) 호흡음: 양쪽 악설음

(2) 심음: S_3, S_4 심음, 심잡음

d) 촉진

(1) 발한

(2) 말초 맥박 감소 또는 없음

2) 진단적 절차

a) 심전도(ECG)

b) 심근효소(cardiac enzymes)

c) 혈청 젖산염(serum lactate)

d) 혈청 화학검사(serum chemistries)

e) 동맥혈가스검사(arterial blood gas , ABGs)

f) 흉부 방사선 촬영

2. 분석 ; 감별간호진단/협력적 문제

a. 급성 통증 (Acute pain)

b. 불안/공포 (Anxiety/fear)

3. 계획과 수행/중재

a. 기도, 호흡, 순환 유지(1장 참조)

b. 산소요법

1) 빠른 연속 기관삽관(RSI)과 인공 호흡기 사용

2) 높은 유량의 산소

c. 수액, 혈액제제, 약물 투여를 위한 정맥로 확보

1) 체액 과다를 방지하기 위해 소량의 생리식염수 투여

d. 의학적 중재 준비 및 지원

1) 전문기도관리

a) 비강 또는 경구 기도 삽관

b) 성문외 기도(supraglottic airway)(예 King, Combitube, laryngeal mask airway)

c) 수술적 기도(예 cricothyrotomy)

2) 심장 및 맥박 산소 포화도 측정 시작

3) 위관 튜브 삽입 후 흡인기와 연결

4) 유치도뇨관 삽입

5) 입원 지원 및 가능한 재관류 치료(reperfusion therapy, PCTA) 또는 기계적 장치 삽입(예 intraaortic balloon pump, IABP)

e. 처방에 따라 약물 투여

1) 빠른 연속 기관삽관(RSI) 전 투약: 진정제, 진통제, 신경근육차단제

2) 전부하 감소

a) Furosemide (Lasix)

b) Nitrates (nitroglycerin)

c) 모르핀(통증 완화, 전부하를 감소시키는 이차적인 효과가 있다.)

3) 수축력 증가

a) Dopamine (Intropin)

b) Dobutamine (Dobutrex)

c) Inamrinone (Inocor)

d) Milrinone (Primacor)

4) 후부하 증가

a) Nitroprusside (Nipride)

b) Nitrates

c) 안지오텐신 전환효소 억제제

4. 평가와 지속적 감시

a. 기도 개방성

b. 의식수준

c. 혈역학 상태
d. 호흡음과 산소포화농도
e. 심박동수와 리듬
f. 통증 완화정도
g. 섭취량과 배설량

B. 분배성 (DISTRIBUTIVE)

환자의 체순환 혈량의 대부분은 정맥 체계이다. 동맥계는 조직에 혈액을 공급하는 압력체계로서 기능한다. 분배성 쇼크([표 21-2])는 혈관이완(패혈증 또는 아나필락시스[21장 참조])으로 인한 체액의 분포 불균형 또는 자율신경계의 기능 소실로 발생한다. 11개의 국제적 기관과 근거 기반 중재에 의거하여 노인 환자의 패혈증 관리를 위한 패혈증 치료 가이드라인이 [표 21-3]에 기술되어 있다.

자율 신경계 기능 상실은 다음과 같은 결과를 초래한다: (1) 교감신경계에 의해 조절되는 혈관운동 소실과 말초 혈관 확장, 말초혈관의 혈액 분포 불균형, 특히 정맥, 이는 저혈압을 일으킨다. (2) 땀샘 조절 소실로 발한이 불가능하고 체온조절 능력이 감소한다. 피부는 건조하며 따뜻하게 된다. (3) 심박동에 대한 부교감 신경 조절 증가로 서맥이 나타난다.

1. 사정

a. 주관적 자료 수집
1) 현병력/손상/주호소
a) 고체온증
b) 저체온증
c) 오한과 발열
d) 척수 손상
e) 감염된 물질 또는 항원에 노출
f) 대변 또는 소변 실금
g) 발진, 두드러기
2) 과거력
a) 기저질환
(1) 면역 억제
(2) HIV 양성
(3) 당뇨병
b) 최근 수술 또는 침습적 처치 또는 기구
c) 최근 감염(예 폐렴, 비뇨기계)
d) 최근 산과적 시술 또는 유산
e) 최근 외상성 상처 또는 열성 손상
f) 장기간의 침습적 기구 존재
(1) 정맥 접근기구
(2) 위관영양 튜브
(3) 비뇨기계 카테터
g) 약물 남용
h) 음식, 약물, 환경적 자극 물질에 대한 알레르기
i) 약물: 항생제, 스테로이드, 항암요법
j) 예방접종 상태

b. 객관적 자료 수집
1) 신체 검진
a) 전반적 외모
(1) 의식수준, 행동, 정서: 혼돈에서 혼수상태까지
(2) 천명음
(3) 빈맥/서맥, 저혈압, 빈호흡
(4) 체온 상승 또는 저하: 정상보다 낮은 체온은 신생아와 노인의 패혈증 증상이다.
(5) 심각한 고통/불편감, 위독함
b) 시진
(1) 피부: 분홍색/붉은; 창백; 얼룩덜룩한; 발진; 점상출혈
(2) 장과 방광의 실금
(3) 손상 수준 이하의 이완성 마비: 신경성 쇼크
(4) 발기지속증: 신경성 쇼크
c) 청진
(1) 호흡음: 악설음, 천명음, 조용한 흉부
d) 촉진
(1) 피부: 따뜻한, 뜨거운, 차가운
(2) 맥박: 박동성의, 감소된, 없음
(3) 모세혈관 재충혈: 정상 또는 지연됨
(4) 손상 부위 이하의 감각 소실 또는 감소

표 21-2 분배성 쇼크의 원인

패혈증
전신 보상부전을 유발하는 감염 유발 매개체 또는 감염성 물질로부터 발생한다. 전신 혈관 저항 감소, 소순환에서 혈액 분포 불균형으로 조직 관류의 변화와 세포 기능장애를 초래한다. 패혈성 쇼크와 관련된 사망률은 50%이고 추가적인 위험성, 예를 들어 극단적 나이(1세 이하거나 65세 이상 노인)에 있는 환자들의 사망률은 증가한다. 초기 패혈증 단계에서 심박출량이 증가하나 후기에는 점점 감소한다.

아나필락시스
항원-항체 반응이다. 특정물질, 예를 들어 갑각류 단백질에 대한 신체의 과민반응이다. 이러한 반응은 혈관확장과 말초 혈액 정체를 유발할 뿐만 아니라 폐 혈관 수축으로 인한 호흡곤란을 초래하여 중재가 이루어지지 않는다면 결국 호흡기계 정지에 이르게 한다.

신경성
혈관 평활근의 교감신경과 부교감 신경 사이의 불균형으로 발생한다. 이러한 불균형은 척수 마취, 또는 직접적인 척수 손상으로 인해 발생한다. 그러므로 일반적인 다른 쇼크의 증상과는 다르며 환자는 저혈압성 서맥이 나타난다.

2) 진단적 절차
   a) 전혈구계산검사(complete blood count, CBC) 및 감별계산
   b) 혈청 화학검사(serum chemistries)
   c) 혈청 젖산염(serum lactate)
   d) 요검사: 가임기 여성 환자의 임신 반응 검사
   e) 동맥혈가스검사(arterial blood gas , ABGs)
   f) 혈액, 소변, 상처, 제거된 침습적 기구의 배양검사
   g) 요추 천자
   h) 심전도(ECG)
   i) 흉부 방사선 촬영
   j) 경추 연속 방사선 촬영
   k) 척추, 흉부, 복부, 머리 컴퓨터 단층 촬영 스캔

2. 분석: 감별간호진단/협력적 문제

a. 가스 교환 장애 (Impaired gas exchange)
b. 비효율적 기도청결 (ineffective airway clearance)
c. 감염 위험성 (Risk for infection)
d. 불안/공포 (Anxiety/fear)

3. 계획과 수행/중재

a. 기도, 호흡, 순환 유지(1장 참조)
b. 산소요법
   1) 반응이 떨어진 환자 또는 호흡기계 문제가 있는 환자에게 빠른 연속 기관삽관(RSI)와 기계적 환기 보조
   2) 높은 유량의 산소
c. 수액, 혈액제제, 약물 투여를 위한 정맥로 확보

표 21-3 패혈증 치료 가이드라인

등급*	권고사항
A	심부정맥혈전증, 스트레스성 궤양을 예방하기 위한 중재를 시작한다.
B	중심 정맥압이 8~12 mmHg 유지되도록 수액 투여를 시작한다. 헤마토크릿수치가 30%에 도달하도록 농축 적혈구를 수혈한다. 빠르게 진행되는 급성 폐 손상 또는 급성 호흡곤란 증후군을 치료하기 위해 기계적 환기를 하고 진투약을 한다. inotropic 제제를 주입한다 출혈 위험과 관련된 절대 금기가 없다면 다기관 부전 환자에게 합성 인간 활성화 단백질 C를 투여한다. 헤모글로빈이 7~9 g/dL 유지되도록 혈액제제를 투여한다. 신이식으로 급성 신부전을 치료한다.
C	수액 요법으로 조직 관류를 증가시킨다. 부신 부전 환자에게 스테로이드를 투여한다.
D	진단적 검사: 배양검사 적어도 두 번의 혈액배양검사: 한번은 피부를 통해, 한번은 혈관에 삽입되어 있는 각각의 기구들을 통해 소변, 상처 항생제 투여 전 호흡기계 분비물 혈청 포도당이 150 mg/dL 미만이 유지되도록 포도당 투여
E	초음파 검사: 초음파, 영상 검사 경험적 항생제 투여 감염원 통제 잠재적인 감염 기구 제거 농양 배액 감염된 괴사 조직 절제술 혈압상승제, inotropic제제 투여를 통한 관류 증가 지지 제한을 고려한다: 생명이 위험한 환자에게 사망에 대해 이야기하는 것

*등급 체계
등급 A: 적어도 2개의 2단계 연구(대규모 무작위 연구에서 확실한 결과)에 의해 지지
등급 B: 한 개의 1단계 연구에 의해 지지
등급 C: 2단계 연구에 의해서만 지지된 사항(소규모 무작위 연구에서 불확실한 결과)
등급 D: 적어도 한 개의 3단계 연구(비무작위 연구)에 의해 지지된 사항
등급 E: 5단계 근거(사례 연구, 전문가 의견, 비대조군 연구)의 4단계 연구(비무작위 연구, 과거대조군 연구, 전문가 의견)에 의해 지지된 사항

d. 의학적 중재 준비 및 지원
1) 적극적인 기도 유지
a) 비강 또는 경구 기도 삽관
b) 성문외 기도(supraglottic airway) (예 King, Combitube, laryngeal mask airway)
c) 수술적 기도(예 cricothyrotomy)
2) 심장 및 맥박 산소 포화도 측정 시작
3) 위관 튜브 삽입 후 흡인기와 연결
4) 유치도뇨관 삽입
5) 입원 지원

e. 처방에 따라 약물 투여
1) 빠른 연속 기관삽관(RSI) 전 투약: 진정제, 진통제, 신경근육차단제
2) 에피네프린, 기관지확장제, 항히스타민제, 스테로이드제: 아나필락시스일 때
3) 혈압상승제
4) Methylprednisolone (SoluMedrol): 척수 손상일 때
5) 항생제, 항혈전제/항응고제: 패혈증일 때
6) 해열제
7) 비마약성 진통제
8) 마약성 제제

4. 평가와 지속적 감시

a. 기도 개방성
b. 의식수준
c. 혈역학 상태
d. 호흡음과 말초 산소 포화농도
e. 심박동수와 리듬
f. 통증 완화
g. 섭취량과 배설량

C. 저혈량성 (HYPOVOLEMIA)

저혈량성 쇼크는 혈액, 혈장, 다른 체액을 포함하는 심각한 수분의 소실로 발생한다. 저혈량성 쇼크는 응급실에서 볼 수 있는 가장 흔한 쇼크의 종류이다. 종종 다발성 손상과 관련이 있으나 위장관 출혈, 코피, 대동맥류 박리, 질 출혈에 의해 발생하고 화상, 구토, 설사와 같은 심각한 체액소실로 인해 일어날 수 있다. 이는 궁극적으로 부적절한 조직 관류와 세포 산소공급 저하를 유발한다. 체액 소실이 지속되면 동맥압은 감소하고 주요 장기로의 혈액공급이 부적절해진다.

1. 사정

a. 주관적 자료 수집
1) 현병력/손상/주호소
a) 손상 기전: 둔상, 관통상
(1) 흉부
(2) 복부
(3) 골반
(4) 장골
(5) 다양한 원인
b) 열성 손상
c) 출혈
(1) 질
(2) 혈뇨
(3) 흑색변, 혈변
(4) 코피, 객혈, 동맥류
(5) 상처
d) 지속되는 구토
e) 설사
2) 과거력
a) 기저질환
b) 최근 수술
c) 최근 분만
d) 약물
e) 알레르기
f) 예방접종 상태

b. 객관적 자료 수집
1) 신체 검진
a) 전반적 외모
(1) 의식수준, 행동, 정서: 약간 불안한 정도에서 혼돈상태, 혼수
(2) 저혈압, 빈맥, 빈호흡
(3) 심각한 고통/불편감, 위독함
b) 시진
(1) 분명한 외부 출혈
(2) 골절/분명한 기형
(3) 화상 상처
(4) 창백, 얼룩덜룩한 피부
(5) 납작한 경정맥
c) 청진
(1) 호흡음: 혈흉 시 감소
d) 촉진/타진
(1) 말초 맥박 감소 또는 없음
(2) 중심 맥박 감소
(3) 모세혈관 재충만 감소
(4) 차고 축축한 피부
(5) 팽만/부종(예 복부 또는 대퇴)
(6) 복부 경직

(7) 흉부: 비정상적 탁음
(8) 복부: 비정상적 탁음
2) 진단적 절차
a) 전혈구계산검사(complete blood count, CBC) 및 감별계산
b) 혈액형과 교차시험(type and crossmatch)
c) 혈청 화학검사(serum chemistries)
d) 혈청 젖산염(serum lactate)
e) 동맥혈가스검사(arterial blood gas , ABGs)
f) 요검사: 가임기 여성 환자는 임신 반응 검사
g) 흉부, 골반, 장골 방사선 촬영
h) FAST
i) DPL
j) 흉부, 복부 컴퓨터 단층 촬영 스캔

2. 분석: 감별 간호진단/협력적 문제

a. 체액 부족 (Deficient fluid volume)
b. 피부 통합성 장애 위험성 (Risk for impaired skin integrity)

3. 계획과 수행/중재

a. 기도, 호흡, 순환 유지(1장 참조)
b. 처방된 산소 공급
1) 반응이 떨어진 환자에게 빠른 연속 기관삽관(RSI)와 기계적 환기 보조
2) 고유량 산소
c. 조절되지 않는 외출혈 조절
d. 열성 손상일 경우 더 이상의 화상 진행 차단(24장 참조)
1) 옷과 장신구 제거
2) 마른 담요와 천으로 덮어줌
e. 수액, 혈액제제, 약물 투여를 위한 정맥로 확보
1) 성인일 경우 최소 두 개의 큰 구경을 가진 정맥 카테터 삽입: 아동에게는 가능한 가장 큰 크기
2) 락테이트 용액 또는 생리 식염수와 같은 따뜻한 등장성 용액으로 수액 요법 시작
a) 처음(first bolus) 주입은 반드시 빠르게 한다: 성인 환자에게는 1~2 L, 소아환자는 20 mL/kg
b) 환자의 말초 기관 관류와 산소화 정도(예 의식수준 향상, 말초 관류 상태, 소변양)에 근거하여 수액 요구량 결정
c) 환자의 상태에 따라 따뜻한 혈액 및 혈액제제 투여
f. 의학적 중재 준비 및 지원
1) 전문 기도 관리
a) 비강 또는 경구 기도 삽관
b) 성문외 기도(supraglottic airway) (예 King, Combitube, laryngeal mask airway)
c) 수술적 기도(예 cricothyrotomy)
2) 심장 및 맥박 산소 포화도 측정 시작
3) 골반 골절로 인한 출혈을 조절하기 위해 공기가 들어있는 항쇼크바지 또는 골반 바인더 적용 고려
4) 위장관 튜브를 삽입 및 흡인기 연결
5) 유치도뇨관 삽입
6) 입원 또는 더 높은 수준의 치료를 위한 기관으로 이송 지원
g. 처방에 따른 약물을 투여
1) 빠른 연속 기관삽관(RSI) 전 투약: 진정제, 진통제, 신경근육차단제
2) 혈압상승제: 수액요법 후에만
3) 항생제
4) 비마약성 진통제
5) 마약성 제제
6) 파상풍 예방접종

4. 평가와 지속적 감시

a. 기도 개방성
b. 의식수준
c. 혈역학 상태
d. 호흡음과 말초 산소 포화농도
e. 심박동수와 리듬
f. 통증 완화
g. 섭취량과 배설량

D. 폐색성 (OBSTRUCTIVE)

폐색성 쇼크는 혈관의 압박 또는 폐색으로 인해 순환 혈액양이 부적절할 때 발생한다. 폐색전증, 심낭 압전, 긴장성 기흉이 폐색성 쇼크를 유발한다. 공기는 폐동맥을 막고 수축기 동안 우심실의 혈액 방출을 방해함으로써 폐색성 쇼크를 일으킨다. 심낭주변의 혈액은 적절한 혈액 공급이 이루어지더라도 심장을 누르고 환자에게 저혈압, 서맥, 저산소증이 발생한다. 이환 및 사망을 예방하기 위해 조기에 폐색의 원인을 파악하고 중재를 제공해야 한다.

1. 사정

a. 주관적 자료 수집
1) 현병력/손상/주호소
a) 통증 ; 흉부
(1) 심하고 지속적인
(2) 짜는 듯한, 날카로운, 찢어지는 듯한, 중앙흉골부 위에서 등쪽으로 방사되는

b) 흉부 손상(29장 참조): 둔한 또는 관통상
c) 압력하에서 잠수(9장 참조)
d) 호흡곤란
e) 급격한 고도 상승(9장 참조)
2) 과거력
a) 기저질환
(1) 심혈관 질환
(2) 폐 질환
b) 약물
c) 알레르기
d) 예방접종 상태

b. 객관적 자료 수집
1) 신체 검진
a) 전반적 외모
(1) 의식수준, 행동, 정서: 혼돈에서 혼수까지
(2) 빈맥/서맥, 빈호흡, 저혈압
(3) 심각한 고통/불편감, 위독함
b) 시진
(1) 발한
(2) 경정맥 확대
(3) 기관 편위: 기흉의 후기 증상
(4) 상부 흉부와 얼굴의 청색증
c) 청진
(1) 호흡음: 침범한 부위에 없음
(2) 심음: 희미하게 들리거나 잘 들리지 않음
2) 진단적 절차
a) 동맥혈가스검사(arterial blood gas , ABGs)
b) 디 이중체(D-dimer) 수치
c) 요검사: 가임기 여성인 경우 임신 반응 검사
d) 흉부 방사선 촬영
e) 심장초음파
f) 폐 환기 관류 스캔
g) 조영제를 사용한 spiral CT scan
h) 심전도

2. 분석: 감별 간호진단/협력적 문제

a. 가스 교환 장애 (Impaired gas exchange)
b. 불안/공포 (Anxiety/fear)

3. 계획과 수행/중재

a. 기도, 호흡, 순환 유지(1장 참조)
b. 처방된 산소공급
1) 반응이 떨어진 환자 또는 호흡기계 문제가 있는 환자에게 빠른 연속 기관삽관(RSI)와 기계적 환기 보조
2) 높은 유량의 산소
c. 수액, 혈액제제, 약물 투여를 위한 정맥로 확보
d. 의학적 중재 준비 및 지원
1) 천자를 통한 감압과 흉부 카테터 삽입
2) 전문 기도관리
a) 비강 또는 경구 기도 삽관
b) 성문외 기도(supraglottic airway)(예 King, Combitube, laryngeal mask airway)
c) 수술적 기도(예 cricothyrotomy)
3) 심낭천자
4) 심장 및 맥박 산소 포화도 측정 시작
5) 위장관 튜브 삽입 및 흡인기 연결
6) 유치도뇨관 삽입
7) 입원 지원: 심낭 창(pericardial window)과 같은 수술적 중재
e. 처방에 따른 약물투여
1) 빠른 연속 기관삽관(RSI) 전 투약: 진정제, 진통제, 신경근육차단제
2) 혈압상승제

4. 평가와 지속적 감시

a. 기도 개방성
b. 의식수준
c. 혈역학 상태
d. 호흡음과 말초 산소 포화농도
e. 심박동수와 리듬
f. 통증 완화
g. 섭취량과 배설량

22장

상처와 상처관리

Wounds and Wound Management

Elda G. Ramirez, PhD, RN, FNP-BC, FAANP, FAEN

주요 주제

전반적 전략
- 사정
- 분석: 감별 간호진단/협력적 문제
- 계획과 수행/중재
- 평가와 지속적 모니터링
- 중재와 환자반응 기록
- 나이와 관련된 고려사항

특정 상처 응급 관리
- 찰과상(abrasions)
- 결출상(avulsions)
- 이물질(foreign bodies)
- 인간교상(human bites)
- 열상(lacerations)
- 흉기 상처(missile injuries)
- 천자상(puncture wounds)
- 상처 합병증(wound complications)

Ⅰ. 전반적 전략 General Strategy

A. 사정 (ASSESSMENT)

1. 일차 및 이차 사정/소생술(1장 참조)

2. 초점 사정

a. 주관적 자료 수집

1) 현병력/주호소
   a) 손상 설명 및 손상 부위
   b) 손상의 원인
   c) 손상의 기전
   d) 만성화 상처의 발병시기
   e) 최근 상처의 괴사조직제거술(debridement) 혹은 수술력
      (1) 타격 각도
      (2) 낙하 방향
      (3) 차량 감속
      (4) 감염에 취약한 압력 손상
   f) 손상 후 경과시간
   g) 출혈
      (1) 사정 당시와 손상 이후의 추정 출혈량
      (2) 정맥(어두운 붉은색, 삼출성) 및/또는 동맥(선명한 붉은색, 박동성)
      (3) 전신반응(예 오심)
   h) 통증: PQRST
   i) 손상부위 혹은 다른 신체 부분의 마비 혹은 저림
   j) 손에 손상된 경우 손의 우위(dominance)와 직업
   k) 직업
   l) 증상 완화를 위한 노력
      (1) 민간요법
      (2) 대체요법
      (3) 약물
         (a) 처방약물
         (b) 일반판매약/허브

2) 과거력
   a) 기저질환: 회복에 영향을 주는 요인
      (1) 당뇨
      (2) 장기간의 스테로이드 사용
      (3) 면역 결핍
      (4) 조직관류 불량
      (5) 잦은 감염 혹은 회복지연
      (6) 손상 후 지연된 치료 시기
   b) 손상 과거력(잦은 낙상, 자해)
   c) 오래된 상처와 새로운 상처의 피부색 변화
   d) 흉터: 부위, 유형, 기간
   e) 흡연력
   f) 약물 또는 알콜 사용/남용
   g) 마지막 정상 월경 기간: 가임기 여성환자

h) 현재 복용 약물
(1) 처방약물
(a) 스테로이드
(b) 면역억제제
(c) 항응고제
(2) 일반판매약/허브
i) 알레르기
j) 예방접종 상태
3) 심리/사회/환경적 요인
a) 노출: 손상 유발 가능한 활동
b) 사회경제적 요소
(1) 특정 손상에 노출(자상)
(2) 부적절한 추후관리
c) 사회력
(1) 가능한 혹은 실제 학대, 폭행, 친밀한 파트너 폭력 상황
(2) 흡연
(3) 생활 조건(예 셀프케어 가능함, 노숙자)
d) 영양 상태
(1) 전반적인 외모 및 옷 차림새
(2) 비만
(3) 저체중
e) 외관 손상 및 흉터에 대한 두려움

b. 객관적 자료 수집
1) 신체사정
a) 전반적 외모
(1) 의식수준, 행동, 정서
(2) 활력징후
(3) 냄새
(4) 신체 크기, 발달 단계
(5) 보행
(6) 위생
(7) 고통/불편감 정도
b) 시진
(1) 색: 창백, 청색증, 변색
(2) 주변 조직의 부종
(3) 상처 특성
(4) 상처 혹은 손상 부위
(5) 기저 구조
(6) 침범 부위 기능에 미치는 영향
(a) 혈관 침범
(b) 동맥 및 정맥 흐름
(c) 림프절증대
(d) 신경 침범
(e) 건 침범
(f) 뼈 침범(개방골절)
(7) 상처 감염 범위
(8) 괴사조직 존재
(9) 이물질의 존재
c) 촉진
(1) 압통 부위
(2) 뼈의 변형
(3) 순환: 원위부 맥박, 모세혈관 충만
(4) 감각: 결핍 또는 결함
(5) 건의 기능: 굴곡/신전과 침범부위의 움직임
(6) 침범 부위의 온도

3. 진단적 절차

a. 검사실 검사
1) 전혈구계산검사(complete blood count, CBC) 및 감별계산: 상처감염 시 백혈구 증가, 빈혈, 혈소판 감소
2) 상처 배양 및 감수성: 상처감염 시
3) 혈액응고검사: 조절되지 않는 출혈 시, 응고 이상 평가(깊은 상처의 절개가 필요한 경우)
4) 혈당(glucose): 새로운 당뇨 진단을 받은 환자에서 상처감염이 나타날 수 있음

b. 영상검사
1) 영상검사를 통한 진단
a) 기저 손상
b) 이물질
c) 가스 형성
d) 골수염 가능성
e) 농양
2) 이물질 위치를 확인하기 위한 형광 투시
3) 이물질 위치 및 기저 손상을 확인하기 위한 컴퓨터 단층촬영

B. 분석: 감별 간호진단/협력적 문제
(ANALYSIS: DIFFERENTIAL NURSING DIAGNOSES/COLLABORATIVE PROBLEMS)

1. 불안/두려움 (Anxiety/Fear)
2. 신체상 손상 (Body image disturbance)
3. 피부통합성장애 (Impaired skin integrity)
4. 지식부족 (Deficient knowledge)
5. 체액부족위험성 (Risk for deficient fluid volume)
6. 감염위험성 (Risk for infection) [BOX 22-1]
7. 상해의 위험 (Risk for injury)
8. 급성 통증 (Acute pain)

Box 22-1 상처감염의 위험요인

1. 8~12시간 이상 경과된 상처(아래 원인에 따라 다름)
2. 위치: 다리와 대퇴부, 팔, 발, 흉부, 등, 얼굴, 두피 순서에 의함
3. 괴사 조직, 이물질, 침 혹은 대변에 의한 오염 정도
4. 둔상(압박상) 의 기전
5. 피하 봉합의 유무
6. 치료 유형: 봉합>스테이플>테이프 순으로 위험도 높음
7. 에피네프린(epinephrine) 마취 여부
8. 빠른 속도로 던지는 물체에 의한 손상

(From Marx, J. A., Hockberger, R. S., & Walls, R. M. [Eds.]. [2012]. *Rosen's emergency medicine: Concepts and clinical practice* [8th ed.]. St. Louis, MO: Elsevier Mosby.)

C. 계획과 수행/중재 (PLANNING AND IMPLEMENTATION/INTERVENTIONS)

1. 치료의 우선순위 결정

a. 기도, 호흡, 순환 유지(1장 참조)
  1) 지혈대
b. 처방된 산소공급
c. 필요시 정질액/혈액/약물 투여를 위한 정맥로 확보
d. 필요 장비와 물품 확보 및 준비
e. 의학적 중재 준비 및 지원 [BOX 22-2]
f. 처방에 따른 약물 투여

2. 불안 및 걱정 완화

3. 가족이 지지적인 경우 환자와 함께 있도록 하기

4. 환자/가족 교육

D. 평가와 지속적 감시 (EVALUATION AND ONGOING MONITORING)

1. 처방에 따른 지속적 모니터링과 치료

2. 환자 반응 /결과 모니터링 및 적절하게 간호계획 수정

3. 환자 반응이 좋지 않을 경우 사정내용과 치료계획 재평가

E. 중재와 환자반응 기록 (DOCUMENTATION OF INTERVENTIONS AND PATIENT RESPONSE)

F. 나이와 관련된 고려사항 (AGE-RELATED CONSIDERATIONS)

1. 아동

a. 성장 및 발달 관련
  1) 소아의 회복 속도는 성인보다 빠르다.
  2) 엄격한 체액 감시가 필수적이다.

Box 22-2 상처관리 지침

A. 손상 부위를 심장 수준 이상으로 올리기. 필요시 슬링(sling) 사용
B. 죽은 조직과 각질 제거를 위해 매일 부드럽게 소독하기. 묽은 농도의 과산화수소 사용하기
C. 최소한 봉합사 제거 전까지 고정 유지
D. 감염 징후 관찰
  1. 발적
  2. 통증의 증가
  3. 부종
  4. 발열
  5. 말초부위의 진행되는 붉은 무늬(red streaks)
E. 상처 확인
  1. 필요시 감염 징후 확인
  2. 고위험 상처의 경우 48시간 마다 경과 확인
F. 봉합사 제거(만약 steri-strips 사용으로 상처 보강 시 봉합사 미리 제거 가능함)
  1. 얼굴: 3~5일(항상 steri-strips 로 교체)
  2. 두피: 7~10일
  3. 몸통(trunk): 7~10일
  4. 팔과 다리: 10~14일
  5. 관절: 14일

(From Marx, J. A., Hockberger, R. S., & Walls, R. M. [Eds.]. [2012]. *Rosen's emergency medicine: Concepts and clinical practice* [8th ed.]. St. Louis, MO: Elsevier Mosby.)

  3) 체표면적이 크기 때문에 일정 기간의 탈의가 주요 열손실을 일으킬 수 있다.
  4) 영아의 높은 대사율과 낮은 글리코겐 저장은 스트레스 동안 저혈당을 유발할 수 있다.
  5) 진정을 위한 방법은 아동의 발달 단계에 기초를 둬야 한다.

b. 주요점
  1) 대부분의 아동들의 안전은 부모로부터 지켜지기 때문에 아동과 함께 있는 가족과의 관계를 발전시키고 유지하는 것이 중요하다.
  2) 아동의 이해 수준에서 의사소통하는 것이 필수적이다.
  3) 아동이 가진 욕구는 존중받아야 한다.
  4) 아동의 경우 표면적 외상은 비사고성 손상과 관련되어 있거나 비사고성 손상의 주요한 증상이므로 아동 학대 가능성이 항상 고려되어야 한다.

2. 노인

a. 노화 관련
  1) 피부 탄력 감소, 피부 지방 감소, 관류 저하

2) 골관절염으로 인한 가동성과 관절 굴곡의 저하
3) 모세혈관 취약, 거대한 반상출혈 초래 가능성
4) 느린 반응 속도
5) 말초혈관 변화와 체온조절능력 감소로 인한 추위에 대한 내성 저하
6) 시력 상실
7) 청력 손상
8) 온도감각 감소
9) 빈번한 만성 부정맥

b. 주요점
1) 회복능력 감소로 인한 감염위험 증가
2) 피하조직 감소로 인한 피부손상 위험 증가
3) 피부가 잘 찢어져서 상처 치유를 어렵게 하고 미용상 좋지 않은 결과 초래

II. 특정 상처 관리 응급 Specific Wound Management Emergencies

A. 찰과상 (ABRASIONS)

찰과상은 접촉에 의한 외상으로 진피와 표피가 손상된 피부 상처이며, 화상과 비슷하다. 통증을 유발하며, 낙상, 긁힘, 자전거 사고 등으로 발생한다. 상처 부위에 박힌 조각들이 문신처럼 되는 것을 방지하기 위해 꼼꼼한 상처관리가 필요하다.

1. 사정

a. 주관적 자료 수집
1) 현병력/주호소
a) 손상 설명
b) 경과 시간: 말초의 상처는 4~6시간 이내, 얼굴 상처는 8시간 이내 더러운 이물질 혹은 잔해물 제거
c) 손상 부위
d) 통증
2) 과거력
a) 기저질환
b) 약물
c) 알레르기
d) 예방접종 상태

b. 객관적 자료 수집
1) 신체사정
a) 전반적 외모
(1) 경미한 정도에서 중정도의 고통/불편함
b) 시진
(1) 손상된 조직의 범위
(2) 손상의 깊이
(3) 더러운 이물질 및 잔해물 유무(새겨진 무늬 혹은 "road rash")
c) 촉진
(1) 손상 부위 말초 맥박
(2) 관절 침범시 저항에 대한 굴곡/신전
(3) 압통 부위
(4) 손상 주변 부위와 말초부위의 감각
2) 진단적 절차
a) 전혈구계산검사(complete blood count, CBC) 및 감별계산: 상처감염 시
b) 처방에 따른 침범 부위의 방사선 촬영

2. 분석: 감별 간호진단/협력적 문제

a. 피부 통합성 장애 (Impaired skin integrity)
b. 감염위험성 (Risk for infection)
c. 급성 통증 (Acute pain)
d. 불안/두려움 (Anxiety/Fear)
e. 지식부족 (Deficient knowledge)

3. 계획과 수행/중재

a. 필요시 정질액/약물 투여를 위한 정맥로 확보

b. 의학적 중재 준비 및 지원
1) 상처부위 노출을 위한 편안한 자세 취하기
2) 상처부위 소독: 상처부위가 큰 경우 기포목욕치료(whirlpool therapy)나 진정이 필요할 수 있음(9장 참조)
3) 도포(apply); 비부착형 드레싱

c. 처방에 따른 약물 투여
1) 진정제
2) 비마약성 진통제
3) 마약성 진통제
4) 파상풍 예방접종

d. 환자/가족 교육
1) 처방에 따른 드레싱 교환 및 연고 도포
2) 얼굴 부위 하룻동안 4회 씻고 연고 도포
3) 색소침착 위험 있으므로 6개월 동안 직사광선 피하기
4) 처방에 따른 약물 복용
5) 처방에 따른 추후관리 일정 정하기

4. 평가와 지속적 모니터링

a. 혈역학적 상태
b. 통증 완화

B. 결출상 (AVULSIONS)

결출상은 상처의 가장자리를 추정할 수 없을 정도로 조직의 전층이 소실된 것이다. 대부분 손가락이나 코 끝의 부상으로 나타나며, 즉각적 지혈이 요구된다. 작은 결출상은 이차적 손상 예방으로 치유되나 큰 상처의 경우 피부이식이 필요할 수 있다. 박탈성 손상(degloving injury)은 심각한 결출상으로 손가락, 손, 발 또는 사지의 피부 전층이 벗겨진 경우이며, 피부의 혈류 차단과 하부 조직의 손상을 초래할 수 있다. 피부판(flap) 교체나 이식이 종종 요구된다.

1. 사정

a. 주관적 자료 수집
1) 현병력/주호소
a) 사고 설명
b) 손상 후 경과시간
c) 손상 부위
d) 찢겨진 상처부위 보존을 위한 노력
e) 손의 상처 시 손의 우위
f) 통증
g) 도착 전 상처 및 찢겨진 부위 치료
2) 과거력
a) 기저질환
b) 약물
c) 알레르기
d) 예방접종 상태

b. 객관적 자료 수집
1) 신체사정
a) 전반적 외모
(1) 경미한 정도에서 중정도의 고통/불편함
b) 시진
(1) 출혈량
(2) 손상 범위: 침범 조직
c) 촉진
(1) 상처부위 말초 맥박
(2) 관절 포함시 저항에 대한 굴곡/신전
(3) 압통 부위
(4) 손상 주변 부위와 말초부위의 감각
2) 진단적 절차
a) 전혈구계산검사(complete blood count, CBC) 및 감별계산: 상처감염 시
b) 처방에 따른 침범 부위의 방사선 촬영: 골절 가능성과 관련된 박탈성 손상인 경우

2. 분석: 감별 간호진단/협력적 문제

a. 피부 통합성 장애 (Impaired skin integrity)
b. 감염위험성 (Risk for infection)
c. 급성 통증 (Acute pain)
d. 불안/두려움 (Anxiety/Fear)
e. 지식부족 (Deficient knowledge)

3. 계획과 수행/중재

a. 정질액/약물 투여를 위한 정맥로 확보
b. 의학적 중재 준비 및 지원
1) 이환부위 높이기
2) 생리식염수에 적신 소독 거즈 적용하기
3) 혈액 손실을 줄이기 위해 일정한 압력 적용하기
4) 소독제제로 상처 소독 및 세척(irrigation) [표 22-1]
5) 작은 결출상인 경우
a) 바세린(petrolatum), xerofoam 거즈 혹은 비부착형 드레싱 적용
b) 압박 드레싱 적용
6) 큰 결출상인 경우
a) 출혈 조절 제품 적용(예 gelfoam)
b) 상처 부위 혹은 이식 부위에 바세린(petrolatum), xerofoam 거즈 혹은 비부착형 드레싱 적용
c) 여러 겹의 드레싱 적용
d) 처방이 있는 경우 금속 보호대 적용
7) 박탈성 손상(degloving injury)인 경우
a) 손상 방지를 위한 연조직 재고정
b) 멸균 드레싱으로 상처 덮기
c) 괴사조직제거술(debridement) 혹은 이식수술을 위한 입원 지원

c. 처방에 따른 약물 투여
1) 부분 혹은 국소마취
2) 비마약성 진통제
3) 마약성 진통제
4) 항생제
5) 파상풍 예방주사

d. 환자/가족 교육
1) 출혈감소를 위한 상처부위 올리기
2) 처방에 의한 아이스팩 적용
3) 상처관리 및 드레싱
4) 감염의 징후 관찰
5) 처방에 따른 약물 복용
6) 처방에 따른 추후관리 일정 정하기

4. 평가와 지속적 모니터링

a. 혈역학적 상태
b. 출혈 조절
c. 통증 완화

C. 이물질 (FOREIGN BODIES)

이물질은 신체 여러 부위에 박히는 나무, 금속파편, 유리, 의류, 총상에 의한 파편, 핀과 바늘, 고무, 낚시바늘, 그리고 다른 많은 물질들을 포함한다. 때때로, 발견하기 어렵고 조직반응을 일으키지 않는 물질은 그 자리에 남아 있을 수 있다. 식물성 이물질(예 가시, 나무)은 조직 반응이 심하고 감염이 유발되며, 가능한 빨리 제거해야 한다. 식물성 이물질은 방사선 촬영으로 확인하기 어려우므로 제거를 위해 CT, 초음파 검사, 형광 투시 또는 국소 절개가 필요할 수 있다.

1. 사정

a. 주관적 자료 수집
- 1) 현병력/주호소
  - a) 손상 설명
  - b) 의심되는 이물질 특성
  - c) 손상 부위
  - d) 시작방향
  - e) 경과 시간
  - f) 이물질에 의한 오염 범위
  - g) 통증과 불편감
- 2) 과거력
  - a) 기저질환
  - b) 약물
  - c) 알레르기
  - d) 예방접종 상태

b. 객관적 자료 수집
- 1) 신체사정
  - a) 전반적 외모
    - (1) 경미한 정도에서 중정도의 고통/불편함
  - b) 시진
    - (1) 개방 상처

표 22-1 소독제

소독제	항균작용	작용기전	조직독성	적응증, 금기
포비돈요오드 용액 (요오드 복합체) (Betadine)	광범위 속효성 항균활동을 지닌 1% free iodine을 포함한 10% 포비돈 사용	저농도의 강력한 살균 효과	1% 초과시 PMN이동 및 수명 감소 고농도에서 전신독성 가능; 1%에서 의심되는 독성	상처소독에 1%는 안전하고 효과적 10%는 상처주변 피부소독에 효과적임
포비돈요오드 수술 스크럽	동일	동일	개방상처에 독성	상처소독에 효과적이고 안전함
비이온성 제제 Pluronic F-68 Shur-Clens	80%의 분자량인 에틸렌 옥사이드(Ethylene oxide) 항균활동 없음	상처 청결	개방상처, 눈, 정맥내 독성 없음	상처소독에 효과적이고 안전함
과산화수소	물에 희석하여 3% 사용 짧은 살균활동	단백질변성을 일으키는 산화제	개방상처에 독성	초기 세척 후 상처 사용 금기; 손상되지 않은 피부 청결에 사용 가능
헥사클로르펜 (polychlorinated bisphenol) (pHisoHex)	정균작용(2~5%) 그람양성균에 효과적임	박테리아 전자 전달 방해 및 막 결합효소의 파괴	적은 피부독성; 스크럽형태는 개방상처에 독성	개방상처에 스크럽용액 사용 금기 수술 전 손청결에 매우 효과적
알코올	낮은 역가 항균작용에 가장 효과적임 70% 에틸과 70% 이소프로필 알콜	단백질변성	비가역적 살균과 정착액으로 작용	일상적 치료 역할 없음
페놀	정균 > 0.2% 살균 > 1% 살진균 1.3%	단백질변성	광범위한 조직괴사와 전신독성	2%이상 수성페놀 혹은 4%이상 페놀+글리세롤 금기

(From Marx, J. A., Hockberger, R. S., & Walls, R. M. [Eds.]. [2012]. *Rosen's emergency medicine: Concepts and clinical practice* [8th ed.]. St. Louis, MO: Elsevier Mosby.)

(2) 묻히거나 돌출된 이물질

c) 촉진

(1) 손상부위 말초 맥박

(2) 관절 손상시 저항에 대한 굴곡/신전

(3) 압통 부위

(4) 손상 주변 부위와 말초부위의 감각

2) 진단적 절차

a) 전혈구계산검사(complete blood count, CBC) 및 감별계산: 상처감염 시

b) 손상 부위의 방사선 촬영

(1) 상처 기저부

(2) 의류 혹은 천연 나무 조각 등의 확인에는 유용하지 않음

(3) 이물질 제거를 위해 형광 투시 필요할 수 있음

2. 분석: 감별 간호진단/협력적 문제

a. 피부 통합성 장애 (Impaired skin integrity)

b. 감염위험성 (Risk for infection)

c. 급성 통증 (Acute pain)

d. 불안/두려움 (Anxiety/Fear)

e. 지식부족 (Deficient knowledge)

3. 계획과 수행/중재

a. 의학적 중재 준비 및 지원

1) 소독용액을 이용하여 진입 부위 주변 소독하기

a) 나무조각의 경우 액체를 흡수하여 제거하는 동안 분해될 수 있으므로 사용하지 않기

2) 조심스럽게 피부에 있거나 피부를 통해 튀어나온 이물질을 작은 겸자(forcep)를 이용하여 제거하기

3) 적절한 드레싱 적용

b. 처방에 따른 약물 투여

1) 부분 혹은 국소마취

2) 비마약성 진통제

3) 항생제

4) 파상풍 예방주사

c. 환자/가족 교육

1) 2~4일 동안 하루 2~3회 따뜻한 비눗물에 상처 닦아내기

2) 감염의 징후 관찰

3) 처방에 따른 추후관리 일정 정하기

4. 평가와 지속적 모니터링

a. 통증 완화

D. 인간교상 (HUMAN BITES)

인간에 의해 물린 모든 상처는 입안의 여러 박테리아로 감염위험이 크다. 인간교상은 자해 행위 혹은 타인에 의해 발생할 수 있다. 부적절하게 소독된 찔린 상처나 깊은 열상은 패혈증을 일으킬 위험이 있다. 꽉 쥔 주먹(clenched-fist) 손상(예 중주지관절의 교상)은 전형적으로 싸움 중에 발생하며 관절부위의 관통으로 감염위험 발생이 크다. 인간교상의 다른 흔한 부위는 귀, 코, 질, 음경 등이다.

1. 사정

a. 주관적 자료 수집

1) 현병력/주호소

a) 사고 설명

b) 경과 시간

c) 물린 부위

d) 출혈 정도

e) 통증 혹은 불편감

2) 과거력

a) 기저질환

b) 약물

c) 알레르기

d) 예방접종 상태

b. 객관적 자료 수집

1) 신체사정

a) 전반적 외모

(1) 체온 상승

(2) 중정도의 고통/불편함

b) 시진

(1) 상처 주변 부종

(2) 상처 주변 홍반

(3) 분비물이나 농의 유무

(4) 림프관염(lymphangitis)

(5) 조직괴사

c) 촉진

(1) 손상부위 말초 맥박

(2) 관절 침범시 저항에 대한 굴곡/신전

(3) 압통 부위

(4) 손상 주변 부위와 말초부위의 감각

2) 진단적 절차

a) 전혈구계산검사(complete blood count, CBC) 및 감별계산: 상처감염 시

b) 타액 잔유물 샘플(swab)

c) 상처 분비물 배양검사

d) 손상 부위 방사선 촬영

(1) 이물질의 존재

(2) 기저부의 뼈 손상

2. 분석: 감별 간호진단/협력적 문제

a. 피부 통합성 장애 (Impaired skin integrity)
b. 감염위험성 (Risk for infection)
c. 급성 통증 (Acute pain)
d. 불안/두려움 (Anxiety/Fear)
e. 지식부족 (Deficient knowledge)

3. 계획과 수행/중재

a. 정질액/약물 투여를 위한 정맥로 확보
b. 의학적 중재 준비 및 지원
1) 상처부위 노출을 위한 편안한 자세 취하기
2) 소독액을 이용한 상처부위 소독과 생리식염수/수돗물을 이용한 세척
a) 범죄와 관련된 상처의 경우 소독 전 사진촬영
b) 처방에 따른 신체 및 법의학적 증거 수집 및 유지
3) 필요시 괴사조직제거술(debridement) 지원
4) 필요시 상처봉합 지원; 지연된 봉합 선호
5) 적절한 드레싱 적용
6) 병원 입원 지원
c. 처방에 따른 약물 투여
1) 부분 혹은 국소마취
2) 항생제
3) 비마약성 진통제
4) 마약성 진통제
5) 파상풍 예방주사
d. 환자/가족 교육
1) 상황에 기초한 상처관리 지도
2) 처방에 따른 드레싱 교환
3) 감염의 증후와 다른 합병증
4) 처방에 의한 항생제 복용
5) 처방에 따른 추후관리 일정 정하기

4. 평가와 지속적 모니터링

a. 손상 부위의 신경 혈관 및 신경 근육 기능
b. 통증완화

E. 열상 (LACERATIONS)

상처관리의 목표는 기능을 복원하고 조직의 완전성을 회복하며, 감염의 위험을 최소화하는 것이다. 열상은 피부에 예리하거나 뭉툭한 외상으로 인한 상처이다. 열상은 피상적으로 표피에만 침투할 수 있으나 진피를 지나 근본적인 구조인 근막이나 근육으로 확장될 수 있다. 손상 당시 즉시 혈관 경련과 혈전 형성이 일어나며, 6시간 이내 염증반응단계에 도달하며 최대 3일 동안 지속된다. 첫 24시간 이후 방수덮개가 생긴다. 상피세포의 성장은 상해 후 6시간에서 한달 이내 일어나게 된다. 상처의 재착색은 1년 이상 걸릴 수 있다. 봉합과 스테이플러 사용은 지속되고 상피화는 최대 한달이 걸리기 때문에 굴곡과 신전이 일어나는 부위의 경우 봉합 이후 상처 보강이 필요하다.

1. 사정

a. 주관적 자료 수집
1) 현병력/주호소
a) 손상의 원인 설명(나무, 금속, 속력)
b) 도구 오염의 정도(하수도, 나뭇가지)
c) 경과 시간
d) 일차적 혹은 이차적 봉합
e) 손상 부위
f) 출혈 정도
g) 통증
h) 도착전 치료 방법(지혈대)
2) 과거력
a) 기저질환
b) 약물
c) 알레르기
d) 예방접종 상태
b. 객관적 자료 수집
1) 신체사정
a) 전반적 외모
(1) 출혈 양상
(2) 경미한 정도에서 중정도의 고통/불편함
b) 시진
(1) 열상의 깊이, 범위
(2) 침범된 주변조직 및 기저조직
(3) 조직 괴사
(4) 이물질 혹은 상처 오염
c) 촉진
(1) 상처부위 말초 맥박
(2) 관절 포함시 저항에 대한 굴곡/신전
(3) 압통 부위
(4) 손상 주변 부위와 말초부위의 감각

2) 진단적 절차
a) 전혈구계산검사(complete blood count, CBC) 및 감별 계산: 상처감염 시–출혈
b) 상처 분비물 배양검사: 상처감염 시
c) 침범 부위 방사선 촬영
(1) 뼈 손상/개방 골절
(1) 이물질의 존재

2. 분석: 감별 간호진단/협력적 문제

a. 체액부족위험성 (Risk for fluid volume deficit)
b. 피부 통합성 장애 (Impaired skin integrity)
c. 감염위험성 (Risk for infection)
d. 급성 통증 (Acute pain)
e. 불안/두려움 (Anxiety/Fear)
f. 지식부족 (Deficient knowledge)

3. 계획과 수행/중재

a. 필요시 정질액/약물 투여를 위한 정맥로 확보
b. 의학적 중재 준비 및 지원
1) 국소적 출혈 조절
a) 직접 압박
b) 손상부위 거상
2) 상처부위 노출을 위한 편안한 자세 취하기
3) 생리식염수/수돗물/소독액을 이용한 소독 및 세척 (많은 제제가 혈관 조직에 부식 유도)
4) psi 15 이하의 생리식염수/수돗물로 상처 세척
5) 필요시 괴사조직제거술(debridement) 지원
6) 필요시 상처봉합 지원
a) 봉합 도구
b) 스테이플러
c) 피부 글루(skin glue, Dermabond)
d) 테이프(예 steri-strips)
7) 상처가 즉시 봉합 가능한 경우 일차 봉합 시행; 3~4일 동안 상처 개방 및 드레싱 후 봉합 가능 (일차 지연 봉합) 혹은 이차 봉합을 위해 개방 상처 유지 및 후속 치료. 얼굴 상처는 24시간 후에 일차 봉합 가능
8) 적절한 상처 드레싱 적용
9) 지시에 의해 부분적 부동을 위한 부목 적용
10) 괴사조직제거술(debridement), 세척, 성형이 필요하거나 다른 상처가 있는 경우 입원 지원
c. 처방에 따른 약물 투여
1) 부분 혹은 국소마취
2) 광범위한 봉합이 필요한 경우 진정제 투여
3) 비마약성 진통제
4) 마약성 진통제
5) 항생제
6) 파상풍 예방주사 [표 22-2]
d. 환자/가족 교육
1) 통증과 부종 감소를 위해 48시간 동안 상처부위 거상
2) 처방에 따른 아이스 혹은 열 적용
3) 상처관리: 드레싱 깨끗하고 건조하게 유지; 비누와 물로 하루에 두 번; 첫 24시간 동안 덮은 상태 유지
4) 젖거나 더러워진 경우 드레싱 교환
5) 발적, 부종, 열감, 분비물 혹은 발열 관찰
6) 처방에 의한 약물 복용
7) 처방에 따른 추후관리 일정 정하기
8) 의료진에 의한 봉합사 제거
9) 최소 6개월 동안 자외선 차단제 사용(SPF 15 이상)

4. 평가와 지속적 모니터링

a. 혈역학적 상태
b. 출혈 조절
c. 통증 완화

F. 흉기 상처 (MISSILE INJURIES)

흉기 상처는 자상(stab wound), 총상, 고압성, 관통성 상처를 포함한다. 특히 고속의 탄환 상처는 발사체 경로에서 멀리 떨어진 뼈, 신경혈관, 연조직 손상을 유발한다. 특히, 팔과 다리의 고속 탄환으로 인한 손상은 은폐되어 있는 신경학적 손상 가능성을 고려해야 한다. 법집행부서의 적절한 보고, 손상에 대한 정확한 설명을 포함한 환자 상태에 대한 기록, 의복 제거(증거부분은 자르지 않음), 총알과 무기의 적절한 관리와 같은 법의학적 측면을 고려해야 한다. 고압 주사에 의한 상처는 일반적으로 주사 물질이 근막, 신경혈관 다발과 건막에 퍼지게 되므로 마취 하에 괴사조직제거술(debridement)과 광범위한 세척이 필요하다.

1. 사정

a. 주관적 자료 수집
1) 현병력/주호소
a) 손상 기전
(1) 탄환
(2) 찌르는 도구
b) 고압주사: 페인트 및 기름(grease) 건, 스테이플 혹은 네일 건
(1) 상처 부위: 비우위 손의 검지 손가락이 가장 흔함
(2) 압력정도
(3) 도구의 재료 유형

c) 발사된 물체
(1) 고압 기계의 볼트
(2) 잔디 깎는 기계에 의해 던져진 돌
d) 출혈 정도
e) 통증
f) 경과 시간
2) 과거력
a) 기저질환
b) 약물
c) 알레르기
d) 예방접종 상태

b. 객관적 자료 수집
1) 신체사정
a) 전반적 외모
(1) 중정도에서 심각한 정도의 고통/불편감
b) 시진
(1) 활동성 출혈: 동맥 혹은 정맥
(2) 상처의 깊이, 범위
(3) 침범된 기저구조
(4) 조직 괴사 정도
(5) 상처 감염

표 22-2 질병관리본부(CDC) 파상풍 권고사항

나이/상태	권고사항
출생~6세	DTaP는 2개월, 4개월, 6개월, 15~18개월, 4~6세에 일반적으로 권장됩니다.
7세~10세	Tdap은 백일해 예방접종을 완전히 받지 않은 7세에서 10세까지의 어린이에게 권장됩니다(주의 1 참조). 예방접종을 완전히 하지 않은 사람들(주의 1 참조)에게 Tdap 1회 접종 혹은 추가적으로 파상풍과 디프테리아가 포함된 백신이 필요한 경우 7세부터 10세까지 추후 일정에 따라 예방접종을 시행해야 하며, Tdap은 첫 번째 백신으로 선호됩니다. 2011년 1월 업데이트
11세~18세	Tdap은 11세에서 18세 연령에서 단일용량으로 권고되며, 11~12세 백신접종을 권고합니다. 청소년기에 완전한 예방접종이 하지 않은 경우 (주의 1 참조) ACIP 권장사항을 참고하여 예방접종을 시행하기 바랍니다. 13~18세의 청소년이 11~12세의 Tdap 접종을 놓친 경우 다음 환자 발생 혹은 영아와 접촉이 있는 경우 더 빠르게 관리가 필요합니다.
19세 이상	Tdap 예방접종을 하지 않은 19세 이상의 성인은 가능한 자신과 영아를 보호해야 합니다. Tdap의 용량은 10년 동안의 Tdap용량 1회를 대체할 수 있습니다. Tdap 접종은 이전 Td 투여 후 간격에 관계없이 시행할 수 있습니다. Tdap과 마지막 Td 사이의 간격이 짧은 경우 가벼운 국소반응 유발 위험이 높아질 수는 있으나, 환자가 백일해에 걸릴 확률이 높거나 영아와 가깝게 접촉할 경우에는 적절할 수 있습니다. 가능한 경우 Boostrix (GSK)는 65세 이상 노인에게 사용합니다. 65세 이상 노인의 경우 예방접종은 보호 혹은 유효기간이 길어질 수 있으므로, 65세 이상 노인에게 Tdap 예방접종은 놓치지 않아야 합니다. 필요한 경우 Tdap예방접종을 시행해야 합니다. 2012년 6월 업데이트
임신 여성	임신 여성은 임신 기간 중 27~36주 사이의 접종이 권고됩니다. 임신기간 중 Tdap 접종은 산모의 백일해 항체가 태아에게 전달되어, 영아의 DTaP 예방접종 시작 전 조기 백일해 예방에 도움이 될 가능성이 높습니다. Tdap은 또한 출생시 산모를 보호하여 영아에게 백일해 전염이 되지 않도록 도와줍니다. 영아의 모든 가족구성원 및 보호자가 영아와의 긴밀한 접촉 전 백일해 예방접종(DTaP 또는 Tdap, 연령에 따라 다름)을 유지하는 것이 중요합니다. Tdap은 Tdap을 접종한 적이 없거나 예방접종 상태를 알 수 없는 산모에게 병원 혹은 의료기관에서 퇴원 전 산후기간 동안 접종하기를 권고합니다. 2013년 8월 업데이트
의료인 (주의 2 참조)	성인 시 Tdap 예방접종을 받지 않았고, 환자와 직접 접촉한 의료인은 Tdap 1회 접종을 권장합니다. Tdap 예방접종은 백일해에 대비해 의료인을 보호하고 환자로의 전파를 막도록 합니다. 12개월 미만의 영아와 직접 접촉하는 의료인에게 우선시 합니다. Tdap은 이전 Td 복용 후 간격과 관계없이 시행할 수 있습니다. 그러나 Tdap과 마지막 Td 사이의 간격이 짧은 경우 미약한 국소반응 위험이 높아집니다. 추가적으로 의료인 재예방접종 안내를 참고하기 바랍니다. 2015년 6월 신설

주의 1. DTaP의 완전접종은 5회 접종 혹은 4번째 생일 이후 4회 접종으로 정의한다.
주의 2. 의료인은 의사에 국한되지 않고 1차 의료 제공자, 간호사, 보조인력, 호흡치료사, 방사선사, 학생(의료, 간호, 제약), 치과의사, 사회복지사, 목사, 자원봉사자, 영양사 등을 포함한다.
(From Centers for Disease Control and Prevention. [2013]. Pertussis: Summary of vaccine recommendations. Retrieved from http://www.cdc.gov/vaccines/vpd- vac/pertussis/recs-summary.htm.)

c) 촉진
(1) 손상부위 말초 맥박
(2) 관절 침범시 저항에 대한 굴곡/신전
(3) 압통 부위
(4) 손상 주변 부위와 말초부위의 감각
2) 진단적 절차
a) 전혈구계산검사(complete blood count, CBC) 및 감별 계산: 상처감염 시-출혈
b) 침범 부위 방사선 촬영
(1) 이물질 위치
(2) 기저부위 뼈 손상

2. 분석: 감별 간호진단/협력적 문제

a. 체액부족위험성 (Risk for fluid volume deficit)
b. 피부 통합성 장애 (Impaired skin integrity)
c. 감염위험성 (Risk for infection)
d. 급성 통증 (Acute pain)
e. 불안/두려움 (Anxiety/Fear)
f. 지식부족 (Deficient knowledge)

3. 계획과 수행/중재

a. 기도, 호흡, 순환 유지 (1장 참조)
b. 처방된 산소 공급
c. 필요시 정질액/약물 투여를 위한 정맥로 확보
d. 의학적 중재 준비 및 지원
1) 국소적 출혈 조절
a) 직접 압박
b) 손상부위 거상
c) 다른 방법 실패시 주요 출혈부위 결찰(ligation)
2) 소독액을 이용한 소독 및 세척
a) 범죄와 관련된 상처의 경우 증거 위해 소독 전 사진 촬영
3) 필요 시 괴사조직제거술(debridement), 세척, 발사물질 제거, 드레싱, 봉합 보조
a) 처방에 따른 신체 및 법의학적 증거 수집 및 유지
4) 적절한 드레싱 적용
5) 입원 지원
e. 처방에 따른 약물 투여
1) 부분 혹은 국소마취
2) 항생제
3) 비마약성 진통제
4) 마약성 진통제
5) 파상풍 예방주사
f. 환자/가족 교육
1) 상처부위 거상
2) 상처 및 드레싱 깨끗하고 건조하게 유지
3) 젖거나 더러워진 경우 드레싱 교환
4) 열감, 부종, 발열, 분비물 관찰
5) 처방에 따른 추후관리 일정 정하기

4. 평가와 지속적 모니터링

a. 혈역학적 상태
b. 통증 완화

G. 천자상 (PUNCTURE WOUNDS)

천자상은 뾰족하거나 뭉툭한 물질로 조직이 침투되었을 때 발생한다. 이러한 상처는 손톱, 압정, 바늘, 혹은 깨진 유리로 인해 대부분 발생되며, 달려가거나 날카로운 물질로 폭행당한 경우 발생될 수 있다. 상처부위의 출혈이 적고 은폐되는 경향이 있어 잠재적인 감염위험성이 높은 특징이 있다.

관절부위 근처의 천자상은 관절 공간으로 박테리아를 주입시켜 패혈증 위험성이 높아진다. 발바닥에 발생하는 천자상은 봉와직염(cellulitis), 연골염(chondritis), 골수염(Osteomyelitis)으로 발전되기도 한다(0.4–0.6%의 경우). 신발바닥을 관통하여 발바닥에 생기는 천자상은 *Pseudomonas* 균(Ciprofloxacin 예방요법)을 투입시켜 감염 및 골수염 위험을 증가시킨다.

1. 사정

a. 주관적 자료 수집
1) 현병력/주호소
a) 사고 설명
b) 손상 부위
c) 손상을 초래한 물질 종류
d) 천자 깊이와 범위
e) 오염 정도
f) 경과 시간
g) 통증과 불편감
2) 과거력
a) 기저질환
b) 약물
c) 알레르기
d) 예방접종 상태
b. 객관적 자료 수집
1) 신체사정
a) 전반적 외모
(1) 중정도에서 심각한 정도의 고통/불편감
b) 시진
(1) 상처 깊이 추정

(2) 이물질 혹은 잔해물 유무

(3) 상처 범위: 손상된 조직

c) 촉진

(1) 상처부위 말초 맥박

(2) 관절 손상시 저항에 대한 굴곡/신전

(3) 압통 부위

(4) 손상 주변 부위와 말초부위의 감각

2) 진단적 절차

a) 전혈구계산검사(complete blood count, CBC) 및 감별계산: 상처감염 시

b) 손상 부위의 방사선 촬영

(1) 이물질이 신체 내 존재하나 쉽게 찾을 수 없는 경우

(2) 입구가 의심되는 부분으로 연조직 부분의 손상을 확인하기 위한 선명한 영상을 확인할 수 있음

c) 이물질 제거를 위해 형광 투시 촬영

2. 분석: 감별 간호진단/협력적 문제

a. 피부 통합성 장애 (Impaired skin integrity)

b. 감염위험성 (Risk for infection)

c. 통증 (pain)

d. 불안/두려움 (Anxiety/Fear)

e. 지식부족 (Deficient knowledge)

3. 계획과 수행/중재

a. 의학적 중재 준비 및 지원

1) 이물질 제거

2) 오염 상처에 대한 절개, 괴사조직제거술(debridement), 세척, 드레싱 보조

3) 적절한 드레싱 적용

b. 처방에 따른 약물 투여

1) 부분 혹은 국소마취

2) 비마약성 진통제

3) 마약성 진통제

4) 항생제

5) 파상풍 예방주사

c. 환자/가족 교육

1) 2~4일 동안 하루 2~3회 따뜻한 비눗물에 상처 닦아내기

2) 감염의 징후 관찰

3) 처방에 따른 추후관리 일정 정하기

4. 평가와 지속적 모니터링

a. 통증 완화

H. 상처 합병증 (WOUND COMPLICATIONS)

간단한 국소감염과 농양은 응급 상황에서 치료된다. 피어싱/신체장신구에 의한 감염은 대상물 제거가 필요할 수 있다. 주요 전신감염을 동반한 환자는 전반적인 지지와 확실한 치료를 위해 입원이 필요하다.

1. 사정

a. 주관적 자료 수집

1) 현병력/주호소

a) 현 상처 및 피어싱 주변 상태

b) 감염과 관련된 주 상처 특징

(1) 포도상구균(*Staphylococcus*) 감염

(a) 포도상구균(그람 양성균)

(b) 대부분의 피부 감염

(c) 국소적인 피하 표면의 농양

(d) 전신 감염 가능성

(e) 메티실린 내성 황색포도상구균 (MRSA)

(2) 파스튜렐라증(Pasteurellosis)

(a) *Pasteurella multocida*

(b) 동물의 물림, 특히 고양이에 의한 괴사성 감염

(c) 봉와직염, 골수염, 부비동염, 늑막염으로의 발전

(3) 고양이긁힘열(cat scratch fever)

(a) *Afipia felos, Bartonella henselae*

(b) 고양이나 개의 긁힘과 관련

(c) 국소적인 임파선염, 열, 자기한정(self-limiting)

(4) 상처 보툴리즘(botulism)

(a) 혐기성 Clostridium botulinum

(b) 압좌상 혹은 주요 상해와 관련

(c) 잠복기 4~14일

(d) 증상

(i) 쇠약

(ii) 흐릿한 시야

(iii) 말하기/삼킴의 어려움

(iv) 건조한 점막

(v) 확장되고 고정된 동공

(vi) 점진적인 근육 마비

(5) 가스 괴저(gas gangrene)

(a) 혐기성 Clostridium perfringens

(b) 소장 혹은 담낭 수술력 혹은 오래된 상처의 경미한 외상

(c) 잠복기 1일~6주

(d) 증상
(i) 점진적으로 빨라지는 긴장, 딱딱한 부종, 저산소증 유발
(ii) 혈관의 혈전증
(iii) 연조직의 염발음 (조직의 황화수소 및 이산화탄소)
(iv) 심한 통증
(v) 묽고 갈색 혹은 회갈색의 수분이 많은 분비물
(vi) 체온 상승: 미열
(vii) 맥박 상승
(viii) 식욕부진
(ix) 구토
(x) 설사
(xi) 혼수(coma)
(6) 파상풍(tetanus)
(a) 혐기성 Clostridium tetanii
(b) 토양 및 인간과 동물의 장에서 발견되는 유기체
(c) 피부 장벽 손상을 통한 인체 유입
(d) 잠복기 2일~수개월 (평균 6~14일)
(e) 전구 증상
(i) 불안정
(ii) 두통
(iii) 근육 경련
(iv) 통증: 초기 등, 목 혹은 얼굴
(v) 요통
(f) 악화 증상
(i) 사지 강직
(ii) 불수의근의 긴장성 경련
(iii) 반사반응의 과민성
(iv) 전신 발작
(v) 호흡 억제
(7) 광견병
(8) A 군 연쇄상구균(GAS, streptococcus)
(a) 인후와 피부에서 발견
(b) 생명을 위협하는 질병 유발 가능
(c) 괴상성 근막염, 연쇄상구균 독성 쇼크 증후군
c) 경과 시간
d) 통증
2) 과거력
a) 기저질환
b) 약물
c) 정맥을 통한 약물 투여
d) 알레르기
e) 예방접종 상태
b. 객관적 자료 수집
1) 신체사정
a) 전반적 외모
(1) 체온 상승
(2) 중정도에서 심각한 정도의 고통/불편감
b) 시진
(1) 상처 주변의 홍반
(2) 림프관염
(3) 림프절병증
(4) 부종
(5) 상처있는 농양
(6) 분비물, 농
(7) 손상을 초래한 물체에 따른 특이한 결과
c) 촉진
(1) 상처부위 말초 맥박
(2) 관절 손상시 저항에 대한 굴곡/신전
(3) 압통 부위
(4) 부위 열감
(5) 손상 주변 부위와 말초부위의 감각
(6) 손상을 초래한 물체에 따른 특이한 결과
2) 진단적 절차
a) 전혈구계산검사(complete blood count, CBC) 및 감별계산
b) 혈당(glucose)을 포함한 혈청 전해질
c) 분비물 배양 검사

2. 분석: 감별 간호진단/협력적 문제

a. 피부 통합성 장애 (Impaired skin integrity)
b. 급성 통증 (Acute pain)
c. 불안/두려움 (Anxiety/Fear)
d. 지식부족 (Deficient knowledge)

3. 계획과 수행/중재

a. 기도, 호흡, 순환 유지(1장 참조)
b. 처방된 의한 산소 공급
c. 정질액/약물 투여를 위한 정맥로 확보
d. 의학적 중재 준비 및 지원
1) 심장 및 산소포화도 모니터링
2) 상처 관리
a) 필요시 신체 장신구 제거
(1) 귀걸이
(a) 주요 부위: 귀 엽

(b) 제거: 앞에서 귀걸이, 뒤에서 받침을 잡고 당김; 회전에서 제거

(2) 피어싱(barbell stud)

(a) 양쪽 끝에 나사볼(threaded ball)이 있는 곡선, 원형 타입

(b) 주요 부위: 혀, 배꼽, 눈썹, 유두, 생식기

(c) 제거: 양쪽 나사를 풀고 피부를 통해 막대 제거

(3) 피어싱(labret stud)

(a) 한쪽 면에 볼이 있고 반대 면에 영구적으로 디스크가 고정된 막대 형태

(b) 주요 부위: 입술

(c) 제거: 나사를 풀고 피부를 통해 막대 제거

(4) 피어싱(captive bead ring)

(a) 구슬을 동반한 링의 형태로 링에 있는 작은 홈에 의해 구슬이 맞물린 형태

(b) 제거: 구슬 양쪽면의 링을 잡고 압력을 제거하거나 작은 집게를 이용하여 링을 벌린 후 구슬을 떨어뜨림

(5) 피어싱(segment ring)

(a) 한쪽 끝이 영구 결합 된 하나의 링

(b) 제거: 링의 끝부분 제거

(6) 피어싱(circle or screwball ring)

(a) 나사가 결합된 링

(b) 제거: 겸자로 볼을 잡고 반시계 방향으로 회전

(7) 피어싱(plugs)

(a) O 링으로 고정

(b) 제거: O 링 밀어서 제거

(8) 피어싱(tunnels)

(a) 플레어 모양으로 벌어진 바깥 가장자리: 피부의 표면 장력에 의해 고정, 부드러운 견인력을 사용하여 제거

(b) 분리된 두 개의 조각: 나사 결합; 각 반쪽 앞뒤를 잡고 반 시계 방향을 돌려 제거

3) 압력 완화 및 배액을 위한 절개와 배액 지원: 진정제 투여 필요할 수 있음

4) 적절한 드레싱 적용

5) 국소부위 이상의 감염 진행 시 입원 지원

e. 처방에 따른 약물 투여

1) 큰 농양의 절개 및 배액을 위해 진정제 투여

2) 부분 혹은 국소마취

3) 항생제

4) 비마약성 진통제

5) 마약성 진통제

6) 파상풍 예방주사 **[표 22-2]**

a) 파상풍 독소, 감소된 디프테리아 독소 및 무세포 백일해(Tdap)는 64세까지 접종 권장; 파상풍, 디프테리아는 대체될 수 있음

b) 적절한 예방접종이 되지 않은 경우, 파상풍 면역 글로불린 투여로 한 달 동안 수동적 면역 제공 가능(필요 시 이후 반복 투여)

f. 환자/가족 교육

1) CDC 및 전염병위원회의 현행 권고에 따라 모든 사람들에게 디프테리아, 백일해, 파상풍 예방접종 권장

a) 항체 역가가 높은 경우 파상풍에 대한 과민반응으로 과잉 면역 피하도록 함

(1) 발진

(2) 혈청질환

(3) 아나필락시스

2) 따뜻한 생리 식염수를 이용한 세척 유지

3) 처방에 따른 지속적 상처 치료

4) 필요 시 경미한 진통제 투여

5) 지속적으로 감염 징후 관찰

6) 투여된 예방접종 부작용 관찰

7) 처방에 따른 추후관리 일정 정하기

4. 평가와 지속적 모니터링

a. 혈역학적 상태

b. 통증 완화

5. 치유 어려운 상처: 당뇨 발은 주요 응급상황

꿀과 은 코팅 밴드의 조합은 악성 상처관리에 더 좋다는 결과이다. 국소 항생제는 내성에 대한 위험이 있다.

a. 봉와직염, 농양, 배액을 위한 사정

b. 가스 및 뼈 감염 확인 진단을 위한 영상촬영

c. 기저질환 치료 (당뇨, 면역저하)

d. 장기적 관리를 위해 사용되는 재료

1) 꿀

2) 은 함유 드레싱

3) 오크 나무 껍질 추출물

4) 항생제(복용, 국소)

5) 괴상성 근막염 방지를 위한 경고유지

23장
복부와 비뇨기계 외상
Abdominal and Urologic Trauma

Melody R. Campbell, DNP, RN, CEN, TCRN, CCRN, CCNS

주요 주제

전반적 전략
- 사정
- 분석: 감별 간호진단/협력적 문제
- 계획과 수행/중재
- 평가와 지속적 감시
- 중재와 환자반응 기록
- 나이와 관련된 고려사항

특정 복부손상
- 위
- 간
- 췌장/십이지장
- 소장/대장
- 비장

특정 비뇨기계 손상
- 방광
- 신장
- 요관

Ⅰ. 전반적 전략 General Strategy

A. 사정 (ASSESSMENT)

1. 일차, 이차사정/소생술 (1장 참조)

2. 초점 사정

a. 주관적 자료 수집

1) 상해와 관련된 현병력/주호소

a) 손상의 기전

(1) 둔력: 자동차 사고, 낙상, 보행자와 부딪힘, 오토바이 사고

(2) 관통력: 총, 자상

b) 통증: PQRST

c) 증상 완화를 위한 노력

(1) 민간요법

(2) 약물

(a) 처방약물

(b) 일반판매약/허브

2) 과거력

a) 기저질환

b) 과거의 수술

c) 알콜 또는 물질사용/남용

d) 최종 월경일(LMP): 가임기 여성의 경우

e) 현재 복용 약물–항응고제, 항혈소판제를 복용하는지 물어봐야한다.

(1) 처방약물

(2) 일반판매약/허브

f) 알레르기

g) 예방접종 상태

3) 심리/사회/환경적 요인

a) 스트레스 요인

(1) 생활양식

(2) 대처양상

(3) 나쁜사건

(4) 중요한 사람들과 관련된 충격적인 사건

b) 발생 가능하거나 실제로 일어난 폭행, 학대, 파트너의 폭력

b. 객관적 자료 수집

1) 전반적 외모

a) 의식수준, 행동, 정서

b) 활력징후

c) 냄새

d) 보행

e) 고통/불편함 정도

2) 시진
   a) 복부의 팽창/편평
   b) 대칭
   c) 윤곽 (편평한, 둥근, 탈장)
   d) 찰과상, 타박상, 개방창, 열상
   e) 반상출혈, "seat belt sign"
3) 청진
   a) 호흡음: 정상, 악설음, 부재
   b) 장음: 정상, 감소 또는 부재
4) 촉진/타진: 복부의 사분역 네 곳을 모두 촉진/타진한다.
   a) 복부압통
   b) 강직/긴장
   c) 복막자극

3. 진단적 절차

a. 검사실 검사

1) 전혈구계산검사(complete blood count, CBC) 및 감별계산
2) 당 검사를 포함한 혈청 화학검사(serum chemistries), 혈액요소질소(BUN), 크레아티닌(creatinine)
3) 간기능 검사(liver function test): 아스파르테이트 아미노전달효소(aspartate aminotransferase, AST), 알라닌아미노전달효소(alanine aminotransferase, ALT), LDH, alkaline phosphatase
4) 혈청아밀라아제, 혈청리파아제
5) 혈액형과 교차시험(type and crossmatch)
6) 연속 적혈구용적률(hematocrit)
7) 응고 검사: 프로트롬빈시간(prothrombin time, PT), 부분트롬보플라스틴시간(partial thromboplastin time, PTT), international normalized ratio (INR), Thromboelastography (TEG or ROTEM)
8) 요검사; 소변배양검사 (urine culture), 임신진단검사 (가임기 여성 환자에게 시행 함)

b. 영상검사

1) 복부 방사선촬영: Flat plate
2) 흉부 방사선촬영
3) 골반 방사선촬영
4) 빠른 외상 진단을 위해 외상환자 선별 초음파 검사(focused assessment sonography for trauma, FAST)를 실시한다 [표 23-1].
   a) 흉강 및 복강의 출혈여부 확인
   b) 복부의 네 부분을 검사한다.
      (1) 간신장오목
      (2) 비신장오목
      (3) 심장 주위
      (4) 골반 [그림 23-1]
      (5) 100 ml 정도 액체량부터 발견할 수 있지만, 보통 200–500 ml가 되어야 양성으로 간주한다.
      (6) 소장과 대장의 손상 및 복막뒤쪽의 외상은 FAST를 사용하여 진단할 수 없다.
5) 방광조영술
6) 역행성 요도조영술
7) 경정맥 신우조영술
8) 혈관조영술
   a) 출혈을 확인하기 위해 실시한다.

표 23-1 진단검사비교

검사종류	장점	단점	결과
FAST	비침습적 복강내 출혈에 대한 빠른 평가를 제공한다.	검사자 실력에 의존한다. 속이 빈 장기에서는 손상을 진단하기 어렵다.	Free fluid가 검은색으로 보인다. 민감도 86~97%
CT	자세한 영상을 제공한다. 비침습적이며 고형의 장기에서 비수술적인 관리를 결정 하는 데에 유용하다.	가격이 비쌈, 시간이 오래걸린다. 혈역학적상태가 안정적인 환자에게만 적용 가능하다. 방사선 노출 이동하면서 환자에게 적용된 장치나 튜브가 제거될 위험이 있다.	높은 특이도를 보인다. 민감도 92~98%
DPL	복강내 출혈에 대한 따른 평가를 제공한다. 불안정한 환자에게 적용가능하다. 소장 및 대장 손상을 발견할 수 있다.	출혈 및 감염의 위험성	낮은 특이도 높은 민감도 (98%) 위양성인 경우 불필요한 개복술을 하게 될 수도 있다.

b) 손상을 치료하기위한 방사선 중재에는 색전, 스텐트, 코일이 있다.

9) 복부/골반/가슴 컴퓨터 단층촬영

a) 소생 단계 동안 경구 투여용 조영제는 투약하지 않는다.

b) 정맥 투여용 조영제는 출혈을 진단하는데 도움이 된다. 출혈이 있는 경우 색전술 또는 수술로 치료한다.

10) 복부 초음파 – 방사선 노출에 제한적인 소아에서 실시한다.

c. 기타 검사

1) 12에서 15유도 심전도(ECG)

2) 위내시경검사

3) S상결장경검사/직장경검사/대장내시경검사

4) 진단적 복막 세척(DPA)/진단적 복막 흡인(DPA) **[표 23-1]**

a) 복강내출혈 확인

b) 방광 및 위 감압. 복막 카테터는 배꼽아래 복부로 삽입

c) 대량출혈이 있으면 흡인

d) 대량출혈이 발견되지 않으면 카테터를 통해 등장성 수액을 주입한다. 세척액은 중력에 의해 배액되며, 배액된 세척액은 분석을 위해 검사실로 보냄

e) 둔력에 의한 외상을 입은 환자의 경우 세척액에 적혈구, 백혈구, 담즙, 아밀라아제, 식이섬유, 대변이 존재하는지 주목

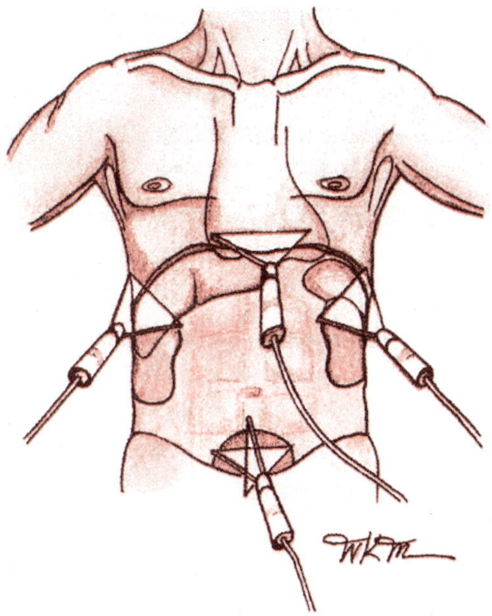

그림 23-1 The Focused Assessment Sonography for Trauma (FAST) 검사는 심장 주위, 간 주위 (RUQ), 비장 주위 (LUQ), 골반에서 초음파를 실시한다.

B. 분석: 감별 간호진단/협력적 문제 (ANALYSIS: DIFFERENTIAL NURSING DIAGNOSES/COLLABORATIVE PROBLEMS)

1. **체액부족위험성** (Risk for fluid volume deficit)
2. **비효과적 조직관류** (Ineffective tissue perfusion)
3. **급성통증** (Acute pain)
4. **불안/두려움** (Anxiety/fear)
5. **감염위험성** (Risk for infection)

C. 계획과 수행/중재 (PLANNING AND IMPLEMENTATION/INTERVENTIONS)

1. 중재의 우선순위 결정

a. 필요한 장비와 물품 준비

b. 기도유지, 호흡, 순환유지 (1장 참조)

c. 산소공급

d. 수액, 혈액제제, 약물 투여를 위한 정맥로 확보

e. 의학적 중재를 위한 준비 및 보조

f. 처방에 따른 약물투여

2. 불안완화
3. 지지적 환경을 위해 환자와 보호자가 함께 머물 수 있도록 함
4. 중요한 지지체계를 포함하여 환자교육 실시

D. 평가와 지속적 감시 (EVALUATION AND ONGOING MONITORING)

1. 처방에 따른 지속적인 모니터링과 처치
2. 환자 반응/결과를 모니터링하고, 간호 계획을 적절하게 수정
3. 긍정적인 결과가 나타나지 않는 경우, 사정과 간호계획 재평가

E. 중재와 환자반응 기록(DOCUMENTATION OF INTERVENTIONS AND PATIENT RESPONSE)

F. 나이와 관련된 고려사항 (AGE-RELATED CONSIDERATIONS)

1. 아동

a. 성장 또는 발달 관련

1) 넓은 체표면적과 관련하여 많은 양의 수분을 필요로 하기 때문에 수분, 수분/전해질, 산염기 균형이 더욱 깨지지 쉽다.

2) 산증이 더욱 빨리 진행된다.

3) 아동은 심박동 수 증가, 말초혈관저항 증가를 통해 25%의 혈액소실을 보충할 수 있으므로 혈압은 정상을 유지하는 경우가 있다. 그러므로 혈압은 소아의 쇼크 초기에 타당한 지표가 아니다.
4) 복부근육이 얇고 약하며 덜 발달되어 있다. 간은 앞쪽으로 위치해있고 늑골의 보호가 덜하기 때문에 쉽게 손상될 수 있다. 신장은 이동성이 있으며 지방에 의해 보호되지 않는다.

b. 주요점
1) 복부의 속이 빈 장기, 고형의 장기들은 성인의 장기보다 손상되기 쉽다.
2) 복강 내 손상은 에어백 때문일 수 있다.
3) 복부손상은 학대의 결과일 수 있다.

2. 노인

a. 노화 관련
1) 노화로 인하여 폐용적이 감소한다.
2) 노인은 주위환경의 기온과 관련하여 체온을 조절할 수 있는 능력이 감소한다. 따라서 간호제공을 할 때 신체부위의 노출을 최소화 하고 정상체온을 유지시켜야 한다.
3) 노화로 인하여 연동운동 및 위 운동성이 둔화된다. 또한 영양실조와 빈혈이 있을 수 있다.

b. 주요점
1) 쇼크 시라도 활력증상이 정상범위일 경우가 있다.
2) 노인은 소변농축능력이 떨어지기 때문에 배뇨량은 전반적인 조직 관류의 지표로 적절하지 않다.
3) 저산소증은 노인에게 유해하다.
4) 일반적으로, 외상으로 입원한 노인환자들은 흔히 여러가지 질환들이 동반될 수 있다. 이러한 장애에는 급성 관상동맥 증후군, 저혈량증/탈수, 요로감염, 폐렴, 급성신부전, 뇌혈관사고, 실신 등이 있다.

II. 특정 복부손상 Specific Abdominal Injuries

A. 위 (GASTRIC)

위 손상은 주로 총상과 같은 관통상과 관련 있다. 둔력에 의한 손상은 드물지만 소아의 경우 전복벽의 탄성이 좋아 좀 더 흔한 편이다. 위 손상은 위의 연동운동과 소화를 방해하며 천공이 발생한 경우 화학적 자극이 원인이 되는 심각한 복막염이 발생할 수 있다.

1. 사정

a. 주관적 자료 수집
1) 상해와 관련된 현병력/주호소
a) 통증: 상복부 및 LUQ 부위의 통증 사정
b) 토혈
c) 손상기전
2) 과거력
a) 기저질환
(1) 출혈 경향
b) 약물
c) 알레르기
d) 예방접종 상태

b. 객관적 자료 수집
1) 신체검진
a) 전반적 외모
(1) 저혈압, 빈맥
(2) 중정도에서 심각한 정도의 고통/불편감
b) 시진
(1) 찰과성, 타박상, 개방상처, 열상
(2) 상복부 위쪽/LUQ의 반상출혈
(3) 복부 팽창
c) 청진
(1) 호흡음: 정상, 감소
(2) 장음: 정상, 감소, 부재
d) 촉진
(1) 복부 압통
(2) 반동성 압통
(3) 상복부/LUQ 부분의 강직
2) 진단적 절차
a) 전혈구계산검사(complete blood count, CBC) 및 감별계산
b) 혈당(glucose)을 포함한 혈청 화학검사(serum chemistries), 혈액요소질소(BUN), 크레아티닌(creatinine)
c) 혈액형과 교차시험(type and crossmatch)
d) 응고 검사: 프로트롬빈시간(prothrombin time, PT), 부분트롬보플라스틴시간(partial thromboplastin time, PTT), international normalized ratio (INR), Thromboelastography
e) 요검사; 임신진단검사(가임기 여성 환자에게 시행 함)
f) 복부 방사선촬영: free air를 확인하기 위해 flat plate자세로 촬영
g) 흉부 방사선촬영
h) FAST
i) 복부 CT 검사

2. 분석: 감별 간호진단/협력적 문제

a. 체액부족 (Deficient fluid volume)
b. 비효과적 조직 관류: 말초 (Ineffective tissue perfusion: peripheral)
c. 급성 통증 (Acute pain)
d. 불안/두려움 (Anxiety/fear)
e. 감염위험성 (Risk for infection)

3. 계획과 수행/중재

a. 기도유지, 호흡, 순환 유지 (1장 참조)
b. 산소공급
c. 정질액, 혈액제제, 약물 투여를 위한 정맥로 확보
  1) 2개의 large-bore IV catheter 삽입
  2) 가온된 생리식염수 투여
  3) 필요시 가온된 혈액제제 투여
d. 의학적 중재를 위한 준비 및 보조
  1) 심장 모니터, 맥박산소기 관찰
  2) 비위관 삽입 및 흡인
  3) 유치도뇨카테터 삽입
  4) 정상범위 체온 유지
  5) 신체 및 법률적 증거와 관련된 자료수집
  6) 입원, 수술, 전원관리
e. 처방된 약물 투여
  1) 비마약성 진통제
  2) 마약성 진통제
  3) 항생제
  4) 파상풍 예방접종

4. 평가와 지속적 감시

a. 혈역학적 상태
b. 호흡음, 맥박 산소 측정
c. 심박동수와 리듬
d. 통증 완화
e. 섭취와 배설

B. 간 (LIVER)

간은 흔히 손상되는 복부 장기로 둔력에 의한 손상이 빈번하다. 관통력에 의해 간실질에 발생한 작은 열상 및 심각한 손상 모두 급격한 혈액 손실을 일으킨다. 간 손상은 1~6단계로 평가되는데, 1단계는 가장 덜 심각한 간 손상이며 6단계는 간이 박리된 상태이다. 간 손상은 혈액저장(500mL 까지), 여과, 담즙분비, 포도당의 글리코겐으로 전환, 지방합성 및 지방분해, 일시적인 지방산 저장, 혈장단백질 합성(글로불린, 알부민) 등의 간 기능에 영향을 미친다. 혈장단백질은 혈량을 조절하며 필수적인 혈액응고인자(피브리노겐, 프로트롬빈)이다. 간을 통과하는 혈류량은 심박출량의 25%이며, 간에서 혈액이 저장되므로 간 손상 시 막대한 혈액손실이 발생할 가능성이 높다. 흉부 아래쪽이나 복부 오른쪽에 부상을 입은 환자의 경우 간 손상을 의심해야 한다.

1. 사정

a. 주관적 자료 수집
  1) 상해와 관련된 현병력/주호소
    a) 통증: 우상복부(RUQ), 늑골 밑, 상복부의 통증 사정
    b) 손상기전
  2) 과거력
    a) 기저질환
      (1) 출혈경향
      (2) 간질환, 간비대
    b) 약물
    c) 알레르기
    d) 예방접종 상태
b. 객관적 자료 수집
  1) 신체검진
    a) 전반적 외모
      (1) 의식의 수준(LOC), 색, 행동
        affect: 명료, 기면, 혼미, 반혼수, 혼수
      (2) 저혈압, 빈맥
      (3) 중정도에서 심각한 정도의 고통/불편감
    b) 시진
      (1) 찰과상, 타박상, 개방상처, 열상
      (2) 오른쪽 흉벽 아래/RUQ 의 반상출혈
      (3) 복부팽만
    c) 청진
      (1) 호흡음: 정상, 감소, 우측 호흡음 결여
      (2) 장음: 정상, 감소, 결여
    d) 촉진
      (1) 우측 흉벽 아래쪽의 압통
      (2) 복부압통
      (3) 반동압통
      (4) RUQ부위의 강직
  2) 진단적 절차
    a) 전혈구계산검사(complete blood count, CBC) 및 감별계산
    b) 혈당(glucose), 혈액요소질소(BUN), 크레아티닌(creatinine)을 포함한 혈청 화학검사(serum chemistries)

c) 연속 적혈구용적률(hematocrit)
d) 혈액형과 교차시험(type and crossmatch)
e) 응고 검사: 프로트롬빈시간(prothrombin time, PT), 부분트롬보플라스틴시간(partial thromboplastin time, PTT), INR, Thromboelastography
f) 요검사; 임신진단검사(가임기 여성 환자에게 시행 함)
g) 간 효소검사: alkaline phosphate, 알라닌아미노전달효소(alanine aminotransferase, ALT), 아스파르테이트아미노전달효소(aspartate aminotransferase, AST) 증가
h) 복부 방사선촬영: flat plate (portable)
i) 흉부 방사선촬영: 우측 기흉, 늑골 골절
j) FAST
k) 정맥용 조영제를 사용하는 복부 CT
l) DPL/DPA: positive for blood
m) 혈관조영술

2. 분석: 감별 간호진단/협력적 문제

a. 체액부족 (Deficient fluid volume)
b. 비효과적 조직 관류: 말초 (Ineffective tissue perfusion: peripheral)
c. 급성 통증 (Acute pain)
d. 불안/두려움 (Anxiety/fear)
e. 감염위험성 (Risk for infection)

3. 계획과 수행/중재

a. 기도유지, 호흡, 순환 유지 (1장 참조)
b. 산소공급
c. 수액, 혈액제제, 약물 투여를 위한 정맥로 확보
1) Two large-bore IV catheter 삽입
2) 가온된 생리식염수 투여
3) 필요시 가온된 혈액제제 투여
d. 의학적 중재를 위한 준비 및 보조
1) 심장 모니터, 맥박산소기 관찰
2) 비위관 삽입 및 흡인
3) 유치도뇨카테터 삽입
4) 정상범위 체온 유지
5) 신체 및 법률적 증거와 관련된 자료수집
6) 입원, 수술, 방사선중재, 전원관리
e. 처방된 약물 투여
1) 항섬유소용해제
2) 비마약성 진통제
3) 마약성 진통제
4) 항생제
5) 파상풍 예방주사

4. 평가와 지속적 감시

a. 의식 수준(LOC)
b. 혈역학적 상태
c. 호흡음, 맥박 산소 측정
d. 심박동수와 리듬
e. 통증 완화
f. 섭취와 배설

C. 췌장/십이지장 (PANCREATIC/DUODENAL)

췌장과 대부분의 십이지장은 후복막에 위치한 장기로 후복막과 관련한 증상은 종종 발견하기 어려우며 발현하기까지 24~72시간 정도가 걸릴 수 있다.

췌장손상은 드문 편이다. 자동차 사고 시 운전대에 의해 상복부에 직접적인 둔력을 받거나 종종 간, 위, 비장, 사망률이 높은 대혈관 손상과 같은 심각한 손상과 관련 있다. 췌장은 소화와 영양흡수를 돕는 전해질 및 중탄산염을 생산하고 탄수화물 대사를 돕는 인슐린과 글루카곤의 분비를 조절한다.

십이지장 손상은 췌장, 담관, 대정맥 손상과 관련 있다. 둔력에 의한 손상은 보통 십이지장의 두번 째 또는 네번 째 부분에서 발생한다. 이러한 손상은 십이지장 벽에 혈종을 형성시키며, 혈종에 의해 십이지장의 내강이 좁아지거나 폐쇄될 수 있다. 십이지장 천공은 위 분비물, 담즙, 소화효소에 의한 후복막과 복막의 오염을 유발시킬 수 있으며 응급 수술이 필요할 수 있다. 십이지장 손상의 75%는 관통력에 의해 이차적으로 발생한다. 인접한 트라이츠(Treitz) 인대에 전단손상이 있을 수 있다.

1. 사정

a. 주관적 자료 수집
1) 상해와 관련된 현병력/주호소
a) 통증: 상복부와 등의 통증 사정
b) 복막자극이 없는 경우에는 무증상
c) 손상기전
2) 과거력
a) 기저질환
(1) 출혈경향
b) 약물
c) 알레르기
d) 예방접종 상태

b. 객관적 자료 수집
1) 신체검진
a) 전반적 외모
(1) 저혈압, 빈맥
(2) 중정도에서 심각한 정도의 고통/불편감
b) 시진
(1) 찰과상, 타박상, 개방상처, 열상
(2) 상복부의 타박상
(3) 복부팽만
c) 청진
(1) 호흡음: 정상, 감소
(2) 장음: 정상, 감소, 결여
d) 촉진
(1) 복부 압통
(2) 반동압통
(3) 상복부의 강직
2) 진단적 절차
a) 전혈구계산검사(complete blood count, CBC) 및 감별계산
b) 혈당(glucose), 혈액요소질소(BUN), 크레아티닌(creatinine)을 포함한 혈청 화학검사(serum chemistries)
c) 혈청아밀라아제, 혈청리파아제
d) 혈액형과 교차시험(type and crossmatch)
e) 응고 검사: 프로트롬빈시간(prothrombin time, PT), 부분트롬보플라스틴시간(partial thromboplastin time, PTT), INR, Thromboelastography
f) 요검사; 임신진단검사(가임기 여성 환자에게 시행 함)
g) 복부 방사선촬영: flat plate
h) 흉부 방사선촬영
i) FAST
j) 복부 CT 검사
k) DPL/DPA: positive for amylase

2. 분석: 감별 간호진단/협력적 문제

a. 체액부족 (Deficient fluid volume)
b. 비효과적 조직 관류: 말초 (Ineffective tissue perfusion: peripheral)
c. 급성 통증 (Acute pain)
d. 불안/두려움 (Anxiety/fear)
e. 감염위험성 (Risk for infection)

3. 계획과 수행/중재

a. 기도유지, 호흡, 순환 유지 (1장 참조)
b. 산소공급
c. 정질액, 혈액제제, 약물 투여를 위한 정맥로 확보
1) 2개의 large-bore IV catheter 삽입
2) 가온된 생리식염수 투여
3) 필요시 가온된 혈액제제 투여
d. 의학적 중재를 위한 준비 및 보조
1) 심장 모니터, 맥박산소기 관찰
2) 비위관 삽입 및 흡인
3) 유치도뇨카테터 삽입
4) 정상범위 체온 유지
5) 신체 및 법률적 증거와 관련된 자료수집
6) 입원, 수술, 전원관리
e. 처방된 약물 투여
1) 비마약성 진통제
2) 마약성 진통제
3) 항생제
4) 파상풍 예방접종

4. 평가와 지속적 감시

a. 혈역학적 상태
b. 호흡음
c. 심박동수 와 리듬
d. 통증 완화
e. 섭취와 배설

D. 소장/대장 (SMALL BOWEL/LARGE BOWEL)

소장과 대장은 텅 빈 구조로 되어있다. 소장은 십이지장, 공장, 회장으로 구성되어 있고 복벽에 가해지는 직접적인 둔력에 의해 잘 손상된다. 이러한 충격은 가해지는 힘과 척추사이에서 장이 찌그러지게 한다. 요추 부위의 횡단골절이 있는 경우 소장 손상 가능성이 증가한다. 자동차 사고에서 급격한 감속은 소장 절단의 원인이며 관통력에 의한 손상은 주로 총기에 의해 발생한다. 소장 손상은 비특이적인 증상이여서 복막염이 나타날 때까지 진단이 늦어질 수 있다.

대장은 (1) 상행결장, (2) 횡행결장, (3) 하행결장, (4) S상결장의 네 부분으로 구성된다. 대장의 손상은 분변으로 인한 심한 오염을 초래하고 이로인해 패혈증이 발생할 수 있다. 횡행결장과 S상결장은 이들 장기의 위치와 이동성 때문에 둔력에 의해 손상을 받을 수 있다.

1. 사정

a. 주관적 자료 수집
1) 상해와 관련된 현병력/주호소

a) 통증: 전반적인 복부 통증사정
b) 오심, 구토
c) 손상기전
2) 과거력
a) 기저질환
(1) 출혈경향
b) 약물
c) 알레르기
d) 예방접종 상태

b. 객관적 자료 수집
1) 신체검진
a) 전반적 외모
(1) 저혈압, 빈맥
(2) 중정도에서 심각한 정도의 고통/불편감
b) 시진
(1) 찰과상, 타박상, 개방상처, 열상
(2) 전반적인 복부 반상출혈; "seat belt sign"
(3) 복부팽만
c) 청진
(1) 호흡음: 정상, 감소
(2) 장음: 정상, 감소, 부재
d) 촉진
(1) 복부 압통
(2) 반동압통
(3) 상복부/LUQ 강직
2) 진단적 절차
a) 전혈구계산검사(complete blood count, CBC) 및 감별계산
b) 혈당(glucose), 혈액요소질소(BUN), 크레아티닌(creatinine)을 포함한 혈청 화학검사(serum chemistries)
c) 혈청아밀라아제
d) 혈액형과 교차시험(type and crossmatch)
e) 응고 검사: 프로트롬빈시간(prothrombin time, PT), 부분트롬보플라스틴시간(partial thromboplastin time, PTT), INR, Thromboelastography
f) 요검사; 임신진단검사(가임기 여성 환자에게 시행 함)
g) 복부 방사선촬영: 똑바로 누운 자세
(1) free air, 액체, 요근음영의 소실 등을 발견
(2) 소장 및 대장 손상에 특이적이거나 민감한 검사는 아님
(3) 기복증이 소장 및 대장 손상과 항상 연관이 있는 것은 아님
h) 흉부 방사선 촬영
i) FAST
j) 복부 컴퓨터 단층 촬영 검사
진단을 위해 우선적으로 사용
k) DPL/DPA: positive for amylase
l) 혈관 조영술: 내장출혈을 확인하는 데에 유용

2. 분석: 감별 간호진단/협력적 문제

a. 체액부족 (Deficient fluid volume)
b. 비효과적 조직 관류: 말초 (Ineffective tissue perfusion: peripheral)
c. 급성 통증 (Acute pain)
d. 불안/두려움 (Anxiety/fear)
e. 감염위험성 (Risk for infection)

3. 계획과 수행/중재

a. 기도유지, 호흡, 순환 유지(1장 참조)
b. 산소공급
c. 정질액, 혈액제제, 약물 투여를 위한 정맥로 확보
1) 2개의 large-bore IV catheter 삽입
2) 가온된 생리식염수 투여
3) 필요시 가온된 혈액제제 투여
d. 의학적 중재를 위한 준비 및 보조
1) 심장 모니터, 맥박산소기 관찰
2) 비위관 삽입 및 흡인
3) 유치도뇨카테터 삽입
4) 정상범위 체온 유지
5) 신체 및 법률적 증거와 관련된 자료수집
6) 입원, 수술, 전원관리
e. 처방된 약물 투여
1) 비마약성 진통제
2) 마약성 진통제
3) 항생제
4) 파상풍 예방접종

4. 평가와 지속적 감시

a. 혈역학적 상태
b. 호흡음, 맥박 산소 측정
c. 심박동수와 리듬
d. 통증 완화
e. 섭취와 배설

E. 비장 (SPLEEN)

비장은 둔력에 의해 매우 잘 손상된다. 비장 손상은 9~11번째 늑골 좌측의 골절과 관련되며 관통력도 비장 손상을 유발한다. 비장 손상을 나누는 등급 체계는 간 손상을 측정하는 등급 체계와 유사하며 손상 정도에 따라 1~5등급으로 나뉘어진다. 1~3등급은 덜 심각한 손상을 말하며 4~5등급은 일반적으로 수술적 중재가 필요하다. 출혈이 발생한 경우 방사선을 이용하여 중재할수 있다. 비장은 면역기능, 혈액여과, 혈액의 세균제거에 중요한 역할을 하며 혈액을 200 mL까지 저장할 수 있다. 비장이 면역에 중요한 역할을 하기 때문에 일부분 또는 전체를 구제하는 것을 목표로 한다.

1. 사정

a. 주관적 자료 수집
1) 상해와 관련된 현병력/주호소
a) 통증
(1) LUQ
(2) 좌측 어깨의 연관통(Kehr sign)
b) 손상기전
2) 과거력
a) 기저질환
(1) 출혈경향
b) 약물
c) 알레르기
d) 예방접종 상태

b. 객관적 자료 수집
1) 신체검진
a) 전반적 외모
(1) 의식 수준(LOC), 색, 행동, 정성
(2) 저혈압, 빈맥
(3) 중정도에서 심각한 정도의 고통/불편감
b) 시진
(1) 찰과상, 타박상, 개방상처, 열상
(2) 좌측 흉벽 아래/LUQ의 반상출혈
(3) 복부팽만
c) 청진
(1) 호흡음: 정상, 감소, 좌측 호흡음 결여
(2) 장음: 정상, 감소, 결여
d) 촉진
(1) 좌측 흉벽 아래의 압통
(2) 복부 압통
(3) LUQ의 강직
2) 진단적 절차
a) 전혈구계산검사(complete blood count, CBC) 및 감별계산
b) 연속 적혈구용적률(hematocrit)
c) 혈액형과 교차시험(type and crossmatch)
d) 혈당(glucose), 혈액요소질소(BUN), 크레아티닌(creatinine)을 포함한 혈청 화학검사(serum chemistries)
e) 응고 검사: 프로트롬빈시간(prothrombin time, PT), 부분트롬보플라스틴시간(partial thromboplastin time, PTT), INR, Thromboelastography
f) 요검사; 임신진단검사(가임기 여성 환자에게 시행 함)
g) 흉부 방사선촬영(portable): 좌측 기흉, 9–11번째 늑골 좌측면의 골절
h) 복부 방사선촬영: flat plate (portable)
i) FAST
j) 정맥용 조영제를 사용하는 복부 컴퓨터 단층촬영
k) DPL/DPA: positive for blood
l) 혈관조영술

2. 분석: 감별 간호진단/협력적 문제

a. 체액부족 (Deficient fluid volume)
b. 비효과적 조직 관류: 말초 (Ineffective tissue perfusion: peripheral)
c. 급성 통증 (Acute pain)
d. 불안/두려움 (Anxiety/fear)
e. 감염위험성 (Risk for infection)

3. 계획과 수행/중재

a. 기도유지, 호흡, 순환 유지(1장 참조)
b. 산소공급
c. 정질액, 혈액제제, 약물 투여를 위한 정맥로 확보
1) 2개의 large-bore IV catheter 삽입
2) 가온된 생리식염수 투여
3) 필요시 가온된 혈액제제 투여
d. 의학적 중재를 위한 준비 및 보조
1) 심장 모니터, 맥박산소기 관찰
2) 비위관 삽입 및 흡인
3) 유치도뇨카테터 삽입
4) 정상범위 체온 유지
5) 신체 및 법률적 증거와 관련된 자료수집
6) 입원, 수술, 방사선 중재, 전원관리
a) 비 수술적 관리
(1) 혈역학이 안정적인 환자

(2) 안정적인 혈색소 수준
(3) 최소한의 수혈이 필요한 경우(2 unit 이하)
b) 수술적 중재
(1) 혈역학이 불안정한 환자
(2) 계속되는 출혈

e. 처방된 약물 투여
1) 항섬유소용해제
2) 비마약성 진통제
3) 마약성 진통제
4) 항생제
5) 파상풍 예방접종

4. 평가와 지속적 감시

a. 의식 수준 (LOC)
b. 혈역학적 상태
c. 호흡음
d. 심박동수와 리듬
e. 통증 완화
f. 섭취와 배설

Ⅲ. 특정 비뇨기계 손상 Specific Urologic Injuries

A. 방광 (BLADDER)

대부분의 방광 손상은 둔력에 의해 발생한다. 골반 골절이 있을 경우 약 80%이상에서 방광 파열이 발견된다. 자상이나 총상에 의한 관통상은 장 손상을 함께 유발하는 경우가 많으며 사망률은 약 60%이다. 방광만 파열되는 경우는 복부손상이 동반될 경우 2%, 골반 골절이 발생하는 경우에는 5~10%에 불과하다. 파열은 복막외, 복막내에서 각각 일어날 수 있으며 복막외와 복막내 양쪽 모두에서 발생할 수도 있다. 방광 타박상은 비교적 흔한 부상이다. 소아는 방광이 복부에 위치하기 때문에 둔력에 의한 지속적인 방광 손상에 더욱 취약하다. 소아는 골반뼈가 덜 단단하기 때문에 인접한 구조물로 손상이 더 잘 전달된다. 팽창된 방광은 모든 연령대에서 손상의 위험을 증가시킨다. 방광이 파열 되면 피와 소변이 복부나 골반으로 유출될 수 있으며 이로 인하여 복막염 및 패혈증과 같은 합병증이 발생할 수 있다.

1. 사정

a. 주관적 자료 수집
1) 상해와 관련된 현병력/주호소
a) 통증: 복부 및 골반의 통증; 치골상, 둔통, 지속적인, 날카로운
b) 배뇨장애 또는 배뇨불능
c) 혈뇨
2) 과거력
a) 기저질환
(1) 신장 질환
b) 약물
c) 알레르기
d) 예방접종 상태

b. 객관적 자료 수집
1) 신체검진
a) 전반적 외모
(1) 저혈압, 빈맥
(2) 중정도에서 심각한 정도의 고통/불편감
b) 시진
(1) 하복부 및 회음의 혈종
(2) 치골상 또는 회음부의 찰과상 및 열상
(3) 복부팽만
c) 청진
(1) 장음: 정상, 감소, 결여
d) 촉진
(1) 복부 압통
(2) 반동압통
(3) 복강내 출혈이나 소변 유출과 관련된 복부강직
(4) 골반 불안정성
2) 진단적 절차
a) 전혈구계산검사(complete blood count, CBC) 및 감별계산
b) 혈당(glucose), 혈액요소질소(BUN), 크레아티닌(creatinine)을 포함한 혈청 화학검사(serum chemistries)
c) 응고 검사: 프로트롬빈시간(prothrombin time, PT), 부분트롬보플라스틴시간(partial thromboplastin time, PTT), INR, Thromboelastography
d) 혈액형과 교차시험(type and crossmatch)

표 23-2 외상성 방광 파열

천공 종류	빈도	중요점
복막외	50~71%	보통 요도 또는 치골상 카테터 배액으로 안전하게 관리된다.
복막내	25~43%	소아에서 발생가능성이 더 높다. 외과적 검사가 필요하다.
복합	7~14%	사망률이 60%정도 이다.

e) 요검사; 임신진단검사(가임기 여성 환자에게 시행 함)
f) 복부 방사선촬영: 신장, 요관, 방광 (KUB)
g) 골반 컴퓨터 단층촬영 검사
(1) 방관 천공 진단에 민감한 방광조영술을 대체
(2) 역행요도조영술과 같은 비침습적 처지가 우선시됨
(3) 희석된 조영제가 요도카테터로 전달되고 촬영을 돕는다.
(4) 미미한 천공 발견
h) 방광조영술
(1) 투시기사용 권장
(2) 만족스러운 방광조영상을 얻을 수 있음
i) 역행요도조영술
j) 골반 초음파

2. 분석: 감별 간호진단/협력적 문제

a. 체액부족 (Deficient fluid volume)
b. 비효과적 조직 관류 (Ineffective tissue perfusion)
c. 요 배설 장애 (Impaired urinary elimination)
d. 급성 통증 (Acute pain)
e. 불안/두려움 (Anxiety/fear)
f. 감염위험성 (Risk for infection)

3. 계획과 수행/중재

a. 기도유지, 호흡, 순환 유지(1장 참조)
b. 산소공급
c. 정질액, 혈액제제, 약물 투여를 위한 정맥로 확보
1) 2개의 large-bore IV catheter 삽입
2) 가온된 생리식염수 투여
3) 필요시 가온된 혈액제제 투여
d. 의학적 중재를 위한 준비 및 보조
1) 심장 모니터, 맥박산소기 관찰
2) 비위관 삽입 및 흡인
3) 유치도뇨카테터 삽입
4) 정상범위 체온 유지
5) 신체 및 법률적 증거와 관련된 자료수집
6) 입원, 수술, 전원관리
e. 처방된 약물 투여
1) 비마약성 진통제
2) 마약성 진통제
3) 항생제
4) 파상풍 예방접종

4. 평가와 지속적 감시

a. 혈역학적 상태
b. 호흡음, 맥박 산소 측정
c. 심박동수 와 리듬
d. 통증 완화
e. 섭취와 배설

B. 신장 (RENAL)

신장 손상만 단독적으로 있는 경우는 드물며 흉부, 복부, 등 쪽에 외상을 입은 환자의 경우 신장 손상을 의심해야 한다. 신장 손상의 가장 흔한 원인은 둔력이고 두 번째는 관통력이다. 자동차 충돌과 총상이 신장 손장의 80%를 차지한다. 자동차 충돌에서 급격한 감속에 의해 좌측 신장 정맥이 찢길 수 있다. 후면부의 늑골 아래 부분이나 척추의 골절, 급격한 감속, 높은 곳에서의 낙상, 횡으로 작용한 충격을 경험한 환자에 대해서는 신장 손상을 의심해야 한다. 신장 손상의 등급은 1~5단계로 나눠진다. 1단계는 손상이 경미한 상태이며 5단계는 심각한 손상에 해당한다. 신장 손상의 85%는 경미한 손상이기 때문에 수술적 중재가 필요하지 않지만 허혈상태가 된 신장을 회복시키기 위해서는 12시간 이내에 수술적 중재를 실시해야 한다. 손상기전과 관계없이 신장 외 및 신장 내 출혈이 발생 할 수 있다. 이러한 출혈은 저혈량성 쇼크, 통증, 염증을 유발시킨다.

1. 사정

a. 주관적 자료 수집
1) 상해와 관련된 현병력/주호소
a) 손상기전
b) 통증: 손상의 심각성이나 기전에 따라 변하는 늑골척추각(CVA) 또는 복부의 통증
c) 혈뇨
2) 과거력
a) 기저질환
(1) 신장 질환
(2) 고혈압
(3) 단신증
(4) 신장 수술의 기왕력
b) 약물
c) 알레르기
d) 예방접종 상태
b. 객관적 자료 수집
1) 신체검진
a) 전반적 외모
(1) 저혈압, 빈맥
(2) 중정도에서 심각한 정도의 고통/불편감

b) 시진
(1) 옆구리의 덩어리, 혈종
(2) 손상부위의 타박상, 찰과상, 열상
c) 청진
(1) 호흡음: 정상, 감소
(2) 장음: 정상, 감소, 결여
d) 촉진
(1) 옆구리 압통
(2) 복부 및 등의 압통
2) 진단적 절차
a) 전혈구계산검사(complete blood count, CBC) 및 감별계산
b) 혈당(glucose), 혈액요소질소(BUN), 크레아티닌(creatinine)을 포함한 혈청 화학검사(serum chemistries)
c) 응고 검사: 프로트롬빈시간(prothrombin time, PT), 부분트롬보플라스틴시간(partial thromboplastin time, PTT), INR, Thromboelastography
d) 요검사; 대량 출혈; 요검사지 양성(환자의 1/3에서는 나타나지 않음), 임신진단검사(가임기 여성 환자에게 시행 함)
e) 혈액형과 교차시험(type and crossmatch)
f) 복부 방사선촬영
g) 복부 및 골반 컴퓨터 단층촬영
h) FAST [표 23-3]
i) IVP [표 23-3]
(1) 일회성으로 사용 가능(거의 사용하지 않음).
(2) 전통적인 IVP는 신장 손상의 응급 평가 시 에는 사용되지 않음
j) 신동맥조영술 [표 23-3]

2. 분석: 감별 간호진단/협력적 문제

a. 체액부족 (Deficient fluid volume)
b. 비효과적 조직 관류: 말초 (Ineffective tissue perfusion: peripheral)
c. 급성 통증 (Acute pain)
d. 불안/두려움 (Anxiety/fear)
e. 감염위험성 (Risk for infection)

3. 계획과 수행/중재

a. 기도유지, 호흡, 순환 유지(1장 참조)
b. 산소공급
c. 정질액, 혈액제제, 약물 투여를 위한 정맥로 확보
1) 2개의 large-bore IV catheter 삽입
2) 가온된 생리식염수 투여
3) 필요시 가온된 혈액제제 투여
d. 의학적 중재를 위한 준비 및 보조
1) 심장 모니터, 맥박산소기 관찰
2) 비위관 삽입 및 흡인
3) 유치도뇨카테터 삽입
4) 정상범위 체온 유지
5) 신체 및 법률적 증거와 관련된 자료수집
6) 입원, 수술, 전원관리
e. 처방된 약물 투여
1) 비마약성 진통제
2) 마약성 진통제
3) 항생제
4) 파상풍 예방접종

4. 평가와 지속적 감시

a. 혈역학적 상태
b. 호흡음, 맥박 산소 측정
c. 심박동수 와 리듬
d. 통증 완화
e. 섭취와 배설

C. 요도 (URETHRA)

요도 손상은 남성 환자에게서 잘 발생한다. 남성의 요도는 뒷부분과 앞부분으로 나뉘어져 있는데, 뒤쪽 요도에 손상이 더 잘 일어나며 골반 골절과 관련 있다. 반면에 앞쪽 요도의 손상은 자전거를 탈 때 발생할 수 있는 기승형외상(straddle injuries) 및 직접적인 회음 타격과 관련 있다. 여성의 요도는 짧고 노출되어 있지 않으며 움직임이 적기 때문에 손상이 드물며 손상이 발생할 경우 보통 방광목 근처에 발생한다. 손상기전에는 분만, 질 수술, 기승형외상, 골반 골절이 포함된다. 골반 골절 환자의 약 25%가 요도 외상을 경험한다. 소아의 요도는 덜 탄력적이기 때문에 완전요도파열이 더 흔하다. 요도 파열은 초기에 관리되어져야 하는데, 요도카테터를 삽입할 때 요도의 부분적 파열이 전체로 확장되지 않도록 주의해야 한다. 또한 이러한 이물질의 삽입인 요도 손상의 위험을 증가시킨다.

1. 사정

a. 주관적 자료 수집
1) 상해와 관련된 현병력/주호소
a) 상해
b) 방광팽만 및 배뇨과 관련된 치골상, 회음, 생식기 통증
c) 배뇨 곤란이 있거나 배뇨불능상태

표 23-3 방사선 검사의 장점 및 단점

검사종류	장점	단점
IVP	신장과 요관의 해부학적 사정을 자세하게 제공한다. 응급실에서 "One-shot"검사가 가능하다	조영제 사용 많은 정보를 얻기 위해 여러 영상이 필요하다. 많은 방사선에 노출된다. 모든 손상을 다 발견할 수는 없다. radiology suit를 착용하고 검사해야 한다. 초음파 또는 CT의 경우 IVP와 비슷하거나 더 자세한 정보를 제공할 수 있다.
CT	신장과 요로계의 해부학적, 기능적인 부분에서 최상의 사정을 제공한다. 동시 다발성손상의 진단을 돕는다.	최대한의 정보를 얻기 위해서는 정맥내로 조영제를 투여해야 한다. 혈역학적으로 안정된 환자에게만 사용가능하다.
혈관조영술	신장혈관손상의 진단과 치료를 동시에 할 수 있다. IVP에서 비정상인 소견을 보인 외상 환자에게 적용할 수 있다.	침습적 조영제 사용 시간이 오래 걸린다. radiology suite를 착용해야한다.
초음파	비침습적 소생과 함께 시행한다. 응급실에서 시행한다. 해부학적 손상을 규명하는 데에 도움이 될 수도 있다.	숙련된 사람이 검사해야한다. FAST는 해부학적인 측면에 대해서는 규명할 수 없으며 free fluid만 규명할 수 있다. 방광손상을 놓칠 수 있다.

d) 혈뇨

2) 과거력

a) 기저질환

b) 약물

c) 알레르기

d) 예방접종 상태

b. 객관적 자료 수집

1) 신체검진

a) 전반적 외모

(1) 저혈압, 빈맥

(2) 중정도에서 심각한 정도의 고통/불편감

b) 시진

(1) 비뇨기계의 혈액

(2) 치골상 부위의 종창(방광팽창), 생식기 및 회음의 종창

(3) 하복부 및 회음의 혈종: 기승형손상으로 인한 나비모양의 혈종

(4) 국소 찰과상 및 열상

c) 청진

(1) 장음: 정상, 감소, 결여

2) 진단적 절차

a) 전혈구계산검사(complete blood count, CBC) 및 감별계산

b) 연속 적혈구용적률(hematocrit): 골반 골절이 의심되는 경우

c) 혈액형과 교차시험(type and crossmatch): 골반 골절이 의심되는 경우

d) 요검사; 임신진단검사(가임기 여성 환자에게 시행 함)

e) 응고 검사: 프로트롬빈시간(prothrombin time, PT), 부분트롬보플라스틴시간(partial thromboplastin time, PTT), INR, Thromboelastography

f) 복부 및 골반 방사선촬영

g) 골반 컴퓨터 단층촬영 검사

h) 역행요도조영술: 손상을 발견하는 데에 필요한 기준 이미지를 제공한다.

i) 방광조영술: 경미한 손상이나 개통상태를 확인하기 위해 실시한다.

2. 분석: 감별 간호진단/협력적 문제

a. 요 배설 장애 (Impaired urinary elimination)

b. 급성 통증 (Acute pain)

c. 불안/두려움 (Anxiety/fear)

d. 감염위험성 (Risk for infection)

3. 계획과 수행/중재

a. 기도유지, 호흡, 순환 유지(1장 참조)

b. 산소공급

c. 정질액, 혈액제제, 약물 투여를 위한 정맥로 확보

1) 두개의 큰 구멍이 있는 정맥 카테터 삽입

2) 가온된 생리식염수 투여

3) 필요시 가온된 혈액제제 투여

d. 의학적 중재를 위한 준비 및 보조

1) 심장 모니터, 맥박산소기 관찰

2) 비위관 삽입 및 흡인

3) 치골상 카테터 삽입

a) 배액을 평가하는데에 가장 안전한 방법

b) 요도를 다룰 필요가 없다.

4) 정상범위 체온 유지

5) 신체 및 법률적 증거와 관련된 자료수집

6) 입원, 수술, 전원관리

e. 처방된 약물 투여

1) 비마약성 진통제

2) 마약성 진통제

3) 항생제

4) 파상풍 예방접종

4. 평가와 지속적 감시

a. 혈역학적 상태

b. 호흡음, 맥박 산소 측정

c. 심박동수 와 리듬

d. 통증 완화

e. 섭취와 배설

24장
화상
Burn Trauma

Cheryl Wraa, RN, MSN, FAEN

주요 주제

전반적 전략
- 사정
- 분석: 감별 간호진단/ 협력적 문제
- 계획과 수행/ 중재
- 평가와 지속적 모니터링
- 중재와 환자 반응 기록
- 나이와 관련된 고려사항

화상의 분류
- 화학 화상
- 전기/ 번개에 의한 화상
- 열화상/ 흡입 화상

미국에서는 매년 대략 125만 명의 사람들이 화상 치료를 위해 찾아온다. 이 환자들 중에 63,000명은 응급실에서 일차적으로 치료를 받는 경미한 화상이다. 나머지는 즉각적으로 입원을 해야 하며, 60% 이상은 화상 센터에 입원한다. 매년, 3,240명의 사람들이 화상이나 연기 흡입 손상으로 인해 사망한다. 대부분의 사망은 주거시설의 화재로 인한 것이며, 두 번째로 많은 원인은 차량 충돌로 인한 화재이다. 미국 화상 협회 국가 화상 리포지터리의 통계는 화상 병동에 입원한 환자들을 다음과 같이 기록한다.

생존률: 96.7%
성별: 69% 남성, 31% 여성
입원 원인: 43% 화재/화염, 34% 데임, 9% 접촉성, 4% 전기적, 3% 화학적, 7% 기타
사고 장소: 73% 집, 8% 직업, 5% 길/고속도로, 5% 레크리에이션/스포츠, 9% 기타

충분한 영양공급의 중요성에 대한 인식 증가와 함께 수액 소생, 흡입 관리, 괴사 조직 제거와 절제를 동반한 수술 등은 화상과 관련된 사망을 감소시키는 데에 기여한다. 유아나 노인 환자들은 미성숙하고 스트레스에 노출된 면역체계와 기존의 의학적 상태 때문에 높은 사망률을 보인다. 흡입손상을 동반한 화상은 명백하게 환자의 예후를 악화시킨다.

화상은 화염, 뜨거운 액체, 뜨거운 물체, 부식성 화학물질, 방사선, 또는 전류에 노출됨으로 인한 조직 상해로 정의된다. 화상은 생리적 반응, 이화 반응, 면역계의 반응을 포함한 대사 항진 반응을 일으킬 수 있다. 손상은 국소적, 전신적 부종 형성과 함께 열, 홍반, 통증을 포함하는 염증 반응으로 시작한다. 부종 정도는 화상의 범위 및 깊이와 관련이 있으며 수액 소생 중에 필요한 수액의 양과도 관련된다. 체액 이동, 부종 형성, 화상 상처에서 증발된 수분 손실의 조합은 저혈량증("화상 쇼크")을 일으킬 수 있다. 화상을 입은 후 처음 4~6시간 동안에는 혈장의 손실이 가장 큰데, 이 손실은 24시간 이상 지속되기도 한다. 감소한 순환 혈액은 농축되고 느려지며, 그로 인해 조직 산소 공급량이 줄어들고 신장 등 말단 장기의 손상을 초래한다. 저혈량증은 심박출량을 감소시키고 카테콜라민을 분비하여 교감신경계가 반응하도록 하여 말초 혈관 저항, 후부하, 심박률 등이 증가하게 된다. 수액 소생법은 화상 소생 단계 동안 심박출량을 안정화한다. 중증 화상에서 일어나는 조직 손상 때문에 혈액 농축, 혈소판 감소증, 잠재적인 응고 장애를 초래하는 용혈 반응이 일어날 수 있다. 횡문근변성은 근육 조직의 특정한 상해와 함께 나타나는데, 이는 고칼륨혈증과 신부전증을 일으킨다. 초기 소생 이후, 심박출량과 휴식기 에너지 소비 증가를 포함하는 대사 항진 반응이 이어난다. 이 반응은 또한 당신생과 인슐린 저항을 가속화하고 단백질 이화작용 증가를 포함한다.

화상은 손상의 깊이와 범위에 의해 분류된다. 화상 위험이 있는 집단은 어린이, 노인, 약물 남용자(알코올, 담배, 약물 등), 그리고 자살 의도를 가진 사람 등을 포함한다.

Ⅰ. 전반적 전략 General Strategy

A. 사정 (ASSESSMENT)

1. 일차, 이차 조사/소생술 (1장 참조)

2. 초점 사정

a. 주관적 자료 수집

1) 현병력/ 주호소
  a) 손상 기전
  b) 통증
  c) 화상 원인에 노출된 시간
  d) 발생 시각
  e) 화상 부위와 화상의 종류
    (1) 환자가 발견된 환경: 밀폐된 공간, 산업 환경, 가연성 물질의 존재(나무, 석유 물질, 플라스틱 등)
    (2) 전기/ 번개 상해: 전압, 직류/ 교류, 저항, 전류의 경로
    (3) 화학 상해: 화학물질의 종류, 농도, 반응 기전, 조직 침투 정도, 접촉 기간, 병원 도착 전 처치
  f) 의식 수준
  g) 관련 손상: 경추, 척추, 다리, 팔 등의 골절, 흉부나 복부의 손상, 학대의 증거
  h) 현장에서의 심폐소생술
  i) 증상 완화를 위한 노력
    (1) 민간요법
    (2) 보완요법
    (3) 약물
      (a) 처방약물
      (b) 일반판매약/허브

2) 과거력
  a) 기저질환
    (1) 심혈관계 질환
    (2) 폐 질환
    (3) 당뇨
  b) 이전의 수술 경험
  c) 흡연력
  d) 약물 혹은 알코올의 사용/남용
  e) 최근 정상 생리 주기: 가임기 여성 환자
  f) 자살 시도 경험
  g) 현재 복용 약물
    (1) 처방약물
    (2) 일반판매약/허브
  h) 알레르기
  i) 예방접종

b. 객관적 자료 수집

1) 전반적 외모
  a) 의식 수준, 행동, 정서
  b) 활력 징후
  c) 냄새
  d) 걸음걸이
  e) 위생
  f) 고통/불편감 정도

2) 시진
  a) 기도: 개방성, 유지 가능, 유지 불가능
    (1) 탄소질의 객담
    (2) 그슬린 머리카락, 코털/ 눈썹
    (3) 얼굴과 목의 화상
    (4) 인두의 탄소 침전물과 염증/물집
  b) 화상 입은 조직
    (1) 홍반
    (2) 붉거나 얼룩덜룩한 외관
    (3) 물집 형성
    (4) 어둡거나 가죽 같은 외관
    (5) 밀랍 같은 하얀 외관
  c) 모니터 상의 심장 리듬
  d) 흉골 함몰

3) 청진
  a) 호흡 소리: 천명음, 수포음
  b) 심음
  c) 장음

4) 촉진
  a) 말초맥박, 중심맥박
  b) 기형
  c) 화상 조직 주변의 감각 지각

3. 정신적/ 사회적/ 환경적 요인

a. 직업 위험 요인

1) 소방관, 응급 의료원, 구조대원
2) 과도한 열, 전기, 화학물질의 노출과 관련된 직업
3) 군인

b. 환경적 위험을 지각하는 능력의 변화

1) 환자의 나이
  a) 소아: 발달 단계에 따라 의사결정과 위험 인식이 제한됨
  b) 노인: 운동성 저하, 시력 변화, 손과 발의 감각 저하

c. 사회적 위험 요인

1) 잠재적/ 실재적 폭력, 폭행, 또는 배우자 폭행 상황

2) 노숙자 상태
3) 우울증: 자살 의도

d. 환경적 위험 요인
1) 화염, 뜨거운 물체, 물, 화학물질과의 접촉
2) 밀폐된 공간
3) 전기나 번개와의 접촉

4. 진단적 절차

a. 검사실 검사
1) 전혈구계산검사(complete blood count, CBC) 및 감별계산
2) 혈당(glucose), 크레아틴인산활성효소(CPK), 혈액요소질소(BUN), 크레아티닌(creatinine)을 포함한 혈청 화학검사(serum chemistries)
3) 카르복시헤모글로빈(HbCO)
4) 혈액형 검사 및 교차적합검사
5) 혈액응고검사
6) 요 검사: 가임기 여성 환자의 임신 검사
7) 동맥혈가스검사(arterial blood gas, ABGs)
8) 혈장과 소변 독성 검사

b. 영상 검사
1) 흉부 단순 방사선 촬영
2) 관련 손상이 있는 경우 경추, 사지 단순 방사선 촬영
3) 관련 손상에 대해 컴퓨터 단층 촬영
4) 관련 복부 외상이 있을 시 외상환자 선별 초음파 검사(focused assessment sonography for trauma, FAST)

c. 기타
1) 관련 외상에 대한 복막 세척 가능성
2) 전기, 번개 상해일 때 12-15 리드(12 to 15 lead) 심전도검사(electrocardiogram, ECG)

B. 분석: 감별 간호진단/협력적 문제
(ANALYSIS: DIFFERENTIAL NURSING DIAGNOSES/COLLABORATIVE PROBLEMS)

1. **비효과적 기도 청결의 위험성** (Risk for ineffective airway clearance)
2. **가스교환장애의 위험성** (Risk for impaired gas exchange)
3. **비효과적 호흡 양상의 위험성** (Risk for ineffective breathing pattern)
4. **체액량 결핍의 위험성** (Risk for deficient fluid volume)
5. **저체온증 위험성** (Risk for hypothermia)
6. **급성 통증** (Acute pain)
7. **비효과적 조직 관류의 위험성** (Risk for ineffective tissue perfusion)
8. **감염 위험성** (Risk for infection)
9. **피부통합성 장애** (Impaired skin integrity)
10. **공포와 관련된 불안** (Anxiety related to fear)

C. 계획과 수행/중재
(PLANNING AND IMPLEMENTATION/INTERVENTIONS)

1. 치료의 우선순위 결정

a. 기도, 호흡, 순환 유지(1장 참조)
b. 처방된 산소 공급
c. 연소 과정 멈추기. 옷과 보석 등을 제거
d. 정질액/혈액제제 투여를 위한 정맥로 확보
e. 장비와 물품 확보 및 준비
f. 의학적 중재 준비 및 지원
g. 처방에 따른 약물 투여
h. 저체온증 예방

2. 불안 경감
3. 도움이 되는 경우 보호자가 환자와 함께 있도록 함
4. 환자/가족 교육

D. 평가와 지속적 감시
(EVALUATION AND ONGOING MONITORING)

1. 처방에 따른 지속적인 모니터링과 처치
2. 환자 반응/ 결과를 모니터링하고, 간호 계획을 적절하게 수정
3. 긍정적인 결과가 나타나지 않는 경우, 사정과 간호계획 재평가
4. 입원 또는 화상센터로 이송 준비

E. 중재와 환자 반응 기록
(DOCUMENTATION OF INTERVENTIONS AND PATIENT RESPONSE)

F. 나이와 관련된 고려사항
(AGE-RELATED CONSIDERATIONS)

1. 아동

a. 성장 또는 발달 관련
1) 화상은 소아 사망의 주된 원인이다.
2) 아동들은 기도가 좁아 흡입 상해에 의한 부종으로 기도 폐색이 쉽게 된다.

3) 아동은 체질량에 비해 총체표면적(total body surface area, TBSA) 비율이 높아 환경과 열 교환을 더 많이 하고, 이는 중심체온을 조절하는 능력에 더 직접적으로 영향을 미친다.
4) 피하조직이 충분하지 않고 피부가 얇아 증발에 의한 열 손실과 칼로리 소비를 증가시킨다.
5) 아동은 보호자가 환경 위험에 대해 교육하고 보호하는 것에 의존적이다.
6) 학대의 가능성이 고려되어야 한다.
7) 아동의 치유 반응은 성인보다 빠르다.

b. 주요점

1) 아동은 환경에 대해 호기심이 많고, 화염이나 뜨거운 물체를 만지는 것을 두려워하지 않을 수 있다.
2) 화상은 학대받은 아동의 6~20%에서 나타난다. 고의적인 화상과 관련된 소견으로는 양손이나 양발의 화상, 낙인/접촉 화상(뜨거운 물체의 자국), 담배 화상(둥글고 균일한 깊이), 주로 엉덩이나 다리, 스타킹 입는 부위나 장갑 끼는 부위의 열탕화상(손바닥, 발바닥, 무릎이나 엉덩이가 구부러지는 피부 접힘 부위 등이 흔함) 등을 포함한다.
3) 저체온증은 다친 아동을 치료하기 어렵게 만들고, 응고 시간을 연장시키며, 중추신경계에 부정적인 영향을 줄 수 있다. 소생술을 시행하는 동안 저체온증이 나타난다면, 체온을 유지하기 위해 머리 쪽에 적외선등이나 히터가 필요할 수 있다. 정맥주사 용액, 혈액 제제, 흡입이 필요한 가스 등은 데워진 상태여야 한다.
4) 아동들은 글리코젠 저장량이 매우 적으므로, 혈당 수치를 유심히 모니터링해야 한다.

2. 노인

a. 노화 관련

1) 피하 조직의 손실과 얇아진 진피층 때문에 노인들은 열 화상에 의해 더 깊은 손상이 초래됨
2) 반사와 통증지각 지연이 동반되는 촉각 수용기 감소
3) 피부 증식 가능성의 감소로 상처 치료와 비타민 D 합성이 연장됨
4) 기도 청결 감소, 기침반사와 후두반사의 감소
5) 폐를 지지하는 엘라스틴 섬유와 콜라겐이 딱딱해짐
6) 기체 교환을 하는 폐포 표면 영역의 감소
7) 섬모 운동의 감소는 흡입손상의 위험을 높임
8) 흉벽 경직도 증가와 흉근의 힘 감소

b. 주요점

1) 정신상태가 변화된 노인들은 주변 환경의 위험으로부터 그들을 보호하는 데 있어서 보호자에게 의존적이다.
2) 반사 속도의 감소와 감각의 감소는 화상의 위험을 높인다; 뜨거운 물에 데이는 것과 불꽃에 의한 화상이 주된 원인이다. 또한, 이런 변화들은 노인들이 불을 끄거나 화재 원인으로부터 벗어나는 것을 어렵게 만든다.
3) 노인들은 화상에 의한 신체기관들의 스트레스를 견디는 능력을 감소시키는 만성질환을 갖게 될 확률이 더 높다.

II. 구체적 화상 Specific Burn Injuries

A. 화학 화상 (CHEMICAL BURNS)

화학 화상은 산, 알칼리, 유기 화합물의 세 가지 종류 중 어느 하나의 화학물질과 접촉하여 발생한다. 산은 배수관 클리너 같은 세척제에서 발견된다. 알칼리는 녹 제거제나 수영장 세척제 등의 물질에서 발견된다. 유기 화합물에는 페놀류나 가솔린, 크레오소트 등의 석유화합물 등이 포함된다.

화학 물질들은 조직 내 단백질의 변성이나 세포의 건조를 일으킨다. 화상의 정도는 화학물질의 농도와 노출 시간에 따라 결정된다. 알칼리 물질들은 산보다 더 큰 조직 손상을 일으킨다.

마른 물질들은 접촉 부위를 씻어내기 전에 붓질해서 털어내야 한다. 물기 있는 물질들은 가능한 한 빨리 많은 양의 물로 씻어서 제거해야 한다. 보호자는 화학물질에 닿지 않도록 해야 한다. 오염된 옷은 가능한 한 빨리 제거해서 버려야 한다. 환자를 씻어내는 데에 사용된 모든 액체는 모아서 용기에 담아야 하고, 일반 배수장치를 통해 버리면 안 된다.

날짜가 지난 뒤 조직이 벗겨지면서 화학 화상의 깊이가 잘못 측정될 수 있다. 이 때문에, 모든 화학 화상은 제대로 증명될 때까지 심부 부분 화상 혹은 전층 화상으로 간주된다.

1. 사정

a. 주관적 자료 수집

1) 현병력/ 주호소
   a) 화학적 상해의 종류: 화학물질의 종류, 농도, 화학물질의 반응 기존, 조직 침투 정도, 접촉 지속 시간, 도착 전 응급처치
   b) 관련된 외상
   c) 화학물질에 노출된 시간
   d) 의식 수준
   e) 통증
      (1) 플루오르화수소산과 닿은 피부의 침범에 비례하는 고통
2) 과거력
   a) 기저질환
      (1) 심혈관계 질환

(2) 폐 질환

(3) 당뇨

b) 흡연력

c) 알코올이나 약물 남용

d) 약물

e) 알레르기

f) 예방접종

b. 객관적 자료 수집

1) 신체 검진

a) 전반적 외모

(1) 냄새: 화학물질

(2) 중정도에서 심각한 정도의 고통/불편감

b) 시진

(1) 화상 입은 조직의 위치

(2) 화상 조직의 색

(3) 수포 부위 조직: 개방됨 또는 온전함

c) 청진

(1) 호흡음: 흡입된 화학물질일 경우 천명

2) 진단적 절차

a) 혈청 화학검사: 플루오르화수소산과 함께 저칼슘혈증, 고칼륨혈증

b) 흉부 단순 방사선 촬영: 화학 물질을 흡입한 경우

c) 심전도검사(ECG): 플루오르화수소산에 노출되었을 때

(1) QT간격 연장

(2) 뾰족한 T파

(3) 심실성 부정맥

2. 분석: 감별 간호진단/ 협력적 문제

a. 비효과적 호흡양상의 위험성 (Risk for ineffective breathing pattern)

b. 가스교환장애 위험성 (Risk for impaired gas exchange)

c. 급성 통증 (Acute pain)

d. 피부통합성 장애 (Impaired skin integrity)

e. 감염위험성 (Risk for infection)

3. 계획과 수행/ 중재

a. 화상 과정 멈추기

1) 처방에 따라 환자의 오염 부위 정화: 따뜻한 물로 부위를 내측으로, 혹은 측면으로 씻어냄

2) 의료인은 화학물질 방호 점프슈트, 고무 앞치마, 라텍스 장갑, 안면/눈 보호대를 착용해야 할 수도 있음

b. 기도, 호흡, 순환 유지 (1장 참조)

c. 처방된 산소 공급

d. 정질액/약물 투여를 위한 정맥로 확보

e. 의학적 중재 준비 및 지원

1) 순한 비누 용액이나 생리식염수로 상처를 조심스럽게 닦기

2) 플루오르화수소산에 의한 화상일 경우 심장 모니터링을 실시

f. 처방에 따른 약물 투여

1) 비마약성 진통제

2) 마취제

3) 개방상처에 국소적 약물 도포

a) silver sulfadiazine (Silvadene)

b) mafenide acetate (Sulfamylon)

c) 얼굴, 귀, 목, 회음부에 수용성 연고(bacitracin 등)

4) 플루오르화수소산 화상에 칼슘 글루코네이트

a) 2.5% 칼슘 글루코네이트 젤을 화상 부위에 도포

b) 피하 침투: 0.5 mL의 10% 칼슘 글루코네이트/화상 부위, 침범된 조직의 주변 0.5 cm 범위까지 확대

c) 국소 정맥주사: 10~15 mL의 10% 칼슘 글루코네이트를 헤파린 5000단위에 희석하고, 40 mL의 5% 포도당 용액(D5W)에 다시 희석

d) 플루오르화수소산 흡입 화상의 경우 2.5% 칼슘 글루코네이트를 100% 산소 네뷸라이저로 투여

5) 파상풍 예방주사

g. 환자/가족 교육

1) 상처 관리

2) 감염의 징후와 증상

3) 약물

4) 영양 관리

5) 추후 관리를 위한 재방문 시기

B. 전기/번개 화상 (ELECTRICAL/LIGHTNING BURNS)

전류는 교류(대부분의 가정 전류)일 수도, 직류(차 배터리)일 수도 있다. 전기가 신체를 통해 흐르고 조직의 저항에 부딪히면서, 전류의 세기와 몸의 전기 저항에 비례하여 열로 전환된다. 피부를 통한 전류의 관통은 신체 외부의 입구와 출구 쪽에 화상을 일으킨다. 이 양 끝 사이에서는 내부에 심한 손상이 일어난다. 신경, 혈관, 근육은 뼈나 지방에 비해 저항이 덜하고 더 쉽게 손상된다. 신경계는 전기 화상에 특히 민감한데, 이는 뇌, 척수, 마이엘린 생성 세포에 손상을 입힐 수 있다. 전기가 지나가는 신체 부위가 작을수록 열이 더 극심하고 잘 사라지지 않는다. 만약 전기가 지나가는 경로가 심장 근처라면, 전기 전도 시스템의 손상은 자발적인 심실세동이나 심박장애를 일으킬 수 있다. 교류는 직류보다 세동을 더 잘 일으킨다.

번개 상해는 보통 신체를 가로지르지 않고 신체 주변으로 흐른다. 이 흐름은 골절이나 탈구를 일으키는 충격파를 발생시킬 수 있다. 대략

70%의 낙뢰 생존자들은 단기적인 감각 이상과 마비 증상을 호소한다.

낙뢰는 미국에서 매년 23건의 사망과 보다 더 많은 손상을 초래하는 것으로 집계된다. 낙뢰는 즉각적인 심장과 호흡기 정지를 일으킬 수 있다. 89%의 환자들이 화상을 입지만, 심부 화상을 입는 것은 5%에 불과하다. 사람은 직격, 스플래쉬 효과(splash effect), 단계 전압(step voltage), 혹은 진탕손상에 의해 상해를 입는다. 낙뢰는 단지 수 마이크로초간 지속하는 10,000~20,000 암페어의 거대 직류를 발생시킨다. 번개의 경로와 저항의 크기가 손상의 종류를 결정한다. 또한, 최대 20 대기압의 충격파는 폐와 내부장기에 외상을 남길 수 있다. 50%의 환자에게 고막 파열이 일어난다. 낙뢰의 위험이 있는 사람들에는 등산가, 캠핑하는 사람, 농부, 골프 치는 사람 등이 있다.

1. 사정

a. 주관적 자료 수집

1) 현병력/ 주호소

a) 손상의 기전

(1) 전류 누출 혹은 폭풍 후에 발견된 환자

(2) 전기 상해: 전압의 세기, 교류인지 직류인지, 전류의 경로

b) 낙뢰 목격

c) 안전하지 않은 전기 노출

d) 전기 노출 혹은 폭풍 중에 심장정지

e) 흉통

f) 청각 소실

g) 시각 소실

h) 근육통

2) 과거력

a) 기저질환

b) 낙뢰

c) 외부 활동을 위한 준비 부족

d) 약물

e) 알레르기

f) 예방접종

b. 객관적 자료 수집

1) 신체 검진

a) 전반적 외모

(1) 의식수준, 행동, 정서: 깨어있음, 혼돈, 기억 상실, 발작, 혼수상태

(2) 잠재적 심장/호흡 정지

(3) 중정도에서 심각한 정도의 고통/불편감, 위독함

b) 시진

(1) 모니터링에서 심실세동이나 심장 무수축

(2) 충격파에 의한 타박상

(3) 고막 파열

(4) 피부 화상

2) 진단적 절차

a) 전혈구계산검사(complete blood count, CBC) 및 감별계산

b) 혈액요소질소(BUN), 크레아티닌(creatinine)을 포함한 혈청 화학검사(serum chemistries)

c) 간, 신장 검사

d) 심장 효소: CPK

e) 혈액응고검사

f) 요 검사: 마이오글로빈의 존재, 가임기 여성 환자의 임신 검사

g) 심전도검사(ECG)

h) 손상에 따라 단순 방사선 촬영, 컴퓨터 단층 촬영

2. 분석: 감별 간호진단/ 협력적 문제

a. 비효과적 호흡 양상 (Ineffective breathing pattern)

b. 체액부족 (Deficient fluid volume)

c. 비효과적 조직관류 (Ineffective tissue perfusion)

d. 급성 통증 (Acute pain)

e. 피부통합성장애 (Impaired skin integrity)

3. 계획과 수행/ 중재

a. 기도, 호흡, 순환 유지(1장 참조)

1) 심장/호흡 정지가 있는 경우 프로토콜에 따라 기본 소생술과 전문 소생술 시작 및 유지

b. 산소 공급

1) 심호흡 정지 환자에게 삽관법, 인공호흡

2) 고농도 산소

c. 정질액/약물 투여를 위한 정맥로 확보

d. 의학적 중재 준비 및 지원

1) 전문 기도 관리

a) 비강이나 구강 삽관

b) 성문외 기도기(supraglottic airway), 후두마스크 기도기(LMA), 식도-기관 콤비튜브(esophageal-tracheal Combi-tube), 킹(King)

c) 수술적 기도 확보(윤상갑상연골절개술 등)

2) 지속적인 심장 모니터링 및 맥박 산소 측정기 부착

3) 위관 삽입 및 흡인

4) 유치요도관 삽입

5) 화상 치료

6) 입원 혹은 화상 센터로의 이송 지원

e. 처방이 따른 약물 투여

1) 프로토콜에 따른 전문소생술 약물

2) 마취제

3) 파상풍 예방

4. 평가와 지속적 모니터링

a. 기도 개방성
b. 의식 수준
c. 혈역동학 모니터링
d. 호흡음과 맥박 산소 측정
e. 심박동과 리듬
f. 통증 경감
g. 섭취량과 배설량

C. 열화상과 흡입화상 (THERMAL AND INHALATION BURNS)

열화상은 화상의 가장 흔한 종류이다. 이 화상은 자외선 노출이나 화염, 섬광, 증기, 혹은 뜨거운 액체 등에 의해 발생한다 **[표 24-1]**. 화상의 대부분은 열 공급원에 의해 일어난다. 화염에 의한 화상은 대체로 부주의한 흡연, 자동차 충돌, 난로나 히터에 의한 의복 발화, 숯이나 장작불의 가솔린이나 등유 등에 의해 일어난다. 석탄, 유리, 금속 등 뜨거운 물체와의 접촉은 대체로 넓지는 않지만 깊은 화상을 입힌다.

증기 화상이나 고온의 표면에 의한 화상은 2세 이하의 어린이나 노인들에게 심한 화상을 입히는 가장 흔한 유형이다. 액체를 포함하여, 섭씨 60도 이상의 열원에 3초 이상 노출되면 심부 부분층화상이나 전층화상을 일으킬 수 있다. 갓 끓인 커피는 대략 섭씨 82도이다.

섬광 화상은 프로판이나 가솔린 등 가연성 액체의 폭발로 인한 화상이다. 폭발은 짧은 시간 동안 극심한 열을 발생시키고, 보통 부분층화상(partial-thickness burn)을 초래한다. 섬광 화상은 범위가 클 수 있고, 종종 상기도 열손상을 동반한다.

흡입화상은 초고온의 공기나 증기, 독성 물질로 인해 발생하며 세포의 저산소증을 유발한다. 밀폐된 공간의 화재에서 발생한 연기는 고온이지만, 이 연기는 건조해서 비열이 낮다. 상기도는 훌륭한 열 교환 작용을 하므로 열손상은 성문상기도에 한정된다. 초고온의 입자나 증기를 흡입했을 때 하기도의 열손상이 일어날 수 있다. 열은 점막에 즉각적인 상해를 입혀서 부종을 만든다. 만약 상당히 큰 부종이 생긴다면, 상기도가 막힐 수 있다. 외부 목이나 얼굴의 화상이 존재할 경우 상기도가 해부학적으로 일그러져 공기의 흐름에 손상을 입힐 수도 있다.

연기 흡입은 탄소 화합물의 불완전한 연소로 인해 생성되는 무취, 무미, 무자극의 기체인 일산화탄소의 흡수를 일으킬 수 있다. 일산화

표 24-1 일반적인 화상

종류	원인	관련 신체 부위	기타 고려사항
햇볕에 의한 화상	직접적인 자외선 노출	노출된 모든 피부 부위	자외선 차단제가 예방에 도움이 된다. 자외선 차단제는 일반적으로 SPF 30 이상이면 충분하다.
화염	불꽃과의 접촉	직접적인 조직 상해	옷에 불이 붙을 수 있다. 천연 섬유는 타고 합성 섬유는 녹는다.
접촉	뜨거운 물체와의 접촉	접촉된 끝부분에만 국한됨	예 요리 기구, 다리미, 담배
데인 상처	뜨거운 액체와 접촉	사고: 튄 모양 고의적: 모든 말단부위, 원주 모양	액체의 점성이 높을수록, 피부에 오래 접촉할수록 손상이 크다.
증기	산업, 자동차 라디에이터 사고	얼굴, 노출된 상체, 폐 말단 기도의 상해를 입힐 수도 있다.	높은 열 전달 능력과 압력이 가해진 증기의 확산에 의한 넓은 부위의 상해
가솔린	뜨거운 가스 흡입	열과 부종에 의한 상기도의 위험	점막과 폐포의 연소 생성물로 인한 말단 기도 연관성
전기, 낙뢰	전류가 조직을 통과하면서 생긴 열	피부와 근육 심부의 상해	
섬광	가연성 기체나 액체의 신속한 발화	발화가 일어났을 때 노출된 부위	얼굴이 관련될 수 있지만, 흡입 위험은 적다.
타르	액체 타르: 루핑(roofing)	접촉 부위	아스팔트는 섭씨 140도에서, 아스팔트 roofing tar는 섭씨 232도에서 끓는다. 타르는 섭씨 93~104도에서 빠르게 식는다.

탄소는 산소의 운반과 이용 능력을 손상시켜서 결국은 전신적 조직 저산소증과 사망까지 일으킨다. 일산화탄소 중독의 진단은 현병력, 신체 검진, 상승된 카르복시헤모글로빈(HbCO) 수치에 기반한다. 맥박 산소 측정기에 의존할 경우 일산화탄소 중독을 진단해내지 못할 수 있다. 대부분의 2채널 맥박 산소 측정기는 산소헤모글로빈(HbO_2)과 카르복시헤모글로빈(HbCO)을 제대로 구별하지 못한다.

그을음은 탄소 원자를 포함하고, 타는 물질에서 발생하는 기관지 점막과 폐포에 유해한 독소를 흡수할 수 있다. 이 흡수 기능은 그을음의 pH와 자유 라디칼(free radical)을 만드는 능력 때문에 가능하다. 이 화합물은 급성 호중구성 기도 염증을 일으킬 수 있다. 생리적 변화에는 섬모 운동 감소, 폐포 모세관 투과성 증가, 림프구 순환 손상, 환기-관류 불일치, 그리고 호흡기 감염 감수성 증가 등이 있다.

1. 사정

a. 주관적 자료 수집
1) 현병력/주호소
a) 손상의 기전
(1) 발생 시간
(2) 노출 시간, 밀폐된 공간 여부
b) 관련된 외상, 학대의 증거
c) 의식 수준
d) 환자가 발견된 환경: 밀폐된 공간
e) 통증
2) 과거력
a) 기저질환
(1) 심장 질환
(2) 폐 질환
(3) 당뇨
b) 흡연력
c) 알코올 또는 약물 남용
d) 약물
e) 알레르기
f) 예방접종

b. 객관적 자료 수집
1) 신체 검진
a) 전반적 외모
(1) 의식수준, 행동, 정서: 깨어있는지 혼수상태인지
(2) 저혈압, 빈맥
(3) 흡기/호기의 천명
(4) 중정도에서 심각한 정도의 고통/불편감
b) 시진
(1) 화상 조직의 위치
(a) 얼굴, 손, 발, 생식기, 회음부, 주요 관절 부위들
(b) 모든 말단 부위나 흉부 등을 아우르는 둘레 화상; 탄력 없는 피부와 부종은 조직 허혈과 사망을 초래
(2) 화상 조직의 깊이**[표 24-2]**: 표면, 부분층, 전층
(3) 화상의 범위: 연관된 총체표면적(TBSA) 측정에 의해 결정
(a) 9의 법칙(rule of nines) [그림 24-1]
(b) Lund and Browder chart [그림 24-2]
(4) 그슬린 머리카락, 코털, 눈썹
(5) 탄소를 포함한 객담
(6) 입 주변이나 입 안쪽의 수포
(7) 피부 홍반
(8) 수포: 온전함 또는 터짐
c) 청진
(1) 호흡음: 흡입손상이 있는 경우 천명
d) 촉진
(1) 순환 맥박의 상태
(2) 화상 조직 주변과 말단의 감각

표 24-2 화상의 깊이

표현	깊이	특징	치료 기간
표재성 화상	5개의 층 중 첫 2개 혹은 3개의 표피층	홍반과 약간의 통증	2~7일
부분층화상(partial-thickness burn) 또는 피부표층화상(superficial dermal burn)	진피의 상부 세 번째 층	밝은 붉은색이거나 얼룩덜룩함 젖어 보이거나, 물집이 있을 수 있음 매우 고통스럽고 공기 흐름에 민감	7~21일
심부부분층화상(deep-dermal partial thickness)	전체 표피층과 일부 진피층	반점 모양의 하얀 부분을 동반한 붉은 부분. 압력을 가하면 푹 꺼짐	4~6주
전층화상	피하조직을 포함해서 모든 피부층의 파괴	하얗거나 새카맣거나, 빨갛거나 갈색. 가죽 같은 질감. 조직 전층에 고통이 없다.	피부 이식 필요

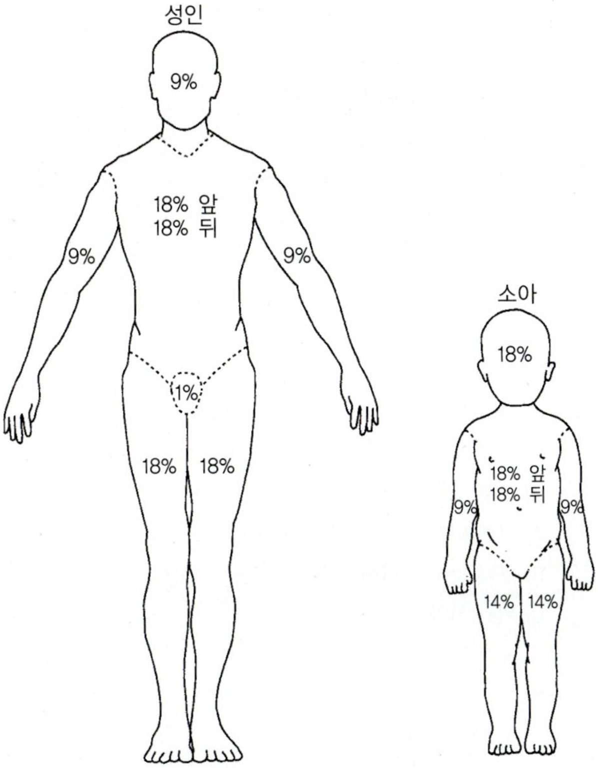

그림 24-1 9의 법칙, 성인과 소아

2) 진단적 절차

a) 전혈구계산검사(complete blood count, CBC) 및 감별계산

b) 혈당(glucose), 혈액요소질소(BUN), 크레아티닌(creatinine)을 포함한 혈청 화학검사(serum chemistries)

c) 카르복시헤모글로빈(HbCO)

d) 혈액형 검사, 교차적합검사

e) 요 검사: 가임기 여성 환자인 경우 임신 검사

f) 동맥혈가스검사(arterial blood gas, ABGs)

g) 전층화상 환자에 대한 혈액응고검사, 크레아틴인산 활성효소(CPK), 소변 마이오글로빈

h) 혈액 및 요 독성 검사: 의식 소실 혹은 심장 정지 환자

i) 흉부 단순 방사선 촬영: 연기 흡입 가능성이 있을 때

j) 진단에 필요한 경우 다른 방사선 검사

k) 굴곡기관지경 검사: 흡입 화상이 의심될 때

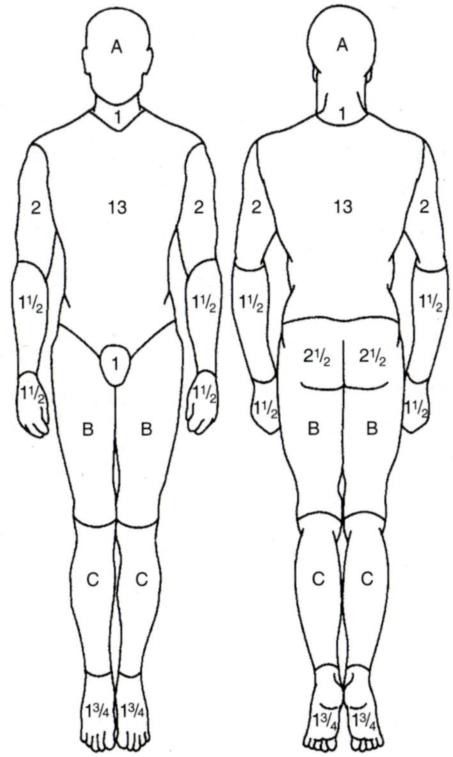

Relative percentage of body surface area affected by growth

Area	Age 0	1	5	10	15	Adult
A = $^1/_2$ of head	$9^1/_2$	$8^1/_2$	$6^1/_2$	$5^1/_2$	$4^1/_2$	$3^1/_2$
B = $^1/_2$ of one thigh	$2^3/_4$	$3^1/_4$	4	$4^1/_2$	$4^1/_2$	$4^3/_4$
C = $^1/_2$ of one leg	$2^1/_2$	$2^1/_2$	$2^3/_4$	3	$3^1/_4$	$3^1/_2$

그림 24-2 Lund and Browder chart

2. 분석: 감별 간호진단/ 협력적 문제

a. 비효과적 기도청결 위험성 (Risk for ineffective airway clearance)

b. 비효과적 호흡양상의 위험성 (Risk for ineffective breathing pattern)

c. 가스교환장애 위험성 (Risk for impaired gas exchange)

d. 체액량부족 위험성 (Risk for fluid volume deficit)

e. 비효과적 뇌조직 관류 위험성 (Risk for ineffective tissue perfusion)

f. 급성 통증 (Acute pain)

g. 피부통합성 장애 (Impaired skin integrity)

h. 감염위험성 (Risk for infection)

3. 계획과 수행/중재

a. 화상 진행과정 멈추기
1) 환자의 모든 의복 제거
2) 모든 보석류 제거

b. 기도, 호흡, 순환 유지 (1장 참조)

c. 산소 공급
1) 체액 교체 공식
a) 따뜻한 정질액과 0.9% 생리식염수 혹은 링거젖산용액 주입
b) 성인: 2~4 mL x 몸무게(kg) x % 화상부위 TBSA
c) 어린이: 3~4 mL x 몸무게(kg) x % 화상부위 TBSA
d) 화상 시간으로부터 처음 8시간 동안에는 용액의 반을 사용
e) 남은 용액은 그 다음 16시간 동안 사용
2) 영유아: 위에서 제시된 소생 수액과 함께 5% 포도당 용액(D5W) 주입 유지. 비율은 다음과 같이 계산
a) 체중의 첫 10 kg: 100 mL/kg, 24시간에 걸쳐
b) 두 번째 10 kg: 50 mL/kg, 24시간에 걸쳐
c) 20 kg 이상에서는 매 kg 마다 20 mL/kg, 24시간에 걸쳐

d. 의학적 중재 준비 및 지원
1) 전문적 기도 관리
a) 비강이나 구강 삽관
b) 성문외 기도기(supraglottic airway), 후두마스크 기도기(LMA), 식도-기관 콤비튜브(esophageal-tracheal Combi-tube), 킹(King)
c) 수술적 기도확보(윤상갑상연골절개술)
2) 심장과 맥박 산소측정기 부착
a) 맥박 산소측정기: 흡입이 의심될 경우 주의해서 사용, 일산화탄소에 의해 상승된 것처럼 나타날 수 있음
3) 주변 화상의 가피절개술
4) 카테터 삽입과 침습적 모니터링
5) 구획 압력 모니터링: 사지의 둘레 화상
6) 위관 삽입 및 흡인
7) 유치도뇨관 삽입
8) 차가운 습식 드레싱 < 10% TBSA
a) 얼음 사용 금지
b) 항생제나 화학물질 사용 금지
c) 환자를 따뜻하게 유지
9) 환자를 깨끗한 이불이나 담요로 싸서 정상 체온 유지
10) 신체적, 법의학적 증거 수집과 유지 지원
11) 화상 상처 치료: 심각한 화상인 경우 응급실에서 치료를 시작하지 않을 수 있음; 진정(sedation) 고려
a) 클로로헥시딘 글루코네이트(chlorhexidine gluconate)로 상처를 조심스럽게 닦기
b) 회생 불가능한 표피의 괴사조직 제거 지원
c) 화상 전문의의 처방대로 물집 처치
12) 입원이나 화상 센터로의 이송지원[표 24-3].

f. 처방이 따른 약물 투여
1) 삽관 전 투약: 진정제, 진통제, 신경근 차단제
2) 진통제: 치료 시작 전에 통증을 경감시키기 위한 약물 투여

표 24-3 화상센터 이송 준거

손상된 체표면 %	특정 신체 부위	손상 유형	추가적인 고려사항
10% 이상의 부분층, 전층 화상의 복합; 10세 이상 아동 또는 50세 이상 성인 노인에서 20% 이상의 부분층, 전층 화상의 복합 모든 연령층에서 5% 이상의 전층화상	얼굴, 눈, 귀, 손, 발, 생식기, 회음부, 주요 관절의 부분층 그리고 전층 화상	흡입 손상; 고압전류 손상; 번개 손상; 심각한 화학물질 손상	회복을 지연시키는 기존 질환, 다른 외상성 손상과 같이 발생 특별한 사회적 정서적 서비스가 요구되는 경우; 장기적인 재활이 요구되는 경우; 아동학대가 의심되는 경우 숙련된 의료진이나 적절한 장비 없이 병원에서 처치를 시작한 아동

3) 필요한 경우 진정 약물
4) 국소 화상 약물
   a) silver sulfadiazine (Silvadene)
   b) mafenide acetate (Sulfamylon)
   c) 얼굴, 귀, 목, 회음부 수용성 연고(bacitracin 등)
5) 기타 처방에 따른 약물 투여
   a) 감염의 증거가 있는 경우 항생제
   b) 파상풍 예방주사

g. 환자/가족 교육
1) 상처 관리
2) 감염의 징후와 증상
3) 약물
4) 영양
5) 추후 관리를 위한 재방문 시기

4. 평가와 지속적 모니터링

a. 기도 개방성
b. 의식 수준
c. 혈역동학적 상태
d. 호흡음과 맥박 산소 측정
e. 심장 박동과 리듬
f. 통증 경감
g. 섭취량와 배설량
h. 말단부 부종

25장
신경계 외상
Neurologic Trauma

Anne C. Albers, RN, MSN, CPNP-PC

I. 전반적 전략 General Strategy

A. 사정 (ASSESSMENT)

1. 일차와 이차 사정/소생술(1장 참조)

2. 초점 사정

a. 주관적 자료 수집
1) 현병력/주호소
   a) 손상 기전
   b) 의식 수준
      (1) 의식 소실: 발생 시간, 기간, 중증도
      (2) 의식 변화: 동요가 있는지(fluctuating), 안정적으로 감소하는지
   c) 정신작용
      (1) 기억: 최근 및 오래된 기억
      (2) 인지능력의 변화(예 문제해결)
   d) 의사소통의 변화
   e) 운동능력의 변화
   f) 감각의 변화
   g) 시각의 변화
   h) 통증: PQRST
   i) 두통
   j) 발작
   k) 구토
   l) 증상 완화를 위한 노력
      (1) 민간요법
      (2) 보완요법
      (3) 약물
         (a) 처방약물
         (b) 일반판매약/허브
2) 과거력
   a) 기저질환
   b) 이전의 외상
   c) 실신, 어지러움
   d) 약물 그리고/또는 알코올 사용/남용
   e) 마지막 정상 월경 기간: 가임기 여성환자
   f) 현재 복용 약물
      (1) 처방약물
         (a) 항경련제
         (b) 항응고제, 항혈소판 약물
      (2) 일반판매약/허브
         (a) 항염증 약물, 진통제, 아스피린
   g) 알레르기
   h) 예방접종
3) 심리/사회/환경적 요인
   a) 스트레스요인/개인습관

(1) 가능한/실제적 폭행, 학대, 또는 배우자의 폭력적 상황

(2) 보호장비 사용: 좌석 벨트/헬멧

b) 고령

b. 객관적 자료 수집

1) 전반적 외모

a) 의식수준, 행동, 정서

(1) 각성/반응

(2) Glasgow Coma Scale (GCS) (부록A 참조)

(3) 의식: 환경과 상호작용하고 해석하는 능력

(a) 지남력: 사람, 장소, 시간, 사건

(b) 기억: 장단기 기억

(c) 판단과 추론

(d) 의사소통: 언어반응과 표현

(e) 집중 기간

(4) 진전/발작

b) 활력 징후

(1) 혈압: 맥압과 평균동맥압 포함

(2) 맥박: 횟수와 리듬

(3) 호흡: 횟수, 깊이, 양상, 호흡근 사용

(4) Cushing triad의 평가: 두개내압 상승시 매우 늦게 나타나는 증상으로 뇌 관류를 유지하려는 극단적인 시도를 의미한다.

(a) 수축기혈압상승, 맥압 증가

(b) 심한 서맥

(c) 비정상 호흡

(5) 체온: 심부 온도

c) 악취

d) 위생

e) 고통/불편감 정도

2) 시진

a) 표면 외상

b) 뼈의 대칭

c) 동공 반사

(1) 크기와 동일성(equality)

(2) 반응: 직접반응, 간접반응

d) 조정/운동 반응

(1) 움직임

(a) 정상: 명령에 따르고, 국한적/목적성 있음

(b) 비정상: 자극으로부터의 회피, 자세, 경직된 굴곡(제피질 자세), 경직된 신전(제뇌 자세), 반응 없음

e) 뇌신경 **[표 25-1]**

f) 뇌척수액 유출: 이루(otorrhea), 비루(rhinorrhea)

g) 뇌수막 징후

3) 촉진/타진

a) 근긴장도: 증가, 감소

b) 근력

(1) 대칭성: 상하지 사지 비교와 좌우 비교

(2) 등급 척도 **[표 25-2]**

c) 반사

(1) 심부건

(2) 바빈스키반사 양성은 2살 이상의 환자에게는 비정상 소견이다.

표 25-1 뇌신경 사정

뇌신경	사정
Ⅰ. 후신경	일반적으로 사정하지 않음
Ⅱ. 시신경	시력 : 인쇄물을 읽거나 보는, 손가락 세기, 불빛 보기
Ⅲ. 동안신경	외안근 운동(EOMs) 동공 사정 : 수축/산동
Ⅳ. 활차신경	외안근 운동
Ⅴ. 삼차신경	각막반사 안면 감각
Ⅵ. 외전신경	외안근 운동
Ⅶ. 안면신경	발성근육 미각(일반적으로 사정하지 않음) 눈썹 올리기, 미소짓기
Ⅷ. 청신경	듣기
Ⅸ. 설인신경	삼키기, 구역반사
Ⅹ. 미주신경	발성근육
Ⅺ. 척수부신경	어깨 으쓱이기
Ⅻ. 설하신경	발성근육

표 25-2 근강도 등급

0	움직임 없음
1	실룩거리는 근육의 움직임
2	중력을 배제한 관절 움직임
3	중력에 대항하는 움직임, 저항은 없음
4	저항에 대항하는 약한 움직임
5	저항에 대항하는 강한 근력

d) 감각 반응
(1) 통증 인지: 핀같은 날카로운 물체를 사용하여 유도함
(2) 촉감과 압감: 핀의 머리부분 이용
(3) 고유 수용성 감각: 발가락을 올리는지 내리는지?
4) 뇌간 통합성 [표 25-3]: 이러한 검사를 시행하기 이전에 경추와 고막은 손상되면 안 된다.

3. 진단적 절차

a. 검사실 검사
1) 전혈구계산검사(complete blood count, CBC) 및 감별계산
2) 혈당(glucose), 혈액요소질소(BUN), 크레아티닌(creatinine)을 포함한 혈청 화학검사(serum chemistries)
3) 혈청과 요 독성 검사
4) 혈액 응고 검사
5) 동맥혈가스분석 검사
6) 요 검사: 가임기 여성 대상자의 경우 임신검사

b. 영상 검사
1) 척추 단순 방사선 촬영: 목뼈의 모든 7개의 척추 뼈
2) 흉부 단순 방사선 촬영
3) 머리, 척추의 컴퓨터 단층촬영(CT)
4) 자기공명영상

c. 기타
1) 12~15 리드의 심전도(ECG)

표 25-3 뇌간 통합성 검사

검사	기술
Doll's eyes (두위두부반사)	눈이 머리가 움직이는 반대 방향으로 움직일 때(뇌간은 정상이지만 대뇌피질이 손상 받았을 때 나타난다)
Caloric testing (두위전정반사)	차가운 물로 자극된 눈이 귀 쪽으로 움직일 때(뇌간은 정상이지만 대뇌반구가 손상 받았을 때; 뇌간에 상흔이 있을 때, 반사가 나타나지 않거나, 이향주시가 나타난다)
무호흡 검사	환자가 스스로 호흡하는가를 확인하기 위해 이산화탄소를 축적시켜 호흡기계를 자극
뇌간반사	동공 구역 기침 각막

B. 분석: 감별 간호진단/협력적 문제
(ANALYSIS: DIFFERENTIAL NURSING DIAGNOSES/COLLABORATIVE PROBLEMS)

1. **비효과적 기도 청결** (Ineffective airway clearance)
2. **가스교환 장애** (Impaired gas exchange)
3. **심박출량 감소** (Decreased cardiac output)
4. **비효과적 조직 관류: 뇌** (Ineffective tissue perfusion: cerebral)
5. **통증** (Pain)
6. **불안/공포** (Anxiety/fear)
7. **언어 의사소통 장애** (Impaired verbal communication)
8. **손상의 위험** (Risk for injury)
9. **지식부족** (Deficient knowledge)

C. 계획과 수행 중재
(PLANNING AND IMPLEMENTATION/INTERVENTIONS)

1. **치료의 우선순위를 결정**
   a. 기도유지, 호흡, 순환(1장 참조)
   b. 처방된 산소 공급
   c. 필요시 정질액/혈액제제/약물 주입을 위한 정맥로 확보
   d. 장비와 물품 확보
   e. 의학적 중재 준비 및 지원
   f. 처방에 따른 약물 투여
2. **불안/우려의 이해**
3. **가족이 지지적이라면 환자와 함께 머물도록 허용**
4. **환자/가족 교육**

D. 평가와 지속적 감시
(EVALUATION AND ONGOING MONITORING)

1. **지속적 모니터링과 처방에 따른 치료**
2. **환자 반응/결과를 모니터링하고, 간호 계획을 적절하게 수정**
3. **긍정적 결과가 나타나지 않는다면, 사정과 간호계획 재평가**

E. 중재와 환자반응 기록
(DOCUMENTATION OF INTERVENTIONS AND PATIENT RESPONSE)

F. 나이와 관련된 고려사항 (AGE-RELATED CONSIDERATIONS)

1. 아동

a. 성장 및 발달관련
1) 주산기 문제는 신경상태에 영향을 줄 수 있다.
2) 바빈스키반사는 최대 2살까지 정상이다.
3) 천문의 폐쇄: 대천문의 폐쇄는 9~18개월에, 소천문의 폐쇄는 2개월까지 이루어진다.
4) 큰 후두부로 인해 앙아위에서 목이 굴곡된다.
5) 척추의 인대와 근육의 이완은 방사선상의 이상 없이 소아를 척수 손상에 취약하게 한다.

b. 주요점
1) 영아의 쉬는 자세로 근긴장도를 파악한다.
2) 뇌막의 자극은 영아의 과민성과 식욕 감소와 함께 날카로움, 날카로운 울음소리로 나타날 수 있다.
3) 유아 및 영아용 GCS적용(부록 A 참조)
4) 비정상의 가능성을 보여주는 과거력: 발달 기준의 지연 또는 회귀, 연령에 맞지 않는 행동, 서투름 또는 점진적 허약, 학습 또는 학교 성적의 변화
5) 비정상적 상황에서는 학대를 고려한다.

2. 노인

a. 노화 관련
1) 의식적이고 반사적인 반응 시간의 점진적인 느려짐
2) 미세한 구별 능력의 손상
3) 감소된 각막 민감성, 느려진 시각 반사, 감소된 시력과 깊이 인지, 위쪽을 바라보는 시선이 줄어듦, 작아진 동공
4) 변화된 약물 반응과 내성
5) 피질 위축은 경막하 교정맥을 확장시키고, 경막하 혈종 위험을 증가시킨다.
6) 비정상적 상황에서는 학대와 방치를 고려한다.

b. 주요점
1) 강력한 자극을 사용하고 반응을 위한 충분한 시간을 준다.
2) 감각자극과 뚜렷한 대조를 사용한다.

II. 특정 외상성 신경 손상
Specific Traumatic Neurologic Injuries

A. 척수 손상에서의 자율신경 반사 부전증 (AUTONOMIC DYSREFLEXIA IN SPINAL CORD INJURY)

자율 신경 반사부전 또는 과 반사는 때때로 T6이상의 병변을 가진 환자에게서 척수손상의 급성 단계 이후에 발생하는 증후군이다. 자율 신경 반사부전증은 불완전한 척수 증후군을 가진 환자보다 완전한 척수 손상 증후군 환자에게서 더 흔히 볼 수 있다. 반사 활동이 돌아왔을 때 척추 쇼크에서 회복된 후에만 볼 수 있다. 유해한 자극(예 방광 또는 장 팽만, 남성성기에 압력, 신결석, 방광염, 급성 복통, 욕창)은 손상부위 아래에 피부 내 혈관과 내장혈관 영역의 혈관 수축을 일으키는 교감신경성 방출을 야기한다. 내장 혈관 영역의 혈관 수축은 압수용체가 있는 경동맥 및 대동맥 아치를 팽창시키며, 신체는 고혈압을 낮추기 위해 손상부위 위쪽의 혈관을 확장시키면서 발한과 홍조를 띈다.

1. 사정

a. 주관적 자료 수집
1) 현병력/주호소
a) 발병시기
b) 현재 장/방광 프로그램
c) 시각 변화(복시 또는 시야에 점)
d) 두통
e) 불안
2) 과거력
a) 기저질환
(1) 척수손상 또는 T6 이상
b) 약물
c) 알레르기

b. 객관적 자료 수집
1) 신체 검진
a) 전반적 외모
(1) 중증 고혈압
(2) 서맥
(3) 중정도에서 심각한 정도의 고통/불편감, 위독한
b) 시진
(1) 혈관 운동 변화: 머리와 목의 홍조, 창백한 하지
(2) 코막힘: 흔함
(3) 동공 확장
(4) 손상부위 위쪽의 발한
(5) 손상부위 위쪽 또는 아래쪽의 소름
c) 촉진
(1) 방광 팽만

2. 분석: 감별 간호 진단/협력적 문제

a. 비효과적 조직관류 (Ineffective tissue perfusion)
b. 지식 부족 (Deficient knowledge)

3. 계획과 수행/중재

a. 침대머리 상승
b. 필요시 정질액/약물 투여를 위한 정맥로 확보
c. 의학적 중재 준비 및 지원
 1) 촉발 매커니즘을 완화하기
  a) 소변 배출시스템의 개방성 확인 또는 소변 카테터 삽입
  b) 분변매복을 확인하고, 직장을 윤활시키거나, 국소 마취제를 사용
  c) 피부에 가해지는 압력을 제거
 2) 심장 및 맥박 산소 측정기 설치
 3) 입원 지원
d. 처방에 따른 약물 투여
 1) 고혈압을 위한 신경절 차단제

4. 평가와 지속적 모니터링

a. 혈역동학적 상태
b. 배뇨, 배변
c. 심박수와 리듬
d. 호흡음과 맥박 산소 측정

B. 뇌진탕 - 가벼운 외상성 뇌손상 (CONCUSSION—MILD TRAUMATIC BRAIN INJURY)

외상으로 인한 정신상태의 일시적인 장애로 의식의 손상을 동반하거나 동반하지 않는 뇌진탕은 보통 강한 빠른 회전 가속에 의해 야기된다. 뇌진탕은 머리에 직접 타격을 가하거나 머리로 힘이 전달되는 신체 부위의 타격에 의해 야기될 수 있다. 외상은 뇌에 영향을 미치는 복잡한 생체 역학적 힘을 일으킨다. 그것은 단기간의 급격한 신경장애를 초래하여 임상적 증상을 초래하지만 구조적 이상은 없을 수 있다. 뇌진탕은 가벼운, 중등도, 또는 심각한 임상 증상으로 분류될 수 있다. 만약 뇌진탕이 접촉성 스포츠로 인해 발생한다면, 두통, 현기증, 기억 상실, 둔화정동(blunted affect), 지연된 언어적 또는 시각적 반응 등 모든 증상이 완전히 사라질 때까지 환자가 스포츠를 다시 하지 않도록 해야 한다. 뇌진탕 후 증후군은 증상이 오래 지속될 때 나타난다. 뇌진탕의 심각성 정도로 어떤 환자가 이 증후군에 걸릴지 예측할 수 없다. 경미한 뇌 외상(TBI) 후에 고려되어야 하는 다른 더 심각한 상태는 경막하 출혈, 지주막하 출혈, 뇌 타박상 또는 실질 부상이 있다.

1. 사정

a. 주관적 자료 수집
 1) 현병력/주호소
  a) 손상기전
  b) 의식수준의 변화
  c) 의식소실 기간
  d) 사건이후 신경학적 변화
   (1) 어지러움
   (2) 두통
   (3) 오심, 구토
   (4) 기억 또는 회상, 집중, 또는 기분 상실
   (5) 불편한 걸음걸이
 2) 과거력
  a) 기저질환
   (1) 신경학적 질병 또는 손상
  b) 최근의 낙상 또는 외상
  c) 약물
  d) 알레르기
b. 객관적 자료 수집
 1) 신체검진
  a) 전반적 외모
   (1) 의식 수준, 행동, 정서
    (a) 기억 변화
     (i) 역행성 또는 진행성 기억상실
     (ii) 기억 상실에도 불구하고 새로운 정보를 배울 수 있는 능력이 있는지
    (b) 주의력 결핍, 멍한 시선
   (2) 중정도에서 심각한 정도의 고통/불편감
  b) 시진
   (1) 조정부전–불편한 걸음걸이 또는 균형
   (2) 느리게 말함
 2) 진단적 절차
  a) 현재 임상적 증상과 과거력
  b) 아래의 상황인 경우 두부 컴퓨터 단층 촬영
   (1) 신경학적 병소 발견
   (2) GCS<15
   (3) 발작 존재
  c) 아래의 상황인 경우 두부 자기공명영상
   (1) 지속적인 징후: 7일 이상
   (2) 신경학적 결과의 후기 변화

2. 분석: 감별 간호 진단/협력적 문제

a. 상해의 위험 (Risk for injury)
b. 지식 부족 (Deficient knowledge)

3. 계획과 수행/중재

a. 침상 안정과 난간 올리기

b. 환자/가족 교육

1) 뇌진탕 후 증후군

a) 임상적 증상

(1) 두통

(2) 어지러움 (보통 체위성)

(3) 이명

(4) 복시 (보통 일시적)

(5) 집중하기 어려움

(6) 기억하기 어려움

(7) 인격 변화

(8) 감소된 에너지 수준

(9) 수면 양상의 변화

(10) 미각, 후각의 변화

b) 기간: 수일에서 수년

c) 사회적/직업상 결과

(1) 학교/직장에서의 수행이 어려움

(2) 행동적/감정적 변화

2) 지역사회 가용 자원 제공(예 지지그룹)

3) 증상과 징후를 악화시키는 약물 피하기

4. 평가와 지속적 모니터링

a. 기능의 회복 수준

b. 두통의 정도, 기억상실 사건, GCS 및 증상 완화 정도의 변화

C. 두개내압 상승 (INCREASED INTRACRANIAL PRESSURE)

세포 내 압력 증가는 비교적 고정된 세가지 볼륨, 즉 (1) 뇌, (2) 뇌척수액 및 (3) 혈액을 반영한다. 이들 중 하나의 수준이 증가하면 다른 두개의 요소는 보상을 제공하고 두개내압을 정상범위내로 유지하기 위해 감소해야한다. 결과적으로, 초기 단계에서, 뇌는 광범위한 부피 확장에도 불구하고 약간의 압력 증가만을 보일 것이다. 그러나 장애가 진행됨에 따라 보상 메커니즘이 고갈되어 볼륨이 소폭 증가하더라도 ICP가 빠르게 증가한다. 이는 천막구멍(tentorial opening)을 통해 뇌가 탈출하는 뇌조직의 이동을 초래하게 되며, 이로 인해 뇌간에 압력이 가해져 의식수준의 변화, 동공, 운동, 활력징후의 변화와 같은 임상증상을 초래한다. ICP가 상승함에 따라 대뇌 관류 압력(cerebral perfusion pressure, CPP)이 감소하여 뇌 허혈을 일으키고 2차적으로 저산소증을 초래할 수 있다. 뇌 허혈은 뇌혈관의 이산화탄소 농도 증가와 산소 농도 감소로 이어질 수 있다. 이산화탄소는 혈관의 확장을 유발하여 문제의 원인이 된다. ICP증가의 근본적인 원인은 (1) 뇌 용적의 증가, (2) 뇌 혈액량의 증가, (3) 뇌척수액 양을 증가시키는 상태이다. 대뇌관류압력(CPP)은 뇌 관류에 필요한 혈압으로 보통 70~100mg의 범위이다. 이것은 뇌로 들어오는 혈액(MAP)과 뇌에 존재하는 반대되는 압력(ICP)사이의 균형을 반영하며, 다음과 같은 등식이 성립된다: MAP−ICP=CPP. MAP의 감소나 ICP의 증가는 불충분한 CPP로 이어질 수 있다[표 25-4].

1. 사정

a. 주관적 자료 수집

1) 현병력/주호소

a) 발생시기와 신경학적 증상의 발전

b) 의식

(1) 의식의 변화

(2) 의식 소실

c) 정신상태의 변화

d) 인격의 변화

e) 의사소통의 변화

f) 운동능력의 변화

(1) 허약(불완전 마비)

(2) 마비

g) 감각의 변화

h) 시력의 변화

i) 손상 또는 낙상

(1) 기전

(2) 사건 발생 후 경과된 시간

(3) 도착 전에 받은 처치

(4) 임상적 상태 변화

j) 통증

k) 두통

l) 발작

m) 구토(특히, 아동에서)

2) 과거력

a) 기저질환

(1) 신경학적 질병

b) 외상

c) 약물 그리고/또는 알코올의 사용/남용

표 25-4 부적절한 뇌 관류 압

평균 동맥압	두개 내압	뇌 관류압
변화 없음	증가(두개내 용량 증가)	부적절한 뇌 관류
감소 (저혈량성(hypovolemic) 또는 분포성(distributive) 쇼크)	변화 없음	부적절한 뇌 관류

d) 약물

e) 알레르기

b. 객관적 자료 수집

1) 신체검진

a) 전반적 외모

(1) 초기 두개내압 상승의 결과

(a) 의식 수준, 행동, 정서: 불안, 안절부절못함, 초조, 자극에 대해 같은 반응을 얻는데 시간이 더 오래걸림, 지남력 반응에서 세부 항목 소실, 덜 분명한 말, 기억의 변화, 안절부절못하던 환자가 갑자기 조용해짐

(b) 동공: 빛에 대한 반응이 늦어짐; 보통 병변과 동측성, 일측성임

(c) 운동기능: 보통 병변과 반대, 회내근처짐(pronator drift), 근력 지표의 한 단계 또는 그 이상의 상실, 근긴장도의 증가

(d) 활력 징후: 때때로 빈맥 또는 고혈압

(2) 후기 두개내압 상승의 결과(뇌탈출)

(a) 의식수준의 변화: 강한 통증에만 반응 또는 무반응

(b) 동공: 고정 또는 산동

(c) 자극에 대한 운동반응: 중증의 편측 마비, 이상굴곡/신전, 무반응

(d) 활력 징후(Cushing response): 수축기압 상승, 심한 서맥, 비정상 호흡, 넓어진 맥압

(b) 동공: 고정 또는 산동

(c) 자극에 대한 운동반응: 중증의 편측 마비, 이상굴곡/신전, 무반응

(d) 활력 징후(Cushing response): 수축기압 상승, 심한 서맥, 비정상 호흡, 넓어진 맥압

(3) 보통에서 중증의 불안감/불편감, 다른 증상들이 심해짐과 함께 위독해짐

2) 진단적 절차

a) 전혈구계산검사(complete blood count, CBC) 및 감별계산

b) 혈당(glucose), 혈액요소질소(BUN), 크레아티닌(creatinine)을 포함한 혈청 화학검사(serum chemistries)

c) 혈액 응고 검사

d) 동맥혈가스분석 검사(특히 동맥혈이산화탄소분압($PaCO_2$)

e) 요 검사: 가임기 여성 대상자의 경우 임신검사

f) 두부 컴퓨터 단층 촬영/자기공명영상

2. 분석: 감별 간호 진단/협력적 문제

a. 비효과적 조직 관류: 뇌 (Ineffective tissue perfusion: cerebral)

b. 가스교환 장애 (Impaired gas exchange)

c. 감각지각 장애 (Disturbed sensory perception)

d. 비효과적 기도 청결 위험 (Risk for ineffective airway clearance)

3. 계획과 수행/중재

a. 기도, 호흡, 순환 유지(1장 참조)

b. 처방된 산소 공급

1) 기도에 문제가 있는 환자에게 빠른 연속 기관 삽관(RSI)과 인공호흡기 보조; 과다환기는 뇌혈관을 수축시켜 혈액흐름을 감소시키므로 논란이 있음

2) 고유량 산소

c. 필요시 정질액/약물 투입을 위한 정맥로 확보

1) IV용액 투약 시 주의(혈압 감소의 원인에 따라)

d. 의학적 중재 준비 및 지원

1) 전문 기도 관리

a) 비강 또는 구강 삽관

b) 성문외 기도기(supraglottic airway), 후두마스크 기도기(LMA), 식도-기관 콤비튜브(esophageal-tracheal Combi-tube), 킹(King)

c) 수술적 기도(예 윤상갑상연골절개술)

2) 의학적 ICP 감압 지원

a) 침상 머리를 올려줌으로써 정맥 귀환량을 늘려준다. 머리와 목의 중립자세, 고관절 과도한 굴곡 방지

3) 뇌 대사 요구량 감소시키기

a) 정상체온 유지

b) 발작이 있는 경우 발작 조절

4) 심장과 맥박 산소측정기 모니터링

5) 만약 GCS<8이라면, 카테터를 삽입하여 ICP 감시 권고

6) 위장관 튜브삽입 및 간헐적 흡인

7) 유치도뇨관 삽입

8) 신체적 증거 및 법 의학적 증거의 수집과 유지 지원

9) 입원 또는 더 높은 수준의 치료를 위한 기관으로의 이송 지원

e. 처방에 따른 약물 투여

1) 빠른 연속 기관삽관(RSI) 전 투약: 진정제, 수면제, 신경근 차단제

2) 뇌의 수분량을 감소시키기위한 이뇨제

3) 혈압 유지를 위한 혈관 수축제

4) 불안과 통증 조절을 위한 진정제와 수면제 지속적인 신경근 차단제
5) 흡인 시 불편감을 줄이기 위한 리도카인
6) 항 경련제
7) 항염증제제(스테로이드)

4. 평가와 지속적 모니터링

a. 기도 개방성
b. 의식수준, 신경학적 변화; ICP 수치
c. 혈역학적 상태: 적정 CPP 유지
d. 호흡음과 맥박 산소 측정
e. 심박수와 리듬
f. 혈당(glucose)을 일정하게 유지
g. 섭취량과 배설량

D. 두개골 골절 (SKULL FRACTURES)

두개골 골절의 가장 흔한 부분은 두정골이며 가장 흔한 형태의 골절은 선형 골절이다. 측두골 골절은 축외 출혈과 같은 후유증의 가능성이 있다. 두개골 함몰 골절은 압박이나 열상에 의해 기저 뇌 조직을 손상시킨다. 남아있는 뼈 조각들이 경막의 열상이나 발작을 초래할 수 있다. 두개골저 골절은 두개저의 5개의 뼈 중 어느 곳에서나 발생하지만 측두골이 가장 흔한 부분이다. 두개골 골절의 전반적인 합병증은 감염, 혈종, 뇌척수액 누출, 후각 손실, 청력 상실, 발작, 기뇌증을 포함한다. 어린이의 경우, 손상의 원인으로 학대를 고려해야한다.

1. 사정

a. 주관적 자료 수집
1) 현병력/주호소
a) 최근의 손상
b) 사건 후 현재까지 경과된 시간
c) 뇌척수액 유출로 인한 목 뒤로의 달거나 짠맛이 느껴지는지
d) 후비루(postnasal drip) 호소
e) 어지러움
f) 청력 손상
2) 과거력
a) 기저질환
(1) 악성종양
b) 약물
c) 알레르기
b. 객관적 자료 수집
1) 신체검진
a) 전반적 외모
(1) 의식수준, 행동, 정서: 명료, 기면, 혼수
(2) 중정도에서 심각한 정도의 고통/불편감
b) 시진
(1) 표면적 외상(특히, 소아에서 두피의 열상은 중요한 혈액 소실로 이어질 수 있음)
(2) 동공 또는 운동반응의 변화
(3) 뇌척수액 유출(이루 또는 비루)
(4) 안와 주위의 반상출혈(raccon eyes)
(5) 24시간 이후에 관찰되는 유양돌기의 멍(Battle sign)
(6) 고실혈종(hemotympanum)
2) 진단적 절차
a) 동맥혈 가스분석 검사
b) 요 검사; 가임여성인 경우 임신 검사
c) 두부 컴퓨터 단층 촬영(근본적인 손상이 의심되는 경우)
d) 묽은 코분비물의 당검사
e) 이루(otorrhea)/비루(rhinorrhea)를 포함하여 뇌척수액 halo 검사

2. 분석: 감별 간호 진단/협력적 문제

a. 비효과적 기도 청결 위험성 (Risk for ineffective airway clearance)
b. 감염의 위험 (Risk for infection)
c. 비효과적 조직 관류 위험: 뇌 (Risk for ineffective tissue perfusion: cerebral)

3. 계획과 수행/중재

a. 기도, 호흡, 순환 유지(1장 참조)
b. 처방된 산소 공급
1) 기도에 문제가 있는 환자에게 빠른 연속 기관삽관(RSI)과 인공호흡기 보조
2) 고유량 산소
c. 정질액/약물 투여를 위한 정맥로 확보
d. 의학적 중재 준비 및 지원
1) 전문 기도 관리
a) 구강 삽관
b) 성문외 기도기(supraglottic airway), 후두마스크 기도기(LMA), 식도-기관 콤비튜브(esophageal-tracheal Combi-tube), 킹(King)
c) 수술적 기도(예 윤상갑상연골절개술)
2) 기저골 골절이 있는 경우 환자에게 코를 세게 풀거나 재채기를 피하라고 교육
3) 뇌척수액 비루가 있을 시 패드 제공
4) 이루가 있을 시 귀 청결 유지(귀에 어떤것도 삽입하지 않아야 함)

표 25-5 척수 손상의 분류

		임상적으로 보이는 증상 (손상부위 아래)
Complete		척수 횡단면 아래의 운동감각 기능 상실
Incomplete	중심성 척수 증후군	운동과 감각 기능의 손실은 하지보다 상지에서 더 뚜렷하게 나타난다.
	전방 척수 증후군	운동 기능 상실 온감과 통감의 상실 진동, 가벼운 터치 및 위치인지가 유지됨
	Brown-séquard 증후군	동측의 마비 동측의 압감, 촉감, 진동감 소실 대측의 온감과 통감의 소실

5) 심장과 산소 맥박 측정기 부착
6) 처방에 따른 흡인을 위한 위장관 삽입
  a) 기저골 골절이 있을 시 비위관은 피한다:입위관을 삽입
7) 처방에 따라 유치도뇨관 삽입
8) 신체적 증거 및 법 의학적 증거의 수집과 유지를 위한 지원
9) 입원 또는 더 높은 수준의 치료를 위한 기관으로의 이송 지원: 가능한 외과적 중재(두개골 함몰 골절, 특히 경막이 찢어졌을 때)

e. 처방에 따른 약물 투여
1) 빠른 연속 기관삽관(RSI) 전 투약: 진정제, 수면제, 신경근 차단제
2) 항 경련제
3) 항생제

4. 평가와 지속적 모니터링

a. 기도 개방성
b. 의식수준
c. 혈역학적 상태
d. 호흡음과 산소 맥박 측정
e. 심박수와 리듬
f. 섭취량과 배설량

E. 척수 손상 (SPINAL CORD INJURIES)

척수 손상(SCIs)은 관통 외상 또는 척추의 골절/탈골로 인한 척수 물질의 멍 또는 찢어짐을 포함한다. 척수 손상은 거의 항상 외상(차량, 낙상, 폭력)의 결과이며 축 하중, 과신전, 과굴곡을 포함한 다양한 메커니즘에 의해 야기된다. 척수 손상은 외부(뼈와 연조직 손상) 또는 내적(출혈, 부종, 저산소증, 또는 생화학적 변화) 원인에서 발생한다. 척수손상은 완전척수손상과 불완전 척수손상([표 25-5])으로 구분되고 결과로 척추 또는 신경성 쇼크를 일으킨다 [표 25-6].

표 25-6 척추/신경성 쇼크

척추성 쇼크	신경성 쇼크
손상부위 아래의 모든 신경학적 기능 소실 이완성 마비	손상부위 아래의 교감신경 기능 소실: 미주신경의 영향이 원인
척추반사의 소실	혈관 확장
감각 소실	사지에 혈액이 정체됨
자율신경 기능 소실	고혈압
척추 반사는 4~6주 경 회복	서맥

호흡기계 합병증은 경추 C3, C4, C5수준에서 나오는 횡경막 신경에 의해 조절되는 횡경막이 손상되면 분명해 진다. 횡경막 손상은 호흡능력의 저하를 초래한다. 횡경막 신경이 손상되지 않았다해도 하부 경추손상은 심호흡, 기침, 그리고 한숨을 쉴 수 있게 해 주는 늑간근(T1~T12)의 신경지배 소실을 초래한다.

1. 사정

a. 주관적 자료 수집
1) 현병력/주호소
  a) 손상기전
  b) 현장에서 신경학적 능력
  c) 현장에서 안정화 제공
2) 과거력
  a) 기저질환
  b) 약물
  c) 알레르기

b. 객관적 자료 수집
1) 신체검진
a) 전반적 외모
(1) 호흡 능력
(a) 근육 사용: 횡격막, 늑간근, 부속근
(b) 호흡의 깊이: 헐떡이는지, 깊은 호흡
(2) 저혈압, 서맥의 가능성
(3) 중정도에서 심각한 정도의 고통/불편감
b) 시진
(1) 표면적 외상
(2) 지속적 발기
c) 청진
(1) 장음: 감소되었는지, 장폐색
d) 촉진
(1) 척추의 무의식적인 힘주기, 통증, 또는 강직
(2) 하반신(불)완전마비/하반신마비 또는 사지(불)완전마비
(3) 직장 긴장도
(4) 감각 인지
(a) 원위부에서 근위부로 검진
(b) 통증에 반응: 핀의 끝을 이용
(c) 압력에 반응: 핀의 머리를 이용
(d) 고유수용성 감각: 발가락이 위쪽을 향했는지 아래쪽을 향했는지?
(e) 무력성 방광
e) 신경성 쇼크
(1) 저혈압: 수축기압<90 mmHg
(2) 심한 서맥
(3) 따뜻하고 건조한 피부(교감신경 반응의 소실의 결과)
(4) 감소된 반사 또는 무반사
(5) 손상부위 아래의 운동과 감각 기능 소실
(6) 변온성
2) 진단적 절차
a) 전혈구계산검사(complete blood count, CBC) 및 감별계산
b) 혈당(glucose), 혈액요소질소(BUN), 크레아티닌(creatinine)을 포함한 혈청 화학검사(serum chemistries)
c) 혈액 응고 검사
d) 혈액형 검사 및 교차적합검사
e) 요 검사: 가임기 여성 대상자의 경우 임신검사
f) 척추 단순 방사선 촬영(측면, 대각면)
g) 치아돌기가 보이는 단순 방사선 촬영
h) 두부, 척추 컴퓨터 단층 촬영/자기공명영상

2. 분석: 감별 간호 진단/협력적 문제

a. 비효과적 기도청결 (Ineffective airway clearance)
b. 가스교환 장애 (Impaired gas exchange)
c. 심박출량 감소 (Decreased cardiac)
d. 손상의 위험 (Risk for injury)
e. 비효과적 개인적 또는 가족 대처 (Ineffective individual or family coping)

3. 계획과 수행/중재

a. 기도, 호흡, 순환 유지(1장 참조)
1) 기도확보시 머리와 목의 조작 금지
2) 경추의 안정화, 검진결과의 상관 없이, 경추 영상에서 문제가 없다고 판독할때 까지(C1~C7)
b. 산소 공급
1) 기도에 문제가 있는 환자에게 빠른 연속 기관삽관(RSI)과 인공호흡기 보조
2) 고유량 산소
c. 정질액/약물 투여를 위한 정맥로 확보
d. 의학적 중재 준비 및 지원
1) 전문 기도 관리
a) 비강 또는 구강 삽관
b) 성문외 기도기(supraglottic airway), 후두마스크 기도기(LMA), 식도-기관 콤비튜브(esophageal-tracheal Combi-tube), 킹(King)
c) 수술적 기도(예 윤상갑상연골절개술)
2) 심장으로의 정맥 귀환 향상
a) 항색전 스타킹 또는 탄력붕대
b) 하지 상승
3) 피부 손상 방지를 위해 가능한 빨리 등받이 제거
4) 체온 변화 감소를 위해 정상 온도 유지
5) 척추 재정열(tong insertion)을 위한 준비 및 지원
6) 심장 및 맥박 산소 측정기 부착
7) 위관 삽입 및 흡인기 연결
8) 유치도뇨관 삽입
9) 신체적 증거 및 법 의학적 증거의 수집과 유지를 지원
10) 입원 또는 가능하다면 척수 손상 센터로 이송 지원
e. 처방에 따른 약물 투여
1) 빠른 연속 기관삽관(RSI) 전 투약: 진정제, 수면제, 신경근 차단제
2) 만약 교감신경성 서맥이 발생 시 심박수를 늘리기 위해 atropine 투약한다.
3) 남아 있는 척수의 보존, 보호, 회복을 위한 약물: 발생 후 8시간 이내에 24~48시간 동안 고용량 스테로이드(논란이 많음)를 적용한다.

4. 평가와 지속적 모니터링

a. 기도 개방성
b. 혈역학적 상태
c. 움직임과 감각의 변화: 신경-피부 분절 기록지에서의 변화 흐름은 SCI를 가진 환자들에게 매우 중요
d. 호흡음과 맥박 산소 측정
e. 심박수와 리듬
f. 섭취량과 배설량

F. 외상성 뇌 손상: 뇌 타박상 (TRAUMATIC BRAIN INJURY: CEREBRAL CONTUSION)

뇌 타박상은 뇌 실질의 손상으로, 점상출혈과 혈관에서 액체 유출이 특징적이다. 이것은 뇌경색, 괴사 및/또는 ICP의 증가 가능성이 있는 국소 빈혈과 부종을 초래한다. 외상, 가속, 감속, 고속 또는 뇌의 회전은 뇌에 타박상을 일으킬 수 있다. 종종, 뇌는 충격을 받은 후에 내용물의 반동을 일으켜 충돌 지점 반대쪽에서 부상을 입는다. (반충손상) 뇌 타박상은 종종 외상성 지주막하 출혈(tSAH)과 관련이 있다. 전도성 타박상은 정맥, 지주막, 그리고 대뇌의 찢어짐과 늘어남을 포함하고 있으며 종종 분화된 신경돌기 손상을 동반한다. 타박상 또한 시간이 지남에 따라 진행될 수 있다. 임상적 증상은 손상 받은 부위와 손상의 정도에 따라 다르다.

1. 사정

a. 주관적 자료 수집
1) 현병력/주호소
a) 손상 기전
b) 사건 후 신경학적 상태 변화
2) 과거력
a) 기저질환
(1) 신경학적 질병 또는 손상
b) 물질 그리고 또는 알코올 사용/남용
c) 약물
d) 알레르기

b. 객관적 자료 수집
1) 신체검진
a) 전반적 외모
(1) 의식수준, 행동, 감정: 수 시간 후 의 변화
(2) 뇌간 진탕
(a) 뇌간 반사 소실
(b) 의식소실
(c) 자세
(3) 중정도에서 심각한 정도의 고통/불편감
b) 시진
(1) 표면상의 외상의 존재(때때로)

2) 진단적 절차
a) 전혈구계산검사(complete blood count, CBC) 및 감별계산
b) 혈당(glucose), 혈액요소질소(BUN), 크레아티닌(creatinine)을 포함한 혈청 화학검사(serum chemistries)
c) 혈액 응고 검사
d) 동맥혈가스분석 검사
e) 혈청과 요 독성 검사
f) 요 검사: 가임기 여성 대상자의 경우 임신검사
g) 두부 컴퓨터 단층 촬영
(1) 처음 컴퓨터 단층 촬영에서는 증거가 없을 수 있다.
(2) 추후 검사에서 명확해 진다.
h) 두부 자기공명영상
(1) 손상 시점부터 현재까지
(2) 초급성 출혈성 타박상에서 민감함

2. 분석: 감별 간호 진단/협력적 문제

a. 비효과적 조직 관류: 뇌 (Ineffective tissue perfusion: cerebral)
b. 비효과적 기도청결의 위험 (Risk for ineffective airway clearance)

3. 계획과 수행/중재

a. 기도, 호흡, 순환 유지(1장 참조)
b. 처방된 산소 공급
1) 기도가 손상된 환자의 경우 RSI 및 인공환기를 지원 한다(과환기의 경우 뇌 동맥을 수축시켜 뇌 혈류를 감소시키기 때문에 논란이 된다).
2) 고유량 산소
c. 필요시 정질액/약물 투여를 위한 정맥로 확보
d. 의학적 중재 준비 및 지원
1) 전문 기도 관리
a) 비강 또는 구강 삽관
b) 성문외 기도기(supraglottic airway), 후두마스크 기도기(LMA), 식도-기관 콤비튜브(esophageal-tracheal Combi-tube), 킹(King)
c) 수술적 기도(예 윤상갑상연골절개술)
2) 내과적 ICP 감압 지원
a) 고관절의 과도한 굴곡 방지, 머리와 목의 중립자세, 침상 머리 상승을 통해 정맥 귀환량을 증가 시킴
3) 뇌의 대사요구량을 감소시키기
a) 정상체온 유지
b) 발작 방지
4) 심장과 맥박 산소 측정기 부착

5) 만약 GCS<8이라면, 카테터를 삽입하여 ICP를 감시하는 것 권고
6) 위장관 튜브를 삽입하고, 간헐적 흡인 적용
7) 유치도뇨관 삽입
8) 지시된 신체적 증거 및 법 의학적 증거 수집과 유지 지원
9) 입원 또는 상급의료기관으로 이송 지원

e. 처방에 따른 약물 투여
1) 빠른연속 기도삽관 전 투약: 진정제, 수면제, 신경근 차단제
2) 뇌의 수분량을 감소시키기 위한 이뇨제

4. 평가와 지속적 모니터링

a. 기도 개방성
b. 의식수준, 신경학적 변화; ICP 수치
c. 혈역학적 상태
d. 호흡음과 맥박 산소 측정
e. 심박수와 리듬
f. 섭취량과 배설량

G. 외상성 뇌 손상: 미만성축삭손상-중등도에서 증증
TRAUMATIC BRAIN INJURY: DIFFUSE AXONAL INJURY (MODERATE TO SEVERE)

이러한 유형의 손상은 신경절단으로 인해 초래되는 신경학적 병변이 없는 신경학적 기능의 광범위한 손상에 의해 초래된다. 축삭의 미세한 손상, 광범위한 백질의 퇴행, 완전 신경학적 기능손상과 미만성 뇌부종이 특징적이다. 손상은 회색직-백질 접합부에 발생한다. 축삭 손상은 뇌의 다른 부분을 포함할 수 있고 몇 시간에서 며칠에 걸쳐 진행될 수 있다. 환자는 ICP가 상승되지 않을 수 있다.

1. 사정

a. 주관적 자료 수집
1) 현병력/주호소
a) 손상 기전
b) 의식 소실 시작 시점
c) 의식 소실 기간
2) 과거력
a) 기저질환
(1) 신경학적 질병 또는 손상
b) 약물 그리고/또는 알코올 사용/남용
c) 약물
d) 알레르기

b. 객관적 자료 수집
1) 신체검진
a) 전반적 외모
(1) 의식수준, 행동, 정서: 즉각적인 의식 소실이 몇 일에서 몇달간 지속될 수 있음
(2) 뇌간 기능 이상
(a) 강한 굴곡(피질제거자세) 또는 강한 신전(제뇌자세)
(b) 뇌간반사의 소실(예 기침, 구역)
(c) 고혈압
(d) 고체온
(e) 과도한 발한
(3) 중정도에서 심각한 정도의 고통/불편감
2) 진단적 절차
a) 전혈구계산검사(complete blood count, CBC) 및 감별계산
b) 혈당(glucose), 혈액요소질소(BUN), 크레아티닌(creatinine)을 포함한 혈청 화학검사(serum chemistries)
c) 혈액 응고 검사
d) 동맥혈가스분석 검사
e) 요 검사: 가임기 여성 대상자의 경우 임신검사
f) 두부 컴퓨터 단층 촬영
(1) 정상으로 보일 수 있다.
(2) 부종과 위축이 늦게 나타날 수 있다.
g) 두부 자기공명영상: 미세한 연조직의 비정상적 상태에 보다 더 민감하다.

2. 분석: 감별 간호 진단/협력적 문제

a. 비효과적 조직 관류: 뇌 (Ineffective tissue perfusion: cerebral)
b. 비효과적 기도청결의 위험 (Risk for ineffective airway clearance)
c. 손상의 위험 (Risk for injury)

3. 계획과 수행/중재

a. 기도, 호흡, 순환 유지(1장 참조)
b. 처방된 산소 공급
1) 기도가 손상된 환자의 경우 빠른 연속 기관삽관(RSI) 및 인공환기를 지원 한다(과환기의 경우 뇌 동맥을 수축시켜 뇌 혈류를 감소시키기 때문에 논란이 된다).
2) 고유량 산소
c. 필요시 정질액/약물 투여를 위한 정맥로 확보

d. 의학적 중재 준비 및 지원

1) 전문 기도 관리

a) 비강 또는 구강 삽관

b) 성문외 기도기(supraglottic airway), 후두마스크 기도기(LMA), 식도-기관 콤비튜브(esophageal-tracheal Combi-tube), 킹(King)

c) 수술적 기도(예 윤상갑상연골절개술)

2) 내과적 ICP 감압 지원

a) 고관절의 과도한 굴곡 방지, 머리와 목의 중립자세, 침상 머리 상승을 통해 정맥 귀환량을 증가 시킴

3) 뇌의 대사요구량을 감소시키기

a) 정상체온 유지

b) 발작 방지

4) 심장과 맥박 산소측정기 부착

5) 만약 GCS<8이라면, 카테터를 삽입하여 ICP를 감시하는 것 권고

6) 위장관 튜브를 삽입하고, 간헐적 흡인 적용

7) 유치도뇨관 삽입

8) 지시된 신체적 증거 및 법 의학적 증거 수집과 유지 지원

9) 입원 또는 상급의료기관으로 이송 지원

4. 평가와 지속적 모니터링

a. 기도 개방성

b. 의식수준, 신경학적 변화; ICP 판독 값

c. 혈역학적 상태: 적정 CPP 유지

d. 호흡음과 맥박 산소 측정

e. 심박수와 리듬

f. 섭취량과 배설량

H. 외상성 뇌 손상: 경막외 혈종
(TRAUMATIC BRAIN INJURY: EPIDURAL HEMATOMA)

경막 외 혈종은 두개골과 경막 사이에 혈액이 고여있는 것이다. 일반적으로 측두골 골절로 인한 중간 뇌막 동맥 열상의 결과이다. 골절은 측두골의 중간 뇌막의 동맥 홈을 가로지르며, 동맥에 열상을 초래하여 경막 외 공간으로 출혈을 야기한다. 동맥혈액은 높은 압력 하에 있기 때문에 빠르게 진행하여 ICP 상승, 뇌 이동(brain shift), 해마구 탈출(측두엽 안쪽 부위의 해마구(uncus)가 압력에 의해 천막 개구부(tentorial opening)를 통해 아래로 탈출)을 초래하는 큰 병변이 된다. 경막 외 혈종으로 인한 사망율은 약 50%이다. 이외에 뇌진탕, 경막하출혈, 그리고 뇌내 혈종과 같은 병변과 관련있다.

1. 사정

a. 주관적 자료 수집

1) 현병력/주호소

a) 손상 기전

b) 손상 이후 무의식의 양상(약 30%에서 발생함)

(1) 처음부터 무의식

(2) 의식이 정상인 기간: 5분~6시간

(3) 빠르게 의식을 잃음

2) 과거력

a) 기저질환

b) 이전의 두부 손상

c) 약물

d) 알레르기

b. 객관적 자료 수집

1) 신체검진

a) 전반적 외모

(1) 의식수준, 행동, 감정: 혼수

(2) 활력 징후: Cushing response (late)

(3) 중정도에서 심각한 정도의 고통/불편감, 위독함

b) 시진

(1) 동공 : 일측성, 고정됨, and/or 산대

(2) 운동 : 반대쪽의 불완전마비 또는 마비 진행

2) 진단적 절차

a) 전혈구계산검사(complete blood count, CBC) 및 감별계산

b) 혈당(glucose), 혈액요소질소(BUN), 크레아티닌(creatinine)을 포함한 혈청 화학검사(serum chemistries)

c) 혈소판 수치를 포함한 혈액 응고 검사

d) 동맥혈가스분석 검사

e) 요 검사: 가임기 여성 대상자의 경우 임신검사

f) 두부 컴퓨터 단층 촬영: 가장 진단에 정확하고 민감

2. 분석: 감별 간호 진단/협력적 문제

a. 가스교환 장애 (Impaired gas exchange)

b. 비효과적 조직 관류: 뇌 (Ineffective tissue perfusion: cerebral)

c. 비효과적 기도 청결의 위험 (Risk for ineffective airway clearance)

3. 계획과 수행/중재

a. 기도, 호흡, 순환 유지(1장 참조)

b. 산소 공급

1) 기도가 손상된 환자의 경우 빠른 연속 기관삽관(RSI) 및 인공환기를 지원 한다(과환기의 경우 뇌 동맥을 수축시켜 뇌 혈류를 감소시키기 때문에 논란이 된다).

2) 고유량 산소

c. 정질액/약물 투여를 위한 정맥로 확보

d. 의학적 중재 준비 및 지원

1) 전문 기도 관리

a) 비강 또는 구강 삽관

b) 성문외 기도기(supraglottic airway), 후두마스크 기도기(LMA), 식도-기관 콤비튜브(esophageal-tracheal Combi-tube), 킹(King)

c) 수술적 기도(예 윤상갑상연골절개술)

2) 내과적 ICP 감압 지원

a) 고관절의 과도한 굴곡 방지, 머리와 목의 중립자세, 침상 머리 상승을 통해 정맥 귀환량을 증가 시킴

3) 뇌의 대사요구량을 감소시키기

a) 정상체온 유지

b) 발작 방지

4) 심장과 맥박 산소측정기 부착

5) 위장관 튜브를 삽입하고, 간헐적 흡인 적용

6) 유치도뇨관 삽입

7) 지시된 신체적 증거 및 법 의학적 증거 수집과 유지 지원

8) 입원 또는 상급의료기관으로 이송 지원: 혈종 제거를 위한 응급 수술

4. 평가와 지속적 모니터링

a. 기도 개방성

b. 의식수준 변화

c. 혈역학적 상태

d. 호흡음과 맥박 산소 측정

e. 심박수와 리듬

f. 섭취량과 배설량

I. 외상성 뇌 손상: 두부 관통상 (TRAUMATIC BRAIN INJURY: PENETRATING HEAD INJURY)

두부 관통상은 물체가 두개골두로 강제로 들어갈 때 발생한다. 그 힘은 두피, 두개골, 뇌막, 뇌 혈관, 그리고 뇌 실질에 손상을 준다. 머리를 관통하는 빠른 속도 외상의 가장 흔한 원인은 총상(GSWs)이다. 느린 속도의 손상의 원인에는 자상과 찔린 물체를 포함한다. 총상의 경우 총알 자체뿐만 아니라 총알로부터 뇌로 에너지가 전달되면서 손상이 발생한다. 총알은 뇌 조직을 통과하면서 총알의 실제 지름의 3배에서 4배의 구멍을 만든다. 관통상의 사망률은 60% 이상이다. GCS 점수로 총상의 예후를 예측할 수 있다. 두부 관통상 환자는 파종혈관내응고, 두개내압 상승, 두개내혈종, 발작, 감염, 수두증의 합병증의 발생위험이 높다.

1. 사정

a. 주관적 자료 수집

1) 현병력/주호소

a) 손상 기전

(1) 빠른/느린 속도 투사체 또는 물체

(2) 총상의 특성

(a) 탄의 구경

(b) 탄의 종류

(c) 거리

b) 신경학적 상태

2) 과거력

a) 기저질환

(1) 신경학적 질병 또는 손상

b) 약물 그리고/또는 알코올 사용/남용

c) 약물

(1) 항응고제 또는 항 혈소판 제제

d) 알레르기

e) 예방접종

b. 객관적 자료 수집

1) 신체검진

a) 전반적 외모

(1) 의식수준, 행동, 정서: 명료~혼수

(2) 중정도에서 심각한 정도의 고통/불편감

b) 시진

(1) 개방성 상처

(2) 동공 반응: 빠른~무반응

(3) 신경학적 병소

2) 진단적 절차

a) 두부 컴퓨터 단층 촬영

b) 혈관조영술

c) 두부 자기공명영상: 상처를 초래한 물체가 금속인 경우는 금기일 수 있음

2. 분석: 감별 간호 진단/협력적 문제

a. 비효과적 조직 관류: 뇌

b. 감염의 위험

c. 비효과적 기도 청결의 위험

3. 계획과 수행/중재

a. 기도, 호흡, 순환 유지(1장 참조)

b. 산소 공급
1) 기도가 손상된 환자의 경우 빠른 연속 기관삽관(RSI) 및 인공환기를 지원 한다(과환기의 경우 뇌 동맥을 수축시켜 뇌 혈류를 감소시키기 때문에 논란이 된다).
2) 고유량 산소

c. 정질액/약물/혈액 투여를 위한 정맥로 확보

d. 의학적 중재 준비 및 지원
1) 전문 기도 관리
a) 비강 또는 구강 삽관
b) 성문외 기도기(supraglottic airway), 후두마스크 기도기(LMA), 식도-기관 콤비튜브(esophageal-tracheal Combi-tube), 킹(King)
c) 수술적 기도(예 윤상갑상연골절개술)
2) 의학적 ICP 감압 지원
a) 고관절의 과도한 굴곡 방지, 머리와 목의 중립자세, 침상 머리 상승을 통해 정맥 귀환량을 증가 시킴
3) 최종 처치가 가능할 때까지 관통된 물체를 안정화
4) 위장관 튜브를 삽입하고, 간헐적 흡인 적용
5) 유치도뇨관 삽입
6) 지시된 신체적 증거 및 법 의학적 증거의 수집과 유지 지원
7) 입원 또는 상급의료기관으로 이송 지원

e. 처방에 따른 약물 투여
1) 빠른연속 기도삽관 전 투약: 진정제, 수면제, 신경근 차단제
2) 삼투성 이뇨제(예 mannitol [Osmitrol])를 ICP상승에서 사용한다: 고혈압, 서맥과 넓어진 맥압(시간이 지남에 따라 수축기압과 이완기압 사이의 차이가 증가)
3) 항생제
4) 발작성 활동이 있다면 항 간질약
5) 파상풍 예방주사

4. 평가와 지속적 모니터링

a. 기도 개방성
b. 의식수준
c. 혈역학적 상태: 수축기혈압 >90mmHg 유지
d. 호흡음과 맥박 산소 측정
e. 심박수와 리듬
f. 섭취량과 배설량

J. 외상성 뇌 손상: 경막 하 혈종 (TRAUMATIC BRAIN INJURY: SUBDURAL HEMATOMA)

경막 하 혈종은 경막과 뇌막의 지주막층 사이에 혈액이 고여있는 것이다. 일반적으로 외상 또는 경막 하 공간 안에 뇌 내 혈종의 확장에 의해 나타난다. 경막 하 공간을 연결 하는 정맥이 파열되어 정맥의 피가 경막 하 공간으로 모이게 된다. 경막 하 혈종은 임상 징후 및 증상 발생 시점에 따라 분류된다: (1) 급성(48시간 내), (2) 아급성(2~14일 내), (3) 만성(14일 이상). 노인과 만성 알코올 중독자들은 뇌 위축으로 인해, 뇌에 초기 압력으로 인한 영향을 주지 않고 정맥혈이 축적될 수 있는 공간이 있어, 경막 하 혈종이 지속될 수 있는 위험이 증가한다. 영아와 소아에서는 학대가 원인 요소로 고려되어야 한다.

1. 사정

a. 주관적 자료 수집
1) 현병력/주호소
a) 손상 기전
b) 시간 간격
c) 신경학적 상태
2) 과거력
a) 기저질환
(1) 만성 알코올 중독
(2) 응고 장애
b) 약물: 항응고제, 항혈소판 제제
c) 알레르기

b. 객관적 자료 수집
1) 신체검진
a) 전반적 외모/점검
(1) 급성 경막 하 혈종
(a) 의식수준, 행동, 정서: 각성 상태의 지속적인 저하
(b) 대광반사의 결핍과 동측성, 일측성 동공 산대
(c) 반대쪽의 운동 변화(반신 불완전 마비)
(d) 보행장애, 운동실조
(2) 만성 과 아급성 경막 하 혈종
(a) 의식수준, 행동, 정서: 점진적이고 명확하지 않은 변화
(b) 정신상태의 변화
(c) 운동능력의 변화(동측 또는 반대쪽의 반신 불완전 마비)
(d) 시신경 유두부종
(e) 산동, 동측 동공의 느린 대광반사
(3) 중정도에서 심각한 정도의 고통/불편감, 위독함

2) 진단적 절차
a) 전혈구계산검사(complete blood count, CBC) 및 감별계산
b) 혈당(glucose), 혈액요소질소(BUN), 크레아티닌(creatinine)을 포함한 혈청 화학검사(serum chemistries)
c) 혈장과 소변의 독성 검사
d) 혈액응고검사
e) 요 검사: 가임기 여성 대상자의 경우 임신검사
f) 혈액형 검사 및 교차적합검사
g) 두부 컴퓨터 단층 촬영
(1) 중간 또는 큰 혈종인 경우 중앙선(midline) 이동
(2) 반대쪽 혈종은 중앙선 이동 없음을 의미
h) 두부 자기공명영상
i) 혈관 조영술

2. 분석: 감별 간호 진단/협력적 문제

a. 가스교환 장애 (Impaired gas exchange)
b. 비효과적 조직 관류: 뇌 (Ineffective tissue perfusion: cerebral)
c. 비효과적 기도 청결의 위험 (Risk for ineffective airway clearance)

3. 계획과 수행/중재

a. 기도, 호흡, 순환 유지(1장 참조)
b. 처방된 산소 공급
1) 기도가 손상된 환자의 경우 빠른 연속 기관삽관(RSI) 및 인공환기를 지원 한다(과환기의 경우 뇌 동맥을 수축시켜 뇌 혈류를 감소시키기 때문에 논란이 된다).
2) 고유량 산소
c. 필요시 정질액/약물 투여를 위한 정맥로 확보
d. 의학적 중재 준비 및 지원
1) 급성
a) 전문 기도 관리
(1) 비강 또는 구강 삽관
(2) 성문외 기도기(supraglottic airway), 후두마스크 기도기(LMA), 식도-기관 콤비튜브(esophageal-tracheal Combi-tube), 킹(King)
(3) 수술적 기도(예 윤상갑상연골절개술)
b) 내과적 ICP 감압 지원
(1) 고관절의 과도한 굴곡 방지, 머리와 목의 중립자세, 침상 머리 상승을 통해 정맥 귀환량을 증가시킴
c) 뇌의 대사요구량을 감소시키기
(1) 정상체온 유지
(2) 발작 방지
d) 심장과 맥박 산소측정기 부착
e) 위장관 튜브를 삽입하고, 흡인기 연결
f) 유치도뇨관 삽입
g) 지시된 신체적 증거 및 법 의학적 증거의 수집과 유지 지원
h) 입원 또는 상급의료기관으로 이송 지원
2) 비급성
a) 침상 머리 상승
b) 입원 지원, 수술
e. 처방에 따른 약물 투여
1) 빠른 연속 기관삽관(RSI) 전 투약: 진정제, 수면제, 신경근 차단제
2) 뇌의 수분량을 감소시키기위한 이뇨제
3) 항경련제

4. 평가와 지속적 모니터링

a. 기도 개방성
b. 의식수준 변화
c. 혈역학적 상태
d. 호흡음과 맥박 산소 측정
e. 심박수와 리듬
f. 섭취량과 배설량

K. 외상성 지주막 하 출혈 (TRAUMATIC SUBARACHNOID HEMORRHAGE)

외상성 지주막 하 출혈은 지주막 하 혈관이 파열되어 지주막과 연막 사이에 혈액이 광범위하게 축적된 것이다. 축적된 혈액은 뇌척수액을 통해 퍼진다. 두부 외상 환자의 약 40%가 컴퓨터 단층 촬영에서 외상성 지주막 하 출혈이 발견되고, 뇌 표면의 타박상으로 인한 심각한 뇌 손상과 항상 함께 나타난다. 동맥류 파열로 인한 지주막 하 출혈 보다 외상성 지주막 하 출혈이 두통, 오심, 뇌막 자극의 증상이 경미하다. 외상성 지주막 하 출혈에 비해 보통 좋은 예후를 가지고 있지만, 동맥류성 지주막 하 출혈과 동일한 합병증인 발작, 두개내압 상승, 뇌혈관 연축, 수두증이 발생한다. SAH가 외상성인지 비외상성(동맥류성)판별하는 것은 중요하다.

1. 사정

a. 주관적 자료 수집
1) 현병력/주호소
a) 손상 기전
b) 손상 후 의식 수준

c) 신경학적 상태
(1) 두통
(2) 오심
(3) 악화되는 의식 수준
(4) 후경부 강직
2) 과거력
a) 기저질환
(1) 신경학적 질병 또는 손상
(2) 고혈압
b) 약물: 항응고제, 항혈소판 제제
c) 알레르기
d) 예방접종

b. 객관적 자료 수집
1) 신체검진
a) 전반적 외모
(1) 의식수준, 행동, 감정: 지남력 상실~무의식
(2) 중정도에서 심각한 정도의 고통/불편감, 위독함
b) 시진
(1) 표면 외상
2) 진단적 절차
a) 동맥혈가스분석 검사
b) 두부 컴퓨터 단층 촬영
c) 두부 자기공명영상
d) 혈관 조영술

2. 분석: 감별 간호 진단/협력적 문제

a. 비효과적 조직 관류: 뇌 (Ineffective tissue perfusion: cerebral)
b. 급성 통증 (Acute pain)
c. 비효과적 기도 청결의 위험 (Risk for ineffective airway clearance)

3. 계획과 수행/중재

a. 기도, 호흡, 순환 유지(1장 참조)
b. 산소 공급
1) 기도가 손상된 환자의 경우 빠른 연속 기관삽관(RSI) 및 인공환기를 지원 한다(과환기의 경우 뇌 동맥을 수축시켜 뇌 혈류를 감소시키기 때문에 논란이 된다).
2) 고유량 산소
c. 정질액/약물/혈액 투여를 위한 정맥로 확보
d. 의학적 중재 준비 및 지원
1) 전문 기도 관리
a) 비강 또는 구강 삽관
b) 성문외 기도기(supraglottic airway), 후두마스크 기도기(LMA), 식도-기관 콤비튜브(esophageal-tracheal Combi-tube), 킹(King)
c) 수술적 기도(예 윤상갑상연골절개술)
2) 내과적 ICP 감압 지원
a) 고관절의 과도한 굴곡 방지, 머리와 목의 중립자세, 침상 머리 상승을 통해 정맥 귀환량을 증가 시킴
3) 뇌의 대사요구량을 감소시키기
a) 정상체온 유지
b) 발작 방지
4) 심장과 맥박 산소측정기 부착
5) 조용한 환경 조성
6) valsalva maneuver 예방
7) 위장관 튜브를 삽입하고, 간헐적 흡인 적용
8) 유치도뇨관 삽입
9) 입원 또는 상급의료기관 이송 지원

e. 처방에 따른 약물 투여
1) 빠른 연속 기관 삽관(RSI) 전 투약: 진정제, 수면제, 신경근 차단제
2) 삼투성 이뇨제(예 mannitol [Osmitrol])를 ICP상승에서 뇌의 수분량 감소를 위해 사용
3) 진통제: 신경학적 변화를 막기 위해 비마약성 진통제 선호

4. 평가와 지속적 모니터링

a. 기도 개방성
b. 의식수준
c. 혈역학적 상태
d. 호흡음과 맥박 산소 측정
e. 심박수와 리듬
f. 섭취량과 배설량
g. 통증 완화

26장

안구와 악안면 외상 응급

Ocular and Maxillofacial Trauma

Jeff Solheim, MSN, RN, CEN, CFRN, FAEN

주요 주제

전반적 전략
- 사정
- 분석: 감별 간호진단/협력적 문제
- 계획 및 수행/중재
- 평가와 지속적 감시
- 중재와 환자반응 기록
- 나이와 관련된 고려사항

특정 외상성 눈 손상
- 화학 화상(Chemical Burns)
- 각막 찰과상(Corneal Abrasion)
- 외안구 이물질(Extraocular Foreign Bodies)
- 눈꺼풀 열상(Eyelid Laceration)
- 안구 파열(Globe Rupture)
- 전방 출혈(Hyphema)
- 안와 골절(Orbital Fracture)
- 망막 박리(Retinal Detachment)

특정 외상성 악안면 손상
- 얼굴 열상과 연조직 손상(Facial Lacerations and Soft Tissue Injuries)
- 후두 골절(Fractured Larynx)
- 치아 골절(Fractured Tooth)
- 하악 골절(Mandibular Fractures)
- 상악 골절(Maxillary Fractures)
- 코뼈 골절(Nasal Fracture)
- 치아 부분/완전 탈구(Subluxed/Avulsed Teeth)
- 턱관절 탈구(Temporomandibular Joint Dislocation)
- 광대뼈 골절(Zygomatic Fractures)

Ⅰ. 전반적 전략 General Strategy

A. 사정 (ASSESSMENT)

1. 일차, 이차 사정/소생술 (1장 참조)

2. 초점 사정

a. 주관적 자료 수집
1) 현병력/주호소
a) 손상기전
(1) 둔기 외상 혹은 관통상
(2) 화학 물질 노출
b) 통증
c) 손상 시간
d) 자동차 사고 시 에어백 터짐
e) 도착 전 치료
f) 임상 상태 변화
g) 교정렌즈(콘택트렌즈 포함)/ 보호안경 착용
h) 시력변화; 시력 감소, 시야 감소, 흐린 시야, 복시(diplopia), 눈의 통증
i) 증상 완화를 위한 노력
(1) 민간요법
(2) 관련된 치료
(3) 약물
(a) 처방약
(b) 일반 판매약/허브
2) 과거력
a) 기저질환
(1) 당뇨병(diabetes)
(2) 심혈관계 질환(cardiovascular disease)
(3) 고혈압(hypertension)
b) 눈(ocular)
(1) 교정 렌즈(콘택트렌즈 포함)/ 보호 안경 착용
(2) 만성 눈 문제; 과거의 눈 손상
c) 악안면(maxillofacial)
(1) 귀, 코, 목(ENT)의 과거 문제, 안면외상, 수술 절차
d) 물질, 알코올 사용/남용
e) 마지막 정상 월경일; 가임기 여성
f) 현 투약상태
(1) 처방약
(2) 허브
g) 알레르기

h) 예방접종 상태

3) 심리적, 사회적 환경적 위험 요인

a) 나이와 발달단계에 맞는 적절한 행동

(1) 심각한 손상위험이 높은 젊은 남자 환자

(2) 각막 찰과상 위험이 높은 콘택트렌즈 착용자

b) 직업과 작업

(1) 아크(arc) 용접에 노출: 노출 후 4~8시간에 증상 발현

(2) 금속 연마, 기계류 사용의 건설 작업은 이물질이 박히거나 안구 관통의 잠재적 위험

(3) 기계공과 청소원은 눈에 산/알칼리 화상의 위험

c) 취미, 부업, 레크리에이션 활동

(1) 토양과 유기물질관련 손상은 감염 위험성을 증가

(2) 가정공예와 목공예 활동은 안전예방조치가 취해지지 않으면 눈 손상의 위험이 높음

(3) 공과 관련된 운동은 눈 보호장비를 착용하지 않은 채 할 경우 눈 손상의 위험이 높음

(4) BB탄과 불꽃놀이는 아동의 눈 손상의 흔한 원인

d) 가능성이 있거나 실제적인 폭력, 학대, 가정폭력 상황

(1) 폭력의 희생자는 흔히 눈, 악안면 손상이 지속

(2) 아동학대의 희생자는 흔히 직접적 외상이나 아동을 흔드는 것과 관련된 안구 내 출혈, 망막 출혈의 소견을 나타냄

b. 객관적 자료 수집

1) 전반적 외모

a) 의식수준, 행동, 정서

b) 활력징후

c) 걸음걸이

d) 위생상태

e) 고통/불편감의 정도

2) 시진

a) 눈꺼풀과 안와주위 연조직의 부종과 반상출혈

b) 눈 주위 이물질, 관통 상처, 찢어짐, 눈안 체액의 유출

c) 동공크기와 기능, 외안근 운동, 시야

d) 결막(conjunctiva)과 공막(sclera) 출혈

e) 전방(anterior chamber) 출혈

f) 불투명하고 회백색의 각막(cornea)

g) 안면 비대칭, 상처, 출혈

h) 연조직 부종, 반상출혈, 기형

i) 부정교합과 개구장애, 구강 내 외상, 치아탈구, 결손 또는 깨진 치아

j) 머리 또는 목의 손상 증거

3) 촉진/타진

a) 얼굴뼈와 안와주위 구조물의 안정성, 염발음, 운동성, 뼈의 변형, 압통

b) 머리와 목의 압통과 기형

c) 얼굴의 감각과 근육 기능

3. 진단적 절차

a. 검사실 검사

1) 전혈구계산검사(complete blood count, CBC) 및 감별계산

2) 상처, 분비물의 배양검사

3) 동맥혈가스검사

b. 영상검사

1) 얼굴 방사선촬영

a) Waters' view

b) 하악골의 파노라마(panorama) 촬영

c) 경추

2) 안면, 안와, 두부, 목의 컴퓨터 단층 촬영과 자기공명 영상

c. 기타

1) 시력 검사

2) 직접적인 검안경 검사

3) 형광염색법(fluorescein staining)

4) 세극등 검사(slit-lamp examination)

5) 안압측정 검사(tonometry)

B. 분석: 감별 간호진단/협력적 문제 (ANALYSIS: DIFFERENTIAL NURSING DIAGNOSES/ COLLABORATIVE PROBLEMS)

1. **비효과적 기도 청결** (Ineffective airway clearance)
2. **급성 통증** (Acute pain)
3. **불안/두려움** (Anxiety/fear)
4. **피부통합성 장애** (Impaired skin integrity)
5. **감각지각 장애: 시각** (Disturbed sensory perception: visual)
6. **지식 부족**(Deficient knowledge)

C. 계획과 수행/중재 (PLANNING AND IMPLEMENTATION/INTERVENTIONS)

1. 치료의 우선순위 결정

a. 기도, 호흡, 순환유지 (1장 참조)

b. 필요 시 수액/혈액 공급을 위한 정맥로 확보

c. 필요 장비와 물품 준비

d. 의학적 중재 준비 및 지원
e. 처방에 따른 약물 투여

2. 불안/걱정 완화
3. 환자에게 지지가 될 수 있는 중요한 사람과 같이 있는 것 허용
4. 환자/가족 교육

D. 평가와 지속적 감시 (EVALUATION AND ONGOING MONITORING)

1. 처방에 따라 지속적으로 모니터하고 치료
2. 환자 반응/결과를 모니터하고 간호 계획을 적절히 수정
3. 긍정적 결과가 나타나지 않는다면, 사정과 계획을 재평가

E. 중재와 환자 반응 기록 (DOCUMENTATION OF INTERVENTIONS AND PATIENT RESPONSE)

F. 나이와 관련된 고려사항 (AGE-RELATED CONSIDERATIONS)

1. 아동

a. 성장과 발달 관련 사항
1) 아동은 검사를 용이하게 하기 위해 검사동안 담요를 이용하여 억제하는 게 필요할 수 있다.
2) 아동은 4개월까지 물체에 고정시킬 수 있다.
3) 아동환자의 얼굴 뼈 골절은 심각성이 덜하다; 아동의 얼굴 뼈는 부드럽고 유연하기 때문에 분쇄골절과 비전위 골절이 가장 흔하다.
4) 입과 상부기도 조직은 성인보다 아동환자에서 더 크고, 혈액, 구토물, 기타 이물질이 채워질 수 있다. 아동은 성인보다 상부기도 폐쇄가 더 쉽게 일어난다.

b. 주요점
1) 시력검사를 위한 표준화된 Snellen 챠트 뿐 아니라, 글을 읽지 못하는 아동을 위한 E-챠트, Lea/Allen figure 챠트도 있다. 유아의 경우, 시력검사는 아동의 눈이 밝고 색이 있는 물체를 따라 움직이는 것을 확인하여 측정할 수 있다.
2) 3세 아동은 20/40 시력이 정상이며, 4세까지는 20/30, 5~6세까지는 20/20 시력이 정상이다.

2. 노인

a. 노화와 관련된 사항
1) 약 70세 까지 시력은 점차적으로 감소하며 그 이후에는 급격히 감소한다.
2) 시력검사의 정확도가 감소한다.
3) 나이에 따라 거리를 맞추고 적응하는 눈의 능력은 감소한다.
4) 만성 질병이 시각의 변화를 일으킨다.

b. '주의점'
1) 망막 박리의 발병율이 증가한다.
2) 악안면 외상은 머리와 목의 손상과 관련된다.

II. 특정 외상성 눈 손상 Specific Traumatic Ocular Injuries

A. 화학 화상 (CHEMICAL BURNS)

안구 손상은 미국에서 시각장애의 주요 원인으로 백내장(cataracts) 다음으로 두 번째이다. 안구손상의 원인 중 하나가 화학 화상이다. 눈에 대한 화학 손상은 약간의 자극에서부터 비가역적인 시각 장애까지 다양하다. 화학물질은 pH 7.0 이상의 알칼리, 또는 7.0 이하의 산성물질을 말한다. 산성 물질은 신체 단백질을 변형시켜 응고괴사를 일으키고, 흉터를 형성하여, 더 큰 침투를 에 대한 장벽을 만들 수 있다. 다른 한편, 알칼리 물질은 지방산과 상호작용하여 조직파괴를 야기하며, 더 깊고 심한 화상을 일으킨다. 이런 경우 2가지의 예외가 있다. 불화수소산(hydrofluoric acid, 유리 및 특정 세정제에 사용)과 황산(sulfuric acid, 자동차 배터리에서 발견)은 보호성 흉터를 만들지 못하며, 알칼리 물질과 유사하게 심한 눈 손상을 일으킬 수 있다. 눈의 화학물질 노출 시 응급치료는 충분한 세척으로 화학물질을 중화시키는 것이다. 세척은 빨리 시행될수록 예후가 좋다. 따라서, 화학 화상은 눈의 응급상황 중 가장 우선순위가 높아야 한다. 세척 후 약한 화상인 경우 항생제 연고, 심한 화상으로 인한 시력 손상 위험이 있는 경우 수술적 중재까지 장기적인 치료가 필요하다.

1. 사정

a. 주관적 자료 수집
1) 현병력/주호소
a) 통증
b) 다양한 정도의 시각 소실
c) 화학물질 노출
d) 직업적 위험
2) 과거력
a) 현재 또는 이전의 질환/질병
b) 과거 눈의 문제
c) 투약
d) 알레르기
e) 예방접종 상태

b. 객관적 자료 수집
1) 신체 검진
a) 전반적 외모
(1) 중정도에서 심각한 고통/ 불편감

b) 시진
(1) 화상 정도
(2) 시력: 감소
(3) 결막 충혈
(4) 결막 수종(안구 결막 bulbar conjunctiva 의 부종)
(5) 각막 혼탁; 특정 안구 구조를 구분할 수 없음

2) 진단적 절차
a) 검안경 검사(funduscopy)
b) 형광 염색법(fluorescein staining)
c) 세극등 검사(slit-lamp examination)

2. 분석: 감별 간호진단/협력적 문제

a. 감각지각 장애: 시각(Disturbed sensory perception: visual)
b. 급성 통증 (Acute pain)
c. 두려움/불안 (Fear/anxiety)
d. 지식 부족 (Deficient knowledge)
e. 감염의 위험 (Risk for infection)

3. 계획과 수행/중재

a. 기도, 호흡, 순환유지(1장 참조)
b. 처방된 산소 공급
c. 필요 시 수액/혈액 공급을 위한 정맥로 확보
d. 의학적 중재 준비 및 지원
1) 즉각적인 눈 세척: 위 눈꺼풀의 외전
a) 세척은 가능한 손상 후 즉시 시작. 다른 용액을 사용할 때까지 수돗물을 사용할 수도 있음. lactated ringer 또는 생리식염수를 사용을 위해 세척이 지연되어서는 안됨
b) 눈의 산도가 중성(눈물의 정상 pH는 7.4이며, pH 7.0-8.0을 목표로 세척)이 될 때까지 충분히 지속적으로 세척
c) 세척을 끝내고 5분 후 눈의 pH를 확인하여 세척액의 pH가 측정되지 않도록 함
d) 세척을 용이하게 하기 위해 눈꺼풀을 뒤로 당기는 기구(eyelid retractors)나 Morgan lens를 사용할 수 있음

e. 처방에 따른 약물 투여
1) 국소적 안구 마취제
2) 비마약성 진통제
3) 마약성 진통제
4) 국소마취제(섬모체근 마비제): 섬모체 경련과 관련된 통증 감소
5) 국소적 안구 항생제
6) 파상풍 예방약

4. 평가와 지속적 감시

a. 혈역학적 상태
b. 시력, 안구액의 pH
c. 통증 완화

B. 각막 찰과상 (CORNEAL ABRASION)

대부분의 각막찰과상(corneal abrasion)은 각막의 상피세포층의 손상이지만, 심한 경우 더 깊은 간질 세포층까지 침범할 수도 있다. 각막 찰과상은 흔한 손상이며, 응급실에 오는 눈의 손상의 약 10%에 해당한다. 특히 콘택트렌즈를 착용하는 사람에게 잘 발생하며, 콘택트렌즈 사용으로 인한 *Pseudomonas* 감염과 관계가 있다. 치료는 수년에 걸쳐 변화되어왔다. 안대, 국소마취제, 국소 항생제 사용 등의 전통적인 치료법은 도움이 되지 않는다. 안대는 단안시(monocular vision)를 일으키며, 습한 환경으로 인해 세균성장을 자극하고 퇴원 후 손상의 위험이 증가한다. 연구에 따르면, 안대 착용은 치료 속도를 높이거나 통증을 완화시키지 않는다. 국소 마취제는 눈 검사를 용이하게 하기 위해 사용할 수 있으나, 눈의 보호반사 신경감소와 안구건조로 인해 더 큰 손상을 일으킬 수 있으므로 퇴원 후 사용하지 않도록 한다. 더구나, 국소마취제는 상처 치유를 오히려 늦추어왔다. 항생제는 콘택트렌즈 사용으로 인한 찰과상에 주로 처방되었으나, 각막 찰과상 환자에게 항생제의 일상적 사용이 감염을 감소시킨다는 증거는 거의 없다. 치료는 국소 또는 전신적 비스테로이드성 항염증제를 통한 통증 완화에 초점을 둔다. 섬모체근 마비제(Cycloplegic agents)는 광범위한 각막 찰과상(좁은 전방각 녹내장이 없는 환자) 환자의 광선공포증(photophobia)과 안검경련(blepharospasm)의 완화에 사용된다.

1. 사정

a. 주관적 자료 수집
1) 현병력/주호소
a) 안구 손상, 콘택트렌즈 사용
b) 통증: 약한 정도부터 심한 정도까지, 흔히 '이물감'으로 표현된다.
c) 발적
d) 눈물과 눈 깜박거림
e) 빛에 대한 과민성
f) 교정기(콘택트렌즈 등) 또는 보호렌즈 착용
2) 과거력
a) 기저질환
b) 과거의 눈 손상 또는 문제

c) 투약
d) 알레르기
e) 예방접종 상태

b. 객관적 자료 수집
1) 신체 검진
a) 전반적 외모
(1) 경미함에서 심한 고통/불편감
b) 시진
(1) 결막 자극
(2) 눈물, 눈 깜박거림
(3) 이물질: 위 눈꺼풀 외전
(4) 각막 궤양
(5) 눈꺼풀과 주변 조직의 부종
2) 진단적 절차
a) 시력(visual acuity): 각막 찰과상이 심하지 않거나 시각 축 위에 위치해 있지 않다면 정상
b) 형광 염색법(fluorescein staining): 상피세포 손상 시 색소 흡수
c) 세극등 검사(slit-lamp examination)

2. 분석: 감별 간호진단/협력적 문제

a. 급성 통증 (Acute pain)
b. 불안/두려움 (Anxiety/fear)
c. 지식 부족 (Deficient knowledge)
d. 감염의 위험 (Risk for infection)

3. 계획과 수행/중재

a. 의학적 중재 준비 및 지원
b. 처방에 따른 약물 투여
1) 비스테로이드성 항염증제 국소 또는 전신적 투여
2) 섬모체근 마비제: 광범위한 각막 찰과상 환자의 섬모체 경련과 관련된 통증 감소
3) 국소 안구항생제는 콘택트렌즈 착용 과거력이 있는 환자에게 사용
4) 파상풍 예방약은 '지저분한' 상처 시 사용 고려
c. 환자/가족 교육
1) 12~24시간 동안 눈을 쉬게 하기: 선글라스 착용, 어두운 방
2) 재방문 치료의 중요성: 손상이 콘택트렌즈 착용 때문이라면 24시간 이내에 다시 확인
3) 치료기간에는 콘택트렌즈는 착용하지 않기

4. 평가와 지속적 감시

a. 통증 완화

C. 외안구 이물질 (EXTRAOCULAR FOREIGN BODIES)

이물질은 망치작업, 연마작업, 차 아래에서 작업하거나 머리 위에서 일하는 등의 상황에서 눈에 들어올 수 있다. 환자는 흔히 '눈에 무언가 들어왔다'라고 표현한다. 이물질은 금속, 톱밥, 먼지입자 등 다양하다. 금속물질은 각막에 철 성분의 녹(rust ring)이 생길 수 있으므로 특별히 주의가 필요하다. 만약 녹 링이 제거되지 않으면 각막을 침범하고 시각을 방해할 수 있다. 하나 또는 여러개의 이물질이 안구 관통 시 각막 손상을 고려해야 한다. 이러한 형태의 손상은 흔히 직업과 관련이 있다.

1. 사정

a. 주관적 자료 수집
1) 현병력/주호소
a) 손상기전
b) 통증은 이물감 또는 광선공포로 표현
c) 시력 변화
d) 눈물
e) 발적
f) 보호렌즈 착용
2) 과거력
a) 기저질환
b) 과거 눈의 손상 또는 문제
c) 투약
d) 알레르기
e) 예방접종 상태

b. 객관적 자료 수집
1) 신체 검진
a) 전반적 외모
(1) 경미함에서 심한 고통/불편감
b) 시진
(1) 눈물, 눈 깜박거림
(2) 경미함에서 중정도의 결막 자극
(3) 이물질 관찰: 적절한 시진을 위해 눈꺼풀 외전
(4) 금속 물질인 경우 철 성분의 녹(rust ring) 관찰 (2~4시간 정도에 반응 시작)
2) 진단적 절차
a) 시력(visual acuity): 정상이거나 약간 비정상
b) 형광염색법(fluorescein staining): 비정상; 각막 찰과상, 이물질, 철 성분의 녹(rust ring)
c) 세극등검사(slit-lamp examination)
d) 안와 컴퓨터 단층 촬영(특히, 외안구 이물질이 의심되지만 보이지 않는 경우; 컴퓨터 단층 촬영은 관통되어 있는 이물질을 확진하는데 도움이 됨)
e) 자기공명영상은 금속 물질이 의심되는 경우 금기

2. 분석: 감별 간호진단/협력적 문제

a. 급성 통증 (Acute pain)

b. 불안 (Anxiety)

c. 지식 부족 (Deficient knowledge)

3. 계획과 수행/중재

a. 의학적 중재를 준비/지원

1) 생리식염수로 눈을 조심스럽게 세척

2) 젖은 면봉, 25G 바늘, 이물질 제거용 감자(foreign body spud)로 이물질을 제거

3) 안과용 드릴로 녹 링 제거

4) 고속력에 의한 손상이 의심되는 경우 안과 전문의에게 협진

b. 처방에 따른 약물 투여

1) 국소 안구 마취제

2) 비마약성 진통제

3) 마약성 진통제

4) 파상풍 예방약물

4. 평가와 지속적 감시

a. 통증 완화

b. 시력

D. 눈꺼풀 열상 (EYELID LACERATION)

눈꺼풀 열상(eyelid Lacerations)은 다양한 형태의 손상의 결과이며, 눈꺼풀의 단순 열상부터 눈물 배출 기관, 외안근, 눈꺼풀 테(eyelid margin)와 같은 기본 구조 등의 복합 열상까지 다양하다. 눈꺼풀 열상의 응급실 치료의 목표는 눈꺼풀 기능의 보존, 적절한 눈꺼풀 테, 미용 시술의 결과를 받아들이는 것이다. 합병증은 눈물 배출 기관의 파괴, 안구 자체의 손상이며, 특히 손상이 눈꺼풀의 안쪽 1/3을 포함할 때 발생한다.

1. 사정

a. 주관적 자료 수집

1) 현병력/주호소

a) 손상기전

b) 시각 장애

2) 과거력

a) 기저질환

b) 투약

c) 알레르기

d) 예방접종 상태

b. 객관적 자료 수집

1) 신체 검진

a) 전반적 외모

(1) 경미함에서 중정도의 고통/불편감

b) 시진

(1) 눈꺼풀 열상

(2) 안와 지방의 돌출

(3) 올림근(안검하수) 또는 위 곧은근(상직근, superior rectus muscle) 손상

(4) 기타 눈손상 관찰(예 안구파열, 이물질, 전방출혈, 각막 찰과상 또는 열상)

c) 촉진

(1) 안와 주위 연조직 또는 뼈 손상

2) 진단적 절차

a) 얼굴과 눈 근육의 기능 검사

b) 검안경검사(funduscopy)

c) 형광염색법(fluorescein staining)

d) 세극등검사(slit-lamp examination)

2. 분석: 감별 간호진단/협력적 문제

a. 피부 통합성 장애 (Impaired skin integrity)

b. 급성 통증 (Acute pain)

c. 불안 (Anxiety)

d. 지식 부족 (Deficient knowledge)

e. 감각지각 장애: 시각 (Disturbed sensory perception: visual)

f. 감염의 위험 (Risk for infection)

3. 계획과 수행/중재

a. 의학적 중재 준비 및 지원

1) 지혈: 안구의 직접적인 압박은 피하기

2) 수술적 치료 지원: 상처 봉합

3) 광범위한 조직 소실 또는 눈물샘 손상 시 안과 전문의나 성형외과 전문의에게 의뢰

b. 처방에 따른 약물 투여

1) 국소 안구마취제

2) 비마약성 진통제

3) 마약성 진통제

4) 항생제

5) 처방에 따라 파상풍 예방약물

4. 평가와 지속적 감시

a. 통증 완화

E. 안구 파열 (GLOBE RUPTURE)

주요한 눈의 응급상황이며 즉각적인 외과적 중재를 필요로 한다. 안구파열(globe rupture)은 둔상(blunt force) 또는 관통상(penetrating force)에 의해 발생한다. 안구에 가해지는 둔상은 안구내압을 올리고 공막(sclera)을 파열시킨다. 파열의 가장 흔한 부위는 변연부 또는 공막이 가장 얇은 외안근 삽입부위이다. 관통상은 일반적으로 금속을 두드리거나, 연마 작업, 물체를 찌르는 작업으로 인해 물질이 튀어오르며 발생한다. 안구 파열은 쉽게 눈에 보이기도하고 감추어지기도 한다; 따라서, 세심한 병력조사와 신체검진이 필수적이다.

1. 사정

a. 주관적 자료 수집
- 1) 현병력/주호소
  - a) 손상 시간과 기전
  - b) 보호 안경 또는 교정 안경 착용
  - c) 시각 변화 또는 결손
  - d) 통증: 경미함에서 심한 정도
- 2) 과거력
  - a) 기저질환
  - b) 과거의 눈 손상 또는 문제
  - c) 투약
  - d) 알레르기
  - e) 예방접종 상태

b. 객관적 자료 수집
- 1) 신체 검진
  - a) 전반적 외모
    - (1) 눈에서 돌출된 관통 물질
    - (2) 중정도에서 심각한 정도의 고통/불편감
  - b) 시진
    - (1) 안구의 대칭성
    - (2) 방수(aqueous humor) 또는 유리체액(vitreous humor) 유출
    - (3) 안구 함몰(enophthalmos)
    - (4) 전방(anterior chamber)의 눈에 보이는 이물질
    - (5) 뾰족하거나 눈물 모양의 동공(pupil)
    - (6) 얕은 전방(anterior chamber): 예후가 좋지 않음
  - c) 촉진
    - (1) 눈 주위 연조직 부종/ 뼈의 기형
- 2) 진단적 절차
  - a) 시력: 감소
  - b) 안와 컴퓨터 단층 촬영: 눈에 보이지 않는 파열, 이물질 확인
  - c) 안와, 부비동 방사선 검사: 이물질 또는 골절 확인
  - d) 안와 자기공명영상: 안구 연조직 손상 확인
  - e) 세극등 검사(slit-lamp examination)

2. 분석: 감별 간호진단/협력적 문제

a. 감각지각 장애: 시각 (Disturbed sensory perception: visual)
b. 급성 통증 (Acute pain)
c. 불안 (Anxiety)
d. 지식 부족 (Deficient knowledge)
e. 감염의 위험 (Risk for infection)

3. 계획과 수행/중재

a. 수액/약물 투여를 위한 정맥로 확보

b. 의학적 중재 준비 및 지원
- 1) 돌출된 물질을 움직이지 않도록 함
- 2) 안구 주변에 모든 압력을 피함; 안구파열이 의심된다면 눈을 뜨지 않도록 함
- 3) 손상된 눈에 가볍게 안대를 하여 가리고, 다른 눈 또한 안대를 하여 움직임을 최소화
- 4) 환자를 반좌위 자세(semi-Fowler position)로 쉬게 함
- 5) 안과 전문의에게 의뢰
- 6) 입원

c. 처방에 따른 약물 투여
- 1) 비마약성 진통제
- 2) 마약성 진통제
- 3) 내안구염(endophthalmitis)을 예방하기 위해 비경구용 항생제
- 4) 필요시 비경구용 항구토제
- 5) 파상풍 예방약물
- 6) 중요: 안구 파열이 의심된다면 국소적 약물 투여는 피함

4. 평가와 지속적 감시

a. 혈역학적 상태
b. 시력
c. 통증 완화

F. 전방출혈 (HYPHEMA)

전방출혈(hyphema)은 홍채(iris)나 섬모체(ciliary body) 혈관의 파열로 인해 안구 전방에 혈액이 축적되는 것이다. 때로, 혈액량은 아주 소량으로 세극등(slit lamp)에 의해서만 보일 수도 있고, 전방전체가 혈액으로 채워질 수도 있다(8-ball hyphema). 전방출혈은 흔히 외상과 관련되지만, 낫모양빈혈증(sickle cell disease)과 같은 의학적 상태가 원인이 되기도 한다. 치료는 혈액의 양과 안압에 따라 달라진다. 안압이 약간 상승한 경우에는 퇴원하여 출혈이 흡수될 때까지

활동을 줄인다. 전방출혈이 50% 이상이며 시력이 감소하거나 안압이 현저히 증가된 경우에는 입원하여 수술적 치료를 요한다.

1. 사정

a. 주관적 자료 수집
1) 현병력/주호소
a) 손상기전
b) 흐릿한 시야
c) 혈액이 보이는 시야
d) 통증
e) 보호 안경 또는 교정 안경 착용
2) 과거력
a) 기저질환
(1) 낫모양 적혈구 빈혈(sickle cell disease)
(2) 심혈관 질환
b) 과거의 눈 손상 또는 문제
c) 투약
(1) 항고혈압제
(2) 항응고제
(3) 비스테로이드성 항염증제(NSAIDs)
d) 알레르기

b. 객관적 자료 수집
1) 신체 검진
a) 전반적 외모
(1) 중정도의 고통/불편감
b) 시진
(1) 동공: 상대 구심성 동공 장애
(2) 외안구 운동(EOMs)
(3) 눈에 보이는 전방출혈
(4) 명확히 관련된 손상
2) 진단적 절차
a) 시력: 감소
b) 뼈의 손상을 확인하기 위한 선택적 방사선 검사/컴퓨터 단층촬영
c) 안압측정(tonometry): 안구 파열시 증가 또는 감소
d) 세극등검사(slit-lamp examination)

2. 분석: 감별 간호진단/협력적 문제

a. 감각지각 장애: 시각 (Disturbed sensory perception: visual)
b. 불안/두려움 (Anxiety/fear)
c. 지식 부족 (Deficient knowledge)
d. 자가간호 결핍 (Self-care deficit)

3. 계획과 수행/중재

a. 의학적 중재 준비 및 지원
1) 영향받은 쪽의 눈을 가려 보호하고 쉬게 함
2) 침상머리를 30~45도 상승시킨 채 침상 안정시켜 안압을 감소시키고 혈액을 아래로 채움
3) 안과 전문의에게 의뢰

b. 처방에 따른 약물 투여
1) 진통제: 아스피린, NSAIDs, 항혈소판 약물은 출혈을 재발시킬 수 있으므로 피함
2) 항섬유소 용해제: 국소 안약, 구강 또는 정맥용 아미노카프로익 산(aminocaproic acid, Amicar 아미카)
3) 넓은 전방 출혈인 경우 아트로핀(1%) 국소적용
4) 스테로이드

4. 평가와 지속적 감시

a. 시력
b. 통증 완화

G. 안와 골절 (ORBITAL FRACTURE)

안와골 어느 부위에서나 골절은 발생할 수 있지만, 가장 흔한 부위는 안와 하벽 골절이다. 손상의 기전은 흔히 주먹에 맞거나 공이 안구를 때리는 경우이다. 골절로부터 생긴 뼈 조각들이 상악동 아래로 침투하고, 하직근은 골절선에 쌓여 환자가 아래쪽을 보는 것을 최소화한다. 이것을 안구함몰이라고 하며, 주로 복시와 같은 시야 결함이 발생한다. 안와 하벽에 있는 안와하 신경이 침범받으면, 뺨과 윗입술의 마취에 주의해야 한다. 안와의 다른 부분이 손상될 수도 있다. 중간벽의 골절은 종종 코의 손상이나 안면 중앙부 골절과 관련된다. 안와의 윗부분이 골절되기도 하며, 매우 드문 경우에서, 눈의 일부분이 골절 부위 안으로 탈출되기도 한다. 이러한 골절들은 흔히 외과적 중재를 필요로 하지만, 안와 자체가 침범되지 않았다면 주변의 부종을 해결하기 위해 수술은 지연될 수도 있다.

1. 사정

a. 주관적 자료 수집
1) 현병력/주호소
a) 손상기
b) 흐릿한 시야
c) 복시: 특히 측면 혹은 위쪽 시선
d) 얼굴 저림, 특히 안와 하 신경이 손상받았다면 전중부 볼과 윗입술
e) 안구 운동 시 통증
2) 과거력
a) 현재 혹은 과거 질환/질병
b) 과거 안면신경 손상

c) 투약
d) 알레르기
e) 예방접종 상태

b. 객관적 자료 수집

1) 신체 검진
a) 전반적 외모
(1) 의식수준, 행동, 정서: 머리 손상이 있다면 변화
(2) 경증 및 중증도의 고통/불편함
b) 시진
(1) 명확한 안면 외상
(2) 안와 주위 연조직 부종, 혈종, 반상출혈
(3) 안면 비대칭
(4) 결막하 출혈
(5) 골절된 부위가 부비동 안으로 들어가면 안구함몰
(6) 안구 뒤 혈종이 있는 경우 안구함몰
(7) 동공: 동등성, 반응
(8) 외안구 운동(EOMs): 상향 혹은 측면 운동 시 통증이 있거나 제한
(9) 침범된 쪽의 고막 파열 가능성
(10) 명확한 안구 혹은 다른 손상
c) 촉진
(1) 뼈의 염발음 또는 골절부위의 피하 공기
(2) 안와 하 마비

2) 진단적 절차
a) 시력
b) 검안경 검사
c) 안압 측정
d) 안와 컴퓨터 단층 촬영
e) Waters' view를 포함하여 안와, 얼굴 방사선검사(부비동과 관련된 골절 시 나타나는 공기-액체 정도 혹은 눈물 방울징후(teardrop sign) 확인
f) 경추 방사선 검사

2. 분석: 감별 간호진단/협력적 문제

a. 급성 통증 (Acute pain)
b. 불안 (Anxiety)
c. 지식 부족 (Deficient knowledge)
d. 감염의 위험 (Risk for infection)

3. 계획과 수행/중재

a. 기도, 호흡, 순환유지(1장 참조)
b. 처방에 따라 충분한 산소 공급
c. 필요 시 수액/약물 투여를 위한 정맥로 확보
d. 의학적 중재 준비 및 지원
1) 부종 감소를 위해 얼음을 적용하고 침상머리를 상승
2) 외과적 상처를 봉합
3) 안과, 이비인후과(ENT), 악안면 전문가에게 의뢰
e. 처방에 따른 약물 투여
1) 비마약성 진통제
2) 마약성 진통제
3) 항생제: 부비동 골절이 있을 경우
4) 파상풍 예방약
f. 환자/가족 교육
1) 부비동으로부터 골절주위 피하조직으로 공기압력을 가할 수 있는 행동들, 즉 코로 바람을 불거나 발살바법(valsalva maneuver) 또는 기타 모든 행동들을 금지시킴
2) 환자가 이차적으로 복시증상을 나타낸다면, 안대를 적용하고 운전을 하거나, 다른 고위험 행동들을 하지 않도록 지도

4. 평가와 지속적 감시

a. 혈역학적 상태
b. 시력
c. 통증 완화

H. 망막 박리 (RETINAL DETACHMENT)

망막은 신경층과 맥관층의 두 층으로 구성되어 있다. 이 두 층이 분리되는 것을 망막 박리(retinal detachment)라고 한다. 45세 이상의 근시(myopia)가 있는 환자가 발생 위험이 높지만, 어느 연령대이건 외상으로 인해 발병할 수 있다. 고혈압(hypertension), 혈관염(vasculitis), 중심망막혈관 폐색 등이 원인이다. 망막은 통증섬유가 없어, 망막박리는 통증이 없는 대신 '빛의 번쩍임'의 시각화, 시야에 부유물이 떠있는 느낌, 시야를 가리는 '커튼'이나 '장막' 등으로 표현되는 시각장애가 생긴다. 작은 망막 박리는 증상이 없을 수도 있다. 박리된 망막 부위는 허혈성이므로 즉각적으로 이 결함을 회복해야 영구적인 시력손실을 줄일 수 있다. 망막박리의 치료는 안과전문의에 의해 시행되며, 레이저치료, 눈 속 가스, 수술적 치료가 시행된다.

1. 사정

a. 주관적 자료 수집
1) 현병력/주호소
a) 손상기전
b) 무통성의 양측 시력변화(빛의 섬광, 부유물, '커튼', '장막', '거미줄' 등의 시야결손)
(1) 점진적(퇴행성) 또는 갑작스런(외상성) 발병

2) 과거력
a) 현재 또는 과거의 질환/질병
(1) 당뇨병(diabetes)
(2) 혈관염(vasculitis)
(3) 낫모양 적혈구 빈혈(sickle cell disease)
(4) 자간증(eclampsia)
(5) 고혈압(hypertension)
b) 머리 또는 얼굴 외상
c) 과거 눈 수술
d) 투약, 특히 항고혈압제
e) 알레르기
f) 가족력

b. 객관적인 자료 수집
1) 신체 검진
a) 전반적 외모
(1) 무통성, 시야 장애로 인한 불안감 호소
b) 시진
(1) 동공반응 정상; 상대적 구심성 동공 결손(양측에 직접적이고 동일하게 빛을 주었을 때 동공의 비동등성 수축과 확장)
(2) 머리와 얼굴의 외상 증거
(3) 시야 결손
2) 진단적 절차
a) 시력: 감퇴
b) 검안경 검사: 명확한 진단을 위해 전문가 의뢰를 통한 간접적 검안경검사
c) 세극등 검사(slit-lamp examination)
d) 안구 내 안압측정 시 침범된 눈에서 압력 감소

2. 분석: 감별 간호진단/협력적 문제

a. 감각지각 장애: 시각 (Disturbed sensory perception: visual)
b. 불안/두려움 (Anxiety/fear)
c. 지식 부족 (Deficient knowledge)
d. 자가간호결핍 (Self-care deficit)

3. 계획과 수행/중재

a. 의학적 중재를 위한 준비/지원
1) 눈 운동을 줄이기 위해 양쪽 눈을 가리기
2) 침상안정을 유지하고 운동을 피하기
3) 응급으로 안과전문의 협진을 의뢰
4) 입원하여 수술

4. 평가와 지속적 감시

a. 시력

III. 특정 외상성 악안면 손상
Specific Traumatic Maxillofacial Injuries

A. 안면 열상과 연조직 손상
(FACIAL LACERATIONS AND SOFT TISSUE INJURIES)

안면 열상과 연조직 손상의 원인은 다양하다; 자동차 사고, 싸움, 폭력 범죄, 동물이나 사람에게 물림 등이 흔한 원인이다. 연조직 손상의 주된 형태는 열상, 찰과상, 뚫린 상처, 타박상, 박리 손상 등이다. 양상은 단순 얼굴열상에서부터 기도 폐색, 부종, 출혈, 심한 얼굴외상, 골절, 다계통의 손상 등까지 동반된다. 결과적으로, 얼굴 외상이 있는 환자는 신체계통별 완전한 검진이 이루어져야 한다. 얼굴 특정 부위 열상에 대한 정보는 [BOX 26-1]을 참조하라.

1. 사정

a. 주관적 자료 수집
1) 현병력/주호소
a) 발생일/시간
b) 손상기전
c) 얼굴 상처: 출혈, 부종, 대칭성
d) 통증
e) 운동/감각결핍
f) 이물질 존재
g) 광범위한 얼굴손상, 중추신경계(central nerve system, CNS) 손상, 다계통 손상의 증상
2) 과거력
a) 기저질환
b) 투약
c) 알레르기
d) 예방접종 상태

b. 객관적 자료 수집
1) 신체 검진
a) 전반적 외모
(1) 경미함에서 중정도의 고통/불편감
b) 시진
(1) 얼굴, 구강 내, 눈 상처
(2) 얼굴의 대칭성/부종
(3) 출혈
c) 촉진
(1) 운동 소실(예 안면근육 운동)
(2) 감각 소실(예 혀의 앞쪽 2/3 맛 변화)과 다른 감각 소실(예 얼굴 부위의 감각이나 운동 소실)
(3) 기능적 변화(예 이하선 통로의 과도한 타액분비나 출혈, 과도한 눈물 분비)
(4) 손상 부위 압통

(5) 기타: 보다 광범위한 얼굴 손상, 중추신경계(CNS) 손상, 다계통 손상 유무를 확인하기 위해 정밀 검사

2) 진단적 절차

a) 호기성/혐기성 상처 배양검사

b) 얼굴 방사선검사

c) 컴퓨터 단층 촬영

2. 분석: 감별 간호진단/협력적 문제

a. 피부통합성 장애(Impaired skin integrity)

b. 감염의 위험(Risk for infection)

c. 급성 통증(Acute pain)

d. 지식 부족(Deficient knowledge)

3. 계획과 수행/중재

a. 필요 시 수액/약물 투여를 위한 정맥로 확보

b. 의학적 중재 준비 및 지원

1) 지혈: 머리를 올리고 출혈과 부종을 감소하기 위해 얼음 적용

2) 생리 식염수로 상처 세척

3) 생리식염수에 적신 멸균 거즈로 박리된 부분을 싸서 비닐 봉투에 넣고, 생리식염수와 얼음을 넣음

4) 상처 봉합: 봉합술, 아동의 경우 시술 시 진정제 고려

a) 환자 체위: 소아고정장치(pediatric papoose board)나 기타 억제대 사용

b) 눈썹이나 헤어라인은 절대 면도하지 않기

c) 두피에는 스테플(staple)을 사용할 수 있으나 얼굴에는 사용하지 않기

c. 처방에 따른 약물 투여

1) 마취제

a) 피부 적용 마취제(topical)

b) 국소 마취제

(1) 에피네프린을 섞은 리도카인: 혈관수축으로 출혈 감소

(2) 코끝과 귀에는 에피네프린을 섞은 리도카인은 사용하지 않기: 에피네프린에 의한 혈관수축에 의해 손상부위의 혈류 감소

2) 시술용 진정제

3) 이산화질소

4) 비마약성 진통제

5) 마약성 진통제

6) 파상풍 예방약

4. 평가와 지속적 감시

a. 통증 완화

B. 후두 골절 (FRACTURED LARYNX)

기관(trachea)과 후두(larynx)의 손상은 모든 손상의 1% 미만으로 드물다. 윤상연골은 후두에 있는 유일한 단일 링이기 때문에, 이 부위의 골절은 사망을 일으킬 수 있다. 후두 골절의 원인은 자동차 사고, 감돈(strangulation), 스포츠 활동으로 인한 신체 외상이다. 척수손상의 위험 때문에, 목의 외상은 경추손상을 배제하기 위해 주의깊게 평가되어야 하며, 이러한 외상으로 인한 손상가능성이 있어 적절한 기도, 환기, 관류를 유지하기 위한 노력은 필수적이다. 외상으로 인해 비강이나 기관내 삽관이 어려울 경우 윤상연골절개술(cricothyrotomy)과 기관절개술(tracheotomy)이 기도유지를 위해 필요할 수 있다.

Box 26-1 안면 열상(Facial Lacerations)에 대한 특정 고려점

열상의 부위	특정 고려점
입술(lip)	부적절한 봉합은 입술 가장자리를 고르지 않게 하므로, 전문가에 의한 봉합이 시행되어야 한다.
뺨(cheek)	상처의 혈액이나 타액의 혈액에서 깨끗한 채액을 찾아라. 그것은 타액선에서 입으로 가는 관의 손상을 의미할 수 있다. 이런 경우에, 관의 개존성을 유지하기 위해 안면 전문강 의한 봉합이 필요하다. 이주(tragus)의 앞쪽 열상은 얼굴신경의 손상위험이 있다. 주의 깊은 신경학적 사정이 필요하다.
혀(tongue)	혀는 혈관이며 치료가 잘된다. 작은 열상은 봉합이 필요 없다. 공간이 있는 열상, 박리나 음식이 고여있을 수 있는 경우는 봉합이 필요하다. 감염 발생을 줄이기 위해 퇴원 후 약한 항균제를 사용하여 정기적으로 양치하는 것을 환자에게 교육해야 한다.
귀(ears)	귀에 둔상은 연골막하 공간에 혈액이 모이게 할 수 있다. 배액이나 흡인을 하지 않으면 'cauliflower ear' 라고 불리는 기형을 일으킬 수 있다. 재발을 방지하기 위해 배액 후 귀에 압박드레싱을 시행한다. 귀의 연골로 가는 순환이 부족해지므로 상처 봉합이 필수적이다.

Table based on information obtained from: Mayersak, R. J. (2014). Facial trauma. In J. A. Marx, R. S. Hockberger, & R. M. Walls, *Rosen's emergency medicine* (pp. 368–381). Philadelphia, PA: Saunders.

1. 사정

a. 주관적 자료 수집
1) 현병력/주호소
a) 손상기전
b) 발성장애(dysphonia), 무성증(aphonia), 쉰목소리(hoarseness)
c) 통증: 삼킴 통증(odynophagia)
d) 기침, 협착음, 호흡곤란
e) 객혈
2) 과거력
a) 기저질환
b) 최근의 목 주위 수술
c) 투약
d) 알레르기
e) 예방접종 상태

b. 객관적 자료 수집
1) 신체 검진
a) 전반적 외모
(1) 빈호흡
(2) 흡기 시 협착음
(3) 심한 고통/불편감
b) 시진
(1) 목의 반상출혈, 찰과상, 연조직 부종
(2) 갑상연골 손상
(3) 상사근 및 늑간근 수축
(4) 눈에 보이는 외상(목 상처로부터 공기누출은 후두 손상을 의미)
c) 촉진
(1) 피하 기종
(2) 압통/변형/후두 염발음
2) 진단적 절차
a) 전혈구계산검사(complete blood count, CBC) 및 감별계산
b) 동맥혈가스 검사
c) 굴곡 후두경 검사(fiberoptic laryngoscopy): 부종과 혈종이 있을 경우 기관절개술 필요
d) 간접적 후두경 검사
e) 흉부와 목 연조직의 방사선 검사
f) 목 컴퓨터 단층 촬영: 골절, 혈종, 탈구 사정

2. 분석: 감별 간호진단/협력적 문제

a. 비효과적 기도청결 (Ineffective airway clearance)
b. 비효과적 가스교환 (Ineffective gas exchange)
c. 비효과적 호흡양상 (Ineffective breathing pattern)
d. 불안/두려움 (Anxiety/fear)

3. 계획과 수행/중재

a. 기도, 호흡, 순환유지 (1장 참조)
b. 충분한 산소 공급
1) 빠른 연속 기관 삽관(RSI)과 인공호흡기 적용
2) 고유량 산소
c. 필요 시 수액/약물 투여를 위한 정맥로 확보
d. 의학적 중재 준비 및 지원
1) 기도 유지
a) 비강 혹은 구강 기관삽관
b) 성문외 기도기(supraglottic airway), 후두마스크 기도기(LMA), 식도-기관 콤비튜브(esophageal-tracheal Combi-tube), 킹(King)
c) 수술적 기도(예 윤상갑상연골절개술)
2) 심장 및 맥박산소 모니터
3) 처방에 따라 위관 삽입 및 흡인
4) 입원 권유
e. 처방에 따른 약물 투여
1) 빠른 연속 기관 삽관(RSI) 전 처치 약물: 진정제, 진통제, 신경근 차단제
2) 비마약성 진통제
3) 마약성 진통제
4) 파상풍 예방약

4. 평가와 지속적 감시

a. 기도 개방
b. 혈역학적 상태
c. 호흡음과 맥박산소측정 모니터
d. 심박동과 리듬
e. 섭취량과 배설량

C. 치아 골절 (FRACTURED TOOTH)

치조(dentoalveola) 외상은 치아와 지지 구조물의 골절 및 손상을 야기한다. 외상성 손상은 낙상, 자동차사고, 신체학대, 스포츠 활동, 이물질 등이 원인이다. 또한 경련(seizures) 도 구강 내 손상을 일으킬 수 있다. 치아 골절에는 크라운(crown), 뿌리 혹은 둘 다 모두의 손상을 포함한다. 치아의 골절 설명에는 Ellis 분류 체계(Ellis classification system)가 주로 사용된다[BOX 26-2].

1. 사정

a. 주관적 자료 수집
1) 현병력/주호소
a) 손상기전
b) 통증: 영향받은 치아의 상아질이나 치수(pulp)

Box 26-2 **치아 골절(Tooth Fractures) 분류**

골절 분류	손상 부위	증상	시사점
Ellis I	치아의 사기질(enamel) 골절	색의 변화는 보이지 않을수 있거나, 'chalky white.'가 나타날 수 있다. 거친 모서리가 촉진되고, 압통은 없다.	치료를 위해 비응급성 치과 의뢰
Ellis II	사기질(enamel)과 상아질(dentin) 아래까지 골절 확장	골절부위는 노출된 상아질에서 노란색으로 보일 수 있다.	치료를 위해 치과 의뢰 민감성을 줄이기위해 calcium hydroxide 또는 zinc oxide를 손상부위에 적용
Ellis III	사기질(enamel)과 상아질(dentin), 치수(pulp) 아래까지 골절	분홍색, 붉은 색 혹은 심지어 혈액이 보일 수 있다; 치아는 압통이 있다.	치수염(pulpitis) 과 이차 감염예방을 위해 긴급으로 치과 의뢰 calcium hydroxide 또는 zinc oxide가 민감성과 치수보호를 위해 적용해야 한다.

Table based on information obtained from: Thomas, J. J. (2014). Fractured teeth. Medscape. Retrieved from http://emedicine.medscape.com/article/ 82755-overview

c) 두통

d) 오심과 구토

e) 의식소실이나 기억상실: 머리 손상 동반 사정(35장 참조)

f) 손상 치료

2) 과거력

a) 기저질환

b) 과거의 치아손상, 질환, 수술, 성형술

c) 투약

d) 알레르기

e) 예방접종 상태

b. 객관적 자료 수집

1) 신체 검진

a) 전반적 외모

(1) 중정도의 고통/불편감

b) 시진

(1) 유치 또는 영구치: 개수

(2) 사기질(enamel), 상아질, 치수, 뿌리

(3) 부정 교합

(4) 구강 내 또는 구강 외 연조직 부종, 출혈

c) 촉진

(1) 치아 압통

2) 진단적 절차

a) 치아 방사선검사: 파노라마(panorama) 검사

b) 안면 방사선 검사

2. 분석: 감별 간호진단/협력적 문제

a. 급성 통증(Acute pain)

b. 불안/두려움(Anxiety/fear)

c. 감염의 위험(Risk for infection)

3. 계획과 수행/중재

a. 기도, 호흡, 순환유지(1장 참조)

b. 필요 시 수액/약물 투여를 위한 정맥로 확보

c. 의학적 중재 준비 및 지원

1) 부드럽게 구강 흡인

2) 사기질(enamel)과 상아질 골절

a) calcium hydroxide 나 zinc oxide를 투여하여 침과 공기노출로 인한 더 큰 손상과 감염으로부터 예방한다. 이는 치수염(pulpitis)을 일으킬 수 있음

b) 치아 파편을 찾기 위해 연조직 검사

c) 적절한 치과 전문의 치료

3) 치수 골절

a) 노출된 크라운 표면에 calcium hydroxide 나 zinc oxide를 투여

b) 치아 파편을 찾기 위해 연조직 검사

d. 처방에 따른 약물 투여

1) 비마약성 진통제

2) 마약성 진통제

3) 항생제

e. 환자/가족 교육

1) 치과 전문의 치료를 권유

2) 24시간 동안 고형음식물은 피하도록 함

4. 평가와 지속적 감시

a. 통증 완화

D. 하악골 골절 (MANDIBULAR FRACTURES)

하악골 골절(mandibular fractures)은 주먹이나 도구와 같은 하악에 직접적인 타격이거나 턱을 앞으로 내밀거나 앞뒤로 움직이는 행위, 자동차 사고에 의해 발생한다. 손상된 얼굴 뼈로 인해 하악골이 앞으로 돌출된다. 압력이 한 부위에서 손상부위와 멀리 떨어진 다른 부위로 전해질 때 위치와 U 모양이 다양한 골절을 야기한다. 주요 골절부위는 하악골 몸(body), 사랑니와 인접한 각(angle), 하악과두(mandibular condyle) 등이다.

1. 사정

a. 주관적 자료 수집

1) 현병력/주호소

a) 손상기전

b) 통증

c) 부정교합

d) 안면 비대칭

e) 입 주위 출혈

f) 하치조 신경(inferior alveolar nerve)으로 인한 아랫입술의 마비/저린감

g) 개구 장애(trismus): 입을 열 수 없음

h) 연조직 부종 또는 혈종

i) 고막 파열

2) 과거력

a) 기저질환

b) 과거의 치아, 이비인후(ENT), 얼굴 외상, 골절, 수술

c) 투약

d) 알레르기

e) 예방접종 상태

b. 객관적 자료 수집

1) 신체 검진

a) 전반적 외모

(1) 의식수준, 행동, 정서: 불안, 초조

(2) 침흘림

(3) 중정도에서 심각한 고통/불편감

b) 시진

(1) 안면 상처, 부종, 비대칭성

(2) 구강 내/설하 연조직 부종, 출혈, 반상출혈

(3) 부정교합, 편측 반대교합(crossbite)

(4) 잇몸이나 깨어지고 소실된 치아의 출혈

(5) 개구장애: 입을 열 수 없음

(6) 손상받은 쪽의 고막파열, 고막 내 출혈 (hemotympanum)

c) 촉진

(1) 골절 부위의 압통

(2) 골절 부위의 뼈 손실 촉진

(3) 골절 파편의 움직임

(4) 손상받은 쪽의 감각 감소 및 변화

2) 진단적 절차

a) 파노라마(panorama) 검사

b) 얼굴, 두부 방사선 검사: posteroanterior, lateral, and lateral oblique views

2. 분석: 감별 간호진단/협력적 문제

a. 비효과적 기도 위험(Risk for ineffective airway)

b. 급성 통증(Acute pain)

c. 감염의 위험(Risk for infection)

d. 지식 부족(Deficient knowledge)

3. 계획과 수행/중재

a. 기도, 호흡, 순환유지(1장 참조)

b. 산소 공급

c. 필요 시 수액/약물 투여를 위한 정맥로 확보

d. 의학적 중재 준비 및 지원

1) 금기가 아니라면 좌위(high Fowler position) 체위

2) 잦은 흡인(suction)으로 분비물이나 혈액 흡인(aspiration) 예방

3) 얼음 적용으로 부종과 출혈 감소

4) 수술적 치료를 위해 입원: 변위된 증상이 있는 골절은 정복과 직접적인 wiring 필요

e. 처방에 따른 약물 투여

1) 비마약성 진통제

2) 마약성 진통제

3) 항생제

4) 파상풍 예방약

f. 환자/가족 교육

1) 다진 연식

2) 부동

3) 복약 교육

4) 병원 재방문

4. 평가와 지속적 감시

a. 기도 개방

b. 혈역학적 상태

c. 부종과 출혈양

d. 통증 완화

E. 상악골 골절 (MAXILLARY FRACTURES)

상악골 골절(maxillary fractures)을 일으키는 가장 주된 원인은 상악골에 주먹이나 기타 도구에 의한 직접적인 타격이나 자동차 사고 시의 급정거이다. 상악골 골절은 하악골절보다는 빈도가 낮으며, 심각한 얼굴 외상을 의미하며, 다계통 외상과 관련이 있다. 상악골 골절은 상악골만 손상될 수도 있으나, 주로 얼굴의 다른 뼈 골절과 같이 발생한다. 이러한 골절은 다음과 같이 분류된다.; (1) LeFort I(transverse fracture), 코 아래부터 치아위에 걸친 상악전체를 횡단 분리시키는 상악골 골절, (2) LeFort II(pyramidal fracture), 얼굴 중앙부와 코뼈의 삼각형 부분을 포함하는 골절, (3) LeFort III (craniofacial disjunction), 얼굴뼈와 두개골 접합부위의 완전한 분리[그림 26-1]. 상악골 골절은 항상 명확하게 정의되는 것은 아니며, 왼쪽 LeFort II 와 오른쪽 LeFort III 골절처럼 완전 혹은 부분 골절의 조합으로 발생하기도 한다. 상악골 골절의 많은 환자들은 기도유지와 소생술을 필요로 한다.

1. 사정

a. 주관적 자료 수집
- 1) 현병력/주호소
  - a) 손상기전
  - b) 통증: 얼굴, 경추
  - c) 출혈, 반상출혈
  - d) 얼굴의 부종/비대칭성
  - e) 안와 하 이동성/마비
  - f) 비출혈
  - g) 부정 교합
  - h) 시력 장애
  - i) 뇌척수액 비루: LeFort II, III 골절
- 2) 과거력
  - a) 기저질환
  - b) 과거의 치아, 이비인후(ENT), 얼굴 외상, 골절, 수술
  - c) 투약
  - d) 알레르기
  - e) 예방접종 상태

b. 객관적 자료 수집
- 1) 신체 검진
  - a) 전반적 외모
    - (1) 중정도에서 심한 고통/불편감, 중증 상태
  - b) 시진
    - (1) 안면 상처, 부종, 연조직 손상
    - (2) 안면 비대칭/일그러짐
    - (3) 부정 교합 또는 앞쪽의 개방성 교상
    - (4) 구강 내 반상출혈
    - (5) 눈주위 부종, 반상출혈, 뼈의 기형
    - (6) 결막하 출혈
    - (7) 비출혈
    - (8) 뇌척수액 비루(LeFort II, III 골절)
    - (9) 뇌 및 척수 손상의 증거
    - (10) 다계통 손상 증거
  - c) 촉진
    - (1) 얼굴 중앙부 상악골 움직임
    - (2) 안와하 마비
- 2) 진단적 절차
  - a) 얼굴 방사선 검사
  - b) 개별적 얼굴뼈 방사선 사진: 하악, 관골(광대뼈), 코, 안와
  - c) 얼굴, 두부 컴퓨터 단층 촬영

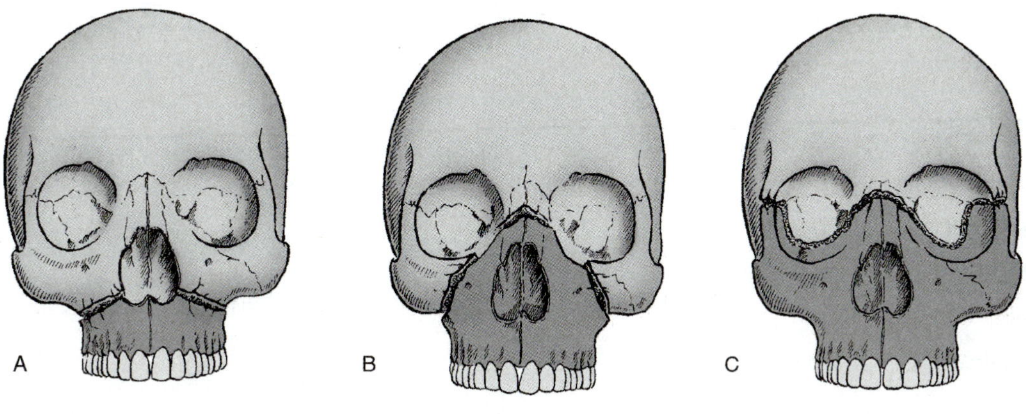

그림 26-1 LeFort classification of maxillary fractures: A. transverse fracture; B. pyramidal fracture; and C. craniofacial disjunction.

(From Dandy, DJ and Edwards, DJ. (2009). Essential orthopaedics and trauma (5th ed.). St. Louis, MO: Elsevier/Churchill Livingstone.)

2. 분석: 감별 간호진단/협력적 문제

a. 감염의 위험 (Risk for infection)
b. 급성 통증 (Acute pain)

3. 계획과 수행/중재

a. 기도, 호흡, 순환유지(1장 참조)
b. 산소 공급
1) 의식이 떨어지거나 기도 손상환자의 경우 빠른 연속 기관삽관(RSI)와 인공호흡기 적용
2) 고유량 산소
c. 필요 시 수액/약물 투여를 위한 정맥로 확보
d. 의학적 중재 준비 및 지원
1) 기도 유지
a) 비강 또는 구강 삽관
b) 성문외 기도기(supraglottic airway), 후두마스크 기도기(LMA), 식도-기관 콤비튜브(esophageal-tracheal Combi-tube), 킹(King)
c) 수술적 기도(예 윤상갑상연골절개술)
2) 적절한 기도청결과 안위를 위한 체위(예 척수 손상과 동시 발생 시 좌위(high Fowler position))
3) 부드럽게 구강 내 흡인
4) 심장과 맥박산소 모니터링
5) 처방에 따른 위관 삽입과 흡인
6) 골절에 대한 명확한 치료를 위한 입원
a) 개방성 정복
b) 내부 와이어 고정술
e. 처방에 따른 약물 투여
1) 빠른 연속 기관 삽관(RSI) 전 처치 약물: 진정제, 진통제, 신경근 차단제
2) 비마약성 진통제
3) 마약성 진통제
4) 항생제
5) 파상풍 예방약

4. 평가와 지속적 감시

a. 기도 개방
b. 혈역학적 상태
c. 부종과 출혈양
d. 통증 완화
f. 섭취량과 배설량

F. 코뼈 골절 (NASAL FRACTURE)

골절이 흔히 발생하는 이유는 코뼈의 두께와 얼굴에서 눈에 띄는 위치 때문이다. 코에 가해지는 직접적인 외상으로 인한 코뼈 골절은 비출혈, 연조직 부종, 코/중격 혈종, 안와주위 반상출혈, 결막하 출혈 등의 증상을 나타낸다. 기형, 비대칭성, 감염 등의 증상과 촉진시 염발음이 뚜렷하게 나타난다. 손상의 정도를 확인하기 위해 코뼈 골절 의심 시 방사선검사를 시행한다. 치료는 기도개방, 골절감소, 부종의 최소화, 출혈과 통증 조절이다. 얼음 적용과 진통제는 통증과 부종을 감소시키켜, 비중격 혈종을 확인하기 위해 코안 검사를 시행한다. 비중격 혈종은 중격에서 생겨난 보라색 덩어리로 보일 수도 있으며, 중격괴사와 코의 기형을 야기할 수 있으므로 즉시 제거해야 한다. 항생제는 감염예방 목적으로 투여될 수 있다. 코의 기형 시 부종을 감소시킨 후 성형술을 시행한다.

1. 사정

a. 주관적 자료 수집
1) 현병력/주호소
a) 외상: 둔상 또는 관통상
b) 통증
c) 코뼈나 연골의 기형
d) 부종
e) 비출혈
f) 폐색
g) 의식소실
2) 과거력
a) 기저질환
b) 과거 수술
c) 투약
d) 알레르기
e) 예방접종 상태: 개방성 상처가 있는 경우
b. 객관적 자료 수집
1) 신체 검진
a) 전반적 외모
(1) 의식수준, 행동, 정서: 혼동, 기면
(2) 중정도의 고통/불편감
b) 시진
(1) 코의 기형, 비대칭성, 하강
(2) 비출혈
(3) 골절된 측의 비강 폐쇄
(4) 코와 안와 주변의 반상출혈, 결막하 혈종
(5) 비중격 골절, 혈종, 점막하 출혈
c) 촉진
(1) 코뼈의 염발음과 비정상적 움직임
(2) 통증과 압통
2) 진단적 절차
a) 얼굴/코의 방사선 검사: 주로 시행
3) 얼굴 컴퓨터 단층촬영이 더 유용함

2. 분석: 감별 간호진단/협력적 문제

a. 급성 통증 (Acute pain)
b. 불안/두려움 (Anxiety/fear)

3. 계획과 수행/중재

a. 기도, 호흡, 순환유지 (1장 참조)
b. 처방에 따른 산소 공급
c. 필요 시 수액/약물 투여를 위한 정맥로 확보
d. 의학적 중재 준비 및 지원
1) 처방에 따라 출혈과 응격의 덩어리 제거
a) 코에 직접적인 압박
b) 필요시 코의 앞, 뒤쪽 패킹
e. 처방에 따른 약물 투여
1) 마취제
2) 비충혈 제거제
3) 혈관수축제
4) 비마약성 진통제
5) 마약성 진통제
6) 항생제
7) 파상풍 예방약
f. 환자/가족 교육
1) 지혈되지 않는 출혈이 재발 시 응급실 재방문
2) 패킹 제거를 위해 추후 방문을 설명
3) 부종 감소 후 7~10일 후에 골절 정복이 시행

4. 평가와 지속적 감시

a. 혈역학적 상태
b. 지혈
c. 통증 완화

G. 치아의 부분/완전 탈구
(SUBLUXED/AVULSED TEETH)

치아를 골절시키는 힘은 또한 치아의 부분 탈구 또는 완전 탈구를 일으킨다. 응급실 방문한자의 10%이상이 치아 외상으로 인한 부분탈구이며, 이는 치아 손상의 50%이며, 미국에서만 해다마 5백만명이 치아 탈구를 경험한다. 부분 탈구를 명확히 하려면 잇몸 틈새를 관찰해야 하며, 흔히 혈액이 보인다.

손상받은 치아에 부드럽게 손가락으로 압력을 가하면 치주(socket)안에서 다양한 정도의 움직임이 나타난다. 가벼운 움직임은 보통 2주안에 치유되며, 환자는 연식을 섭취한다. 치아속질(pulp)이 노출되고 움직임이 커지면 치과나 구강외과 전문가에게 의뢰한다. 가능하면, 부분 탈구된 치아는 안정성을 위해 위치를 변경해야 한다.

치아가 완전히 탈구된 경우는 응급이며, 성공적인 재이식을 위해 치아를 보존해야 한다. 치아는 몇시간 뒤에 이식될 수도 있지만, 성공적인 재이식을 위해 탈락된 치아의 영구 유지는 30분 이내에 이루어져야 한다. 탈락된 치아는 최소한의 수작업으로, 치아머리(crown)만 다루어져야 한다. 지저분한 것들이 있다면, 치아는 조심스럽게 깨끗이 씻거나 생리식염수에만 담가두며, 뿌리 표면에서 문지르지 않도록 한다. 치아를 보존하고 생존력을 높이기 위해 즉시 치주안에 넣어야 한다. 만약 재이식이 지연된다면, 치아는 Hank solution (Save-A-Tooth) 이나 우유와 같은 pH 균형이 맞는 중성 용액이나 최종 치료를 위해 이동 동안 입안의 고랑안에 두어야 한다. 유치는 뼈에 융합되어 치유되기 때문에 재이식할 수 없으며, 영구치가 나오는 것을 어렵게 하고 미용적 기형을 유발할 수 있다.

1. 사정

a. 주관적 자료 수집
1) 현병력/주호소
a) 치주로부터 치아의 위치변화를 초래하는 손상
b) 통증
c) 탈락 부위의 출혈
d) 의식저하
e) 기타 손상
2) 과거력
a) 기저질환
b) 치아 손상이나 질환
c) 투약
d) 알레르기
e) 예방접종 상태
b. 객관적 자료 수집
1) 신체 검진
a) 전반적 외모
(1) 의식수준, 행동, 정서: 불안
(2) 경미함에서 중정도의 고통/불편감
b) 시진
(1) 유치나 영구치 손상
(2) 손상받은 치아의 개수
(3) 구강 내 이물질, 혈액, 기타 손상
(4) 구강 외 상처
c) 청진
(1) 호흡음: 흡인 발생 시 천명음(wheezing)
2) 진단적 절차
a) 치아 방사선 검사: panorama
b) 흉부 방사선검사: 치아가 없는 경우 흡인 위험성 감별

2. 분석: 감별 간호진단/협력적 문제

a. 급성 통증 (Acute pain)
b. 불안/두려움 (Anxiety/fear)
c. 감염의 위험 (Risk for infection)
d. 비효과적 기도 청결의 위험 (Risk for ineffective airway clearance)

3. 계획과 수행/중재

a. 기도, 호흡, 순환유지 (1장 참조)
b. 처방에 따른 산소 공급
c. 필요 시 수액/약물 투여를 위한 정맥로 확보
d. 의학적 중재 준비 및 지원
1) 부드럽게 구강 내 흡인
2) 탈락된 치아의 재이식
a) 생리식염수나 찬 물로 깨끗이 씻기(치아를 문지르지 않으며,치아 뿌리를 건드리지 않기).
b) 치주로부터 혈액 흡인
3) 최적의 결과를 위해 30분 안에 재이식하며 최대 6시간을 넘지 않기
e. 처방에 따른 약물 투여
1) 국소 마취제
2) 항생제
f. 환자/가족 교육
1) 손상된 치아로는 어떠한 것도 씹지 않음
2) 뜨겁고 찬 음식을 피함
3) 치과 전문의나 구강외과 전문의에게 의뢰하고 추후 재방문

4. 평가와 지속적 감시

a. 기도 개방
b. 혈역학적 상태
c. 재이식된 치아의 안정성
d. 통증 완화

H. 턱관절 탈구 (TEMPOROMANDIBULAR JOINT DISLOCATION)

턱관절(temporomandibular joint, TMJ)탈구는 아래턱의 관절돌기(condyle)가 바깥으로 벗어난 것을 말하며, 이것은 관절돌기가 정상위치로 되돌아가지 못하도록 경련과 턱 근육의 수축을 일으킨다. 턱관절 탈구는 단측 또는 양측에서 발생한다. 외상 혹은 하품을 하거나 치과 치료 시 입을 너무 크게 벌리는 것이 원인이 되며, 하악골 골절을 수반할 수도 있다. 관련 위험요인은 부정교합, 부적절한 의치, 치아 연마(이갈이, bruxism), 정서적 스트레스가 요인이며, 근육균형을 변화시킨다.

1. 사정

a. 주관적 자료 수집
1) 현병력/주호소
a) 손상기전
b) 탈구 전 입을 크게 혹은 오랫동안 벌림
c) 입을 다물 수 없음
d) 부정교합
e) 두통
f) 이통(earache)
g) 통증(8장 참조)
(1) 주로 턱운동의 악화(딸깍하는 느낌)
(2) 목 통증
2) 과거력
a) 기저질환
(1) 관절염(arthritis)
b) 투약
c) 알레르기
b. 객관적 자료 수집
1) 신체 검진
a) 전반적 외모
(1) 침흘림
(2) 말하기 어려움
(3) 중정도의 고통/불편감
b) 시진
(1) 부정교합
(2) 입을 벌린 뒤 다물 수 없음
(3) 운동의 제한
c) 촉진
(1) 턱관절부위의 촉진 시 통증: 광대활(관골궁, zygomatic arch)아래, 외이공(tragus) 1~2 cm 앞쪽 하강
(2) 저작근의 압통 또는 경련
2) 진단적 절차
a) 입을 벌린 상태, 다문 상태에서 턱관절 방사선 검사
b) 자기공명영상: 외상성 턱관절 손상 시 선택적 검사

2. 분석: 감별 간호진단/협력적 문제

a. 급성 통증 (Acute pain)
b. 지식 부족 (Deficient knowledge)
c. 불안/두려움 (Anxiety/fear)
d. 비효과적 기도청결의 위험 (Risk for ineffective airway clearance)

3. 계획과 수행/중재

a. 필요시 수액/약물 투여를 위한 정맥로 확보

b. 의학적 중재 준비 및 지원

1) 부드럽게 구강 흡인

2) 턱의 도수정복: 시술 시 진정제 고려

3) 정복 후 심한 통증이나 경련이 있는 경우 입원 권유

c. 처방에 따른 약물 투여

1) 비마약성 진통제

2) 마약성 진통제

3) 필요 시 치료과정에서 진정제 투여

d. 환자/가족 교육

1) 3~4일 동안 연식 섭취로 씹는 행위를 줄이기

2) 턱관절 스트레스를 피하기

3) 복약 지도(예 진통제와 근이완제)

4) 이를 악물거나 가는 등의 습관 인지와 턱의 휴식

5) 입을 넓게 벌리는 것 금지(예 하품)

4. 평가와 지속적 감시

a. 기도개방

b. 정복 후 턱의 운동

c. 통증 완화

I. 광대뼈(관골) 골절 (ZYGOMATIC FRACTURES)

광대뼈 골절(zygomatic fractures)은 자동차 사고, 싸움, 기타 외상 등이 주된 원인이다. 광대뼈나 볼이 튀어나온 부분에 직접적인 타격이 가해지거나 얼굴의 한쪽 면으로 떨어지는 경우 주로 발생한다. 삼각골절(tripod fractures)이라고 불리는 광대뼈 골절은 모든 광대뼈 봉합선을 포함한다. 광대뼈 골절은 안와 바닥골절과 연관되며, 이를 blow-out fracture 라고 한다.

1. 사정

a. 주관적 자료 수집

1) 현병력/주호소

a) 손상기전

b) 통증

c) 출혈

d) 부종

e) 턱 움직임 시 통증

f) 시각 장애

2) 과거력

a) 기저질환

b) 과거의 치아, ENT, 얼굴 외상, 골절, 외과적 시술

c) 투약

d) 알레르기

e) 예방접종 상태

b. 객관적 자료 수집

1) 신체 검진

a) 전반적 외모

(1) 중정도의 고통/불편감

b) 시진

(1) 얼굴 상처

(2) 안와 주변 반상출혈(가장 흔함)

(3) 출혈, 연조직 종창, 부종, 반상출혈

(4) 안면 비대칭

(a) 손상된 쪽의 뺨이 편평하거나, 뺨의 튀어나온 부분의 뼈 기형

(b) 손상된 쪽의 안와 테두리와 구의 함몰

(5) 비출혈: 주로 양측

(6) 양안 복시

(7) 결막 하 출혈

(8) 아래턱의 움직임 제한

c) 촉진

(1) 관골궁(zygomatic arch)과 측면, 안와 하 테두리를 따라 압통

(2) 관골궁 주변의 뼈 손실

(3) 손상된 측의 뺨, 코, 윗입술 감각마비

(4) 골절이 코주변 부비동까지 진행된 경우 얼굴의 피하 기종이 생김

2) 진단적 절차

a) 얼굴 컴퓨터 단층 촬영: 선택적 진단검사

b) 광대뼈 방사선검사: Caldwell 투시는 관골 돌기(process) 검사 시 시행되며, submental vertex view는 관골궁(arch) 검사시 시행

c) 얼굴 방사선 검사와 Waters' views는 유용하지 않음

2. 분석: 감별 간호진단/협력적 문제

a. 급성 통증 (Acute pain)

3. 계획과 수행/중재

a. 기도, 호흡, 순환유지 (1장 참조)

b. 처방에 따라 산소 공급

c. 필요 시 수액/약물 투여를 위한 정맥로 확보

d. 의학적 중재 준비 및 지원

1) 환자를 편안하고 머리를 상승시킨 자세를 취함(척수손상이 있다면 금기)

2) 골절 부위에 얼음 적용

3) 전문의에 의한 명확한 골절 치료를 위해 입원 준비

a) 개방성 정복

b) 내부 와이어 고정술

e. 처방에 따른 약물 투여

1) 비마약성 진통제

2) 마약성 진통제

3) 개방성 골절 시 항생제

4) 파상풍 예방약

4. 평가와 지속적 감시

a. 통증 완화

27장

임신 중 외상

Trauma in Pregnancy

Rebecca A. Steinmann, MS, APN, CPEN, CEN, TCRN, CCRN, CCNS, FAEN

주요 주제

전반적 전략
- 사정
- 분석: 감별 간호진단/협력적 문제
- 계획과 수행/중재
- 평가와 지속적 감시
- 중재와 환자 반응 기록
- 나이과 관련된 고려사항

임신한 외상 환자의 손상
- 모체 심정지(Maternal Cardiopulmonary Arrest)
- 태반조기박리(Placental Abruption)
- 외상 후 조기 진통(Posttraumatic Preterm Labor)
- 자궁 파열(Uterine Rupture)

외상은 임신기간 중의 모체 사망과 장애를 초래하는 주요한 비산과적 원인으로 전체 임신의 6~7%에서 발생한다. 임신 여성에서 발생하는 가장 흔한 형태의 손상은 자동차 사고(주요한 상해의 60% 정도)에 의한 것이며, 다른 원인으로 가정폭력, 낙상, 화상 및 흡입, 자상 등이 있다. 뇌손상과 출혈성 쇼크는 모체 사망의 주요한 원인이다. 임신이 외상으로 인한 이환율과 사망률을 증가시키지는 않으나 임신한 자궁의 존재는 손상의 유형을 바꾼다. 외상으로 인한 태아사망의 주요한 원인은 모체 사망이다. 태반조기박리와 조기분만은 태아 이환과 사망을 초래하는 주요한 원인이다. 손상이 있는 임신 여성을 위한 소생술의 우선순위는 비임신 여성과 동일하다. 태아사정은 2차 조사에서 실시한다. 태아에게 영양분을 공급하기 위한 모체의 해부학적 및 생리적 적응은 손상의 증상과 징후를 바꿀 수 있다 **[표 27-1]**. 임신은 어떠한 소생적, 진단적, 약물적 치료도 제한하지 않는다. 모체를 위한 최상의 소생술은 최상의 태아 결과를 초래한다. 산과 전문가는 모성과 태아를 동시에 관리하는 외상팀으로서 초기 소생술에 참여해야 한다.

I. 전반적 전략 General Strategy

A. 사정 (ASSESSMENT)

1. 일차 및 이차 사정/소생술(1장 참조)

a. 심각한 손상을 입은 모든 가임기 여성은 명확한 임신반응검사나 초음파검사를 통해 임신이 아님이 입증될 때까지는 임신을 고려해야 한다.

b. 임신 중의 차이
1) 일차 조사: 기도: 기도삽관의 어려움을 포함한 기도 문제에 대한 위험 증가; 따라서 기도문제가 예상되면 초기 기도삽관이 고려되어야 한다.
   a) 기능적 잔류량 감소
   b) 호흡기계 순응도 감소
   c) 기도저항 증가
   d) 산소요구량 증가
   e) 점막부종 증가: 작은 크기의 기관 내관 고려
2) 기도가 확보되지 않은 임신 여성은 위내용물 흡인 가능성이 증가한다. 임신한 경우 위내용물 배출이 지연되므로 임신 여성은 마지막 식사 후 24시간까지 위가 가득 채워져 있을 것으로 고려되어야 한다.

2. 초점 사정

a. 주관적 자료 수집
1) 현병력/주호소
   a) 손상기전
      (1) 자동차 사고
         (a) 안전벨트 착용과 장소: 부정적 결과를 초래하는 주요한 위험 요인은 부적절한 안전벨트 사용
         (b) 차량 내에서의 위치
      (2) 낙상: 떨어진 높이

(3) 둔력(blunt force) 또는 관통성 외상의 다른 원인들

b) 의식 소실: 자간증은 두부 손상처럼 보일 수 있음

c) 통증

d) 질출혈 또는 양수 누출

e) 자궁 수축/복부 통증

f) 손상 이전과 손상 이후의 태동

g) 증상 완화를 위한 노력

(1) 민간요법

(2) 대체요법

(3) 약물

(a) 처방약

(b) 일반 판매약/허브

2) 과거력

a) 기저질환

b) 마지막 월경 주기, 분만 예정일

c) 산과력

d) 산전관리

e) 수술력

f) 흡연력

g) 물질과(또는) 알콜 사용/남용

h) 복용 약물

(1) 처방약

(2) 일반 판매약물/허브

i) 알레르기

j) 예방접종

3) 임신 중 외상과 관련된 정신적/사회적/환경적 요인

a) 지지체계

(1) 가족

(2) 친구

(3) 성직자 또는 종교적 지지

b) 스트레스 요인

(1) 생활습관

(2) 대처 형태

(3) 촉진 요인

(4) 가능한/실제적 폭행, 학대, 연인 또는 배우자에 의한 폭력

c) 정신질환

표 27-1 임신 중의 해부학적 및 생리적 변화

	변화	영향
심혈관계	혈액량 증가 심박출량 증가 말초혈관 감소 대동정맥 압박 출혈에 대한 반응으로 선택적인 자궁혈관수축	출혈 경향 증가 심박동수 증가: 15~20회/분 수축기혈압 감소: 0~15 mmHg 이완기압 감소: 10~20 mmHg 앙와위저혈압증후군 태아저산소증
혈액	혈장 증가 백혈구증가증 응고항진성	생리적 빈혈(Hct 32~34%) 백혈구 20,000/mm^3까지 증가 파종성혈관내응고(DIC) 위험 증가
호흡기계	분당 환기량 증가 1회 환기량 증가 횡경막 상승 산소소비량 증가	PCO_2 감소: 30~34 mmHg 혈청 중탄산염(serum bicarbonate) 감소: 18~22 mEq/L) 부분적으로 보상된 호흡성 알칼리증 기능적 잔류용량 감소 저산소증에 대한 내성 감소 모체 및 태아 저산소증 위험 증가
위장관계	운동성 감소, 위내용물 배출 지연 소장의 상복부 이동 복벽의 이완과 늘어짐	구토와 흡인 위험 증가 손상 위험 증가 복부 내 손상이 감춰짐
비뇨기계	방광의 압박 및 상승	손상 위험 증가

PCO_2, Partial pressure of carbon dioxide; *WBC*, white blood cell.

b. 객관적 자료 수집

1) 전반적 외모
   a) 의식수준, 행동, 정서
   b) 활력징후 [표 27-1]
   c) 냄새
   d) 걸음걸이
   e) 위생상태
   f) 불편감/괴로움

2) 시진
   a) 복부둘레, 자궁크기 [그림 27-1]
   b) 복부 반상출혈
   c) 자궁수축
   d) 질 열상
   e) 질 출혈/질 분비물/양수누출
   f) 선진부

3) 청진
   a) 태아 심박동수: 임신 10~12주에 도플러로 감지 가능, 정상은 120~160회/분
   b) 장음

4) 촉진
   a) 복부 압통
   b) 자궁저부 높이 [그림 27-2]
   c) 태아
   d) 자궁 수축

3. 진단적 절차

a. 검사실 검사

1) 전혈구계산검사(complete blood count, CBC)
2) 혈당(glucose), 혈액요소질소(BUN), 크레아티닌(creatinine)을 포함한 혈청 화학검사(serum chemistries)
3) 응고검사: 프로트롬빈시간(prothrombin time, PT), 부분트롬보플라스틴시간(partial thromboplastin time, PTT), fibrinogen, 섬유소분해산물(fibrin split products), 디 이중체(D-dimer)

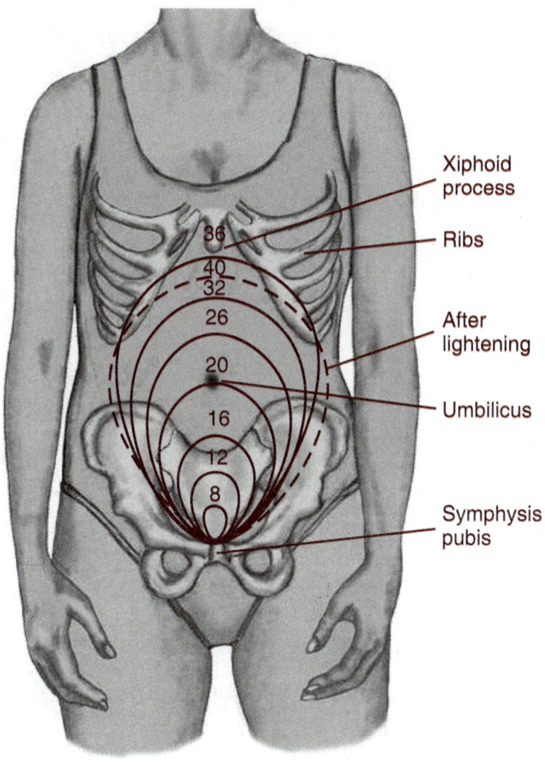

그림 27-1 Uterine Growth Patterns During Pregnancy

(*From Murray, S. S., & McKinney, E. S. [2014].* Foundations of maternal-newborn nursing *[6th ed.]. St. Louis, MO: Elsevier Saunders.*)

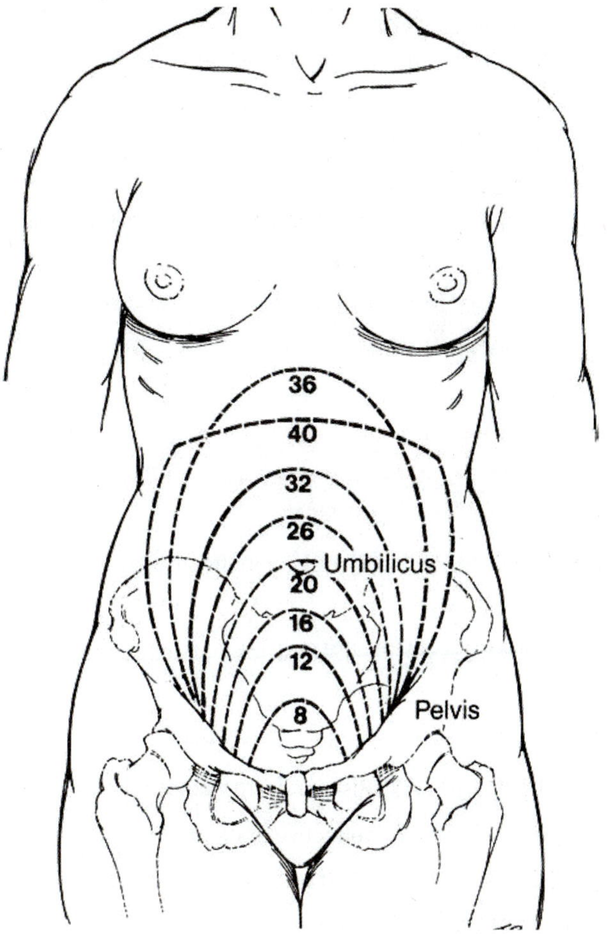

그림 27-2 Uterine Size and Location Reflecting Gestational Age

(*From Mattson, S. & Smith, J. E. [2016].* Core Curriculum for Maternal-Newborn Nursing *[5th ed.]. St. Louis, MO: Saunders/Elsevier.*)

4) 혈액교차반응 검사: 혈액형, Rh 유형
5) 요검사(urinalysis), 임신반응검사
6) 혈색소(hemoglobin), 적혈구용적률(hematocrit)
7) Kleihauer–Betke test: 태아모체 출혈을 암시하는 모체혈액 내 태아 혈액 여부 검사
8) 혈청 및 요독성검사, 혈중 알콜 농도 검사
9) 동맥혈가스분석: 동맥혈이산화탄소분압(PaCO2)이 35~45이면 호흡부전 임박을 암시
10) 질분비물 pH 검사: 양수 누출 여부 확인 – 질분비물의 pH는 5.0, 양수 pH는 7.5

b. 영상검사
1) 임신이라는 이유로 영상검사를 미뤄서는 안되나, 태아의 방사선 노출은 가능한 최소화 해야함. 방사선 검사는 임신과 관련된 변화의 범위 내에서 해석되어야 함
2) 복부 초음파/Focused Assessment Sonography for Trauma (FAST)
3) 복부, 골반, 또는 질 초음파
4) 손상 기전과 사정 결과에 근거한 따른 방사선 검사
5) 컴퓨터 단층촬영
   a) 처방에 따른 두부 및 흉부 컴퓨터 단층촬영
   b) 임신 초기인 경우 가능한 복부 컴퓨터 단층촬영는 피하고, 꼭 필요한 경우는 조영제 투여

c. 기타
1) 태아 심박 동자궁수축 감시장치: 임신 20주 이상에서 자궁수축과 태아 심박동수 감시
2) 심전도: 임신 중에는 이소성 박동이 있을 수 있음
3) 진단적 복막세척

B. 분석: 감별 간호진단/협력적 문제 (ANALYSIS: DIFFERENTIAL NURSING DIAGNOSES/ COLLABORATIVE PROBLEMS)

1. **비효과적 기도청결 위험** (Risk for ineffective airway clearance)
2. **비효과적 호흡양상의 위험** (Risk for ineffective breathing patterns)
3. **가스교환 장애** (Impaired gas exchange)
4. **심박출량 감소 위험** (Risk for decreased cardiac output)
5. **비효과적 조직관류** (Ineffective tissue perfusion)
6. **체액 부족** (Deficient fluid volume)
7. **피부통합성장애** (Impaired skin integrity)
8. **감염의 위험** (Risk for infection)
9. **통증** (Pain)
10. **불안/두려움** (Anxiety/fear)
11. **예상된 슬픔(태아 소실 가능성)** (Anticipatory grieving (potential fetal loss))
12. **비효과적 대처의 위험** (Risk for ineffective coping)
13. **타인에 대한 폭력의 위험** (Risk for other-directed violence)
14. **지식 부족** (Deficient knowledge)

C. 계획과 수행/중재 (PLANNING AND IMPLEMENTATION/INTERVENTIONS)

1. 우선순위 결정
   a. 기도, 호흡, 순환 유지(1장 참조)
   b. 필요하다면 산소 공급: 적절한 태아 산소공급 유지를 위해 모체의 산소포화도를 95% 이상으로 유지
   c. 수액/혈액/약물 투여를 위한 정맥로 확보
   d. 좌측위 유지
   e. 장비 확보 및 설치(set up)
   f. 의학적 중재를 위한 준비/지원
      1) 임신 여성의 경우 흉곽삽관 튜브는 일반적인 경우보다 늑골 1–2 높은 늑간 공간에 삽입해야 함
   g. 처방에 따른 약물 투여
      1) 임신 여성의 경우 혈관수축제는 자궁태반 순환에 미치는 부정적인 영향 때문에 수액 소생법에 반응하지 않는 조절하기 어려운 저혈압에서만 사용해야함
   h. 의식이 저하되거나 의식이 없는 임신 여성은 위내용물 흡인을 예방하기 위해 비위관을 삽입해야 함
   i. 높은 수준의 태아 감시 및 치료를 위한 입원 또는 전원 고려
2. 불안 완화
3. 환자와 가족 같이 있게 하기
4. 환자/가족 교육

D. 평가와 지속적 감시 (EVALUATION AND ONGOING MONITORING)

1. 지속적인 관찰 및 치료
2. 환자 반응/결과 관찰, 간호계획 수정
3. 긍정적 결과가 나타나지 않는다면, 사정 및 계획 재평가

E. 중재와 환자 반응 기록 (DOCUMENTATION OF INTERVENTIONS AND PATIENT RESPONSE)

F. 나이와 관련된 고려사항 (AGE-RELATED CONSIDERATIONS)

1. 아동

a. 성장 또는 발달 관련

1) 매년 15~19세 여성의 10% 정도가 임신함

2) 조기 진통은 청소년 환자에게 흔함

b. 주요점

1) 산전 관리 부족이 흔함

2) 청소년 엄마들은 빈곤한 배경인 경우가 많음

2. 노인/중년 임신

a. 나이 관련

1) 호르몬 대체요법, 난자 기증, 체외 수정을 통해 임신할 수 있음

2) 폐경 또는 폐경 후 임신은 태아의 유전적 기형 위험이 증가

3) 폐경 또는 폐경 후 임신은 골다공증 위험이 증가

b. 주요점

1) 나이가 많은 여성에서 기존에 존재하는 다른 의학적 문제들은 임신 합병증을 초래할 수 있음

II. 임신 외상 환자의 손상 Specific Injuries of the Pregnant Trauma Patient

A. 모체 심정지 (MATERNAL CARDIOPULMONARY ARREST)

외상성 손상이 있는 모체의 심정지 사례에서도 생존가능한 신생아 분만이 성공적으로 이루어진다. 응급제왕절개술은 모체 사망 20분 이내에 실시되어야 하며 이상적으로는 모체 심정지 4분 이내에 시작되어야 한다. 저산소증, 생명유지와 관련된 장기 손상, 심각한 두부 손상, 과다출혈은 모체 심정지의 가능한 원인이다. 태아는 최소 임신 23~24주이어야 하며, 적절한 장비를 갖춘 신생아 소생팀이 구성되어야 한다. 모체의 심폐 상태 호전과 분만 후 모체 생존이 보고된 사례는 드물다.

1. 사정

a. 주관적 자료 수집

1) 현재 손상에 대한 병력/주호소

a) 손상 기전

b) 심정지 발생 시간

c) 임신 기간

b. 객관적 자료 수집

1) 신체검진

a) 전반적 외모

(1) 의식수준, 행동, 정서: 혼수 상태

(2) 모체 생명 징후

(3) 중간정도의 불편감/고통

b) 검사

(1) 자궁

c) 청진

(1) 태아 심박 동수

2) 진단적 절차

a) 복부, 골반/질 초음파

2. 분석: 감별 간호진단/협력적 문제

a. 비효과적 기도 청결 (Ineffective airway clearance)

b. 비효과적 호흡 양상 (Ineffective breathing pattern)

c. 가스교환 장애 (Impaired gas exchange)

d. 심박출량 감소 (Decreased cardiac output)

e. 체액 부족 (Deficient fluid volume)

f. 비효과적 조직 관류 (Ineffective tissue perfusion)

3. 계획과 수행/중재

a. 기도, 호흡, 순환 유지(1장 참조)

1) 프로토콜에 따른 기본심폐소생술(BLS)이나 전문심폐소생술(ALS) 시작 또는 유지

a) 흉골 중심부 약간 위쪽에서 폐쇄식 흉부 압박 실시

(1) 자궁 저부가 배꼽 또는 배꼽 위쪽에 위치하도록 손으로 자궁을 왼쪽으로 이동시킴

b) 자궁의 크기가 큰 경우는 개흉심장압박이 더 효과적임

c) 전기충격 실시 전 태아 또는 자궁 모니터 장치 제거

b. 산소 제공

1) 기도삽관 및 인공호흡기 적용

c. 수액/혈액/약물 투여를 위한 정맥로 확보

d. 의학적 중재를 위한 준비/지원

1) 상급 기도 관리

a) 기도삽관

b) 성문상 기도기 유지

c) 외과적 기도기 유지

2) 심장 및 맥박산소측정기 모니터링

3) 처방에 따라 신체적 및 법의학적 자료 수집 및 유지 지원

4) 응급 제왕절개술 지원

5) 필요 시 신생아 소생술 실시

e. 처방에 따른 약물 투여
1) 프로토콜에 따른 전문심폐소생술(ALS) 약물
2) 혈관수축제
3) 모체의 산증 교정을 위한 중탄산나트륨

4. 평가와 지속적 감시

a. 분만 후 모체의 혈역학적 상태
b. 신생아의 혈역학적 상태

B. 태반조기박리 (PLACENTAL ABRUPTION)

태반조기박리는 외상 후 발생하는 태아 사망의 가장 흔한 원인이다. 자궁벽에서 태반이 조기에 박리되면 모체-태아 순환이 방해받는다. 주요한 외상을 가진 임신의 30~60%, 가벼운 외상의 5% 정도에서 태반박리가 발생한다. 태반조기박리는 어깨 억제가 없는 허리형 안전벨트 사용과 관련 있는데, 허리형 안전벨트는 몸통을 앞쪽으로 굴곡시켜 자궁을 압박하게 된다. 태아손상 정도는 남아있는 태반의 기능과 관련 있다. 태반조기박리는 초기 외상 발생 후 48시간 이내에 발생가능한 파종성혈관내응고와 관련 있을 수 있다.

1. 사정

a. 주관적 자료 수집
1) 현재 손상에 대한 병력/주호소
a) 손상 기전
b) 자궁 압통
c) 자궁 수축
d) 통증: 복부통증, 복부경련, 요통
2) 과거력
a) 기저질환
(1) 당뇨병, 고혈압
b) 이전 임신 합병증
c) 산전 관리
d) 마지막 월경주기
e) 약물
f) 알레르기

b. 객관적 자료 수집
1) 신체검진
a) 전반적 외모
(1) 의식수준, 행동, 정서: 불안
(2) 저혈압, 빈맥
(3) 중정도의 불편함/고통
b) 검사
(1) 질 출혈(있을 수도 있고, 없을 수도 있음)
(2) 정상 임신기간에 비해 자궁저부 높이나 자궁크기 증가
(3) 와인 색깔의 양수
c) 청진
(1) 태아 심박동
(a) 태아 심박동 저하
(b) 태아 심박동수 감소
d) 촉진
(1) 자궁의 강직성 경련, 고긴장성, 경직, 자극과민성, 근육긴장 저하
(2) 조기 진통: 자궁수축이 시간당 6회 이상
(3) 태아 움직임 증가 또는 감소
2) 진단적 절차
a) 전혈구계산검사(complete blood count, CBC)
b) 응고인자: 프로트롬빈시간(prothrombin time, PT), 부분트롬보플라스틴시간(partial thromboplastin time, PTT), fibrinogen, 섬유소분해산물(fibrin split products)
c) 혈액교차검사
d) Kleihauer-Betke test
e) 혈청 화학검사(serum chemistries)
f) 복부초음파
(1) 초음파검사는 태반조기박리 진단에 대해 50% 미만의 민감도를 보임
(2) 초기 검진에서의 음성적 결과를 태반조기박리 제외를 위한 확정적인 결과로 사용해서는 안 됨
g) 최소 4시간 이상 태아 심박동 자궁수축 감시

2. 분석: 감별 간호진단/협력적 문제

a. 체액 부족 (Deficient fluid volume)
b. 비효과적 조직관류 (Ineffective tissue perfusion)
c. 급성 통증 (Acute pain)
d. 예측된 슬픔 (Anticipatory grieving)

3. 계획과 수행/중재

a. 기도, 호흡, 순환 유지(1장 참조)
b. 필요하다면 산소 공급
c. 수액/혈액/약물 투여를 위한 정맥로 확보
d. 좌측위 유지
e. 의학적 중재를 위한 준비/지원
1) 심장 및 맥박산소측정기 모니터링
2) 처방에 따라 신체적 및 법의학적 자료 수집 및 유지 지원
3) 응급 제왕절개 분만
4) 혈역학적으로 안정적인 경우 분만실로 이동
5) 필요 시 신생아 소생술 실시

f. 처방에 따른 약물 투여
1) Rh 음성 여성에게 Rh 면역 글로부린(RhoGAM 또는 Rhophylac) 투여

4. 평가와 지속적 감시

a. 모체 혈역학적 상태
b. 호흡음과 맥박산소포화도
c. 심박동수 및 심박리듬
d. 통증 완화
e. 태아 심박동 및 자궁 수축
f. 신생아 혈역학적 상태

C. 외상 후 조기 진통 (POSTTRAUMATIC PRETERM LABOR)

조기 진통은 외상성 임신 환자의 가장 흔한 산과적 합병증이다. 손상 후 분비되는 프로스타글란딘은 자궁수축을 초래할 수 있다. 지속적인 자궁 수축 또는 자궁의 경련성 통증은 태반조기박리와도 관련 있을 수 있다.

1. 사정

a. 주관적 자료 수집
1) 현재 손상에 대한 병력/주호소
a) 손상 기전
b) 통증: 복부통증, 복부경련, 요통
c) 질 분비물의 갑작스런 분출 또는 뇨의
d) 골반 압박감
e) 분만 예정일
2) 과거력
a) 기저질환
b) 조기 진통 또는 조기 분만 과거력
c) 산과력: 임신/분만
d) 이전의 분만 합병증
e) 마지막 월경주기
f) 약물
g) 알레르기
b. 객관적 자료 수집
1) 신체검진
a) 전반적 외모
(1) 의식수준, 행동, 정서: 불안
(2) 불편감/고통
b) 검사
(1) 질 분비물
(2) 태아 선진부
c) 청진
(1) 태아 심박동수: 증가 또는 감소
d) 촉진
(1) 자궁 수축: 시간당 6회 이상
(2) 자궁저부높이
(3) 자궁경부 개대 또는 소실
2) 진단적 절차
a) 태아 심박동 및 자궁수축
b) 질분비물의 pH

2. 분석: 감별 간호진단/협력적 문제

a. 통증 (Pain)
b. 불안/두려움 (Anxiety/Fear)
c. 예측된 슬픔 (Anticipatory grieving)

3. 계획과 수행/중재

a. 처방에 따른 산소 공급
b. 수액/혈액/약물 투여를 위한 정맥로 확보
c. 좌측위 유지
d. 의학적 중재를 위한 준비/지원
1) 분만이 임박한 경우 응급 분만
2) 분만실 또는 산과병동 입원 지원
e. 처방에 따른 약물 투여
1) 혈역학적으로 안정적인 환자에서 태반조기박리가 없으면 자궁수축 억제제 투여

4. 평가와 지속적 감시

a. 모체 혈역학적 상태
b. 최소 4시간 이상의 태아 심박동 및 자궁 수축 상태

D. 자궁 파열 (UTERINE RUPTURE)

자궁 파열은 주요한 외상을 가진 임신 환자의 1% 미만에서 발생하는 드문 상태로, 태아사망율은 거의 100%에 달한다. 감속 손상, 극심한 복부 압박, 직접적으로 복부에 가해진 힘 등은 자궁 파열을 초래할 수 있다. 자궁파열은 제왕절개분만 경험이 있는 환자에서 잘 발생하며 자궁 내 혈액이나 태변으로 나타나는 방광파열과 관련 있을 수 있다.

1. 사정

a. 주관적 자료 수집
1) 현재 손상에 대한 병력/주호소
a) 손상기전
b) 통증: 복부 통증, 복부 경련, 요통

c) 자궁 압통
2) 과거력
a) 기저질환
b) 이전의 분만 합병증
c) 산전관리
d) 마지막 월경주기
e) 약물
f) 알레르기

b. 객관적 자료 수집
1) 신체검진
a) 전반적 외모
(1) 의식수준, 행동, 정서: 불안
(2) 빈맥, 저혈압
(3) 불편감/괴로움, 중환 정도
b) 검사
(1) 자궁저부 높이 촉진의 어려움
(2) 자궁 수축의 변화 또는 소실
(3) 질분비물: 없을 수 있음
(4) 비정상 태향: 사지 이완, 횡위 또는 사위
c) 청진
(1) 태아 심박동수: 감소 또는 소실
d) 촉진
(1) 자궁 밖에서 촉진되는 태아 부위 또는 덩어리
(2) 복부 경직(abdominal guarding)/반동성 압통
(3) 복부 강직
(4) 태아 움직임 증가, 감소, 소실
2) 진단적 절차
a) 복부, 골반/질 초음파, FAST
b) 복부 컴퓨터 단층촬영
c) 진단적 복강 세척
d) 태아 심박동 및 자궁수축

2. 분석: 감별 간호진단/협력적 문제

a. 체액부족 (Deficient fluid volume)
b. 비효과적 조직관류 (Ineffective tissue perfusion)
c. 급성 통증 (Acute pain)
d. 예측된 슬픔 (Anticipatory grieving)

3. 계획과 수행/중재

a. 기도, 호흡, 순환 유지(1장 참조)
b. 필요하다면 산소 공급
c. 수액/혈액/약물 투여를 위한 정맥로 확보
d. 좌측위 유지
e. 의학적 중재를 위한 준비/지원
1) 심장 및 맥박산소측정기 모니터링
2) 처방에 따라 신체적 및 법의학적 자료 수집 및 유지 지원(44장 참조)
3) 응급 제왕절개 분만
4) 혈역학적으로 안정적인 경우 분만실로 이동
5) 필요 시 신생아 소생술 실시
f. 처방에 따른 약물 투여
1) Rh 음성 여성에게 Rh 면역 글로부린(RhoGAM 또는 Rhophylac) 투여

4. 평가와 지속적 감시

a. 모체 혈역학적 상태
b. 호흡음과 맥박산소포화도
c. 심박동수 및 리듬
d. 미세한 변화 감지를 위한 검진
e. 통증 완화
f. 신생아 혈역학적 상태

28장

근골격계 외상

Orthopedic Trauma

Mary Jo Cerepani, DNP, FNP-BC, CEN

주요 주제

I. 전반적 전략 General Strategy

근골격계 응급 간호의 목적은 기능을 회복하고 보존하는 것이다.

A. 사정 (ASSESSMENT)

1. 1차와 2차 사정/소생술

2. 초점 사정

a. 주관적 자료수집
- 1) 현병력/주호소
  - a) 외상
    - (1) 손상의 기전
      - (a) 증상의 발현
      - (b) 증상의 기간
      - (c) 둔기, 관통 외상
      - (d) 교통사고
      - (e) 낙상
      - (f) 전동 공구 손상
    - (2) 위험요인: 기존 손상, 관련 증상, 내과적 문제
    - (3) 악화요인
  - b) 통증: PQRST (8장 참조)
  - c) 관련증상
    - (1) 신경계, 혈관계 기능 변화
    - (2) 체중부하능력
    - (3) 관절가동범위
    - (4) 허약감과 통증
  - d) 부종부위
    - (1) 발현
    - (2) 크기
    - (3) 부위(위치)
    - (4) 증상: 통증, 압통, 무감각, 허약감
  - e) 증상 완화를 위한 노력
    - (1) 민간요법
    - (2) 대체요법
    - (3) 약물치료
      - (a) 처방의약품
      - (b) 비처방약물/허브
- 2) 과거력
  - a) 기저질환
    - (1) 빈혈, 출혈, 혈액응고장애
    - (2) 심혈관계 질환(말초혈관질환)
    - (3) 당뇨병(말초신경병증, 미세혈관합병증)
    - (4) 관절염: 퇴행성, 류마티스성
    - (5) 급성 염증성 질환

(6) 파제트병: 원인불명, 과다발육되고 가볍고 부드러운 다공성 뼈로의 교체에 이어, 두개골의 일부분이 두꺼워지거나 체중을 지지하는 뼈가 굽어지는 등의 기형을 동반하는 국소적인 뼈 파괴
(7) 골절을 유발하는 약물 사용(예 페니토인, 코르티코스테로이드)
(8) 말초손상과 관련된 장애([BOX 28-1])
(9) 이전의 손상과 사지 수술
(10) 기존의 장애와 대사 장애
(11) 골감소증, 골다공증
(12) 감염 : 감염성 관절염, 소아의 골수염
(a) 연쇄상 구균 감염
(b) 요로감염
(c) 상기도감염
(d) 귀 감염
(e) 기타 감염성 질환

b) 최근 손상, 사지의 문제
c) 임신: 종창은 골반인대 이완으로 인한 낙상의 경향이 있는 과사용증후군을 촉진
d) 흡연력
e) 물질, 알코올 사용과 남용
f) 마지막 생리: 가임기 여성
g) 비타민 결핍
h) 현재 투약
(1) 처방 의약품
(2) 일반판매약/허브
i) 알레르기
j) 예방접종 상황

3) 심리/사회/환경적 요인
a) 스트레스 요인
(1) 생활습관
(2) 촉진요인
(3) 실제적으로 발생할 수 있는 폭행, 학대, 연인 또는 배우자의 폭력
b) 일상생활 수행능력
c) 주택 또는 주거지 요인
(1) 독거
(2) 계단

b. 객관적 자료 수집

1) 전반적 외모
a) 의식수준, 행동, 정서
b) 활력징후
c) 보행
d) 위생
e) 냄새
f) 고통/불편 정도

2) 조사
a) 비교: 신체 양측의 대칭, 색, 크기, 정렬
(1) 외반: 인체 중반부에서 멀리 떨어져 있는 말단 부위의 기형(예 외반슬, 무지외반증)
(2) 내반: 신체의 중반부 쪽으로 가는 관절 원위부 부분의 기형(예 내반슬, 내번족)
b) 피부와 연조직
(1) 말초 혈관 질환과 관련된 색 변화와 탈모
(2) 연조직의 종창 및 반상출혈
(3) 관절염, 종양, 종창과 관련된 심한 기형
(4) 근육량: 비대증과 위축증
(5) 이전의 부상, 수술, 침습적 시술, 정맥주사(IV) 약물 남용을 나타내는 상처
c) 관절
(1) 기형(예 손가락, 발가락, 무릎의 결절)
(2) 종창(예 염증, 감염, 외상)
(3) 발적(예 감염, 봉와직염, 통풍성 관절염과 관련된 염증)
(4) 관절가동범위(수동적 및 능동적)
(5) 회전: 관절 위치, 말단, 내부 또는 외부에서 회전할 수 있는 능력
d) 말초혈관구조
(1) 말초 신경 사정
(2) 급성으로 나타나는 피부창백: 만성 청색증, 색소침착, 순환 장애
(3) 모발의 양과 분포
(4) 피부 궤양
(5) 정맥 팽창: 편측성 대 양측성

3) 촉진 및 타진
a) 피부와 연조직
(1) 온도와 감촉
(2) 종창과 요흔성 부종
b) 맥박의 촉진: 상완, 요골, 척골(Allen test로 확인); 대퇴동맥, 슬와동맥, 후경골동맥, 족배동맥; 동맥 손상이 있어도 맥박은 촉진될 수 있음
c) 맥박 평가 등급([표 28-1])
d) 모세혈관 재충전 검사([BOX 28-2])
e) 근 긴장도 검사([BOX 28-3])
f) 근력([BOX 28-4])
g) 심부 건반사([표 28-2])
h) 관절
(1) 온도
(2) 통증 및 촉진 시 고통 및 유연함
(3) 움직일 때 연발음이 나타난다.

(4) 수동적 관절 가동 범위(검진자에 의해 시행)

(5) 관절 이완 및 안정성(각 관절마다 차이가 존재)

i) 뼈

(1) 길이에 따른 유연함

(2) 변형력에 대한 저항력

(3) 변형, 연발음, 유연성

3. 진단 절차

a. 검사실 검사([표 28-3])

1) 전혈구계산검사(complete blood count, CBC)

2) 적혈구 침강 속도(ESR)

3) 동맥혈가스검사(arterial blood gas, ABGs)

4) 혈액배양검사(blood cultures)

5) 요검사: 가임기 여성 환자의 임신 검사

Box 28-1 말초신경 손상 장애

알코올 중독	당뇨성 말초신경병증
갑작스런 체중감소	기존 외상
암성 신경병증	급성 사지 압박

Box 28-2 모세혈관 재충전 검사

- 석고붕대, 부목, 드레싱으로 인해 맥박을 촉진할 수 없을 때 사용
- 모세혈관 재충전이 2초 이하이면 정상

Box 28-3 근긴장도 검사

- 근골격계, 신경, 대사, 감염성 질환, 피로의 결과로 감소
- 경련, 부상, 경련, 떨림의 결과로 증가(전해질 질환, 신경학적 상태, 파상풍 등의 감염성 질환과 관련)

Box 28-4 근력 검사

1. 움직임에 저항하거나 저항에 대항하여 움직이도록 요청
2. 1~5단계로 등급을 사정
3. 근력의 검사결과를 기록
4. 근력 등급

 0: 마비, 근육 수축이 전혀 없음

 1: 근육 수축이 약하게 있으며 능동적인 관절운동은 불가능

 2: 중력을 제거한 상태에서 능동적인 관절운동이 가능

 3: 중력에 대항하여 능동적인 관절운동이 가능

 4: 어느 정도의 저항에 대해서 능동적인 관절운동이 가능

 5: 최대의 저항에 대해서 능동적인 관절운동이 가능

표 28-1 맥박 평가 등급

등급	설명
0	무맥
1	약하고, 쉽게 없어지는 맥박
2	촉진하기 어렵지만 위치를 한 번 찾으면 촉진이 가능
3	쉽게 촉진 가능하며 정상으로 간주
4	강한 맥박

표 28-2 심부 건반사*

반사 등급	
등급	설명
0	반사 없음
+1	정상 보다 약함
+2	정상
+3	정상 보다 강함
+4	매우 빠르고 과다한 반응(간대성 경련)

*주요 반사 작용 평가: 이두박근, 상완요골근, 삼두박근, 무릎반사, 아킬레스 건

표 28-3 진단검사

검사	사례
ALP-Alkaline phosphatase	호전 중인 골절, 대사성 뼈 질환, 골다공증, 뼈의 전이 종양
Calcium	전이성 뼈암, 탈수, 파제트병 갑상선 기능 저하증, 골관절염, 구루병
크레아틴키나아제 CK (creatine kinase)	탈수, 갑상선 기능 저하증, 신부전, 횡문근융해증
Phosphorus	골 대사 및 갑상선 기능 저하증
알라닌아미노전달효소 (alanine aminotransferase, ALT)	근염 시 알라닌아미노전달효소(alanine aminotransferase, ALT), 아스파르테이트아미노전달효소(aspartate aminotransferase, AST) 수치
Uric acid	공복 시, 과도한 운동시 발생한 급성 조직 파괴, 통풍, 다발성 골수종
CRP (C-reactive protein)	급성염증,류머티스성 관절염
ANAs (antinuclear atibodies)	류마티스성 관절염, 전신 홍반성루푸스, 다발성 근염
RF (serum rheamatoid factor)	류마티스성 관절염, 만성 염증성 질환

b. 영상검사

1) 방사선 촬영은 뼈와 관절 변화에 대한 자료를 제공: 개방형 관절 손상 진단에 유용(관절강에 공기가 보임); 급성 골절 및 탈구에 대한 영상 검사; 종창을 제외한 연조직 질환은 보이지 않음

2) 컴퓨터 단층촬영(CT)

a) 관절면을 포함한 골절(예 경골, 종골, 거골)

b) 시각화하기 어렵거나 너무 위험하여 손 쓸 수 없는 골절이나 탈구(예 골반, 천골, 관골구 복합 골절)

c) 견갑골, 수근골, 발목뼈 골절: 상완골두, 대퇴골두, 요척관절, 흉쇄관절 탈구

d) 압박골절

e) 골변화, 전이 과정

3) 혈관 조영검사: 혈관 부상을 진단, 치료하고, 출혈을 예방하고, 국소 빈혈을 완화하는 데 사용(예 무릎 탈구, 관통상)

4) 자기공명영상: 인대 파열, 반월상 연골 파열, 건파열, 근육파열, 종양, 혈종, 척추구조, 감염, 퇴행성 질환

5) 뼈스캔(bone scan): 잠재골절 및 전이성 질환에 유용

6) 관절경 검사: 관절 부상 평가

7) 도플러 초음파 검사: 동맥 혈류 사정

c. 기타 검사

1) 12-15 lead ECG (심전도)

B. 분석: 감별 간호진단/협력적 문제 (ANALYSIS: DIFFERENTIAL NURSING DIAGNOSES/ COLLABORATIVE PROBLEMS)

1. 급성 통증 (Acute pain)
2. 활동 지속성 장애 (Activity intolerance)
3. 낙상 및 상해의 위험 (Risk for falls/injury)
4. 불안/두려움 (Anxiety/fear)
5. 피부 통합성 장애 (Impaired skin integrity)
6. 비효과적 말초조직 관류 (Ineffective tissue perfusion)
7. 감염의 위험 (Risk for infection)
8. 지식 부족 (Deficient knowledge)

C. 계획과 수행/중재 (PLANNING AND IMPLEMENTATION/INTERVENTIONS)

1. 우선순위 결정

a. 기도, 호흡, 순환 유지

b. 산소 공급

c. 수액, 혈액 제제, 약물의 투여를 위한 정맥로 확보

d. 장비 및 기구 준비 및 설치

e. 의학적 중재 준비 및 지원

f. 처방된 약물 투여

2. 걱정 및 불안 해소
3. 지지가 되는 보호자가 환자 곁에 있도록 허용
4. 환자 및 보호자 교육

D. 평가와 지속적 감시 (EVALUATION AND ONGOING MONITORING)

1. 지속적인 모니터링과 치료
2. 환자의 반응 및 결과를 모니터링해 적절한 간호 계획 수정
3. 환자의 증상이 개선되지 않는다면, 사정 및 계획 재평가

E. 중재와 환자 반응 기록 (DOCUMENTATION OF INTERVENTIONS AND PATIENT RESPONSE)

F. 나이와 관련된 고려사항 (AGE-RELATED CONSIDERATIONS)

1. 소아

a. 성장과 발달 관련

1) 성인의 뼈 구조와는 다른 소아의 뼈 구조; 소아는 골격상으로 미성숙

2) 유아 및 소아의 골격은 대부분 연골로 구성

a) 좁고 유연한 뼈

3) 골막이 두꺼워 파열 예방

a) 뼈에 혈액순환과 영양소를 공급한다.

b) 뼈가 유연하여 골절을 예방

(1) 유연골절(Greenstick fracture): 한쪽 뼈(골간)는 골절되어 피질과 골막이 손상을 받지만 다른 쪽의 골막과 피질은 손상이 발생하지 않는다.

(2) 골융기(Torus); 골간단과 골간의 연결부위에서의 압박골절은 "둘륭술:buckling"을 야기시킨다; 통증은 있으나 기형은 발생하지 않는다.

4) 소아들은 청소년기가 지날 때까지 성장판을 가지고 있다; 이 부위는 외상에 더 민감하다; 골단 골절은 전체 골절의 1/3을 구성하며, Salter-Harris분류 체계에 따라 설명한다[그림 28-1].

5) 소아는 골단의 외상 시 인대의 손상이 적다.

a) 드물게 탈구가 발생한다.

b) 골절은 종종 탈구를 동반한다.

c) 염좌는 어린 소아에게서는 드물지만 청소년기에는 발생한다.

6) 전반적 외모
a) 소아가 걸을 때 다리를 관찰한다.
(1) 영아는 태어날 때부터 2~3년까지 내반슬을 가지고 있다.
(2) 유아는 발을 외번하여 안쪽 발을 이용해 걷는 경향이 있다.
(3) 18~36개월에 소아들은 안짱다리를 보인다(외반슬).
(4) 정상 다리 배열은 6~7년 내에 나타나야 한다.
b) 평평한 발
(1) 내측 종족궁은 약 2세까지 지방층 때문에 발견되지 않는다.
(2) 체중 부하를 하지않을 때 발견된다(예 앉거나 발끝으로 걸을 때)
c) 소아는 내반족일 시 정상적으로 걷는다(안짱다리).
(1) 골격이 성숙함에 따라 다리의 회전 정렬이 변경되어 자연스럽게 보정된다.
(2) 병리학적으로 발, 다리, 엉덩이의 질환에 의해 발생 가능하다.

b. 주요점
1) 의미있는 힘으로 인한 골절: 손상의 양상이 병력과 일치해야한다.
2) 아동학대의 상황: 1세미만 영아의 골절, 나선형 골절, 목격되지 않거나 설명할 수 없는 손상, 여러 치료 단계에서의 골절, 다른 골절 병력, 진술된 손상의 경로와 맞지 않는 골절
3) 3세 미만 아동의 골절 중 약 25%가 비우발적 외상으로 인해 발생
4) 아동에게 흔치 않은 융기골절(Torus/buckle fractures)
5) 팔을 잡아당기면 2세에서 3세 사이의 어린이에게서 "nursemaid's elbow" (요골두 아탈구)가 발생할 수 있음
6) 절뚝거림: 소아에게서 드물다; 발견시 고관절 질환 의심
7) 체중을 견디지 못할 경우 추가 검사가 필요

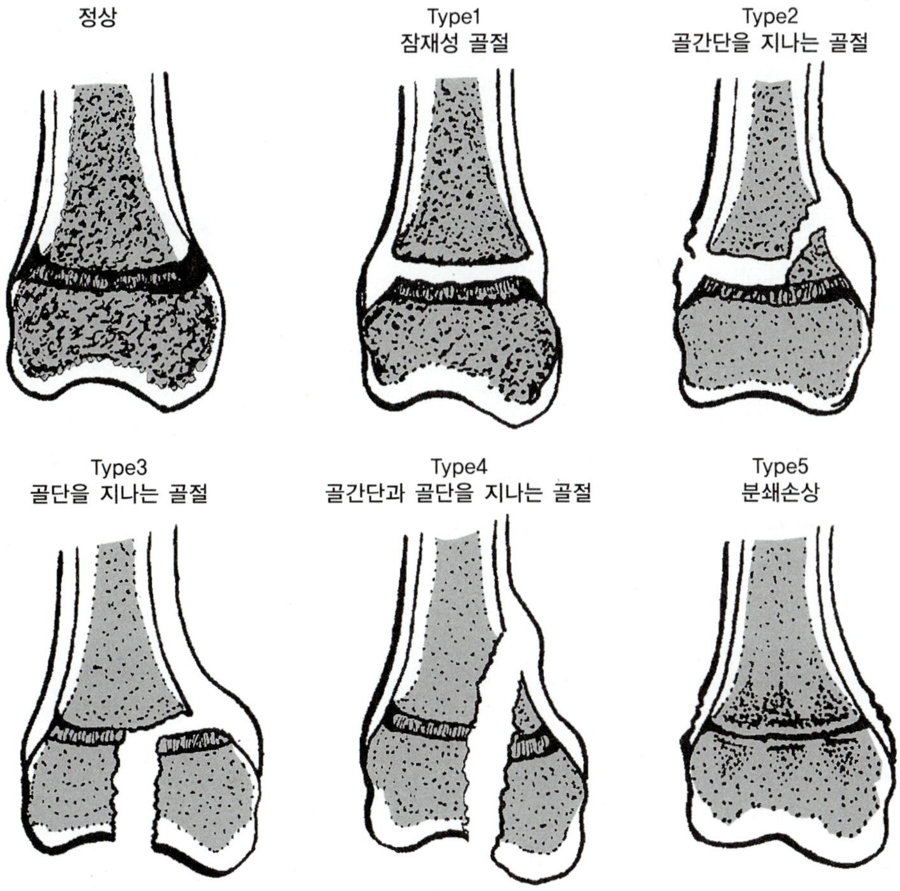

그림 28-1 Salter-Harris 소아 골절 분류

(From Simon, R. R., & Koenigsknecht, S. J. [2001]. Emergency orthopedics [4th ed.]. New York, NY: McGraw-Hill.)

2. 노인

a. 노화 관련

1) 뼈의 무기질과 질량의 손실

a) 재생 지연

b) 뼈가 잘 부서짐

c) 척추 높이가 감소한 것은 정상노화로 인한 압박 때문이며 척추후만증이 발생함

2) 근육은 노화로 인해 손상된 근육을 대체하기 위해 새로운 섬유를 재생하는 능력 상실(위축, atrophy)한다.

a) 근력과 지구력이 감소하고, 보행 시 절뚝거리는 양상을 보임

b) 근육수축에 걸리는 시간이 길고, 더 쉽게 피로한 경향이 있으며, 휴식 중에도 근육 경련이 나타날 수 있음

b. 주요점

1) 관절 강직 및 퇴행성 변화는 기동성 장애를 가져옴

2) 노화와 관련되어 자세변화가 발생

3) 자세, 균형, 강도 및 유연성에 영향을 받은 걸음걸이

4) 일반적인 발의 변화

a) 피하 지방의 손실로 인해 발 크기가 감소한다.

b) 피부건조; 티눈 및 굳은살은 압박부위에 형성되며; 표피는 얇아지며 자연적인 수분이 감소된다.

c) 말초 혈관 질환으로 인한 혈액 순환의 감소는 치료를 지연시킨다; 정맥울혈 또는 동맥 폐색은 궤양을 유발한다.

d) 발톱은 두꺼워지고 신발착용에 영향을 미친다.

e) 건막류(Bunion), 발가락이 겹치거나 깔리는 현상이 생길 수 있다.

5) 골다공증은 골절(특히 척추, 늑골, 대퇴골 근위부)을 유발한다.

6) 골관절염(가동 관절의 퇴행)은 대부분 체중부하를 받는 무릎, 척추, 손과 발의 작은 관절에 영향을 미친다.

7) 류마티스 관절염(예 관절 염증으로 인한 결합 조직의 전신 질환)은 관절의 부종, 강직, 유착, 발적, 열감을 나타난다.

8) 다른 만성 질환에 의해 병리학적 골절이 발생할 수 있다.

9) 파제트병

a) 과도한 골재흡수와 침전을 일으키는 대사 질환

b) 주로 중년, 노인 남성에게 발생

c) 영향을 받은 뼈는 골절되기 쉬움

II. 특정 연조직 손상 Specific Soft Tissue Injuries

사지의 연조직은 피부, 근육, 힘줄, 인대, 신경, 혈관을 포함한다. 손상은 뼈손상과 관계없이 발생할 수 있으며, 경우에 따라 진단을 결정하기가 어렵다. 뼈의 외상을 배제하고 문제를 식별하기 위해서는 방사선 검사와 함께 영상검사를 포함한 주의 깊은 임상 검사가 필요하다. 일부 장애는 만성적인 과사용증후군으로 인해 발생할 수 있으며 심각한 병력이 없을 수 있다.

A. 타박상/혈종 (CONTUSIONS/HEMATOMAS)

타박상이란 넘어지거나 맞거나 부딪혀서 연부 조직과 근육 등에 손상을 입어 피부 속의 세포조직이 파괴되어 속으로 출혈이 발생하는 것을 말한다. 증상은 부종, 색깔변화, 압통 등이 나타나며 위험대상자로는 신체활동, 스포츠 또는 폭력적인 관계, 항응고제 투여 환자, 응고장애가 있는 환자가 포함된다.

1. 사정

a. 주관적 자료 수집

1) 현병력/주호소

a) 직립타격에 의한 손상

b) 접촉 대상

c) 부종, 변색

d) 증상완화를 위한 초기 치료

2) 과거력

a) 기저질환

(1) 말초혈관 질환

(2) 응고 인자 결핍

b) 투약(예 항응고제, 항혈소판제)

c) 알레르기

d) 면역 상태

b. 객관적 자료 수집

1) 신체 검진

a) 전반적 외모

(1) 경미한 정도에서 중정도의 고통/불편

b) 시진

(1) 타박상 입은 시간 경과에 따른 피부 변색([BOX 28-5])

(2) 크기

(3) 부위

(a) 반상출혈(예 발로 퍼지는 하지 반상출혈)

c) 촉진

(1) 압통

2) 진단 절차

a) 심혈 및 혈소판 감소증을 배제하기 위해 혈소판을 포함한 전혈구계산검사(complete blood count, CBC)

Box 28-5 타박상 입은 시간 경과에 따른 색깔변화

24~48시간: 부드럽고 부어 오른 부위; 반상출혈은 나타나지 않을 수 있음; 붉은 색 또는 보라 색은 손상 위치, 피부로부터 손상된 혈관의 거리 및 출혈 양에 따라 나타나는 데 최대 며칠이 걸릴 수 있다.	5~7일: 말초 부위의 색상이 변하기 시작하며, 점차 중앙으로 퍼진다; 녹색을 띔 7~10일: 노란색 10~14일: 갈색 2~4주: 없어짐

b) 응고병을 감별하기 위해 프로트롬빈시간(prothrombin time, PT), 부분트롬보플라스틴시간(partial thromboplastin time, PTT), INR

c) 골절 가능성을 배제하기 위한 방사선 검사

2. 분석: 간호 감별 진단 / 협력적 문제

a. 급성 통증 (Acute pain)

b. 활동 지속성 장애 (Activity intolerance)

c. 피부 통합성 장애 (Impaired skin integrity)

d. 감염의 위험 (Risk for infection)

e. 지식 부족 (Deficient knowledge)

3. 계획과 수행/중재

a. 의학적 중재를 위한 준비/지원

1) 추가 손상이나 의인성 상해로부터 보호하고 통증을 줄이기 위해 부목을 대줌

2) 압박 드레싱을 사용하여 출혈과 부종을 줄임

b. 약물 요법

1) 비마약성 진통제

2) 마약성 진통제

c. 환자 및 보호자 교육

1) 영향을 입은 사지를 휴식시키고 상승시켜 출혈과 부종의 발생을 최소화

2) 혈관 수축을 촉진하기 위해 냉 찜질 적용

a) 처음 2~3일 동안 한번에 20분 씩, 하루에 4번 사용

b) 차가운 팩을 싸서 피부가 너무 차가워지거나 추가 손상을 입지 않도록 함

3) 압박 드레싱 적용 및 제거

4) 물리적 보조 기구 사용(예 지팡이, 목발, 보행기)

4. 평가와 지속적 감시

a. 통증 완화

B. 좌상과 염좌 (STRAINS AND SPRAINS)

관절 주위 손상은 과도한 스트레칭 또는 갑작스러운 힘에 의해 발생한다. 이것은 관절내 조직이 당겨지고, 이로 인해 근육 및 힘줄에 열상이 발생한다. 염좌는 인대의 신축 또는 늘어남, 분리 또는 찢김이며, 좌상은 뼈에서 근건(musculotendinous)이 분리되거나 열상이 발생하는 것을 말한다. 손상으로 인해 통증이 발생하고, 체중을 완전히 지지하지 못할 수 있으며, 부종이 나타난다. 어린이에게서는 좌상과 염좌가 거의 발생하지 않으며, 운동 선수들과 비만한 사람에게 잘 발생한다. 좌상과 염좌는 손상의 정도에 따라 분류한다([BOX 28-6]).

Box 28-6 염좌/좌상(Sprains/Strains)

1도: 작은 열상이 발생하고 반상출혈은 없거나 경미하게 나타남
2도: 부분 열상; 관절 손상 없으며 부종과 반상출혈이 나타남
3도: 인대의 파열로 심한 부종이 나타나고 근육과 건, 건과 뼈가 분리될 수 있음

1. 사정

a. 주관적 자료 수집

1) 현병력/주호소

a) 갑자기 늘어나거나 비틀거나 관절에 과도한 힘이 가해졌는지 사정(예 딱딱 소리(popping sound)가 들리거나 느껴질 수 있음)

b) 통증: 관절(즉, 국소화된 상태에서 중증 및 무력상태에 이르기까지 운동, 근육장력, 체중부하에 의해 악화될 수 있음)

2) 과거력

a) 기저질환

(1) 류마티스 관절염은 동반된 기형 변화로 인한 건파열의 원인

(2) 스테로이드 주입은 건파열을 유발; 주입자체 또는 건초내의 과도한 용적으로 인해 발생

b) 손상, 수술, 관절의 문제

c) 약물

d) 알레르기

e) 면역 상태

b. 객관적 자료 수집

1) 신체 검진

a) 전반적 외모

(1) 걸음걸이: 변화 가능

(2) 중정도에서 심각한 정도의 고통/불편감

b) 시진

(1) 부종, 기형

(2) 반상출혈

c) 촉진
(1) 압통
(2) 부종
(3) 오타와 룰(Ottawa rules)에 따라 방사설 촬영 여부 결정
(a) 오타와 니(knee) 룰([BOX 28-7])
(b) 오타와 앵클(ankle) 룰([BOX 28-8])
(c) 오타와 풋(foot) 룰([BOX 28-9])
(4) 운동 기능의 상실(경미한 것부터 심한 것까지)
(5) 감각 변화
2) 진단적 절차
a) 골절과 탈구를 배제하기 위한 영상검사
b) 관절의 스트레스 뷰(Stress view of joint)는 인대 손상을 발견하는데 도움

2. 분석: 감별진단/협력적 문제

a. 급성 통증 (Acute pain)
b. 활동 지속성 장애 (Activity intolerance)
c. 낙상 및 상해의 위험 (Risk for falls/injury)
d. 불안/두려움 (Anxiety/fear)
e. 비효과적 말초조직 관류의 위험 (Risk for Ineffective tissue perfusion)
f. 지식 부족 (Deficient knowledge)

3. 계획과 수행/중재

a. 의학적 중재를 위한 준비/지원
1) 사지 냉찜질, 사지 상승
2) 부목, 고정 장치, 석고붕대 적용
b. 처방에 따른 약물 투여
1) 비마약성 진통제
2) 마약성 진통제
3) 비스테로이드 항염증제(NSAIDs)
c. 환자 및 보호자 교육
1) RICE: Rest (휴식), Ice (얼음찜질), Compression (압박), Elevation (상승)
a) 손상된 관절 휴식
(1) 체중부하를 막기 위해 목발사용
(2) 스트레스로부터 보조: 사용하지 않기
b) 얼음찜질
(1) 한번에 20분 동안 적용:가능한 한 빨리 하루에 네 번의 관절운동을 실시한다.
(2) 처음 24시간 동안 하루에 4번 반복한다.
(3) 얼음찜질을 하면 혈관 수축이 촉진되고 부종이 감소된다.
c) 압박: 탄력붕대를 감아 지지해주고 부종을 감소시킴
(1) 하루에 두번씩 탄력붕대를 다시 감고 밤에는 풀어야함
d) 상승: 손상 후 첫 24시간 동안 부종을 감소시키기위해 손상된 부분을 심장 위로 상승시킴

Box 28-7 무릎 방사선 촬영을 위한 오타와 법칙 (Ottawa Rules)

무릎 방사선 촬영 적응증
55세 이상
비골두 압통
슬개골 압통
무릎을 90도 굴곡시킬 수 없음
손상 직후 및 응급실에서 체중(4단계)부하를 할 수 없음

Box 28-8 발목 방사선 촬영을 위한 오타와 룰

급성 발목 통증 환자의 발목 방사선 사진은 발목 부위의 통증과 다음 중 하나를 포함
- 내측 전골의 후 가장자리 또는 끝에서의 뼈 압통
- 비골의 후부 가장자리 또는 끝에서의 뼈압통
- 부상 직후와 응급실에서 모두 체중부하를 할 수 없음

Box 28-9 발 방사선 촬영을 위한 오타와 룰

발 방사선 촬영을 위한 규칙은 중족부의 통증과 다음 중 하나를 포함:
- 다섯 번째 중족골의 기저부에서의 뼈 압통
- 주상골 및 입방골 부위에서의 뼈 압통
- 부상 직후와 응급실에서 체중부하를 할 수 없음
- 단순 방사선 촬영

오타와 풋 룰은 심각한 중족 골절을 예측한다. 다음 중 하나라도 있으면 방사선 촬영이 필요
- 다섯 번째 중족골 부위의 압통점
- 주상골 부위의 압통점
- 부상 직후 및 응급실에서 네 걸음을 수행 할 수 없음

※ 특히 다음과 같은 상황에서는 항상 오타와 룰보다 임상 판단이 우선시 되어야 함
18세 미만의 환자/다발성외상 환자/변경된 정신 상태/물질 사용 및 남용의 존재/하복부에 영향을 미치는 근본적인 신경학적 결손/언어 또는 다른 장벽으로 인한 의사소통의 어려움

4. 평가와 지속적 감시

a. 통증 완화

Ⅲ. 골격의 특정 손상 Specific Injuries of Bony Skeleton

골절과 탈구는 환자의 생명이나 사지를 위협할 수 있는 응급상황이다.

A. 탈구 (DISLOCATIONS)

관절을 형성하는 뼈의 관절 표면이 더 이상 접촉하지 않고 해부학적 위치를 잃었을 때 탈구가 발생한다. 골단은 선천적 허약, 관절과 관절 주변 구조에 영향을 미치는 질병, 그리고 관련된 외상 때문에 움직일 수 있다. 탈구는 압박, 스트레칭 또는 허혈로 인접한 신경과 혈관에 대한 손상의 위험 때문에 응급으로 간주된다. 탈구는 근위(예를 들어, 전방, 후방, 외측, 내측 탈구)와 관련하여 원위부분의 관점에서 설명된다. 관절면 접촉의 일부가 남아 있지만 완전하지 않은 경우 관절 아탈구가 발생한다. 정형 외과적 손상이 의심되거나 손상이 있는 사람은 골절과 탈구 모두에 대해 신중하게 평가되어야 한다. 어느 쪽이든 의심되는 경우 사지에 부목을 대거나, 신경 혈관 검사를 수행하고 진단을 위해 방사선 검사를 시행한 다음 가능한 한 빨리 손상을 줄여야한다. **[표 28-4]**는 다양한 탈구의 임상적 특징 및 치료에 대해 설명한다.

1. 사정

a. 주관적 자료 수집

1) 현병력/주호소

a) 탈구 유형

(1) 탈구가 되지 않았을 경우 기존의 상태를 파악

(2) 외상으로 인한 경우 추가적인 손상을 평가

b) 탈구 후 증상

(1) 심한 통증

(2) 신경 혈관 손상 : 감각 이상, 마비 또는 환자의 저항에 의한 감각 저하, 무감각, 기동력 장애

c) 초기치료

(1) 고정

(2) 탈구된 관절 움직임 제한

(3) 냉찜질 또는 압박 드레싱 사용

(4) 약물 사용

2) 과거력

a) 기저질환

b) 이전 손상, 수술 특히 손상된 관절의 관절 대체술

c) 손상된 관절의 이전 탈구

d) 약물

e) 알레르기

f) 면역 상태

b. 객관적 자료 수집

1) 신체 검진

a) 전반적 외모

(1) 관절의 변형

(2) 걸음 걸이 변화, 보행 장애

(3) 중정도에서 심한 정도의 고통/불편

b) 시진

(1) 사지 길이 차이

(2) 비정상적인 자세: 회전(내부 또는 외부)또는 정렬(각도)

(3) 부종 및 변색

(4) 개방 상처

(5) 아래와 같은 결과로 기동력 상실

(a) 탈구된 뼈

(b) 마비

c) 촉진

(1) 압통

(2) 변형

(3) 사지맥박

(a) 부종 때문에 맥박이 촉진되지 않을 수 있음

(b) 도플러 맥박(Doppler pulse)은 있을 수 있음

(c) 동맥관류는 정복 후 정상적으로 돌아와야 함. 만약 동맥의 흐름에 문제가 있다면 혈관 손상을 의심해야 함

(d) 지연된 모세혈관 재충전 시간(2초 미만이 정상)

(e) 손상 부위로부터 원위부 사지온도

(4) 관절범위량 : 능동적 및 수동적 검사

(5) 1-5점 척도의 운동강도 검사

(6) 신경학적 검사: 감각이상, 무감각, 마비

2) 진단적 절차

a) 탈구 및 관련된 골절을 확인하기 위해 즉시 방사선 촬영

b) 정복 후 방사선 사진촬영

c) 신체 사정 결과 및 과거력에 따라 혈관 검사

d) 수술적 정복이 필요하다면 수술 전 진단 검사

2. 분석:감별 간호진단/협력적 문제

a. 급성 통증 (Acute pain)

b. 활동 지속성 장애 (Activity intolerance)

c. 낙상 및 손상의 위험 (Risk for falls/injury)

d. 불안/두려움 (Anxiety/fear)

표 28-4 탈구(Dislocations)

신체 부위	손상기전	임상소견	치료
지골(Phalanges)			
배위 탈구	관절의 과도 신장(예 볼 핸들링)	근위 또는 원위 지 골간 관절에서 지골의 변형	외측 방사선 촬영, 정복, 부목
엄지손가락 탈구 (예 게임키퍼 엄지, 스키어의 엄지)	척골측부인대에 대한 요골 부하	아플 정도로 부풀어 오른 엄지 손가락의 중수지골 관절, 인대 압통	thumb spica splint, 척골 측부의 경우 정형외과 의뢰
어깨(Shoulder)			
전방	팔을 뻗은 상태로 넘어지거나 어깨에 직접적인 충격을 받을 때 발생	외전된 팔, 팔꿈치를 가슴 쪽으로 내릴 수 없거나 손으로 반대쪽 귀를 만질 수 없음	안위를 위해 부목; 최대한 빨리 정복(reduction)
후방	흔하지 않다; 격렬한 경련이나 발작시 어깨앞면에 강한 타격을 입을 때 발생	팔이 측면에 고정되어 있어 바깥쪽으로 회전할 수 없음	위와 동일
팔꿈치(Elbow)			
요골과 척골	팔꿈치를 뻗은 상태로 손을 짚으면서 넘어질때 발생	움직일 때 아프고 빠르게 부어오름; 신경 손상이 발생할 수 있음	위와 동일 탈구가 요골두 또는 주두골절과 관련이있을 경우 수술적 치료
요골(Radius)			
요골두(아동)	잡아당겨지거나, 어린이의 손목이나 손을 갑자기 잡아당기거나 확 잡아당기거나 들어 올리는 바람에 생긴 팔꿈치 탈구가 발생	통증, 팔 사용 거부, 회외, 운동제한 팔꿈치를 구부리고 펼 수 있음; 팔꿈치 변형은 없음	정복, 팔걸이 사용; 이것이 5살까지 반복될 수 있다는 것을 부모님들에게 알려야함
둔부(Hip)			
주로 후방	엉덩이가 구부러지고 외전되는 동안(다리를 꼬고 앉는 자세) 무릎에 타격이 가해졌을 때; 앞 좌석에 앉은 승객들에게 흔히 발생	엉덩이 굴곡, 외전, 내회전 및 단축; 대퇴골과 연관된 골절이 있을 수 있음. 좌골 신경 손상(후두부)	안위를 위해 부목. 최대한 빨리 정복
슬개골(Patella)			
	자연적으로 발생 가능 다른 외상과 연관되어 발생	무릎굴곡; 슬개골 외측에서 대퇴내측까지 촉진 할 수 있음 과도한 부종, 압통 및 촉지할만한 연조직 손상 부위 촉지	석고붕대나 부목으로 고정 /연조직의 손상 또는 골절 시 외과적 치료
무릎(Knee)			
(흔하지 않음)	다리상부에 직접적인 심각한 타격 또는 강제적인 무릎 과신전으로 발생	인대 불안정성(구조의 붕괴 동반); 다리를 곧게 펼 수 없음; 종아리신경과 슬와동맥 손상이 흔함;원위부 신경 혈관 기능을 평가해야 함	즉각적인 신경혈관사정; 정복
발목(Ankle)			
	발목은 안정성을 주기 위해 여러 인대가 있어 복잡한 관절; 탈구는 보통 골절이나 연조직 외상과 같은 다른 손상과 관련됨	부종, 압통, 정렬 및 기능 상실	부목; 이 관절은 복잡한 움직임과 정확하게 정렬해야 하므로 일반적으로 개방정복이 필요

e. 피부 통합성 장애 (Impaired skin integrity)
f. 비효과적 조직 관류 (Ineffective tissue perfusion)
g. 감염위험성 (Risk for infection)
h. 지식 부족 (Deficient knowledge)

3. 계획과 수행/중재

a. 기도, 호흡, 순환 유지(1장 참조)
b. 처방에 따른 산소 공급
c. 수액, 약물 투여를 위한 정맥로 확보
d. 의학적 중재를 위한 준비/지원
1) 원위부 신경 혈관 기능 유지
a) 관절 고정(손상이 더 심해지는 것을 막고 통증을 완화해주기 위해)
b) 관절 상승
c) 부종 완화를 위한 얼음찜질
2) 심장 및 맥박 산소 측정기 모니터링 시작
3) 즉각적 정복에 대한 준비: 시술 시 진정
a) 필요한 경우 사전 동의서 받는다.
b) 정복 후 고정 장치 적용
c) 정복 전후 방사선 촬영
d) 병원 입원 안내
e. 처방에 따른 약물 투여
1) 비마약성 진통제
2) 마약성 진통제
3) 수술시 진정제 약물
f. 환자/보호자 교육
1) 정해진 기간 동안 고정 유지
2) 얼음팩 적용
3) 신경혈관 사정 및 변화 보고
4) 처방된 약에 대한 적응증/주의사항

4. 평가 및 지속적 모니터링

a. 혈역학적 상태
b. 사지의 말초 신경혈관 공급
c. 통증 완화

B. 골절 (FRACTURES)

골절은 뼈의 연속성이 깨지는 것으로 정의된다. 골절은 반복 작용을 하거나 뼈에 상당한 힘을 가하면 발생할 수 있다. 골절은 기존의 병리학적 과정(즉, 병리적 골절)에 의해 약화된 뼈에 매일의 힘을 가한 결과로도 발생할 수 있다. 골절은 외관상 폐쇄성 또는 개방성으로 분류된다. 외상은 골절의 주요 원인이다. 부상은 자동차 충돌, 자동차 대 보행자 충돌, 오토바이 충돌, 추락 및 스포츠로 인해 발생한다. 개방성 골절은 환자를 상처 오염, 감염 및 골막 박리의 위험에 놓이게 하며, 이는 뼈의 혈류차단으로 이어질 수 있다. 분쇄손상은 주위 부드러운 조직의 광범위한 손상과 골절의 분쇄 정도 때문에 특히 중요하다. 어린이는 골격 구조의 탄력성 때문에 골절에 대한 위험이 적다. 노인들은 자연적인 노화 과정과 전이성 질환에 동반된 뼈 구조의 변화 때문에 골절을 당하기가 쉽다. 골절 치료의 목적은 뼈의 정렬과 기능을 회복하고 장애를 줄이는 것이다. [표 28-5]는 골절에 대한 설명이다.

모든 손상을 구분하고 필요한 중재를 수행하기 위해 집중적인 1차 및 2차 조사 후 사정을 수행해야 한다. 근육 경련과 통증은 다른 발견을 모호하게 할 수 있기 때문에, 골절이나 가장 고통스러운 부위의 검사는 나머지 신체부위를 사정한 후에 해야한다. 합병증이나 다른 부상이 간과되지 않도록 하기 위해 골절 통증이 완화된 후 반복적인 신체 사정을 실시한다.

1. 사정

a. 주관적 자료 수집
1) 현병력/주호소
a) 손상 기전
b) 힘이 가해진 방향
c) 발견 시 환자의 자세
d) 통증
e) 관련 손상(예 머리, 가슴, 복부)
f) 관절가동범위
g) 물질 및/또는 알코올 사용/남용
h) 친밀한 관계에서의 폭력/아동학대
2) 과거력
a) 기저질환
(1) 당뇨
(2) 면역억제성 질환
(3) 스테로이드제 사용은 치료에 지연을 일으키거나 증상을 모호하게 할 수 있다.
b) 이전 손상 또는 수술
c) 영양상태
d) 흡연
e) 약물
f) 알레르기
g) 면역 상태
b. 객관적 자료 수집
1) 신체 검진
a) 전반적 외모
(1) 걸음걸이: 변경가능
(2) 중정도에서 심한 정도의 고통/불편
b) 시진
(1) 변형, 골 구조의 각도; 반대쪽 사지와 비교
(2) 부종, 창백

(3) 근경련이 느껴지거나 보임
(4) 피부 통합성(예 찰과상, 타박상, 개방 상처)
(5) 개방 골절
(a) 뼈 조각이 있거나 없는 눈에 띄는 피부 상처
(b) 개방 상처의 크기
(c) 오염됨
(d) 상처 배액

c) 촉진
(1) 관절이나 관절 사이의 비정상적인 움직임
(2) 염발음(뼈 끝이 서로 마찰하면서 생기는 삐걱거리는 느낌); 의도적으로 생겨서는 안된다.
(3) 압통
(4) 통증 의뢰로 인해 검진자가 오진 할 수 있으므로 통증이 있는 부위 위와 아래의 관절을 만져야 함
(5) 혈관 검사: 골절의 근위부 및 원위부 맥박을 평가하고 반대쪽과 비교
(6) 신경학적 검사: 감각, 운동 강도 사정

2) 진단적 절차
a) 방사선 촬영
(1) 골절의 방사선사진 상 외관[그림 28-2]
(a) 횡선골절(Transverse Fracture)
(b) 사선골절(Oblique Fracture)
(c) 나선골절(Spiral Fracture)
(d) 분쇄골절(Comminuted Fracture)
(e) 결출골절(Avulsion Fracture)
(f) 매복골절(Impacted Fracture)
(g) 융기골절(Torus): 보통 아이들에게서 볼 수 있음; 뼈가 휘어짐
(h) 압박골절(Compression Fracture): 압박에 의해 변형된 뼈, 보통 척추
(i) 유연골절(Greenstick Fracture): 보통 아이들에게서 볼 수 있음; 뼈의 한쪽이 골절
(j) Salter-Harris 분류에 따른 골단 골절
(2) 원칙
(a) 완벽한 촬영은 골절을 구분할 수 있게 함
(b) 골절 위와 아래의 관절을 반드시 관찰
(c) 어린이는 골단면 배열을 평가하기 위해 반대쪽 사지와의 비교(WEAK: Wrist, Elbows, Ankles, and Knees)
(d) 심각한 하부 사지 손상이 있는 경우 골반을 포함
(e) 연조직 손상 시 가스(공기)가 발생할 수 있음
(f) 초기 촬영 시 음성이면서 지속적인 통증, 골절이 나타나지 않을 경우 7~10일 안에 반복 촬영함

b) 골절이나 합병증을 진단하기 위한 특별한 검사들이 필요할 수 있음
(1) 스트레스 뷰(Stress views) 촬영
(2) 컴퓨터 단층 촬영 스캔
(3) 혈관 촬영술
(4) 자기공명영상
(5) 방사성 뼈스캔(bone scan)

2. 분석 : 감별 간호진단/협력적 문제

a. 급성 통증 (Acute pain)
b. 활동 지속성 장애 (Activity intolerance)
c. 낙상/손상의 위험 (Risk for falls/injury)
d. 불안/두려움 (Anxiety/fear)
e. 피부 통합성 장애 (Impaired skin integrity)
f. 비효과적 조직 관류 (Ineffective tissue perfusion)
g. 감염 위험성 (Risk for infection)
h. 지식 부족 (Deficient knowledge)

3. 계획과 수행/중재

a. 기도, 호흡, 순환 유지
b. 산소 공급
c. 수액, 혈액 제제, 필요에 따른 약물의 투여를 위한 정맥로 확보
d. 의학적 중재를 위한 준비/지원
1) 부종을 감소시키기 위해 사지를 상승
2) 부종을 감소시키기 위해 얼음팩 적용
3) 사지 고정
a) 부목의 조기 사용, 특히 견인부목은 통증과 부종를 상당히 감소시킬 수 있음
b) 부상 부위 전후의 관절을 고정하여 추가 손상을 방지
4) 상황이 움직일 수 없거나, 환자를 "있는 그대로"이송할 수 없는 상태, 그리고 사지 말단에 맥박이 없는 경우에 발견 당시 자세를 유지한 채 골절에 부목을 적용
a) 부목은 단단하고 속이 충분히 채워져 있어야 하며 가급적 방사선 투과가 가능해야 함
5) Pneumatic antishock garment (PASG) 혹은 medical antishock trousers (MAST)
a) 저혈압을 동반한 출혈 시 적용할 수 있음
b) PASG의 사용을 둘러싼 논쟁에도 불구하고, 미국외과학회는 골반과 하퇴부의 골절에서 출혈을 조절하기 위해 PASG를 사용할 것을 권고. 하지만 PASG 사용으로 수액 공급이 방해되지 않아야 함

c) PAPA 또는 MAST 사용이 논란의 여지가 있지만, 사용 시 환자의 순환기관의 손상 여부를 면밀히 관찰해야 함

6) 석고붕대/부목 적용 시 지원

7) 개방 골절이 있다면 목표는 감염을 예방하는 것

a) 상처 부위를 멸균 식염수 드레싱 시행

b) 상처 치유를 억제할 수 있기 때문에 정균성 세정제를 사용하지 않기

8) 응급실에서 폐쇄정복을 실시한 경우

a) 필요에 따라 사전 동의서 받기

b) 국소 마취 절차 시행

c) 정복 후 고정 장치 적용

9) 병원 입원 안내

e. 처방에 따른 약물 투여

1) 국소 마취제

2) 비마약성 진통제

3) 마약성 진통제

4) 항생제

5) 파상풍 예방주사

f. 환자/보호자 교육

1) 석고붕대 관리에 대한 교육

2) 신경혈관 사정 및 변화 보고

3) 얼음팩 적용

4) 사지 상승

5) 신체 보조기 사용 교육(예 지팡이, 목발, 보행기)

6) 지지대 사용(예 손가락 부목, 걸이, 어깨 고정대, 무릎 고정대, 섬유유리붕대, 석고붕대)

4. 평가와 지속적 감시

a. 혈역학적 상태

b. 환자가 정복 과정에서 많은 양의 약물을 필요로 할 수 있고 통증이 완화된 후에는 둔감한 상태가 될 수 있기 때문에 부위 마취 과정 중, 후 환자를 주의 깊게 관찰

c. IV부위 마취제를 사용할 경우, 5분마다 지혈대 시간과 효과를 모니터링

d. 고정 장치가 올바른 위치에 있고 압박 또는 과도한 압력을 유발하지 않았는지 확인하기 위해 고정 장치를 평가

e. 중재 전후와 치료가 완료된 후 규칙적인 간격으로 신경혈관 상태 파악

f. 통증 완화

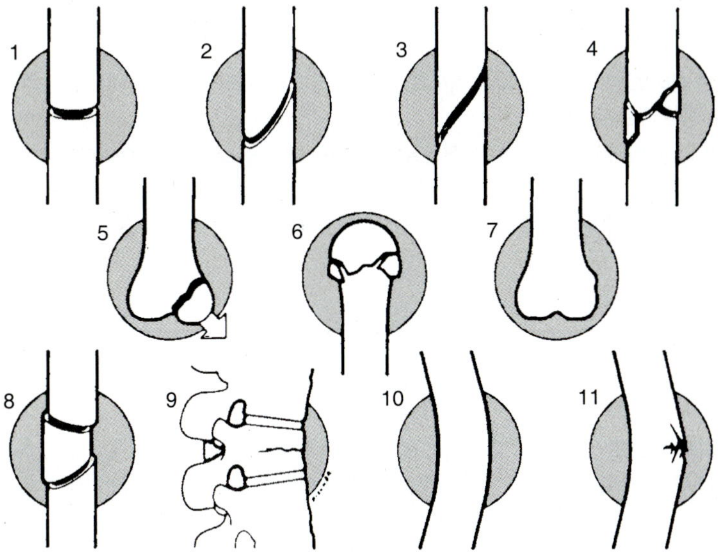

그림 28-2 골절의 분류: 1. 횡선골절; 2. 사선골절; 3. 나선골절; 4. 분쇄골절; 5. 결출골절; 6. 매복골절; 7. 융기골절; 8. 분절골절; 9. 압박골절; 10. 굴곡골절; 11. 유연골절

(*From American College of Surgeons, Committee on Trauma. [1982].* Early care of the injured patient *[3rd ed., p. 283]. Philadelphia, PA: Saunders.*)

표 28-5 일반적인 골절

뼈	손상 기전	임상소견*	치료*
손(Hand)			
지골	직접적인 외상, 분쇄 손상	손가락 통증, 인대 이완	부목; 수지골절(횡상, 사선, 나선골절)을 정복과 석고붕대를 함
기절골과 중절골 골절	직접적인 가격, 분쇄 손상	손톱 밑의 혈종; 손톱 손상	원형절제술 또는 손톱제거와 조상 복구술
말절골 골절 중지골 골절 근위부 지골 골절 원위부	손가락 끝에 갑자기 가해지는 타격	원위지절골간 관절이 굴곡, "처짐" 상태로 자동적으로 신전할 수 없는 변형이 발생(mallet finger)	수지 부목 말렛 부목 또는 알루미늄 부목은 손가락 원위부에 적용 6~8주간 중지골과 지골원위부에 대줌, 수술이 필요할 수도 있음
중수골(Metacarpal)			
2번~5번 중수골	주먹으로 으스러질 정도의 힘을 가하거나 직접 가격	부종, 손바닥으로 손가락의 회전 변형	Radial gutter splint 중수지절관절 70~90도 굴곡된 상태 유지 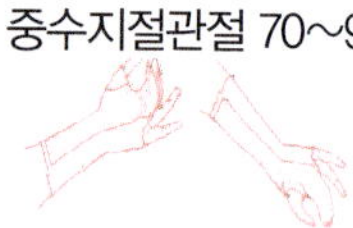 ulnar gutter splint 손목 20도 신전된 상태 유지 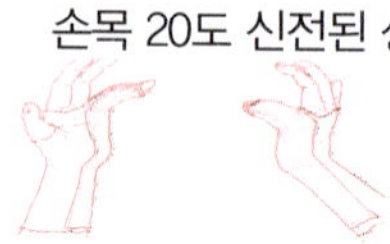 수술이 필요할 수도 있음
무지 아랫부분 (Bennet fracture)	굴곡된 엄지손가락에 대한 축방향 하중; 주먹 싸움, 과외전 혹은 과신전된 엄지손가락	무지의 통증과 부종 중수지절관절운동 제한	Thumb spica splint 손목 30도 신전, 지절간 관절은 제한이 없으며 정형외과로 의뢰 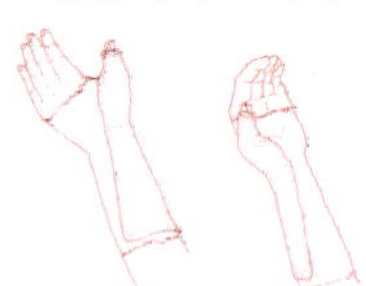
상완골(Humerus)			
경부	팔을 뻗은 상태로 넘어짐(어깨 탈구 동반발생 가능성 있음)	반상출혈(어깨,상지,흉벽)	슬링으로 고정하거나 부목을 대준다. 심각한 상태라면 내부 정복을 실시
간부	직접적인 외상, 팔의 비틀림	상완골의 1/3하단 부분 골절 시 종종 요골신경손상 발생	슬링으로 고정; 이동이 가능하면 상박현수석고를 제공
과상	팔을 뻗은 상태로 넘어짐(주로 소아에게 발생)	팔꿈치의 급격한 부종; 통증	입원해서 신경혈관계 관찰을 하고 명확한 치료
요골(Radius)			
경부	팔을 뻗은 상태로 넘어짐	부종; 팔꿈치 외측면 ; 팔꿈치 관절 가동범위 감소; 손목 손상이 동반될 수 있음	고정; 관절가동범위와 팔꿈치 탈구정도에 따라 치료방법은 달라질 수 있음
간부	보통 넘어짐, 말다툼, 자동차 사고 등으로 발생	뼈를 따라가면서 통증이 있음(뼈는 대부분 피하에 있어 쉽게 촉지됨)	부목(근육 구획과 골간막을 단단하게 해주면 움직임에 대해 안정성을 제공)
원위부	콜레스골절(Colles fracture); 손등이 위로 제껴짐: 팔을 뻗은 상태로 넘어짐 스미스 골절(Smith fracture); 손바닥쪽으로 굽혀짐: 손등이 안으로 굽혀지면서 넘어짐	근위부 골편이 손등쪽으로 변위("silver fork"–포크상 골절) 콜레스 골절의 반대	부목; 전위 시 정복, 석고붕대 부목으로 고정; 전위 시 정복, 석고붕대

(계속)

(계속)

표 28-5 일반적인 골절

뼈	손상 기전	임상소견*	치료*
요골(Radius)			
갈레아찌 골절 (Galeazzi fracture)	원위 요척관절 탈구/아탈구와 동반된 요골 원위부 1/3부위의 사선골절; 손목과 요골 원위부 외측과 배부에 낙상, 가격(성인에게 다발)	손목과 요골 골간부의 압통과 단축	보통은 불안정; 개방정복 필요
척골(Ulna)			
몬테지아골절 (Monteggia fracture)	요골두의 전방탈구가 동반된 척골의 근위부 1/3골절	통증, 팔꿈치 부위 부종, 회전 시 악화되는 통증 ; 영상검사 시 팔꿈치를 포함하지 않으면 요골 탈구를 발견하지 못할 수도 있음	안정을 위해 고정; 어린이–폐쇄정복, 성인–개방정복
야경봉 골절 (Nightstick fracture)	잽싼 타격으로 발생한 척골 골간 골절(단일골절, 변위되지 않음)	척골 손상시 요골 골절도 동반될 수 있다.	고정; 치료기간은 8~16주 소요
손목(Wrist)			
수근골(주상골)	대부분 손을 뻗은 상태에서 넘어지거나 직접적인 타격으로 발생; 젊은이들의 강한 근육이 요골하부분의 손상을 방지(주상골은 수근골 중 가장 긴 뼈).	손목 통증, 해부학적 코담배갑 “snuff-box” 부위의 통증이 가장 심함; 부종; 사위방향촬영법(oblique view)에서 볼 수 있음	고정; 골절부위가 유합되도록 최소 3개월동안 석고붕대를 대줌
골반(Pelvis)	저속: 노인; 고속:모든 연령층(교통사고, 낙상, 강하게 누름)	저혈량: 후복막강은 4L의 혈액을 저장할 수 있음; 다중장기 손상과 동반. 특히 비뇨생식기계; 장골익 압박으로 인한 압통 또는 섬유연골 결합부위촉진(후기증상) 옆구리와 복막부위의 반상출혈	부목으로 고정; 필요시 주의하여 체액 보충을 시작한다(예 유치도뇨관이 보편적인 치료의 일부인 경우 추가 손상을 사정해야 함); 관찰과 치료를 위해 입원
대퇴골(Femur)			
대퇴골두와 경부	원인: 낙상이나 자연적 골절(골다공증)	둔부 통증 또는 무릎으로 방사되는 통증; 다리가 짧아지고 외전	부목 대줌; 수술
전자	위와 같음	혈액공급이 많은 부분이므로 혈액 손실이 많음	위와 같음
간부	강한 힘과 관련	강한 근육군은 경사와 뼈겹침을 야기하여 기형을 유발; 강한 통증; 조직과 혈관에서 혈액 손실	견인 ; 정확한 치료를 위해 입원
경골(Tibia)			
고평부 (슬관절까지 확대)	다리를 뻗은 채로 넘어지거나 직접 타격; 방향전환 시 어려움(보행 시)	영상검사 결과가 정상이거나 의심스럽다면, 관절천자를 실시; 연조직 손상과 관련	부목, 압박 드레싱; 정형외과 의뢰

(계속)

표 28-5 일반적인 골절 (계속)

뼈	손상 기전	임상소견*	치료*
경골(Tibia)			
간부	직접적인 외상: 다리의 말단에 위치함에 따라 더 많은 외상에 노출(예 자동차 범퍼); 돌아가거나 염좌를 악화시킴(달리는 도중 깊은 구멍으로 빠짐). 경골이 전방과 중앙부위가 피하에 위치하고 있으므로 개방성 골절이 쉽게 발생	다른 부위의 골절과 관련; 비골골절 여부를 확인 합병증 1. 구획증후군(compartment syndrome) 2. 동맥손상	부목; 정확한 치료를 위해 전문가에게 의뢰
비골(Fibula)			
원위부	다리 측면의 직접 타격	비골신경 손상이 있을 수 있음	진단이 나올 때까지 부목으로 고정 후 목발 제공
원위부 2 inches	위와 같음	발목 손상과 관련	위와 같음
간부	위와 같음	중요하게 다뤄지지 않음	위와 같음, 대증치료
발목(Ankle)	발목 탈구 참조 [표 28-4]	어린이에게 발목염좌는 흔하지 않음; 소아 성장판 골절(Salter-Harris I) 골절에 대해 파악	참조 [표 28-4]
발가락(Toes)	발가락이 부딪치거나 무거운 물건이 떨어졌을때 발생	통증, 부종, 반상출혈, 발톱 밑의 혈종	테이핑, 발가락 사이에 거즈

C. 외상성 절단 (TRAUMATIC AMPUTATIONS)

신체 부위의 손실은 환자의 치료에 관련된 모든 사람에게 심각한 도전을 의미한다. 소생의 모든 단계에서 생명을 위협하는 손상을 구분하고 사지를 위협하는 손상으로부터 주의를 잃지 않는 것이 중요하다. 손상은 단독으로 발생하거나 찢어지거나 충돌하거나 열상의 결과로 다른 외상과 결합하여 발생할 수 있다. 절단된 부분은 이식이 가능하거나 불가능할 수 있다. 손상의 최종 결과는 여러 요소에 달려 있다. 결과의 성공을 감소시키는 요인들은 과도한 박테리아 오염, 손상과 냉요법 적용 사이의 긴 시간, 그리고 심각하게 벗겨지거나 박리된 조직을 포함한다. 근육괴사를 방지하기 위해서는 허혈시간이 12시간을 초과해서는 안되며 중요한 근육을 포함한 부분은 6시간을 초과해서는 안된다. 냉요법 적용 시, 손목에 가까운 중요 사지 부위는 최대 12시간까지 생존 가능하며, 손가락은 최대 24시간까지 견딜 수 있다. 어린이는 성인보다 재접합술로 더 성공하는 경향이 있다.

일반적으로 50세 이상의 환자들은 더 활발한 혈관 퇴행 변화를 겪는데, 이것은 치료에 방해가 된다. 일반적으로 작업 중에 사용되거나 착용되는 작업 보호 장치의 종류와 마찬가지로 사람의 직업을 고려해야 한다. 재접합술 이후, 신체가 기능적으로 작동하는지 또는 장애가 있는지(특히 운동이나 감각 기능이 제한되는지)를 결정하기 위해 절단된 신체 부위를 평가한다. 재접합술은 긴 입원과 재활을 동반할 수 있기 때문에, 환자의 감정 상태를 살펴야 한다. 환자는 장기간 직장이나 집을 떠나야 할 수 있으므로, 재접합술에 대한 전반적인 의사결정에서 이를 고려해야 한다. 의사 결정 과정에서 환자가 장기간의 회복과 재활에 협력하고 이를 견디는 능력과 재접합된 부분과 관련된 고통과 장애를 견딜 수 있는 능력이 중요한 요인이다. 환자가 여러번 손상을 입은 경우 잠재적 또는 실제 혈역학적 불안정성과 장기간의 수술 절차를 견딜 수 없기 때문에 재접합술을 고려하지 않을 수도 있다. 재접합술에는 절대적이고 상대적인 금기 사항이 있다([BOX 28-10]). 엄지 손가락과 여러 손가락들은 재접합술의 우선 순위가 높기 때문에 주의 깊게 평가된다.

1. 사정

a. 주관적 자료 수집

1) 현병력/주호소

a) 손상 기전: 절단을 야기한 물건 또는 요인

(1) 절단기 절단("guillotine")을 만드는 열상은 재접합술의 성공가능성이 높음

(2) 분쇄 손상은 광범위한 연조직 손상과 관련이 있으며, 이는 성공적인 재접합술의 가능성을 줄임

(3) 건열 손상은 조직의 강력한 신장과 열상과 관련이 있으며 따라서 연조직의 손상을 원위와 근위부로 더 광범위하게 퍼지게 함

Box 28-10 재접합술을 위한 전형적인 적응증 및 금기증

적응증	금기증
다수의 손가락 엄지손가락 손목과 아래팔 팔꿈치 근위에서 최소 또는 중간 정도의 박리가 있는 예리한 절단 근위 및 원위 지절간 관절 사이에서 절단된 단일 손가락(천지굴근 부위에서 먼쪽) 모든 소아 절단 온허혈은 6~8 시간 동안 견딜 수 있으며, 4℃ (39.2℉)로 냉각되면 원위 절단으로 12~24 시간까지 연장된다.	생명을 위협하는 다른 부상에 비해 불안정한 환자의 절단 다중 수준의 절단 자학성 절단 천지굴근이 닿는 부위에 인접한 부위의 단일 손가락 절단 혈관성 질환, 당뇨, 합병증, 울혈성 심부전과 같은 심각한 기저 질환 고령

From Antosia, R. E., & Lyn, E. (2002). General principles of orthopedic injuries. In J. A. Marx, et al. (Eds.), *Rosen's emergency medicine: Concepts and clinical practice* (5th ed., p. 477). St. Louis: Mosby.

b) 손상 시기

c) 통증

2) 과거력

a) 기저질환

(1) 말초혈관 질환

(2) 출혈 장애

b) 흡연: 니코틴은 잠재적인 혈관 수축제이고 치유를 감소; 환자는 일반적으로 담배를 끊는 것이 좋음

c) 손의 손상인 경우 주로 사용하는 손

d) 장시간의 전신 마취를 견딜 수 있는 일반적인 건강 및 능력

e) 약물

f) 알레르기

g) 면역 상태

b. 객관적 자료 수집

1) 신체 사정

a) 전반적인 외모

(1) 중정도에서 심각한 정도의 고통/불편감

b) 시진

(1) 절단면: 혈관, 신경, 기타 조직의 생존력

(2) 오염의 정도와 유형

(3) 출혈량 추정

(4) 외상성 절단을 위해 사용한 경우 입원 전 지혈대 사용 시간

2) 진단적 절차

a) 전혈구계산검사(complete blood count, CBC)

b) 혈액형과 교차반응 검사

c) 크레아틴키나아제 CK (creatine kinase) 검사(분쇄 손상 시)

d) 절단면과 절단된 부분의 방사선 촬영

2. 분석: 감별 간호진단/협력적 문제

a. 급성 통증 (Acute pain)

b. 활동 지속성 장애 (Activity intolerance)

c. 낙상 및 손상의 위험 (Risk for falls/injury)

d. 불안/두려움 (Anxiety/fear)

e. 피부 통합성 장애 (Impaired skin integrity)

f. 비효과적 조직 관류 (Ineffective tissue perfusion)

g. 감염위험성 (Risk for infection)

h. 지식 부족 (Deficient knowledge)

3. 계획과 수행/중재

a. 기도, 호흡, 순환 유지

b. 산소 공급

c. 수액, 혈액 제제, 필요에 따른 약물의 투여를 위한 정맥로 확보

d. 의학적 중재를 위한 준비/지원

1) 환자 관리

a) 추가 조직 손상 없이 지혈

b) 2개의 굵은 정맥관 삽입

c) 혈압을 유지하기 위해 따뜻한 생리식염수/혈액을 주입

(1) 절단된 부위에 직접 압박 및 압박 드레싱 적용

(2) 완전하게 지혈하기 어려울 경우 지혈대 및 클램프를 사용하지 않기; 혈압계 커프를 적용할 수 있으며 수축기 혈압보다 약 30 mmHg 높게 유지함

d) 부목을 대고 상처 입은 사지를 약간 상승시킴

e) 부분적으로 적용한 경우 상해가 발생할 수 있으므로 말단 부위는 적용하지 않기

f) 수술 가능성이 있으므로 금식

g) 절단면 주위의 피부를 다량의 식염수로 세척하여 오염 물질을 제거; 세포 손상을 일으킬 수 있으므로 다른 용액은 사용하지 않음

h) 심장 및 맥박 산소 측정기 모니터링 시작

i) 추후 병원 입원 및 환자의 이식 센터로의 이송 안내

2) 절단 부위 관리
a) 오염물을 부드럽게 제거. 비누, 물 또는 소독제로 문지르거나 씻지 않기
b) 멸균 거즈로 드레싱
c) 드레싱 부위를 멸균 생리식염수나 하트만 수액으로 습윤 드레싱: 담그거나 감싸거나 물 종류 사용하지 않기
d) 드레싱 부위를 비닐 백으로 감싸서 이동 중에 사용한 얼음으로인해 물이 들어오지 않게 단단히 밀봉하기
e) 밀봉된 백을 얼음에 넣고, 덮개가 덮이지 않은 부분이 얼음과 직접 닿지 않도록 하기; 세포가 더 손상될 수 있으므로 얼지 않도록 하기
f) 환자의 이름, 등록번호 및 날짜가 포함된 라벨을 비닐 백에 붙인다. 환자와 함께 수술실 또는 이식 센터로 보내기

e. 약물 요법
1) 비마약성 진통제
2) 마약성 진통제
3) 항생제
4) 파상풍 예방 주사
5) 이식 센터에서 권고하는 약물

4. 평가 및 지속적 감시

a. 혈역학적 상태
b. 절단면의 신경혈관 상태
c. 통증 완화

Ⅳ. 합병증 Specific Life-Threatening Complications Associated with Orthopedic Injuries

A. 구획 증후군 (COMPARTMENT SYNDROME)

사지에는 근육, 신경, 혈관을 둘러싸는 여러 구획이 있다. 그것들은 견고하고 비탄력성의 막인 근막으로 둘러싸여 있다. 구획 증후군은 내부 또는 외부의 힘으로부터 구획 압력이 증가할 때 발생한다. 내부 압력의 증가는 구획 내 출혈 또는 내부 연조직 부종으로 인한 것이다. 외부의 힘에는 견고한 석고붕대, 부목, 공기부목, PASGs 등이 포함된다. 구획 내 압력이 상승하면 혈관 및 신경 구조가 압박되고 손상된다. 초기에는 미세순환계가 방해를 받아 부종이 발생하고 구획 내부 압력이 더욱 증가한다. 동맥은 압력이 수축기 혈압을 초과할 때까지 개방 상태를 유지한다. 혈액량이 감소한 환자는 구획 증후군에 걸릴 가능성이 낮다. 구획 증후군은 하완, 손, 하지, 발에서 가장 자주 발생한다. 더 큰 혈액량을 수용할 수 있는 구획인 상완과 상지에서는 드물다. 이러한 현상이 말단부위에서 발생할 경우 대개 장기간의 압박과 관련이 있다. 환자는 응급 근막절개술을 요할 수 있기 때문에 이러한 검사 결과를 면밀히 관찰하고 기록해야 한다.

1. 사정

a. 주관적 자료 수집
1) 현병력/주호소
a) 통증
b) 사지 손상
(1) 구획 증후군은 개방 골절과 함께 발생할 수 있지만, 일반적으로 폐쇄 골절에서 발생
(2) 분쇄 이력
(3) 장기적인 압박
(4) 특히 치료 후 부종이 가장 심한 경우에서의 혈관 부상
(5) 깊이 위치한 구획에 고압으로 이물질 주입
(6) 화상
(a) 환경 또는 전기에 의한
(7) 저체온증 또는 동상
(8) 독사 혹은 거미에 물린 상처
(9) 동맥내 캐뉼라 삽입
c) 장기적인 사지의 사용은 만성적인 구역 증후군으로 나타날 수 있음
(1) 강행군
(2) 장거리 달리기 선수
2) 과거력
a) 기저질환
(1) 혈우병(출혈 경향 증가)
(2) 신증후군(모세관 여과 증가에 의한 부종)
(3) 기존에 있던 신경 기능 이상
b) 최근 사지 수술
c) 석고붕대, 랩, 부목, 줄자, PASGs의 사용
d) 약물
e) 알레르기

b. 객관적 자료 수집
1) 신체 검진
a) 전반적 외모
(1) 5P ([BOX 28-11])
(2) 심각한 고통/불편
b) 촉진
(1) 촉진된 부위 주변 긴장도
(2) 말단 부위 맥박이 계속 존재할 수 있다.

Box 28-11 5P 사정

Pain(통증): 손상과 비례하여 증가함; 진행성임; 강렬함; 구획 부분의 촉진과 함께 증가함; 영향을 받은 구획 근육의 수동적 굴곡 운동과 함께 증가함
Parathesia(감각이상) 혹은 **Hypothesia(감각둔화):** 영향을 받은 구역을 가로지르는 신경을 따라 발생
Paralysis(마비) 혹은 **Weakness(허약감):** 영향을 받는 신경에서 허혈증이나 운동 섬유의 압력에 의해 발생
Pallor(창백): 미세순환 방해로 인해 발생
Pulse(맥박): 대개 있다; 주로 지속되는 무맥 증상

2) 진단적 절차
 a) 요검사: 마이오글로빈뇨; 가임기 여성의 임신검사
 b) 효소 수치: 크레아틴키나아제 CK (creatine kinase), 젖산탈수소효소(lactate dehydrogenase, LDH), 아스파르테이트아미노전달효소(aspartate aminotransferase, AST)
 c) 혈청 미오글로빈(myoglobin)
 d) 혈당(glucose), 혈액요소질소(BUN), 크레아티닌을 포함한 혈청 화학검사(serum chemistries)
 e) 전혈구계산검사(complete blood count, CBC)
 f) 응고검사
 g) 방사선 사진; 골절 양상, 연조직 부상, 잠재 골절
 h) 컴퓨터 단층촬영 스캔: 골반 및 대퇴부 구획 증후군에서 유용
 i) 도플러 및 동맥 초음파 촬영: 가능한 심부 정맥 혈전 또는 동맥 폐쇄
 j) 심전도(ECG)
 k) 구획 압력 측정
  (1) 최대 10 mm Hg의 압력을 정상으로 간주
  (2) 30~40 mm Hg 이상의 압력에서 추이 및 임상 증상을 모니터링: 근막절개술을 필요로 할 수도 있음

2. 분석: 감별 간호진단/협력적 문제

a. 비효과적 조직 관류 (Ineffective tissue perfusion)
b. 급성 통증 (Acute pain)
c. 피부 통합성 장애 (Impaired skin integrity)
d. 활동 지속성 장애 (Activity intolerance)
e. 지식 부족 (Deficient knowledge)

3. 계획과 수행/중재

a. 산소 공급
b. 수액, 필요에 따른 약물의 투여를 위한 정맥로 확보
c. 의학적 중재를 위한 준비/지원
 1) 모든 형태의 외부 압박 제거
 2) 순환을 방해하는 중재를 피함
 3) 얼음의 적용을 피함. 이것은 더 많은 혈관 수축을 촉진
 4) 사지 상승을 과도하게 하지 않음. 동맥 흐름을 방해할 수 있음
 5) 처방 시 골절 정복 준비 및 지원
 6) 구획 압력 측정 지원
 7) 심장 및 맥박 산소 측정기 모니터링 시작
 8) 추후 병원 입원 및 가능한 외과적 근막절제술 설명
d. 약물 요법
 1) 비마약성 진통제
 2) 마약성 진통제

4. 평가 및 지속적 감시

a. 혈역학적 상태
b. 심장 박동수 및 심장 리듬
c. 관련 사지의 신경혈관 상태
d. 통증 완화

B. 지방 색전증 증후군 (FAT EMBOLISM SYNDROME)

골절이나 뼈 수술 후에, 작은 지방조직들이 혈액 속에 나타날 수 있다. 지방의 기원은 알려지지 않았지만, 골절 부위나 외상의 스트레스와 관련된 지질 안정성의 변화로 인한 것으로 보고 있다. 지방조직은 순환할 수 있고, 뇌, 신장, 폐 또는 다른 장기로 가는 혈관이 막히게 할 수 있다. 장골 골절과 골반 골절이 있는 환자들은 보통 손상 후 24~48시간 내에 발생하는 지방 색전증 증후군에 걸릴 위험이 있다. 장골 골절에서 지방 색전증의 발병률은 약 0.5~2%, 골반 손상과 관련된 여러 골절에서 최대 5~10%이다. 지방 색전 증후군은 근골격계 외상 후 이환율과 사망률의 주요 원인이다.

1. 사정

a. 주관적 자료 수집
 1) 현병력/주호소
  a) 의식변화(기면, 안절부절, 혼동, 발작, 혼수)
  b) 증상 발생 24~72시간 전 장골의 골절 또는 수술(일반적으로 하지 골절 및 골반)
  c) 다발성 손상 환자 및 장골 골절 환자에서 가장 흔함
  d) 열: 38~40℃

e) 발진: 점상출혈은 환자의 50~60%에서 발생한다; 가슴, 겨드랑이, 결막에서 발견

f) 실신

2) 과거력

a) 기저질환

(1) 폐질환

(2) 심혈관계 질환

b) 약물

c) 알레르기

b. 객관적 자료 수집

1) 신체 사정

a) 전반적 외모

(1) 의식, 행동의 수준, 안절부절, 혼돈

(2) 체온 상승: 38~40℃

(3) 저혈압, 빈호흡

(4) 중정도에서 심각한 정도의 고통/불편감

b) 시진

(1) 객혈

(2) 청색증

(3) 혈뇨

(4) 점상출혈: 구강점막; 결막낭; 가슴, 목, 어깨로; 앞겨드랑이선

c) 청진

(1) 기침

(2) 호흡음: 악설음

2) 진단절차

a) 동맥혈 가스검사

(1) 저산소증(산소의 동맥 부분압[PaO_2] <60 mm Hg)

(2) 지방 색전 증후군이 전개됨에 따라 CO_2 정체 증가

b) 요검사: 지방구는 항상 발견되지 않음

c) 전혈구계산검사(complete blood count, CBC): 빈혈

d) 응고 검사

(1) 혈소판: 혈소판감소증(50,000/mm^3 이하)

(a) 손상 및/또는 응고 과정에 사용

(b) 혈액 및/또는 저장 혈액으로 희석됨

(c) 지방구 주위에 집합

e) ESR: 상승

f) 흉부 방사선 촬영

(1) 처음에는 정상 상태로 나타남

(2) 연속 방사선촬영 결과, 임상 소견 발현 시작 후 24~48시간 이내에 증가하는 양쪽 광범위한 혼탁함과 간질성 부종(지방 미세색전에 대한 염증 반응)이 나타남

(3) 변화는 늦게 일어나며 지방 색전증을 앓고 있는 환자의 약 1/3에서만 일어남

g) 조영제 없이 두부 컴퓨터 단층촬영 스캔: 미세혈관 손상을 나타내는 광범위한 점상 출혈이 나타날 수 있음

h) 폐의 환기-관류 핵 영상 : 폐색전 의심 시

g) ECG: 우심장 긴장

2. 분석: 감별 간호진단/협력적 문제

a. 비효과적 조직 관류 (Ineffective tissue perfusion)

b. 가스교환 장애 (Impaired gas exchange)

c. 불안/두려움(Anxiety/fear)

d. 급성 통증 (Acute pain)

e. 지식 부족 (Deficient knowledge)

3. 계획과 수행/중재

a. 기도, 호흡, 순환 유지

b. 산소 공급

1) PaO_2를 > 60mm Hg에서 유지할 수 없는 경우, 호기말 양압 호흡(PEEP) 환기 보조법과 빠른 연속 기관삽관(RSI)이나 지속적 양압 사용

2) 높은 유량의 산소

c. 수액, 필요에 따른 약물의 투여를 위한 정맥로 확보

d. 의학적 중재를 위한 준비/지원

1) 전문 기도 관리

a) 비강 또는 구강 기도삽관

b) 성문외 기도기(supraglottic airway), 후두마스크 기도기(LMA), 식도-기관 콤비튜브(esophageal-tracheal Combi-tube), 킹(King)

c) 수술적 기도(예 윤상갑상연골절개술)

2) 심장 및 맥박 산소 측정기 모니터링 시작

3) 위관 삽입 및 흡인

4) 유치 도뇨관 삽입

5) 추후 병원 입원 및 높은 수준의 관리 기관으로의 전원 안내

e. 약물 요법

1) 빠른 연속 기관삽관(RSI) 전 투약: 진정제, 진통제, 신경근육차단제

2) 혈관수축제/근수축 작용

3) 스테로이드 제제

4. 평가 및 지속적 감시

a. 의식 수준

b. 혈역학적 상태

c. 호흡음, 맥박산소측정기

d. 심장 박동 및 리듬

e. 섭취량과 배설량

f. 통증 완화

C. 골절로 인한 출혈 (HEMORRHAGE FROM FRACTURES)

골절과 관련된 혈액 손실은 경미한 정도에서부터 심각한 정도까지 다양하며 생명을 위협할 수 있다. 연조직이 붓는 징후를 제외하고 눈에 보이거나(예 개방성 골절) 숨겨질 수 있으며, 부상 후 24~72시간 동안 지속될 수 있다. **[표 28-6]**은 골절 유형과 관련된 대략적인 혈액 손실을 보여 준다. 환자가 이미 다른 원인으로 저혈량 상태를 보이거나 응고 기능 장애로 출혈이 발생하면 혈액 손실의 크기가 커진다.

1. 사정

a. 주관적 자료 수집

1) 과거력/주호소("골격의 특정 부상" 하위 주제 "골절" 참조)

2) 과거력

a) 기저질환

(1) 출혈성 질환

(2) 빈혈

b) 물질 및 / 또는 알코올 사용 / 남용

c) 약물(예 스테로이드 사용, 항응고제, 항혈소판제제)

d) 알레르기

b. 객관적 자료 수집

1) 신체 사정

a) 전반적 외모

(1) 저혈압, 빈맥

(2) 중정도에서 심각한 정도의 고통/불편감

b) 시진

(1) 부상 당한 사지의 길이와 둘레를 다치지 않은 면과 비교하여 연조직의 손실된 부피를 추정할 수 있음

c) 촉진

(1) 사지의 혈관 검사 및 손상되지 않은 쪽과 비교

표 28-6 성인의 골절과 관련된 출혈

부위	손실 혈액량 (ml)	부위	손실 혈액량 (ml)
상완골	250	골반	1,500~3,000
팔꿈치	500~1,500	대퇴골	1,000
요골 및 척골	150~250	경골 및 비골	500

From Geiderman, J. M. (2002). General principles of orthopedic injuries. In J. A. Marx, et al. (Eds.), *Rosen's emergency medicine: Concepts and clinical practice* (5th ed., p. 477). St. Louis: Mosby.

2) 진단 절차

a) 전혈구계산검사(complete blood count, CBC)

b) 혈액응고검사

c) 혈액형과 교차반응검사

d) 사지/골반 방사선 촬영

2. 분석: 감별 간호진단/협력적 문제

a. 급성 통증 (Acute pain)

b. 비효과적 조직 관류 (Ineffective tissue perfusion)

c. 불안/두려움 (Anxiety/fear)

d. 피부 통합성 장애 (Impaired skin integrity)

e. 감염 위험성 (Risk for infection)

f. 활동 지속성 장애 (Activity intolerance)

g. 낙상 및 손상의 위험 (Risk for falls/injury)

h. 지식부족 (Deficient knowledge)

3. 계획과 수행/중재

a. 기도, 호흡, 순환 유지

b. 산소 공급

c. 수액, 혈액 제제, 필요에 따른 약물의 투여를 위한 정맥로 확보

1) 2개의 굵은 정맥관 삽입

2) 혈압을 유지하기 위해 따뜻한 생리식염수/혈액을 주입

d. 의학적 중재 준비/지원

1) 혈액 손실을 줄이기 위하여 사지/골반을 고정

2) 장치 사용이 논란이 되고 있지만 심각한 골반 골절의 경우 출혈을 막거나 편안함을 제공하기 위해 PASG를 적용하고 부분적으로 팽창시킴

3) 금기가 아닌 한 대퇴골 골절용 견인 부목을 대줌

4) 혈액 손실을 줄이기 위해 사지를 상승시킴

5) 혈관 경련과 혈관 수축을 촉진하기 위해 얼음찜질 적용

6) 심장 및 맥박 산소 측정기 모니터링 시작

7) 위관을 삽입

8) 유치도뇨관을 삽입

9) 병원 입원 안내

4. 평가 및 지속적 모니터링

a. 혈역학적 상태

b. 심장박동수 및 심장리듬

c. 섭취량 및 배설량

d. 사지 신경혈관 상태

e. 통증 완화

D. 골수염 (OSTEOMYELITIS)

골수염은 뼈의 모든 부분을 포함할 수 있는 감염이다. 그것은 개방 상처, 자창, 복합 골절 또는 내부 고정이 필요한 외과 수술에서 발생할 수 있다. 손상 후 외인성 또는 혈행 경로를 통해 뼈에 미생물이 침투한다. 외인성 경로는 관통상 또는 골절에서와 같이 외부에서 뼈로 미생물이 직접 침범하는 것이다. 혈행 경로는 피부 농양, 중이염, 요로 감염, 폐렴 또는 치근농양과 같은 또다른 원발성 병소로부터 미생물이 확산된 것이다. 뼈를 감염시키는 가장 흔한 미생물은 다음과 같다: *S. aureus* (가장 흔함), 연쇄상구균(*Streptococci*), 살모넬라균(*Salmonella*), 녹농균(*Pseudomonas*), 진균 감염

1. 사정

a. 주관적 자료 수집
- 1) 현재 질병/질환력/주호소
  - a) 초기 증상
    - (1) 침범 부위의 통증
    - (2) 열
    - (3) 권태감
  - b) 후기 증상
    - (1) 부종, 발적, 환부의 열감
    - (2) 허약
    - (3) 자극 과민성
    - (4) 패혈증의 일반적 징후
- 2) 과거력
  - a) 기저질환
    - (1) 당뇨
    - (2) 면역 억제
    - (3) 겸상적혈구병
  - b) 복합 골절
  - c) 자창, 골강 내 주사 삽입
  - d) 내부 고정 수술 절차
  - e) 정맥 물질 남용
  - f) 약물
  - g) 알레르기
  - h) 면역 상태

b. 객관적 자료 수집
- a) 전반적 외모
  - (1) 체온 상승 가능성
  - (2) 중정도의 고통/불편감
- b) 시진
  - (1) 환부의 열감
  - (2) 홍반
  - (3) 부종
- c) 촉진
  - (1) 압통
  - (2) 뼈의 축지성 변형
  - (3) 관절가동범위 감소
- 2) 진단
  - a) 전혈구계산검사(complete blood count, CBC): 백혈구수(white blood count, WBC) 수치 증가
  - b) ESR(적혈구 침강 속도): 상승
  - c) C 반응 단백(CRP): 증가
  - d) 혈액 배양: 혈액 속의 박테리아를 발견하기 위함; 필요하다면 상처 배양
  - e) 본(Bone) 스캔

2. 분석: 감별 간호진단/협력적 문제

a. 급성 통증 (Acute pain)
b. 활동 지속성 장애 (Activity intolerance)
c. 낙상 및 손상의 위험 (Risk for falls/injury)
d. 불안/두려움 (Anxiety/fear)
e. 피부 통합성 장애 (Impaired skin integrity)
f. 비효과적 조직 관류 (Ineffective tissue perfusion)
g. 감염위험성 (Risk for infection)
h. 지식부족 (Deficient knowledge)

3. 계획과 수행/중재

a. 수액/약물투여를 위한 정맥로 확보

b. 의학적 중재를 위한 준비/지원
- 1) 감염미생물로부터 다른 환자와 의료 인력을 보호
- 2) 손상된 사지를 고정
- 3) 감염성 농양이나 뼈의 외과적 제거를 위해 병원 입원 안내

c. 약물 요법
- 1) 필요시 6주이내 정맥으로 항균제(antimicrobial) 투여
- 2) 비마약성 진통제
- 3) 마약성 진통제

4. 평가와 지속적 감시

a. 통증 완화

E. 감염성 관절염 (SEPTIC ARTHRITIS)

감염성 관절염은 관절이 박테리아에 의해 침투되었을 때 발생한다. 세가지 전파 경로가 있다: 체내 침입은 혈행성이거나, 찔린 상처와 같은 직접적인 침투 손상, 또는 인접한 감염된 구조물로부터 뼈에 퍼진 것일 수 있다. 치료를 받지 않는다면, 관절 연골의 파괴는 영구적이고 기능장애를 가질 것이다. 가장 흔한 미생물은 다음과 같다: *Staphylococcus aureus, group B* β-용혈성 *Streptococcus, Haemophilus influenzae*

1. 사정

a. 주관적 자료 수집

1) 현재 질병/질환력/주호소

a) 고열

b) 통증(8장 참조): 사지의 움직임에 의해 심해짐

c) 자극 과민성

d) 권태감

2) 과거력

a) 기저질환

(1) 감염

(2) 류마티스성 관절염

(3) 임균 감염증

b) 자창과 같은 관통상

c) 약물

d) 알레르기

e) 면역 상태

b. 객관적 자료 수집

1) 신체 검진

a) 전반적 외모

(1) 체온 상승 가능성

(2) 빈맥

(3) 중정도의 고통/불편감

b) 시진

(1) 부종

(2) 홍반

c) 촉진

(1) 수동적 관절 운동이 심한 통증을 유발

(2) 열감과 삼출물 생성 가능성

2) 진단적 절차

a) 전혈구계산검사(complete blood count, CBC): 백혈구수(white blood count, WBC) 수치 증가

b) ESR(적혈구 침강 속도)

c) 혈액 배양

d) 활액 분석: 그람 염색, 배양, 백혈구감별계수, 결정 검사

e) 침범된 관절의 방사선 촬영

2. 분석: 감별 간호진단/협력적 문제

a. 급성 통증 (Acute pain)

b. 활동 지속성 장애 (Activity intolerance)

c. 감염 위험성 (Risk for infection)

d. 불안/두려움 (Anxiety/fear)

e. 지식 부족 (Deficient knowledge)

3. 계획과 수행/중재

a. 수액/약물투여를 위한 정맥로 확보

b. 의학적 중재를 위한 준비/지원

1) 관절천자 보조

2) 엉덩이, 어깨 또는 천장 관절이 관련된 경우 개방형 관절 절개술을 위해 추후 병원 입원 안내

c. 약물 요법

1) 항생제

2) 비마약성 진통제

3) 마약성 진통제

4. 평가와 지속적 감시

a. 통증 완화

V. 보행 보조 기구 및 부목 고정
Assistive Walking Devices and Splinting

A. 보행 보조 기구 (ASSISTIVE WALKING DEVICES)

1. 목발, 환자 교육([BOX 28-12])

Box 28-12 목발

1. 똑바로 서 있을 때는 목발의 위쪽이 겨드랑이 아래 1~1.5 인치에 위치해야 한다.
2. 손잡이를 사용할 때 팔꿈치를 약간 구부려야 한다.
3. 체중을 지탱하기 위해 손 그립을 사용한다; 환자는 몸을 기대서는 안된다.
4. 목발을 앞으로 12인치, 옆으로 약 6인치 위치에 놓는다.
5. 보통 크기의 발걸음으로 걸으며 목발 사이에서 몸을 앞으로 움직인다.
6. 체중 부하가 아닌 자세와 체중 부하 자세를 명확히 한다.
7. 계단에서의 목발 사용
   a. 계단 오르기
      1) 먼저 부상 당하지 않은 (건강한) 다리로 올라간다.
      2) 부상당한(아픈)다리와 목발을 짚고 따라간다.
   b. 계단 내려가기
      1) 목발을 한 걸음 아래로 든다.
      2) 부상당한 다리로 내려온다.
      3) 다치지 않은 다리로 내려온다.

2. 지팡이, 환자 교육([BOX 28-13])

Box 28-13 지팡이

1. 지팡이의 윗부분은 똑바로 섰을 때 손목 주름에 닿아야 한다.
   a. 팔꿈치는 지팡이를 잡을 때 약간 구부려야 한다.
   b. 지팡이를 손상 반대쪽의 손으로 잡는다.
   c. 지팡이와 손상당한 다리는 동시에 휘둘러 땅을 쳐야 한다.
   d. 계단에서 지팡이 사용하기
      1) 계단 오르기
         a) 다치지 않은(건강한) 다리가 첫 발로 올라간다.
         b) 뒤이어 다친 다리와 지팡이를 이용한다.
      2) 계단 내려가기
         a) 지팡이를 계단에 올려 놓는다.
         b) 손상당한 다리로 내려온다.
         c) 손상당하지 않은 다리로 내려온다.
   e. 목발과 지팡이를 사용하는 일반 원칙
      1) 건강한 다리가 먼저 올라간다.
      2) 아픈 다리가 먼저 내려간다.

3. 보행기([BOX 28-14])

Box 28-14 보행기

목발이나 지팡이에 적응할 수 없는 환자에게는 보행기가 고려되어야 한다.
보행기는 노인이나 정신적 장애가 있는 환자들에게 고려되어야 한다.

B. 부목 (SPLINTS) [BOX 28-15]

Box 28-15 부목 고정 원칙

부목은 대부분의 골절, 탈구, 건 손상 또는 사지의 봉와직염에 처방된다.
부목은 사지를 고정시킴으로써 통증과 부종을 감소시킬 수 있다.

1. 준비 물품: 부목고정 재료, 탄력붕대, 패딩, 줄자, 물
2. 의복과 보석류를 제거하고 부종, 변색, 기형 또는 개방 상처 부위를 평가한다.
3. 부목고정 완료 전후에 원위부 맥박, 감각 및 모세 혈관 재충전을 평가한다.
4. 세척 후 멸균 드레싱으로 개방 상처 부위를 드레싱한다.
5. 기능적 위치를 사용하여 환자를 적절한 정렬 상태로 배치한다.
6. 뼈 돌출부위나 상처에 욕창이 생기는 것을 방지하기 위해 패딩을 사용한다.
7. 손상 부위 위, 아래의 관절을 고정시킬 수 있을 정도의 부목의 치수를 측정한다.
8. 부목을 적용하는 동안 사지를 지지하여 움직임을 최소화하고, 통증을 줄이며, 올바르게 정렬되도록 한다.
9. 부상에 대해 확신치 않을 때 손상당한 사지부위에 부목을 적용한다.

29장

흉부 외상

Thoracic Trauma

Karen M. O'Connell, Lt Col, USAF, NC; PhD, RN, CEN, NEA-BC

주요 주제

전반적 전략

사정
분석: 감별 간호진단/협력적 문제
계획과 수행/중재
평가와 지속적 감시
중재와 환자반응 기록
나이와 관련된 고려사항

특정 흉부외상 응급 관리

대동맥 손상(Aortic Injuries)
심장둔상(Blunt Cardiac Injury)
심낭압전(Cardiac Tamponade)
연가양흉부, 동요가슴(Flail Chest)
혈흉(Hemothorax)
기흉(Pneumothorax)
폐좌상(Pulmonary Contusion)
늑골과 흉골 골절(Rib and Sternal Fractures)
횡격막 파열(Ruptured Diaphragm)
긴장성 기흉(Tension Pneumothorax)
기관지 손상(Tracheobronchial Injury)

Ⅰ. 전반적 전략 General Strategy

A. 사정 (ASSESSMENT)

1. 일차 및 이차 사정/소생술(1장, 32장 참조)

2. 초점 사정

a. 주관적 자료 수집
1) 현병력/주호소
a) 손상 기전
b) 통증
c) 의식수준
d) 호흡곤란
e) 활력징후 혹은 병원 도착 전 우선적으로 관찰되어져 야 할 생명유지 징후
f) 수행되어진 심폐소생술(CPCR)
g) 증상 완화를 위한 노력
(1) 민간요법
(2) 대체요법
(3) 약물요법
(a) 처방약물
(b) 일반판매약/허브
2) 과거력
a) 기저질환
b) 수술력
c) 흡연력
d) 약물 및 알콜 남용
e) 마지막 정상 월경 기간: 가임기 여성 환자
f) 현 복용력
(1) 처방약물
(2) 일반판매약/허브
g) 알레르기
h) 예방접종 상태
3) 심리/사회/환경적 요인
a) 어린 아동 또는 나이든 노인
b) 가능한/실제 학대, 폭행, 연인 또는 배우자 폭력 상황 (3장, 30장 참조)

b. 객관적 자료 수집
1) 전반적 외모
a) 의식수준, 행동, 정서
b) 자세, 편안한 자세
c) 활력징후
d) 냄새
e) 고통/불편감의 정도
2) 시진
a) 호흡 수, 리듬, 깊이와 노력
b) 맥박 수, 심장 리듬 및 R파의 진폭(amplitude)
c) 피부와 점막: 색

d) 호흡양상: 코의 벌름거림, 부속근 사용, 연축
e) 경정맥: 편평 혹은 팽창
f) 흉곽의 반상출혈, 찰과상, 개방 상처
g) 호흡시 흉곽의 움직임: 대칭 혹은 비대칭
h) 비대칭적인 흉곽 운동

3) 청진
a) 호흡음: 유, 무
b) 심음: 유, 알아듣기 어려움, 무
c) 장음: 유, 감소됨, 무

4) 촉진
a) 피부: 온도와 습도
b) 기관지 위치: 정중앙 혹은 편위
c) 압통 부위, 변형, 뼈의 염발음
d) 피하기종

3. 진단적 절차

a. 검사실 검사
1) 전혈구계산검사(complete blood count, CBC) 및 감별계산
2) 적혈구용적률(hematocrit)
3) 응고인자검사(coagulation profile)
4) 혈당(glucose), 혈액요소질소(BUN), 크레아티닌(creatinine)을 포함한 혈청 화학검사(serum chemistries)
5) 심장효소검사(cardicac enzymes)
6) 동맥혈 가스 검사(ABGA)
7) 혈액형 검사(type of screen, crossmatch)
8) 혈청 및 요 독성 검사(serum and urine toxicology)
9) 요검사(urinalysis); 가임기 여성의 임신 반응 검사

b. 영상검사
1) 경추 방사선 촬영
2) 흉부 방사선 촬영
3) 흉부 컴퓨터 단층 촬영
4) 초음파(Focused Assessment Sonography for Trauma, FAST)
5) 대동맥조영술(aortography)
6) 경식도 심초음파(Transesophageal echocardiography, TEE)

c. 기타
1) 12 혹은 15 lead 심전도(ECG)
2) 기관지 내시경 혹은 후두경 검사
3) 진단적 복막세척술(Diagnostic peritoneal lavage, DPL)

B. 분석: 감별 간호진단/협력적 문제
(ANALYSIS: DIFFERENTIAL NURSING DIAGNOSES/COLLABORATIVE PROBLEMS)

1. **비효과적 기도 청결** (Ineffective airway clearance)
2. **비효과적 호흡 양상** (Ineffective breathing pattern)
3. **가스교환장애** (Impaired gas exchange)
4. 심박출량감소 (Decreased cardiac output)
5. **체액 부족** (Fluid volume deficit)
6. **급성 통증** (Acute pain)
7. **불안/두려움** (Anxiety/fear)
8. **감염의 위험** (Risk for infection)
9. **지식부족** (Knowledge deficit)

C. 계획과 수행/중재
(PLANNING AND IMPLEMENTATION/INTERVENTIONS)

1. 치료의 우선순위 결정

a. 기도, 호흡, 순환 유지 (1장 참조)
b. 처방된 산소 공급; 산소포화도 94~99% 유지
c. 수액, 혈액 제제, 약물 투여를 위한 정맥로 확보
d. 필요 장비와 물품 준비
e. 의학적 중재를 위한 준비/지원
f. 처방에 따른 약물 투여
g. 수술실 준비, 입원 혹은 높은 수준의 치료를 위한 이송

2. 불안/걱정 완화
3. 지지적이라면 환자와 가족이 함께 있도록 허용
4. 환자/가족 교육

D. 평가와 지속적 감시
(EVALUATION AND ONGOING MONITORING)

1. 처방에 따른 지속적인 감시와 치료
2. 환자 반응 및 결과를 감시하고 적절하게 간호계획 수정
3. 긍정적인 결과가 나타나지 않는다면 사정 및(또는) 간호계획 재평가

E. 중재와 환자반응 기록
(DOCUMENTATION OF INTERVENTIONS AND PATIENT RESPONSE)

F. 나이와 관련된 고려사항 (AGE-RELATED CONSIDERATIONS)

1. 아동

a. 성장 및 발달 관련

1) 늑골의 순응도(compliance)가 더 좋다.
2) 종격동은 더 얇고 움직임이 더 크다.
3) 영아는 코로 호흡한다. 적절한 흉부 확장을 위해 횡격막에 의존한다; 호흡의 증가로 코를 벌름거리거나 머리를 움직일 수 있다(콧구멍의 확장, 보조근육의 사용 및 위축).
4) 기도가 작아서 부종 혹은 점액으로 쉽게 막힌다.
5) 대사율과 산소 소비량이 성인에 비해 높다. 혈당(glucose)을 감시해야 한다.

b. 주요점

1) 흉곽의 순응도가 크기 때문에 외부에서의 외상 흔적 없이 내부 손상이 클 수 있다(시진 혹은 흉부 방사선 촬영)
2) 영아의 기도 저항은 성인보다 15배가 크다.
3) 근육에 저장된 글리코겐은 흡기 시 빠른 부속 근육 사용 시의 호흡 노력에 영향을 미칠 수 있다.
4) 폐쇄성 쇼크와 부정맥은 아동에서는 드물다.

2. 노인

a. 노화 관련

1) 감소된 폐활량, 강제호기량, 최대중간호기유량
2) 증가된 잔기량과 기능적 잔기량
3) 근육강도 감소 및 폐의 탄성 반동 감소
4) 확산용량과 동맥 산소화 감소
5) 환기-관류비 불균형, 폐포-동맥간 산소분압차 증가

b. 주요점

1) 호흡기 방어기전의 감소로 감염위험 증가
2) 저산소증 및 고탄산증 변화에 의한 호흡 반응 감소
3) 노인의 경우 호흡곤란(dyspnea)을 “숨을 쉴 수 없음(breathlessness)”으로 보고함
4) 노인의 호흡곤란 원인
   a) 호흡기계 혹은 순환기계 기능 장애
   b) 앙와위 자세로 인한 이차적인 호흡장애
5) 급성심근경색과 관련된 호흡곤란이 가능하므로 심전도 측정 필요
6) 흡인으로 인한 사망률 40~70%; 호흡기계 합병증의 원인
7) 약물의 상호작용으로 외상 후 특징적인 임상징후가 가려지기도 함
8) 부서지기 쉬운 뼈가 쉽게 골절되어 폐, 심장, 혈관 관통상을 일으킬 수 있음

II. 특정 흉부외상 응급 관리

Specific Thoracic Emergencies

A. 대동맥 손상 (AORTIC INJURIES)

대동맥 손상은 무디거나 날카롭게 관통하는 힘으로 생길 수 있다. 자동차 사고가 대동맥 손상의 가장 흔한 원인이다. 대동맥 손상은 완전한 파열로 사고현장에서 갑작스런 사망에 이르게 할 수 있다(75~90%). 대동맥이 가속, 감속, 수평 또는 수직 외상으로 찢어지고 동맥관인대가 손상되면 척추와 흉골 사이에 끼기도 한다. 손상이 혈관의 가장 바깥층인 외막을 포함하지 않았다면 환자는 생존 할 수 있다. 중막의 손상으로 대동맥류가 형성되기도 한다. 파열은 언제든지 발생할 수 있다. 특정 징후와 증상이 없을 수도 있기 때문에 흉부 방사선 촬영 후 의심점이 있다면 동맥 조영술, 경식도 심초음파, 컴퓨터 단층촬영 촬영으로 확진 후 외과적 중재를 결정하게 된다.

1. 사정

a. 주관적 자료 수집

1) 현병력/주호소
   a) 일반적으로 심하고 가라앉지 않는 국소적인 흉부, 견갑골 사이 및 등 부위 통증
   b) 호흡곤란
   c) 손상의 기전
2) 과거력
   a) 기저질환
   b) 이전의 흉부 수술
   c) 약물
   d) 알레르기
   e) 예방접종 상태

b. 객관적 자료 수집

1) 신체사정
   a) 전반적 외모
      (1) 불안정감, 지남력 상실, 혼수 상태
      (2) 심정지 가능
      (3) 저혈압, 빈맥, 빈호흡
      (4) 심각한 고통/불편감, 위독함
   b) 시진
      (1) 흉벽의 타박상 혹은 반상출혈
      (2) 마비
      (3) 창백, 청색증
      (4) 기관지 편위
   c) 청진
      (1) 심음: 견갑골 주위의 큰 수축성 심잡음
      (2) 좌우 팔 혹은 상지와 하지의 혈압 차이

d) 촉진
(1) 상지와 비교하여 하지의 약한 맥박
2) 진단적 절차
a) 전혈구계산검사(complete blood count, CBC) 및 감별계산
b) 적혈구용적률(hematocrit)
c) 응고인자검사(coagulation profile)
d) 혈액형 검사(type of screen, crossmatch)
e) 요검사(urinalysis); 가임기 여성의 임신 반응 검사
f) 흉부 방사선 촬영(다양한 소견이 하나의 소견보다 더 민감함)
(1) 넓어진 종격동
(2) 대동맥 융기의 소실
(3) pleural cap의 존재
(4) 기흉
(5) 첫번째 혹은 두번째 늑골 골절
g) 경추 방사선 촬영
h) 흉부 컴퓨터 단층촬영
i) 심전도 (ECG)
(1) 동성빈맥
j) 대동맥조영술-표준진단방법
(1) 조영제의 유출
k) 경식도 심초음파

2. 분석: 감별 간호진단/협력적 문제

a. 체액 부족 (Deficient fluid volume)
b. 심박출량감소 (Decreased cardiac output)
c. 급성 통증 (Acute pain)
d. 불안/두려움 (Anxiety/Fear)

3. 계획과 수행/중재

a. 기도, 호흡, 순환 유지(1장 참조)
1) 심정지 시 BLS (Basic Life Support)와 ALS (Advanced Life Support) 포로토콜 시행
b. 산소 공급
1) 심정지 환자의 경우 기도삽관 및 인공호흡기 적용
2) 고유량 산소
c. 수액, 혈액 제제, 약물 투여를 위한 정맥로 확보
1) 두 개의 굵은 정맥관 삽입
2) 생리식염수 주입
3) 혈액제제 주입
d. 의학적 중재를 위한 준비/지원
1) 전문 기도유지 관리
a) 비강 혹은 구강 기도삽관
b) 성문외 기도기(supraglottic airway), 후두마스크 기도기(LMA), 식도-기관 콤비튜브(esophageal-tracheal Combi-tube), 킹(King)
c) 수술적 기도(예 윤상갑상연골절개술)
2) 심장 및 산소포화도 모니터링
3) 응급 개흉술 준비
4) 정상 체온 유지
5) 위관 삽입 및 흡인
6) 유치도뇨관 삽입
7) 입원 혹은 응급 수술을 위해 높은 수준의 치료를 제공할 수 있는 기관으로 이송 지원
e. 처방에 따른 약물 투여
1) 항고혈압제
2) 베타차단제 혹은 칼슘 채널 차단제
3) 프로토콜에 의한 ALS 약물

4. 평가와 지속적 감시

a. 기도유지
b. 혈역학적 상태
c. 호흡음과 산소포화도
d. 심박수와 리듬
e. 섭취량과 배설량
f. 의식 수준

B. 심장둔상 (BLUNT CARDIAC INJURY)

이전에는 심근 타박상이라고 일컬었던 심장둔상은 대개 차량, 작업장 혹은 스포츠 부상으로 발생된다. 가장 흔한 기전은 자동차 충돌 시 운전대에 흉부가 직접적으로 충돌하는 것이다. 심장의 손상은 심장외막하 출혈부터 실제 파열로 인한 조직 파편화와 괴사가 진행되는 전층의 타박상까지 다양하다. 가장 부상이 잦은 부위는 우측 전첨부(right anteroapical wall), 전심실중격(anterior interventricular septum), 좌측 전첨부(left anteroapical wall) 부위이다. 심장둔상의 후유증은 대부분 치명적이지 않다. 그러나 환자는 저혈압, 부정맥, 드물게 심각한 전층의 손상과 심실동맥류(ventricular aneurysm)가 발생되기도 한다. 아동의 경우 자동차 충돌, 노인의 경우 보행자-자동차 충돌 및 낙상이 보편적인 발생기전이다.

1. 사정

a. 주관적 자료 수집
1) 현병력/주호소
a) 무증상

b) 국소적인 흉통
c) 손상의 기전
2) 과거력
a) 기저질환
(1) 심혈관 질환
b) 약물
c) 알레르기
d) 예방접종 상태

b. 객관적 자료 수집
1) 신체사정
a) 전반적 외모
(1) 저혈압, 빈맥, 빈호흡
(2) 중정도에서 심각한 고통/불편감
b) 시진
(1) 흉벽의 타박상 혹은 반상출혈
c) 청진
(1) 호흡음: 전반적인 악설음(crackles)
(2) 심음: S3 갤럽
d) 촉진
(1) 흉곽부위의 국소적인 압통
2) 진단적 절차
a) 전혈구계산검사(complete blood count, CBC) 및 감별계산
b) 요검사(urinalysis); 가임기 여성의 임신 반응 검사
c) 흉부 방사선 촬영
d) 심전도
(1) 동성빈맥(가장 흔함)
(2) ST 분절 및 T파 변화
e) 심초음파

2. 분석: 감별 간호진단/협력적 문제

a. 심박출량감소 (Decreased cardiac output)
b. 급성 통증 (Acute pain)
c. 불안/두려움 (Anxiety/Fear)

3. 계획과 수행/중재

a. 기도, 호흡, 순환 유지(1장 참조)
b. 산소 공급
c. 수액, 혈액 제제, 약물 투여를 위한 정맥로 확보
1) 두 개의 굵은 정맥관 삽입
d. 의학적 중재를 위한 준비/지원
1) 심장 및 산소포화도 모니터링
2) 정상 체온 유지
3) 처방에 따른 위관 삽입 및 흡인
4) 처방에 따른 유치도뇨관 삽입
5) 처방에 따른 신체 및 법의학적 증거 수집 및 유지
6) 입원 혹은 높은 수준의 치료를 위한 이송 지원
e. 처방에 따른 약물 투여
1) 비마약성 혹은 마약성 진통제
2) 필요 시 항부정맥제

4. 평가와 지속적 감시

a. 혈역학적 상태
b. 호흡음과 산소포화도
c. 심박수와 리듬
d. 섭취량과 배설량
e. 통증 완화

C. 심낭압전 (CARDIAC TAMPONADE)

심낭압전은 혈액이 심낭 주머니에 축적되어 발생한다. 이 상태는 흉부 관통 손상에서 흔하게 보여진다. 원인은 흉부 타박상, 관상동맥의 파열, 심근좌상, 심장파열 등으로 나타난다. 혈액의 축적은 심장 내 압력을 상승시키고 이완기 혈액충만의 점진적인 감소, 결과적으로 일회 박출량과 심박출량의 감소를 일으킨다. 심낭압전은 생명을 위협하게 되나, 임상 양상은 축적된 혈액량에 따라 다르며, 100 ml 미만인 경우에도 심각하고 생명을 위협할 수 있다. 예후는 진단과 중재의 적시성에 따라 달라지게 된다.

1. 사정

a. 주관적 자료 수집
1) 현병력/주호소
a) 죽을 것 같은 절박한 느낌
b) 국소적인 흉통
c) 호흡곤란
d) 손상의 기전
2) 과거력
a) 기저질환
(1) 심혈관계 질환
b) 약물
c) 알레르기
d) 예방접종 상태

b. 객관적 자료 수집
1) 신체사정
a) 전반적 외모
(1) 의식수준의 감소; 불안, 흥분, 불안정감, 혼동, 혼수 상태
(2) 저혈압, 빈맥, 빈호흡, 호흡곤란, 청색증

⑶ 심각한 고통/불편감, 위독함

b) 시진

⑴ 흉벽의 타박상 혹은 반상출혈

⑵ 피부 점막: 창백 혹은 거무스름

⑶ 경정맥의 확장(출혈 시 없을 수 있음)

c) 청진

⑴ 심음: 들리지 않음; 듣기 어렵거나 없음

⑵ 호흡음: 폐 손상시 듣기 어려움

⑶ 기맥(Pulsus paradoxus): 흡기시 수축기 혈압 10 mmHg 이상 감소

d) 촉진

⑴ 피부: 차고 축축함

⑵ 손상된 흉벽의 국소적 압통

2) 진단적 절차

a) 전혈구계산검사(complete blood count, CBC) 및 감별계산

b) 혈액형 검사(type of screen, crossmatch)

c) 심장효소검사(cardicac enzymes)

d) 요검사(urinalysis); 가임기 여성의 임신 반응 검사

e) 흉부 방사선 촬영

f) 심전도

⑴ 동성 빈맥

⑵ 점차적으로 ECG 전위 감소

⑶ 무맥성 전기활동(PEA) (심낭압전 의심)

g) 외상초음파검사(FAST): 96~100% 심낭 내 혈액 확인

h) 심초음파

2. 분석: 감별 간호진단/협력적 문제

a. 심박출량감소 (Decreased cardiac output)

b. 급성 통증 (Acute pain)

c. 불안/두려움 (Anxiety/Fear)

3. 계획과 수행/중재

a. 기도, 호흡, 순환 유지(1장, 32장 참조)

b. 산소 공급

c. 수액, 혈액 제제, 약물 투여를 위한 정맥로 확보

1) 두 개의 굵은 정맥관 삽입

2) 생리식염수 주입

d. 의학적 중재를 위한 준비/지원

1) 심장 및 산소포화도 모니터링

2) 카테터 삽입과 중심정맥압(CVP) 모니터링

3) 심장막천자(pericardiocentesis), 심막 개방술(pericardial window) 준비, 혹은 응급 개흉술 준비

4) 정상 체온 유지

5) 처방에 따른 위관 삽입 및 흡인

6) 처방에 따른 유치도뇨관 삽입

7) 처방에 따른 신체 및 법의학적 증거 수집 및 유지

8) 입원 혹은 높은 수준의 치료를 제공하는 기관으로 이송 지원

e. 처방에 따른 약물 투여

1) 비마약성 혹은 마약성 진통제

2) 필요시 항부정맥제제

4. 평가와 지속적 감시

a. 의식 수준

b. 혈역학적 상태

c. 호흡음과 산소포화도

d. 심박수와 리듬

e. 섭취량과 배설량

f. 통증 완화

D. 연가양흉부, 동요가슴 (FLAIL CHEST)

연가양흉부는 두 개 이상의 인접한 늑골이 두 개 이상의 위치에서 골절되거나 분리될 때 발생된다. 결과적으로 호흡하는 동안 흡기 시 들어가고 호기 시 돌출되는 역설적(paradoxical) 움직임을 보인다. 연가양흉부는 근육 경련, 손상 부위의 부목적용, 기도삽관으로 인해 몇 시간 동안 임상적으로 분명하지 않을 수 있다. 연가양흉부는 통증이 심하고 환기장애를 일으킨다. 풀무효과(폐의 확장을 위해 흉막내 음압감소)의 소실을 일으키고 폐좌상(pulmonary contusion), 사강(dead space) 및 무기폐와 관련 있다. 환자의 호흡 노력은 증가되며 호흡량(tidal volume)의 감소, 기침, 저산소증이 유발된다. 혈흉, 기흉, 폐좌상, 심장둔상 등의 손상과 관련있다.

1. 사정

a. 주관적 자료 수집

1) 현병력/주호소

a) 국소적인 흉통

b) 호흡곤란

c) 손상의 기전

2) 과거력

a) 기저질환

⑴ 뼈의 퇴행성 변화

⑵ 호흡기 질환

⑶ 심혈관 질환

b) 최근 흉부 수술

c) 약물

d) 알레르기

e) 예방접종 상태

b. 객관적 자료 수집
1) 신체사정
a) 전반적 외모
(1) 불안정감 혹은 혼동
(2) 손상 부위의 부목화를 위한 자세
(3) 저혈압, 빈맥, 빈호흡
(4) 심각한 고통/불편감
b) 시진
(1) 흉벽의 타박상 혹은 반상출혈
(2) 역설적 흉곽 운동 (없을 수도 있음)
(3) 과호흡: 빠르고 얕은 호흡
(4) 호흡 부담의 증가: 넓어진 비강, 부속근육 사용, 연축
c) 청진
(1) 호흡음: 손상 부위의 호흡음 감소 혹은 소실
(2) 심음: 뚜렷함
d) 촉진
(1) 국소 부위 압통
(2) 비대칭적인 흉곽 운동
(3) 뼈의 변형 혹은 염발음
(4) 기흉 혹은 기관지 손상이 있는 경우 피하기종
2) 진단적 절차
a) 동맥혈가스검사(arterial blood gas , ABGs)
b) 전혈구계산검사(complete blood count, CBC) 및 감별계산
c) 혈액형 검사(type of screen, crossmatch)
d) 응고인자검사(coagulation profile)
e) 심장효소검사(cardicac enzymes)
f) 요검사(urinalysis); 가임기 여성의 임신 반응 검사
g) 흉부 방사선 촬영
h) 경추 방사선촬영
i) 심전도

2. 분석: 감별 간호진단/협력적 문제

a. 가스교환장애 (Impaired gas exchange)
b. 비효과적 호흡 양상 (Ineffective breathing pattern)
c. 급성 통증 (Acute pain)
e. 불안/두려움 (Anxiety/Fear)

3. 계획과 수행/중재

a. 기도, 호흡, 순환 유지 (1장 참조)
b. 산소 공급: 산소포화도 94~99% 유지
1) 환자의 호흡안정을 위한 빠른 연속 기관 삽관(RSI)과 인공호흡기 적용
2) 습윤(humidified) 고유량 산소
c. 수액, 혈액 제제, 약물 투여를 위한 정맥로 확보
1) 생리식염수 주입
d. 의학적 중재를 위한 준비/지원
1) 전문 기도유지 관리
a) 비강 혹은 구강 기도삽관
b) 성문외 기도기(supraglottic airway), 후두마스크 기도기(LMA), 식도-기관 콤비튜브(esophageal-tracheal Combi-tube), 킹(King)
c) 수술적 기도(예 윤상갑상연골절개술)
2) 손상된 흉곽 안정화: 손상된 부위를 옆으로 하는 반좌위(semi-Fowler) 체위 혹은 환기를 촉진시키는 편안한 체위 취하기
3) 심장 및 산소포화도 모니터링
4) 정상 체온 유지
5) 위관 삽입 및 흡인
6) 유치도뇨관 삽입
7) 처방에 따른 신체 및 법의학적 증거 수집 및 유지
8) 입원 혹은 높은 수준의 치료를 제공하는 기관으로 이송 지원
e. 처방에 따른 약물 투여
1) 빠른 연속 기관 삽관(RSI) 전 투약: 진정제, 마취제, 신경근육차단제
2) 비마약성 혹은 마약성 진통제
3) 파상풍 예방 약물 투여

4. 평가와 지속적 감시

a. 기도 유지
b. 혈역학적 상태
c. 호흡음과 산소포화도
d. 심박수와 리듬
e. 섭취량과 배설량
f. 통증 완화

E. 혈흉 (HEMOTHORAX)

관통, 둔상, 폭발 등으로 인한 흉곽, 큰 혈관의 손상은 흉강 내에서의 출혈과 혈액의 축적을 일으킨다. 흉강 내 혈액의 축적은 종격동의 편위를 일으키고 결과적으로 심각한 혈액 소실(2,500 ml 초과)로 인해 정맥귀환 및 폐압박 보상에 영향을 준다. 저혈압이나 쇼크가 발생할 수 있다. 환자의 출혈 부위를 확인하고 임상적인 치료가 필요하다면 응급 개흉술이 이루어질 수 있다. 적어도 1,000 ml의 혈액이 흉곽으로 배액되거나 3~4시간 동안 시간당 200 ml 넘는 혈액이 배액되는 경우에 해당된다.

1. 사정

a. 주관적 자료 수집
1) 현병력/주호소
a) 혈흉이 적을 경우 무증상일 수 있음
b) 국소적인 흉통
c) 호흡곤란
d) 손상의 기전
2) 과거력
a) 기저질환
(1) 호흡기 질환
b) 약물
c) 알레르기
d) 예방접종 상태

b. 객관적 자료 수집
1) 신체사정
a) 전반적 외모
(1) 혼동, 걱정, 불안정감
(2) 호흡을 편하기 위한 자세유지
(3) 저혈압, 빈맥, 빈호흡
(4) 중정도에서 심각한 고통/불편감, 위독함
b) 시진
(1) 흉벽의 타박상 혹은 반상출혈, 개방 상처
(2) 호흡 부담의 증가: 넓어진 비강, 부속근육 사용, 위축
(3) 청색증, 발한
c) 청진
(1) 호흡음: 손상 부위의 호흡음 감소 혹은 소실
(2) 장음: 정상보다 감소됨
d) 촉진
(1) 국소 부위 압통
(2) 손상되지 않은 쪽으로 기관지 편위 (확실한 혈흉)
(3) 뼈의 변형 혹은 염발음
(4) 피하기종
(5) 손상 부위의 둔탁
2) 진단적 절차
a) 동맥혈가스검사(arterial blood gas , ABGs)
b) 전혈구계산검사(complete blood count, CBC) 및 감별계산: 확실한 혈흉 시 헤모글로빈, 헤마토크리트 감소
c) 적혈구용적률(hematocrit)
d) 심장효소검사(cardicac enzymes)
e) 응고인자검사(coagulation profile)
f) 혈액형 검사(type of screen, crossmatch)
g) 요검사(urinalysis); 가임기 여성의 임신 반응 검사
h) 흉부 방사선 촬영 (가능한 수직으로)
i) 경추 방사선 촬영
j) 심전도(ECG)

2. 분석: 감별 간호진단/협력적 문제

a. 가스교환장애 (Impaired gas exchange)
b. 심박출량감소 (Decreased cardiac output)
c. 체액 부족 (Deficient fluid volume)
d. 불안/두려움 (Anxiety/Fear)

3. 계획과 수행/중재

a. 기도, 호흡, 순환 유지(1장 참조)
b. 산소 공급: 산소포화도 94~99% 유지
c. 수액, 혈액 제제, 약물 투여를 위한 정맥로 확보
1) 두 개의 굵은 정맥관 삽입
2) 빠른 속도로 생리식염수 주입
3) 혈액제제 주입
d. 의학적 중재를 위한 준비/지원
1) 금기사항이 아닌 경우 좌위(high Folwer) 유지
2) 흉관(chest tube) 삽입과 밀봉흉곽배액(closed chest drainage) 보조
a) 필요한 경우 진정제 투여
b) 32-36Fr 흉관을 5th 늑골간, 중앙액와선 바로 앞쪽으로 삽입
c) 흉관 삽입과 봉합 이후 프로토콜에 따라 밀봉 드레싱 적용
3) 필요시 자가수혈 및(또는) 응급 흉강절개술 계획
4) 정상 체온 유지
5) 심장 및 산소포화도 모니터링
6) 위관 삽입 및 흡인
7) 유치도뇨관 삽입
8) 처방에 따라 신체 및 법의학적 증거 수집 및 유지
9) 입원 혹은 높은 수준의 치료를 제공하는 기관으로 이송 지원
e. 처방에 따른 약물 투여
1) 비마약성 혹은 마약성 진통제
2) 필요시 진정제 투여
3) 파상풍 예방약물

4. 평가와 지속적 감시

a. 의식 수준
b. 혈역학적 상태

c. 호흡음과 산소포화도
d. 심박수와 리듬
e. 섭취량과 배설량
f. 통증 완화

F. 기흉 (PNEUMOTHORAX)

기흉은 공기가 흉강 내로 새어나온 상태로 흉막강내 음압이 소실되고 손상 부위 폐의 부분적 혹은 전체적 허탈을 가져온다. 기흉은 관통 혹은 둔상의 흉부손상, 늑골 골절이나 관통 물체에 의한 열상 등으로 발생되며 증가된 흉막 공기주머니가 파열된다. 또한 기계적 환기나 외상 환자의 치료적 중재가 기흉을 유발할 수도 있다. 기흉은 단순성 기흉(외부 개방 없음) 혹은 개방성(흉부상처의 흡입)으로 나누어질 수 있다.

1. 사정

a. 주관적 자료 수집
1) 현병력/주호소
a) 기흉이 적을 경우 무증상일 수 있음
b) 국소적인 흉통
c) 호흡곤란
d) 손상의 기전
2) 과거력
a) 기저질환
(1) 호흡기 질환
b) 약물
c) 알레르기
d) 예방접종 상태
b. 객관적 자료 수집
1) 신체사정
a) 전반적 외모
(1) 호흡을 편하기 위한 자세유지
(2) 빈호흡, 빈맥, 저혈압
(3) 중정도에서 심각한 고통/불편감
b) 시진
(1) 흉벽의 타박상 혹은 반상출혈, 개방 상처
(2) 개방 상처로부터 버블링(bubbling)/거품
(3) 개방 상처라면 객혈
c) 청진
(1) 호흡음: 손상 부위의 호흡음 감소 혹은 소실
(2) 개방 상처인 경우 흡인 소리 혹은 부글부글 끓는 소리(hiss)
d) 촉진
(1) 국소 부위 압통
(2) 뼈의 변형 혹은 염발음
(3) 피하기종
(4) 손상 부위의 과다공명음
2) 진단적 절차
a) 동맥혈가스검사(arterial blood gas, ABGs)
b) 전혈구계산검사(complete blood count, CBC) 및 감별계산
c) 흉부 방사선 촬영
d) 심전도(ECG)

2. 분석: 감별 간호진단/협력적 문제

a. 가스교환장애 (Impaired gas exchange)
b. 비효과적 호흡 양상 (Ineffective breathing pattern)
c. 불안/두려움 (Anxiety/Fear)

3. 계획과 수행/중재

a. 기도, 호흡, 순환 유지 (1장 참조)
b. 산소 공급: 산소포화도 94~99% 유지
c. 수액, 혈액 제제, 약물 투여를 위한 정맥로 확보
d. 의학적 중재를 위한 준비/지원
1) 개방성 흉부 상처인 경우 밀봉 드레싱; 긴장성 기흉 증상이 나타나는 경우 드레싱 제거
2) 환기를 돕기 위해 편안하다면 좌위(high Folwer) 유지
3) 심장 및 산소포화도 모니터링
4) 흉관(chest tube) 삽입과 밀봉흉곽배액(closed chest drainage) 보조
a) 필요한 경우 진정제 투여
b) 32-36Fr 흉관을 5th 늑골간, 중앙액와선 바로 앞쪽으로 삽입
c) 흉관 삽입과 봉합 이후 프로토콜에 따라 밀봉 드레싱 적용
5) 유치도뇨관 삽입
6) 처방에 따라 신체 및 법의학적 증거 수집 및 유지
7) 입원 혹은 높은 수준의 치료를 제공하는 기관으로 이송 지원
e. 처방에 따른 약물 투여
1) 비마약성 혹은 마약성 진통제
2) 절차상 필요시 진정제 투여
3) 파상풍 예방 약물 투여

4. 평가와 지속적 감시

a. 혈역학적 상태
b. 호흡음과 산소포화도
c. 심박수와 리듬
d. 통증 완화

G. 폐좌상 (PULMONARY CONTUSION)

폐좌상은 흉부의 높은 속력의 에너지 방출로 인한 폐손상으로 일어난다. 국소화 혹은 전반적으로 나타나며, 늑골 골절이나 연가양흉부와 같은 다른 흉부 손상과 관련 있다. 폐좌상에서 혈액은 폐실질로 유출되어 폐포 및 간질성 부종을 유발하고 조직의 산소결핍과 조직 투과성의 변화를 일으킨다. 폐 순응도 감소로 이어지게 되어 폐혈관 저항의 증가, 폐혈류 감소가 나타난다. 증상과 징후는 즉각적으로 나타나지 않을 수 있기 때문에 진단은 의심되는 상태와 저산소증에 대한 모니터링을 통해 내려지게 된다. 증상은 손상 12~48 시간 이후로 지연될 수 있다. 치료는 연속적으로 측면회전이 가능한 특수 자동 침대를 사용하여 분비물의 이동 및 폐의 다른 부위로 혈액을 이동시키는 것이 포함된다. 인공호흡기의 특이형 모드(예 inverse ratio ventilation 또는 high frequency ventilator)도 사용된다. 흉부둔상 환자의 75%의 환자에서 폐좌상이 발생하며 사망률은 40%이다.

1. 사정

a. 주관적 자료 수집

1) 현병력/주호소
  a) 국소적인 흉통
  b) 분비물이 없는 비효과적 기침 시작 시기
  c) 호흡곤란
  d) 손상 기전

2) 과거력
  a) 기저질환
    (1) 호흡기 질환
  b) 약물
  c) 알레르기
  d) 예방접종 상태

b. 객관적 자료 수집

1) 신체사정
  a) 전반적 외모
    (1) 안절부절
    (2) 빈맥, 빈호흡, 저산소증
    (3) 중정도에서 심각한 고통/불편감
  b) 시진
    (1) 흉벽의 타박상 혹은 반상출혈
    (2) 호흡양상: 넓어진 비강, 부속근육 사용, 연축
    (3) 객혈
  c) 청진
    (1) 호흡음: 국소 또는 산발적 악설음 또는 천명음
  d) 촉진
    (1) 국소 부위 압통
    (2) 뼈의 변형 혹은 염발음
    (3) 기흉 혹은 기관 손상 동반 시 피하기종

2) 진단적 절차
  a) 동맥혈가스검사(arterial blood gas , ABGs)
  b) 전혈구계산검사(complete blood count, CBC) 및 감별계산
  c) 요검사(urinalysis); 가임기 여성의 임신 반응 검사
  d) 흉부 방사선 촬영: 폐좌상의 경우 손상 6~8시간 후 나타나지 않을 수 있음
  e) 심전도(ECG)

2. 분석: 감별 간호진단/협력적 문제

a. 비효과적 호흡 양상 (Ineffective breathing pattern)

b. 가스교환장애 (Impaired gas exchange)

c. 급성 통증 (Acute pain)

3. 계획과 수행/중재

a. 기도, 호흡, 순환 유지 (1장 참조)

b. 산소 공급

1) 환자의 호흡안정을 위한 빠른 연속 기관 삽관(RSI)과 양압 환기 적용
2) 고유량 산소; 산소포화도 94~99% 유지

c. 수액, 혈액 제제, 약물 투여를 위한 정맥로 확보

1) 폐의 과부하를 예방하기 위해 쇼크의 징후가 없다면 수액주입 제한

d. 의학적 중재를 위한 준비/지원

1) 환기를 촉진하기 위한 자세(가능한 손상부위를 위로)
2) 전문 기도유지 관리
  a) 비강 혹은 구강 기도삽관
  b) 성문외 기도기(supraglottic airway), 후두마스크 기도기(LMA), 식도-기관 콤비튜브(esophageal-tracheal Combi-tube), 킹(King)
  c) 수술적 기도(예 윤상갑상연골절개술)
3) 흉부물리요법
4) 심장 및 산소포화도 모니터링
5) 정상 체온 유지
6) 위관 삽입 및 흡인
7) 유치도뇨관 삽입
8) 입원 혹은 높은 수준의 치료를 제공하는 기관으로 이송 지원

e. 처방에 따른 약물 투여

1) 빠른 연속 기관 삽관(RSI) 전 투약: 진정제, 마취제, 신경근육차단제
2) 비마약성 혹은 마약성 진통제
3) 이뇨제

4. 평가와 지속적 감시

a. 기도유지
b. 의식 수준
c. 혈역학적 상태
d. 호흡음과 산소포화도
e. 심박수와 리듬
f. 섭취량과 배설량
g. 통증 완화

H. 늑골 및 흉골 골절 (RIB AND STERNAL FRACTURES)

늑골 골절은 일반적으로 자동차가 충돌하는 동한 둔상이나 압박상으로 발생한다. 낙상은 특히 노인에게 발생하는 늑골골절의 흔한 원인이다. 늑골 골절 자체가 생명에 위협을 가하는 것은 아니지만 폐 손상과 관련 깊다. 흉골, 제 1 늑골, 제 2 늑골의 골절은 흔하지 않으나 폐, 대동맥궁, 척추에 손상을 일으키는 물리적 힘으로 작용할 수 있다. 제 1 늑골의 골절은 쇄골하 동맥 및 정맥의 열상과 관련이 있으며 40%의 사망률을 나타낸다. 좌측 하부 늑골 골절은 20%의 환자에서 비장 손상과 관련이 있다. 우측 하부 늑골 골절은 10%의 환자에서 간 손상과 관련이 있다. 흉골 골절은 심장둔상과 연관되어 있다. 아동의 늑골과 흉골은 매우 유연하여 골절은 흔하지 않으나, 폐나 심장의 손상이 늑골 골절없이 일어날 수 있다. 연령과 관계없이 치료방법은 모두 유사하다.

1. 사정

a. 주관적 자료 수집
 1) 현병력/주호소
  a) 흉곽 움직임, 촉진, 흡기시 악화되는 국소부위 통증
  b) 심한 기침에 의해서도 발생
  c) 호흡곤란
  d) 손상의 기전
 2) 과거력
  a) 기저질환
   (1) 호흡기 질환
   (2) 뼈의 퇴행성 변화(Osteodegenerative process)
  b) 약물
  c) 알레르기
  d) 예방접종 상태
b. 객관적 자료 수집
 1) 신체사정
  a) 전반적 외모
   (1) 손상 부위의 부목화를 위한 자세
   (2) 움직일때 나타나는 고통스러운 표정
   (3) 중정도의 고통/불편감
  b) 시진
   (1) 흉벽의 타박상 혹은 반상출혈
   (2) 저호흡(hypoventilation)
  c) 청진
   (1) 호흡음: 감소
  d) 촉진
   (1) 국소 부위 압통
   (2) 뼈의 변형 혹은 염발음
   (3) 기흉 혹은 기관지 손상 동반 시 피하기종
 2) 진단적 절차
  a) 동맥혈가스검사(arterial blood gas , ABGs)
  b) 흉부 방사선 촬영(늑골 골절의 70% 민감도)
   (1) 의심이 된다면 흉부 컴퓨터 단층촬영(chest CT)
  c) 심전도 (ECG)

2. 분석: 감별 간호진단/협력적 문제

a. 비효과적 호흡양상 (Ineffective breathing pattern)
b. 급성 통증 (Acute pain)
c. 활동 지속성 장애 (Activity intolerance)

3. 계획과 수행/중재

a. 기도, 호흡, 순환 유지 (1장 참조)
b. 산소 공급: 산소포화도 94~99% 유지
c. 수액, 혈액 제제, 약물 투여를 위한 정맥로 확보
d. 의학적 중재를 위한 준비/지원
 1) 좌위(high Folwer) 자세, 환기 촉진을 위한 편안한 자세
 2) 심장 및 산소포화도 모니터링
 3) 회복 동안의 무기폐 방지를 위한 폐활량계 (incentive spirometer) 사용
 4) 처방에 따라 신체 및 법의학적 증거 수집 및 유지
 5) 입원 지원
  a) 3개 이상 인접한 늑골 골절
  b) 제 1 혹은 제 2 늑골 골절
  c) 장기 손상이 의심되는 경우; 흉골 골절 혹은 저산소증
e. 처방에 따른 약물 투여
 1) 비마약성 혹은 마약성 진통제
 2) 늑간신경차단 (Intercostal nerve block)
 3) 파상풍 예방접종
f. 환자/가족 교육
 1) 통증조절의 중요성
 2) 적절한 지지법(splinting techniques)
 3) 수분공급과 폐활량계를 포함한 심호흡 운동
 4) 모래주머니, 끈, 늑골 벨트 사용금지

4. 평가와 지속적 감시

a. 혈역학적 상태
b. 호흡음과 산소포화도
c. 심박수와 리듬
d. 통증 완화

I. 횡격막 파열 (RUPTURED DIAPHRAGM)

횡격막 파열은 흉부나 복부의 관통상 또는 자동차 충돌 시 빠른 감속으로 발생된다. 좌측 횡격막 파열은 간의 위치로 인해 우측보다 더 흔하다. 횡격막 파열은 대부분 단독으로 발생하지 않으며, 생명을 위협하는 다른 손상(간이나 비장의 둔상, 골반이나 장골의 골절)과 함께 발생한다. 특별한 징후나 증상이 없으므로 진단을 놓칠 수 있다. 다른 손상들이 있다면 함께 의심해보는 것이 좋다. 횡격막 파열은 복부 내용물들이 흉강으로 탈출하게 되어 폐와 종격동이 압박되고 잠재적인 생명의 위협을 줄 수 있다.

1. 사정

a. 주관적 자료 수집
1) 현병력/주호소
a) 초기 무증상
b) 좌측 어깨로 방사되는 흉부 혹은 복부 통증(Kehr sign)
c) 호흡곤란
d) 손상의 기전
2) 과거력
a) 기저질환
(1) 위장관계 질환
(2) 호흡기계 질환
b) 약물
c) 알레르기
d) 예방접종 상태
b. 객관적 자료 수집
1) 신체사정
a) 전반적 외모
(1) 호흡을 편하기 위한 자세유지
(2) 저혈압, 빈맥, 빈호흡, 기좌호흡, 연하곤란
(3) 심각한 고통/불편감
b) 시진
(1) 흉벽 혹은 복벽의 타박상 혹은 반상출혈, 개방상처
(2) 호흡양상: 넓어진 비강, 부속근육 사용, 연축
(3) 연하곤란
c) 청진
(1) 호흡음: 손상 부위의 호흡음 감소 혹은 소실
(2) 장음: 흉부 아래에서 중간부분 들림
(3) 심음: 파열부위 반대편으로 편위
d) 촉진
(1) 손상된 흉부 혹은 복부의 국소 부위 압통
(2) 뼈의 변형 혹은 염발음
2) 진단적 절차
a) 동맥혈가스검사(arterial blood gas , ABGs)
b) 전혈구계산검사(complete blood count, CBC) 및 감별계산
c) 요검사(urinalysis); 가임기 여성의 임신 반응 검사
d) 흉부 방사선 촬영
(1) 환자의 25%에서만 이상소견 발견
(2) 일측성 횡격막 융기
(3) 횡격막 위로 텅빈 공간 또는 가득찬 덩어리
(4) 손상 부위로부터 반대편으로 종격동 편위
(5) 흉강 내 위치한 비위관
e) 진단적 복막 세척술(Diagnostic peritoneal lavage, DPL)
f) 외상초음파(Focused Assessment Sonography for Trauma, FAST)
g) 최소침습 내시경(복강경(laparoscopy), 흉강경(thorascopy))

2. 분석: 감별 간호진단/협력적 문제

a. 가스교환장애 (Impaired gas exchange)
b. 비효과적 호흡 양상 (Ineffective breathing pattern)
c. 급성 통증 (Acute pain)
d. 불안/두려움 (Anxiety/Fear)
e. 감염위험성 (Risk for infection)

3. 계획과 수행/중재

a. 기도, 호흡, 순환 유지 (1장 참조)
b. 산소 공급
1) 환자의 호흡안정을 위한 빠른 연속 기관 삽관(RSI)과 양압 환기 적용
2) 고유량 산소
c. 수액, 혈액 제제, 약물 투여를 위한 정맥로 확보
1) 두 개의 굵은 정맥관 삽입
2) 생리식염수 주입
d. 의학적 중재를 위한 준비/지원
1) 전문 기도유지 관리
a) 비강 혹은 구강 기도삽관
b) 성문외 기도기(supraglottic airway), 후두마스크 기도기(LMA), 식도-기관 콤비튜브(esophageal-tracheal Combi-tube), 킹(King)

c) 수술적 기도(예 윤상갑상연골절개술)

2) 개방성 흉부 상처인 경우 밀봉 드레싱; 긴장성 기흉 증상이 나타나는 경우 드레싱 제거, 심장 및 산소포화도 모니터링

3) 환기를 촉진시키기 위한 체위

4) 흉관 삽입 준비

a) 필요한 경우 진정제 투여

b) 32-36 Fr 흉관을 5th 늑골간, 중앙액와선 바로 앞쪽으로 삽입

c) 흉관 삽입과 봉합 이후 프로토콜에 따라 밀봉 드레싱 적용

5) 심장 및 산소포화도 모니터링

6) 정상 체온 유지

7) 위관 삽입 및 흡인

8) 유치도뇨관 삽입

9) 처방에 따라 신체 및 법의학적 증거 수집 및 유지

10) 입원 혹은 높은 수준의 치료를 제공하는 기관으로 이송 지원

e. 처방에 따른 약물 투여

1) 빠른 연속 기관 삽관(RSI) 전 투약: 진정제, 마취제, 신경근육차단제

2) 절차상 필요시 진정제 투여

3) 비마약성 혹은 마약성 진통제

4) 파상풍 예방접종

4. 평가와 지속적 감시

a. 기도유지

b. 혈역학적 상태

c. 호흡음과 산소포화도

d. 심박수와 리듬

e. 섭취량과 배설량

f. 통증 완화

J. 긴장성 기흉 (TENSION PNEUMOTHORAX)

긴장성 기흉은 생명을 위협하는 외상성 손상으로, 흉부 손상으로 인해 흡기 시 흉강 내로 유입된 공기가 호기 시 배출되지 못해 발생된다. 흉강 내 갇힌 공기는 종격동 편위를 일으키고 손상된 폐의 허탈을 유도하며, 심장 및 큰 혈관, 기관지 등에 압박을 가하여 정맥귀환을 방해하게 된다. 치료하지 않을 경우 저혈압, 쇼크, 심박출량 저하, 혈관성 허탈(vascular collapse)이 발생된다.

1. 사정

a. 주관적 자료 수집

1) 현병력/주호소

a) 죽을 것 같은 절박한 느낌

b) 국소적인 극심한 흉통

c) 극심한 호흡곤란

d) 손상의 기전

2) 과거력

a) 기저질환

(1) 호흡기 질환

b) 약물

c) 알레르기

d) 예방접종 상태

b. 객관적 자료 수집

1) 신체사정

a) 전반적 외모

(1) 불안, 지남력 상실, 혼동

(2) 저혈압, 빈맥, 빈호흡

(3) 심각한 수준의 고통/불편감, 호흡곤란, 위독함

b) 시진

(1) 흉벽의 타박상 혹은 반상출혈, 개방 상처

(2) 피부와 점막: 거무스름

(3) 호흡 부담의 증가: 넓어진 비강, 부속근육 사용, 위축

(4) 경정맥의 확장(출혈 시 없을 수 있음)

(5) 손상부위 반대편으로의 기관지 편위(후기 증상)

(6) 청색증(후기 증상)

c) 청진

(1) 호흡음: 손상 부위의 호흡음 심한 감소 혹은 소실

(2) 심음: 뚜렷함

(3) 장음: 정상보다 감소됨

d) 촉진/타진

(1) 피부: 차가움, 축축함

(2) 손상된 흉부의 국소 부위 압통

(3) 피하기종

(4) 손상 부위의 과다공명음

2) 진단적 절차

a) 동맥혈가스검사(arterial blood gas , ABGs)

b) 전혈구계산검사(complete blood count, CBC) 및 감별계산

c) 혈액형과 교차시험(type and crossmatch)

d) 심장효소검사(cardicac enzymes)

e) 요검사(urinalysis); 가임기 여성의 임신 반응 검사

f) 흉부 방사선 촬영(보통 상태확인을 위해 촬영하지는 않음)

g) 경추 방사선 촬영

h) 심전도 (ECG)

2. 분석: 감별 간호진단/협력적 문제

a. 가스교환장애 (Impaired gas exchange)

b. 심박출량감소 (Decreased cardiac output)

c. 불안/두려움 (Anxiety/Fear)

3. 계획과 수행/중재

a. 기도, 호흡, 순환 유지 (1장 참조)

b. 산소 공급: 산소포화도 94~99% 유지

c. 수액, 혈액 제제, 약물 투여를 위한 정맥로 확보

1) 두 개의 굵은 정맥관 삽입

2) 생리식염수 주입

d. 의학적 중재를 위한 준비/지원

1) 응급 흉곽천자 준비

a) 14-16 G 바늘 2nd 늑골간, 중앙쇄골선 삽입

b) 필요에 따라 흉관삽입과 밀봉흉곽배액 시행

(1) 필요한 경우 진정제 투여

(2) 32-36 Fr 흉관을 5th 늑골간, 중앙액와선 바로 앞쪽으로 삽입

(3) 흉관 삽입과 봉합 이후 프로토콜에 따라 밀봉 드레싱 적용

2) 좌위(high Folwer) 자세, 환기 촉진을 위한 편안한 자세

3) 심장 및 산소포화도 모니터링

4) 카테터 삽입과 중심정맥압(CVP) 모니터링

5) 정상 체온 유지

6) 위관 삽입 및 흡인

7) 유치도뇨관 삽입

8) 처방에 따라 신체 및 법의학적 증거 수집 및 유지

9) 입원 혹은 높은 수준의 치료를 제공하는 기관으로 이송 지원

e. 처방에 따른 약물 투여

1) 비마약성 혹은 마약성 진통제

2) 필요시 진정제 투여

3) 파상풍 예방약물

4. 평가와 지속적 감시

a. 혈역학적 상태

b. 호흡음과 산소포화도

c. 심박수와 리듬

d. 섭취량과 배설량

e. 통증 완화

K. 기관 및 기관지 손상 (TRACHEOBRONCHIAL INJURY)

기관 및 기관지 손상이 가장 흔하게 나타나는 위치는 기관의 윗부분 (proximal trachea) 혹은 기관분기부(carina) 1 인치 내 부근이며, 대부분 사고 발생시 사망하게 된다. 외상센터에 도착 하더라도 기관-기관지 손상을 가릴 수 있는 다른 부상 때문에 사망률이 높다. 대부분은 관통상으로 발생하며 심하게 충격이 가해지는 둔상의 경우도 발생 가능하다. 임상적 증상 및 징후의 중증도는 상처 크기, 상처 수준, 폐 손상 정도 및 공기흐름 변화에 따라 다르다. 기도 연속성은 기관 및 기관지를 둘러싼 근막에 의해 유지된다. 증상은 즉시 나타나거나, 3~4일 동안 지연될 수 있으며, 심각한 손상을 가진 환자는 긴급한 외과적 중재가 필요하다.

1. 사정

a. 주관적 자료 수집

1) 현병력/주호소

a) 국소적인 흉통

b) 호흡곤란

c) 손상의 기전

2) 과거력

a) 기저질환

(1) 호흡기 질환

b) 약물

c) 알레르기

d) 예방접종 상태

b. 객관적 자료 수집

1) 신체사정

a) 전반적 외모

(1) 안절부절, 공격적 태도

(2) 호흡을 편하기 위한 자세유지

(3) 빈호흡 혹은 무호흡(완전한 폐색시), 빈맥

(4) 쉰목소리(hoarseness), 협착음(stridor)

(5) 호흡 잡음(noisy breathing)

(6) 심각한 고통/불편감, 위독함

(7) 긴장성 기흉 증상

b) 시진

(1) 기도 폐색

(2) 흉벽의 타박상 혹은 반상출혈, 개방 상처

(3) 호흡양상: 넓어진 비강, 부속근육 사용, 연축

(4) 객혈

(5) 늑간근 연축

c) 청진

(1) 호흡음: 손상 부위의 감소 혹은 소실

d) 촉진

(1) 손상된 흉부의 국소 부위 압통

(2) 뼈의 변형 혹은 염발음

(3) 목, 얼굴, 흉골위로 방사되는 흉부의 피하기종

2) 진단적 절차

a) 전혈구계산검사(complete blood count, CBC) 및 감별계산

b) 동맥혈가스검사(arterial blood gas, ABGs)

c) 요검사(urinalysis); 가임기 여성의 임신 반응 검사

d) 흉부 방사선 촬영: 종격동 기종

e) 심전도 (ECG)

f) 기관지경, 진단 확진

2. 분석: 감별 간호진단/협력적 문제

a. 비효과적 기도 청결 (Ineffective airway clearance)

b. 가스교환장애 (Impaired gas exchange)

c. 비효과적 호흡 양상 (Ineffective breathing pattern)

d. 불안/두려움 (Anxiety/Fear)

e. 급성 통증 (Acute pain)

3. 계획과 수행/중재

a. 기도, 호흡, 순환 유지 (1장 참조)

b. 산소 공급

1) 수술적 기도 제공, 윤상갑상연골절개술 (cricothyrotomy), 필요 시 인공호흡기 적용

2) 기관내 삽관 튜브 끝이 파열된 경우 빠른 연속 기도 삽관(RSI)과 인공호흡기 적용

c. 수액, 혈액 제제, 약물 투여를 위한 정맥로 확보

1) 두 개의 굵은 정맥관 삽입

2) 따뜻한 생리식염수 주입

d. 의학적 중재를 위한 준비/지원

1) 전문 기도유지 관리

a) 비강 혹은 구강 기도삽관

b) 성문외 기도기(supraglottic airway), 후두마스크 기도기(LMA), 식도-기관 콤비튜브(esophageal-tracheal Combi-tube), 킹(King)

c) 수술적 기도(예 윤상갑상연골절개술)

2) 개방 상처인 경우 밀봉드레싱: 긴장성 기흉의 증상이 있으면 제거

3) 반좌위이거나 호흡이 용이한 자세

4) 심장과 산소포화도 모니터링

5) 흉관삽입 및 밀봉흉관배액 실시(필요시)

a) 필요시 진정제 투여

b) 32-36Fr 흉관을 5번째 늑간강(중심 액와선 바로 앞쪽)에 위치

c) 흉관 삽입 및 봉합 후 기관의 프로토콜에 따라 드레싱 실시

6) 정상 체온유지

7) 위관 삽입 및 흡입

8) 유치도뇨관 삽입

9) 처방에 따라 신체 및 법의학적 증거 수집 및 유지

10) 입원 또는 높은 수준의 치료를 위한 기관으로 이송 지원

e. 처방에 따른 약물 투여

1) 빠른 연속 기도 삽관 전 투약: 진정제, 마취제, 신경근 육차단제

2) 비마약성 또는 마약성 진통제

3) 국소마취제 또는 진정제

4) 파상풍 예방접종

4. 평가와 지속적 감시

a. 기도유지

b. 의식수준

c. 혈역학적 상태

d. 호흡음과 산소포화도

e. 심박수와 리듬

f. 섭취량과 배설량

g. 통증 완화

30장
성폭행
Sexual Assault

Joyce Foresman-Capuzzi, MSN, APRN, RN-BC, CCNS, CEN, CPN, CTRN, CCRN, CPEN, SANE-A, AFN-BC, EMT-P, FAEN

주요 주제

정의
- 성폭행
- 강간
- 증거
- 로카르(Locard)의 법칙
- 증거물 보관의 연속성

전반적 전략
- 임상법의학 문제
- 분석: 간호진단 감별/협력적 문제
- 계획과 수행/중재
- 평가와 지속적 감시
- 중재와 환자반응기록
- 나이와 관련된 고려사항
- 신체적 증거수집

I. 정의 Definitions

A. 성폭력 (SEXUAL VIOLENCE)

1. 상대방의 의사에 반해 이뤄지는 성적 행위
2. 성폭력의 유형
   a. 강제적 성폭행 피해자
   b. 알코올, 약물에 의한 성폭행 피해자
   c. 피해자를 가해자 또는 다른 사람들이 성폭행하도록 만든 경우
   d. 피해자를 가해자 또는 다른 사람이 성폭행하도록 만든 알콜/마약 촉진 행위
   e. 언어, 위협, 권한의 남용으로 압력을 가한 후에 발생한 비 물리적 성폭행
   f. 원하지 않은 성적 접촉
   g. 비 접촉, 원치 않는 성적 경험

B. 성폭행 (SEXUAL ASSAULT)

1. 다른 사람이 자신의 의지에 반하여 성행위를 강요하는 행위에는 강제적 성교, 구강 또는 항문 성행위, 근친상간, 애무, 관음, 성희롱/위협이 포함된다.

C. 강간 (RAPE)

1. 불법적인 성관계

D. 증거 (EVIDENCE)

1. 주장을 입증하거나 반증하기 위해 배심원에게 제공되는 데이터
2. 육체적, 정보적 증거
3. 측정가능하고 확인할 수 있고 분석 가능한 실제적이고 명백한 신체적인 증거
   a. 현미경으로 관찰 가능한 신체적인 증거
4. 정보적 증거는 문진(history), 흥분된 말, 냄새, 외모와 같이 관찰된 것

E. 로카르의 법칙 (LOCARD PRINCIPLE)

1. 두 가지의 경우 서로 접촉할 때 증거의 교환, 전달이 일어나고 이러한 증거들은 법 집행에 중요하다. 모든 접촉은 어떤 형태의 증거를 남기기 때문이다.

F. 증거물 관리의 연속성 (CHAIN OF CUSTODY)

1. 증거의 무단 변조를 방지: 이 서류상의 무단변조는 수집 시점부터 법원에 제출될 때까지 증거의 소유권을 문서화함으로써 만들어지는 모든 곳에서 발생한다.

II. 전반적 전략 General Strategy

성폭행은 동의하지 않은 강제적인 성적 행위로 정의될 수 있다. 심리적인 강요와 신체적인 힘 모두 성폭행의 일부가 될 수 있다. 성폭행은 친밀한 관계에서 잘 발생한다. 모든 연령대의 소녀, 여성, 소년과 남자들이 성폭행의 피해자가 되어 왔다. 응급실에는 고충이 많은 성폭력 피해자들이 있다. 모든 성폭행 피해자는 자신의 성폭행을 쉽게 인정하지 않는다: 따라서 간호사는 환자를 사정하고 적절한 질문을 하여 환자가 성폭행을 당했는지 여부를 확인하는 책임이 있다. 그리고 신체적인 상해가 모두 성폭행의 결과가 아니다: 합의에 의한 성관계도 신체적인 손상이 있을 수 있다. 따라서 육체적 손상의 유무는 성폭행이 일어났음을 입증하거나 반증하지 않는다. 환자들이 "강간" 여부를 결정하기 위한 법의학적 간호 검사를 응급실에서 요청할 수 있지만, 응급실간호사는 성폭행이 일어났는지 여부를 결정하는 것이 간호사나 의료 팀의 역할이 아니라는 것을 아는 것이 중요하다. 그러나 간호사나 의료팀들은 대상자들의 모든 손상, 정서적, 심리적 및 기타 문제를 다루고 대처해야한다는 사실도 잊지말아야한다. "강간"은 법적인 용어이며 정액이나 생존 정자의 존재 여부가 전체상황을 나타내지 않는다는 것을 알아야한다. 환자를 돌보는 법의학 팀 전체에는 성폭력검사간호사(SANE), 제공자, 피해자 옹호자, 지방 법 집행 기관, 법률 시스템 및 범죄 연구소가 포함된다. 전체 응급의료팀은 환자를 판단하지 않는 자세를 유지하며 소통하여야한다.

종종 죄책감, 두려움, "시스템"에 대한 지식이나 신뢰 부족으로 환자가 제때에 진료나 관리를 전혀 받지 못하게 된다. 긍정적인 병원 경험은 성폭행에서 신체적, 정신적 회복을 할 수 있도록 영향을 미칠 수 있다. 모든 성폭행 피해자는 면밀한 신체검사와 성폭력에 대한 법의학 검사를 받을 기회가 필요하다. 성폭행 대응팀(SARTs)은 피해자 보호자, 경찰관, 성폭행 검사 간호사/성폭행 법의관(SANE/SAFE)으로 구성된다. 성폭행 대응(SART)프로그램은 종합적이며 배려 깊은 치료를 1대1로 제공한다. 적절한 법의학 검진과 성폭행 대응팀(SART)이 환자의 의학적, 심리학적, 간호의 요구를 파악하는 것이 성폭행 대응(SART)팀 검진의 목표이다. 성폭행검사 간호사(SANE)는 법정 증거 수집 능력이 있고, 성폭행 집단을 돌볼 때 간호 과정을 적용할 수 있는 전문적인 간호법의학 교육을 받은 간호사이다.

병원에 조직의 한 부서로서 법률 집행 기관이 있으면 정보공유가 용이하고 증거물 관리의 연속성을 유지할 수 있다. 검사는 비공개적으로 실시하며 일반적으로 성폭행검사 간호사(SANE) 또는 의사가 수행한다-이것을 강제하는 법은 없다. 피해자의 지지자는 환자를 정서적으로 지지해주고, 환자는 검사실에 지지자를 둘지 여부를 선택할 수 있다. 성폭력대응팀은 성폭력 피해자에게 향상된 치료를 제공하고 있다.

비록 환자가 법 집행 기관과 대화하지 않을 수 있지만 , 성폭행이나 친밀한 대상과의 폭력이 발생하면 신고할 의무가 있다는 것을 환자에게 고지하여야한다. 또한 미성년자에 대한 법의학 검사도 결정되어야 한다.

A. 임상적 법의학 이슈 (CLINICAL FORENSIC ISSUES)

1. 증거 수집 및 보존은 응급실 간호의 역량이다.

2. 성폭행 환자는 남성, 여성 또는 양성자일 수 있다.

3. 환자는 자신이 폭행을 당했다는 사실을 모를 수도 있으나 의심의 여지가 있다.

a. 말로 표현할 수 없는 아이

b. 인지 결손 환자

c. 무의식환자

4. 모든 사진뿐만 아니라 법의학 검사에 대한 구체적인 동의가 있어야 한다.

a. 부서별 정책을 사전에 숙지해야한다.

5. 성폭행 검사의 목적

a. 의학적 목적

1) 손상을 식별하고 치료하며, 임신 및 성병의 위험성을 사정하고, 질병을 예방

b. 사회적 목적

1) 정서적 요구와 우려에 대응하고, 환자 안전을 평가하고, 대처 전략을 제공하며, 의뢰

c. 법의학적 목적

1) 증거 수집, 증거물 연속성 보존 , 공정한 증언 수집

d. 의뢰

1) 의학적인 치료, 지지와 상담을 위하여 의뢰

6. 표준화되고 승인된 성폭행 키트를 사용하고 문서작업은 필요하지 않지만 도움이 된다.

a. 성폭행키트는 신체적 증거를 수집하여 철저한 법의학 간호 검사를 수행하는데 필요

1) 종이 가방, 봉투, 유리 슬라이드, 손톱깎이, 빗, 포, 시트, 면봉 상자, 테이프, 기타

2) 정보 제공을 위한 문서

a) 검사기록 양식, 동의서, 증거 수집 기록지, 서술, 기타

7. "성폭행 피해자와 강간피해자에 대한 응급간호"는 응급간호사협회에서 규정하고 있다.

8. 성폭행 환자의 간호는 성폭행 간호역량과 간호 과정을 적용한다.

a. 사정, 계획, 중재, 평가

9. 문화적으로 능숙한 간호를 제공하기 위해 문화, 언어, 종교, 인종, 가치, 성적 오리엔테이션, 성별, 이민 상태 및 신념 등의 요소가 사정되어야한다.

10. 응급간호의 책임

a. 우선순위는 신체적 손상이 심각해 즉시 해결해야하는 것으로서 생명구조를 위해 결정
b. 생명구조 중재는 법의학적 증거를 수집하거나 보존하기 위하여 절대 지연되어서는 안됨
c. 환자와 조직구성원을 위한 안전한 환경 제공
d. 성폭행의 사례와 성폭행 환자는 직장 내 폭력에 대해 경계심을 높임
e. 합법성에 관한 실무 지식, 보고의 의무, 환자 정보 제공
f. 증거 수집 및 보존은 응급 간호의 요소
g. 증거 수집 및 보존의 필요성 인식
h. 법적인 기록과 사진과 같은 문서의 시작과 관리
 1) 사정

11. 1차, 2차 사정/소생술

a. 응급환자 분류
 1) ESI (Emergency Severity Index)로 분류
 2) 고통의 가능성과 증거 보존을 위해 가능한 신속하게 독립된 공간으로 이동
  a) 의학적인 안정화는 증거 수집보다 항상 중요
   (1) 심각한 질환, 손상, 정신적인 응급상태에 대한 분류와 치료가 필요할 경우 치료
  b) 등록
   (1) 개인적으로 병원 등록
   (2) 피해자에 대한 보상 확인
b. 초점 사정
 1) 사정
  a) 주관적 정보와 증거수집
   (1) 현재 폭행 이력/손상/주 호소
c. 의문을 가지는 태도를 유지
d. 질문과 문서
 1) 문서는 철저하고 꼼꼼하게 작성
  a) 환자의 진술은 법정에서 인정될 수 있음
  b) 언급된 내용과 관찰된 내용을 문서화
   (1) 좋은 증거로서 수집해야 할 것은 종종 사건의 과거에 의해 결정
   (2) 정보의 증거 수집
   (3) 분석하거나 판단하지 않고 단순히 기록
  c) 범행 중에 일어난 일에 대한 환자의 성찰
  d) 인용 부호를 사용하여 환자 자신의 단어로 문장을 기록한다.
  e) 진술서는 해석하거나, 의학용어를 사용하거나 건전하게 보이도록 하지 않음
 2) 환자가 저속한 용어나 속어를 사용한다면 정확한 의학용어를 괄호 안에 넣는다.
  a) 질문에 대한 대답은 환자의 답변에 따라 증거 수집을 촉진하는 데 도움이 된다.
   (1) "그가 내 배에다 갔다(ejeaculated)."(사정)라는 표현은 간호사가 복부에서 표본 수집을 할 수 있도록 도와준다.
 3) 폭행의 날짜 및 시간
  a) 증거 수집 및 결과에 대한 해석에는 경과시간에 따른 조정이 필요할 수 있다.
   (1) 폭행 후 72~96시간 이내에 물리적 증거 수집을 지원할 수 있다.
 4) 폭행 위치
  a) 알려진 위치, 랜드 마크, 내부 또는 외부, 집, 공공 장소
 5) 가해자 정보
  a) 성별
  b) 알거나 모르는 사람
  c) 가해 인원
  d) 특이한 정보
   (1) 옷, 얼굴의 털, 표시, 신체적 특징, 말, 머리 색깔, 키, 문신
 6) 폭력에 이용한 것들
  a) 폭행 시 삽입한 이물질, 강압, 위협 또는 무기 사용
  b) 움켜잡거나, 꼬집거나, 질식하거나, 교살하거나, 구멍을 뚫거나, 두드리는 행위 등
 7) 폭행의 물리적 사실
  a) 신체 접촉 부위, 삽입부위, 콘돔 사용 등
 8) 지난 5일간의 합의 된 성행위(질, 구강, 직장)
  a) 범죄와 관련이 없는 결과와 파트너 DNA는 배제해야 한다.
 9) 폭행 후 활동
  a) 폭행 후 활동에 의해 증거의 질이 영향을 받을 수 있다.
   (1) 입욕, 샤워, 물기, 칫솔질, 식사, 탐폰 삽입 또는 사용, 생리대, 음주, 흡연, 구토, 옷 갈아입기
    (a) 옷을 갈아입은 상태라면, 폭행 당시 입었던 옷은 어디에 있습니까?
 10) 정보는 현지 법 집행 기관에 제공 될 수 있다.
  a) 교살
   (1) 목 주변의 결찰 흔적이나 손 상처 (예 손끝)
   (2) 얼굴, 아랫 입술, 헤어라인, 공막 및 결막에 점상출혈 관찰
   (3) 환자는 호흡 곤란, 인후통, 쉰 목소리 및 연하곤란, 사지의 허약감 호소

(4) 의식 소실, 실금 및 정신 상태 변화에 대한 사정

b) 기억상실/의식소실

(1) 환자의 마지막 기억은 무엇입니까?

(a) 환자는 무엇을 먹고, 마시고, 무엇을 하고 있었습니까?

(2) 공격 중에 환자는 무엇을 입었습니까?

(a) 지금은 다른가요?

(i) 예 나갈 때 속옷을 입었지만, 지금은 안 입고 있거나 뒤집어 있고 있거나 다른 신발을 신고 있다.

c) 약물로 인하여 유발된 성폭행 고려(drug-facilitated sexual assault; DFSA)

(1) 자발적으로 사용한 물질 또는 알코올 사용 및 시간

(a) 비자발적 약물 사용

(i) 환자는 마치 어떤 일이 일어났는지 보는 것처럼 감각을 묘사할 수 있으나 말하거나 움직일 수 없다.

(ii) flunitrazepam (Rohypnol), 케타민 및 감마 – 히드록시 부티르산과 같은 DFSA 약물, (GHB): 마약 검사를 위한 지역 프로토콜을 따른다.

(iii) 이러한 약물은 반감기가 짧기 때문에 검체를 일찍 확보한다.

(iv) 환자가 구토하면 샘플을 수집하고 보관한다.

d) 환자가 가해자에게 가할 수 있는 손상

e) 가해자에 의한 피임/윤활제 사용

f) 생식기 삽입, 항문 삽입 또는 구강 접촉 또는 아주 사소한 접촉

g) 비 생식기 행위

(1) 빠는 것, 키스, 핥기, 물기

h) 어디에 사정했습니까?

12. 과거력

a. 기저질환

b. 최근 부인과/산부인과/비뇨기 질환/손상

c. 마지막 정상적인 생리 기간: 가임기의 여성 환자 또는 트랜스젠더 남성(남은 난소 및 자궁)

d. 현재 투약력

1) 처방약물, 피임약 포함

2) 일반판매약/허브

e. 알레르기

f. 파상풍을 포함한 예방 접종 상태

g. 과거 학대/방치 이력

h. 물질 및 알코올 사용/남용 및 이력이 있다면, 마지막으로 사용한 시간

13. 객관적 자료수집

a. 신체 검진

1) 전반적 외모

2) 의식의 단계, 행동, 영향: 명료에서 혼수까지, 울음, 두려움, 웃음, 고요함, 현기증

3) 고통/스트레스/불편함의 수준: 정서적, 신체적, 영적

4) 활력징후: 심장 박동, 혈압, 호흡, 맥박, 필요시 호기말 이산화 탄소 분압(ET CO_2) 모니터링; 필요에 따라 포도당을 포함한 현장진단검사(point-of-care testing, POCT) 실시

5) 악취(그리고 증거물)

a) 석유, 불에 탄 나무, 화학 약품, 술, 마약, 구토물/소변 등

b) 쓴 아몬드 같은 유해 물질 냄새(시안화물), 갓 벤 건초(포스진)

6) 걸음걸이

7) 위생

8) 외모

9) 옷의 방향, 벗겨진 상태, 잘못 신은 신발

a) 누군가 다른사람의 옷을 입혔다는 증거가 될 수 있음

10) 바닥에 깐 시트 위에 옷을 입지 않은 상태로 서 있게 한 후 전신을 확인

a) 연조직 손상: 반상 출혈 부위 또는 명백한 손상/기형 등 개입이 필요함

b) 화상

c) 패턴이 있는 손상

d) 방어흔

e) "상처"(예 열상, 찰과상, 박리, 물린 자국, 긁힘)

f) 성기/회음부 손상

(1) 여성

(a) 쇄석위에서 수행하는 것이 가장 좋음

(i) 안쪽 허벅지, 대음순, 소음순, 치골상부를 검사할 것

(b) 검경(Speculum) 사용

(i) 윤활제는 사용하지 말고 물로만 사용

(ii) 잠재적 손상을 확인하기 위하여 질경을 사용할 수 있으며, 문서화를 위해 사진을 찍을 수 있음; 자궁 경부 구조와 질 구조의 모습을 조명을 비추고 확대하여 볼 수 있음

(c) 내부와 외부 생식기를 볼 때 TEARS 기억법을 사용: 눈물(tears), 반상 출혈(ecchymosis), 찰과상(abrasions), 발적(redness), 부종(swelling)

(2) 남성

(a) 전부는 아니지만 폭행 후 신체적 상해를 입는 경우 있음

(b) 침대 위에서 복위나 슬흉위 또는 구부리기 쉬운 상태에서 검사

(c) 항문 주위 및 항문주변의 연조직이 손상되는 경향이 있음

(i) 무릎을 꿇게 한 후 확인

(d) 허벅지 안쪽, 엉덩이, 음경표피, 요도, 요관, 음낭, 회음부, 귀두, 고환 검사

(e) 2개의 면봉을 사용하여 요도, 귀두, 음경의 포피를 면봉으로 채취

(f) 남성은 남성이나 여성의 가해자에 의해 희생될 수 있음

(g) 남성은 당혹감, 공개됨, 가족 구성원들에게 말해야 함, 가해자와 싸울 수 없음을 경험하기 때문에 성폭행이 환자의 잘못이 아니라는 것을 확신 시켜주어야 함

(h) 남성은 발기되고 흥분했을 수 있으므로 "실제로" 흥분한게 아닌가하는 의문을 가질 수 있음

(i) 두려움, 불안 등에 대한 무의식적인 반응이 될 수 있음을 확인

g) 둔부 손상

(1) 조심스럽게 검진

(2) 항문과 회음부의 증거자료

(3) 남성 또는 여성의 직장 삽입의 경우, 항문경 사용이 도움이 된다.

(4) 손상된 증거물, 조직, 먼지, 머리카락, 변색, 출혈 등

b. 청진

1) 호흡음

2) 심장음

3) 장음

4) 임신 시 태아심음

c. 촉진/타진

1) 피부온도, 수분

2) 압통, 통증 또는 기형의 증거 수집, 진단과 필요하면 중재를 실시한다.

d. 진단과정

1) 진단검사

a) 전혈구계산검사(complete blood count, CBC) 및 감별계산

b) 일반화학검사-혈당(glucose), 혈액요소질소(BUN), 크레아티닌(Creatinine)

c) 혈액과 소변 독성선별검사-DFSA

d) 혈액형과 교차반응검사

e) 요검사; HCG 트랜스 젠더 남성 환자 (난소 및 자궁 보유)

f) Baseline human immunodeficiency virus (HIV), hepatitis B and C

g) Rapid plasma reagin (RPR)

h) 도말 증거수집(예 항문생식기 [직장, 항문주위, 음경, 자궁경부, 질],구강주위)

(1) 증거관리의 연속성에 따라 경찰에서 조사 후 범죄 연구소에 갈 가능성이 높음(병원 검사실 아님)

(2) 법의학 검사: DNA, ABO 혈액형

i) 기타검사

2) 성폭행 프로토콜에서 검사 시 성병 감염(STI)에 대한 것은 포함하지 않는다. 대신에 항생제로 치료하고 병원에서 진료 받을 수 있도록 조치하고 프로토콜을 정확히 하는 것이 중요하다.

3) 영상검사

a) 손상/압통 부위의 방사선 검사

b) 두부, 흉부, 복부 컴퓨터 단층촬영

c) 필요하다면 12 또는 15 리드 심전도(ECG)

B. 분석: 감별 간호진단/협력적 문제 (ANALYSIS: DIFFERENTIAL NURSING DIAGNOSES/COLLABORATIVE PROBLEMS)

1. **상해의 위험** (Risk for injury)
2. **비효과적 대응 위험성** (Risk for ineffective coping)
3. **피부손상 위험성** (Risk for impaired skin integrity)
4. **불안/두려움** (Anxiety/fear)
5. **통증** (Pain)
6. **자신에 대한 폭력의 위험** (Risk for self-directed violence)
7. **강간-상해 증후군** (Rape-trauma syndrome)

C. 계획과 수행/중재 (PLANNING AND IMPLEMENTATION/INTERVENTIONS)

1. 진료 우선순위 결정

a. 기도, 호흡, 순환 유지

b. 산소공급

c. 정맥로와 골내 주사로 확보

d. 필요 장비와 물품 준비

e. 의학적 중재를 위한 준비/지원

f. 약물치료

2. 불안, 걱정 완화
3. 중요한 사람을 옆에 있도록 함
4. 환자와 기타 보호자 교육
5. 추후 상담제공
6. 의뢰

D. 평가와 지속적 감시 (EVALUATION AND ONGOING MONITORING)

1. 지속적인 감시와 치료
2. 환자 반응/결과 모니터링 및 적절한 간호 계획 수정
3. 환자가 호전되지 않을 경우 사정과 치료의 계획을 재평가

E. 중재와 환자 반응 기록 (DOCUMENTATION OF INTERVENTIONS AND PATIENT RESPONSE)

F. 나이와 관련된 고려사항 (AGE AND DEVELOPMENT RELATED CONSIDERATIONS)

1. 소아

a. 아동학대의 가능성

1) "사전 동의 없이 사회적 금기에 위반되는 성적행위에 참여하는 것"

b. 성장 발달 지연

1) 강요에 의한 행위인지 의심해야함

a) 발달단계의 퇴행으로 인해 나타나는 비 특이적 증상과 일반적 증상

2) 부모, 사회복지기관, 법집행기관에서 올 수 있음

3) 행동이 연령에 맞는지 사정

4) 신체검진만으로 진단할 수 없음

5) 신체적, 정서적 필요를 충족시키기 위해 보호자에게 의존

6) 숙련된 소아 검사자가 없는 경우나 폭행이 급성이 아닌 경우(96시간 이내) 검사자가 있을 때 까지 검사를 연기할 수 있으나 급성 폭행인 경우 환자 및 보호자를 소아 성폭행 검사를 수행 할 수 있는 기관으로 옮기는 것을 고려

a) 경험이 많은 성폭력검사간호사(SANE)는 팀, 환자, 가족에게 도움을 줄 수 있음

b) 키트를 "강간 키트"라고 부르지 말아야한다.

7) 청소년 검사 시 법률에 의거하여 실시하며 환자는 부모가 알게 되는 것을 원치 않을 수도 있음. 부모의 동의가 필요한지 여부를 결정

8) 성기능과 용어에 대한 청소년의 지식 파악

c. 주요점

1) 비협조적인 소아환자 검진 시 추가 외상을 유발할 수 있으므로 억제하지 않음

2) 사춘기 이전의 아동 검진 시 체위

a) 여성: 개구리 다리자세에서 슬흉위나 앙와위를 취하게 함

(1) 검진을 위해 검경이나 손가락을 사용하지 않음

(2) 처녀막을 검진하기 위해 유치 카테터 풍선의 사용과 같은 전문 기술이 필요

b) 남성: 직립자세

3) 성병(STI)은 아동의 성적 학대의 특징

4) 감별진단을 위해 고려할 점

a) 이물질

b) 출혈장애

c) 위생불량

d) 요로감염

5) 학대 위험요소

a) 조산 또는 질병으로 인한 출생 시 부모와 유아와의 분리

b) 선천성 기형이나 만성 질환

c) 행동 장애, 까다로운 유아

d) 발달장애

e) 동거하는 가족이 아닌 남성

(1) 소아그룹에서 장기 성희롱의 가능성 사정

2. 노인

a. 나이와 관련된 사항

1) 노인 성추행은 법 집행 기관에 신고

2) 노인 성 학대에 관한 시범 연구에 따르면, 12개월 동안 20명의 노인 희생자 중 11명이 사망

3) 인지 기능 장애가 있어 성행위에 동의 할 수 없으며 성폭행 신고를 지연시킬 수 있음

4) 성폭행이 발생한 장소를 두려워하고 외상성 스트레스의 증상이 나타남

5) 노인전문 간호사에게 의뢰하여 협력하여 사정과 치료를 수행

6) 퇴행을 포함한 정신적 외상을 사정

7) 청각, 시각 등을 사정

8) 성기능과 용어를 상의할 때 환자의 안위정도를 파악

9) 힘에 의한 연조직 손상의 발생률이 증가

10) 연조직은 더 부서지기 쉽고 출혈을 증가시킬 수 있음

11) 골반검진 시 환자의 편안함을 고려
12) 신체적, 정서적 요구를 충족하기 위해 보호자에게 의존
13) 검사
a) 여성 환자가 골반검진 시 쇄석위를 취할 때 관절의 구축, 관절염 등으로 어려울 수 있음
(1) 보조자가 다리를 지지해주면 도움이 될 수 있음
(2) 작고 좁은 검경을 사용
(3) 내, 외부 생식기 검사
(a) 질경을 사용
14) 성병(STI)이 발견되었다고 해서 성폭행을 당했다고 단정 지을 수 없음
a) 기왕력
b) 환자의 동의하에 문서화, 검사, 치료 및 조사를 실시
15) 환자가 집, 요양원으로 퇴원 시 퇴원 전에 철저히 안전을 사정

b. 장애를 가진 환자
1) 장애인에 대한 학대는 경찰에 신고
2) 발달 장애가 있는 사람들은 다른 사람들보다 범죄의 피해자가 될 가능성이 4~10배 더 높음
a) 알츠하이머 환자
(1) 정면에서 접근
(2) 낮은 음높이와 조용한 음색으로 대화
(3) 간단한 용어로 설명하고 간단한 폐쇄형질문
b) 정신병 환자
(1) 개입하기 전에 환자를 안정시킴
(2) 만지거나 계속 눈을 마주치지 않도록 주의
(3) 대화를 짧게 하고 주의를 산만하게 하지 않기
c) 발달장애 환자
(1) 아이가 아닌 어른으로 대하기
(2) 15분마다 휴식
(3) 대화 속도를 환자와 맞추기
(4) 반응을 끈기 있게 기다리기
d) 시각상실환자나 시각장애인환자
(1) 즉시 자기소개를 하기
(2) 만약 당신이 말 없이 글을 쓰고 있다면 그것을 환자에게 알려주어야 함
(3) 안내견을 쓰다듬거나 안내견에게 말을 걸지 않기
(4) 환자의 이동을 돕기 위해 환자의 팔을 잡는 대신에 당신의 팔을 잡도록 해야함
e) 청각상실환자나 청각장애인환자
(1) 법률 요건 및 정책에 따라 의사소통을 할 수 있게 도와줄 인력을 확보해야함
(2) 의사소통 방법을 파악
(3) 환자가 당신의 입모양과 얼굴을 볼 수 있도록 마주봄
(4) 짧고 간단하게 질문

G. 신체적 증거 수집

(PHYSICAL EVIDENCE COLLECTION (SEE CHAPTER 44 FOR SPECIFIC DETAILS))

1. 절차에 대해 설명

a. 검사에 시간이 소요될 것이라는 것을 알리고 수집된 모든 정보 및 신체적 증거를 법 집행 기관에 제출

2. 환자의 특정한 요구와 편리에 맞게 수정 가능

a. 환자의 요청에 따라 언제든지 중지될 수 있음
1) 수집된 증거의 양에 관계없이 법집행기관에 확인하여야 한다.

3. 옷을 벗고 있는 동안 생겨날 수 있는 신체적 증거의 흔적을 수집하기 위해 깨끗한 침대 시트를 벗긴다.

a. 추가로 생겨난 조각을 담을 수 있도록 시트를 접고 종이가방에 넣어 라벨을 붙인 후 밀봉
b. 장갑을 낀 손으로 각각의 옷을 별도의 종이 가방에 넣고 라벨을 붙인 후 밀봉
c. 환자의 의복: 비닐이 아닌 종이봉투에 넣기

4. 구강, 질 (골반), 음경 ,직장 검사 의 도말/슬라이드

5. 사진

6. 의학적 중재를 실시할 인력을 준비한다.

a. 도착해서부터 모든 진료의 과정에서 환자에게 즉시 사생활을 보호한다.
b. 폭행과 관련된 손상을 치료한다.
c. 법의학 검사를 지원한다.

7. 국가정책에 따라 수집 된 증거는 적절한 가방에 담고 봉투 또는 상자에 넣고 봉인한 후 서명하여 라벨 붙이기

a. 환자 이름
b. 등록번호
c. 날짜, 시간
d. 자료의 출처
e. 간호사 이름

8. 면봉과 슬라이드는 포장 전에 모두 공기 중에 건조시킴. 증거를 보관하기 위해서는 면봉상자, 슬라이드 캐리어 및 봉투를 사용. 모든 증거는 법 집행관에게 전달될 때까지 간호사가 보관

9. 지역 정책에 따라 사진을 찍기

10. 손톱에 긁힌 증거

a. 면봉으로 된 애플리케이터, 깨끗한 이쑤시개 또는 매니큐어 스틱을 사용하여 각 손톱 아래의 물질을 수집

11. 구강 증거

a. 손상, 특히 설 소대(frenulum)를 놓음
1) 치육선 부분을 면봉으로 자료수집 후 유리 슬라이드 위에 놓음
2) 가해자가 구강성교 후 구강 내 사정한 경우 면봉을 이용하여 정액을 수집. 면봉을 사용하여 건식표본을 준비하고 슬라이드를 만들 때 사용한 면봉을 표시(44장 참조)

b. 용의자의 DNA를 얻기 위해 구강 내에서 면봉을 사용해 샘플을 채취
1) 환자는 물로 입을 먼저 헹구고 키트의 안내에 따라 부드럽게 볼 안에서 면봉을 사용하여 채취

12. 음모 증거

a. 엉덩이 밑에 종이를 깔고 빗이나 부드러운 브러시를 사용하여 아래쪽으로 빗어 내려 환자의 체모가 아닌 것과 이물질을 제거. 치구를 이전에 면도한 경우 또는 젖은 면봉으로 약을 도포했거나 면봉을 이용해 채취한 후에 건조하여 라벨을 붙인 경우 증거 테이프로 사용할 수 있음. 접은 종이 시트, 빗 또는 브러시, 모발을 봉투에 넣음

13. 골반검진

a. 이물질 또는 엉킨 체모 수집

b. 자궁경부를 포함한 질 도말검사; 도말검사는 건식표본 슬라이드를 만드는 데 사용

14. 항문/ 직장 검진 증거

a. 이물질 또는 엉킨 체모 수집
1) 질 또는 음경의 표본과 이물질을 채취 한 후 항문 주위를 씻는다.

b. 항문 도말검사: 국가 정책에 따라 슬라이드 준비

15. 처방에 따라 약물치료를 실시한다.

a. 항생제: 질병관리본부 지침에 따른 성병(STI), 예방법

b. 인간면역결핍바이러스(HIV) 노출 후 예방(prophylaxis, PEP)
1) 제공자는 위험 수준을 평가하고 환자와 예방(PEP)에 대해 논의
2) 처방과 정책에 따라 환자를 관리

c. 성폭행으로부터 72시간 이내에 levonorgestrel (플랜 B)과 같은 임신 예방 약물
1) 임신 예방 약물을 투여하기 전에 임신반응 검사 상 음성임을 나타내는 결과가 있어야 함

16. 증거물 관리 연속성 확보

a. 증거의 처리에 대한 확실한 증거물은 수집 시점부터 재판에 도입될 때까지 증거의 진실성과 기능을 확고히 하고 보호

b. 포장물 외부나 문서에 라벨을 붙이기
1) 환자의 이름, 등록번호
2) 패키지에 들어있는 항목에 대한 설명
3) 정부기관 이름
4) 날짜 및 시간이 포함된 봉인 담당자 이름
5) 날짜 및 시간이 포함된 개봉 담당자 이름
6) 날짜 및 시간이 포함된 수령 담당자 이름
7) 증거물 관리 연속성에 관련된 인원의 제한

c. 의료기록
1) 진료 기록 사본 만들기
2) 법 집행 기관에 공개 된 문서
3) 증거를 수령한 법 집행 담당자의 이름 및 배지 번호

17. 환자/가족 교육

a. 검진 및 정책 준수 시 환자 안전 문제 해결

b. 환자 회복 지원

c. 근거 없는 믿음과 오해 없애기
1) 누구도 다른 사람을 침해할 권리가 없음
2) 환자가 공격을 일으키지 않기
3) 환자는 자신에 대한 폭행을 요구하지 않기
4) 특정 유형의 의복을 착용하거나 알코올을 섭취한 것이 환자의 탓은 아님

d. 1주일 안에 1차 의료제공자에게 연락

e. HIV 및 간염 검사와 관련된 정보 제공

f. 피해자 보호자에게 전화로 추후관리를 제공

18. 평가 및 지속적인 모니터링

a. 퇴원 또는 입원 시 환자 안전

b. 처방에 따라 지속적으로 모니터하고 치료

c. 환자 반응/결과를 모니터링하고 필요에 따라 간호 계획을 수정

d. 긍정적인 환자 결과가 입증되지 않은 경우 사정과 치료 계획을 재평가

e. 통증 사정 및 중재

31장 재난 예방과 대응

Disaster Preparedness and Response

Sue Anne Bell, PhD, FNP-BC

주요 주제

재난
- 재난 정의
- 재난 유형

재난 단계
- 경고
- 영향
- 격리
- 구조
- 복구
- 정상 작동

일반 전략
- 국가 준비
- 지역 및 지역 대비책

구체적인 대량 살상 무기
- 생물학적 제제
  - 탄저균(탄저병)
  - 보툴리누스균(보툴리누스중독증)
  - 페스트균(림프절형, 패혈증형, 폐렴형 흑사병)
  - 야토병균(야토병)
  - 천연두
  - 필로바이러스, 아레나바이러스(출혈열)
  - 리신
- 화학무기
  - 신경계 작용물질
  - 발포제
  - 시안화물
  - 폐 작용물질: 포스겐, 염소, 무수암모니아
- 핵, 방사선 무기

재난관리의 4단계
- 예방
- 대비
- 대응
- 복구

특별 주제
- 여성 건강
- 취약 계층

재난은 허리케인, 쓰나미, 지진과 같은 자연재해에서부터 질병 발생, 화학 및 방사선사고, 대량 살상 무기 사용을 포함한 테러리즘, 기후 변화가 건강에 미치는 영향에 이르기까지 광범위하고 다양하다. 재난은 발생을 예측할 수도 있지만, 갑작스럽게 발생할 수도 있다. 또한 재난은 의도하지 않은 사건일 수도, 인간이 야기한 의도적인 사건일 수도 있다. 재난에 대한 정의는 "많은 인구에 영향을 미치고 일반적으로 부상, 사망 및 재산 피해를 초래하는 재앙적인 사건"을 포함하여 다양하다. 국가 대응 체계는 모든 유형의 재난 및 응급 상황에 국가가 대응하는 방법에 대한 정부 가이드이다. 비상사태 대비 및 대응은 현재 진행 중인 비상관리주기([그림 31-1])의 맥락에서 가장 잘 이해된다.

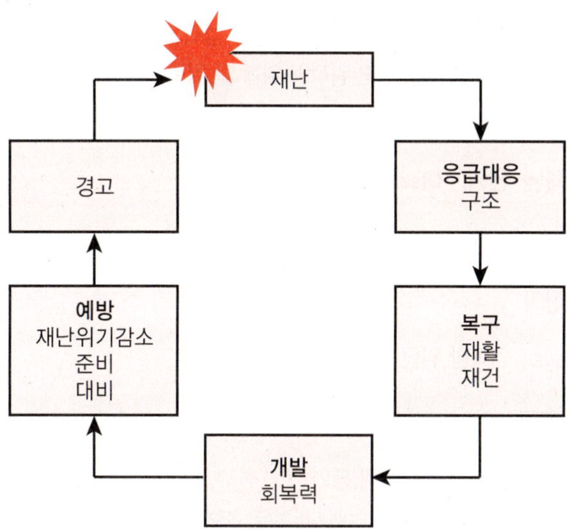

그림 31-1 재난 관리주기

(*From Rushford, N., Thomas, K., Scherrer, V., & Pattison,* M. Disaster and development, *1st ed. [2015]. St. Louis, MO: Elsevier.*)

Ⅰ. 재난 Disasters

A. 재난의 정의 (DISASTER DEFINITION)

1. 재난은 지역사회 기능에 심각한 혼란을 준다. 그리고 지역사회가 자체 자원을 사용하여 극복 할 수 있는 능력을 초과하여

인적, 물적, 경제적 또는 환경적 손실을 초래하는 갑작스럽고 재앙적인 사건이다. 그리고 재난은 흔히 자연에 의해 초래되지만, 인간에 의해서도 발생할 수 있다.

2. 지역사회의 정상적인 기능을 방해하는 파괴적인 사건

B. 재난의 유형 (TYPES OF DISASTER)

1. 자연재난
   a. 자연적인 과정으로 인한 주요 유해 사례
      1) 예 지질학적 자연재난, 지진, 쓰나미, 산사태, 싱크홀; 강추위, 무더위, 폭풍, 열대성 폭풍, 해일, 홍수, 번개, 산불, 가뭄, 댐 침수 및 화산과 같은 기상 위험; 전염병; 대기변화, 지구자기 폭풍, 태양열 반사, 정전

2. 기술재난(이전에는 "인공재난"이라고 불렸음)
   a. 도시, 인구밀집지역 또는 그 주변에서 발생하는 인간에 의한 사건
      1) 예 환경악화, 오염과 사고, 복합 비상사태/갈등, 기아, 실향민, 산업사고, 유해 물질 노출 및 다양한 교통사고(항공, 철도, 고속도로, 해양)

3. 악화 요인
   a. 기후 변화, 계획되지 않은 도시화, 저개발, 빈곤 및 전염병의 위협과 같은 요인들은 재난의 빈도 및 심각성을 증가시킴

4. 의도적인 위협
   a. 악의적인 사이버 사용자, 폭력 행위자(무차별 총격범 및 자살 폭탄범, 국내 테러리스트 및 자국 폭력 극단주의자, 다국적 테러리스트 포함), 범죄행위 및 민간인 소요사태를 비롯한 인위적인 위협 및 위험

II. 재난 단계 Disaster Phases

A. 경고 (WARNING)

1. 정의
   a. 임박한 위험가능성

2. 행동
   a. 잠재적 영향범위 평가
   b. 모든 위험요소 재난계획을 참조하고 사건관리시스템(incident management system, IMS)을 운영
   c. 병원 비상 운영 센터(emergency operations center, EOC) 활성화를 고려
   d. 직원의 행동과정과 관리를 간소화
   e. 잠재적인 3~5일 간의 자급자족 활동을 준비
   f. 통신 및 중요한 기능을 포함하도록 대피 계획, 소모품, 직원 배치, 복구 및 비상계획을 평가하고 검토

B. 영향 (IMPACT)

1. 정의
   a. 사건 발생 시 발생하는 피해

2. 행동
   a. 사고현장 지휘체계 운영
   b. 지역 응급관리기관과의 연락
   c. 사건으로 발생할 수 있는 문제점이나 피해를 평가
   d. 필수기능을 유지
   e. 기관의 응급운영계획(emergency operation plan, EOP)을 따름

C. 격리 (ISOLATION)

1. 정의
   a. 충격과 손상에서 외부 도움이 도착할 때까지의 시간

2. 행동
   a. 피해를 평가
   b. 기관의 응급운영계획(EOP)을 따름
   c. 필수기능을 보호
   d. 사건 및 영향과 관련된 인력배치, 물류 및 비상 계획을 준비
   e. 필요한 경우, 비상 관리채널을 통해 지원을 요청
   f. 자율적으로 기능 할 준비를 함

D. 구조 (RESCUE)

1. 정의
   a. 지원은 외부로부터 이루어짐

2. 행동
   a. 지휘 시 공통 언어로 지시
   b. 손실 및 평가정보 제공의 필요성을 전달
   c. 지역사회 기반의 응급관리기관의 통합지휘소에서 연락할 수 있는 병원담당자를 지정
   d. 필수기능의 상태를 계속 평가
   e. 도움을 필요로 하는 정도에 따라 우선순위를 결정

E. 복구 (RESTORATION)

1. 정의

a. 비상운영이 줄어들고 정상기능이 다시 시작

2. 행동

a. 비상기능이 축소
b. 사건명령모드(Incident Command mode)에 따라 계속 작동
c. 비상운영이 덜 복잡해지면서 사고현장 지휘체계가 축소될 수 있음
d. 불필요한 기능을 재구성

F. 정상 작동 (NORMAL OPERATIONS)

1. 정의

a. 모든 기능은 기준선 또는 "새로운 정상" 상태로 돌아옴

2. 행동

a. 반응을 평가
b. 평가된 반응을 활용하여 대응계획을 구체화

III. 전반적 전략 General Strategy

대량살상무기(weapons of mass destruction, WMD) 공격의 지속적인 위협 때문에 응급간호사는 대량살상무기의 희생자를 돌볼 수 있어야한다. 응급 인력은 이러한 위협의 탐지와 치료에 직접적인 역할을 할 것이므로 가능한 환자의 오염, 감염 또는 테러 활동으로 인한 상해에 대처할 준비가 되어있어야 한다. 산업 사고나 허리케인과 같은 자연재난 등 모든 위험한 재난사건에 대한 대비는 대량살상무기 사건에 대한 대비에도 도움이 된다. 그러나, 대량살상무기 사건은 특별한 준비가 필요하다는 특징을 가진다. 준비에는 해당 위치의 신뢰할 만한 위협, 시설의 재난계획, 응급인력의 역할, 오염된 환자와 감염 환자의 치료계획, 의심스러운 사건에 대한 검사방법, 법의학 증거에 대한 인식 및 보존, 그리고 화학, 생물학, 핵, 방사선 및 폭발 사고 상해패턴과 치료에 대한 이해가 포함된다. 또한 대량살상무기 사건은 해당지역 사건을 즉시 국가적 중요성으로 승격시키고, 응급인력은 의심스러운 사건을 인식하고 보고하는 역할을 잘 알고 있어야 한다. 초기 반응자(first receivers) 또는 시설기반의 의료인력은 생물테러로부터 빠르게 출현하는 전염병과 같은 의심스러운 사건의 초기 발견자일 수 있다. 응급인력은 동료, 그리고 공공안전, 응급의료서비스, 공중보건, 유해물질, 공공정보 및 비상관리 분야의 다른 기관 사람들과 함께 자주 만나 계획하고 훈련해야한다. 통합된 실천적 대응은 대량살상무기 사건이 발생했을 때 정상기능을 회복할 수 있는 지역사회 능력의 핵심 요소이다.

A. 국가적 대비 (NATIONAL PREPAREDNESS)

1. 국가대응체계 - 대량살상무기 사건과 같은 국가적 중요성이 있는 사건의 경우, 국가대응체계는 지역 및 국가대응기관에 지원과 지침을 제공

a. 국가의 전략비축
1) 보건복지부의 지원 하에 질병관리본부가 관리
2) 전략적으로 전역에 위치
3) 항생제, 화학 해독제 및 의약품을 대량 공급
4) 12시간 푸시 팩(push pack): 의약품 및 의료용품의 공급은 어느 곳에서나 12시간 이내에 배송
5) 비상관리기관 또는 공공보건기관을 통해 접근
6) 고위험 관할구역에서 다른 지역의 비축물 준비
7) 비축자산을 요청하기 전에
a) 즉시 사용 가능한 소모품 확인
b) 약물치료 및 치료가 필요한 환자 수를 파악
c) 예상된 수요, 초과근무요건을 파악
d) 사전계획을 지역공중보건과 통합
8) 시설은 최대 5일 동안 자율적으로 서비스를 준비
9) 시설권고사항에는 예방적 약물이나 개인 및 가족의 치료를 위한 비축물을 포함

2. 감시 및 통보 프로그램

a. 세계보건기구에서 운영하는 글로벌 발생경보 및 대응 네트워크(Global Outbreak Alert and Response Network, GOARN), 신종 질병 모니터링 프로그램(Program for Monitoring Emerging Diseases, ProMed), 질병관리본부의 건강 경보 네트워크(Health Alert Network, HAN), 기타 많은 건강 지능 네트워크들이 의료감시 데이터를 수집하고 전달함
b. 미국은 공중보건 전염병학자, 의료종사자, 전자기록, 구급차 호출량, 의약품 판매 패턴, 진단 및 질병패턴 제시, 학교감시 및 실험실 문화보고서를 포함하는 여러 가지 통합감시시스템을 보유
c. 응급간호사의 감시역할
1) 의심스러운 증상을 인지하고 보고
2) 정확한 치료 및 진단 프로토콜을 어디서 찾을 수 있는지 알고 있음
d. 보건시설은 대량살상무기 사건을 탐지하기 위한 적극적인 감시자의 역할을 수행
1) 대량살상무기 사건 인식 및 증후군 감시(syndromic surveillance)에 교육된 인력을 확보
2) 의심스러운 질병을 공중보건당국에 즉각 보고
3) 신속하게 확인하고 적절한 의학적 선별, 진단 도구, 의학적 중재를 시작

B. 지역적 대비 (REGIONAL AND LOCAL PREPAREDNESS)

1. 오염의 위험을 최소화

2. 노출된 대상자의 징후와 증상을 인식

a. 노출 초기

1) 입원 후 72시간 이내에 입원 환자의 사망률이 증가
2) 소규모 또는 대규모의 질병이 발생
3) 단일 지역으로부터의 환자집단의 발생
4) 매우 특이한 질병의 단일사례가 발생
5) 풍토병의 비정형화가 나타남
6) 질병의 빈도가 급격히 증가
7) 열, 위장관계증상 또는 호흡기 증상을 보이는 환자의 비정상적인 증가
8) 성인의 소아기 질환
9) 계절에 맞지 않는 질병(예 독감 유행시기가 아닌데 독감과 유사한 징후와 증상을 보임))
10) 독감 유사 질병의 예기치 않은 사망률
11) 서로 다른 질병의 다발성 전염
12) 설명되지 않은 혈액 질환
13) 의심되는 공격적인 사건: 전염이 우려되는 환자
14) 빠르게 진행되는 호흡곤란증을 가진 환자의 집단
15) 화학물질 노출 흔적
16) 환자의 공통성(예 비슷한 시간대의 비슷한 지역)
17) 질병관리본부의 건강 경보 네트워크에서 징후와 증상을 나타내는 환자

b. 잠복기에 따른 전염성 질병의 이차적 유행

3. 보호장비 제공

a. 개인보호장비(personal protective equipment, PPE) 사용

b. 해독제 및 예방접종 제공

c. 직무를 대신할 수 있는 대체인력 지원

d. 효과적인 장비유지보수 프로그램

e. 오염된 환자와 감염된 환자를 구별

1) 오염된 환자는 유해물질노출 및 오염 제거전용개인보호장비 착용
   a) 적절한 수준의 개인보호장비 [표 31-1]
   b) 오염된 환자를 받기위한 개인보호장비는 최소 레벨 C
   c) 오염원이 즉시 알려지지 않으면 병원은 연간 유해 요인 분석 데이터에서 요구하는 가장 수준 높은 개인보호장비 기준을 준수
   d) 개인보호장비를 착용하고 오염된 환자를 돌보거나 오염 제거를 수행하는 사람에 대해서는 반드시
      (1) 안전문제를 모니터 해야 한다.
      (2) 필요한 재활을 함께 제공해야 한다.
      (3) 의학적으로 모니터 해야 한다.
      (4) 개인보호장비에 맞게 선택된 마스크의 적합검사(fitting tset)를 실시해야 한다.
      (5) 개인보호장비 사용에 대한 적절한 훈련과 실습을 제공해야 한다.
      (6) 교대 가능한 인력을 지원해야 한다.
2) 감염된 환자는 일반적으로 오염 제거가 필요하지 않으며 최소한의 표준주의(standard precaution) 사항을 따라야함
   a) 공기전파 위험성이 있는 경우 마스크(예 N-95 호흡마스크 또는 높은 수준의 호흡기 보호장구, 비침투성 장갑 및 가운)가 필요
   b) 물과 관련된 보호장구에는 안면 보호대, 장갑 및 가운이 포함
   c) 접촉과 관련된 보호장구에는 장갑과 가운이 포함
   d) 감염성이 높은 질환 시 요구사항
      (1) 환자 격리
      (2) 비슷한 질환을 가진 환자 코호트
      (3) 필터가 장착된 환기구
      (4) 오염이 제거된 환자 관리를 위한 장비
      (5) 음압병실
      (6) 노출을 줄이기 위한 환자이송 제한
   e) 전염력이 강한 전염병은 다음이 요구될 수 있음
      (1) 증상이나 노출이 있는 경우 추가적인 개인보호장비(예 전동식 공기정화 호흡기[powered air-purifying respirator, PAPR])
      (2) 감염 전문가 및/또는 시설정책에 의한 평가, 질병관리본부에서 제공하는 권장사항
   f) 물질이 확인되고 독성이 없는 것으로 판단될 때까지 개인보호장비 착용
   g) 개인보호장비의 수준 [표 31-1]

4. 환자 오염 제거

a. 사람, 장비 및 환경으로부터 오염물질을 제거하는 물리적 절차

b. 노출된 사람의 잔여 오염물질은 지속적인 노출의 요인이며 최초 반응자 및 응급처치 인력에게 2차적으로 노출될 위험이 있음

c. 즉각적인 오염 제거는 노출이 있는 사람들에게 가장 우선시 되는 치료

1) 초기의 전반적인 오염 제거에서는 오염된 환경으로부터 환자를 분리시킨 후 물로 환자를 씻음
2) 환자의 오염 제거는 의료적 절차임
3) 오염된 환자나 초기 장소에서 오염 제거를 하지 않은 환자를 받는 병원은 그 환자들을 오염된 환자로 간주하고 확실하고 세부적으로 오염 제거를 시행해야 함

4) 오염 제거를 위해 생명유지중재(예 사정, 기도유지, 호흡기 적용, 지혈, 순환보조와 골절 안정화)가 지연되어서는 안됨
5) 확실하고 상세한 오염 제거는 초기의 전반적인 오염을 제거하는 것이 아닌 완벽하고 완전한 오염 제거를 의미함
6) 오염된 환자를 수용하는 병원은
   a) 응급실 밖에 환자와 장비의 오염을 제거할 수 있는 공간을 마련해야 함
   b) 샤워물과 씻겨나온 물을 모을 수 있는 이동형 오염 제거 장비를 준비해야 함.
   c) 외부 고정 "턴키(turnkey)" 오염 제거 설비 건설을 고려해야 함
   d) 소아 오염 제거: 의사소통, 가족중심의 간호계획, 연령관련 고려사항

d. 오염 제거 사전계획
1) 병원은 오염을 제거할 수 있는 환자의 수를 결정하는 시스템을 갖추어야 함
2) 병원은 보행가능환자와 불가능한 환자를 동시에, 한번에 한 환자 이상의 오염 제거를 할 수 있어야 함
3) 병원은 사건발생 3시간 이내에 오염환경으로부터 모든 환자들과 의료진들이 벗어날 수 있도록 계획을 세워야 함
4) 환자의 수가 많다는 것은 그만큼 해당 지역이 위험하다는 것을 나타냄(예 대중 집회, 공공행사장 및 공공교통기관)
5) 의료기관 평가위원회(Joint Commission)는 병원이 병원시설에 필요한 상세하고 기술적인 오염 제거 및 시간당 해결가능한 환자 수를 결정하는데 도움을 주기 위해 매년 유해 요인 분석을 시행할 것을 요구하고 있음
6) 병원은 다음을 포함하는 환자를 위한 상세하고 확실한 오염 제거 절차를 제공해야 함
   a) 의류 및 보석류 제거
   b) 소지품 보관
   c) 보행가능환자와 보행불가능환자를 위해 성별 분리, 환경 보호, 따뜻한 물 오염 제거
   d) 모든 환자를 신속히 처리할 수 있는 훈련된 오염 제거 인력
   e) 오폐수 처리시설
   f) 적절한 해독제의 사용을 포함하여 오염 제거 전과 제거 중 인명구조를 위한 의학적 중재를 할 수 있는 능력
   g) 성별로 분리되고, 환경적으로 보호받는 구제와 이후의 의학적 선별 및 안정화
7) 대량사고 사건을 위한 지역사회계획
8) 방사선학적, 생물학적, 화학적 물질에 대한 숙련된 사용자가 탐지 모니터에 신속하게 접근할 것을 권장함
9) 병원은 지역사회의 핵심기반시설인 병원이 1차 및 2차 테러의 목표가 될 수 있기 때문에 병원의 시설을 개조하거나 보호시설을 설치하는 것을 고려

표 31-1 개인보호장비(personal protective equipment, PPE)

Level A PPE: 환자를 받는 건강관리 시설에서 사용하도록 명시되어 있지 않음	Level B PPE: 환자를 받는 건강관리 시설에서 사용하도록 명시되어 있지 않음	Level C PPE: 건강 관리 시설에 있는 최초 반응자를 위한 OSHA 권장 보호 수준
1. 알려지지 않은 오염물질, 고온구역 및 밀폐된 공간의 진입, 또는 피부, 눈, 호흡기 계통에 대한 최고수준의 보호가 필요한 환경에 필요함	1. 피부 보호는 필요하지 않고, 높은 수준의 호흡기 보호가 필요한 경우 착용. 오염물질이 확인되거나 공기 전파가 안되고 산소 농도가 <19.5%인 경우 해당됨	1. 최초 반응자를 위한 최소 표준 개인보호장비로 OSHA에서 권장. 노출된 피부를 통해 흡수될 수 있는 유해물질이 존재하고 필터가 오염물질을 제거할 때 사용
2. 완전히 밀폐된 액체 및 증기 보호기, 양압, 얼굴 전체 가리개, 독립적 자가호흡장치 또는 양압이 공급되는 공기호흡기, 가스 밀폐, NIOSH가 승인한 완전히 밀폐되면서 최고수준의 침투가 방지되는 화학물질 보호 슈트, 화학물질 저항성 이중 장갑 및 부츠	2. 최고 수준의 호흡기 보호용 액체 비말 저항성 기구, 양압, 얼굴 전체 가리개, 독립적 자가호흡장치 또는 양압이 공급되는 공기호흡기, 가스 밀폐, NIOSH가 승인한 후드형 화학물질 저항성 의복, 화학물질 저항성 이중 장갑 및 부츠	2. 레벨 B와 동일한 수준의 피부 보호용 액체 비말 저항성 기구, 후드형 화학물질 저항성 의복, 얼굴 전체 마스크, 오염물질에 적절한 필터가 있는 양압 공기 정화용 호흡기, 화학물질 저항성 이중 장갑 및 부츠
3. 30분 이상 착용하기 어렵다; 덥고 힘들다(공기 공급과 사용자 활동수준에 따라 다름).	3. 착용하기 어렵다. 공기공급 및 사용자 활동 수준에 따라 다르다.	3. 의료 모니터링 및 안전 프로그램, 역량 기반 교육, 장비유지 보수가 필요
	4. 병원 근무자에게 필요하며, 최고 수준의 호흡기 보호가 필요한 위험이 시설에 명시된 경우에만 해당함	4. PAPR 배터리는 8시간 또는 그 이상 작동할 수 있지만, 작동과 충전을 확인해야 함

NIOSH, National Institute for Occupational Safety and Health; OSHA, Occupational Safety and Health Administration; *PAPR*, powered air-purifying respirator; *PPE*, personal protective equipment; *SCBA*, self-contained breathing apparatus.

a) 중환 구역에 직접적, 시각적 접근을 차단(예 응급실 및 수술실)
b) 보안 및 오염된 환자 시설을 분류하는 능력
c) 직접적인 공격으로 인한 피해를 최소화할 수 있는 능력(예 차량이나 사람에 의한 공격을 방어하기 위한 장벽)

5. 검역과 격리(Quranatine and isolation)

a. 자연발생이든 의도적인 발생이든 급속하게 발생하는 감염성 질병의 위협으로 인해 감염발생률이 높아지므로 병원은 감염에 노출된 많은 사람들을 관리하기 위하여 계획을 세워야 함
b. 대량살상사건은 병원이 아닌 공중보건 응급상황이기 때문에 이 계획은 공중보건 및 비상관리계획과 통합되어야 함
c. 보건시설은 국가적인 주요사건(예 전염병 발생사건)이 발생했을 때 적어도 5~7일 동안 공급품 및 제한된 인원으로 자율적으로 기능하도록 준비되어야 함
d. 건강관리시설은 검역을 규제하는 법을 알고 있어야 하는데, 이 법은 환자를 포함한 모든 사람에게 영향을 미치기 때문임
e. 격리결정은 일반적으로 공중보건 공무원의 영역이며 감염성 질병의 확산을 방지하기 위한 것. 대규모 검역은 자발적일 수도 있음. 그리고 역학자료를 제공하기 위한 의료시설이 필요할 수도 있으며 직원 배치, 여행 및 공급에 영향을 미칠 수도 있음
f. 격리는 감염된, 전염성이 있는 사람을 일반인으로부터 분리하는 의료절차임
g. 의학적인 격리는 질병 확산 예방에 초점
h. 의료시설에는 반드시 계획이 있어야 함
1) 격리능력(isolation capability)을 신속하게 증가시킴(예 환자들을 집단으로 분류함으로써)
2) 휴대용 격리/여과장치 및 절차
3) 장비 및 인력을 적절한 개인보호장비와 함께 사용
4) 사정과 의학적 치료의 지연 없이 환자 오염 제거
i. 대규모 전염병 사건에 대한 지역사회 계획에는 감염된 환자를 위한 대체시설의 사용이 포함될 수 있음. 의료시설은 지역사회 격리계획(예 인력충원, 용품, 전원, 이송수단, 장소)에서의 역할을 인식하고 있어야 함

6. 해독제, 예방접종 및 대량 예방접종

a. 화학 및 방사선 관련요원이 특수해독제를 사용
b. 시설 책임
1) 지역사회가 위험한 상황에 놓일 경우, 신속히 해독제를 사용하거나 대처방안을 마련
2) 특정 지역 제약품의 재공급을 요구하기 전에 환자의 증상과 영향을 받은 직원이 활용할 수 있는 약품을 즉각적으로 확보
3) 개인, 가족 및 환자를 위한 약물에 신속히 접근하고 지역사회기반 보충계획을 세움
4) 지역사회에서의 대량조제 계획에서 각자의 역할을 알고 개인과 가족을 위한 약물분배계획을 세움
5) 아픈 환자를 위한 중요한 의료 인프라를 보존
6) 국가적 중요성이 있는 사건에 대비하여 적어도 7일 동안 직원배치 및 의약품공급에 대한 자율적인 계획을 세움
7) 예방접종 계획

7. 시설 철수

a. 피난계획은 필수
b. 감염, 구조적피해 또는 천재지변과 같은 대량살상무기 사건이 발생할 경우 자율적인 현장 철수를 포함해야함
c. 대피계획은 민간회사 운송계약과 같은 추가자원과 함께 지역 비상관리 부서와 통합되어야하며, 이러한 자원은 다른 시설과 계약된 경우 중복될 수 있음
d. 대피계획의 연습 및 인력 교육이 이루어져야 함

Ⅳ. 구체적인 대량살상무기
Specific Weapons of Mass Destruction

A. 생물학적 제제 (BIOLOGIC AGENTS)

탄저균(탄저병) 탄저균(Bacillus anthracis)은 인간과 동물 모두에게 영향을 미치는 그람 양성, 포자 형성 세균이다. 포자는 단단하며 토양에서 수십년동안 생존할 수 있다. 이 병원균 포자의 독성 때문에 생물학의 많은 전문가들은 탄저병(anthrax)이 전쟁에서의 완벽한 생물학 무기라고 생각한다. 탄저균은 인체 내 흡입, 피부 및 위장의 세 가지 형태로 존재할 수 있다. 탄저균은 인간 대 인간으로 전염되지 않는다. 포자를 포함하고 있는 탄저균을 흡입하는 경우는 매우 드물지만 가장 치명적인 상황이다. 위장관 탄저병 증상의 초기 단계는 몇 시간에서 며칠까지 지속된다. 다음 단계는 증상이 나아질 수 있으며, 그 다음에 인체에 치명적인 단계가 이어질 수 있다. 사망은 24~36시간 내에 발생할 수 있다. 피부 탄저병은 가장 흔한 형태이며 95%를 차지한다. 그것은 주로 가축과의 직접적인 접촉으로 인한 국소 감염이다. 잠복기간은 노출 후 약 2주 정도이다. 위장관 탄저병은 오염된 육류제품을 섭취함으로써 발생하며, 증상의 발병은 대개 섭취 후 2일 이내에 발생하며 진단하기가 어렵다.

1. 사정

a. 주관적 자료 수집
1) 현병력/상해/주호소

a) 흡입형 탄저병
(1) 비정상적인 인플루엔자 유사 증상
(2) 발열
(3) 근육통
(4) 호흡곤란
(5) 통증
(6) 비생산적인 기침
(7) 구토
(8) 콧물이나 인후통 없음: 인플루엔자와 구별됨
(9) 발한: 급격히 발병하는 단계
(10) 청색증: 급격히 발병하는 단계
(11) 쇼크: 급격히 발병하는 단계
b) 피부 탄저병
(1) 노출 후 1주 이내에 통증이 없는 구진성 병변
(2) 2일 이내에 구진성 병변 주위에 2~3 mm 수포
(3) 위성 수포(Statellite vesicles)
(4) 부종
(5) 파열 및 괴사성 병변
(6) 궤양 위의 흑색 가피
(7) 출혈: 후기 단계
(8) 발열: 후기 단계
c) 위장관 탄저병
(1) 구강 궤양
(2) 오심/구토
(3) 불쾌감
(4) 피 묻은 설사
(5) 복통
2) 과거력
a) 기저질환
b) 약물
c) 알레르기
d) 예방접종 상태

b. 객관적 자료 수집
1) 신체검진
a) 전반적 외모
(1) 의식수준, 행동, 정서: 명료, 초조, 무의식
(2) 고체온
(3) 저혈압, 빈맥: 진행된 단계
(4) 빈호흡: 흡입
(5) 중정도 및 심각한 고통/불편감
b) 시진
(1) 장액/장액혈액성 수포(Serous/serosanguineous fuild-filled vesicles): 피부 탄저병
(2) 흑색 가피가 있는 괴사성 병변: 피부 탄저병
(3) 구내염: 위장관 탄저병
c) 청진
(1) 호흡음: 감소(흡입 탄저병)
(2) 장음: 감소(위장관 탄저병)
d) 촉진
(1) 복부 압통: 위장관 탄저병
2) 진단적 절차
a) 전혈구계산검사(complete blood count, CBC)
b) 혈당(glucose), 혈액요소질소(BUN), 크레아티닌(creatinine)
(1) 저칼슘혈증: 흡입 탄저병에서 늦게 나타남
(2) 고칼륨혈증: 흡입 탄저병에서 늦게 나타남
(3) 고혈당: 흡입 탄저병에서 늦게 나타남
c) 혈액배양검사(blood cultures): 양성
d) 흉부방사선 사진
e) 컴퓨터단층촬영(CT scan)
(1) 종격동 및 후미 림프절의 확대: 흡입 탄저병
(2) 미만성 종격동 지방 부종: 흡입 탄저병
(3) 기관지 주위 비대: 흡입 탄저병
(4) 흉막 삼출액: 흡입 탄저병

2. 분석: 감별 간호진단/협력적 문제

a. 비효과적 호흡 양상 (Ineffective breathing pattern)
b. 체액부족 (Deficient fluid volume)
c. 불안/두려움 (Anxiety/Fear)
d. 지식부족 (Deficient knowledge)
e. 급성 통증 (Acute pain)
f. 비효과적 기도개방의 위험 (Risk for ineffective airway patency)
g. 피부통합성 장애의 위험 (Risk for impaired skin integrity)

3. 계획과 수행/중재

a. 기도유지, 호흡, 순환
b. 처방된 산소 공급
1) 호흡기 감염환자에게 빠른 연속 기관삽관(RSI)와 인공호흡기 적용
c. 필요시 정질액/혈액제제/약물 주입을 위한 정맥로 확보
d. 의학적 중재를 위한 준비/지원
1) 환자 오염 제거 및 사생활 보호
2) 전문기도술: 흡입 탄저병
a) 비강 또는 구강삽관
b) 성문외 기도기(supraglottic airway), 후두마스크 기도기(LMA), 식도-기관 콤비튜브(esophageal-tracheal Combi-tube), 킹(King)

c) 수술적 기도(예 윤상갑상연골절개술)
3) 심장 및 산소포화도 모니터링 실시
4) 지시된 대로 위관 삽입
5) 지시된 대로 유치도뇨관 삽입
6) 입원지원(흡입 탄저병)
7) 질병관리본부에 보고

e. 처방에 따른 약물 투여
1) 빠른 연속 기관삽관(RSI) 사전약물처방: 진정제, 진통제, 신경차단제
2) 진단이 의심되는 즉시 항생제 치료
a) Ciprofloxacin (Cipro)
b) Doxycycline (Dynapen) 또는 임상병리 검사결과 감수성에 근거한 항생제

f. 환자교육
1) 확진된 경우 치료는 60일 동안 계속되어야 함

4. 평가와 지속적 감시

a. 기도개방성
b. 의식수준
c. 혈역학적 상태
d. 심장박동과 리듬
e. 호흡, 맥박, 산소포화도
f. 섭취량과 배설량
g. 통증완화

보툴리누스균(보툴리누스중독증) 보툴리누스균(*Clostridium botulinum*)은 널리 보급되고 효능이 있기 때문에 질병관리본부가 6가지 카테고리 A 생물학적 제제 중 하나로 목록화된 유일한 독소이다. 보툴리누스 중독(Botulism)의 네 가지 형태는 식중독, 상처, 장 및 흡입이다(흡입은 보툴리누스균의 무기화로 인한 것이다). 역사적으로 음식의 부적절한 준비와 통조림으로 보툴리누스 중독과 관련된 사망을 초래했다. 식인성 보툴리누스 중독은 보툴리누스균으로 오염된 음식물 섭취의 결과로 보툴리누스 중독 중 가장 자주 발생하는 형태이다. 증상의 시작은 노출 후 12~36시간 내에 발생한다.

1. 사정

a. 주관적 자료 수집
1) 현병력/상해/주호소
a) 오심
b) 구토
c) 경련
d) 설사
2) 과거력
a) 기저질환
b) 약물
c) 알레르기
d) 예방접종 상태

b. 객관적 자료 수집
1) 신체검진
a) 전반적 외모
(1) 호흡곤란 증가: 후기 단계
(2) 중정도 및 심각한 고통/불편감
b) 검사
(1) 뇌신경 마비, 특히 눈과 인두
(a) 시력저하: 초기 단계
(b) 언어장애: 초기 단계
(c) 연하곤란: 초기 단계
(d) 구토반사 소실: 후기 단계
(2) 동공확장: 후기 단계
c) 촉진/타진
(1) 골격근약화: 초기 단계
(2) 심부건반사 감소: 초기 단계
(3) 이완성 마비: 초기 단계
(a) 대칭
(b) 하향(descending)
(c) 점진적
2) 진단적 절차
a) 혈당(glucose), 혈액요소질소(BUN), 크레아티닌(creatinine)을 포함한 혈청검사
b) 전혈구계산검사(complete blood count, CBC)
c) 요추천자: 뇌척수액(CSF) 정상
d) Mouse bioassay: gold standard

2. 분석: 감별 간호진단/협력적 문제

a. 비효과적 기도청결 (Ineffective airway clearance)
b. 비효과적 호흡양상 (Ineffective breathing pattern)
c. 체액부족 (Deficient fluid volume)
d. 불안/두려움 (Anxiety/Fear)
e. 지식부족 (Deficient knowledge)
f. 통증 (Pain)

3. 계획과 수행/중재

a. 기도유지, 호흡, 순환
b. 처방된 산소 공급
1) 호흡기 감염 환자에게 빠른 연속 기관삽관(RSI) 및 인공호흡기 지원
2) 고유량 산소
c. 필요시 정질액/혈액제제/약물 주입을 위한 정맥로 확보

d. 의학적 중재를 위한 준비/지원

1) 전문기도술

a) 비강 또는 구강삽관

b) 성문외 기도기(supraglottic airway), 후두마스크 기도기(LMA), 식도-기관 콤비튜브(esophageal-tracheal Combi-tube), 킹(King)

c) 수술적 기도(예 윤상갑상연골절개술)

2) 심장 및 산소포화도 모니터링 실시

3) 지시된 대로 위관 삽입

4) 입원지원

5) 질병관리본부에 보고

e. 처방에 따른 약물 투여

1) 빠른 연속 기관삽관(RSI) 사전약물: 진정제, 진통제, 신경차단제

2) 항독소의 신속한 투여

a) 질병이 진전된 경우 3가성 항독소 사용: 항독소 구하기 위해 질병관리본부에 연락

b) 혈청질병이나 아나필락시스(anaphylacsis)를 피하기 위해 피부반응검사를 수행

4. 평가와 지속적 감시

a. 기도개방성

b. 의식수준

c. 혈역학적 상태

d. 심장박동과 리듬

e. 호흡, 맥박, 산소포화도

f. 섭취량과 배설량

g. 통증완화

페스트균(림프절형, 패혈증형, 폐렴형 흑사병) 페스트균(*Yersinia pestis*)은 유행성 질환으로 최근 수세기 동안 전 세계적으로 발발하여 수백만 명이 사망한 것으로 악명이 높다. 페스트(Plague)는 여전히 자연적으로 발생한다. 따라서 페스트 발생에 대한 기본지식이 필요하다. 페스트균이 비유행성 지역, 위험인자로 지정된 사람 및 설치류가 없는 지역에서 진단되는 경우 의도적인 방출을 의심해보아야 한다. 흑사병의 세 가지 형태는 폐렴형(pneumonic), 림프절형(bubonic), 패혈증형(septicemic)이다. 폐렴 페스트는 물을 통해 전염되는 반면, 패혈증 페스트는 혈액을 통해 전염된다. 림프절형 페스트는 파종성 혈관 내 응고(DIC)를 유발할 수 있다. 페스트균의 잠복기는 2~3 일이다.

1. 사정

a. 주관적 자료 수집

1) 현병력/상해/주호소

a) 감염된 벼룩에 물림: 림프절형

b) 갑작스런 발열, 두통, 오한, 불쾌감: 림프절형 및 패혈증형

c) 통증을 동반한 부어오른 림프절: 림프절형

d) 오심/구토/설사: 패혈증형

e) 통증: 가슴; 폐렴형

f) 호흡곤란: 폐렴형

g) 기침: 폐렴형

h) 혈액투석: 폐렴형

2) 과거력

a) 현병력

b) 최근 발병지역으로의 여행

c) 약물

d) 알레르기

e) 예방접종 상태

b. 객관적 자료 수집

1) 신체검진

a) 전반적 외모

(1) 고체온: 림프절형, 패혈증형

(2) 저혈압, 빈맥: 패혈증형

(3) 심각한 고통, 불편감, 중한 상태

b) 시진

(1) 홍반성 서혜부 림프절: 림프절형

(2) 말초괴사: 패혈증형

(3) 오한: 패혈증형

(4) 혈액유출: 패혈증형

(5) 객혈: 폐렴형

c) 청진

(1) 호흡소리: 천명음, 수포음: 폐렴형

d) 촉진

(1) 통증을 동반한 서혜부 림프절: 림프절성

(2) 림프절증(lymphadenopathy): 림프절형

2) 진단적 절차

a) 흉부 방사선 사진

2. 분석: 감별 간호진단/협력적 문제

a. 비효과적 호흡양상 (Ineffective breathing pattern)

b. 체액부족 (Deficient fluid volume)

c. 지식부족 (Deficient knowledge)

d. 불안/두려움 (Anxiety/Fear)

e. 통증 (Pain)

3. 계획과 수행/중재

a. 기도유지, 호흡, 순환

b. 처방된 산소 공급
1) 호흡부전환자에게 인공호흡기 지원

c. 필요시 정질액/혈액제제/약물 주입을 위한 정맥로 확보

d. 의학적 중재를 위한 준비/지원
1) 환자 오염 제거 및 사생활 보호
2) 전문기도술
a) 비강 또는 구강삽관
b) 성문외 기도기(supraglottic airway), 후두마스크 기도기(LMA), 식도-기관 콤비튜브(esophageal-tracheal Combi-tube), 킹(King)
c) 수술적 기도(예 윤상갑상연골절개술)
3) 심장 및 산소포화도 모니터링 실시
4) 지시된 대로 위관 삽입
5) 지시된 대로 유치도뇨관 삽입
6) 입원지원
7) 질병관리본부에 보고

e. 처방에 따른 약물 투여
1) 빠른 연속 기관삽관(RSI) 사전 약물: 진정제, 진통제, 신경차단제
2) 항생제: streptomycin, gentamicin (Garamycin), chloramphenicol (Chloromycetin) 또는 doxycycline (Dynapen)
3) 노출된 사람들을 위한 예방적 doxycycline (Dynapen)

4. 평가와 지속적 감시

a. 기도개방성
b. 의식수준
c. 혈역학적 상태
d. 호흡, 맥박, 산소포화도
e. 심장박동과 리듬
f. 섭취량과 배설량
g. 통증완화

야토병균(야토병) 야토병균(*Francisella tularensis*)은 포자를 형성하지 않는 매우 전염성이 강한 유기체다. 야토병균은 물, 토양, 초목 및 동물 등에서 수 주 동안 존재한다. 야토병(Tularemia)은 주로 미국 하와이를 제외한 모든 주의 농촌 지역에서 발생한다. 야토병이 위험요소가 없는 사람이나 지역에서 확인되면 생물학적 무기 사고를 의심할 수 있다. 야토병은 사람에서 사람으로 전염되지 않지만 진드기에 물리거나 흡입 또는 오염된 제품섭취로 전염될 수 있다. 잠복기는 보통 3~5 일이지만 20일까지 지속될 수 있다. 야토병은 (1) 궤양(가장 흔하게), (2) 선상(glandular), (3) 장티푸스, (4) 폐렴, (5) 구강, 인두 (6) 안구골절과 같은 6가지 형태와 관련이 있다. 폐렴 형태는 높은 사망률을 보이며 장티푸스 형태는 횡문근 융해증 및 신부전, 패혈증, 파종성 혈관내 응고(DIC)및 폐렴을 유발할 수 있다.

1. 사정

a. 주관적 자료 수집
1) 현병력/상해/주호소
a) 발열/오한
b) 콧물
c) 근육통
d) 마른기침
e) 두통
f) 통증: 흉막염
g) 호흡곤란
h) 혈액투석
i) 거식증, 체중 감소
j) 피부병변
k) 일측성 안구통증
2) 과거력
a) 기저질환
b) 최근 발병지역으로의 여행
c) 약물
d) 알레르기
e) 예방접종 상태

b. 객관적 자료 수집
1) 신체검진
a) 전반적 외모
(1) 고체온
(2) 저혈압, 빈맥: 장티푸스
(3) 중정도의 혹은 심각한 고통/불편감
b) 시진
(1) 단일 괴사성 병변: 궤양선성(ulceroglandular)
(2) 삼출성 인후염: 구강인두
(3) 화농성 안구출혈: 눈의 망막
(4) 궤양성 결막염: 눈꺼풀 처짐
c) 청진
(1) 호흡음: 천명음, 수포음(폐렴)
d) 촉진
(1) 병변의 압통: 궤양선성
(2) 림프절증(lymphadenopathy) 궤양선성, 선, 구강인두
2) 진단적 절차
a) 전혈구계산검사(complete blood count, CBC)
b) 혈청 화학검사(serum chemistries)
c) 요검사: 장티푸스와 마이오글로빈 확인
d) 흉부방사선 사진: 폐렴이 있는 편평한 침윤

2. 분석: 감별 간호진단/협력적 문제

a. 비효과적 호흡양상의 위험 (Risk for ineffective breathing pattern)
b. 체액부족의 위험 (Risk for fluid volume deficit)
c. 불안/두려움 (Anxiety/Fear)
d. 지식부족 (Deficient knowledge)
e. 급성통증 (Acute pain)

3. 계획과 수행/중재

a. 기도, 호흡, 순환의 유지
b. 처방된 산소 공급
 1) 호흡기 감염 환자에서 빠른 연속 기관삽관(RSI) 및 인공호흡기 지원
 2) 고유량 산소
c. 필요시 정질액/혈액제제/약물 주입을 위한 정맥로 확보
d. 의학적 중재를 위한 준비/지원
 1) 심장 및 산소포화도 모니터링 실시
 2) 지시된 대로 위관 삽입
 3) 지시된 대로 유치도뇨관 삽입
 4) 입원지원
 5) 질병관리본부에 보고
e. 처방에 따른 약물 투여
 1) 빠른 연속 기관삽관(RSI) 사전 약물: 진정제, 진통제, 신경차단제
 2) 항생제: streptomycin, gentamicin (Garamycin), chloramphenicol (Chloromycetin) 또는 doxycycline (Dynapen)
 3) 비마약성 진통제
 4) 마약성 진통제

4. 평가와 지속적 감시

a. 기도개방성
b. 의식수준
c. 혈역학적 상태
d. 호흡, 맥박, 산소포화도
e. 심장박동과 리듬
f. 섭취량과 배설량
g. 통증완화

천연두 천연두(smallpox)는 1970년대 WHO의 대대적인 캠페인에서 근절되었다. 하지만 오늘날 한 건의 사례가 세계 보건문제가 되어 테러 행위로 의심된다. 천연두의 출현은 가능한 고의적 방출로 간주될 것이다. 그것은 다음과 같은 이유로 가장 두려운 생물학 전쟁요인 중 하나다: (1) 연무제, 물방울, 그리고 매개체를 통해 사람에게서 사람으로 쉽게 퍼진다; (2) 1972년 민간천연두 백신 접종이 중단되었다; (3) 천연두에 대한 임상적 친밀도의 상실로 인해 천연두에 대한 인식 및 진단의 지연을 야기할 가능성이 높아졌다; (4) 세계 인구는 1970년대보다 훨씬 더 이동성이 있게 변화하였다; (5) 새로운 질병의 발견 및 질병의 진화로 인해 개개인의 면역력이 제 역할을 하지 못한다. 잠복기는 12~14일; 특징적인 발진은 2~3일 후에 나타난다. 이차성 세균폐렴이 발생하여 사망률이 50%가 될 수 있다.

1. 사정

a. 주관적 자료 수집
 1) 현병력/상해/주호소
  a) 외모가 비슷하지만 수두와 다른 피부 병변
   (1) 입과 목에서 시작한다.
   (2) 얼굴과 말단에 퍼진다.
   (3) 얼굴, 팔, 다리에 원심형으로(centrifugally) 집중된다.
   (4) 손바닥과 발바닥에 나타난다.
   (5) 통일되고 동일한 단계를 거친다.
  b) 발열/오한
  c) 권태감
  d) 구토
  e) 두통
 2) 과거력
  a) 기저질환
  b) 약물
  c) 알레르기
  d) 예방접종 상태
b. 객관적 자료 수집
 1) 신체검진
  a) 전반적 외모
   (1) 의식수준: 무기력 상태
   (2) 고온: > 38.4 ℃
   (3) 심각한 고통/불편감
  b) 시진
   (1) 구진성, 수포성 병변
  c) 청진
   (1) 호흡음: 폐렴, 수포음을 동반한 폐렴
 2) 진단적 절차
  a) 소포액 채취
   (1) 개인보호장비에서의 수집물(예전 백신을 맞은 사람에서 수행되어진 수집물)
   (2) 검체는 질병관리본부로 보내야 한다.
  b) 대상포진 바이러스를 검출하기 위한 직접형광항체(DFA) 검사, 중합효소연쇄반응(PCR) 또는 전자현미경검사
  c) 흉부방사선 사진

2. 분석: 감별 간호진단/협력적 문제

a. 비효과적 호흡양상의 위험 (Risk for ineffective breathing pattern)

b. 불안/두려움 (Anxiety/Fear)

c. 지식부족 (Deficient knowledge)

d. 급성통증 (Acute pain)

3. 계획과 수행/중재

a. 인명 보호: 즉각적인 환자 격리 및 노출된 인원 격리와 함께 최소한 공기전파주의(airborne precautions)

b. 기도유지, 호흡, 순환

c. 처방된 산소 공급

d. 필요시 정질액/혈액제제/약물 주입을 위한 정맥로 확보

e. 의학적 중재를 위한 준비/지원
  1) 심장 및 산소포화도 모니터링 실시
  2) 입원 지원
  3) 질병관리본부에 보고

f. 처방에 따른 약물 투여
  1) 즉각적인 예방접종(개인)
  2) 즉각적인 예방접종(지역, 국가, 국제)
  3) 항바이러스제(효과가 없을 수도 있음): cidofovir (Vistide), adefovir, or ribavirin (Virazole)

4. 평가와 지속적 감시

a. 의식수준

b. 혈역학적 상태

c. 호흡, 맥박, 산소포화도

d. 심장박동과 리듬

e. 섭취량과 배설량

f. 통증완화

필로바이러스, 아레나바이러스(출혈열) 이러한 발열에는 에볼라(Ebola), 마버그열(Marburg fever), 리프트 계곡열(Rift Valley fever), 황열(yellow fever), 댕기열(deague fever), 라싸열(Lassa fever)이 포함된다. 사람들은 바이러스성 출혈열(VHF) 바이러스의 숙주가 아니지만 감염된 동물과의 접촉을 통해 노출될 수 있다. 잠복기간은 대략 2~21일이며, 노출 후 1주 이내에 전조증상이 있을 수 있다. 심한 경우에는 피부 아래에서 출혈이 나타날 수 있다. 내부장기에도 출혈이 발생하여 쇼크 및 신체기능장애를 일으킬 수 있다. 생물무기로써 VHF바이러스의 사용은 아직 문서화되어 있지 않으나 미국, 러시아 및 다른 정부가 무기화된 VHF 버전을 성공적으로 개발했다고 일반적으로 받아들여지고 있다.

1. 사정

a. 주관적 자료 수집
  1) 현병력/상해/주호소
    a) 고열
    b) 두통
    c) 권태감
    d) 근육통
    e) 오심
    f) 혈변
  2) 과거력
    a) 기저질환
    b) 약물
    c) 알레르기
    d) 예방접종 상태

b. 객관적 자료 수집
  1) 신체검진
    a) 전반적 외모
      (1) 의식수준: 혼수상태
      (2) 저혈압, 빈맥
      (3) 심한 고통/불편감, 중증 상태
    b) 시진
      (1) 출혈
      (2) 점상출혈을 동반한 발진
  2) 진단적 절차
    a) 특정 혈청학 또는 바이러스 검사 실시
    b) 에볼라바이러스병: 초기진단;항원포착효소면역 측정법(ELISA) 검사, IgM ELISA, 중합효소연쇄반응(PCR) 또는 바이러스 분리, 질병 경과 : IgM 및 IgG 항체

2. 분석: 감별 간호진단/협력적 문제

a. 체액부족 (Deficient fluid volume)

b. 비효과적 조직관류 (Ineffective tissue perfusion)

c. 급성 통증 (Acute pain)

d. 지식부족 (Deficient knowledge)

3. 계획과 수행/중재

a. 감염예방을 위한 주의사항 및 PPE 사용에 대한 엄격한 준수는 필수적(격리환자와 공기 주의, 비말주의, 접촉주의)

b. 기도유지, 호흡, 순환

c. 처방된 산소 공급
  1) 호흡부전 환자에게 삽관 및 인공호흡 지원
  2) 고유량산소

d. 필요시 정질액/혈액제제/약물 주입을 위한 정맥로 확보
1) 굵은 정맥관 삽입
2) 따뜻한 생리식염수를 주입
3) 따뜻한 혈액을 주입

e. 의학적 중재를 위한 준비/지원
1) 전문기도술
a) 비강 또는 구강삽관
b) 성문위 기도(예 King, Combitube, 후두 마스크기도)
c) 수술적 기도(예를 들면, 윤상갑상연골절개술)
2) 심장 및 산소포화도 모니터링 실시
3) 지시된 대로 위관 삽입
4) 지시된 대로 유치도뇨관 삽입
5) 입원지원
6) 질병관리본부에 보고

f. 처방에 따른 약물 투여
1) EVD백신이 개발 중이지만 현재 황열병 백신 이외의 백신은 없다.

4. 평가와 지속적 감시

a. 기도개방성
b. 의식수준
c. 혈역학적 상태
d. 호흡, 맥박, 산소포화도
e. 심장박동과 리듬
f. 섭취량과 배설량

리신 리신(ricin)은 널리 사용 가능하며 쉽게 생산된다. 비버식물의 콩으로 만들어지며, 이 생물학적 작용제는 대부분 자체적인 범주에 속한다. 리신은 흡입, 주사 또는 섭취를 통해 전파된다. 액체 또는 고체리신은 식품 또는 물을 오염시킴으로써 잠재적으로 전파될 수 있다. 공기를 매개로 한 감염은 가능하지만 정교한 기술이 필요하므로 공기를 매개로 한 감염으로 대량테러가 발생할 가능성은 적다. 리신은 소규모 또는 개별 공격에 더 많이 사용된다. 흡입한 리신의 증상은 노출 후에 4~8시간에 일어난다, 그러나 24시간까지도 생길 수 있었다. 리신 섭취로 인해 증상이 10시간 이내에 나타날 수 있다. 노출에 대한 우려가 있는 경우, 리신이 배출된 지역을 떠나 신선한 공기로 즉시 이동해야한다. 의류는 즉시 제거해야하며 노출된 피부부위는 다량의 물과 비누로 씻어야한다. 섭취한 경우 구토를 유도해야 한다.

1. 사정

a. 주관적 자료 수집
1) 현병력/손상/주호소
a) 노출량 및 투여 경로에 따른 임상 증상
b) 발열
c) 기침
d) 섭취한 리신: 위장자극, 위장염, 혈변, 구토
e) 흡입한 리신: 호흡곤란, 발열, 기침, 오심, 가슴압박감, 발한, 폐부종
f) 후기 증상: 발작 및 중추신경계 저하
g) 경로 및 투여량에 따라 36~72시간 이내에 발생할 수 있음
2) 과거력
a) 기저질환
b) 약물
c) 알레르기
d) 예방접종 상태

b. 객관적 자료 수집
1) 신체검진
a) 전반적 외모
(1) 의식수준: 혼수상태
(2) 저혈압, 빈맥
(3) 중정도의 통증
b) 시진
2) 진단적 절차
a) 질병관리본부가 승인한 임상병리 센터에서의 리신 요검사

2. 분석: 감별 간호진단/협력적 문제

a. 비효과적 호흡 양상 (Ineffective breathing pattern)
b. 불안/두려움 (Anxiety/Fear)
c. 지식부족 (Deficient knowledge)

3. 계획과 수행/중재

a. 일반적인 주의사항. Ricin은 전염성이 없음
b. 기도유지, 호흡, 순환
c. 처방된 산소 공급
1) 반사가 둔화된 환자에게 삽관 및 인공호흡 지원
2) 고유량산소

d. 필요시 정질액/혈액제제/약물 주입을 위한 정맥로 확보
1) 굵은 정맥카테터를 삽입
2) 따뜻한 생리식염수를 주입
3) 따뜻한 혈액을 주입

e. 의학적 중재를 위한 준비/지원
1) 전문기도삽관술
a) 비강 또는 구강삽관
b) 성문외 기도기(supraglottic airway), 후두마스크 기도기(LMA), 식도-기관 콤비튜브(esophageal-tracheal Combi-tube), 킹(King)

c) 수술적 기도(예 윤상갑상연골절개술)

2) 심장 및 산소포화도 모니터링 실시

3) 지시된 대로 위관 삽입

4) 지시된 대로 유치도뇨관 삽입

5) 입원지원

6) 질병관리본부에보고

f. 처방에 따른 약물 투여

1) 사용가능한 약물 없음

4. 평가와 지속적 감시

a. 기도개방성

b. 의식수준

c. 혈역학적 상태

d. 호흡, 맥박, 산소포화도

e. 심장박동과 리듬

f. 섭취량과 배설량

B. 화학무기 (CHEMICAL WEAPONS)

산업재난, 테러공격 및 군사비축으로 인해 화학물질에 노출될 위험이 있다. 산업재난은 지속적으로 화학무기제제(CWAs)에 대한 잠재적 노출원이 될 수 있다. 일부 국제조약은 화학무기의 개발, 생산 및 저장을 금지했지만, 화학무기는 여러 나라에서 계속 생산되거나 저장되고 있는 것으로 알려졌다. 또한 화학무기는 테러리스트에게 악용될 수 있고 화학무기의 생산법은 인터넷에서 쉽게 찾을 수 있다. 그리고 화학무기는 쉽게 운송되기 때문에 다양한 경로로 전파될 수 있다. 화학무기는 적군으로부터 보호하기가 어렵다. 또한 대부분의 민간인 의료공동체는 대규모의 화학테러 공격에 대처할 준비가 되어 있지 않다. 병원은 산업재난으로 인한 화학물질에 대한 노출가능성을 고려해야하며, 지역응급계획위원회(LEPC)의 자료 및 물질안전보건자료(MSDS)를 검토하고 해당 산업화학물질에 대해 적절한 개인보호장비를 보유해야한다.

신경계 작용물질 신경계 작용물질(nerve agents)은 가장 널리 알려져 있고 가장 독성이 강한 화학약제다. 그러나, 신경계 작용물질은 제조하기가 가장 어렵다. 이 물질은 무스카린, 니코틴 및 중추신경계 독성을 유발하여 호흡기, 심혈관계통, 위장관, 근육 및 눈에 영향을 미친다. 신경계 작용물질은 변수가 다양하기 때문에 임상적 효과의 발병 및 중증도가 다양하다. 액체제제는 피부와 옷에 쉽게 침투하며, 증상발현은 일반적으로 노출 후 30분에서 18시간 사이에 발생한다. 효과는 국소적이거나 전신적일 수 있다. 흡입제제는 노출 후 몇 초에서 수 분 이내에 임상 독성을 일으킨다. 이러한 영향에는 국소반응이나 전신반응이 있을 수 있다.

1. 사정

a. 주관적 자료 수집

1) 현병력/상해/주호소

a) 경증

(1) 근육경련

(2) 축동

(3) 두통

(4) 콧물

(5) 타액분비

(6) 호흡곤란

b) 중증

(1) 경증의 모든 증상

(2) 심한호흡 곤란

(3) 근육경련

(4) 허약 또는 마비

(5) 발작

(6) 방광 및 장 기능의 상실

(7) 의식상실

(8) SLUDGE(salivation 타액분비, lacrimation 눈물분비, urination 배뇨, defecation 배변, GI pain 위장관 통증, emesis 구토)

(9) 약한 수준의 노출은 눈물 분비를 초래한다.

2) 과거력

a) 기저질환

b) 약물

c) 알레르기

d) 예방접종 상태

b. 객관적인 자료 수집

1) 신체검진

a) 전반적 외모

(1) 의식수준: 혼수상태, 발작

(2) 저혈압, 빈맥

(3) 심각한 고통/불편감

b) 검사

(1) 요실금

(2) 증가된 호흡노력(respiratory effort)

2) 진단적 절차

a) 혈청 아세틸콜린에스테라제(acetylcholinesterase) 수치

b) 전문가가 실시하는 화학물질 모니터를 이용한 탐지 및 모니터링

2. 분석: 감별 간호진단/협력적 문제

a. 체액부족 (Deficient fluid volume)

b. 불안/두려움 (Anxiety/Fear)
c. 지식부족 (Deficient knowledge)
d. 비효과적 기도청결의 위험 (Risk for ineffective airway clearance)

3. 계획과 수행/중재

a. 충분한 눈 세척을 포함한 오염 제거 및 보호
b. 기도유지, 호흡, 순환
c. 처방된 산소 공급
1) 호흡기 감염 환자에게 빠른 연속 기관삽관(RSI) 및 인공호흡기 지원
2) 고유량산소
d. 필요시 정질액/혈액제제/약물 주입을 위한 정맥로 확보
1) 심장 및 산소포화도 모니터링 실시
2) 지시된 대로 위관 삽입
3) 지시된 대로 유치도뇨관 삽입
4) 입원지원
5) 질병관리본부에 보고
f. 처방에 따른 약물 투여
1) 빠른 연속 기관삽관(RSI) 사전 약물: 진정제, 진통제, 신경차단제
2) 분비증상 완화를 위한 atropine 투여; 과량 노출 시에는 회복까지 atropine을 고용량 투여하며 IV를 통한 atropine의 유지가 필요
3) 2-Pralidoxine chloride (2-PAM), 바람직하게는 15분 이내 및 1시간 이내에 유효성 검사
4) 발작완화를 위한 benzodiazepine 투여
5) 동공확장을 위한 homatropine 점안액 투여

4. 평가와 지속적 감시

a. 기도개방성
b. 의식수준
c. 혈역학적 상태
d. 호흡, 맥박, 산소포화도
e. 심장박동과 리듬
f. 섭취량과 배설량
g. 동공크기와 반응성
h. 분비 상태

발포제 발포제(vesicants)는 피부물집을 초래하기 때문에, 군대에서는 발포제를 흔히 수포작용제라고 명명하였다. 겨자 독가스(mustard gas, sulfur mustard, H, HD), 루이사이트(lewisite, L), 포스겐 옥심(phosgene oxime, CX) 등이 있다. 발포제는 살인 대신 상처를 입히기 때문에 전쟁무기로 더 적합하다. 발포제는 노출된 몸의 모든 부위에 물집을 만든다. 발포제는 대부분의 직물에 침투하여 피부에 쉽게 도달할 수 있다. 노출 시 10%는 피부와 결합하지만 90%는 피부에 흡수된다. 겨자노출은 즉각적인 세포 및 골수손상을 유발할 수 있는 반면, 루이사이트 및 포스겐 옥심은 즉각적인 증상을 일으키지만 장기간의 전신손상을 유발하지는 않는다. 노출된 사람은 즉시 오염으로부터 격리되어야 한다.

1. 사정

a. 주관적 자료 수집
1) 현병력/상해/주호소
a) 징후와 증상은 노출 후 48시간 후에 시작될 수 있음(겨자가스)
(1) 홍반
(2) 물집
(3) 시력저하
(a) 자극
(b) 결막염
(4) 상부호흡기 기능저하
(5) 오심/구토
b) 루이사이트와 폭스겐 옥심을 제외하고, 노출 직후 즉각적인 통증 없이 일반적으로 증상이 지연됨
2) 과거력
a) 기저질환
b) 약물
c) 알레르기
d) 예방접종 상태
b. 객관적 자료 수집
1) 신체검진
a) 전반적 외모
(1) 의식수준: 혼수상태
(2) 중정도 또는 심각한 고통/불편감
b) 시진
(1) 피부물집
(2) 각막혼탁
2) 진단적 절차
a) 전문가에 의한 화학검출기의 사용

2. 분석: 감별 간호진단/협력적 문제

a. 불안/두려움 (Anxiety/Fear)
b. 체액부족 (Deficient fluid volume)
c. 지식부족 (Deficient knowledge)
d. 급성통증 (Acute pain)
e. 비효과적 기도청결의 위험성 (Risk for ineffective airway clearance)

3. 계획과 수행/중재

a. 환자 및 인력보호
1) 오염 제거가 중요
2) 0.5% 표백제로 세탁. 유분이므로 물을 제거하기 위해 계면활성제가 필요하고 물만으로는 세제가 헹궈지지 않음
3) 강하게 문질러 닦는 것은 흡수를 촉진하기 때문에 피해야 함

b. 기도유지, 호흡, 순환

c. 처방된 산소 공급

d. 필요시 정질액/혈액제제/약물 주입을 위한 정맥로 확보

e. 의학적 중재를 위한 준비/지원
1) 심장 및 산소포화도 모니터링 실시
2) 입원지원
3) 질병관리본부에 보고

f. 처방에 따른 약물 투여
1) 킬레이트 제제를 사용할 수 있음

4. 평가와 지속적 감시

a. 의식수준
b. 혈역학적 상태
c. 호흡, 맥박, 산소포화도
d. 심장박동과 리듬
e. 섭취량과 배설량
f. 통증완화

시안화물 시안화물(cyanide)은 산소운반능력의 변화를 일으키기 때문에 군대에서 "혈액제제"라고 명명하였다. 시안화물은 다양한 음식물, 토양 및 물에 자연적으로 존재하는 화학물질이다. 시안화물은 인쇄, 농업, 사진촬영, 종이 및 플라스틱 제조를 비롯한 여러 방면에서 발생할 수 있다. 또한 카펫, 가구 및 실내장식과 같은 합성물질을 태우는 연소물질이기도 하다. 30000갤런의 시안화물을 싣고 있는 열차는 테러위협의 대상이 될 수 있다.

1. 사정

a. 주관적 자료 수집
1) 현병력/상해/주호소
 a) 증상은 다음에 따라 달라진다.
  (1) 독극물의 총량
  (2) 독극물의 경로
  (3) 노출시간
 b) 직업
2) 과거력
 a) 기저질환
 b) 약물
 c) 알레르기
 d) 예방접종 상태

b. 객관적 자료 수집
1) 신체검진
 a) 전반적 외모
  (1) 의식수준: 무의식
  (2) 심장/호흡 정지
  (3) 심각한 고토/불편감, 중한 상태
2) 진단적 절차
 a) 혈청농도

2. 분석: 감별 간호진단/협력적 문제

a. 비효과적 기도청결 (Ineffective airway clearance)
b. 비효과적 호흡양상 (Ineffective breathing pattern)
c. 비효과적 조직관류 (Ineffective tissue perfusion)

3. 계획과 수행/중재

a. 오염원에서 신선한 공기로의 환자이동

b. 옷이 오염된 경우 제거

c. 기도유지, 호흡, 순환
1) 심장마비가 있는 경우 기본소생술(BLS) 및 전문소생술(ALS)을 시작하거나 계속해야 함

d. 처방된 산소 공급
1) 호흡기 감염 환자에게 빠른 연속 기관삽관(RSI) 및 인공호흡기 지원

e. 필요시 정질액/혈액제제/약물 주입을 위한 정맥로 확보
1) 전문기도술
 a) 비강 또는 구강삽관
 b) 성문외 기도기(supraglottic airway), 후두마스크 기도기(LMA), 식도-기관 콤비튜브(esophageal-tracheal Combi-tube), 킹(King)
 c) 수술적 기도(예 윤상갑상연골절개술)
2) 심장 및 산소포화도 모니터링 실시
3) 지시된 대로 위관 삽입
4) 지시된 대로 유치도뇨관 삽입
5) 입원지원
6) 질병관리본부에 보고

g. 처방에 따른 약물 투여
1) Hydroxocobalamin 주사: 5g 초기 성인용량으로 IV의 반복투여 가능
2) 시안화물 해독제
 a) Amyl nitrite perles: 흡입; IV실시 전까지 사용; 3분마다 교체
 b) Sodium nitrite: 5분에 걸쳐 IV 및 저혈압을 모니터링

c) Sodium thiosulfate: sodium nitrite IV 투여 후 10~20분간 주입, 부작용이 있을 경우 원래 용량의 절반을 30분간 투여

3) 빠른 연속 기관삽관(RSI) 사전 약물: 진정제, 진통제, 신경차단제

4. 평가와 지속적 감시

a. 기도개방성
b. 의식수준
c. 혈역학적 상태
d. 호흡, 맥박, 산소포화도
e. 심장박동과 리듬
f. 섭취량과 배설량
g. 통증완화

폐 작용물질: 포스겐, 염소, 무수암모니아 이들은 (1) 획득하기 쉽고 (2) 무기로 사용하기 위한 개조가 필요하지 않기 때문에 가장 두려운 화학약품이다. 그들은 주로 흡입 후 폐와 폐 조직을 공격하여 상하부 호흡기관의 자극을 유발한다.

1. 사정

a. 주관적 자료 수집
1) 현병력/상해/주호소
a) 결막자극 및 눈물분비
b) 경미한 기침
c) 통증: 흉부압박감
d) 호흡곤란
e) 피부자극
f) 후두경련: 심한노출 시
g) 폐부종: 심한노출 시
2) 과거력
a) 기저질환
b) 약물
c) 알레르기
d) 예방접종 상태
b. 객관적 자료 수집
1) 신체검진
a) 전반적 외모
(1) 빈맥, 빈맥
(2) 심각한 고통/불편감
b) 청진
(1) 호흡음: 악설음
2) 진단적 절차
a) 흉부방사선 검사

2. 분석: 감별 간호진단/협력적 문제

a. 비효과적 호흡 양상 (Ineffective breathing pattern)
b. 불안/두려움 (Anxiety/Fear)
c. 지식부족 (Deficient knowledge)
d. 비효과적 기도청결의 위험(Risk for ineffective airway clearance)

3. 계획과 수행/중재

a. 환자 및 인력 보호
b. 기도, 호흡, 순환의 유지
c. 처방된 산소 공급
1) 호흡기 손상 또는 후두경련 환자에게 빠른 연속 기관삽관(RSI) 및 인공호흡기 지원
2) 고유량 산소
d. 필요시 정질액/혈액제제/약물 주입을 위한 정맥로 확보
e. 의학적 중재를 위한 준비/지원
1) 전문기도술
a) 비강 또는 구강삽관
b) 성문외 기도기(supraglottic airway), 후두마스크 기도기(LMA), 식도-기관 콤비튜브(esophageal-tracheal Combi-tube), 킹(King)
c) 수술적 기도(예 윤상갑상연골절개술)
2) 심장 및 산소포화도 모니터링 실시
3) 지시된 대로 위관 삽입
4) 지시된 대로 유치도뇨관 삽입
5) 입원지원
6) 질병관리본부에 보고
f. 처방에 따른 약물 투여
1) 빠른 연속 기관삽관(RSI) 사전 약물: 진정제, 진통제, 신경차단제

4. 평가와 지속적 감시

a. 기도개방성
b. 의식 수준
c. 혈역학적 상태
d. 호흡, 맥박, 산소포화도
e. 심장박동과 리듬

C. 핵 및 방사선무기 (NUCLEAR AND RADIOLOGIC WEAPONS)

어떤 형태로든 핵 물질은 건강에 잠재적인 위협으로 이해된다. 핵 폭발에는 특유의 버섯모양의 구름(지상 또는 공기폭발)이 발생한다. 그리고 신체 및 구조물을 관통하는 감마광선 및 중성자 광선이 방출

된다. 핵폭발에 포함되는 알파 및 베타광선의 입자는 약하기 때문에 의류, 피부 및 장벽으로 막을 수 있다. 혼합된 알파 및 베타광선은 노출량에 따라 장기간의 건강손상을 초래할 수 있다. 감마광선은 오염물질은 아니지만 알파광선과 베타광선을 포함하고 있다. 방사선에 노출될 경우 오염을 급히 제거하고 방사선의 수준을 관찰한다. 방사선은 전자기파 또는 미립자 물질과 같은 공간을 통해 전이된다. 에너지는 파장에 반비례한다. 파장의 주파수가 높을수록 더 높은 에너지를 가지며 더 파괴적이다. 위협은 방사성분산장치(RDD), 즉각적인 핵장치(IND) 또는 기타의 의도하지 않거나 의도적으로 방출되는 전리 방사선의 형태로 존재한다. 핵피폭으로 인한 부상 또는 부상의 심각성은 노출시간, 방사능으로부터의 거리 및 차폐수준에 따라 결정된다. 핵피복후 즉각적인 증상이 발현된 사람은 위험하다고 고려되지만, 노출되었으나 증상이 없는 사람도 장기간 의학적으로 감시되어야 한다. 모든 폭발사건은 잠재적인 위험물 오염사건으로 간주되어야한다.

직원은 시설의 위험물질 및 방사능처리에 대한 계획을 준수해야하며, 가장 중요한 것은 미립자로부터의 호흡기를 보호하는 것이다. 사람들은 노출원으로부터 격리되어야하며 2차 오염은 오염 제거와 함께 피해야한다.

1. 사정

a. 주관적 자료 수집

1) 현병력/손상/주호소
   - a) 급성방사선 증후군(ARS): 전리방사선에 노출된 장기 손상; 노출 후 몇 분에서 몇 시간 후에 증상이 나타날 수 있음
     - (1) 오심
     - (2) 토혈
     - (3) 설사
     - (4) 불쾌감
     - (5) 식욕부진
   - b) 질병 단계
     - (1) 전구증상과 같은 증상
     - (2) 출혈
     - (3) 타박상
     - (4) 열
     - (5) 면역결핍
     - (6) 혈소판 감소증
     - (7) 위장관 상피세포의 박리
       - (a) 흡수장애
       - (b) 출혈
       - (c) 궤양
       - (d) 분비과다
     - (8) 체액손실

2) 과거력
   - a) 기저질환
   - b) 약물
   - c) 알레르기
   - d) 예방접종 상태

b. 객관적 자료 수집

1) 신체검진
   - a) 전반적 외모
     - (1) 의식수준: 정신착란
     - (2) 고체온
     - (3) 저혈압, 빈맥
     - (4) 중정도에서 심각한 정도의 고통/불편감
   - b) 시진
     - (1) 명백한 상해
     - (2) 출혈가능성

2) 진단절차
   - a) 전혈구계산검사(complete blood count, CBC)
   - b) 혈청 화학검사(serum chemistries)
   - c) 요검사
   - d) 방사선 검출장비를 이용한 전문가의 방사선 오염물질 수준 모니터링

2. 분석: 감별 간호진단/협력적 문제

a. 불안/두려움 (Anxiety/Fear)
b. 체액부족의 위험 (Risk for fluid volume deficit)
c. 급성통증 (Acute pain)
d. 지식부족 (Deficient knowledge)

3. 계획과 수행/중재

a. 오염으로부터 즉각적인 환자격리

1) 오염으로부터 환자의 생명을 구하기 위하여 다른 장소가 필요할 수도 있다는 것을 기억
2) 가능한 빨리 오염을 제거
3) 가능한 외부에서 오염을 제거

b. 기도, 호흡, 순환의 유지

c. 처방된 산소 공급

d. 필요시 정질액/혈액제제/약물 주입을 위한 정맥로 확보

e. 의학적 중재를 위한 준비/지원

1) 심장 및 산소포화도 모니터링 실시
2) 지시된 대로 위관 삽입
3) 지시된 대로 유치도뇨관 삽입
4) 입원지원
5) 질병관리본부에 보고

f. 처방에 따른 약물 투여
1) 킬레이트 제제
2) 증상을 관리하고 완화치료를 제공하는 약물

4. 평가와 지속적 감시

a. 의식수준
b. 혈역학적 상태
c. 호흡, 맥박, 산소포화도
d. 심장박동과 리듬
e. 섭취량과 배설량
f. 통증완화

V. 4가지 재난관리 단계
Four Stages of Disaster Management

A. 예방 (PREPAREDNESS)

1. 예방단계는 재난으로 인한 피해를 줄이며 재난에 어떻게 대응하고 어떻게 재난으로 입은 피해를 복구할 것인가를 계획하는 것이다.
2. 예방단계에는 다음이 포함될 수 있다.

a. 비상운영계획(emergency operation plan, EOP)
b. 비상운영계획을 운영하는 조직은 모든 위험상황을 다룰 수 있는 능력이 있어야 하고, 이러한 상황을 다룰 수 있을 만큼 유연해야 함
c. 비상운영계획의 요소
1) 위험상황에 대한 잠재적 위험 및 취약기관 목록
2) 지역사회 자원과의 통합
3) 5일 동안의 자율적 기능에 필요한 핵심자원
4) 계획우선순위 목록(예 피해완화, 필수기능 유지, 생명안전, 신속한 복구)
5) 단계적 반응(예 확장 가능한 IMS)에 대한 설비접근
6) 급증하는 의료수요에 대비
7) 검역 명령에 대한 영향을 포함하는 대응 마련을 위한 법적 근거
8) 규정 준수
a) 응급의료 및 노동법
b) 승인된 비상사태관리표준(예 공동위원회)
c) 산업안전보건기관
d) 건강보험
9) 상호지원 협정
10) 응급지원계약
a) 보급품과 장비–의학 관련(외상, 외과, 정형외과, 생명의학, 제약, 산소 및 산소 전달장비, 환자간병지원, 개인보호장비, 환자이동 및 대피장비), 의약품 외(식품, 물, 연료, 환경)
b) 교통
c) 필수 서비스
d) 환자 이송
e) 여러 기관이 동일한 자원을 놓고 경쟁할 경우 계약의 독점성을 평가
11) 정신/행동 건강지원
12) 인명구조 자원문제를 해결하기 위한 계획을 포함하는 대량 사상자 관련 윤리
13) 대규모재난 선별과 제한된 자원분배계획
14) 피난처 대피계획
15) 의료 수요 계획
a) 공급품 및 장비 요구
b) 중증도 분류, 치료, 병상 가동 등을 위한 공간
c) 인력충원 계획
(1) 건강관리기구와 지역사회 계획의 통합
(2) 직원 숙박, 식사, 시간 외 근무, 현지 활동 및 기타 필요사항
(3) 직원운송
(4) 직원에게 아동, 애완동물 및 노인 간호계획을 제공하거나 장려하도록 계획
16) 지역사회의 응급 인증계획과 통합된 응급
17) 유해물질에 대한 계획
a) 전문가의 탐지능력
b) 지속적인 모니터링
c) 오염 제거(개인 및 대규모 오염 제거)
d) 개인보호장비
e) 환경 개선
f) 핵심기능을 오염으로부터 보호하기 위한 절차
g) 방사선 검출, 반응 및 치료
18) 전염병 계획
a) 관리, 감독 증가
b) 개인보호장비의 감염통제수준에 대한 권고
c) 검역, 환자격리, 집단관리계획
19) 1차 또는 2차 목표계획으로서의 병원
20) 지휘 및 통제
a) 국가 사건관리시스템(IMS)을 활용하여 긴급사태를 지휘 및 통제
b) 응급상황에서의 승계 계획 및 권한위임이 포함되어야 함
c) 병원명령 및 통제구조는 지역사회 비상관리시스템과 연결

d) 사건기간 동안, 비상운영센터는 최전선에서 물러나 있음
e) 모든 기능은 사건관리시스템(IMS)를 통해 운용
f) 본 시설이 작동 불능 상태가 되는 경우 비상운영센터 및 병원의 필수기능(예 응급서비스)을 위해 대체시설을 구축

21) 통신
a) 통신 중 주요 채널의 기능이 상실될 경우를 대비하여 상호운용이 가능한 통신이 있어야 함
b) 유선, 휴대전화, 전력, 라디오 및 전자통신의 기능상실에 대비한 비상계획을 포함해야 함. 비전문가(예 아마추어 무선사, 시민밴드) 라디오, 위성 전화 및 기타 통신 방법의 사용 가능
c) 어떻게 결정이 이루어졌는지 경영진, 직원, 환자, 가족, 방문객, 공급 업체 및 지역사회에 전달
d) 경고, 통지 및 실행과정

22) 대피
a) 단계별 대피 계획에는 요구되는 공동체 자산과의 연계성이 포함
b) 시설전체 철수 시 필요한 외부지원에 대한 계약 또는 메모를 형식화
c) 대피계획은 주요기능을 감소시키지 않으면서 가능한 응급관리와 함께 실시
d) 환자추적시스템 활용
e) 위험지역 이외의 대안적으로 마련한 장소
f) 전자 의무 기록과 의약정보를 공표

23) 공개정보
a) 다음을 포함하도록 위험 및 위기계획을 개발
(1) 직원, 환자, 가족 및 지역사회문제
(2) 대체언어
(3) 특별인구
(4) 다양한 전 위험사건에 대한 사전포맷 및 사전 규정된 메시지
(5) 시설 및 지역공동정보센터에서 메시지를 공식적으로 전달하기 위해 지정된 담당자

24) 필수기능
a) 비상사태 중에 모든 서비스가 지속될 수 없는 경우, 필수 기능을 사전에 결정
b) 주요기능을 유지하는데 필요한 물류, 직원배치 및 기타 최소한의 필요사항을 나열
c) 비상운영센터, 응급의료서비스(EMS)를 포함하여 수술 중 우선적인 필수기능이 직원 및 지역사회에 전달

25) 보안
a) 시설폐쇄, 제한된 접근 또는 통제된 입구 및 출구에 대한 계획은 신속하게 구현될 수 있어야 함
b) 차량 및 보행자 접근의 조정
c) 보안계획을 유지하고 인원부족, 법집행 또는 보안지원부족, 잠금실패를 대비하기위한 비상계획
d) 전자정보 보호를 위한 사이버 보안계획

26) 대규모 사망자 관리
a) 검시관의 대규모 사망자 보관, 식별 및 오염 제거 계획수립

3. 훈련

a. 정보제공
1) 특정사건에 대한 인식수준 및 임상적인 증상을 목표로 함
a) 모든 직원이 매년 비상사태에서 자신의 역할을 이해할 수 있는 수준
2) 모든 위험에 대해 보호조치를 취해야 함
3) 가족비상계획이 포함

b. 임상 교육 또는 실습
1) 전문기술을 목표로 함
a) 개인보호장비 착탈의
b) 오염 제거
c) 예방접종
d) 분류표

c. 핵심재난간호역량
1) 국제간호협회(ICN) 재난간호역량
a) 위험감소, 질병예방 및 건강증진
b) 정책개발 및 기획
c) 윤리적 실무, 법적 실무 및 책임
d) 의사소통 및 정보 공유
e) 교육 및 대비
f) 지역사회에 대한 배려
g) 개인 및 가족 돌봄
h) 심리적 치료
i) 취약인구 관리
j) 장기요양보호 필요

4. 연습

a. 토의기반
1) 세미나
a) 주제, 새로운 계획, 조직적 대응에 대한 지식향상
2) 워크샵
a) 특정목적을 위해 지식과 기술을 향상시킨다.
3) 도상훈련(tabletop exercises, TTX)
a) 특정 시나리오에 대한 시스템 반응을 검사
4) 게임
a) 가상 시나리오에서 모의훈련 및 의사결정능력 검사

b. 운영기반

1) 훈련

a) 특정 작전이나 재난대응능력을 시험하는 감독 활동. 예를 들어 오염 제거 모의훈련, 대피 시나리오가 포함될 수 있음

2) 기능훈련(functional exercises, FEs)

a) 재난모의훈련 시나리오를 활용하여 여러 가지 기능을 활용. 병원역량만을 평가하거나 또는 지역사회와 소통을 평가

3) 전체규모 훈련

a) 병원에서 발생한 사건처리 및 신속한 문제해결, 직원동원, 집결지 및 자원필요성이 있는 현실적인 시나리오 계획. 운영계획의 주요부분 검사

5. 평가

a. 훈련 후 평가

b. 결과를 계획, 훈련 및 연습의 미비점을 개선하기 위한 시정조치 개선계획의 기회로 삼기

B. 대비 (MITIGATION)

1. 대비의 목표는 재난에 대한 취약성 및 재난으로 인한 피해를 줄이는 것

2. 가능한 행동들

a. 지역사회와 협력하여 위험요소분석을 완료

b. 다음을 평가

1) 가능한 위협(예 허리케인, 시위, 홍수, 테러사건)

2) 각 위험을 Likert 척도로 평가

3) 비상운영계획(emergency operation plan, EOP)에서 준비해야할 가장 큰 취약점

a) 발생 확률

b) 인체 영향

c) 재산 영향

d) 현재의 준비 수준 및 이용가능한 자원

c. 비상운영계획 개발 및 자원배정을 안내하기 위해 위험사건의 순위를 정하기

d. 건물 리모델링

e. 직원 및 교육 캠페인

C. 대응 (RESPONSE)

1. 사건관리

a. 사건관리시스템(incident management system, IMS)을 활용하여 일반적인 의사소통 및 조직구성을 보장하는 사건에 응답

2. 절차 점검표/직무 수행표

a. 사고현장 지휘체계에서 지정한 역할을 수행할 행동목록

b. 우선순위가 부여된 순차적인 조치는 모든 위험요소의 응급상황에 적용가능

1) 병원사고관리팀의 주요역할

a) 지휘본부역할

(1) 사고상황 지휘

(a) 병원운영에 대한 전반적인 지침을 제공하고 해당사건에 대한 결정권을 가짐

(2) 안전관리자

(a) 현장 및 시설보호, 교통보안 및 요원을 위한 안전한 체계를 조직하고 시행

(3) 연락 담당자

(a) 지역비상운영센터(EOC), 응급대응파트너, 공중보건기관

(4) 홍보담당관

(a) 직원전달 및 핫라인 업데이트를 위해 조직 내에서 내부적으로 공유하는 정보를 조정

(5) 기록담당자

(a) 모든 활동 및 의사소통을 문서화

(6) 의료기술 전문가

(a) 전염성 질병, 유해물질노출(생물학, 화학, 방사선)위험관리, 법률 및 윤리적 문제, 소아과, 병원행정과 관련된 사건 담당

b) 부서장

(1) 운영책임자

(a) 위기단계 관리자, 의학관리부, 하부구조부서, 안전국, 단위관리자, 경영지원부, 환자-가족지원부서를 포함한 운영을 지시

(2) 기획실장

(a) 모든 부서의 정보를 수집하여 계획의 모든 측면을 지시. 행동계획을 배포하여 장거리 계획에 영향을 줌. 자원관리실장, 상황관리 실장, 문서작성부 등에 대한 책임

(3) 물류책임자

(a) 의료환경을 유지하고 의료지원을 위해 적절한 수준의 식량, 물, 보호소 및 보급품과 관련된 작업을 지시

(4) 재무 책임자

(a) 공급 및 서비스를 감독하고 관련지출문서를 관리함. 또한 병원의 의료목표를 수행하는데 필요한 금융자산의 이용을 감시. 시간담당자, 배송담당자, 보상청구담당자 및 비용담당자를 설정

2) 사고지휘 양식
a) 직원 기록
b) 사고 계획
c) 브리핑
d) 상황 보고서
e) 환자 추적
f) 사후조치 보고서
g) 오염 제거 팀원의 건강상태 추적
3) 지역사회 통합
a) 비상관리, 공중보건, 다른 병원 및 건강관리기관, 법집행기관, 소방조직 및 기타 재난지원 조직을 포함하는 지역의료 연합체와의 계획은 병원이 지역사회의 위협을 이해하는 능력을 증가
b) 계획 파트너
(1) 보건연계: 대규모 재난을 준비하고 대응할 수 있는 역량을 키우기 위해 지역건강관리시스템과 지역사회인프라의 지원이 필요
(2) 보건연맹회원
(a) 급성치료병원, 재활센터, 특수시설(예 소아, 정신병, 장기인공호흡기치료), 장기요양시설
(b) 지역 비상운영센터로부터의 비상관리
(c) 응급의료서비스
(d) 공중보건
(e) 법집행
(f) 의료예비군
(g) 민간부문, 비정부기구(예 적십자, 혈액센터, 투석, 재난 자원봉사 단체) 및 기업
(h) 기타 파트너로는 대학, 검시기관, 수의학자, 신앙공동체의 대표자
(3) 지역비상계획위원회: 지역 사회 기반의 산업 재난을 해결하기 위해 비상계획 및 지역사회권리
(4) 협력자는 위 협력자의 중복을 포함하며
(a) 수도권 의료대응시스템(현지에서 사용 가능한 경우)
(b) 지역사회 테러대책부대

3. 대량사상자 선별

a. 신속한 중증도 분류체계를 이용한 우선순위 선정으로 환자를 분류하여 치료

b. 치료우선순위는 사용가능한 자원 및 질병이나 부상의 유형에 따라 다를 수 있음(예 치명적인 오염원에 오염된 환자는 다른 분류범주를 적용할 수 있음)

c. 활력징후 정보를 통하여 각 환자에서 증증도 분류표를 부착하거나, 응급의료체계시스템에 의해 도착한 환자의 증증도 분류표를 확인하여 환자를 재분류

d. 중증도 분류(Triage) 시작
1) 간단한 분류와 신속한 치료
2) 30초 이내에 각 환자에게 분류범주를 지정하는 것이 목표
3) 5개의 매개변수
a) 걸을 수 있는 능력
b) 자발적 호흡의 유무
c) 호흡수
d) 관류(perfusion) 사정
e) 질문에 응답하는 능력

e. IDME 분류 색상
1) 즉시(빨간색 태그)
a) 우선치료: 즉각적인 치료가 없으면 생명이나 사지를 상실할 수 있는 부상 또는 질병이 있는 환자
2) 지연(노란색 태그)
a) '즉시'로 분류된 환자가 치료될 때까지 치료를 기다릴 수 있는 환자
3) 경한(초록색 태그)
a) 상태의 악화없이 몇 시간을 기다릴 수 있게 되었기 때문에 환자는 치료를 받을 때까지 기다릴 수 있는 환자
4) 대기(검정색 태그)
a) 현재의 의료수준을 넘어 생존하지 못할 것으로 예상되는 부상을 입은 환자
b) 위생관리제공
5) 사망(검정색 태그)
a) 사망이 임박하였으며 현재 자원으로 회복될 수 없음
6) 오염(색깔 없음)
a) 다른 분류의 범주를 포함할 수 있고 환자의 분류 등급을 높일 수 있는 특수 범주
b) 잠재적으로 오염 가능성이 있어서 오염 제거가 필요한 환자

f. SALT 대량사상자 선별
1) 분류(Sort)
2) 사정(Assess)
3) 생명을 구하기 위한 중재(Lifesaving intervention; 지혈, 기도유지, 주사침 감압(needle decompression), 자동주사기(autoinjector) 해독제)
4) 치료/이송(Treatment/transport)

D. 복구 (RECOVERY)

1. 정상기능 회복의 단계적 재구성
2. 기능 회복의 연속성 유지

   a. 주요 문제를 해결하여 연속성을 유지
      1) 안전, 복지, 복리후생 및 직원계획 수립을 위한 계획
      2) 중요 기록에 대한 접근
      3) 권한위임을 명확히 하기
      4) 필수 서비스의 재구성 계획
      5) 필수 기능의 우선순위 지정

VI. 특별 주제 Special Topics

A. 여성 건강 (WOMEN'S HEALTH)

1. 임산부, 신생아 및 영아는 자연재난으로 인해 피해를 입을 수 있다.
2. 환자에게 재난 발생 시 대피계획을 세운다.
3. 임신부에게 조산 및 기타 산과적 응급 처치의 징후에 대해 알린다.
4. 공중보건관리원이 재난발생 전 산전, 산후서비스를 제공할 수 있는 시설을 확인하도록 한다.
5. 환자에게 응급출생키트를 개발하도록 권장한다.
6. 재난발생 시 수유 및 재수유를 증진한다.
7. 지방자치단체가 여성과 어린이들에게 안전한 시설을 제공하도록 장려한다.
8. 환자의 정신적 고통의 징후를 인식한다. 정신건강요구에 즉각적인 주의를 환기시킨다.

B. 취약계층 (VULNERABLE POPULATIONS)

1. 다른 문화, 장애인, 노인, 노숙자, 언어 장애가 있는 사람들을 고려해야한다.

인덱스

index

ㄴ

ㄷ

ㄹ

ㅁ

ㅂ

ㅅ

ㅇ

A

B

C

D

E

F

G

H

R

S

T

U

V

W

Y

Z